THIBODEAU ▪ PATTON

14th EDITION

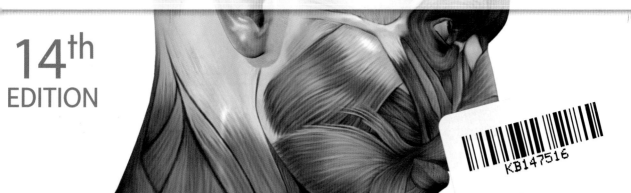

눈으로 배우는 해부생리학

STRUCTURE & FUNCTION
of the Body

김성수 · 진성태 감수   권영미│박복남│신미경│신원범│이경완│이상주│이혜자│조경미 공역

ELSEVIER   대경북스

CD Inside

이 책은 Gray Thibodeau와 Kevin Patton이 고등학교와 대학교에서 약 30년 동안 해부학과 생리학을 가르친 경험을 바탕으로 저술한 것이다. 그래서 이 책의 특징은 간호학과 및 보건·체육계열 학과의 학생들에게 꼭 필요한 내용을 가장 알기 쉬운 방법으로 정확하게 설명하고 있다는 것이다.

미국에서 14판이 나올 정도로 오랫동안 교과서로 사용되었다는 사실만으로도 이 책의 우수성을 짐작할 수 있을 것이다. 거기에다 번역에 참여하신 교수님들이 여러 번 cross checking을 했기 때문에 거의 오류가 없이 아주 쉬운 용어로 번역되어 있다는 것도 큰 장점 중의 하나이다.

우리나라에서는 해부학과 생리학을 다른 교수님이 가르치는 경우가 많지만, 외국에서는 같은 교수님이 가르치는 경우가 많다. 그래서 이 책이 해부학 책이냐, 아니면 생리학 책이냐 하는 것을 구분할 필요없이 해당 과목의 교과서로 사용하면 된다.

책과 함께 배포되는 CD에 수록된 애니메이션도 학습에 큰 도움이 될 것이다. 애니메이션을 여러 번 보면 저절로 용어도 외워지고 내용도 이해가 갈 것이다.

그리고 이 책에 수록된 그림도 아주 좋다. 이 책에서 강조하는 것이 '항상성'과 '구조와 기능의 관계'이다. 즉 인체는 항상 변하고 있지만, 그 변화가 일정한 범위 안에서 일어날 수 있도록 하려는 것이 생리이고, 어떤 기관이나 조직의 구조를 보면 그 기능을 짐작할 수 있고, 반대로 어떤 기능을 하려면 그와 같은 구조를 할 수밖에 없다는 것이다. 이 책의 그림은 위의 두 가지 원리를 잘 설명할 수 있도록 디자인된 것들이다.

다음은 저자가 설명한 이 책의 특징을 요약한 것이다.

1. **주제의 통합** …… 구조와 기능은 상호보완적인 것이고, 인체의 모든 구조와 기능을 내부환경을 일정하게 유지하려는 것(항상성)으로 설명할 수 있다. 위의 두 가지 원리를 반복적으로 설명하기 때문에 학생들이 해부학과 생리학을 전체적으로 이해할 수 있을 뿐만 아니라 살아 있는 토픽 또는 개인적인 관심사에도 접근할 수 있다.

2. **내용의 선정과 조직** …… 이 책에 있는 21개의 단원은 해부학과 생리학을 처음 배우는 학생들에게 가장 중요한 내용들이다. 지나치게 특수한 내용이거나 애매모호한 내용은 과감하게 제외시켰고, 그 내용들을 이해하기 쉬운 순서로 기술하였다. 그렇지만 각 단원은 독립적으로 구성되어 있기 때문에 교수가 자신의 취향에 맞게 순서를 바꿀 수도 있다.

3. **교육적 특징** …… 학생들의 흥미와 동기를 유발시키기 위해 단원마다 다음과 같은 것들을 포함시켰다.

   ① 단원의 개요 : 그 단원의 내용과 전개 방향을 학생들이 알기 쉽도록 단원의 개요를 기술하였다.

   ② 단원의 목표 : 학생들이 그 단원에서 성취해야 할 목표를 기술하였다.

   ③ 학습 요령 : 그 단원의 내용을 가장 쉽게 학습할 수 있는 요령을 제시하였다.

   ④ 용어 정리 : 중요한 용어가 새로 나오면 굵은 글씨로 썼고, 그 단원의 말미에 다시 수록하였다. 부록 '용어 정리'에서 각 단어의 자세한 내용을 찾아볼 수도 있다.

   ⑤ 수행 평가 : 수행 평가 문항을 곳곳에 배치함으로써 학생들이 읽은 내용을 얼마나 이해했는지 스스로 점검할 수 있도록 하였다.

   ⑥ 애니메이션 : 단원의 중간에 있는 CD 아이콘은 중요한 원리를 이해하는 데에 도움이 되는 애니메이션이 있다는 것을 나타낸다.

   ⑦ 삽입 글 : 'Health and Well-Being', 'Clinical Application', 'Research, Issues & Trends', 'Science Application' 등 4가지로 분류한 삽입 글들이 단원마다 있다. 배운 것을 응용할 수 있는 능력을 기르는 데에 도움이 될 것이다.

   ⑧ 단원 요약 : 단원의 말미에 있는 단원 요약은 시험에 대비해서 배운 것을 요약·정리할 때 도움이 될 것이다.

⑨ 복습 문제 : 그 단원에서 배운 것을 토의하고 통합하는 데에 도움이 될 수 있도록 논술식 문제를 게재하였다.

⑩ 탐구 문제 : 단원의 말미에 종합적으로 판단하고 유추해야 풀 수 있는 탐구 문제가 있어서 학생들의 용기를 북돋아줄 것이다.

⑪ 시험 문제 : 그 단원에서 배운 것을 테스트할 수 있는 객관식 문제가 있다. 답은 부록에 있다.

교과서의 질은 효과적으로 가르치고, 배울 수 있는지에 따라서 평가될 수 있다. "인체의 구조와 기능 제14판"은 오랫동안 뛰어나다고 정평이 나 있는 책의 개정판이다. 이 책은 교수와 학생에 대한 깊은 애정에서 나온 책이다. 그 애정은 해부학과 생리학을 수십 년 동안 가르친 두 저자가 연마해 온 것들이 합쳐져서 이루어졌다. 우리들은 제13판에 대한 독자들의 소리를 조심스럽게 경청하여 삽입하였다.

우리들은 교수들이 아이디어를 전달하고, 어려운 개념을 설명하고, 해부학과 생리학을 응용하는 방법을 가르칠 때 각자가 다른 방법을 이용한다는 것을 알고 있다. 예를 들어 건강, 여러 가지 개인적인 흥미(취미), 또는 생물학의 다른 분야에 어떻게 이용하는지 등을 이용하여 가르친다. 물론 학생들도 각자가 다른 방식으로, 다른 진도로, 그리고 다른 이유 때문에 배운다. 어떤 것을 성공적으로 배울 수 있는지 여부는 "교과서가 재미있게 읽을 수 있느냐 없느냐"에 의해서 크게 달라진다.

예를 들어 다른 책이 그림이 더 많고, 그림 설명이 더 잘되어 있다든지, 다른 책이 개념 설명을 잘했기 때문에 아주 배우기 좋다든지 하는 것들이다. 좋은 교과서는 유연성이 아주 좋아서 모든 것을 수용할 수 있어야 하고, 가르치고 배우는 것을 방해해서는 안 된다.

21세기에는 가르치고 배우는 데 성공 여부는 얼마나 정보를 지식으로 효과적으로 전환시키느냐에 달려 있다. 위의 말은 수도 없이 쌓여 있는 사실적인 정보들에 직면해 있는 오늘날 해부학과 생리학을 가르치고 배우는 교수와 학생들에게는 아주 중요하다.

이 책은 정보를 논리 정연한 지식으로 전환할 수 있도록 도와주려고 노력하였다.

이 책은 다양한 욕구와 학습 스타일을 가진 학생들이 정보를 통합하고, 결정적인 생각을 해낼 수 있도록 하고, 신비로운 인체에 대한 지식의 맛을 볼 수 있도록 하기 위해서 적절한 수준으로 썼다. 이 개정판은 사용하기 편리하고, 문제를 통하여 학생들의 탐구심을 높이고, 한 가지 학문 분야의 현상들 사이의 관계뿐만 아니라 여러 가지 학문 분야와 개인적인 경험을 살릴 수 있도록 디자인하였다.

"인체의 구조와 기능 제14판"에는 학교에서 수십 년 동안 성공적이라고 증명된 여러 가지 특징들이 담겨 있다. 그러나 새로 개정한 책답게 만들기 위해서 조심스럽게 선정한 새로운 내용들도 많이 삽입하였는데, 그 내용들은 교수와 학생 모두가 필요로 할 것이다.

내용의 깊이와 문장 스타일은 도전과 보상, 그리고 처음 배우는 학생들이 중요한 개념을 파악하고 완전히 이해할 수 있도록 강화시키는 데 역점을 두었다.

이 책을 개정하면서 내용과 구성을 바꿀 때마다 해부학과 생리학 분야의 선생님들로부터 평가를 받았다. 선생님들은 인체의 구조와 기능을 처음으로 배우는 학생들을 도와주기 위해서 임시로 채용한 선생님들이었다. 그 결과가 학생들이 읽을 수 있고, 교수들이 가르치는 데 도움을 주고, 학생들이 배우기 좋은 이 교과서이다.

이 책은 간호학과, 보건·체육계열 학과와 건강 관련 프로그램에서 해부학과 생리학을 처음으로 배우는 학생들에게 딱 맞을 것이다. 더 높은 코스로 들어갈 때 꼭 필요한 내용, 면허나 자격 시험에 패스하기 위해서 필요한 것, 현장에 적용하는 것, 작업환경 등을 강조하였다.

내용의 통합

이 책은 다음 두 가지 핵심적인 주제로 채워져 있다. 첫째, 정상적이고 건강한 인체에서는 "구조와 기능이 상호보완적이다.", 둘째, 인체의 구조와 기능은 "내부환경을 상대적으로 일정하게 유지하려고 한다.—항상성". 이 두 가지 주제로 대부분 설명할 수 있다.

위의 두 가지 원리를 반복적으로 강조함으로써 학생들이 "하나의 독립적인 현상(사실)을 결합되고 이해할 수 있는 전체"로 통합할 수 있게 된다. 결론적으로, 해부학과 생리학이 학생들에게 재미있고, 중요하고, 살아 있는 과목으로 비쳐지게 하는 것이다.

내용과 구성

21개의 장으로 구성된 이 책에는 처음으로 배우는 학생들에게 가장 중요한 해부학과 생리학의 내용이 들어 있다. 두 분야의 내용 중에서 적절한 내용을 선정함으로써 핵심적이지도 않은 내용이 혼합되어서 혼란을 야기하는 것을 방지하였고, 대부분의 '개론' 책들처럼 특정한 내용이 중복되는 것을 피할 수 있었다.

내용은 학생들이 알기 쉽고, 중요한 것들을 이해하기 쉽도록 전개하였다. 각 장에 있는 '학습 길잡이'를 통해서 학습 목표를 분명히 한 다음 그것을 마스터할 수 있도록 핵심 내용을 강화하였다.

장의 배열 순서는 학부 과정에서 가르칠 때 가장 일반적으로 가르치는 순서에 따랐다. 그러나 각 장의 내용은 독립적이기 때문에 교수의 선호, 특정 내용, 시간적인 제약 등에 따라서 교수가 재량껏 가르치는 순서를 바꾸어도 된다.

장과 장 또는 장의 안에서 중요한 기능적 개념과 구조를 연결하는 데 힘을 썼다. 이 책의 각 장에서 생리학적인 내용과 해부학적인 정보 사이를 적절하게 균형을 맞추었다. 그 결과로 학생들이 인체의 구조와 기능에 대한 통합적인 이해를 할 수 있게 되었다. 이 책 전체에 걸쳐서 구조와 기능의 상호보완을 강조하는 '예'를 아주 세심하게 선정함으로써 항상성이 중요함을 강조하였다.

학생들이 해부학과 생리학 용어를 알고 이용하는 것을 상당히 어려워한다. 그래서 새로운 용어를 소개하고, 정의하고, 단어장에 추가하였다. 장과 문단 구성을 잘함으로써 학생들이 핵심 개념을 쉽게 읽고 찾을 수 있도록 하였다. 각 장에 있는 그림들을 잘 디자인해서 본문 내용을 시각적으로 강화시켰다.

이 책에 있는 내용을 제시하는 스타일, 읽기 쉬움, 정확함, 내용의 수준 등은 해부학과 생리학을 처음으로 배우는 학부 학생들에게 알맞도록 개발하였다. 이 책은 참고서가 아니라 교과서이다. 아무리 좋은 교과서라고 해도 열정이 있는 교수와 호기심 많은 학생을 능가할 수는 없다. 그러나 좋은 교과서는 교수와 학생 모두에게 즐겁게 읽을 수 있는 책이 될 수 있고, 또 그래야 한다.

교육적 특징

이 책은 학생 중심 교과서이다. 읽는 스타일로 썼기 때문에 학생들의 흥미와 동기를 유발하여 여러 가지로 학습에 도움이 될 것이다. 각 장마다 다음과 같은 것들을 포함시켰기 때문에 가장 효과적인 방법으로 배우고 기억하는 것을 촉진시킬 것이다.

단원 개요 : 각 장마다 개관을 소개하였으므로 학생들이 내용을 읽기 전에 내용을 짐작하고, 중요한 개념의 수준에서 그 장의 방향을 알 수 있을 것이다.

학습 목표 : 각 장의 서두에 6~7개의 측정 가능한 학습 목표를 적어놓았다. 학생들이 책을 읽기 전에 목적을 분명하게 하여 어떤 것을 해야 하고, 어떤 것을 마스터해야 하는지를 알게 하였다.

학습 요령 : 각 장마다 그 장의 개념을 가장 효과적으로 공부할 수 있는 방법에 대한 팁과 힌트를 포함시켰다. 그것들은 두 저자와 Ed Calcaterra가 준비한 것으로, 학생들이 이 책과 친숙해지도록 만드는 이 책만의 독특하고 유용한 특징이다.

용어 정리 : 본문에서 처음으로 소개하고 정의되는 주요 용어는 굵게 써서 중요하다는 것을 알 수 있게 하였다. 장의 말미에 새로운 용어 목록을 만들어서 다시 돌아볼 수 있도록 하였다.

수행 평가 : 수행평가는 학생들이 배우고 지나가는 길에 기본적으로 이해한 것을 체크할 수 있도록 준비한 것이다. 수행평가는 5~6개의 질문으로 구성되어 있고, 적절한 위치에 배치하였다. 질문은 아주 간단하고, 학생들이 중요한 내용을 알고 있는지 여부를 체크하는 것뿐이다.

AnimationDirect : 각 장에 CD 아이콘이 표시된 상자가 있다. 그 상자는 이 책에 첨부된 CD 안에 있는 AnimationDirect에서 중요한 원리에 대한 동영상을 볼 수 있다는 것을 나타낸다. AnimationDirect는 그림으로 나타내기 어려운 개념을 볼 수 있도록 만든 아주 간단한 동영상이다. 제14판에는 기존보다 30여 개의 동영상이 추가되었다. 그 애니메이션들은 학생들이 인체 조직의 운동을 이해하여 자기 것으로 만드는 데에 대단히 유용할 것이다.

박스 삽입과 에세이 : 각 장마다 여러 가지 정보가 담긴 상자가 삽입되어 있다. 그 상자는 ① Health and Well-being, ② Clinical Application, ③ Research, Issues & Trends, ④ Science Application의 4가지이다. 그것들은 학생들의 흥미를 유발하고, 사고(생각) 능력을 개발하는 데 도움이 될 것이다.

Health and Well-Being 당면한 문제를 공중 건강, 선수, 체력 운동에 실제로 적용하여 봄으로써 인체의 구조와 기능에 대한 기본 개념을 강화시키려는 것이다.

Clinical Application 학생들에게 병은 항상성을 파괴하고, 조직과 기능의 정상적인 통합을 저해시키는 방향으로 진행된다는 것을 이해시키기 위해서 만든 것이다. 임상적인 예를 이용하여 병이 어떻게 해서 정상적인 기능을 해치고, 치료법이 어떻게 정상적인 기능을 회복시키는지에 대한 개념을 강화시키려고 노력하였다. 그 동안 학생들을 가르친 경험을 통해서 그러한 예가 학생들의 흥미를 유발시킨다는 것을 알고 있다.

Research, Issues & Trends 인간 생물학의 현 상황에 깔려 있는 과학, 기술, 윤리 등 여러 분야에 대한 흥미를 촉발시킬 것이다.

Science Application 이 책에서 가르친 개념들을 이용할 수 있는 길을 제시한다. 과학적 전기가 된 역사적으로 중요한 사건의 맥락 속에서 언급하였다. 그러한 정보는 실제로 적용한 것을 그

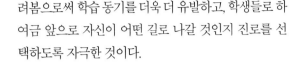

려봄으로써 학습 동기를 더욱 더 유발하고, 학생들로 하여금 앞으로 자신이 어떤 길로 나갈 것인지 진로를 선택하도록 자극한 것이다.

단원 요약 : 장의 끝에 있는 광범위하고 자세한 단원요약은 면허 또는 자격 시험을 준비하는 학생들에게 배운 내용을 복습할 수 있는 아주 훌륭한 안내자 역할을 할 것이다. 많은 학생들이 장의 개요와 함께 장의 요약이 아주 유용하다는 것을 알 수 있을 것이다.

복습 문제 : 장의 말미에 있는 주제별 복습 문제는 학생들에게 배운 것을 토론하고 통합할 수 있도록 한 것이다.

탐구 문제 : 학생들에게 결정적인 사고 능력을 이용하도록 독려하는 복습 문제와 함께 장의 끝에 있다.

시험 문제 : 목적지향적인 시험 문제는 장의 맨 끝에 있다. 이 질문들은 그 장에서 배운 중요한 내용을 되돌아보고 마스터했는지 확인하는 데에 도움이 될 것이다. 그 질문들은 배운 것들의 기억을 강화시키는 데에 도움이 되도록 디자인하였다. 해답은 이 책의 맨 뒤에 있다.

체질량지수(BMI) : 간단한 BMI와 그것을 체중과 관련이 있는 건강 상태에 대한 위험 정도를 판단하는 데 이용하는 방법이 들어 있다. 그것은 제1장, 제3장, 제16장을 공부할 때와 그밖의 용도로 이용할 수 있을 것이다.

그 밖에 책의 끝에 일반적인 의료 약어, 접두어, 접미어 등이 있어서 학생들이 광범위한 해부학과 생리학 용어를 마스터하는 것과 참고용으로 사용하기에 편리할 것이다.

그림

이 책의 최대 강점은 아주 질이 뛰어나고, 정확하며, 아름다운 그림에 있다. 제14판에서는 그림을 모두 새로 그렸다. 그림의 진정한 평가는 그것들이 교과서의 내용과 얼마나 잘 어우러지고 학생들이 학습도구로서 얼마나 잘 이용할 수 있느냐에 달려 있다. 이 책 전체에 걸쳐서 천연색

그림, 현미경 사진, 절개 사진 등을 이용할 수 있도록 하였다. 모든 그림들을 교과서의 내용과 맞는지 검토하였고, 교과서의 설명을 보조할 수 있도록 디자인하였다. 제14판에는 새롭고 강력한 그림들이 많이 있다. 모든 그림은 저자, 편집자, 삽화 창작자들이 의논하여 학생들의 학습을 강화할 목적으로 디자인했다.

제14판에서도 해부도 안에 해부 로제트를 주의 깊게 사용하였다. 이 책의 첫 부분에 있는 해부학적 방향 페이지를 보면 로제트들이 유용하다는 것을 알 수 있을 것이다. 지도에 있는 방향 표시처럼 해부 로제트들이 어느 쪽이 위, 아래, 오른쪽, 왼쪽인지 가리킴으로써 학생들에게 방향을 알 수 있도록 하였다. 인체의 어떤 영역에 학생들이 익숙해지면 그 로제트들도 점점 사라진다.

인체 클리어뷰

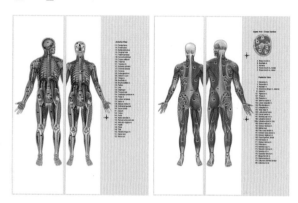

인체의 '클리어뷰'라고 하는 총천연색으로 된 반투명

인체 모델을 게재하게 된 것을 무척 자랑스럽게 생각한다. 이 책의 부록 앞에 실려 있으며, 남자와 여자의 인체를 여러 면에서 시각적으로 잘라서 볼 수 있다. Kevin Patton과 Paul Krieger가 개발한 이 툴은 학생들로 하여금 복잡한 인체 구조에 대한 지식을 완전히 이해할 수 있도록 도와준다. 뿐만 아니라 학생들이 인체 해부학을 현대 임상적, 과학적 영상기술로 볼 수 있도록 도와준다.

CD-ROM

책 뒤에 있는 CD-ROM에는 두 개의 프로그램이 들어 있어서 이 책에서 제시하는 개념들을 시각화하는 데 도움이 될 것이다.

AnimationDirect : 75개의 3D 애니메이션이 들어 있고, 장별로 분류되어 있기 때문에 학생들이 해부학적 구조와 생리학적 진행 과정을 시각적으로 볼 수 있다. CD에 들어 있는 각각의 애니메이션들은 교과서의 내용과 연계되어 있어서 학생들이 책의 내용에서 설명하는 핵심 개념들과 쉽게 연결할 수 있다.

Body Spectrum Electronic Coloring Book : CD-ROM에 새로 업데이트한 것을 삽입하였고, 거기에는 80개의 해부도가 있다. 학생들은 온라인으로 보거나 오프라인 상에서 공부하기 위하여 프린트할 수도 있다.

차 례

Clinical Application Boxes

Health & Well-Being Boxes

Research, Issues & Trends Boxes

Tables

학습목표

이 단원을 공부하고 나면 다음과 같은 것을 할 수 있어야 한다.

1. 해부학과 생리학을 정의할 수 있다.
2. 과학적인 방법을 설명할 수 있다.
3. 인체 조직의 수준을 점점 더 복잡해지는 방향으로 나열하고 설명할 수 있다.
4. 해부학적 자세를 정의할 수 있다.
5. 신체 각 부위의 상호 관계를 설명할 때 사용하는 면과 방향에 관한 용어를 열거하고 정의할 수 있다.
6. 배골반속공간의 9개 부위와 배골반속공간의 사분위를 열거할 수 있다.
7. 신체의 주요 공간과 그 하위구조를 열거할 수 있다.
8. 신체의 축 및 팔다리의 하위기관들에 대해 비교설명할 수 있다. 각 부위에서 다양한 특정 해부학적 부위를 확인할 수 있다.
9. 항상성의 의미를 설명하고, 전형적인 항상성 메커니즘을 예를 들어 설명할 수 있다.

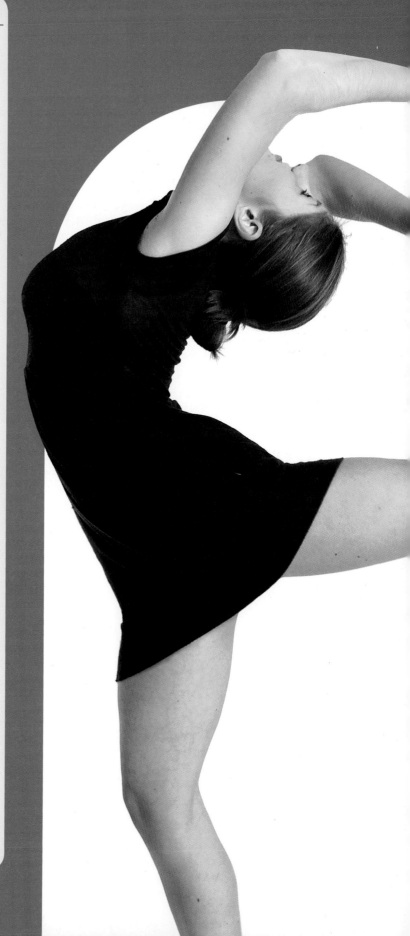

인체의 구조와 기능에 관한 서문

1

세상에는 신기한 것들이 많지만, 어느 것도 인체보다 더 신기한 것은 없다. 이 책은 이렇게 비교할 수 없을 정도로 신비한 인체에 관한 교과서이다.

이 책에서는 해부학(anatomy)과 생리학(physi-ology)이라는 완전히 다르지만 상호 관련이 있는 내용을 다루고 있다.

해부학은 과학의 한 분야로서 '유기체의 구조와 각 부위의 관계를 연구하는 것'으로 정의된다. 'anat-omy'라는 단어는 "조각조각으로 잘게 자르다."라는 의미를 가지고 있는 두 개의 그리스어로부터 유래되었다. 해부학자들은 인체를 잘게 조각냄으로써 그 구조를 배운다. '절개(dissection)'라고 하는 이 과정은 인체의 부위 또는 해부학적 구성요소들을 연구하고 구분하는 가장 기본적인 기술로 아직도 이용되고 있다.

한편 생리학은 '살아 있는 유기체와 그 구성 요소들의 기능을 연구하는 것'이다. 생리학은 실제 실험을 필요로 하는 살아 있는 과학이다. 다음에 이어지는 각 단원에서 해부학적 부위들은 특정한 기능을 수행하기에 알맞은 구조를 가졌다는 것을 수도 없이 접하게 될 것이다. 각 부위들은 그 부위의 고유한 기능을 수행할 수 있는 능력과 직접적으로 관련이 있는 크기, 모양, 형태, 위치에 있다.

1. 과학적인 방법

'과학적인 방법(scientific method)'이란 무엇을 발견하기 위해서 '조직적으로 접근하는 것'을 말한다. 무엇인가를 발견하는 방법이 하나만 있는 것은 아니지만, 대부분의 과학자들이 그림 1-1과 같은 단계를 거쳐서 여러 가지 생리학적 개념들을 발견하였다.

① 먼저 '가설(hypothesis)'이라는 잠정적인 설명을 한

다. 가설은 앞서 관찰한 결과 또는 앞서 실험한 결과를 바탕으로 합리적으로 추측한 것이다.

② 가설이 제안되면 그 가설을 검정해야 한다. 이러한 검정 과정을 '실험(experimentation)'이라고 한다. 과학적인 실험은 최대한 간단하게 설계되어야 있을지도 모르는 '오차'를 줄일 수 있다. 보통 실험 결과에 영향을 주지 않는 실험조건을 확실하게 하기 위해서 실험을 통제한다. 예를 들어 새로운 항암제의 효과를 검정하려면 피험자의 반은 약을 복용하고, 나

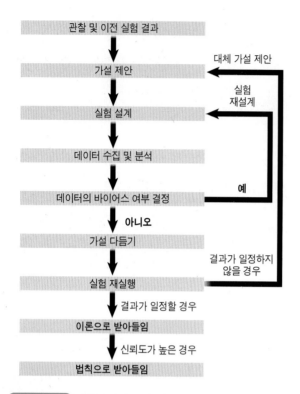

FIGURE 1-1 **과학적 방법.** 어떤 실험의 관찰 또는 결과에 의해서 새로운 가설을 만들 수도 있게 된다. 더 많은 실험을 통해서 외부의 영향과 바이어스(bias ; 편기)를 제거하고 결과의 일관성을 확신하게 되면 과학자들은 그 원리에 대한 신뢰도를 점점 더 높이게 되고, 결국에는 이론 또는 법칙이라 불리게 된다.

SI 단위체계

미국의 많은 과학자, 정부기관, 산업체에서는 과거의 영·미식 단위체계에서 SI 단위체계로 전환하거나 이미 사용하고 있다. SI 단위체계(Le Systém International dUnités)는 길이를 미터(meter, 39.37인치), 질량을 그램(gram, 1파운드=454그램)으로 나타내는 단위체계이다.

1마이크로미터(미크론이라고도 한다)는 (100만 분의 1)미터를 나타내는 SI 단위체계이다. SI 단위체계에서 길이의 단위는 다음과 같다.

1미터(m)=39.37인치
1센티미터(cm)=(1/100)미터
1밀리미터(mm)=(1/1000)미터
1마이크로미터(μm) 또는 미크론(μ)=(1/100만)미터
1나노미터(nm)=(1/10억)미터
1옹스트롬(angstrom : Å)=(1/100억)미터

1인치를 SI 단위체계로 나타내면 대략 다음과 같다.
· 2.5cm
· 25mm
· 25,000μm
· 25,000,000nm

머지 반은 해롭지 않은 다른 대체약을 복용시킨다. 이때 약을 복용하는 집단을 '실험집단(test group)', 대체약을 복용하는 집단을 '통제집단(control group)'이라고 한다. 만약 두 집단의 병 상태가 모두 좋아지거나 통제집단만 병 상태가 개선된다면 그 약의 효과는 증명되지 못한 것이다. 그러나 실험집단은 호전된 반면 통제집단은 호전되지 않았다면 "새로운 약이 효과가 있다."는 가설이 잠정적으로 사실로 받아들여진다. 실험은 측정을 정확하게 해야 하고, 데이터를 정확하게 기록해야 하며, 그 데이터에 대한 논리적인 설명이 있어야 한다.

③ 실험 결과가 처음의 가설을 뒷받침해줄 때 그 가설은 사실이라고 잠정적으로 인정받게 되고, 다음 단계로 넘어간다. 그러나 실험 데이터가 원래의 가설을 뒷받침하지 않을 때에는 그 가설을 기각한다. "어떤 가설이 사실이 아니다."라는 것을 아는 것은 "어떤 가설이 진실이다."라는 것을 아는 것만큼 중요하다.

④ 처음 실험한 결과를 과학잡지에 등재하여 다른 연구자들이 그 가설을 입증하고 확인할 수 있게 한다. 만약 다른 연구자들이 실험을 했을 때 같은 결과가 나오지 않으면 그 가설을 전적으로 받아들일 수는 없게 된다. 그러나 그 가설이 철저하고 엄격한 검사에도 불구하고 계속 같은 결과가 나온다면 그 가설에 대한 신뢰도가 점점 증가하게 된다.

⑤ 가설 중 아주 높은 신뢰도를 얻은 가설은 '이론(theory)' 또는 '법칙(law)'이라고 부른다.

이 책에서 제시하는 사실들은 신체가 어떻게 만들어지고 어떻게 기능하는지에 대한 최신 이론 중에서 간추린 것들이다.

신체의 영상을 촬영하고 기능적 과정을 측정하는 기술이 발전함에 따라 과거의 이론을 대체하여 새로운 이론을 만들 수 있는 새로운 데이터들을 많이 얻을 수 있게 되었다.

2. 조직의 구조적 수준

인체의 구조와 기능, 그리고 그에 부수적인 여러 부분

Science Application

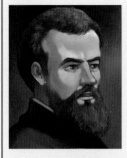

현대해부학
Andreas Vesalius (1514-1546)

해부학자들은 신체의 구조를 공부한다. 현대 해부학은 르네상스 시대에 벨기에의 Andreas Vesalius와 동 시대 학자들에 의해서 시작되었다. Vesalius는 인체를 연구하는 데 과학적 방법(그림 1-1)을 최초로 적용한 사람이다. 아직도 대부분의 해부학자들은 시체를 해부하고 있다. 그러나 최근에는 많은 해부학자들이 인체를 얇게 자른 부분의 X선이나 컴퓨터 스캔, 디지털 사진 등과 같은 화상(imaging) 기술을 이용하고 있는데, 그러한 화상들은 미국국립의학도서관의 'Visible Human Project'에서 볼 수 있다. 디지털 화상은 컴퓨터를 통해 잘라서 볼 수도 있고, 3차원 영상으로 돌려가면서 볼 수도 있다.

현대 해부학은 범죄과학, 수사학, 인류학, 의학, 건강관련 분야, 스포츠와 운동 분야, 무용, 심지어 미술 및 컴퓨터 애니메이션 분야에까지 응용되고 있다.

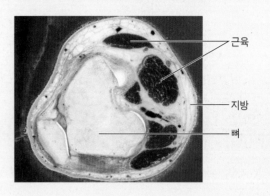

근육

지방

뼈

들을 공부하기 전에 그러한 부분들이 어떻게 조직되어 있고, 그것들이 어떻게 하나의 전체적인 기능으로 서로 어우러지는지에 대하여 생각하여 보는 것이 대단히 중요하다.

그림 1-2는 인체의 구조와 기능에 영향을 미치는 조직 수준의 다양함을 나타내고 있다. 조직 수준이 가장 간단한 수준(화학적 수준)에서 가장 복잡한 수준(몸 전체 또는 유기체 수준)으로 이행되어 간다는 점을 주의해서 보아야 한다.

조직(organization)은 인체 구조의 가장 중요한 특징 중 하나이다. 살아 있다는 것을 나타내기 위해 사용하는 유기체(organism)라는 용어는 바로 조직이라는 것을 시사하고 있다.

인체는 하나의 구조물이지만, 수 조 개의 작은 구조체로 이루어져 있다. 보통 원자(atom)와 분자(molecule)를 조직의 화학적 수준이라고 한다. 생명의 존재 여부는 세포 안에 있는 다양한 화학 물질의 비율과 적절한 수준에 따라 결정된다.

생명 과정에서 중요한 역할을 하는 물리적·화학적 현상들을 제2장에서 공부할 것이다. 이러한 정보들이 해부학과 생리학을 공부하는 데 매우 중요한 세포, 조직, 기관, 계통 등의 조직 수준에 대한 연구와 생명에 대한 물리적 기초를 이해하는 데 도움이 될 것이다.

세포(cell)는 우리 몸안에서 '살아 있는' 가장 작은 구조체이고, 고유의 기능을 가지고 있다. 세포가 살아 있는 물질 중 가장 단순한 단위라고 오랫동안 알려져 왔지만 실제로는 단순한 것과는 거리가 멀다. 세포들이 아주 복잡하다는 것을 제3장에서 알게 될 것이다.

조직(tissue)은 세포보다 조금 더 복잡하다. 조직은 '공통적인 기능을 수행하기 위해서 상호 작용을 하는 수많은 세포들의 조직체'로 정의된다. 조직의 세포들은 몇 가지 다른 형태(type)를 가지고 있지만, 한 조직 안에 있는 모든 세포들은 그 조직의 구조적·기능적 질을 만들기 위해서 여러 가지 방법으로 협동한다. 조직의 세포들은 대개 함께 묶여 있고, 각기 다른 양의 풀같은(gluelike) 살아 있지 않은 세포사이물질(intercellular substance)로 둘러싸여 있다.

기관(organ)은 조직보다 좀 더 크고, 좀 더 복잡하다. 기관은 5~6개의 서로 다른 조직들의 그룹이고, 그 조직들은 독특한 기능을 수행하기 위해서 하나의 단위로 활동할 수 있도록 정렬되어 있다. 예를 들어 그림 1-2에 있는 심장은 기관 수준에 있는 조직이다. 분자나 세포들이 현미경으로만 볼 수 있을 정도로 미세한 데 반하여 일부 조직과 대부분의 기관들은 현미경 없이도 쉽게 볼 수 있을 정도로 큰 구조를 가지고 있다.

계통(system)은 인체를 구성하는 가장 복잡한 단위이다. 계통은 그 개수와 종류가 다양한 기관들이 연합된 것으로, 인체의 복잡한 기능을 수행하기 위해 서로 협동한다. 예를 들어 그림 1-2에 있는 심장혈관계통의 모든 기관

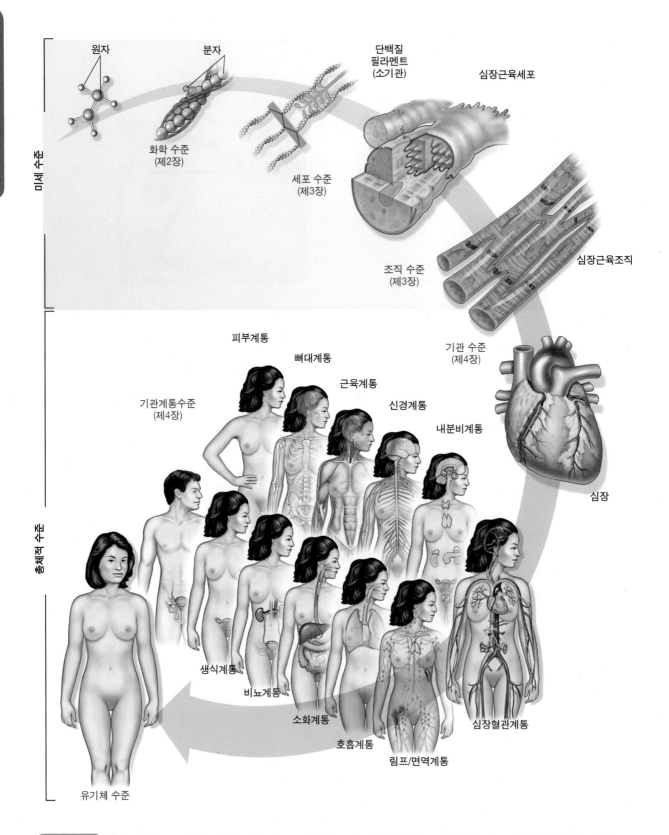

FIGURE 1-2 **인체 조직의 구조적 수준.** 원자, 분자, 세포는 현미경으로만 볼 수 있지만, 조직, 기관, 계통, 유기체 전체의 총체적인 구조는 눈으로도 확인할 수 있다.

들은 혈액이 신체의 조직으로부터 또는 조직으로 영양소, 산소, 노폐물 등을 운반할 수 있도록 해준다. 심장은 펌프질하여 혈관을 통해 혈액을 전신으로 운반함으로써 그 기능을 수행하는 기관이다.

신체 전체는 원자, 분자, 세포, 조직, 기관, 계통 모두이며, 그것들은 이 책에서 차례대로 배우게 될 것이다. 신체는 자르거나 조각조각으로 나눌 수도 있지만 구조적·기능적으로 상호연관이 있는 구성품들의 통합적인 복합체이고, 각 구성품들은 우리가 건강하게 살아갈 수 있도록 공동작업을 수행하고 있는 것이다.

> 신체의 조직계통을 3차원적으로 간단히 둘러보려면 AnimationDirect로 들어갈 것

✔ 수행평가
1. 해부학이란 무엇인가? 생리학이란 무엇인가?
2. 신체조직의 주요 구조적 수준은 무엇인가?
3. 조직(tissue)과 기관(organ)의 차이점은 무엇인가?

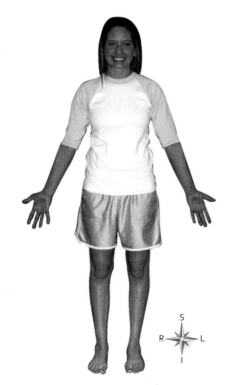

FIGURE 1-3 **해부학적 자세.** 팔을 옆구리에 붙이고 손바닥이 앞을 향하도록 서 있는 자세이다. 머리와 발도 앞쪽을 향한다.

3. 해부학적 자세

신체가 움직이는 방법, 자세, 한 부위와 다른 부위의 관계 등에 대하여 논할 때 신체가 전체적으로 어떤 특정한 자세를 취하고 있다고 가정하는데, 그것이 해부학적 자세(anatomical position)이다. 해부학적 자세는 그림 1-3에서 볼 수 있듯이 팔을 옆구리에 붙이고 손바닥이 앞을 향하도록 서 있는 자세이다. 머리와 발도 물론 앞을 향하고 있다. 해부학적 자세는 신체 부위들을 묘사할 때 사용하는 방향 용어에 의미를 부여하는 기준 자세이다. 달리 말해서 신체가 어떤 자세를 취하고 있든 상관없이 해부학적 자세를 알아야 방향 용어를 정확하게 구사할 수 있다.

눕기(supine)와 엎드리기(prone)는 신체가 해부학적 자세를 취하고 있지 않을 때 신체의 자세를 설명하는 용어이다. '누운 자세'는 얼굴을 위로 향하고 똑바로 누운 자세이고, '엎드린 자세'는 얼굴을 아래로 하고 엎드린 자세이다.

4. 해부학적 방향

인체를 공부할 때 어떤 기관이 다른 구조와 상대적으로 어떤 위치에 있는지 아는 것이 아주 유용할 때가 많다. 인체 부위들의 상대적 위치를 표현할 때 다음과 같은 용어를 사용한다. 이해를 돕기 위해 짝이 되는 반대 방향과 함께 나열하였다(그림 1-4).

1. **위/아래** : '위(superior)'는 '머리쪽'을, '아래(inferior)'는 '발쪽'을 의미한다. 위는 또한 '더 위쪽(upper)' 또는 '위에(above)'를, 아래는 '더 아래쪽(lower)' 또는 '아래에(below)'를 뜻하기도 한다. 예를 들어 '허파는 가로막 위에 있고, 위는 가로막 아래에 있다(그림 1-8 참조).

2. **앞/뒤** : '앞(anterior)'은 '앞쪽'을, '뒤(posterior)'는 '뒤쪽'을 의미한다. 똑바로 서서 걷는 인체에서는 앞 대신 '배쪽(ventral)'을, 뒤 대신 '등쪽(dorsal)'을 사용할 수 있다. 예를 들어 코는 신체의 앞쪽면에 있고, 어깨뼈는 뒤쪽면에 있다.

3. **안쪽/가쪽** : '안쪽(medial)'은 '신체의 중간선쪽'을, '가쪽(lateral)'은 '신체의 옆쪽' 또는 '중간선에서 떨어진 쪽'을 의미한다. 예를 들어 엄지발가락은 발의 안

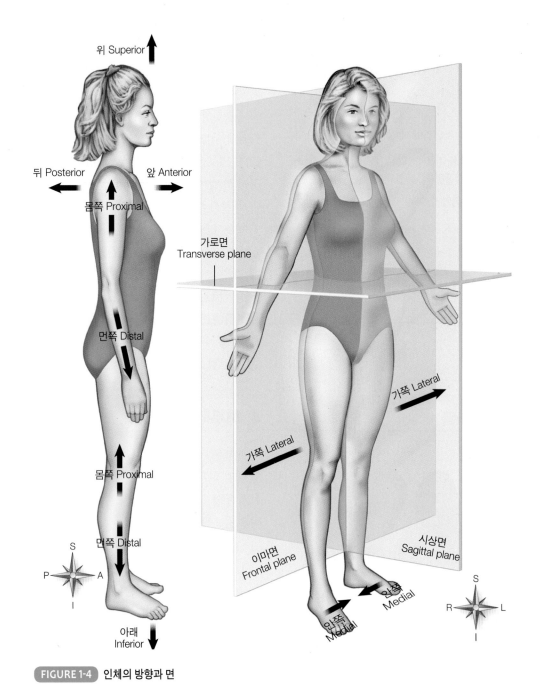

FIGURE 1-4 인체의 방향과 면

쪽에 있고, 새끼발가락은 발의 가쪽에 있다. 심장은 허파의 안쪽에 있고, 허파는 심장의 가쪽에 있다.

4. **몸쪽/먼쪽** : '몸쪽(proximal)'은 '몸통쪽 또는 몸통에 가까운 쪽'을, '먼쪽(distal)'은 '몸쪽에서 떨어진 쪽 또는 몸통에서 먼 쪽'을 의미한다. 예를 들어 팔꿈치는 아래팔의 몸쪽 끝에 있고, 손은 먼쪽 끝에 있다.

5. **얕은/깊은** : '얕은(superficial)'은 '표면에 좀 더 가까

움'을, '깊은(deep)'은 '표면에서 좀 더 떨어져 있음'을 의미한다. 예를 들어 팔의 피부는 그 밑에 있는 근육보다 얕은 곳에 있고, 위팔뼈는 그것을 둘러싸고 있는 근육보다 깊은 곳에 있다.

이 책에서는 해부학적 모양을 좀 더 쉽게 이해할 수 있도록 해부학 방향 로제트(rosette)를 이용하였다. 이 책에 있는 대부분의 그림에서 지도에서 볼 수 있는 것과 비슷

한 작은 방향 로제트를 볼 수 있을 것이다. 방향을 동·서·남·북으로 표현하는 대신에 방향 로제트를 이용해서 약자로 표시하였다. 예를 들어 그림 1-3에 있는 로제트에 S(superior ; 위)와 I(inferior ; 아래)라고 표시되어 있다. 그림 1-3의 로제트에서 R은 오른쪽(right), L은 왼쪽(left)을 나타내는 약자이다.

이 책에서 사용한 방향 용어의 약자는 다음과 같다.

A = 앞(anterior)

D = 먼쪽(distal)

I = 아래(inferior)

L = 가쪽(lateral)(M의 반대)

L = 왼쪽(left)(R의 반대)

M = 안쪽(medial)

P = 뒤(posterior)(A의 반대)

P = 몸쪽(proximal)(D의 반대)

R = 오른쪽(right)

S = 위(sueprior)

 해부학적 방향을 공부하려면 AnimationDirect로 들어갈 것

✓ **수행평가**

1. 해부학적 자세란 무엇인가?
2. 해부학적 방향에 관한 용어는 왜 쌍으로 제시하는가?

5. 인체의 단면

인체의 각 기관 또는 전체로서의 인체를 공부할 때 작은 부분으로 자르거나 분해하면 유용할 때가 많다. 그러기 위해서 인체의 단면을 다음과 같이 정의한다. 그 정의를 읽어보고 그림 1-4에서 확인하라.

1. **시상면**(sagittal plane) : 시상면은 앞에서 뒤로 세로로 자른 면이다. 시상면은 인체 또는 인체의 부위를 오른쪽과 왼쪽으로 나눈다. 그림 1-4의 시상면은 인체를 정확히 반반으로 나누는데, 그러한 시상면을 **정중시상면**(midsagittal plane)이라고 한다.

2. **이마면**(frontal plane) : 이마면은 옆에서 옆으로 세로로 자른 면으로, 관상면(coronal plane)이라고도 한다. 그림 1-4에서 이마면은 인체 또는 인체의 부위를 앞쪽과 뒤쪽으로 나눈다.

3. **가로면**(transverse plane) : 가로면은 수평 또는 가로로 자른 면이다. 그림 1-4의 가로면은 인체 또는 인체의 부위를 위와 아래로 나눈다.

6. 몸속공간

인체는 겉보기와 달리 고체 구조가 아니다. 인체에는 비어 있는 공간 또는 구멍이 있고, 그 안에는 몸속 기관들이 질서정연하게 꽉 들어차 있다. 인체에 있는 공간은 크게 **배쪽공간**(ventral body cavity)과 **등쪽공간**(dorsal body cavity)으로 나눌 수 있다. 공간의 위치와 대략적인 모양은 그림 1-5와 같다.

배쪽공간의 윗부분에는 **가슴속공간**(thoracic cavity)이 있는데, 이 부분은 가슴에 있는 빈 공간이라고 생각하면 된다. 가슴속공간의 가운데 부분을 **가슴세로칸**(mediastinum)

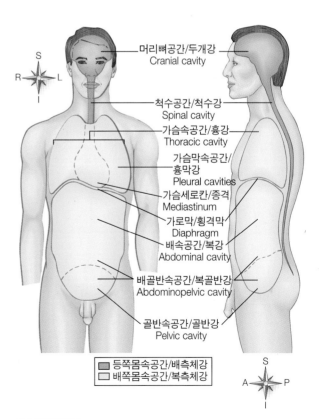

머리뼈공간/두개강
Cranial cavity

척수공간/척수강
Spinal cavity

가슴속공간/흉강
Thoracic cavity

가슴막속공간/흉막강
Pleural cavities

가슴세로칸/종격
Mediastinum

가로막/횡격막
Diaphragm

배속공간/복강
Abdominal cavity

배골반속공간/복골반강
Abdominopelvic cavity

골반속공간/골반강
Pelvic cavity

■ 등쪽몸속공간/배측체강
□ 배쪽몸속공간/복측체강

FIGURE 1-5 **몸속공간(체강).** 등쪽 및 배쪽 몸속공간의 위치와 하위구조를 앞쪽과 옆쪽에서 본 모습

이라고 하는데, 이것은 가슴속공간을 더 작게 나누는 것이다. 가슴세로칸의 오른쪽과 왼쪽 부분을 **가슴막속공간**(pleural cavity)이라고 한다. 그림 1-5에서 배쪽공간의 아랫부분에는 **배속공간**(abdominal cavity)과 **골반속공간**(pelvic cavity)이 있다. 실제로는 하나의 공간이기 때문에 그 둘을 합해서 **배골반속공간**(abdominopelvic cavity)이라고도 한다. 그림 1-5에서 점선으로 표시된 부분이 배속공간과 골반속공간을 나누는 대략적인 위치이다. 그러나 가슴속공간과 배속공간을 물리적으로 나누는 인체의 부위가 있는데, **가로막**(diaphragm)이라는 얇은 종이조각처럼 생긴 근육이 그것이다. 가로막은 돔과 같은 구조를 하고 있으며, 호흡에서 가장 중요한 근육이다.

커다란 배골반속공간에 있는 기관들의 위치를 알기 쉽게 하기 위해 해부학자들은 배골반속공간을 다음과 같이 네 개의 **사분위**(quadrant)로 나누었다.

1. 오른위 사분위(right upper quadrant)

2. 오른아래 사분위(right lower quadrant)

3. 왼위 사분위(left upper quadrant)

4. 왼아래 사분위(left lower quadrant)

그림 1-6에서 볼 수 있는 바와 같이 정중시상면과 가로면이 배꼽(umbilicus)을 지나면서 배골반속공간을 네 부위로 나눈다. 배골반속공간을 네 부위로 구분하는 방법은 건강전문가들이 자주 사용하고, 통증과 암의 위치, 그리고 다른 비정상적인 상태를 설명할 때 매우 편리하다.

배골반속공간을 좀 더 정확하게 나누는 방법은 그림 1-7과 같다. 그림에서 배골반속공간을 9부위로 나누었는데, 각 부위는 다음과 같이 정의한다.

1. **위배골반부위**(upper abdominopelvic regions) : 아홉째갈비뼈 높이에서 배를 가로지르는 가상의 선 위쪽. **오른쪽 갈비아래부위**(right hypochondriac region), **왼쪽 갈비아래부위**(hypochondriac region), **명치부위**(epigastric region)가 있다.

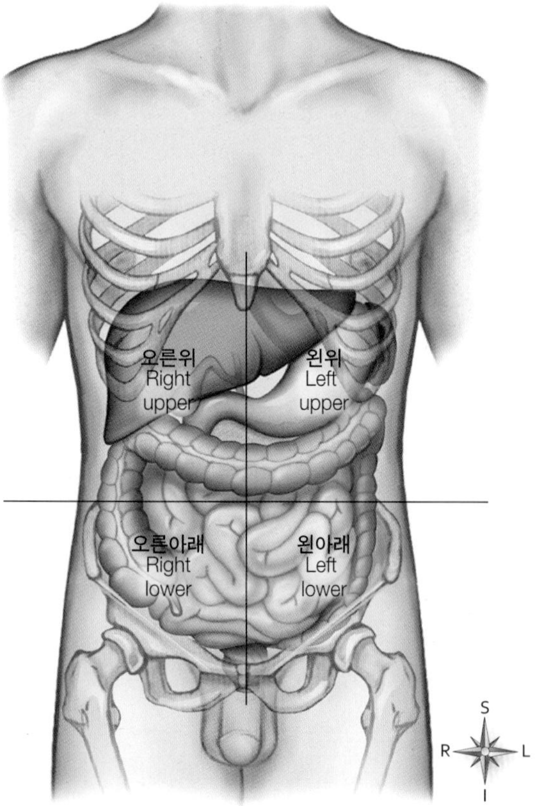

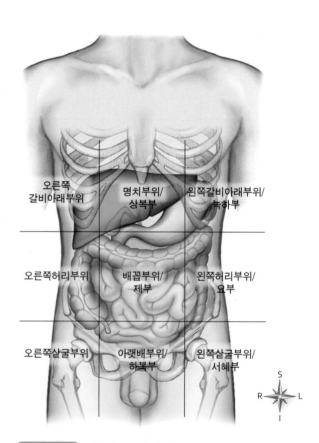

FIGURE 1-6 **배골반속공간의 네 부위**. 그림을 통해 내부 기관과 각 부위의 관계를 확인할 수 있다.

FIGURE 1-7 **배골반속공간의 아홉 부위**. 가장 표면층에 있는 기관들을 볼 수 있도록 그려 넣었다. 그림 1-8에서 더 깊은 곳에 있는 기관들의 위치를 확인하라.

2. **중간부위** : 아홉째갈비뼈 높이에서 배를 가로지르는
   가상의 선과 골반뼈 맨윗부분에서 배를 가로지르는
   가상의 선 사이. **오른쪽허리부위**(right lumbar region),
   왼쪽허리부위(left lumbar region), **배꼽부위**(umbilical
   region)가 있다.

3. **아랫부위** : 골반뼈 맨 윗부분에서 배를 가로지르는
   가상의 선 아래쪽. **오른쪽샅굴부위**(right inguinal
   region), **왼쪽샅굴부위**(left inguinal region), **아랫배부
   위**(hypogastric region)가 있다.

그림 1-5의 등쪽공간에는 뇌가 들어 있는 머리뼈 안쪽
의 공간이 포함되어 있는데, 이곳을 **머리뼈공간**(cranial cavity)
이라고 한다. 척주 안쪽의 공간은 **척수공간**(spinal cavity)이
라고 하며, 척수(spinal cord)가 들어 있다. 가슴속공간과 배
골반속공간을 합해서 배쪽공간이라고 하는 것과 비슷하게
머리뼈공간과 척수공간을 합해서 등쪽공간이라고 한다.

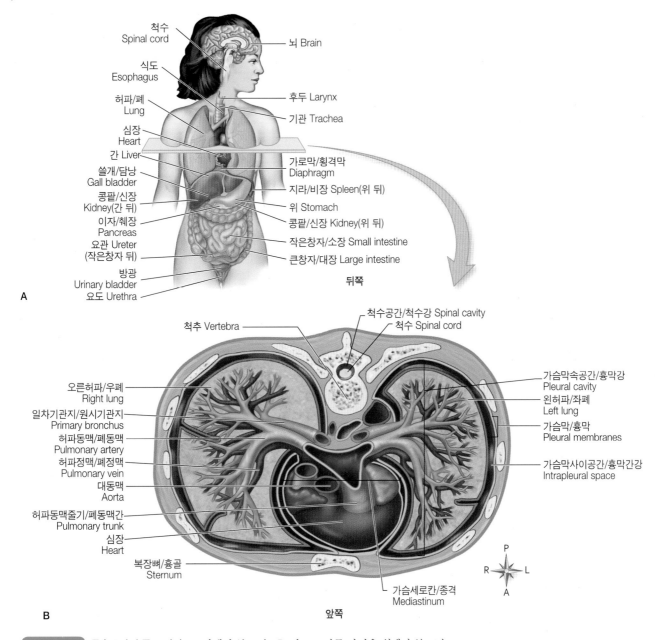

FIGURE 1-8 **몸속공간의 주요 기관.** A. 앞에서 본 모습, B. 가로로 자른 단면을 위에서 본 모습

TABLE 1-1

몸속공간

몸속공간	기관
배쪽공간/복측체강	
가슴속공간/흉강	
가슴세로칸/종격	기관, 심장, 혈관
가슴막속공간/흉막강	허파
배속공간/복강	간, 쓸개, 위, 이자, 지라, 작은창자, 큰창자 일부
골반속공간/골반강	아래쪽구불주름창자, 곧창자, 방광, 생식기관
등쪽공간/배측체강	
머리뼈공간/두개강	뇌
척수공간/척수강	척수

인체에서 가장 큰 공간에 들어 있는 기관들을 그림 1-8에 나타내었고, 표 1-1에 그 목록을 적어놓았다. 인체 모형이 있으면 각 공간을 찾아보기 바란다. 각 몸속공간 안에 있는 기관들을 외우고 자신의 몸에서 그 위치를 짚어보기 바란다. 그림 1-5~1-8을 자세히 공부해야 한다.

✔ **수행평가**

1. 인체의 면이 의미하는 것은 무엇인가?
2. 인체의 가장 큰 두 가지 공간은 무엇인가?
3. 배속공간과 배골반속공간의 차이점은 무엇인가?

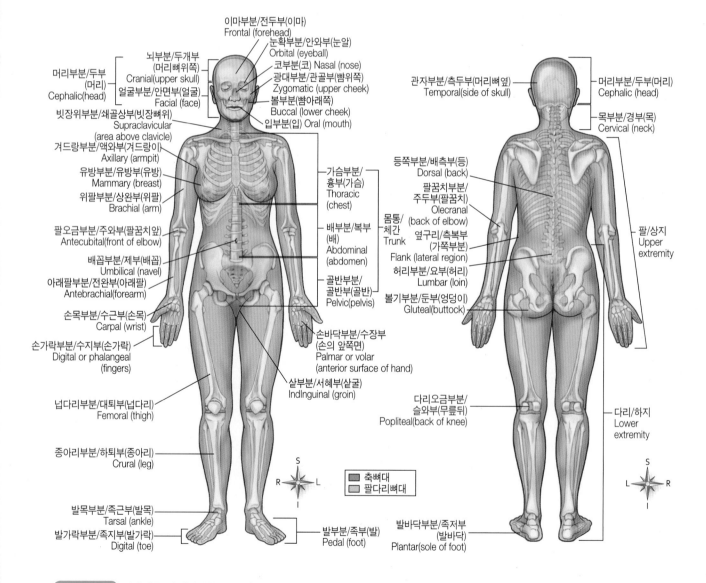

FIGURE 1-9 **신체의 축 및 팔다리부분.** 특정 부위에는 이름을 달았다(괄호 안). 예를 들어 머리위부위에는 머리가 포함된다. 축부위와 팔다리부위는 색깔로 구분하였다.

7. 신체 부위

인체의 모양과 전체적인 구조를 먼저 알아야 한다. 예를 들어 자동차의 타이어, 실내, 핸들 등을 하나하나 알기 전에 자동차라는 것을 먼저 알아야 하듯이 인간의 형태를 인식하는 것도 전체적인 모양과 기초적인 윤곽을 먼저 알아야 한다. 그러나 전문적으로 분류하려면 각 신체 부위들의 구체적인 크기, 모양, 생김새 등도 정확하게 설명할 수 있어야 한다.

신체의 각 부위는 얼굴이나 몸통처럼 다른 부위와 구별되는 특성이 있기 때문에 각 부위마다 생김새가 다르다. 인체의 형태를 자세하게 설명하려면 먼저 특정 부위를 정의하고, 적절한 용어로 설명해야 한다.

건강과학에서는 신체의 특정 부위를 분류하고 정확하게 설명할 수 있는 능력이 아주 중요하다. 머리가 아프다고 하는 환자에게는 '머리'라는 부위가 구체적이지 않기 때문에 의사나 간호사에게는 별로 소용이 없고, 좀 더 정확하고 구체적인 위치를 설명해야 한다. 통증이 얼굴에 있다고 말한다면 정보를 더 많이 제공한 것이고, 통증 부위를 정확히 찾는 데 도움이 된다. 통증 부위를 설명할 때 앞머리, 뺨, 턱과 같은 해부학용어를 정확하게 사용하면 살펴보아야 할 신체 부위를 빨리 알 수 있게 된다. 그림 1-9와 표 1-2에 있는 신체 부위의 명칭을 사용하는 습관을 들이려고 노력해야 한다.

신체는 크게 두 요소 또는 부분으로 나눌 수 있다. 즉 **축부분**(axial)과 **팔다리부분**(appendicular)이다. 신체의 축에는 머리, 목, 몸통이 있고, 팔다리부분에는 팔과 다리가 있다. 이 두 큰 부분은 그림 1-9와 같이 세분할 수 있다. 예를 들어 몸통은 가슴, 배, 골반부위로 구성되고, 팔은 위팔, 아래팔, 손목, 손으로 세분한다. 큰 신체 부위를 설명하는 용어를 잘 알고 있으면서도 잘못 사용하는 경우가 많다. 예를 들어 종아리(leg)는 무릎과 발목 사이의 부분을 말하는 것이지 다리 전체를 일컫는 것은 아니다.

사람들의 신체 구조는 모두 다르다. 일란성 쌍둥이라도 각각의 조직과 기관의 크기, 모양, 짜임새가 조금씩 다르다. 신체의 구조는 다양한 원인에 의해 평생 동안 변화하고, 변하는 속도도 다르다. 청년기 이전에는 신체가 발달되고 성장한다. 청년기 이후부터는 노화에 따른 변화를 겪게 된다.

TABLE 1-2

신체 부위를 설명하는 용어

신체 부위	예	신체 부위	예
배부분/복부(Abdominal)	가로막아래 앞쪽몸통	넙다리부분/대퇴부(Femoral)	넙다리
아래팔부분/전완부(Antebrachial)	아래팔	볼기부분/둔부(Gluteal)	엉덩이
팔오금부분/주와부(Cubital)	팔꿈치 바로 앞 오목한 부위	샅굴부분/서혜부(Inguinal)	샅굴
겨드랑부분/액와부(Axillary)	겨드랑이	허리부분/요부(Lumbar)	갈비뼈와 골반 사이 허리
위팔부분/상완부(Brachial)	위팔	유방부분/유방부(Mammary)	유방
볼부분/협부(Buccal)	볼	뒤통수부분/후두부(Occipital)	머리뼈아래부분뒤쪽
손목부분/수근부(Carpal)	손목	팔꿈치부분/주두부(Olecranal)	팔꿈치뒤
머리부분/두부(Cephalic)	머리	손바닥부분/수장부(Palmar)	손바닥
목부분/경부(Cervical)	목	발부분/족부(Pedal)	발
뇌부분/두개부(Cranial)	머리뼈	골반부분/골반부(Pelvic)	몸통 아랫부분
종아리부분/하퇴부(Crural)	종아리	샅부분/회음부(Perineal)	샅(항문과 생식기 사이의 부분)
피부부분/피부부(Cutaneous)	피부		
손가락 · 발가락부분/수지 · 족지부(Digital)	손가락 또는 발가락	발바닥부분/족저부(Plantar)	발바닥
등쪽부분/배측부(Dorsal)	등	다리오금부분/슬와부(Popliteal)	무릎 뒷부분
얼굴부분/안면부(Facial)	얼굴	빗장위부분/쇄골상부(Supraclavicular)	빗장뼈 윗부분
이마부분/전두부(Frontal)	이마	발목부분/족근부(Tarsal)	발목
코부분/비부(Nasal)	코	관자부분/측두부(Temporal)	머리뼈옆
입부분/구부(Oral)	입	가슴부분/흉부(Thoracic)	가슴
눈확부분/안와부(Orbital 또는 Ophthalmic)	눈	배꼽부분/제부(Umbilical)	배꼽 근처
광대부분/관골부(Zygomatic)	볼위쪽	손 · 발바닥부분/장측(Volar)	손바닥 또는 발바닥

예를 들어 노년기에 접어들면서 활동량이 줄면 여러 가지 신체 조직과 기관들의 크기가 작아짐과 동시에 기능도 떨어지게 된다. 사용하지 않은 결과로 발생하는 퇴행과정을 위축(atrophy)이라고 한다. 대부분의 경우 위축은 치료에 의해서 되돌릴 수 있다. 나이를 먹으면 어떤 조직들은 탄력이나 재생능력만 저하된다. 이 책의 거의 모든 단원에서 일생을 통해 일어나는 변화에 대한 내용을 기술하였다.

> ✓ **수행평가**
> 1. 신체의 축과 팔다리의 차이점은 무엇인가?
> 2. 팔과 다리의 세부 부위는 무엇인가?

8. 신체 기능의 균형

비록 그 구조는 모두 다를지라도 모든 살아 있는 유기체들은 자신이 살아 있음을 확인하고 후대에 자신의 유전자를 전달할 수 있는 시스템을 유지하고 있다.

살아남는 것은 체내에서 비교적 일정한 상태를 유지할 수 있느냐의 여부에 달려 있다. 항상성(homeostasis)은 내부 환경을 체내에서 상대적으로 일정하게 유지하는 것을 일컫는 생리학 용어이다. 내부 환경에서 살고 있는 신체의 세포들은 대부분 물, 소금, 그리고 용해되어 있는 다른 물질들과 관련되어 있다. 어항 속에 있는 물고기와 마찬가지로 세포들은 세포의 물에 해당되는 내부 환경이 상대적으로 일정할 때만 살아남을 수 있다. 즉 여러 가지 조건들이 아주 좁은 범위를 벗어나지 않아야만 살아남을 수 있다.

온도, 염분 함유량, pH 수준, 액체의 양, 압력, 산소 농도, 그리고 기타 필수 조건들이 수용할 수 있는 범위 내에 있어야 한다. 어항 속 물의 상태를 아주 좁은 범위 내로 계속 유지하기 위해서는 히터를 켜거나 공기 펌프와 필터를 작동시켜야 한다. 마찬가지로 신체는 몸속 체액과 관련된 상태를 비교적 일정하게 유지하기 위해서 히터, 공기펌프 또는 필터의 역할을 하는 메커니즘을 가지고 있다.

세포의 활동과 외부 교란 때문에 체내의 조건이 항상 변하기 때문에 변동이 자주 일어난다. 그러므로 신체는 항상성을 유지하거나 회복하기 위해 계속해서 노력해야 한다. 예를 들어 운동 중에 발생한 근육의 열 때문에 신체의 온도가 정상 수준 이상으로 올라갈 수도 있다. 그러면 신체는 체온을 정상 수준으로 되돌리기 위해서 땀을 내서 열을 발산하여 체온을 낮춘다. 그렇게 자체 조절을 하기 위해서는 고도의 복잡하고도 통합된 조절 시스템이 있어야한다. 체내에서 조절하는 시스템의 가장 기본적인 형태가 **피드백루프**(feedback loop)이다.

피드백루프의 개념은 공학에서 차용한 것이다. 그림 1-10의 A는 한 빌딩에서 온도를 일정하게 유지하기 위한 피드백루프를 그린 것이다. 빌딩 밖의 찬바람 때문에 빌딩 속 온도가 정상 이하로 내려갈 수 있다. 그럴 경우 **센서**(sensor ; 이 예에서는 온도 감지기)가 온도의 변화를 감지하는데, 감지기에서 수집한 정보가 **통제실**(control center)로 전달되면 현재의 온도와 정상적인 온도를 비교한 다음 건물의 난방 장치를 작동시킨다. 이때 난방 장치를 **효과기**(effector)라고 하는데, 그 이유는 그것이 통제하려는 조건(온도)에 영향을 미치기 때문이다. 감지기가 계속해서 통제실에 정보를 피드백하기 때문에 온도가 정상으로 돌아오면 난방기는 자동적으로 꺼진다.

그림 1-10의 B에서 볼 수 있는 바와 같이 신체는 한기를 느끼면 앞의 예와 비슷한 피드백루프를 가동시킨다. 즉 온도를 감지해서 통제실에 피드백하는 역할을 하는 신경종말(nerve ending)에서 정보가 오면 뇌는 실제 온도와 정상적인 신체 온도를 비교한다. 한기에 대한 반응은 뇌가 근육에 '떨라'는 명령을 내리는 것이다. 신체가 떨면 열을 생산해서 체온을 높인다. 피드백으로 들어오는 정보가 체온이 정상으로 회복되었다고 하면 떠는 것을 그친다.

그림 1-10과 같은 피드백루프를 **네거티브피드백루프**(negative feedback loop)라고 한다. 왜냐하면 그 피드백 정보들이 조절하려는 조건에 반대되거나 무효화시키는 정보이기 때문이다. 체내에서 이루어지는 대부분의 항상성 유지를 위한 조절은 네거티브피드백루프에 의해 이루어진다. 그 이유는 어떤 변화를 정상으로 돌려놓는 것이 바로 항상성을 유지하는 것이기 때문이다. 그림 1-10과 반대되는 상황, 즉 뜨거운 물 때문에 체온이 과도하게 올라간 경우를 생각해 보자. 온도를 감지하여 보고하는 기관에서 정상보다 높은 체온을 감지하면 뇌에서는 땀샘에 신호를 보내 증발에 의해 체온을 낮추도록 지시하게 된다. 그래서 조금 전과 반대의 상황이 되고, 균형이 되찾아지게 된다.

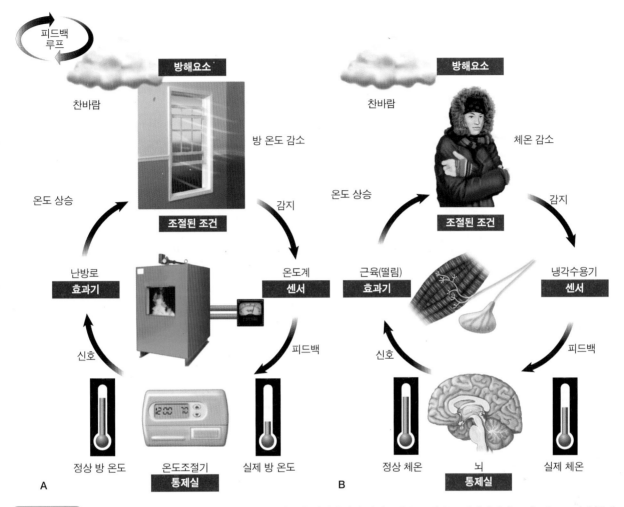

FIGURE 1-10   **네거티브피드백루프.** A. 방 온도가 어떻게 비교적 일정하게 유지하는지를 보여주는 엔지니어의 그림. 온도조절기(통제실)가 온도계(센서)로부터 피드백 정보를 받으면 난방로(효과기)를 작동시켜서 정상에 대한 변화에 대응한다. B. 체온이 어떻게 비교적 일정하게 유지하는지를 보여주는 생리학자의 그림. 뇌(통제실)가 냉각수용기(센서)라는 신경종말로부터 피드백 정보를 받으면 근육(효과기)의 떨림을 발생시켜서 정상에 대한 변화에 대응한다.

네거티브피드백의 또 다른 예는 운동 중 근육이 산소를 많이 소모하여 혈중 산소 농도가 낮아졌을 때 호흡을 증가시켜 혈액 속에 산소를 많이 운반함으로써 정상으로 회복하는 것이다. 체내 수분이 정상보다 많을 때 평소보다 더 많은 소변을 보게 하는 예도 있다.

드물지만 **포지티브피드백루프**(positive feedback loop)도 있다. 포지티브피드백루프는 항진시키는 것이다. 즉 내부 환경의 변화를 줄여서 정상 상태로 되돌리는 대신 어떤 변화를 오히려 부추기는 것이다. 이러한 형태의 피드백루프에서는 어떤 사건을 다른 무엇이 그 과정을 중지시킬 때까지 계속 증강시킨다. 포지티브피드백루프의 한 예로 출산 시 아기가 나올 때까지 자궁 수축 속도를 높이는 것

이 있다. 또 다른 예로 혈소판(platelets)이라는 혈액세포가 구멍이 막힐 때까지 서로 엉기게 하는 것이 있다. 이러한 두 가지 예에서 아기가 밖으로 나오거나, 피딱지가 생겨서 구멍이 막힐 때까지 계속 항진이 이루어진다. 넓은 시각에서 보면 그러한 포지티브피드백루프도 내부 환경을 일정하게 유지하는 데 도움이 된다.

항상성 유지를 위한 메커니즘은 상대적인 항상성을 유지하는 데 지나지 않는다는 것을 알아야 한다. 체내의 항상성 유지를 위한 조건들은 절대적으로 일정하게 유지되는 것이 아니다. 그러한 조건들이 정상 또는 이상적인 값 근방에서 오르락내리락 하는 것이다. 예를 들어 체온이 오랫동안 일정하게 유지되는 일은 거의 없고, 인간의 정상

체온 근방에서 오르락내리락 한다.

인체의 모든 기관들이 항상성을 유지하려고 하기 때문에 이 책의 나머지 장에서 네거티브피드백과 포지티브피드백 메커니즘에 대해 계속 논의하게 될 것이다.

생리학에 대한 간략한 서론을 끝맺기 전에 잠깐 멈추고 아주 중요한 원리에 대해 말할 것이다. 즉 신체 기능의 균형을 유지하는 능력은 나이도 관련이 있다는 것이다. 어린이들은 항상성을 유지하는 기능이 점점 더 효율적이고 효과적이 되도록 증가하고, 청년기에는 효율과 효과가 최대가 된다. 장년기와 노년기가 되면 그 기능은 점점 약해지고 비효율적·비효과적으로 변한다. 어릴 때 기능의 변화가 생기는 것을 발달과정(development processes)이라 하고, 나이가 들어서 오는 변화를 노쇠과정(aging processes)이라고 한다. 일반적으로 발달과정은 기능이 향상되는 것이고, 노쇠과정은 기능이 축소되는 것이다.

Health and Well-Being

운동생리학

운동생리학자들은 운동이 신체 기관과 시스템에 미치는 영향을 연구한다. 예를 들어 많은 생리학자들이 열정적인 신체 활동 중 또는 직후에 항상성을 유지하거나 회복하기 위해 복잡한 항성성 조절 메커니즘이 어떤 역할을 하는지에 관심을 가진다. 뼈대근육을 유의하게 사용하는 것이라고 정의되는 운동은 유익한 결과를 가져오는 정상적인 활동이다. 그러나 운동을 하면 항상성이 깨진다. 예를 들어 근육이 운동을 하면 몸속체온이 증가하고, 혈중 이산화탄소의 농도가 올라간다. 그 외에도 많은 신체 기능이 안정 시의 정상범위를 빠르게 벗어난다. 그러면 복잡한 조절 시스템이 항상성을 되찾기 위해 발동된다.

과학적인 학문의 한 분야로서 운동생리학은 신체가 항상성을 어떻게 유지하는지 그 과정을 설명하려고 한다. 운동생리학은 치료, 재활, 선수, 직업병, 일반적인 삶의 질 향상 등에 널리 이용되고 있다. 운동생리학의 그러한 특징 때문에 전체로서의 신체를 파악하지, 한두 가지의 계통을 파악하지는 않는다.

✔ 수행평가

1. 왜 항상성을 신체 기능의 균형이라고 하는가?
2. 피드백루프란 무엇이고, 어떻게 작용하는가?
3. 네거티브피드백과 포지티브피드백의 차이점은 무엇인가?

단원요약

1. 과학적인 방법
A. 실험 결과를 근거로 논리적으로 추론하는 것이 과학이다 (그림 1-1).
　1. 가설 : 실험을 통하여 검증되어야 하는 아이디어 또는 원리
　2. 실험 : 가설의 검정, 통제된 실험을 통하여 바이어스와 외부의 영향을 제거한다.
　3. 이론 : 많은 실험에 의해서 신뢰도가 높다고 인정받은 가설
B. 과학 과정은 새로운 실험에 의해서 새로운 지식이 첨가되면서 점점 변하고 발전해간다.

2. 조직의 구조적 수준
A. 조직은 신체 구조에서 가장 중요한 특성이다.
B. 전체로서의 신체는 다음과 같은 더 작은 단위들로 이루어져 있다.
　1. 화학적 수준 : 원자와 분자
　2. 세포 : 가장 작은 구조적 단위로, 여러 가지 화학 물질들의 조직
　3. 조직 : 비슷한 세포들의 조직
　4. 기관 : 여러 종류의 조직들의 조직
　5. 시스템 : 여러 종류의 기관들의 조직

3. 해부학적 자세
A. 팔을 옆구리에 붙이고 손바닥을 앞으로 향하고 똑바로 서 있는 자세(그림 1-3)
B. 해부학적 자세가 방향 용어에 의미를 부여한다.

4. 해부학적 방향
A. 위 : 머리쪽, 위쪽, 위에

아래 : 발쪽, 아래쪽, 밑에

B. 앞 : 앞쪽, 인체에서는 배쪽

뒤 : 뒤쪽, 인체에서는 등쪽

C. 안쪽 : 중심선쪽

가쪽 : 중심선에서 멀리 또는 구조체의 옆

D. 몸쪽 : 몸통쪽 또는 몸통 가까이

먼쪽 : 몸통에서 멀리 또는 시작점에서 멀리

E. 얕은 : 표면 가까이

깊은 : 표면에서 멀리

5. 인체의 면 또는 절단면

A. 시상면 : 몸을 오른쪽과 왼쪽으로 세로로 나누는 세로면

B. 정중시상면 : 몸을 좌우로 이등분하는 시상면

C. 이마(관상)면 : 몸을 앞뒤로 나누는 세로면

D. 가로(수평)면 : 몸을 위아래로 나누는 수평면

6. 몸속공간(그림 1-5)

A. 배쪽공간

　1. 가슴속공간

　　a. 세로칸 : 가슴속공간의 가운데 부분으로 심장과 기관(trachea)이 위치해 있다.

　　b. 가슴막속공간 : 오른쪽 가슴막속공간에는 오른쪽 허파가, 왼쪽 가슴막속공간에는 왼쪽 허파가 있다.

　2. 배골반속공간

　　a. 배속공간에는 위, 창자, 간, 쓸개, 이자, 지라가 있다.

　　b. 골반속공간에는 생식기관, 방광, 창자의 가장 아랫부분(막창자)이 있다.

　c. 배골반부위

　　1) 4분위(그림 1-6)

　　2) 9개 부위(그림 1-7)

B. 등쪽공간

　1. 머리뼈공간에는 뇌가 있다.

　2. 척수공간에는 척수가 있다.

7. 신체부위

A. 축부위 : 머리, 목, 몸통

B. 팔다리부위 : 팔, 다리

C. 신체의 구조와 기능은 사람마다 다르고, 한 사람의 일생을 통해서도 변한다. 위축(크기가 줄어드는 것)은 어떤 기관을 사용하지 않을 때 발생한다.

8. 신체 기능의 균형

A. 신체를 구성하고 있는 개인과 유전자의 생존이 절대적인 목표이다.

B. 생존은 항상성(내부 환경의 상대적인 일관성)의 유지와 재확보에 달려 있다.

　1. 신체는 항상성을 유지 또는 재확보하기 위해 네거티브피드백루프를 주로 사용하고, 포지티브피드백루프를 사용할 때도 가끔 있다.

　2. 피드백루프에는 감각기, 통제센터, 효과기가 있다.

C. 모든 기관들은 항상성을 유지하기 위하여 기능한다.

D. 신체 기능의 균형을 유지하는 능력은 나이와 관련이 있다. 청년기가 가장 효능이 좋고, 그 이후에는 효능이 점점 나빠진다.

용어정리

abdominopelvic cavity	spinal	dissection	organ
abdominopelvic	thoracic	effector	system
quadrants (4)	ventral	epigastric (region)	physiology
abdominopelvic regions	control center	experimentation	planes or sections
(9)	diaphragm	feedback loop	sagittal
anatomical position	directional terms	homeostasis	midsagittal
anatomy	superior	hypochondriac (region)	frontal
appendicular	inferior	hypogastric (region)	transverse
atrophy	anterior	hypothesis	positive feedback loop
axial	posterior	iliac (region)	prone
cavities	ventral	lumbar (region)	quadrants
abdominal	dorsal	negative feedback loop	scientific method
abdominopelvic	medial	organization (structural	sensor
cranial	lateral	levels)	supine
dorsal	proximal	chemical	theory (law)
mediastinum	distal	cell	umbilical (region)
pelvic	superficial	tissue	
pleural	deep		

복습문제

1. 해부학과 생리학을 정의하시오.
2. 과학적 이론을 만드는 과정을 설명하시오.
3. 살아 있는 생명체에서 조직의 수준을 나열하고 설명하시오.
4. 해부학적 자세를 설명하시오.
5. 신체의 세 가지 단면의 이름을 쓰고 설명하시오.
6. 세로칸, 배속공간, 골반속공간에 있는 기관을 각각 2개씩 써라.
7. 배골반속공간의 9개 부위를 왼쪽위부터 오른쪽아래까지 차례대로 쓰시오.
8. 등쪽공간의 2부위와 그 안에 있는 기관을 쓰시오.
9. 다리, 넙다리, 종아리의 차이점을 쓰시오.
10. 세포 내에서 항상성의 균형이 반드시 이루어져야 하는 네 가지 조건을 나열하시오.
11. 네거티브피드백루프의 3부분과 각각의 기능을 설명하시오.

탐구문제

12. 심장의 아래, 위, 앞, 뒤, 옆에 있는 구조물을 쓰시오.
13. 체온의 유지와 출산은 피드백루프에 의해서 조절되는 두 가지 기능이다. 각각을 조절하는 피드백루프의 차이점을 설명하시오.
14. 어떤 사람이 명치부위에 통증이 있다고 하면 어떤 기관과 관련이 있다고 생각하는가?

시험문제

1. _____는 '잘게 자른다'는 뜻을 가진 두 개의 그리스어에서 유래한 용어이다.

2. _____는 살아 있는 기관들과 그 부품을 연구하는 학문이다.

3. 충분히 검증된 가설은 _____ 또는 _____ 이라고 할 수 있다.

4. 생물의 5가지 조직 수준은 _____, _____, _____, _____, _____이다.

5. 해부학적 자세를 취하고 있지 않을 때 신체의 자세를 설명하기 위해 사용되는 용어는 _____과 _____이다.

6. _____는 신체 또는 신체 부위를 위아래로 나눈다.

7. _____는 신체 또는 신체 부위를 앞뒤로 나눈다.

8. _____는 신체 또는 신체 부위를 좌우로 나눈다.

9. _____은 신체를 좌우로 똑같이 이등분하는 면이다.

10. _____은 머리, 목, 몸통으로 이루어지는 신체 부위이다.

11. _____는 팔과 다리로 이루어지는 신체 부위이다.

12. 인체에서 중요한 2가지 공간은 무엇인가?
    a. 가슴속공간과 배속공간
    b. 배속공간과 골반속공간
    c. 배쪽공간과 등쪽공간
    d. 앞과 뒤

13. 가슴속공간과 배속공간을 나누는 것은 무엇인가?
    a. 세로칸
    b. 가로막
    c. 허파
    d. 위

14. 배골반속공간에서 명치부위는 어디에 위치해 있는가?
    a. 배꼽부위의 아래쪽
    b. 배꼽부위의 옆쪽
    c. 배꼽부위의 안쪽
    d. a, b, c 모두 아님

15. 배골반속공간의 아랫배부위는 어디에 위치해 있는가?
    a. 배꼽부위의 아래쪽
    b. 창자부위의 왼쪽
    c. 창자부위의 오른쪽
    d. a와 c

16. 다음 중 포지티브피드백루프의 예는 어느 것인가?
    a. 체온을 일정하게 유지
    b. 출산 시 자궁의 수축
    c. 체내의 수분을 일정하게 유지
    d. a와 c

A에 있는 방향 용어와 반대되는 것을 B에서 찾아 연결하라.

A	B
17. _____ superior	a. posterior
18. _____ distal	b. superficial
19. _____ anterior	c. medial
20. _____ lateral	d. proximal
21. _____ deep	e. inferior

학습목표

이 단원을 공부하고 나면 다음과 같은 것을 할 수 있어야 한다.

1. 원자, 원소, 분자, 화합물 등을 정의한다.
2. 원자의 구조를 설명한다.
3. 화학결합의 종류를 비교한다.
4. 유기화합물과 무기화합물을 구별한다.
5. 물의 화학적 특성을 논한다.
6. pH의 개념을 설명한다.
7. 탄수화물, 지방질, 단백질, 핵산과 같은 유기분자들의 기능과 구조를 논한다.

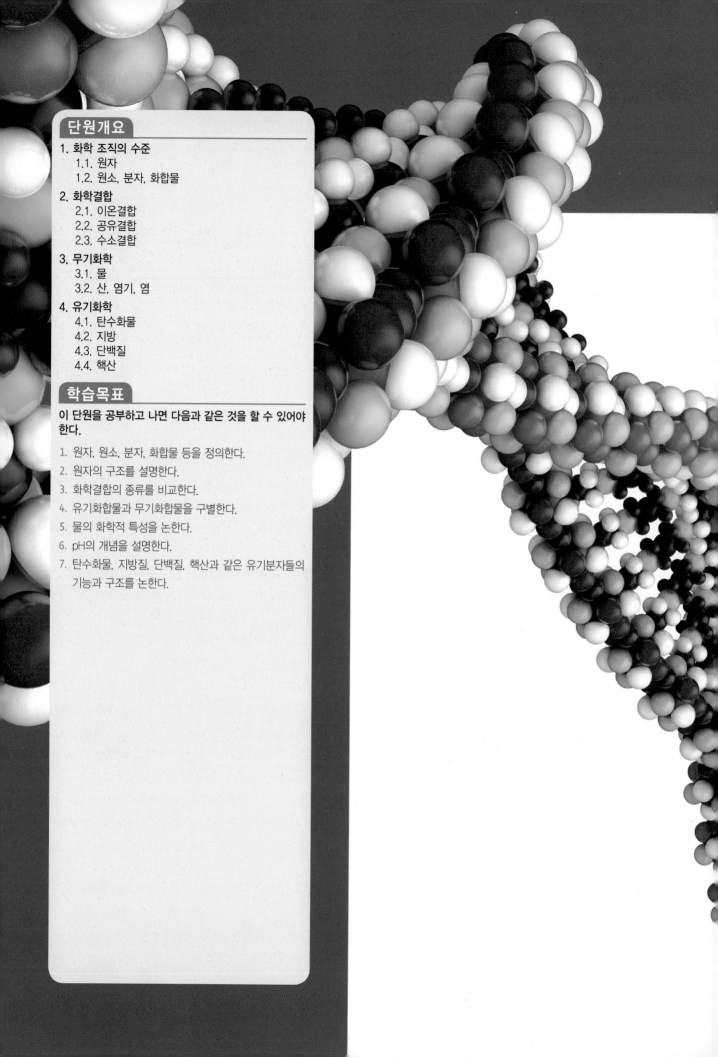

생명 화학

생명은 화학이다. 간단하게 얘기할 수 있는 것은 아니지만, 인체의 구조와 기능에 대하여 배우면 배울수록 모든 것의 핵심은 화학물질 간의 상호작용으로 압축된다는 것을 알게 될 것이다. 음식물을 소화시키는 것, 뼈조직을 만드는 것, 근육의 수축 등은 모두 화학 과정이다. 즉 해부학과 생리학의 기본 원리들은 결국에는 화학적 원리에 그 기초를 두고 있다. 생화학은 생명의 화학적 관점을 공부하는 데 기여하기 위한 과학이다. 진정으로 인체를 이해하려면 생화학의 기본적인 사실을 이해하는 것이 매우 중요하다.

1. 화학 조직의 수준

물질(matter)은 '질량과 크기가 있는 것'이다. 생화학자들은 공부하기 쉽도록 물질을 몇 개의 조직 수준(level of organization)으로 분류하였다. 체내에서는 대부분의 화학물질이 분자(molecule)의 형태로 존재한다. 분자는 원자(atom)라는 더 작은 단위들이 하나 또는 여러 개 모여서 이루어진 물질입자이다. 원자는 물질의 기본 단위인 것으로 추정된다. 그러므로 원자부터 시작하는 것이 좋을 것이다.

1.1. 원자

원자는 너무 작아서 최근까지도 과학자들이 볼 수 없었다. 터널현미경(tunneling microscope)이나 원자현미경(atomic force microscope) 등의 현대적인 장비를 이용해서 원자의 사진을 촬영할 수 있게 되었다(그림 2-1). 원자는 몇 가지 원자보다 더 작은 입자들로 구성되어 있는데, 그 입자들은 양성자(proton), 전자

학습요령

제2장에서는 몇 가지 기본적인 화학 개념을 소개한다. 그 화학 개념들은 나중에 인체의 구조와 기능을 설명할 때 이용될 것이다.

1. 먼저 화학 기호와 화학식의 중요성을 충분히 인식해야 한다. 표 2-1과 표 2-2에 있는 화학 기호들을 플래시카드에 적어서 서로 알아맞혀보고, 그것이 이온인지 아닌지도 구별할 수 있도록 연습해야 한다.
2. 지도자가 원자 부품을 외우라고 하면, 자신만의 그림이나 모델을 만들어야 하는데, 이때 사탕, 이쑤시개, 실 등과 같은 생활용품과 관련시키면 좋다. 많은 감각기관을 이용할수록 '배우고 기억하는 데' 도움이 된다.
3. pH의 개념도 중요하다. pH 수치로 산, 염기, 중성을 구별해야 한다.
4. 표 2-3에 중요한 유기화합물의 구조와 기능을 요약하였다.
5. 표 2-3의 내용을 우편엽서만한 종이에 하나씩 떼어서 적어놓고 간단한 그림을 첨가해서 어떤 분자인지 구별할 수 있도록 해야 한다.
6. 플래시카드를 만들어서 단백질, 탄수화물, 지방질, 핵산 등 여러 가지 분자들이 어떤 범주에 속하는지 구별하는 연습을 한다. 그다음에는 각각의 기능을 말로 설명하는 연습을 한다.

(electron), 중성자(neutron)이다.

원자의 중심부에 있는 핵(nucleus)은 양전하를 가지고 있는 양성자와 전하를 가지고 있지 않은 중성자로 구성되어 있다. 핵에 있는 양성자의 개수를 그 원자의 원자번호(atomic number)라고 한다. 양성자와 중성자의 수를 합한 것을 그 원자의 원자량(atomic mass)이라고 한다.

음전하를 가지고 있는 전자가 거리를 두고 핵을 둘러싸고 있다. 전기적으로 중성인 원자에 있는 양성자는 모두 전자를 하나씩 가지고 있다. 전자는 궤도(orbital)라는 일정한 범위 안에서 계속해서 쏘다닌다. 한 궤도에 두 개의 전자가 있을 수 있다. 궤도라는 이름이 전자가 타원형 궤도를 움직이고 있다는 것을 시사하고 있고, 일부 원자모델에서도 그런 방식으로 그림을 그리고 있기는 하지만, 실제

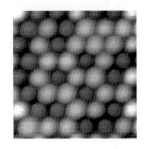

FIGURE 2-1 **원자.** 원자현미경으로 촬영된 수정의 원자 사진으로, 서로 다른 종류의 원자에는 색깔을 칠해서 강조하였다.

로 전자는 무질서하고 예측할 수 없는 경로로 움직인다.

궤도는 **에너지 준위**(energy level, 껍질=shell)로 분류하고, 핵에서 멀리 떨어진 궤도일수록 에너지 준위가 높다. 핵에서 가장 가까운 에너지 준위에 궤도가 하나 있고, 그 궤도에는 두 개의 전자가 있을 수 있다. 그다음 에너지 준위에는 4개의 궤도가 있으므로 8개의 전자를 가질 수 있다. 그림 2-2는 탄소원자(carbon : C)를 그린 것이다. 첫 번째 에너지 준위(가장 안쪽 껍질)에는 두 개의 전자가 있고, 두 번째 에너지 준위에는 4개의 전자가 있다는 것을 주의해서 보기 바란다. 그러므로 두 번째 에너지 준위에는 4개의 전자가 더 있을 수 있다(총 8개까지). 바깥쪽 에너지 준위에 있는 전자의 수가 그 원자의 화학적 성질, 즉 다른 원자와 결합하는 방법을 결정한다. 화학결합이라는 원자의 성질에 대해서는 이 장의 마지막에 설명할 것이다.

1.2. 원소, 분자, 화합물

물질은 **원소**(element)와 **화합물**(compound)로 분류한다. 원소는 자연에 있는 백 여 가지의 원소 중에서 단 한 가지 원소로 구성된 순수한 물질이다. 인체의 96%는 4가지 원소(산소, 탄소, 수소, 질소)로 이루어져 있지만, 20여 가지 다른 원소들도 조금씩 들어 있다. 표 2-1은 체내에 있는 원소들 중 일부를 적어놓은 것인데, 각 원소에 대해 전 세계 화학자들이 공통으로 사용하는 원소기호도 보여주고 있다.

원자들은 대개 다른 원자들과 결합하여 더 큰 화학단위인 분자(molecule)를 만든다. 어떤 분자는 같은 원소의 원자 5~6개가 모여서 된 것도 있다. 한 가지 이상의 원소들로 이루어진 분자로 만들어진 물질을 화합물이라고 한다. 화합물의 화학식은 분자 안에 있는 원소들의 원소기호로 만든다. 분자 안에 있는 각 원소의 원자 개수를 원소기호 다음에 아래첨자로 쓴다. 예를 들어 이산화탄소라는 화합물은 탄소(C)원자 1개와 산소(O)원자 2개로 구성되어 있기 때문에 화학식은 CO_2이다.

 분자의 형성에 대해 공부하려면 CD-ROM의 AnimationDirect로 들어갈 것

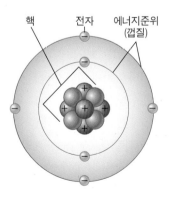

FIGURE 2-2 **원자 모형.** 핵(양성자와 중성자)이 중심 부분에 있다. 전자는 에너지 준위의 바깥 부분에 있다. 그림은 탄소 원자로, 양성자의 수를 보면 알 수 있는 사실이다. 모든 탄소 원자에는(또는 탄소 원자에만) 6개의 양성자가 있다. 이 그림에서는 핵에서 1개의 양성자와 2개의 중성자가 보이지 않는다.

TABLE 2-1		
인체에서 중요한 원소		
원소	기호	바깥쪽 에너지 준위에 있는 전자의 수*
주요 원소(체중의 96% 이상)		
산소	O	6
탄소	C	4
수소	H	1
질소	N	5
미량원소(인체에서 볼 수 있는 20가지 이상의 미량원소의 예)		
칼슘	Ca	2
인	P	5
나트륨	Na	1
칼륨	K	1
염소	Cl	7
요오드	I	7

*수소를 제외한 다른 원소의 최대값은 8이다. 수소의 최대값은 2이다.

수행평가

1. 물질은 어떤 입자들로 구성되어 있는가?
2. 화합물과 원소는 무엇인가?
3. 에너지 준위를 설명하라.

2. 화학결합

원자들을 좀 더 안정시키기 위해서 화학결합이 이루어진다. 어떤 원자가 화학적으로 안정적이라고 하려면 바깥 에너지 준위가 꽉 차야 한다. 즉 그 원자의 바깥 껍질이 수용할 수 있는 전자의 수를 최대로 가지고 있어야 한다. 모든 원자 중에서 일부만이 그들의 가장 바깥쪽 에너지 준위에 더 많은 전자를 포함할 수 있는 공간이 있다. 기본적인 화학 원리는 "원자는 그들의 가장 바깥쪽 에너지 준위를 꽉 채우는 방향으로 상호작용을 한다." 이를 위해 원자들은 전자를 서로 공유하고, 기부하고, 빌린다.

예를 들어 수소원자는 1개의 양성자와 1개의 전자를 가지고 있다. 수소는 에너지 준위가 하나밖에 없고, 거기에는 2개의 전자를 가질 수 있으므로 꽉 차 있지 않다. 만약 2개의 수소원자가 각각 1개씩 가지고 있는 전자를 공유하면 두 원자 모두 에너지 준위가 꽉 차게 되고, 그러면

두 원자가 따로 있을 때보다 더 안정된 분자 상태가 된다. 이것은 원자들이 어떻게 결합해서 분자가 되는지에 대한 단 한 가지 예일 뿐이다. 다른 원자들은 그들의 가장 바깥쪽 에너지 준위가 꽉 찰 때까지 전자를 기부하기도 하고 빌리기도 한다.

2.1. 이온결합

원자들이 그들의 가장 바깥쪽 에너지 준위를 꽉 채우는 일반적인 방법 중 하나가 다른 원자와 이온결합(ionic bond)을 하는 것이다. 가장 바깥쪽 에너지 준위에 1개 또는 2개의 전자가 있는 원자와 가장 바깥쪽 에너지 준위를 채우기 위해서 1개 또는 2개의 전자가 필요한 원자 사이에 일어나는 것이 이온결합이다. 가장 바깥쪽에 1개 또는 2개의 전자를 가지고 있는 원자가 전자를 필요로 하는 원자에게 1개 또는 2개의 전자를 기부하는 것이다.

예를 들어 표 2-1에 있는 나트륨원자는 바깥쪽 에너지 준위에 1개의 전자가 있고, 염소 원자는 7개가 있다. 두 가지 원자 모두 바깥쪽 에너지 준위에 8개의 전자가 있기를 바란다. 그림 2-3은 나트륨과 염소가 이온결합하는 방법을 나타낸 것이다. 그림에서 두 원자 모두 바깥쪽 에너지 준위에 8개씩의 전자가 꽉 차게 된다는 것을 알 수 있을

🩺 Clinical Application

방사성 동위원소

모든 원소는 각각 자신만의 양성자 수를 가지고 있다. 다시 말해서 모든 원소들은 고유의 원자번호가 있다. 그러나 같은 원소의 원자라도 중성자의 수는 다를 수 있다. 같은 원자번호이면서 원자량이 다른 두 원자를 **동위원소**(isotope)라고 한다. 그 예로 수소가 있다. 수소의 동위원소에는 ^{1}H(가장 흔한 형태), ^{2}H, ^{3}H의 3종류가 있다. 그림에서 각 동위원소가 양성자 수는 하나씩이지만, 중성자의 수가 다르다는 것을 보여주고 있다.

어떤 동위원소는 핵이 불안정해서 입자를 방사한다. 방사하는 입자에는 양성자, 중성자, 전자와 같은 원자 이하의 정상적인 입자와 정상적인 입자가 변화된 입자가 포함되어 있다. 입자들을 방사하는 동위원소를 **방사성 동위원소**(radioactive isotope)라고 한다.

방사성 동위원소는 핵의학(nuclear medicine)에서 신체 부위의 기능을 평가하기 위해서 가끔 사용된다. 방사성 요오드(^{125}I, 아이오딘이라고도 함)를 체내에 주입하고 갑상샘(thyroid gland)을 살펴보면 쉽게 측정할 수 있는 방사선이 나와 갑상샘의 활동 속도를 측정할 수 있게 된다. 방사성 동

위원소를 주사하거나 복용한 부위를 그려낼 수 있는 방사선 스캐너를 이용하면 내부에 있는 기관의 사진을 만들 수도 있다. 예를 들어 방사성 테크네튬(^{99}Tc)은 간과 지라의 사진을 찍고, 방사성 동위원소 ^{13}N, ^{15}O, ^{11}C는 PET 스캔(positron emission tomography scan, 양전자 방출 단층 촬영법)으로 뇌를 연구할 때 자주 쓰인다.

방사선은 세포를 해칠 수도 있다. 방사선에 심하게 노출되면 세포가 암세포로 발전할 수도 있다. 더 높은 수준의 방사선은 조직을 완전히 망가뜨려서 방사선병의 원인이 될 수도 있다. 소량의 방사성 물질을 암환자에게 투여하면 암세포를 파괴하기도 하는데, 이 치료방법은 암세포와 함께 정상세포도 파괴한다는 부작용이 있다.

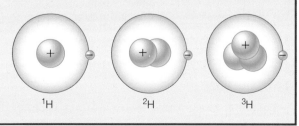

¹H   ²H   ³H

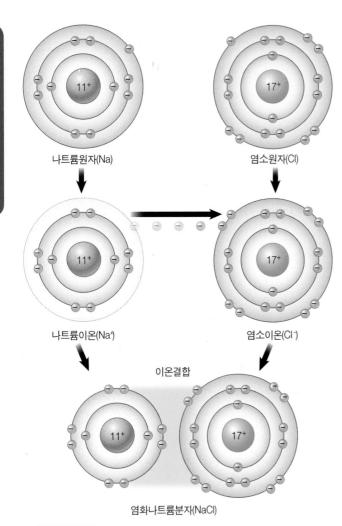

FIGURE 2-3 **이온결합**. 나트륨원자는 제일 바깥쪽 에너지 준위에 있는 전자 하나를 7개의 전자를 가진 염소에게 준다. 이제 두 원자 모두 8개의 전자를 갖게 되었다. 전자/양성자 비율이 변화되었기 때문에 나트륨원자는 양이온이 되고, 염소 원자는 음이온이 된다. 전기적으로 극성이 양성과 음성으로 서로 반대일 때 끌어당기는 것을 이온결합이라고 한다.

것이다. 나트륨의 에너지 준위가 1단계 낮아지기는 했지만 나트륨원자가 전자 1개를 주어버렸기 때문에 나트륨원자에는 양성자의 개수가 전자의 개수보다 1개 많아지게 된다. 그러면 나트륨원자는 전기적으로 양성을 갖는 양이온이 된다. 염소는 1개의 전자를 증여받았기 때문에 음이온이 된다. 전기적으로 극성이 반대이면 서로 끌어당기기 때문에 나트륨이온과 염소이온이 서로 끌어당겨서 염화나트륨(NaCl) 분자가 된다. 이와 같이 소금 분자는 이온결합으로 되어 있다.

이온결합한 분자들은 대개 물에 쉽게 녹는다. 왜냐하면

물분자가 이온에 접근해서 쐐기처럼 박혀서 이온들을 강제로 떼어 놓기 때문이다. 우리는 이러한 경우를 "분자가 **용해**되어(dissociate) 유리이온(free ion)이 되었다."고 하며, 물에 용해되어 이온이 되는 분자를 **전해질**(electrolyte)이라고 한다.

이온을 나타내는 형식은 원소기호 다음에 전하를 나타내는 기호를 위첨자로 붙이는 것이다. 즉 나트륨이온은 Na^+, 염소이온은 Cl^-이고, 칼슘이온은 칼슘원자가 이온이 될 때 2개의 전자를 잃게 되므로 Ca^{++}가 된다.

인체의 내부 환경에는 대부분 물이 있기 때문에 용해되어 있는 이온을 쉽게 발견할 수 있다. 특정 이온들은 근육의 수축, 신경신호의 전달, 기타 중요한 기능을 수행하는 데 결정적인 역할을 한다. 표 2-2는 체액 내에 있는 중요한 이온들을 열거한 것이다. 제3장에서 그러한 이온들에 대하여 논하고, 제18장에서는 인체 전체에서 전해질의 항상성을 유지하는 메커니즘에 대하여 설명한다.

2.2. 공유결합

전자를 주고받지 않고 공유함으로써 원자의 바깥쪽 에너지 준위를 채울 수도 있다. 전자를 공유하면 **공유결합**(covalent bond)이라고 한다. 예를 들어 그림 2-4는 2개의 수소원자가 가깝게 접근해서 두 에너지 준위가 서로 겹치도록 하는 방법을 보여주고 있다. 이러한 방법으로 두 에너지 준위는 각각 2개씩의 전자를 갖게 된다. 공유결합을 하는 원자들은 서로 가깝게 있기 때문에 공유결합을 한 분자들은 깨지기 어렵고, 공유결합을 한 분자들은 물에 쉽게 녹지 않는다.

인체의 분자들 중에서 공유결합한 분자들을 쉽게 찾아볼 수 있다. 물속이라는 내부환경 안에서 공유결합은 큰

TABLE 2-2	
인간의 체액에서 중요한 이온	
명칭	**기호**
나트륨이온	Na^+
염소이온	Cl^-
칼륨이온	K^+
칼슘이온	Ca^{++}
수소이온	H^+
마그네슘이온	Mg^{++}
수산이온	OH^-
인산이온	PO_4^{---}

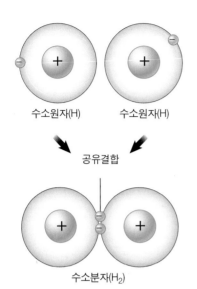

수소원자(H)　　수소원자(H)

공유결합

수소분자(H_2)

FIGURE 2-4 **공유결합**. 두 개의 수소원자가 함께 이동해서 에너지 준위가 겹치게 된다. 전자를 얻거나 잃지는 않았지만 원자가 전자를 공유하게 되는 것을 공유결합이라고 한다.

분자를 만든다. 공유결합이 없으면 체내에 있는 단백질과 탄수화물은 서로 별개의 것이 될 것이다.

2.3. 수소결합

수소결합(hydrogen bond)은 인체의 물질들이 서로 뭉쳐 있을 수 있도록 약하게 끌어당기는 결합이다. 아주 작은 수소원자와 큰 다른 원자가 공유결합을 하면, 수소원자가 붙어 있는 곳은 약한 ＋, 수소원자가 붙어 있지 않은 쪽은 약한 －로 하전된다. 즉 1개의 분자에서도 표면의 위치에

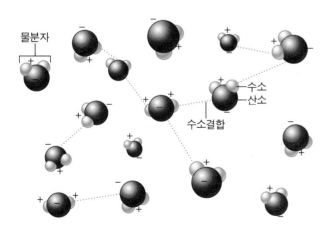

물분자

수소
산소

수소결합

FIGURE 2-5 **수소결합**. 물속에 있는 작은 수소원자가 자신의 전자를 큰 산소원자와 균등하게 공유할 수 없기 때문에 물분자의 양쪽 끝이 반대의 극성을 띠게 된다. 약한 자석처럼 물분자가 일시적으로 붙게 만들어(수소결합) 액체 상태의 물을 약간 끈적끈적하게 만든다.

따라서 서로 다른 극성을 갖게 되고, 전기적 극성이 다르기 때문에 서로 끌어당겨서 약하게 결합하게 된다(그림 2-5).

수소결합은 새로운 분자를 만드는 것이 아니라 거대한 분자들이 특정한 모양으로 존재할 수 있게 하는 아주 미미한 힘을 제공한다. 수소결합은 옆에 있는 분자들과 뭉쳐질 수 있도록 도와준다. 예를 들어 수소결합은 단백질이 복잡하게 겹쳐진 모습으로 존재할 수 있도록 도와준다(그림 2-12 참조). 또한 수소결합은 물분자를 느슨하게 결합시키는데, 그러면 물이 약간 끈적끈적하게 되어서 인체의 부품들이 서로 붙어있을 수 있게 된다(그림 2-5).

화학결합에 대해 공부하려면 CD–ROM의 AnimationDirect로 들어갈 것

✔ **수행평가**
1. 이온은 어떻게 만들어지는가?
2. 전해질이 물에 용해된다는 것은 무슨 의미인가?
3. 공유결합이란 무엇인가?
4. 수소결합은 왜 중요한가?

3. 무기화학

살아 있는 유기체에는 **유기질**(organic)과 **무기질**(inorganic)이라는 두 가지 화합물이 있다. 유기화합물에는 탄소-탄소(C-C)공유결합이나 탄소-수소(C-H)공유결합 또는 두 가지 모두를 포함하고 있다. 탄소원자를 가지고 있는 무기질은 있지만, C-C결합이나 C-H결합을 가진 무기질은 없다. 유기질분자는 무기질분자보다 더 크고 복잡하다.

인체에는 유기질 화합물과 무기질 화합물이 모두 있는데, 그것은 두 가지 모두 생명에 중요하기 때문이다. 무기질 화합물에 대하여 먼저 설명한 다음 유기질 화합물 중 중요한 것을 설명할 것이다.

3.1. 물

물은 생명에 가장 중요한 무기질 화합물이다. 물은 체내에 가장 많이 존재하는 화합물이고, 세포 내와 세포 주위에 많다. 물의 약간 끈적거리는 특성은 신체의 조직들이 서로 모여있게 하는 데 도움이 된다.

물은 대부분의 화합물(용질=solute)이 용해되어 들어가는 **용매**(solvent)이다. 물이 어떤 **혼합물**(mixture ; 두 가지 이상의 분자가 섞여 있는 것)의 용매 역할을 할 때 그 혼합물을 **수용액**(aqueous solution)이라고 한다. 소금과 기타 분자들을 포함하고 있는 수용액은 인체의 '내부 바다'를 이룬다.

물분자는 인체의 내부 환경을 구성할 뿐만 아니라 여러 가지 화학반응에서 중요한 역할을 한다. 화학반응(chemical reaction)이란 분자들 사이에 상호작용이 일어나서 원자들이 '새롭게 결합한 집단'으로 재탄생하는 것을 말한다.

탈수합성(dehydration synthesis)은 체내에서 일어나는 가장 일반적인 형태의 화학반응이다. 모든 합성반응에서 **반응물질**(reactant)은 더 큰 **생성물질**(product)을 만들기 위해 결합한다. 탈수합성에서는 수소원자 2개와 산소원자 1개가 제거되어야 반응물질이 결합한다. 수소와 산소원자가 제거된다는 것은 H_2O를 만드는 원자들이 제거된다는 것이다. 그림 2-6에서 보는 것처럼 그 결과는 새로 생산된 더 큰 분자 1개와 물분자 1개이다. '세포의 탈수'는 그 세포가 물을 잃어버리는 것이고, '신체의 탈수'는 전체적인 내부 환경에서 액체 성분이 결손되는 것이며, 탈수합성은 반응물질이 물을 잃어버리는 화학반응을 말한다.

체내에서 일어나는 또 다른 일반적인 반응인 **가수분해**(hydrolysis)도 물과 관련이 있다. 가수분해는 물이 큰 분자의 결합을 깨뜨려 작은 분자로 분해하는 것이다. 가수분해는 그림 2-6에서 보는 바와 같이 탈수합성의 반대이다.

이 장의 마지막에 논의될 유기화합물 중에서 중요한 것은 모두 물 안에서 만들어졌거나 물을 이용해서 만들어졌다(탈수합성). 그리고 4가지 유형의 유기분자들은 모두 물 안에서 분해되거나 물을 이용해서 분해된다(가수분해). 확실히 물이 체내에서 중요한 물질이다.

화학반응에는 언제나 에너지 이동이 수반된다. 분자들을 만드는 데는 에너지가 필요하다. 그러한 에너지 중 일부는 화학결합의 보존에너지로 저장된다. 저장된 결합 에너지는 나중에 분자들의 화학결합이 깨지면서 방출된다. 예를 들어 아데노신3인산(adenosine triphosphate : ATP)이라는 분자는 근육의 수축에 필요한 에너지를 생산하기 위해서 근육세포 안에서 분해된다(그림 2-15 참조).

화학자들은 화학반응을 나타내기 위해서 화학식을 자주 사용한다. 화학식에서 반응물질과 생성물질을 화살표 양쪽에 떼어 놓는데, 화살표는 반응의 방향을 나타낸다. 반응물질 상호 간과 생성물질 상호 간의 사이에는 +로 떼어 놓는다. 즉 칼륨과 염소가 반응해서 염화칼륨을 만드는 반응을 나타내는 화학식은 다음과 같다.

$$K^+ + Cl^- \rightarrow KCl$$

한 방향으로만 반응이 일어날 때는 한 방향 화살표($\rightarrow$)를 사용한다. 예를 들어 염산(HCl)이 물에 녹아 H^+와 Cl^-로 해리되는 화학식은 다음과 같다.

$$HCl \rightarrow H^+ + Cl^-$$

양방향 화살표($\leftrightarrow$)는 동시에 두 방향으로 일어나는 반응을 나타낼 때 사용한다. 탄산(H_2CO_3)이 물에 녹을 때 일부는 H^+와 HCO_3^-(중탄산염)로 해리되지만, 여기서 더 해리되면 이미 해리되었던 이온들이 다시 결합해서 탄산을

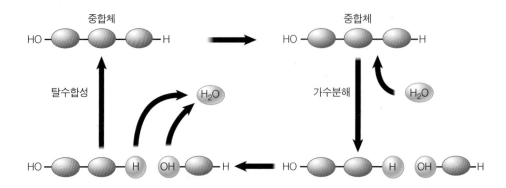

FIGURE 2-6 **물을 기(基)로 하는 화학반응.** 탈수합성(왼쪽)은 물(수소와 산소원자)을 제거함으로써 작은 분자들이 큰 분자로 결합된다. 가수분해(오른쪽)는 이와 반대방향으로 이루어진다. 물로부터 나온 수소와 산소원자가 첨가됨으로써 큰 분자가 작은 분자로 분리된다.

만드는 것은 다음과 같다.

$$H_2CO_3 \leftrightarrow H^+ + HCO_3^-$$

한마디로 말해서 양방향 화살표는 용액 속에 반응물질과 생성물질이 언제나 동시에 존재한다는 것을 나타낸다.

3.2. 산, 염기, 염

물 외에도 많은 무기화합물들이 생명화학에서 중요하다. 예를 들어 산(acid)과 염기(base)는 체내에서 일어나는 화학반응에 깊게 영향을 미치는 화합물이다. 자세한 것은 제19장의 서두에 설명하겠지만, 약간의 물분자들이 분해되어 H^+ 이온과 OH^- 이온이 된다.

$$H_2O \leftrightarrow H^+ + OH^-$$

순수한 물에서는 두 이온의 균형이 잘 맞는다. 그러나 염산과 같은 산이 H^+와 Cl^-로 해리되면 과도한 H^+ 이온으로 그 균형이 깨진다. 혈액 안에서 이산화탄소(CO_2)가 물에 녹으면 탄산(H_2CO_3)이 된다. 그다음 탄산의 일부가 H^+ 이온과 HCO_3^- 이온으로 해리될 때 혈액 내에 약간의 과잉 H^+ 이온을 만든다. 즉 혈중 이산화탄소 농도가 높으면 혈액을 약간 산성화시킨다.

한편 **염기**(base) 또는 **알칼리성**(alkaline) 화합물은 그 균형을 반대 방향으로 이동시킨다. 예를 들어 수산화나트륨(NaOH)은 염기이기 때문에 OH^- 이온만 만들고 H^+ 이온은 만들지 않는다. 한마디로 산은 과잉 H^+ 이온을 만드는 화합물이고, 염기는 과잉 OH^- 이온을 만드는(또는 H^+ 이온을 감소시키는) 화합물이다.

H^+ 이온의 상대적인 농도로 용액이 산성인지 알칼리성인지를 측정한다. 보통 H^+ 이온의 농도를 **pH**단위로 나타낸다. pH 단위를 계산하는 공식에서 순수한 물을 7로 잡고, pH값이 클수록 H^+ 이온의 농도가 상대적으로 낮은 것(염기성)을 나타내고, pH값이 낮을수록 H^+ 이온의 농도가 상대적으로 높은 것(산성)을 나타낸다. 그림 2-7은 pH값이 0~14까지 있는 저울이다. 어떤 용액의 pH값이 7보다 작으면 저울이 'H^+농도 높음'쪽으로 기울어지고, pH값이 7보다 크면 'H^+ 농도 낮음'쪽으로 기울어진다. pH단위는 10배씩 줄거나 증가한다. 즉 pH5인 용액은 pH6인 용액이 가지고 있는 H^+ 이온 농도의 10배이고, pH4인 용액은 H^+ 이온의 농도가 pH6인 용액의 100배이다.

'강산'은 완전히 또는 거의 모두가 녹아서(해리되어) H^+ 이온을 만드는 산이고, '약산'은 아주 조금만 녹기 때문에 과잉 H^+ 이온이 적은 것이다. 강산과 강염기를 혼합하면 과잉 H^+ 이온과 과잉 OH^- 이온이 결합해서(중화되어) 물을 만든다. 보통은 나머지 이온들이 결합하여 '염(salt)'이라는 중성이온화합물(neutral ionic compound)을 만든다. 그 예는 다음과 같다.

$$\underset{\text{산}}{HCl} + \underset{\text{염기}}{NaOH} \rightarrow H^+ + Cl^- + Na^+ + OH^- \rightarrow \underset{\text{물}}{H_2O} + \underset{\text{소금}}{NaCl}$$

체액의 pH가 신체의 화학작용에 아주 크게 영향을 미치기 때문에 아주 좁은 pH 범위 안에서만 정상적인 신체 기능을 유지할 수 있다. 신체는 과잉 H^+ 이온을 소변으로 방출하여 제거할 수 있다(17장 참조). 산을 제거하는 다른 방법으로는 호흡계통에 의해 CO_2를 더 많이 잃어버리는

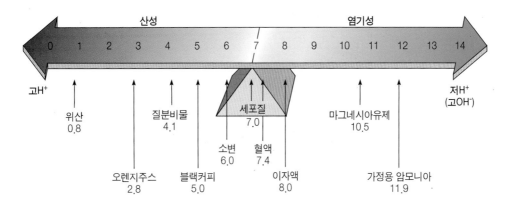

FIGURE 2-7 pH저울. H^+농도와 OH^-농도는 pH7에서 균형을 유지하고 있다. 7보다 큰 수치(낮은 H^+)에서는 저울이 염기 방향으로 기울어지고, 7보다 작은 수치(높은 H^+)에서는 저울이 산 방향으로 기울어진다.

방법도 있다(14장 참조).

신체의 pH를 조절하는 세 번째 방법은 **완충제**(buffer, pH를 적당한 수준으로 유지하기 위해서 혈액 속에 있는 화학물질)를 사용하는 방법이다. 완충제는 H⁺이온의 농도가 갑자기 변하지 못하게 함으로써 pH 균형을 유지한다. 완충제가 그러한 역할을 할 수 있는 것은 완충제를 어떤 용액에 첨가하면 산과 염기를 중화하는 화학시스템을 만들기 때문이다. 신체가 'pH 항상성' 또는 '산-염기 평형'을 유지하는 메커니즘에 대해서는 제19장에서 논의할 것이다.

✔ 수행평가

1. 유기화합물을 정의하라.
2. 탈수합성과 가수분해의 차이점은 무엇인가?
3. 산은 pH가 높은가 낮은가? 염기는 어떠한가?

---

4. 유기화학

유기화합물은 무기화합물보다 훨씬 복잡하다. 이 절에서는 인체에서 발견되는 유기화합물 중에서 중요한 4가지, 즉 **탄수화물**(carbohydrate), **지질**(lipid 또는 fat), **단백질**(protein), **핵산**(nucleic acid)의 기본적인 구조와 기능을 설명할 것이다. 표 2-3은 4종류의 유기화합물에 대한 구조와 기능을 요약한 것이다. 다음의 설명을 읽으면서 표 2-3을 참고하기 바란다.

4.1. 탄수화물

탄수화물은 탄소(carbon : C)와 물(water : H₂O)의 화합물이라는 뜻으로, 탄수화물분자를 이루는 원자의 종류를 나타낸다. 탄수화물분자의 기본적인 단위를 단당류(monosaccharide)라고 한다(그림 2-8). 글루코스(glucose 또는 dextrose ; 포도당)는 체내에 있는 중요한 단당류의 하나이다. 세포들은 글루코스를 중요한 에너지원으로 이용하고 있다(제16장 참조). 2개의 단당류로 만들어진 분자를 이당류(disaccharide or double-sugar)라고 한다. 이당류인 설탕(sucrose)과 젖당(lactose)은 중요한 식이용 탄수화물이다. 이당류를 섭취하면 체내에서 단당류로 분해되어 세포의 연료로 사용된다.

많은 단당류 단위들이 서로 결합하여 다당류(polysaccharide)를 만든다. 인체에 저장되어 있는 **글리코겐**(glycogen, 당원)과 우리가 먹는 음식물 속에 있는 전분(starch)이 다당류이다. 글리코겐 분자는 글루코스 분자들이 서로 묶여 있는 것이다. 간세포와 근육세포는 혈중 글루코스 농도가

TABLE 2-3

주요 유기화합물의 종류

예	성분	기능
탄수화물		
단당류(포도당, 갈락토스/젖당의 성분, 과당)	단일 단당류 단위	에너지원으로 이용, 다른 탄수화물을 합성하기 위해 사용
이당류(설탕, 젖당, 엿당)	두 개의 단당류 단위	단당류로 분해됨
다당류(글리코겐, 전분)	여러 개의 단당류 단위	에너지를 저장하기 위해 단당류를 저장하는 데 사용
지질		
트라이글리세라이드	글리세롤 1개와 지방산 3개	에너지 저장
인지질	인을 포함한 단위, 지방산 2개	세포막 생성
콜레스테롤	중심부에 4개의 탄소고리	지질 수송, 스테로이드호르몬의 기본
단백질		
구조적 단백질	아미노산	인체(섬유)의 구조를 이룸
기능적 단백질(효소, 호르몬)	아미노산	화학반응을 용이하게 함, 신호를 보냄, 기능을 조절함
핵산		
데옥시리보핵산(DNA)	뉴클레오타이드(데옥시리보스 함유)	단백질을 만들기 위한 정보(유전자 암호) 포함
리보핵산(RNA)	뉴클레오타이드(리보스 함유)	유전자의 일부분을 복제하는 역할

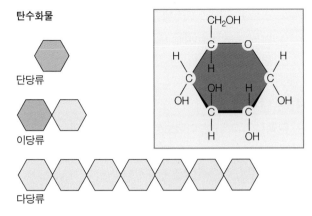

FIGURE 2-8 **탄수화물**. 단당류는 단일 탄수화물 단위이고, 이 당류와 다당류는 단당류가 탈수합성에 의해 연결되어 만들어진다. 단당류인 글루코스의 자세한 화학적 구조는 삽화 안에 있다.

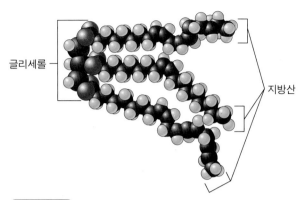

FIGURE 2-9 **트라이글리세라이드**. 트라이글리세라이드는 3개의 지방산이 1개의 글리세롤에 붙어 있는 구조이다.

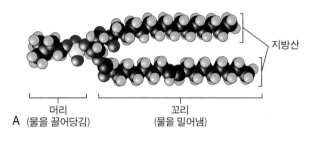

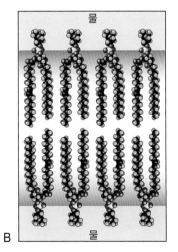

FIGURE 2-10 **인지질**. A. 인지질 분자는 인을 포함하고 있으면서 물을 끌어당기는 '머리'와 물을 밀어내는 '꼬리'로 되어 있다. B. 꼬리가 물을 밀어내기 때문에 인지질 분자들은 꼬리가 물에서 멀리 떨어지도록 스스로 정렬을 한다. 그 결과로 생기는 안정적인 구조가 작은 방울 모양을 이루는 이중층 구조이다.

높으면 글리코겐을 만든다. 즉 나중에 사용하기 위해 창고에 저장하는 것이다. 우리가 음식물을 먹으면 음식물의 전분 분자를 분해하여 글루코스를 얻을 수 있다.

탄수화물은 에너지를 결합에너지로 저장하고 있다. 세포 내에서 결합이 깨지면 에너지가 방출되는데, 그 에너지를 세포가 포획하여 일을 한다. 제16장에서 탄수화물과 다른 영양물질로부터 신체가 에너지를 뽑아내는 과정에 대하여 더 자세하게 설명할 것이다.

4.2. 지질

지질(lipid)은 지방(fat)과 기름(oil)이다. 지방은 버터나 돼지기름의 지방과 같이 상온에서 고체이고, 기름은 옥수수기름이나 올리브기름과 같이 상온에서 액체이다. 체내에 있는 중요한 지질은 다음과 같다.

1. **트라이글리세라이드**(triglyceride) : 1개의 글리세롤(glycerol)이 3개의 지방산(fatty acid)과 결합하여 만들어진 지질분자이다(그림 2-9). 탄수화물과 마찬가지로 그 결합을 분해하여 에너지를 생산할 수 있다(제16장 참조). 그래서 트라이글리세라이드는 나중에 사용하기 위해 세포 안에 에너지를 저장할 때 대단히 유용하다.

2. **인지질**(phospholipid) : 트라이글리세라이드와 비슷하지만, 이름에서 알 수 있듯이 인을 포함하고 있는 단위를 가지고 있다. 각각의 인지질 분자에서 인을 포함하고 있는 단위가 머리가 되어 물을 끌어당긴

다. 2개의 지방산 꼬리는 물을 밀어낸다. 그림 2-10의 A는 인지질 분자의 머리와 꼬리를 나타낸 것이다. 이와 같은 구조 때문에 물속에서 안정적인 이중층이 되어 세포막의 기초형태를 만든다. 그림 2-10

의 B에서는 물을 끌어당기는 머리는 물을 향해 있고, 물을 밀어내는 꼬리는 물에서 멀리 떨어져서 꼬리와 꼬리가 서로 향하고 있는 것을 볼 수 있다.

3. **콜레스테롤**(cholesterol) : 스테로이드 구조(여러 개의 링 구조)의 지질로, 체내에서 몇 가지 중요한 기능을 수행한다. 콜레스테롤이 세포막 안에 있는 인지질과 결합해서 이중층 구조를 안정화시키는 데 도움을 준다. 제10장에서도 설명하겠지만, 인체는 에스트로겐, 테스토스테론, 코티솔 등과 같은 스테로이드 호르몬을 만들 때 콜레스테롤을 원료로 이용한다(그림 2-11).

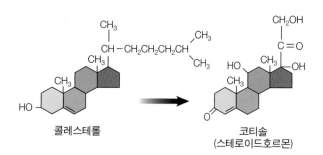

FIGURE 2-11 **콜레스테롤.** 콜레스테롤(왼쪽 그림)은 스테로이드 구조이다. 여기에서는 4개의 링으로 나타내었다. 옆에 붙어 있는 것들이 바뀌면 코티솔(오른쪽 그림) 또는 다른 스테로이드 호르몬으로 변한다.

4.3. 단백질

단백질(protein)은 **아미노산**(amino acid)이라는 기본 단위로 구성되어 있는 매우 큰 분자이다. 아미노산에는 탄소, 산소, 수소 이외에 질소가 포함되어 있다. 제3장(조직)에서 설명하는 여러 가지 과정에 의하여 아미노산의 특정한 배열이 서로 묶여서 **펩타이드 결합**(peptide bond)을 한다. 아미노산의 긴 가닥(strand)에 있는 서로 다른 원자 사이의 +와 -의 인력 때문에 꼬이고 꼬여서 아주 복잡한 구조를 갖게 된다. '주름 잡힌(folded) 단백질'과 '주름 잡힌 단백질'이 결합해서 아주 거대하고 복잡한 모양의 단백질이 될 수도 있다. 그 결과로 생긴 복잡한 3차원 분자가 단백질 분자이다(그림 2-12).

단백질 분자가 어떻게 겹쳐 있는가에 따라 그 분자가 인체에서 하는 역할이 결정된다. 인체의 기본적인 구조를 만들 수 있는 방향으로 만들어진 단백질을 '구조단백질(structural protein)'이라 하고, 섬유 모양의 단백질을 콜라겐(collagen, 아교질)이라 한다. 콜라겐은 대부분의 인체 조직을 서로 결합시키는 역할을 한다. 또 다른 구조단백질인 케라틴(keratin, 각질)은 피부의 바깥층에서 방수 섬유의 네트워크를 만든다.

기능단백질(functional protein)은 인체의 화학 과정에

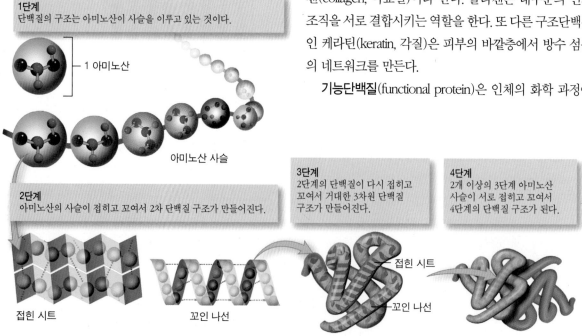

1단계
단백질의 구조는 아미노산이 사슬을 이루고 있는 것이다.

1 아미노산

아미노산 사슬

2단계
아미노산의 사슬이 접히고 꼬여서 2차 단백질 구조가 만들어진다.

3단계
2단계의 단백질이 다시 접히고 꼬여서 거대한 3차원 단백질 구조가 만들어진다.

4단계
2개 이상의 3단계 아미노산 사슬이 서로 접히고 꼬여서 4단계의 단백질 구조가 된다.

접힌 시트

꼬인 나선

접힌 시트

꼬인 나선

FIGURE 2-12 **단백질.** 단백질 분자는 2개 이상의 아미노산 가닥들이 겹치고 꼬여서 만들어진 거대하고 복잡한 분자이다. 각각의 아미노산은 공유 펩타이드 결합(covalent peptide bond)에 의해 다음 아미노산과 연결된다. 그림에서 아미노산이 겹치고 겹쳐서 아주 복잡한 모양을 하고 있는 단백질 가닥이 된다는 것을 알 수 있다.

참여하기에 알맞은 구조를 가지고 있다. 기능단백질에는 호르몬, 성장인자(growth factor), 세포막 통로(cell membrane channel), 수용기(receptor), 효소(enzyme) 등이 있다.

효소(enzyme)는 화학적 촉매(catalyst)이다. '촉매'는 화학반응이 일어나는 것을 도울 뿐이지 자신이 반응물질이나 생성물질의 역할을 하지는 않는 물질이다. 즉 효소는 화학반응에 참여하기는 하지만, 화학반응에 의해 변화하지는 않는다. 효소는 아주 중요한 화학물질이다. 화학반응에 필요한 효소가 없으면 체내에서 어떠한 화학반응도 충분히 빠르게 이루어질 수 없다.

그림 2-13으로 효소 분자의 기능에서 그 모양이 얼마나 중요한지를 볼 수 있다. 마치 특정 자물통에 꼭 맞는 열쇠와 같이 각각의 효소는 그 효소가 작용하는 특정 분자에 꼭 맞는 모양을 하고 있다. 이러한 효소의 역할을 **자물통과 열쇠 모델**(lock-and-key model)이라고 부르기도 한다.

단백질은 다른 유기화합물과 결합하여 '혼합된 분자(mixed molecule)'를 만들기도 한다. 예를 들어 세포막에 있는 당단백질(glycoprotein)(제3장 참조)은 단백질에 당분이 붙어 있는 것이고, 지질단백질(lipoprotein)은 지질과 단백질이 결합되어 있는 것이다(다음의 '혈중 지질단백질' 박스 참조).

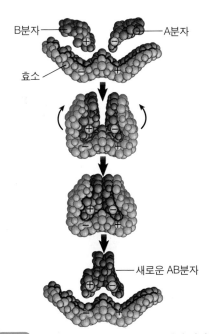

FIGURE 2-13 **효소의 작용**. 효소는 기능단백질의 하나로, 효소 분자의 모양 때문에 화학반응의 촉매 역할을 할 수 있다. 효소가 A, B분자를 서로 결합할 수 있도록 끌어당겨서 큰 분자 AB가 만들어지는 것을 돕는다.

B분자 ─── A분자

효소 ─── 새로운 AB분자

4.4. 핵산

핵산에는 데옥시리보핵산(deoxyribonucleic acid : DNA)과 리보핵산(ribonucleic acid : RNA)의 2종류가 있다. 제3장에서 개략적으로 설명하겠지만, 핵산의 기본 단위를 **뉴클레오타이드**(nucleotide)라고 한다. 뉴클레오타이드는 인(phosphate), 당분(ribose or deoxyribose), 질소염기(nitrogen base)로 구성되어 있다. DNA의 뉴클레오타이드 염기에는 아데닌(adenine), 티민(thymine), 구아닌(guanine), 사이토신(cytosine) 등이 있다. RNA의 뉴클레오타이드 염기는 DNA의 뉴클레오타이드와 거의 같고, 티민 대신 우라실(uracil)이 있는 것만 다르다(표 2-4).

Clinical Application

혈중 지질단백질

콜레스테롤과 같은 지질은 단백질 분자에 붙어서 지질단백질이 되어야 혈액을 따라 이동할 수 있다. 지질단백질 중에서 지질보다 단백질이 많아 단백질의 밀도가 높은 것을 고밀도 지질단백질(high density lipoprotein : HDL)이라고 하고, 반대로 단백질보다 지질이 많아 단백질의 밀도가 낮은 것을 저밀도 지질단백질(low density lipoprotein : LDL)이라고 한다.

LDL에 붙어 있는 콜레스테롤은 보통 '나쁜 콜레스테롤'이라고 한다. 그 이유는 혈중 LDL 농도가 높으면 동맥을 막아서 생명을 위협하는 **죽상동맥경화증**(atherosclerosis)을 유발할 가능성이 높기 때문이다. 즉 LDL이 혈관의 내벽을 이루고 있는 세포에 콜레스테롤을 운반해서 축적하는 것이다. 반대로 HDL은 콜레스테롤을 세포에서 간으로 운반하여 제거하는 좋은 콜레스테롤이다. 그러므로 혈중 HDL 농도가 높으면 동맥경화증이 발생할 위험성이 감소한다. 흡연을 하면 HDL 수준이 낮아져 동맥경화증의 위험성이 증가하고, 운동을 하면 HDL 수준이 높아져 동맥경화증의 위험성이 감소한다.

TABLE 2-4

뉴클레오타이드의 구성 요소

뉴클레오타이드	DNA	RNA
당	데옥시리보스	리보스
인산	인산염	인산염
질소염기	사이토신	사이토신
	구아닌	구아닌
	아데닌	아데닌
	티민	우라실

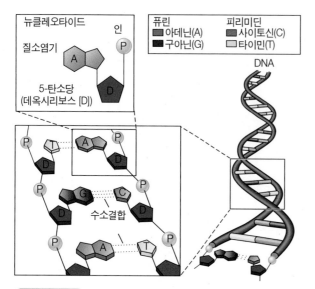

FIGURE 2-14   DNA. 모든 핵산들과 마찬가지로 DNA는 뉴클레오타이드로 구성되어 있다. 각각의 뉴클레오타이드는 인, 당분, 질소염기를 가지고 있다. 그림에서 볼 수 있듯이 DNA에서는 뉴클레오타이드가 이중 나선구조를 하고 있다.

뉴클레오타이드는 서로 결합해서 가닥 또는 다른 모양을 이룬다. DNA 분자 속에 있는 뉴클레오타이드가 서로 꼬여서 **이중 나선구조**(double helix)를 하고 있다(그림 2-14).

DNA의 이중 나선구조에서 뉴클레오타이드들이 배열되어 있는 순서에 따라 단백질과 핵산들을 결합하는 순서가 달라지기 때문에 그것을 마스터코드(master code)라고 한다. 전령RNA(messenger RNA : mRNA) 분자는 DNA에 있는 유전자(gene)라는 암호의 일부를 임시로 복사한 작업용 복사본이다. 핵산에 있는 암호가 생명체 안에서 일어나는 화학 작용 전체를 최종적으로 지휘한다.

> DNA의 구조와 DNA가 유전 정보를 암호화하는 방법을 더 공부하려면 CD–ROM의 AnimationDirect 로 들어갈 것

아데노신3인산(adenosine triphosphate : ATP)이라는 변형된 뉴클레오타이드는 체내에서 에너지를 전달하는 중요한 역할을 한다. 그림 2-15를 보면, 표준적인 뉴클레오타이드는 1개의 염기에 1개의 인이 결합되어 있지만 ATP에는 3개의 인이 결합되어 있다는 것을 알 수 있다. 여분의 인은 상대적으로 불안정하고 높은 에너지 결합을 하고 있다. 그 말은 ATP를 만들 때에는 영양물질로부터 많은 에너지를 가져와야 하고, ATP가 분해될 때에는 많은 에너지를 방출한다는 뜻이다. ATP에서 1개의 인이 떨어져 아데노신2인산(adenosine diphosphate : ADP)이 될 때 방출하는 에너지를 이용하여 세포가 활동을 한다. 즉 ATP는 영양 물질로부터 에너지를 뽑아내서 세포의 활동 과정에서 재빨리 사용할 수 있는 에너지를 만드는 일종의 에너지 배터리 역할을 한다.

✓ 수행평가

1. 어떤 종류의 유기질 분자들이 고분자 화합물을 만드는 기본 단위(subunit)인가?
2. 단백질 분자의 모양이 왜 중요한가?
3. 체내에서 DNA의 역할은 무엇인가?
4. 체내에서 ATP의 역할은 무엇인가?

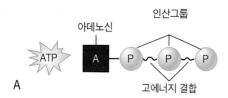

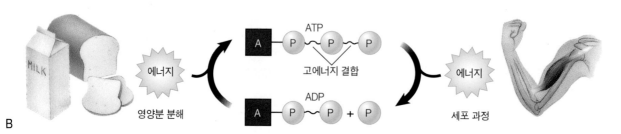

FIGURE 2-15   ATP. A. ATP의 구조. 아데노신 계열의 화합물은 1개의 당분(ribose)과 1개의 아데닌 염기로 만들어지기 때문에 ATP는 인이 첨가된 뉴클레오타이드이다. B. 영양 물질의 분자로부터 세포 과정으로 에너지를 전달하는 역할을 하는 ATP

Science Application

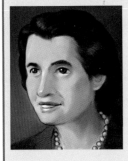

생화학
Rosalind Franklin (1920-1958)

영국의 과학자 Rosalind Franklin 은 현대의 중요한 생화학자이다.

Franklin은 DNA의 구조를 분석하기 위해 X-Ray를 이용하여 DNA 그림자를 촬영하였다. 그는 겨우 32세일 때 DNA 분자가 나선구조라는 점과 당분과 인이 외곽 구조(outer back bone)를 만든다는 사실을 발견하였다(그림 2-14 참조). 이러한 발견의 도움으로 James Watson, Francis Crick, Maurice Wilkins는 1953년에 마침내 DNA의 구조와 기능을 밝힘으로써 '생명의 암호

(code of life)'를 해독하였다. 이러한 업적으로 이들은 1962년 노벨상을 수상했지만, 이들 중 Franklin은 1958년에 젊은 나이에 암으로 사망하여 그 업적에 상응하는 영광을 누리지 못하였다.

생리학자들이 인체의 구조와 기능을 더 잘 이해할 수 있는 중요한 발견들을 계속하였다. 실험실에서 일하는 기술자와 보조자들의 도움을 받아서 생화학자들은 생화학을 다른 전문 분야에 응용함으로써 일상적인 문제 해결에 도움을 줄 수 있는 방법도 알아냈다. 예를 들어 임상실험 전문가들은 환자의 신체 표본(samples from bodies)을 분석하여 건강이나 질병의 징후를 알 수 있게 되었다. 생화학과 관련된 다른 분야에는 핵의학, 약학, 영양학, 법의학, 유전학 등이 있고, 과학잡지 기자들도 생화학을 주로 이용하고 있다.

단원 요 약

1. 화학적 조직의 수준
A. 원자(그림 2-1, 2-2)
  1. 핵 : 원자의 중심
      a. 양성자 : 핵 안에 있는 +로 대전된 입자
      b. 중성자 : 핵 안에 있는 대전되지 않은 입자
      c. 원자번호 : 핵 안에 있는 양성자의 수로, 원자의 종류를 결정한다.
      d. 원자량 : 양성자와 중성자를 합한 수
  2. 에너지 준위 : 원자핵에 구속되어 있는 전자가 핵을 둘러싸고 있는 범위
      a. 전자 : -로 대전된 입자
      b. 각 에너지 준위에 전자를 8개까지 가질 수 있다.
      c. 핵에서 거리가 멀수록 에너지가 증가한다.
B. 원소, 분자, 화합물
  1. 원소 : 순수한 물질로, 단 한 종류의 원자로 구성된다.
  2. 분자 : 원자들이 한 집단을 이루도록 결합되어 있는 것
  3. 화합물 : 두 종류 이상의 원자들을 가지고 있는 분자들이 이루는 물질

2. 화학결합
A. 원자를 더욱 안정된 상태로 만들기 위해서 화학결합을 한다.
  1. 각 원자의 가장 바깥층에 있는 에너지 준위를 꽉 채우려고 한다.

  2. 원자들은 좀 더 안정된 상태가 되기 위해 전자를 공유·기증·차용한다.
B. 이온결합(그림 2-3)
  1. 어떤 원자가 좀 더 안정된 상태가 되기 위해 가장 바깥층의 전자를 얻거나 잃어버리면 이온이 된다.
      a. 양이온 : 전자를 잃어버린 경우로, 위첨자로 +를 붙여 나타낸다. 예 : Na^+, Ca^{++}
      b. 음이온 : 전자를 얻은 경우로, 위첨자로 -를 붙여 나타낸다. 예 : Cl^-
  2. 반대로 대전된 이온들이 전기력에 의해 서로 끌어당기면 이온결합이 이루어진다.
  3. 전해질 : 분자가 물에 녹아(분해) 개별적인 이온을 만드는 것. 이온 화합물
C. 공유결합(그림 2-4)
  1. 원자들이 가장 바깥층 전자를 공유하면 더 안정된 상태가 될 때 공유결합이 이루어진다.
  2. 공유결합은 일반적으로 쉽게 물에 녹지 않는다.
D. 수소결합
  1. 분자들이 약한 힘에 의해 겹쳐진 모양을 하거나(그림 2-12) 그룹을 이루고 있는 형태(그림 2-5)
  2. 새로운 분자를 만들지 않는다.

3. 무기화학
A. 유기질분자에는 C-C 공유결합 또는 C-H 공유결합이 있지만 무기질분자에는 없다.
B. 무기질분자의 예: 물, 일부의 산·염기·염

C. 물
1. 물은 생명에 필수불가결한 물질이다.
2. 물의 약한 점성이 신체의 부품들을 함께 붙어 있게 하는 데 도움이 된다.
3. 물은 용매(물질이 녹는 액체)로서, 체내에서 수용액을 만든다.
4. 물은 화학반응에 포함된다(그림 2-6).
    a. 탈수합성 : 작은 분자에서 물이 떨어져 나감으로써 함께 엉겨 붙어서 더 큰 분자를 만드는 화학반응
    b. 가수분해 : 큰 분자를 이루고 있는 구성 요소에 물이 첨가됨으로써 각각을 작은 분자로 떨어지게 하는 화학반응
    c. 중요한 유기질 분자들은 탈수합성에 의해 만들어지고, 가수분해에 의해 분해된다.
    d. ATP분자를 만들기 위해서 에너지를 이용하는 것과 같이 모든 화학반응에는 에너지 이동이 있다.
    e. 화학식은 반응 물질들이 어떻게 작용해서 생성 물질을 만드는지를 나타내는데, 화살표에 의해 반응 물질과 생성 물질이 구분된다.
D. 산, 염기, 염
1. 물분자는 녹아서 같은 양의 H^+ 이온과 OH^- 이온을 만든다.
2. 산 : H^+/OH^- 균형을 H^+쪽으로 기울게 하는 물질로, 염기의 반대
3. 염기 : H^+/OH^- 균형을 H^+ 반대쪽으로 기울게 하는 물질로 알칼리성이라고도 하며, 산의 반대
4. pH : 수용액에서 H^+ 이온의 상대적인 농도를 수학적으로 나타낸 것(그림 2-7)
    a. pH 7은 중성이다(산도 염기도 아님).
    b. pH값이 7 이상이면 염기, 7 이하이면 산이다.
5. 산과 염기가 섞여서 염을 만들면 중화가 일어난다.
6. 버퍼(buffer)는 과다한 산 또는 염기를 흡수함으로써 상대적으로 안정된 pH 상태를 유지시키는 화학 시스템이다.

4. 유기화학
A. 탄수화물 : 당분과 다당류(그림 2-8)
1. 탄소, 수소, 산소가 들어 있다.
2. 단당류(예 : 글루코스)라고 부르는 6개의 탄소를 가진 기본 구조(subunit)로 되어 있다.
3. 이당류 : 2개의 단당으로 만들어진 당분(예 : 자당, 젖당)

4. 다당류 : 여러 개의 단당으로 만들어진 복잡한 당분(예 : 글리코겐)
5. 탄수화물은 나중에 사용하기 위해서 에너지를 저장하는 역할을 한다.
B. 지질 : 지방과 기름
1. 트라이글리세라이드(그림 2-9)
    a. 하나의 글리세롤과 3개의 지방산으로 구성되어 있다.
    b. 나중에 사용하기 위해 에너지를 저장한다.
2. 인지질(그림 2-10)
    a. 트라이글리세라이드와 유사한 구조이다. 지방산이 2개밖에 없고, 인을 포함하고 있는 그룹이 글리세롤에 붙어 있다.
    b. 머리는 물을 끌어당기고, 2개의 꼬리는 물을 밀어낸다. 그래서 물속에서 안정적인 이중층구조를 만들 수 있다.
    c. 세포의 세포막을 만든다.
3. 콜레스테롤(그림 2-11)
    a. 스테로이드 구조를 가진 분자들이 다중 링(ring) 모양을 만든다.
    b. 콜레스테롤은 세포막 안에 있는 인지질 꼬리를 안정화시킨다. 그리고 신체에 의해 스테로이드 호르몬으로 변환되기도 한다.
C. 단백질
1. 아미노산이 펩타이드 결합에 의해서 길고 겹쳐진 사슬 형태로 서로 묶여 있는 매우 큰 분자(그림 2-12)
2. 구조 단백질
    a. 신체의 여러 가지 구조물을 만든다.
    b. 콜라겐은 여러 조직들을 묶는 섬유단백질이다.
    c. 케라틴은 피부의 바깥층에서 단단하면서 방수가 되는 섬유층을 만든다.
3. 기능 단백질
    a. 신체의 화학 과정에 참여한다.
    b. 예: 호르몬, 세포막에 있는 통로와 수용기, 효소
    c. 효소(그림 2-13)
    (1) 촉매 : 화학반응이 일어나도록 돕는다.
    (2) 자물통과 열쇠 모델 : 자물통에 꼭 맞는 열쇠처럼 효소는 효소가 작용하는 특정 분자에 꼭 맞는 모양을 하고 있다.
4. 단백질이 다른 유기질 분자들과 결합하여 당단백질 또는 지질단백질을 만들 수도 있다.
D. 핵산
1. 뉴클레오타이드로 만들어지고, 각각의 핵산은 다음

과 같은 성분으로 이루어진다.
  a. 당분(리보스 또는 데옥시리보스)
  b. 인
  c. 질소염기(아데닌, 티민 또는 우라실, 구아닌, 사이토신)
2. DNA(그림 2-14)
  a. 단백질을 결합할 때 세포의 마스터코드 역할을 한다.
  b. 당분으로는 데옥시리보스를 사용하고, 염기로는 아데닌, 티민(우라실이 아님), 사이토신, 구아닌을 사용한다.
  c. 이중 나선구조를 하고 있다.

3. RNA
  a. 유전자(DNA에 있는 암호의 일부)의 작업용 임시 복사본이다.
  b. 당분으로는 리보스를 사용하고, 염기로는 아데닌, 우라실(티민이 아님), 사이토신, 구아닌을 사용한다.
4. 구조 단백질과 기능 단백질을 만드는 것을 지휘함으로써 결국에는 신체 전체의 구조와 기능을 형성하는 것을 지휘한다.
5. ATP는 변형된 뉴클레오타이드로 영양 물질로부터 세포 과정으로 에너지를 전달한다. 즉 에너지를 전달하는 배터리 역할을 한다(그림 2-15).

용어정리

adenosine triphosphate (ATP)	cholesterol	hydrolysis	organic compound
alkaline	compound	inorganic compound	peptide bond
amino acid	covalent bond	ionic bond	pH
aqueous solution	dehydration synthesis	isotope	phospholipid
atherosclerosis	dissociate	lipid	product
atom	double helix	lock-and-key model	protein
atomic mass	electrolyte	matter	proton
atomic number	electron	molecule	radioactive isotope
base	element	neutron	reactant
biochemistry	energy level	nucleic acid	solute
buffer	enzyme	nucleotide	solvent
carbohydrate	glycogen	nucleus	triglyceride
	hydrogen bond	orbital	

복습문제

1. 원소, 화합물, 원자, 분자의 정의를 쓰시오.
2. 원자 안에 있는 3가지 입자의 이름을 쓰고 정의하시오.
3. 에너지 준위는 무엇인가?
4. 화합결합이란 무엇인가?
5. 중요한 화학결합의 종류를 쓰시오.
6. 전해질이란 무엇인가? 이온이란 무엇인가?
7. 유기화합물과 무기화합물의 정의를 쓰시오.
8. 용매란 무엇인가? 용질이란 무엇인가?
9. pH의 개념을 설명하시오.
10. 산이란 무엇인가? 염기란 무엇인가?
11. 단백질, 지질, 탄수화물, 핵산의 구조를 간단히 설명하시오.
12. 탄수화물, 단백질, 지질, 핵산의 기본적인 기능을 간단히 설명하시오.

탐구문제

13. 이온결합과 화학결합이 원자의 안정성을 달성하는 방법을 비교 설명하시오.
14. 어떤 단백질분자가 효소에 의해 가수분해되었다. 화학 용어를 잘 모르는 학생에게 그 현상을 어떻게 설명할 것인가?
15. 자신의 혈액이 평상 시 약 pH 7.4라고 한다면 이 혈액은 중성, 산성, 염기성 중 어느 것인가?
16. 새로 발견된 단백질이 "호르몬이 세포의 기능에 영향을 미치는 것과 똑같은 방법으로" 세포의 기능을 조절하는 것으로 밝혀졌다. 이 단백질은 구조 단백질인가 아니면 기능 단백질인가?
17. 신체의 모든 구조와 기능을 조절할 때 DNA가 이용하는 메커니즘은 무엇인가?
18. ^{1}H, ^{2}H, ^{3}H의 차이를 설명하시오.

시험문제

1. _____은 질량과 크기가 있는 것이다.
2. 분자는 _____라는 입자로 만들어진다.
3. 원자의 핵에 있는 +로 대전된 입자는 _____이다.
4. 원자에서 전자가 차지하는 범위를 _____라고 한다.
5. 두 종류 이상의 원자를 가지고 있는 분자들로 구성된 물질을 _____이라고 한다.
6. 원자들이 전자를 공유하고 있는 것을 _____이라고 한다.
7. K^+는 칼륨 _____을 나타낸다.
8. 물에 녹아서 이온을 만드는 화합물을 _____이라고 한다.
9. C–C 결합을 가지고 있는 분자들을 _____화합물로 분류한다.
10. 소금물에서 소금은 _____, 물은 _____이다.

11. 작은 분자들을 모아서 큰 분자를 만드는 데 물이 사용된 것을 _____이라고 한다.
12. H^+ 이온이 더 많은 용액을 _____이라고 한다.
13. pH를 안정적으로 유지할 수 있도록 하기 위해서 혈액 속에는 _____가 들어 있다.

B열에 있는 화합물 형태에 해당되는 예를 A열에서 찾아 연결하라.

A	B
14. _____ glycogen	a. salt
15. _____ collagen	b. acid
16. _____ RNA	c. base
17. _____ cholesterol	d. carbohydrate
18. _____ NaCl	e. lipid
19. _____ NaOH	f. protein
20. _____ HCl	g. nucleic acid

시험문제(계속)

21. 다음 중 어느 때 이온이 만들어지는가?
    a. 전자를 공유할 때
    b. 전자가 제자리에 있을 때
    c. 전자를 잃거나 얻었을 때
    d. 핵에 중성자가 첨가되었을 때

22. $H_2O + CO_2 \rightarrow H^+ + HCO_3^-$에서 반응물질은 무엇인가?
    a. CO_2
    b. HCO_3
    c. O_2
    d. $\rightarrow$

23. DNA에서 발견되는 화학적 기본 물질(단위)은 무엇인가?
    a. 우라실
    b. 리보스
    c. 아미노산
    d. 데옥시리보스

24. 다음 중 산을 나타내는 것은 어느 것인가?
    a. pH 7.5
    b. pH 6.1
    c. pH 9.0
    d. pH 7.0

25. 다음 중 스테로이드 호르몬은 어느 것인가?
    a. 탄수화물
    b. 단백질
    c. 지질
    d. 핵산

학습목표

이 단원을 공부하고 나면 다음과 같은 것을 할 수 있어야 한다.

1. 세포의 3가지 중요한 요소들의 기본적인 구조와 기능을 알고 설명할 수 있다.
2. 기본적인 세포소기관의 기능을 간단히 설명할 수 있다.
3. 세포막을 통과해서 물질들을 이동시키는 능동적 수송과정과 수동적 수송과정을 비교 · 설명할 수 있다.
4. 단백질을 합성할 때 DNA와 RNA의 기능을 비교 · 설명할 수 있다.
5. 유사분열의 단계를 설명하고, 세포증식의 중요성을 설명할 수 있다.
6. 상피조직을 모양에 따라 분류하는 방법과 세포의 배열에 따라 분류하는 방법을설명할 수 있다.
7. 중요한 결합조직과 근육조직의 종류를 간단히 설명할 수 있다.
8. 신경의 3가지 구조적 요소를 설명할 수 있다.

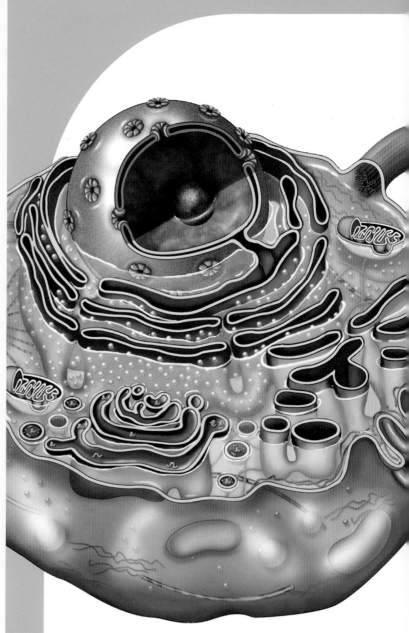

세포와 조직 3

약 300년 전 Robert Hooke는 현미경을 통해 식물 재료에서 아주 초기의, 무언가 원시적인 것을 발견하였다. 그는 그것을 보고 깜짝 놀랐을 것이다. 식물의 확대된 단일 조각이 아니라 세포벽에서 만들어진 여러 조각들을 보았기 때문이다. 그는 그 조각들이 창고의 축소판 또는 칸(cell)처럼 보인다고 해서 '세포'라고 이름 붙였다. Hooke가 살던 시대에는 수많은 사람들이 수많은 식물들과 수많은 동물들을 모두 관찰하였기 때문에 세포를 이루고 있는 것들을 거의 빠짐없이 발견하였다.

세포가 생물의 가장 작은 구조적 단위라는 사실은 현대 생물학의 기초가 되었다. 하나의 세포로 되어 있는 단순한 구조의 생물들도 많다. 그러나 인체는 매우 복잡해서 수조 개의 세포로 되어 있다. 이 장에서는 세포를 먼저 공부하고, 비슷한 세포들을 '조직(tissue)'이라는 이름으로 그룹 짓는 방법을 공부한다.

1. 세포

1.1. 모양과 크기

인간의 세포는 현미경으로만 볼 수 있을 정도로 작다. 그러나 각 세포의 크기는 매우 다양하다. 예를 들어 난자는 지름이 150μm이지만, 적혈구는 지름이 7.5μm밖에 되지 않는다. 세포의 모양은 크기보다 더 다양하다. 어떤 것은 평평하고, 어떤 것은 벽돌 모양, 실 모양, 또는 불규칙한 모양이다.

학습요령

제3장의 내용은 학생들이 일반 생물학 과정에서 배운 내용을 복습하는 것이 될 것이다. 이 장에 나오는 대부분의 내용들에 익숙해져야 한다.

1. 세포의 구조 부분은 원형질막에서부터 시작한다. 원형질막은 대부분 인지질로 구성되어 있지만, 막 구조 중에서 기억해두어야 할 가장 중요한 부분은 인지질에 심어져 있는 단백질이다. 단백질이 신경계통과 내분비계통과 같은 신체 계통의 상당부분에서 아주 중요한 역할을 한다.

2. 소기관들의 이름이 이상하게 생각될 수도 있지만, 그 이름들 대부분은 그 소기관이 하는 일이 무엇인지 알 수 있는 단서를 보여줄 것이다. 예를 들어 '—some'은 '몸통(body)' 또는 '구조체(structure)'를 뜻하고, '—lysis'는 '소화하는 것' 또는 '잘게 부수는 것'을 뜻한다. 그러므로 'lysosome'이 무엇을 하는지 알 수 있을 것이다. 리보솜은 리보핵산으로 만들어졌다. 'endo—'는 '~의 안쪽에', 'plasmic'은 '액체', 'reticulum'은 '망과 같은'을 뜻한다. 그러므로 'endoplasmic reticulum'은 저절로 '액체 안에 들어 있는 망'이라는 뜻을 갖게 된다. 플래시 카드의 한 면에는 단어를 쓰고, 다른 면에는 그 뜻을 써서 게임을 하면 그 내용을 공부하는 데 도움이 될 것이다.

3. 삼투와 투석은 확산의 특수한 경우이다. 즉 삼투는 물의 확산이고, 투석은 용질의 확산이다. 여과는 농도의 차이를 이용해서 물질이 이동하는 것이 아니라 압력을 이용해서 물질이 이동하는 것이다. 'phago'는 '먹는다', 'pino'는 '마신다', 'cyto'는 '세포', '—asis'는 '조건 또는 상태'를 뜻한다. 그러므로 'phagocytosis'와 'pinocytosis'는 '세포 안에서 먹어버리는 것'과 '세포 안으로 삼켜버리는 것'을 뜻한다.

4. 단백질의 합성을 공부할 때에는 그 과정의 목적이 무엇인지를 잘 알아두어야 한다. 세포는 단백질을 만들기 원한다. DNA는 계획서를 갖고 있고, 리보솜은 공장이다. DNA는 리보솜에 무엇을 만들 것인지를 가르쳐 주어야 하고, 공장에서는 정확한 순서가 적혀 있는 계획서(이행, translation)가 필요한 것이다.

5. 유사분열의 단계를 공부할 때 플래시 카드를 이용하라. 유사분열의 단계는 염색체에서 일어나는 일을 기초로 나눈다는 것을 잊어서는 안 된다.

6. 조직의 종류도 플래시 카드를 이용해서 공부할 수 있는 부분이다. 상피조직은 '덮고 있는 조직' 또는 '보호하고 있는 조직'이고, 결합조직의 가장 중요한 특징은 세포를 둘러싸고 있는 바탕질이다.

다음 페이지에 계속

1.2. 구성요소

세포에는 세포질(cytoplasm)이라는 세포에만 존재하는 '살아있는 물질'이 있다. 'cyto-'는 그리스어로 세포와 관련이 있음을 뜻하는 복합형이다. 체내에 있는 각 세포는 얇은 막으로 둘러싸여 있는데, 그것을 세포막 또는 형질막(plasma membrane)이라고 한다. 세포막은 세포의 내용물과 **사이질액**(interstitial fluid 또는 조직액=tissue fluid)이라고 하는 소금물 용액을 갈라놓는 역할을 한다. 체내에 있는 모든 세포는 이 사이질액 속에 잠겨 있다. 세포소기관(organelle)이라 불리는 수많은 독특한 구조체들은 각 세포의 세포질에 포함되어 있다. 세포에는 핵(nucleus)이라는 작은 원형 물체도 있다.

1.3. 세포의 부품

세포의 중요한 세 부품은 다음과 같다.

1. 형질막(plasma membrane)
2. 세포질(cytoplasm)
3. 핵(nucleus)

형질막은 세포 전체를 둘러싸고 바깥쪽 경계선을 만든다. 세포질은 세포 안에 있는 살아 있는 모든 물질(핵은 제외)을 말한다. 대부분의 세포에서 핵은 '크고, 막으로 둘러싸인 구조'를 하고 있으며, 유전자 암호(genetic code)를 가지고 있다.

1.3.1. 형질막

형질막(plasma membrane), 원형질막, 세포막(cell membrane)은 같은 말이다. 다만 세포막은 세포를 감싸고 있는 막으로 세포와 세포사이질을 갈라놓는 막이라는 것을 강조하고, 형질막은 원형질로 만들어진 막이라는 것을 강조하는 것만이 다르다. 형질막은 매우 정교한 구조를 하고 있으며, 두께가 약 7nm밖에 되지 않는다(그림 3-1). 인지질(phospholipid)이라고 부르는 인을 포함하고 있는 복층의 지질분자가 형질막의 유동적인 뼈대를 형성한다. 콜레스테롤(cholesterol)이라는 또 다른 지질분자 역시 형질막의 구성 요소 중 하나이다. 콜레스테롤은 인지질의 안정화를 도와 형질막이 파손되는 것을 방지한다.

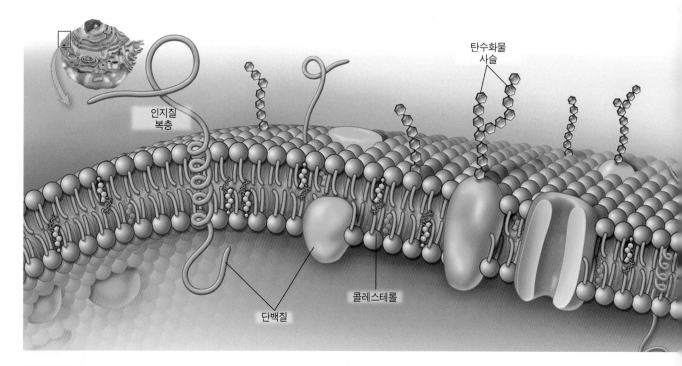

탄수화물 사슬

인지질 복층

단백질

콜레스테롤

FIGURE 3-1 **형질막의 구조.** 단백질 분자가 인지질 분자의 복층구조를 완전하게 통과할 수 있다는 데 주목하라.

그림 3-1을 보면 단백질 분자들이 형질막의 표면에 점처럼 박혀 있고, 인지질의 뼈대 구조 전체에 퍼져 있다는 데 주목하라.

형질막이 보기에는 약해 보이지만, 세포 전체를 온전히 보존할 수 있을 정도로 충분한 강도를 가지고 있다. 형질막은 세포를 위해서 생명 보존 기능(life-preserving function)도 가지고 있다. 형질막은 세포를 둘러싸고 있는 액체와 세포 안에 있는 액체 사이에 안전한 통로 역할도 한다. 어떤 물질은 수송 채널 또는 운반체의 역할을 해서 형질막을 통과시키지만, 다른 물질은 통과하지 못하게 막는다.

형질막은 연락 수단의 역할을 하기도 한다. 그 방법은 다음과 같다. 형질막의 바깥쪽 표면에 있는 일부 단백질에 다른 분자가 접촉하면, 단백질 분자가 수용기 역할을 한다. 다시 말해 일부 분자들이 단백질 수용기와 결합한다. 예를 들어 덕트가 없는 샘(ductless gland)에서 혈액에 분비한 화학물질(호르몬)이 형질막에 있는 단백질과 결합하면 세포의 기능에 변화가 생긴다. 이때 호르몬을 화학적 메시지로 간주하면 형질막에 있는 수용기와 결합해서 세포와 통신을 하는 것이라고 할 수 있다.

형질막은 특정한 사람의 세포를 식별한다. 표면 단백질 중 일부가 식별표식의 역할을 한다. 왜냐하면 그러한 표식이 특정한 사람의 세포에만 있기 때문이다. 이러한 사실은 한 사람의 기관을 다른 사람에게 이식하기 전에 수행되는 조직적합검사(tissue typing)에서 실제로 응용되고 있다. 세포의 표면에 부착되어 있는 탄수화물 사슬(carbohydrate chain)이 세포를 구분하는 표식의 역할을 한다.

1.3.2. 세포질

세포질(cytoplasm)은 세포 내의 살아 있는 물질이다. 세포질은 형질막과 핵 사이의 공간을 채우는 물질이고, 핵은 그림 3-2에서 볼 수 있는 바와 같이 세포의 중심부에 있는 공 모양의 구조체이다. 많은 작은 구조체들이 세포의

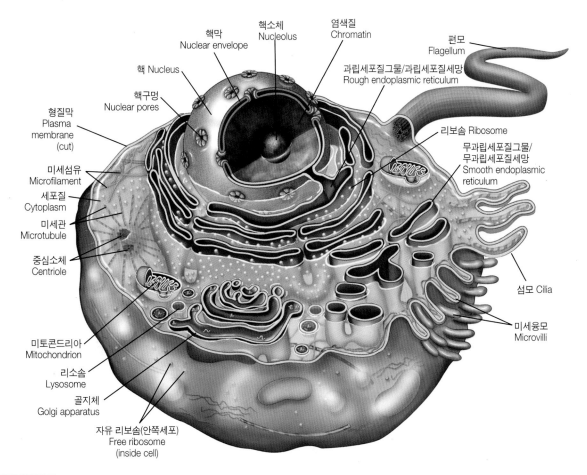

FIGURE 3-2 세포의 일반적 특성

내부 환경을 구성하는 역할을 하는 액체와 함께 세포질을 이룬다. 세포질을 구성하고 있는 작은 구조체들을 세포소기관(organelle)이라고 한다. 'organelle'은 '작은 기관'이라는 뜻으로, '신체의 각 기관이 신체에 대하여 하는 기능'과 똑같은 기능을 '세포소기관이 세포에 대하여 하기 때문에' 붙여진 이름이다.

그림 3-2에서 세포질 주위에 흩어져 있는 가는 실처럼 생긴 구조체를 **세포뼈대**(cytoskeleton 또는 cell skeleton)라고 한다. 이 뼈대에서 실처럼 생긴 섬유를 미세섬유(microfilament)라고 한다. 미세관(microtubule)이라고 하는 작고 속이 비어 있는 관도 중요하다. 세포뼈대는 신체에서의 뼈대와 근육처럼 세포를 지지하고 움직일 수 있게 하는 작용을 한다. 세포에 있는 여러 소기관들이 핵 주위를 무작위로 떠다니는 것은 아니다. 그들은 세포뼈대의 분자 운동기(molecular motor)와 섬유로 고정되어 있다. 세포가 움직일 때 또는 세포 안에 있는 세포소기관들이 움직일 때 실제로 세포막이나 세포소기관을 잡아당기거나 미는 것은 세포뼈대이다.

그림 3-2를 다시 보자. 세포의 세포질에 얼마나 다양한 종류의 구조체가 있는지 보라. 약 100년 전만 해도 대부분의 세포소기관들이 알려져 있지 않았다. 그러나 현재는 여러 종류의 세포소기관들이 알려져 있는데, 그림에서는 그 중 일부만 삽입하였다. 그 소기관들은 너무 작아서 1,000배로 확대한 광학현미경으로는 보이지 않는다. 전자현미경 덕분에 수 만 배로 확대함으로써 볼 수 있게 되었다.

다음에 열거한 세포질 속에 있는 소기관들에 대하여 간단히 공부할 것이다(표 3-1).

1. 리보솜(ribosome)
2. 세포질그물(endoplasmic reticulum)
3. 골지체(Golgi apparatus)
4. 미토콘드리아(mitochondria)
5. 리소솜(lysosome)
6. 중심체(centrosome)
7. 세포의 돌기(cell extensions)

1.3.3. 리보솜

리보솜(ribosome, 리보소체)은 그림 3-2에서 점으로 표시된 부분으로, 세포 전체에서 발견되는 작은 입자이다. 리보솜은 2개의 작은 아단위(subunit, 하부단위)로 구성되어 있고, 그 아단위는 보통 rRNA(ribosomal ribonucleic acid)라는 일종의 특수한 RNA로 만들어져 있다. 어떤 리보솜은 막모양관(membranous canal)에 붙어 있는데, 그 막모양관을 세포질그물이라고 한다. 리보솜은 세포질그물에 붙어 있지 않고 자유롭게 돌아다닐 수도 있고, 효소와 단백질 화합물을 만드는 복잡한 기능을 수행한다. 그래서 리보솜을 '단백질 공장'이라고도 한다.

1.3.4. 세포질그물

세포질그물(endoplasmic reticulum : ER)은 세포질 전체에 쫙 퍼져 있는 가는 망으로, 주머니(sac)와 관(canal)이 연결되어 있는 막 시스템(membrane system)이다. 그 주머니와 관들은 세포질 전체를 앞뒤로 실처럼 감고 있는데, 그 범위는 핵에서 거의 형질막까지이다. ER에 있는 관처럼 생긴 통로는 (세포질의) 한 구역에서 다른 구역으로 단백질과 기타 물질을 운송하는 역할을 한다.

ER에는 과립ER과 무과립ER 두 가지가 있다. **과립세포질그물**(granular endoplasmic reticulum)은 많은 리보솜이 바깥쪽 표면에 붙어 있어서 사포처럼 거친 질감을 준다. 리보솜이 단백질을 합성하기 때문에 단백질이 과립ER에 붙어 있을 것이고, 단백질을 ER의 안쪽으로 떨어뜨리는 것으로 보인다. 그 후에는 ER이 새로 만들어진 단백질을 접어서 화학작용이 일어나고 있는 구역으로 보낸다. 그 구역에는 분자들이 너무 많아서 리보솜이 들어갈 공간이 없기 때문에 단백질만 패스한다. 그래서 리보솜이 붙어 있지 않아 표면이 부드러워진다(무과립ER). 세포막을 구성하는 지방, 탄수화물, 단백질 등이 무과립ER에서 만들어진다. 즉 **무과립세포질그물**(agranular endoplasmic reticulum)이 세포를 위해서 새로운 세포막을 만든다. 요약하면 과립ER은 새로 만들어진 단백질을 받고, 접어서, 수송하고, 무과립ER은 새로운 세포막을 만든다.

TABLE 3-1

중요한 세포 부위의 구조와 기능

부위	구조	기능
형질막 (plasma membrane)	단백질이 촘촘하게 박힌 인지질의 복층 구조	세포의 경계. 형질막의 바깥쪽 표면에 있는 단백질과 탄수화물이 여러 가지 기능을 수행한다. 예를 들어 각 개인의 세포를 분간하는 표시의 역할을 하고, 어떤 호르몬에 대해서는 수용기의 역할을 한다.
리보솜(ribosome)	작은 입자로 rRNA의 아단위로 만들어져 있다.	단백질을 합성한다. 즉 세포에서 단백질 공장이다.
세포질그물 (endoplasmic reticulum : ER)	관과 주머니가 서로 연결되어 있는 막 네트워크. 리보솜이 붙어 있는 것(과립ER)과 붙어 있지 않은 것(무과립ER)이 있다.	과립ER은 리보솜이 합성한 단백질을 받아서 수송하고, 무과립ER은 지질과 탄수화물을 합성한다.
골지체(Golgi apparatus)	평평한 막주머니가 쌓여 있는 것	ER에서 받은 물질을 화학적으로 처리하여 포장한다.
미토콘드리아 (mitochondria)	효소로 덮여 있는 크고 주름진 내부막이 있는 막 주머니	ATP를 합성한다. 세포의 발전소 또는 배터리 충전소
리소솜(lysosome)	막으로 둘러싸인 가수분해효소의 '거품'	세포의 소화주머니로, 큰 분자를 잘게 부순다.
중심체 (centrosome)	눈에 보이는 경계가 없는 핵 근처에 있는 구역. 중심소체가 들어 있다.	세포뼈대의 미세관을 조직한다.
중심소체(centriole)	한 쌍의 빈 원기둥 모양으로, 중심체 속에서 미세관을 만든다.	세포의 증식과정에서 염색체를 만들고 운반하는 데 도움을 준다.
미세융모 (microvillus)	내부에 있는 필라멘트에 의해 지지되는 세포 표면의 작은 돌기	형질막의 표면적을 넓혀서 흡수효율을 향상시킨다.
섬모(cilium)	미세관으로 만들어진 내부 실린더에 의해서 지지되고 있는 것으로, 세포의 표면에 머리카락처럼 뻗어나온 돌기. 미세융모보다 길다.	세포 밖의 상태를 감지하는 감각 안테나. 일부 섬모는 세포의 표면에 있는 물질을 이동시킨다.
편모(flagellum)	정자에 있는 긴 채찍처럼 생긴 돌기. 섬모와 비슷하지만 훨씬 길다.	인체에서 편모는 정자에만 있는데, 정자가 액체 속을 헤엄칠 수 있게 해준다.
핵(nucleus)	DNA 가닥을 가지고 있는 이중막으로 된 구형 외피	DNA를 포함하고 있다. DNA는 단백질 합성에 영향을 주기 때문에 수송, 대사, 성장, 유전 등과 같은 세포의 활동에 중요한 역할을 한다.
핵소체(nucleolus)	핵의 진한 부분	리보솜을 만드는 아단위를 만들어낸다.

1.3.5. 골지체

골지체(Golgi apparatus)는 작고 납작한 주머니들이 핵 근처에 서로 엉켜서 쌓여 있는 것이다. 작은 주머니 또는 거품이 무과립ER과 내용물을 분리한 다음 단백질과 다른 화합물만을 골지체의 작은 주머니 안으로 운반한다. 이 작은 주머니를 소포(vesicle)라 하고, 골지체의 작은 주머니 안에 있던 물질과 ER 안에 있던 물질들이 서로 혼합된다.

골지체는 ER에서 접기 시작한 단백질을 계속 접은 다음 다른 분자와 결합시켜 **단백질 4차구조**(quaternary protein, 그림 2-12 참조)를 만들거나, 탄수화물과 단백질이 합쳐진 당단백질과 같은 복합물(combination)을 만든다. 즉 ER로부터 가져온 분자를 화학적으로 처리한다. 그다음에는 처리된 분자를 작은 새 주머니에 넣는다. 그 주머니는 곧 골지체와 분리되어 형질막쪽으로 서서히 이동한다. 각각의 소포가 형질막과 융합된 다음에 세포막 밖으로 구멍이 뚫려서 그 안에 들어 있는 물질을 세포 밖으로 방출한다. 골지체가 만드는 물질의 예로는 미끈미끈한 물질인 점액(mucus)이 있다. 골지체에 별명을 붙이면 '세포의 화학 처리 및 포장 센터'라고 부를 수 있다.

1.3.6. 미토콘드리아

미토콘드리아(mitochondria, 사립체)는 세포 안에 있는 또 다른 세포소기관이다. 미토콘드리아는 매우 작아서 6,000개를 한 줄로 늘어놓아도 겨우 1cm밖에 되지 않는다. 미토콘드리아는 2개의 막주머니(membranous sac)로 구성되어 있는데, 큰 주머니 안에 작은 주머니가 들어 있는 것 같은 구조를 하고 있다. 안쪽에 있는 막은 소형의 미완성된 칸막이처럼 생긴 주름을 형성한다. 연약한 미토콘드리아의 막 안에서 복잡한 에너지 변환 반응이 끊임없이 일어나고 있다. 세포 활동에 필요한 대부분의 에너지가 그 화학 반응에 의해 공급되기 때문에 미토콘드리아는 '세포의 발전소'라는 별명을 갖고 있다.

미토콘드리아의 막과 내부 물질에서 발견되는 특정 화학 반응을 촉진시키는 효소들이 글루코스의 합성물질 또는 다른 영양물질을 분해하여 에너지를 방출시킨다. 미토콘드리아는 그 에너지를 이용하여 세포 활동에 필요한 배터리인 **ATP**(아데노신3인산)를 재충전한다. 이러한 에너지 전달과정을 **세포호흡**(cellular respiration)이라고 한다.

모든 미토콘드리아는 각자 자신의 DNA 분자를 가지고 있다. 그것을 **미토콘드리아염색체**(mitochondrial chromosome)라고 하는데, 그 안에는 미토콘드리아를 만들고 가동시키는 데 필요한 정보가 들어 있다.

1.3.7. 리소솜

리소솜(lysosome, 용해소체)은 막벽(membranous wall)을 가진 세포소기관으로, 활동 중일 때는 아주 작은 입자를 품고 있는 작은 주머니처럼 보인다(그림 3-2). 리소솜에는 가수분해를 촉진하는 효소가 들어 있기 때문에 큰 음식물 분자를 작은 조각으로 만드는 소화작용을 할 수 있다. 그래서 리소솜은 '소화주머니'라는 별명이 있다. 리소솜에 있는 효소들은 음식물 이외의 물질, 예를 들어 세포에 침투한 미생물도 소화시킬 수도 있다. 즉 리소솜은 미생물에 의해 세포가 파괴되는 것을 방지하는 조력자의 역할을 한다. 과거의 학자들은 리소솜이 프로그램된 세포의 사망과 관련이 있다고 생각하였지만, 지금은 새로운 세포에 공간을 제공하는 **세포자살**(cell suicide) 또는 **세포자멸**(apoptosis)에 관한 새로운 메커니즘이 알려졌다.

1.3.8. 중심체

중심체(centrosome)는 각 세포의 핵 근처에 있는 세포질 부위이다. 중심체는 세포 안에 있는 미세관을 만드는 센터(microtubule-organizing center)이다. 즉 세포 안에 있는 구조체를 만들고 이동시키는 중요한 임무를 맡고 있다.

중심소체(centriole)는 중심체 안에 있는 쌍으로 이루어진 세포소기관이다. 막대기처럼 생긴 이 두 구조체는 모든 세포 안에 다 있고, 그들은 서로 직각을 이루도록 배열되어 있다(그림 3-2). 각각의 중심소체는 세포가 분열할 때 염색체를 이동시키는 중요한 역할을 한다.

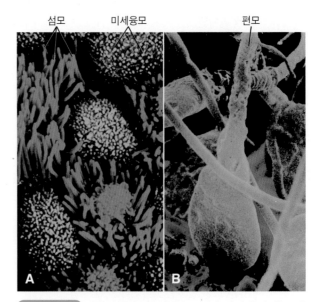

FIGURE 3-3 **세포의 돌기**. A. 미세융모(밝은 파란색 부분)는 형질막에서 뻗어 나온 작고 손가락처럼 생긴 부위로, 흡수할 수 있는 표면적을 증가시키는 역할을 한다. 섬모(어두운 파란색 부분)는 미세융모보다 길고 앞뒤로 움직여서 표면쪽으로 점액을 밀 수 있다. B. 정자세포를 앞으로 나아갈 수 있게 하는 꼬리처럼 생긴 편모는 너무 길어서 이 확대 사진에 모두 넣을 수 없었다.

1.3.9. 세포의 돌기

대부분의 세포에는 다양한 기능을 가진 여러 종류의 **홈**(indentation)이나 **돌기**(extension)가 있다. 여기에서는 3가지 중요한 돌기에 대해 설명한다(그림 3-3).

미세융모(microvillus)는 일부 세포에만 있고, 형질막에서 작은 손가락처럼 뻗어 나온 돌기이다. 미세융모는 세포의 표면적을 넓게 만들어서 세포의 흡수 능력을 증가시킨다. 예를 들어 작은창자의 속벽에 있는 세포들은 미세융모를 가지고 있어서 영양 물질을 혈액으로 흡수하는 속도를 증가시킨다. 미세융모 안에는 융모운동을 하는 필라멘트(미세섬유)가 있어서 흡수가 더욱 효율적으로 이루어진다.

섬모(cilium)는 세포의 표면에 머리카락처럼 아주 가늘게 뻗어 나온 돌기이다. 섬모는 미세융모보다 약간 크고, 안쪽에 미세관이 있어서 섬모를 지지하고 움직일 수 있게 해준다. 모든 세포에는 적어도 1개 이상의 섬모가 있다. 섬모는 곤충의 더듬이와 같이 세포가 주위 환경을 감지할 수 있도록 해준다. 예를 들어 혓바닥에 있는 맛봉오리(taste bud)의 머리카락같은 섬모는 다양한 화학물질을 감지한다. 일부 특수 세포에서는 몇 백 개의 섬모가 세포 표면에서 다 같이 파도처럼 움직이기도 한다. 섬모를 한 방향으로 무더기로 움직이면 호흡관 또는 생식관에 있는 세포 전체에 점액을 칠하는 것을 촉진시킬 수 있다.

편모(flagellum)는 세포 표면에서 가지처럼 한 줄기로 뻗어 나온 것이다. 편모는 섬모와 비슷하게 생겼지만 길이가 더 길고, 움직일 수 있다. 편모 안쪽에 있는 미세관을 프로펠러처럼 움직여서 세포를 앞으로 추진시킨다. 인간에게서는 정자세포의 꼬리가 편모의 유일한 예인데, 정자의 편모를 꿈틀꿈틀 움직여서 여성의 생식관에 있던 정자가 난자쪽으로 헤엄쳐갈 수 있게 된다.

1.4. 핵

광학현미경으로 보면 세포의 **핵**(nucleus)은 세포 가운데 부분에 있는 작은 공과 같이 매우 단순한 구조로 보인다. 그러나 이러한 단순한 겉모습은 세포의 기능 중에서 핵이 수행하는 복잡하고 중요한 역할을 착각하게 만든다. 핵 안에는 세포의 유전정보 대부분이 들어 있고, 그 유전정보는 세포질 안에 있는 모든 소기관들을 조절한다. 핵은 세포 증식의 복잡한 과정도 조절한다. 다시 말해서 핵이 세포에서 적절히 작동해야 세포가 정상적으로 활동할 수

있고, 자신을 복제할 수도 있는 것이다.

그림 3-2에서 세포핵이 두 겹의 막으로 되어 있는 핵막(nuclear envelope)으로 둘러싸여 있는 것에 주목하라. 핵막에는 핵구멍(nuclear pore)이라는 구멍이 많이 뚫려 있고, 그 구멍을 통해 큰 분자들이 핵 속 또는 바깥으로 이동한다. 핵막은 **핵질**(nucleoplasm)이라는 아주 특별한 물질을 둘러싸고 있다. 핵질에는 여러 개의 특수한 구조체가 들어 있다. 그중에서 가장 중요한 2가지는 핵소체와 염색질 과립이다(그림 3-2 참조).

핵소체(nucelolus)는 핵 물질이 밀집된 부위로, 리보솜을 형성하는 아단위(subunit)를 만드는 곳이기 때문에 단백질을 만드는 데 결정적인 역할을 한다. 여기에서 만들어진 리보솜의 아단위가 핵막을 통과하여 세포질 속으로 이동한 다음 리보솜이 되고, 리보솜에서 단백질을 생산한다.

핵에 있는 **염색질과립**(chromatin granule)은 단백질로 만들어졌고, 그 단백질 주위를 길고 실처럼 생긴 분자가 칭칭 감고 있는데, 그것을 DNA라고 한다. DNA는 유전물질로, 가끔 '신체의 화학 요리책'이라고도 불린다. DNA에는 구조 단백질과 기능 단백질을 만드는 암호가 적혀 있

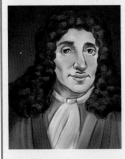

현미경 관찰법
Antoni van Leeuwenhoek
(1632-1723)

네덜란드의 휘장 상인 Antoni van Leeuwenhoek는 1723년 91세의 나이로 죽기 직전까지 자신이 제작하거나 수집한 수 백 개의 현미경으로 관찰을 계속했다. 그는 아주 단순한 렌즈 또는 렌즈들을 서로 결합한 것을 이용하여 미세구조의 세계를 계속해서 탐색했다. 그는 그것을 '체액 내의 극미동물(animalcule)'이라고 불렀다. 그가 사망한 후 100년이 지난 뒤에야 비로소 과학자들이 모든 생명이 있는 유기체는 세포로 만들어져 있다고 선언하였지만, 인간의 혈액세포(그림 3-20), 인간의 정자세포, 그리고 인체의 다른 세포와 조직들을 처음으로 보고 설명한 사람은 Leeuwenhoek였을 것이다. 그는 인체에 또는 인체 안에 살고 있는 수많은 미생물들을 최초로 관찰한 사람이기도 하다. 그러한 미생물 중 대부분은 병을 일으킬 수도 있다.

오늘날의 과학자들은 Leeuwenhoek가 살던 시대보다 훨씬 개량된 광학현미경을 사용한다. 가장 최신 현미경은 고배율로 확대된 상을 얻기 위해 빛 대신 전자 빔을 이용하는 전자현미경이다(그림 3-15).

인체의 미세한 구조와 기능을 연구하기 위해 생물학자와 조직학자들은 모두 현미경을 사용한다. 많은 전문가들이 현미경 관찰법을 응용하는 방법을 알아냈다. 대부분의 건강전문가들은 그들이 수행하는 일상적인 업무에 현미경이나 현미경으로 촬영한 상을 사용한다. 예를 들어 임상실험기사나 사진사는 인간의 세포와 조직의 건강을 판단하기 위해 현미경 관찰법을 자주 이용한다. 건강과학자 외에도 법의학자, 고고학자, 인류학자, 고생물학자들도 인간과 동물의 조직을 더 깊이 연구하기 위해 현미경 관찰법을 자주 이용한다.

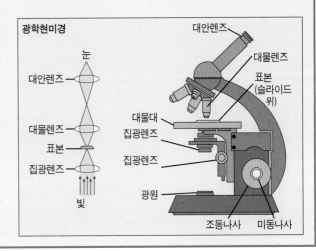

기 때문에 DNA가 성별(gender)에서부터 신체를 만드는 대사속도(metabolic rate), 머리색깔까지 모든 것을 결정한다. 세포가 분열할 때 DNA 분자들이 단단하게 꼬여서 짧고 단단한 구조체를 만든다. 그것을 **염색체**(chromosome)라고 부른다. 모든 체세포들은 46종류의 DNA 분자가 세포핵 안에 있고, 47번째 DNA 분자의 복사본 1개가 미토콘드리아 안에 있다. DNA의 기능과 그 중요성에 대해서는 이 장의 말미 '세포의 증식' 부분에서 아주 자세하게 설명할 것이다.

1.5. 세포의 구조와 기능의 관계

인간의 모든 세포들은 각자 어떤 기능을 한다. 어떤 것은 세포의 생명을 유지하고, 어떤 것은 신체가 살아 있을 수 있도록 도와준다. 많은 경우 세포 안에 있는 세포소기관들의 수와 종류가 세포의 기능에 따라서 크게 다르다. 예를 들어 미토콘드리아가 많아서 심장근육의 세포에는 지속적으로 일을 할 수 있다. 왜냐하면 그 세포들 안에 있는 많은 수의 미토콘드리아가 리듬에 맞춰 계속되는 심장수축에 필요한 에너지를 공급하기 때문이다. 정자세포에 있는 편모의 움직임은 "특정한 소기관은 특정한 기능을 가지고 있다."는 또 다른 예이다. 정자의 편모는 정자가 여성의 생식관을 따라 움직일 수 있는 추진력을 제공한다. 즉 성공적으로 임신할 수 있는 기회를 증가시킨다. 이것이 살아 있는 유기체에서 '세포 수준의 조직적인 구조'가 얼마나 또 왜 중요한지를 설명하는 예이다. 이 책의 각 장에 있는 예는 신체조직의 각 수준에서 구조와 기능이 얼마나 긴밀한 관계가 있는지를 설명하고 있다.

 세포의 구조와 기능을 3차원적으로 간단히 둘러보려면 CD-ROM의 AnimationDirect로 들어갈 것

✔ 수행평가
1. 세포의 형질막의 분자 구조는?
2. 세포질은 무엇인가? 그리고 세포질에는 어떤 구조체들이 들어 있는가?
3. 세포에서 중요한 5가지 구조체를 나열하고, 그 기능을 간단히 설명하라.
4. DNA를 가지고 있는 두 가지 세포 구조체는 무엇인가?

2. 세포막을 통한 물질의 이동

건강한 세포에 있는 모든 형질막은 세포 안에 있는 내용물과 세포를 둘러싸고 있는 조직액 사이를 서로 갈라놓는다. 그와 동시에 형질막을 통해 어떤 물질은 세포 안으로 들어가고, 어떤 물질은 세포 밖으로 나갈 수 있어야 한다. 이러한 물질 이동은 양 방향으로 계속해서 이루어지고 있다. 물, 음식, 기체, 배설물과 기타 물질들의 분자가 끊임없이 세포 안팎으로 이동한다. 세포 안팎으로 물질이 대량으로 이동하는 것은 몇 가지 과정에 의해 이루어진다. 이러한 수송과정에는 크게 ① 수동적 수송과정, ② 능동적 수송과정의 두 가지가 있다.

이름에서 알 수 있듯이 능동적 수송과정은 세포에서 에너지를 소비해야 하고, 수동적 수송과정에서는 에너지를 소비하지 않는다. 능동적 수송과정에 필요한 에너지는 ATP로부터 얻는다. ATP는 미토콘드리아 안에서 영양물질의 에너지를 이용해서 만들어지고, 세포 안에서 일을 하기 위해 그 에너지를 방출할 수 있다. 능동적 수송과정을 수행하기 위해서는 ATP를 분해해서 방출되는 에너지를 사용해야 한다.

세포막을 통한 물질의 능동적 및 수동적 수송에 관한 내용은 다음과 같은 두 가지 사실만 기억해두면 이해하기 쉽다. ① 수동적 수송과정은 높은 농도에서 낮은 농도로 물질이 이동하는 것으로, 에너지가 필요 없다. ② 능동적 수송과정은 낮은 농도에서 높은 농도로 물질이 이동하는 것으로, 반드시 에너지가 필요하다.

2.1. 수동적 수송과정

세포막을 통과해서 물질이 이동하는 수동적 수송과정에는 다음과 같은 것들이 있다.

　1. 확산(diffusion)
　　a. 삼투(osmosis)
　　b. 투석(dialysis)
　2. 여과(filtration)

과학자들은 수동적 수송과정에 의해 물질이 이동하는 것을 '농도 그라디언트(gradient)가 낮아지는 것'으로 설명한다. 이 말은 수동적 수송과정에서는 "물질이 농도가 높

은 구역에서 낮은 구역으로는 저절로 이동하고, 세포막 양쪽의 농도가 같아지면 더 이상 이동하지 않는다."는 의미이다(역자 주 : 그라디언트는 물리학에서 나오는 개념인데, 우리말로 '기울기(구배)'라고 번역한다. 그라디언트를 '언덕길의 경사도'라고 생각하면 쉽게 이해할 수 있을 것이다. 즉, 막의 한 쪽은 높고 다른 쪽은 낮으면 높은 쪽에서 낮은 쪽으로 저절로 이동하다가 높이가 같아지면 이동하지 않는다는 뜻이다.)

2.1.1. 확산

확산(diffusion)은 수동적 수송과정의 좋은 예이다. 물질 스스로 가능한 한 공간 전체에 균등하게 흩어지려고 하는 과정을 확산이라고 한다. 이러한 시스템에서는 에너지가 필요 없다.

다음과 같은 간단한 실험을 해보면 액체에서 입자가 확산되는 것을 알 수 있다. 커피나 차를 한 잔 따른 다음 설탕을 한 숟가락 넣어 바닥에 가라앉은 것을 확인한 후 가만히 내려놓는다. 2~3분 정도 지난 후에 잔을 들어 위에 있는 커피나 차를 한 모금 마시면 단 맛이 느껴질 것이다. 그 이유는 무엇일까? 설탕이 농도가 짙은 바닥에서 농도가 낮은 위쪽으로 확산되었기 때문이다.

'여과지로 만든 봉지 안에 잘게 부순 찻잎을 넣어서 만든 티백'으로 차를 우려낸다고 가정해보자. 티백을 물이 들어 있는 찻잔에 넣으면, 농도가 높은 티백 안쪽에서 농도가 낮은 티백 바깥쪽으로 짙은 색소 입자가 확산되는 것을 쉽게 볼 수 있을 것이다. 즉 색소 입자가 막(종이)을 통과해서 확산된다. 다시 말해 확산은 '퍼져서 균일한 농도 또는 평형상태(equilibrium)를 만들려고 하는 경향'이다.

막을 통과해서 확산이 일어나는 열쇠는 입자가 통과하기에 충분한 크기의 구멍이 막에 있어야 한다는 것이다. 세포막에 물질 분자가 통과할 수 있는 구멍이 없으면 분자가 세포막을 통과할 수 없게 된다. 여러 가지 단백질 통로는

TABLE 3-2			
수동적 수송과정			
과정	설명		예
확산 (diffusion)	농도가 높은 구역에 있던 입자들이 막을 투과해서 농도가 낮은 구역으로 이동하는 것. 즉 농도 그라디언트가 낮아진다.		이산화탄소가 세포 밖으로 이동하는 것 신경 임펄스를 전도할 때 나트륨 이온이 신경세포 안으로 이동하는 것
삼투 (osmosis)	적어도 1가지 이상의 통과하지 못하는 용질이 있는데, 물만 선택적으로 투과할 수 있는 막을 통과하여 확산되는 것		물 농도의 평형을 회복하기 위해서 물분자가 세포의 안쪽 또는 바깥쪽으로 확산되는 것
여과(filtration)	여과막을 물과 작은 용질 입자는 통과하고, 큰 용질 입자는 통과하지 못하는 것. 수압이 높은 구역에서 수압이 낮은 구역으로 이동한다.	높은 압력　낮은 압력	콩팥에서 물과 작은 입자는 혈관에서 빠져나가지만 혈액 단백질(혈장)과 혈액 세포는 빠져나가지 못하여 소변이 생성되는 것

분자가 확산될 수 있는 문의 역할을 한다. 단백질 구조체가 입자와 결합해서 막을 가로 건너서 옮겨주는 '운반자' 역할을 하는 경우도 있다. 이러한 운반자가 없으면 대부분의 용질(solute)은 세포막을 통과하여 확산될 수 없다.

그림 3-4는 확산 과정을 나타낸 것이다. 두 가지 물질 모두 다공성 막을 통과해서 양 방향으로 빠르게 이동하고 있다는 데 주목하라. 그리고 자주색으로 나타낸 용질의 이동은 농도가 높은 20%에서 농도가 낮은 10%쪽으로 더 많이 이동한다는 데 주목해야 한다. 이것이 농도 그라디언트가 낮아지는 물질 이동의 한 예이다. 물도 농도가 높은 쪽에서 낮은 쪽으로 이동한다(역자 주 : 용액의 농도가 10%라는 것은 용질이 10%이고 물이 90%라는 의미이므로 10% 용액의 물 농도는 90%, 20%용액의 물 농도는 80%이므로 물은 10% 용액에서 20% 용액쪽으로 이동한다.). 그 결과 얼마 동안 시간이 지나면 두 용액의 농도가 같아진다(평형상태). 평형상태에 도달한 다음에는 같은 양의 용질과 같은 양의 물이 양 방향으로 확산된다.

한편 **삼투**(osmosis)와 **투석**(dialysis)은 확산의 특별한 예이다. 두 경우 모두 선택적으로 투과할 수 있는 막을 통과해서 확산이 일어난다. 세포의 형질막을 '선택적으로 투과할 수 있는 막'이라고 하는데, 그 이유는 어떤 물질은 통과시키고 어떤 물질은 통과시키지 않기 때문이다. 즉 세포의 형질막은 특정 분자의 확산만 허용하는 특별한 통로 또는 운반자이다. 이와 같은 성질은 영양분과 같은 물질은 통과시켜서 세포 안으로 들어오게 하고, 다른 물질은 들어오지 못하게 할 때 꼭 필요하다.

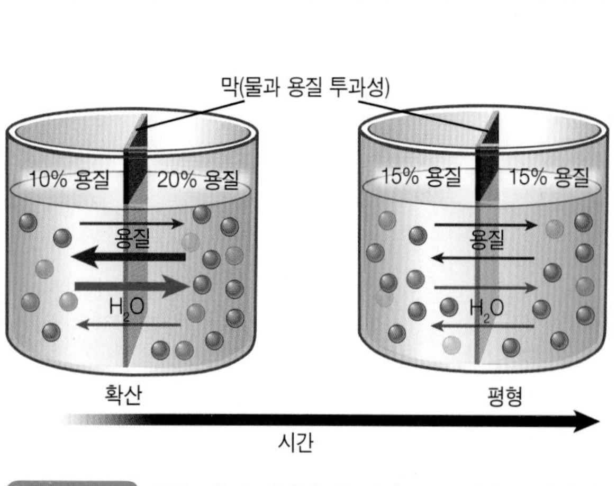

삼투는 '선택적으로 투과할 수 있는 수분통로(water channel)를 통해 물이 확산되는 것'이다. 그 막에는 다른 용질이 통과할 수 있는 문이나 통로가 없기 때문에 용질은 확산되지 않고 물만 확산된다.

투석은 몇몇 용질만 막을 통과해서 확산될 수 있고 다른 용질은 확산되지 못하는 것이다. 즉 투석에 의해 용질들이 불균등하게 분포되고, 물은 이동하지 못한다.

2.1.2. 여과

여과(filtration)는 막의 한 쪽에서 다른 쪽으로 강제로 미는 힘 때문에 수분과 용질이 막을 통과해서 이동하는 것이다. 여기에서 미는 힘을 수압(hydrostatic pressure ; 유체 정역학적 압력)이라 하는데, 이것은 단순히 어떤 표면을 미는 힘이다. 예를 들어 혈압은 혈액을 혈관벽에 대해 미는 힘이다.

여과의 기본 원리는 "여과는 항상 수압 그라디언트를 낮추는 방향으로 일어난다."는 것이다. 이 말은 불균등한 수압 하에 있는 두 액체가 막으로 분리되어 있으면 그 막을 투과할 수 있는 수분, 용질, 입자 등이 높은 수압 하에 있는 용액에서 낮은 수압 하에 있는 용액으로 여과되어 나간다는 뜻이다. 콩팥에서 소변이 만들어지는 것이 여과 과정의 하나이다. 수압의 차이 때문에 피 속에 있던 찌꺼기들이 콩팥모세관 속으로 여과되어 나간다.

 수동적 수송을 더 공부하려면 CD-ROM의 AnimationDirect로 들어갈 것

2.2. 능동적 수송과정

능동적 수송(active transport)은 물질들이 살아 있는 세포막을 통과해서 '오르막길'을 올라가는 것이다. 여기에서 '오르막길(uphill)'은 "농도 그라디언트가 높아지는 것, 즉 농도가 낮은 쪽에서 높은 쪽으로"라는 의미이다. 물질 이동에 필요한 에너지는 ATP로부터 얻는다. ATP의 생성과 파괴에는 복잡한 세포 활동이 필요하기 때문에 능동적 수송은 살아 있는 막에서만 일어날 수 있다. 표 3-3은 능동적 수송과정을 요약한 것이다.

막(물과 용질 투과성)

| 10% 용질 | 20% 용질 | | 15% 용질 | 15% 용질 |

용질

H₂O

확산   평형

시간

FIGURE 3-4 **확산**. 용질 입자와 물 분자 모두 막을 통과할 수 있고, 10% 용액과 20% 용액을 막이 분리하고 있다는 데 주목하라. 왼쪽 그림은 두 용액이 확산되기 시작할 때 막에 의해 두 용액이 분리된 것이고, 오른쪽 그림은 시간이 지나 확산이 이루어진 결과를 보여준다.

TABLE 3-3

능동적 수송과정

과정	설명		예
이온 펌프(ion pump)	용질 입자를 운반. 단백질 구조를 이용하여 농도가 낮은 구역에서 높은 구역으로 옮기는 것(농도 그라디언트를 높이는 것)	ATP	근육세포에서 거의 모든 칼슘 이온을 특정 장소(세포 밖)로 펌프질하는 것
포식작용	세포 또는 큰 입자를 형질막으로 싸서 세포 안쪽으로 끌어들이는 것		박테리아세포를 포식작용을 하는 백혈구로 싸버리는 것
포음작용	액체 또는 녹아 있는 분자를 형질막으로 싸서 세포 안쪽으로 끌어들이는 것		일부 체세포가 큰 단백질 분자를 싸버리는 것

2.2.1. 이온 펌프

이온 펌프(ion pump)라고 부르는 독특한 세포 요소에 의해 여러 가지 능동적 수송 메커니즘이 이루어진다. 이온 펌프의 한 예는 **운반자**(carrier)라고 불리는 세포막에 있는 단백질 구조이다. 이온 펌프는 세포막을 건너서 농도 그라디언트의 반대 방향으로 이온을 능동적으로 옮길 때 ATP에서 방출되는 에너지를 이용한다. '펌프'라는 말은 양수기를 이용해서 물을 위쪽으로 끌어올리듯이 물질들을 오르막 방향으로 이동시킨다는 의미이다.

이온 펌프는 특정 종류의 이온에만 적용된다. 그래서 다른 종류의 이온을 이동시키려면 다른 이온 펌프가 필요하다. 예를 들어 나트륨 펌프는 나트륨 이온만 이동시키고, 칼슘 펌프는 칼슘 이온만, 칼륨 펌프는 칼륨 이온만 이동시킨다. 일부 이온 펌프는 서로 짝을 이루어 2가지 이상의 물질들이 한 번에 세포막을 투과해서 이동하기도 한다. 예를 들어 그림 3-5에서 **나트륨-칼륨 펌프**(sodium-potassium pump)는 나트륨 이온을 세포막 밖으로 보냄과 동시에 칼륨 이온을 세포막 안으로 끌어들인다. 두 이온이 농도 그라디언트에 역행하여 이동하기 때문에 나트륨-칼륨 펌프

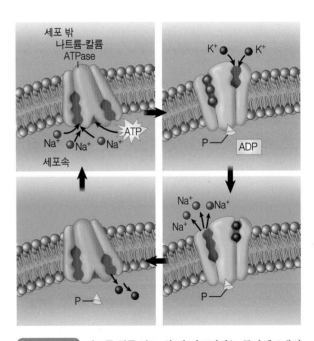

FIGURE 3-5 **나트륨-칼륨 펌프**. 한 번 펌프질하는 동안에 3개의 나트륨 이온(Na^+)을 세포 밖으로 펌프하고, 2개의 칼륨 이온(K^+)을 세포 안으로 펌프한다. ATP가 분해되어 나온 에너지를 이용하여 이온을 펌프한다.

는 세포 밖은 나트륨 이온 농도가 높게, 세포 안은 칼륨 이온 농도가 높게 만든다. 나트륨-칼륨 펌프는 신경 임펄스를 전달하는 통로를 만들기 위해 신경세포 안으로 쏠려 들어갔던 나트륨 이온들을 제자리로 돌려놓을 때 탈분극되었던 것을 재분극시킬 때 필요하다. 어떤 이온 펌프는 글루코스, 아미노산, 기타 물질을 수송하는 특정 운반자와 짝을 이루기도 한다. 그러나 수분을 이동시키기 위한 수송 펌프는 없다. 수분은 삼투에 의한 수동적 이동만 이루어진다.

2.2.2. 포식작용과 포음작용

포식작용(phagocytosis)은 세포가 물체 또는 물질을 형질막을 통과시켜서 세포질 안으로 능동적으로 끌어들이는 또 다른 예이다. 'phagocytosis'는 그리스어로 '먹는다'는 뜻을 가진 단어에서 유래되었다. 세포가 이 과정에 의해서 비교적 큰 입자를 '집어삼키거나' 문자 그대로 '먹어버리기' 때문에 적절한 용어라고 생각된다. 일부 백혈구는

침입한 박테리아를 파괴하거나 상처를 입은 조직의 잔해를 치우기 위해 포식작용을 사용하기도 한다. 이 과정 동안 세포뼈대는 세포의 형질막을 늘려서 세포 안으로 옮길 입자 주위에 주머니를 만들고, 그 결과 그 물질이 소포 안에 감싸이게 된다. 세포막을 움직여 그 소포를 세포 안쪽 깊숙한 곳으로 끌어당긴다. 일단 세포질 안쪽으로 들어가면 그 소포는 리소솜과 섞인 다음 결국에는 입자가 분해된다(그림 3-6).

포음작용(pinocytosis)은 액체 또는 용액을 세포 안으로 끌어들일 때 사용하는 능동적 수송 시스템이다. 세포 안으로 끌어들일 때 형질막 주머니 안에 용액을 싸서 들여온다. 또한 'pino'가 그리스어로 '마신다'는 뜻이기 때문에 'pinocytosis'라는 용어가 적절한 것으로 보인다.

포식작용과 포음작용 모두 세포뼈대가 움직일 때 ATP에서 방출된 에너지를 사용하기 때문에 능동적 수송과정이다.

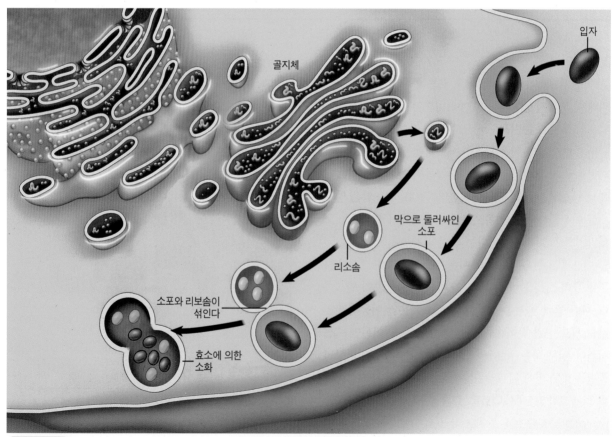

입자

골지체

막으로 둘러싸인
소포

리소솜

소포와 리보솜이
섞인다

효소에 의한
소화

FIGURE 3-6 **포식작용**. 세포의 세포뼈대가 밖으로 늘어나서 입자를 삼킨 다음 소포를 만든다. 세포뼈대를 움직여서 소포를 세포질 안쪽으로 잡아당긴 다음 리소솜과 섞는다. 리소솜에서 나온 효소가 입자를 분해한다. 포음작용도 비슷한 방법으로 이루어진다. 다만 큰 입자 대신에 액체를 삼킨 다음 세포 안으로 끌고 와서 분해한다는 것만 다르다.

Clinical Application

긴장성(tonicity)

소금물의 농도가 살아 있는 적혈구 세포의 소금 농도인 0.9%와 같을 때 등장성(isotonic) 용액이라고 한다. 소금 입자인 Na^+와 Cl^-는 형질막을 쉽게 통과하지 못하기 때문에 소금물의 농도가 세포액과 다르면 어떤 방법으로든 물의 삼투를 촉진시킨다. 세포보다 소금 농도가 높으면 세포에 대하여 고장성(hypertonic)이라 하고, 소금 농도가 낮으면 저장성(hypotonic)이라 한다. 지금 학생들이 알고 있는 여과, 확산, 삼투에 관한 지식을 가지고 적혈구가 등장성·고장성·저장성 용액 안에 있을 때 어떤 현상이 일어날지 예측할 수 있는가?

오른쪽 그림을 살펴보자. 등장성 용액 속에 있는 적혈구는 소금 또는 물의 농도에 차이가 없기 때문에 변함이 없다. 즉 물이 세포 안으로 들어가는 양과 세포 밖으로 나오는 양이 같다. 그러나 고장성 소금 용액에 적혈구가 있을 때는 그렇지 않다. 적혈구의 세포질 안에 들어 있던 물을 즉시 주위의 용액에 빼앗겨서 줄어들게 되는데, 그 과정을 '**적혈구 위축**(crenation)'이라고 한다.

적혈구가 저장성 소금물에 있을 때는 반대 현상이 일어난다. 주위에 있는 용액으로부터 물이 적혈구 안으로 들어가서 세포가 부풀어올라 터진다. 그 과정을 '**적혈구 용해**(lyse)'라고 한다.

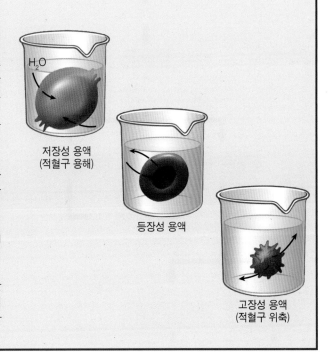

저장성 용액
(적혈구 용해)

H_2O

등장성 용액

고장성 용액
(적혈구 위축)

 능동적 수송을 3차원적으로 간단히 둘러 보려면 CD-ROM의 AnimationDirect로 들어갈 것

✓ 수행평가

1. 수동적 수송 과정과 능동적 수송 과정의 차이점은?
2. 삼투는 무엇인가?
3. 이온 펌프는 어떻게 작동되는가? 능동적 수송인가, 아니면 수동적 수송인가?
4. 포식작용의 과정을 설명하라.

3. 세포의 증식과 유전

인간의 세포 증식은 모두 **유사분열**(mitosis) 과정에 의해서 이루어진다. 유사분열 과정 동안 세포는 2배로 증가한다. 즉 하나의 세포가 나누어져 2개의 세포가 됨으로써 세포의 수가 2배로 된다. 세포의 증식과 최종적으로 유전적 특성의 전이는 단백질의 생산과 밀접하게 관련되어 있다. 두 종류의 핵산인 **리보핵산**(ribonucleic acid : RNA)과 **데옥시리보핵산**(deoxyribonucleic acid : DNA)이 단백질 합성에 결정적인 역할을 한다.

3.1. DNA 분자와 유전정보

DNA로 구성된 염색체(chromosome)가 유전을 가능하게 한다. **유전자**(gene)라 불리는 DNA 분자의 분절 속에 들어 있는 유전정보가 피부색, 혈액형 등의 선천적 특성을 부모 세대에서 자식 세대로 전달하거나 나타나게 한다(그림 3-7).

DNA 분자는 잘 휘어지는 재질로 만들어진 길고 좁은 줄사다리와 유사하다. DNA 분자는 모나지 않게 꼬여 있고, 그 축을 이중 나선 모양으로 돈다(그림 2-14). DNA 분자 하나하나는 많은 작은 단위로 만들어졌는데, 각 단위는 당분, 인, 염기로 구성되어 있다(표 3-4). 염기는 아데닌, 티민, 구아닌, 사이토신 등이다. 이러한 질소 함유 화학물질들을 염기(base)라고 부르는 이유는 그들 자체가 pH가 높은데, pH가 높은 화학물질을 염기(base)라고 부르기 때문이다. 그림 2-14에서 볼 수 있듯이 DNA 사다리의 발판은 한 쌍의 염기로 구성되어 있다. 단 두 종류의 염기 조합만 일어나고, 두 개의 염기는 항상 서로 짝을 이룬다. 즉 아데닌은 언제든지 티민과 결합하고, 사이토신은 항상 구아닌과 결합한다. DNA 구조의 이와 같은 특징을 '보상적 염

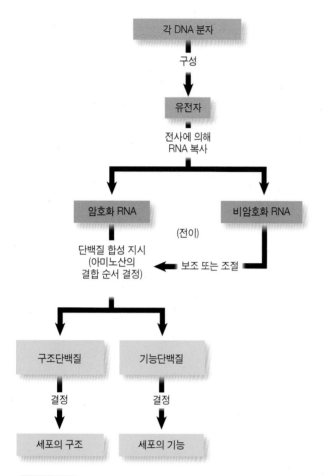

FIGURE 3-7 **유전자의 역할**. DNA로부터 복사된 유전자는 전사(transcription) 과정에 의해 RNA로 다시 복사된다. RNA에 전사된 내용은 전이(translation) 과정에 의해서 실행되는데, 이 과정에서 아미노산의 결합 순서를 결정하는 암호가 전달되어 단백질이 만들어진다. 그 결과로 만들어진 단백질의 구조가 그 단백질의 역할을 결정하고, 결과적으로 인체의 구조와 기능을 결정한다.

TABLE 3-4		
뉴클레오타이드의 구성 요소		
뉴클레오타이드	**DNA**	**RNA**
당	데옥시리보스	리보스
인산	인산염	인산염
질소염기	사이토신	사이토신
	구아닌	구아닌
	아데닌	아데닌
	티민	우라실

인간의 모든 체세포에는 각각 46개의 **핵소체염색체**(nucleolar chromosome)와 1개의 **미토콘드리아염색체**(mitochondrial chromosome)가 들어 있고, DNA에는 약 2,500가지 단백질-암호 유전자(protein-coding gene) 안에 약 30억 개의 염기쌍 유전자 정보가 있다. 그 말은 인간은 부모로부터 10억 비트 이상의 정보를 물려받는다는 의미가 된다. 우리 몸을 이루는 세포 하나하나마다 그렇게 많은 유전정보들이 가득 차 있고, 또 인간이 그렇게 복잡한 유기체라는 것이 얼마나 놀라운 일인가?

3.1.1. 유전자 암호

유전자는 어떻게 유전적 특성이 나타나게 하는가? 물론 그에 대해 간단하고 쉬운 답은 없다. 우리는 각 유전자 안에 들어 있는 유전정보가 특정 단백질의 합성을 지시한다는 것을 알고 있을 뿐이다. 유전자 안에 있는 1,000여 가지의 독특한 염기쌍 순서에 의해 특정 단백질을 만드는 데 필요한 특정 블록의 순서가 결정된다(역자 주 : 단백질 합성을 건물을 짓는 데에 비유해서 어떤 블록을 어떤 순서로 쌓느냐가 염기쌍 순서에 의해 결정된다는 의미). 각 유전자 안에 저장되어 있는 정보를 **유전자 암호**(genetic code)라고 한다.

어떤 유전자는 단백질 합성에 관여하지 않고 RNA 분자의 조절 형태를 암호로 기록한다. 조절 RNA 분자는 세포 안에서 일어나는 어떤 화학 과정에 영향을 미치는 기능 단백질 분자의 역할을 한다. 예를 들어 **리보솜RNA** (ribosomal RNA : rRNA) 분자는 리보솜의 단백질 합성 구조체(역자 주 : 단백질을 합성하는 공장 건물)를 만들고, 다른 RNA 분자는 유전자 암호의 작업용 임시 복사본 역할을 한다.

간단히 요약하자면 유전자에 암호로 기록된 정보들이

기 짝짓기(complementary base pairing)' 또는 '염기 쌍형성 규칙'이라고 한다.

유전자는 염색체 안에서 짝을 이루고 있는 염기의 특정한 분절이다. 모든 염색체 안에서 짝을 이루고 있는 염기의 종류는 같지만 짝을 이루는 순서(sequence)는 다르다. 이와 같이 순서가 다르다는 것이 기능적으로 매우 중요하다. 각 염색체의 유전자 안에서 염기가 짝을 이루는 순서에 따라 유전이 결정되기 때문이다. 대부분의 유전자들은 적어도 한 종류 이상의 단백질 합성 방향을 결정한다. 즉, 구조 단백질을 만들 수도 있고, 효소나 호르몬과 같은 기능 단백질을 만들 수도 있다. 그렇지 않으면 탄수화물이나 지질 분자와 결합해서 4차 구조 단백질이 될 수도 있다.

RNA의 생산과 단백질 합성을 조절한다. 그러한 단백질에는 효소와 기능 단백질 분자(세포 수준에서 일어나는 화학 반응을 가능하게 하는 단백질 분자)도 있고, 세포 수준에서 일어나는 화학 반응에 따라서 세포의 구조와 기능이 결정되기 때문에 유전특성이 우리에게 전달되는 것이다.

DNA의 구조와 유전정보를 암호화하는 방법을 3차원적으로 간단히 둘러 보려면 CD-ROM의 AnimationDirect로 들어갈 것

3.1.2. RNA 분자와 단백질 합성

유전자 암호에 의해 단백질 합성을 지시하는 대부분의 DNA는 세포의 핵 안에 있다. 그러나 실제 단백질 합성 과정은 세포질 안, ER 위에 있는 리보솜에서 일어나기 때문에 다른 핵산인 RNA에 유전자 정보를 복사해서 세포질로 가져가야 한다. 핵에서 만들어진 RNA가 최종산물이 될 수도 있고, 세포질 밖으로 보내져서 세포의 여러 가지 기능을 조절할 수도 있다(주의 : 단백질과 핵산의 화학적 구조를 잘 모르는 사람은 앞으로 진도를 나가기 전에 제2장을 한 번 더 복습하는 것이 좋다.).

RNA와 DNA는 모두 뉴클레오타이드(nucleotide)라는 아단위로 구성되어 있고, 뉴클레오타이드는 당분, 인, 그리고 4가지 염기 중 하나로 구성되어 있다. 그러나 RNA의 아단위에는 다른 종류의 당분과 염기가 포함되어 있다. RNA 뉴클레오타이드에는 티민 염기 대신에 우라실 염기가 들어 있다. 여기에서 논의하는 RNA는 외가닥 분자(single-stranded molecule)이지 DNA처럼 두가닥 분자(double-stranded molecule)가 아니다. 즉, 2가닥인 DNA에서 1가닥만 복사한 RNA를 말한다.

유전정보가 핵으로부터 실질적으로 단백질이 생산되는 세포질로 옮겨지려면 전사와 전이라는 2단계의 과정을 거쳐야 한다.

전사(transcription)되는 동안 두가닥 DNA 분자가 분리되거나 풀어져서 **메신저RNA**(messenger RNA : mRNA)가 만들어진다(그림 3-8, 1단계). mRNA의 각 가닥은 새로 갈라진 DNA 나선 중 하나에 있는 유전자 순서를 복사한 것이다. 그것을 "DNA몰드(mold, 틀)로 찍어냈다" 또는 "전사되었다"고 한다. 전사된 mRNA 분자를 핵구멍을 통하여 핵에서 세포질로 전달하고, 리보솜 안이나 ER 위에서 단백질 합성을 지시한다(그림 3-8, 2단계).

전사 작용을 3차원적으로 간단히 둘러 보려면 CD-ROM의 AnimationDirect로 들어갈 것

전이(translation)는 세포질 안에서 mRNA에 달라붙은 리보솜에 의해 단백질이 합성되는 것이다. 리보솜은 mRNA가 가지고 있는 정보를 읽어서 화학 블록, 즉 아미노산(amino acid)을 적절히 선택하고 배열하도록 지시한다.

먼저 리보솜의 두 아단위가 mRNA의 머리에 붙는다(그림 3-8, 3단계). 대부분의 리보솜은 rRNA로 만들어졌다는 것을 다시 떠올리기 바란다. 그다음에는 리보솜이 mRNA 가닥을 밑으로 옮겨 아미노산들이 적절한 순서로 모이도록 한다(그림 3-8, 4단계). **운반 RNA**(transfer RNA : tRNA) 분자들은 mRNA 가닥에 있는 각 **코돈**(codon)에 도킹시키기 위해 특정한 아미노산을 가져옴으로써 전이과정이 원활하게 이루어지도록 돕는다. 코돈은 연속되어 있는 뉴클레오타이드 염기 3개를 말하는 것으로, 특정 아미노산을 나타내는 암호의 역할을 한다. mRNA에 암호로 기록된 유전자는 일련의 코돈으로 구성되어 있고, 그 코돈들이 단백

Research, Issues, & Trends

인간의 게놈(human genome)

인체의 각 세포 안에 있는 DNA 전체를 게놈(genome, 유전체)이라고 한다. 과학자들의 열성적인 노력과 협동으로 인간의 게놈 안에 있는 유전자들의 위치를 그림으로 그렸다. 각각의 위치에 존재할 수 있는 서로 다른 유전자 암호를 해독하는 작업은 아직도 진행 중이다. 인간 게놈의 지도화 작업의 상당 부분이 1990년에 시작된 인간 게놈 프로젝트(human genome project : HGP)에 의해 수행되었다. HGP에서는 인간의 완전한 게놈 지도를 만들고 게놈 지도를 만드는 툴(tool)을 개발하는 게놈학(genomics) 외에도 대규모 과학 연구 사업에 의해 발생할 수 있는 중요한 윤리적·법적·사회적 문제의 연구도 수행하였다. HGP는 미국 에너지국(Department of Energy : DOE)과 미국국립보건원(National Institutes of Health : NIH)의 후원을 받고 있고, 초대 HGP 연구 소장에는 1953년에 DNA 분자의 구조를 처음으로 밝혀낸 James Watson이 임명되었다. 많은 과학자들이 이미 그려진 인간의 게놈지도를 이용하여 인간의 게놈에서 볼 수 있는 여러 유전자와 유전자 변형체(gene variant)를 자세히 채워 넣는 작업을 하고 있다. 또한 인간의 게놈에 있는 유전자 각각에 암호로 기록되어 있는 모든 단백질을 연구하는 학문 분야, 즉 단백질유전정보학(proteomics)이라는 새로운 분야도 연구하고 있다.

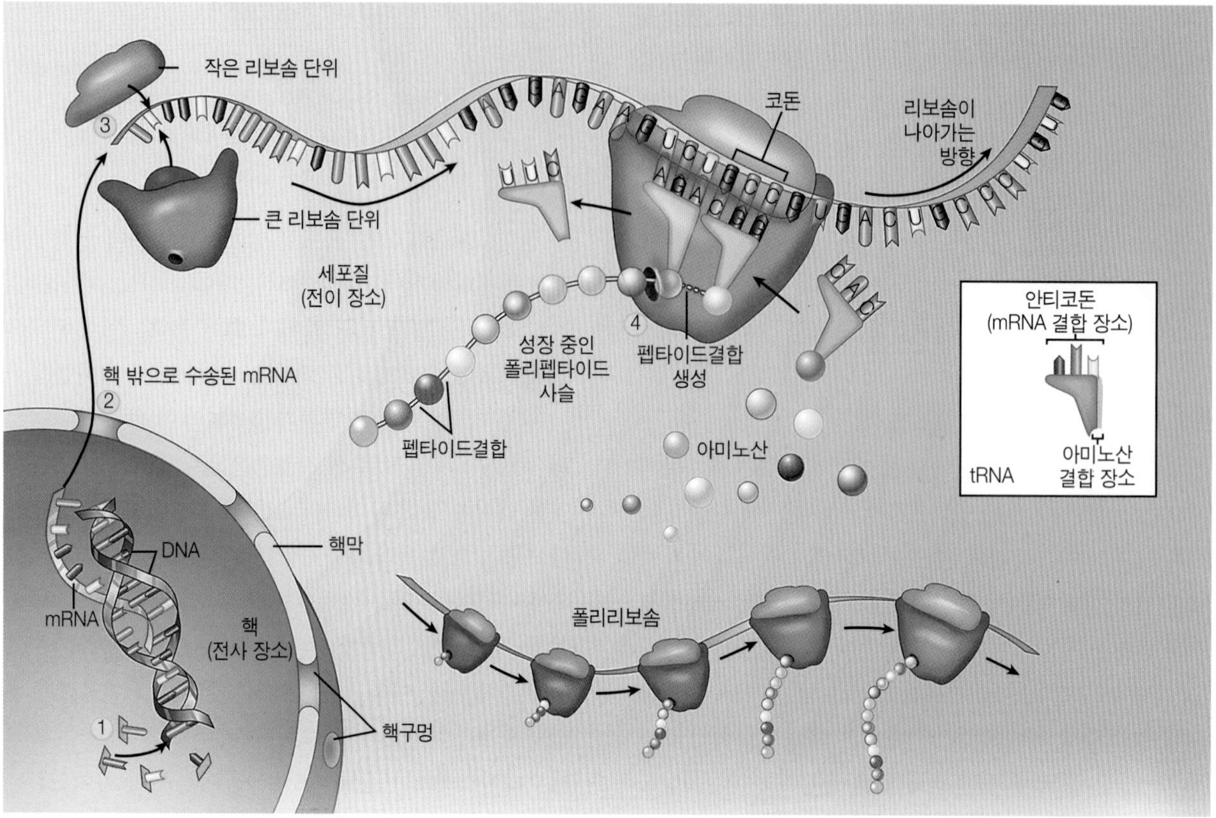

작은 리보솜 단위

큰 리보솜 단위

세포질
(전이 장소)

핵 밖으로 수송된 mRNA

성장 중인
폴리펩타이드
사슬

펩타이드결합

코돈

리보솜이
나아가는
방향

펩타이드결합
생성

아미노산

안티코돈
(mRNA 결합 장소)

tRNA

아미노산
결합 장소

DNA

핵막

mRNA

핵
(전사 장소)

핵구멍

폴리리보솜

FIGURE 3-8 **단백질 합성.** 1. 단백질 합성은 전사로부터 시작된다. 전사 과정 중에 세포핵 안에 있는 DNA 분자에 있는 일련의 유전자 순서에 따라 mRNA 분자가 만들어진다. mRNA 분자가 완성되면 DNA 분자에서 떨어져 나온다. 2. 그다음에는 커다란 핵구멍을 통해 mRNA가 핵을 떠나 세포질로 이동한다. 3. 핵 밖에서 리보솜의 아단위가 mRNA 분자의 머리에 붙는데, 그러면 전이 과정이 시작된다. 4. 전이 과정 중에 tRNA분자가 mRNA 코돈에 암호로 기록된 특정 아미노산을 리보솜 안으로 가져온다. 아미노산들이 적절한 순서로 배열되면 펩타이드결합을 하여 폴리펩타이드라는 긴 가닥을 만든다. 완전한 단백질 분자를 만들기 위해 여러 개의 폴리펩타이드가 사슬로 연결되어야 할 때도 있다.

질 사슬을 만들기 위해 서로 연결해야 할 아미노산의 순서를 가르쳐주는 셈이다.

　그다음에는 전이 과정에서 만들어진 아미노산 가닥들이 스스로 접히거나 다른 가닥과 연결됨으로써 완전한 단백질 분자가 된다(그림 2-12). 단백질 분자는 종류에 따라 특별하고 복잡한 모양을 가지고 있기 때문에 그 단백질 분자가 세포 안에서 특정한 기능을 수행하게 된다. DNA가 단백질의 모양을 결정하기 때문에 DNA가 세포 안에서 단백질의 기능을 결정한다는 것은 자명한 사실이다(그림 3-7).

 전이 작용을 3차원적으로 간단히 둘러 보려면 CD-ROM의 AnimationDirect로 들어갈 것

3.2. 세포분열

　세포의 증식 과정에는 핵의 분열(유사분열, mitosis)과 세포질의 분열이 포함된다. 그 과정이 끝나면 2개의 딸세포가 생긴다. 2개의 딸세포는 모두 모세포와 같은 유전 물질을 갖는다. 그림 3-9에서 볼 수 있듯이 구체적이고 눈으로 볼 수 있는 세포분열 단계 이전의 단계가 있다. 세포가 분열되지 않고 평상 시 기능을 하고 있는 시기를 유사분열 **사이기**(중간기, interphase)라고 한다. 유사분열 사이기에는 새로 만들어진 세포가 자라는 시기와 다음에 이어지는 세포분열을 준비하는 시기가 포함되어 있다. 이러한 사이기에는 "세포가 쉬고 있다"고 한다. 그러나 능동적인 세포분열이라는 관점에서만 쉬는 것이고, 다른 관점에서는 열심히 활동하고 있는 것이다. 사이기와 유사분열이 시작되기 직전에 염색체의 DNA가 자기복제(replicate itself)를

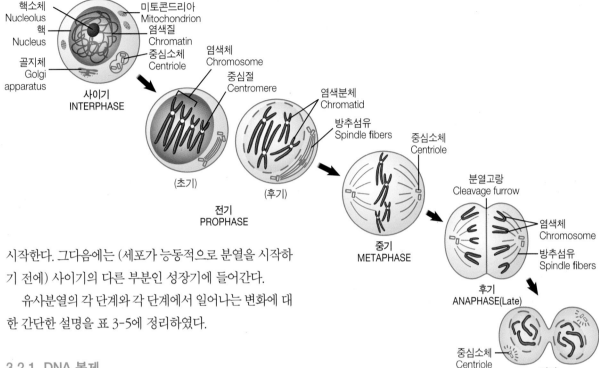

시작한다. 그다음에는 (세포가 능동적으로 분열을 시작하기 전에) 사이기의 다른 부분인 성장기에 들어간다.

유사분열의 각 단계와 각 단계에서 일어나는 변화에 대한 간단한 설명을 표 3-5에 정리하였다.

3.2.1. DNA 복제

DNA 분자는 자연에 있는 대부분의 분자와 달리 **DNA 복제**(DNA replication)라는 과정에 의해서 자신들의 복사본을 만든다는 면이 조금 특이하다. 세포가 분열해서 두 개의 세포를 만들기 전에 핵 안에 있는 각 DNA 분자는 자신과 똑 같이 닮은 DNA 분자를 만든다. DNA 분자가 자기복제를 하고 있지 않는 동안에는 단단히 꼬인 이중 나선 구조를 하고 있다. 자기복제가 시작되면 DNA 분자의 짧은 분절이 풀리고, 분자의 두 가닥이 짝을 이루고 있는 염기 사이에서 갈라진다. 그러므로 갈라진 가닥들은 짝이 없는 염

FIGURE 3-9 **유사분열.** 그림을 간명하게 그리기 위해 4개의 염색체만 그렸다.

기를 갖게 된다. 두 개의 갈라진 가닥 안에 있는 짝이 없는 염기는 핵질 안에 있는 보상 염기를 끌어당겨 결합한다. 아데닌은 티민을 끌어당겨 결합하고, 사이토신은 구아닌을 끌어당겨 결합한다. 이러한 단계가 수없이 반복되어 DNA 분자의 길이 전체에 걸쳐 복사가 이루어진다. 즉 절반이었던 DNA 분자가 온전한 DNA 분자이면서 원래 DNA 분자와 똑같은 분자가 된다. DNA 분자의 자기복제가 끝나면 유사분열의 첫 단계에 들어갈 준비가 될 때까지 계속 성장한다.

3.2.2. 전기

그림 3-9에서 유사분열의 첫 단계인 **전기**(prophase)에 어떤 변화가 생겼는지 확인하라. 염색질(chromatin)이 조직화된다. 핵 안에 있는 염색체는 염색분체(chromatid)라

TABLE 3-5

세포분열의 단계

단계	특성
전기	염색질이 응축되어 염색체를 볼 수 있게 된다. 염색분체가 중심절에 붙는다. 방추섬유가 나타난다. 핵소체와 핵막이 사라진다.
중기	방추섬유가 염색분체마다 달라붙는다. 염색분체들이 세포의 중심에 정렬된다.
후기	중심절이 갈라진다. 염색체들이 세포의 중심에서 먼쪽으로 이동한다. 분열고랑이 생긴다.
말기	두 개의 핵과 핵막이 나타난다. 세포질과 세포소기관들이 똑같게 나누어진다. 세포분열 과정이 완료된다.

는 두 개의 가닥을 만든다. 두 개의 염색분체는 염주처럼 생긴 중심절(centromere)에 함께 붙어 있다. 세포질 안에서는 중심소체 사이에 방추섬유(spindle fiber)라는 미세관으로 이루어진 망이 생기면서 서로 떨어지도록 움직이게 된다. 방추섬유는 안내선 역할을 하고, 유사분열 후기에 염색체들이 세포의 정반대쪽으로 이동하도록 도와준다.

3.2.3. 중기

중기(metaphase)가 시작되면 핵막(nuclear envelope)과 핵소체가 사라진다. 그림 3-9에서 염색체들이 세포의 중심에 가로로 정렬하여 있는 것을 확인하라. 중심소체들은 서로 세포의 반대쪽 끝으로 이동하고, 방추섬유가 염색분체마다 달라붙는다.

3.2.4. 후기

후기(anaphase)가 시작되면 짝을 이루는 염색분체를 함께 묶고 있던 염주처럼 생긴 중심절이 깨진다. 이때부터 염색체라고 부른다. 각각의 염색체는 세포의 중심에서 멀어지는 쪽으로 이동한다. 염색체는 방추섬유의 안내에 따라 중심소체쪽으로 이동한다. 그림 3-9에서 염색체들이 세포의 반대쪽 끝으로 끌려가는 것을 확인하라. 후기의 마지막에 세포를 두 개의 딸세포로 나누는 분열고랑(cleavage furrow)이 처음으로 나타난다.

3.2.5. 말기

말기(telophase)에 세포분열이 완료된다. 두 개의 핵이 나타나고, 염색체들이 덜 눈에 띄어서 부서지는 것처럼 보인다. 염색질 주위에 핵막이 만들어지고, 분열고랑이 세포를 완전히 두 개로 나누어 놓는다. 분열이 완료되기 전에 두 개의 핵이 각각 세포질로 둘러싸이고, 그 세포질 안에는 세포소기관들이 두 개의 딸세포에 똑같이 분포된다. 말기의 마지막에 똑 같은 유전 특성을 갖고 있는 딸세포가 만들어진다. 두 개의 딸세포는 완전한 기능을 갖추고 있으며, 나중에 자신이 유사분열할 수 있다.

세포분열의 단계를 3차원적으로 간단히 둘러 보려면 CD-ROM의 AnimationDirect로 들어갈 것

3.2.6. 세포분열의 결과

유사분열을 하면 두 개의 똑같은 세포가 생긴다. 발달 시기에는 세포의 수가 증가하면 조직과 기관의 크기가 자라는 데 도움이 된다. 성장기에는 유사분열에 의해 비슷한 세포들이 **분화**(differentiate)되거나 다른 조직으로 발달한다. 성인기에도 유사분열을 해서 노화되어 기능이 부족하게 된 세포들을 대체하거나 병이나 부상으로 상처를 입거나 죽은 세포들을 대체한다.

신체가 유사분열을 조절할 수 있는 능력을 잃게 되면 '증식세포의 비정상적인 덩어리'가 발달한다. 이 세포덩어리를 **종양**(neoplasm) 또는 신생물이라고 한다. 종양에는 비교적 해가 없는 종양인 **양성종양**(benign tumor)과 위험한 **악성종양**(malignant tumor 또는 암종양)이 있다.

종양을 3차원적으로 간단히 둘러 보려면 CD-ROM의 AnimationDirect로 들어갈 것

✔ **수행평가**
1. 유전자는 신체의 기능과 구조를 어떻게 결정하는가?
2. 유전정보는 세포 내의 어느 부위에 저장되어 있는가?
3. 세포 내에서 단백질을 만드는 중요한 과정은 무엇인가?
4. 세포가 유사분열을 하는 4가지 시기는 무엇인가?

4. 조직

신체를 형성하는 4가지 중요한 조직은 다음과 같다.
1. 상피조직(epithelial tissue)
2. 결합조직(connective tissue)
3. 근육조직(muscle tissue)
4. 신경조직(nervous tissue)

각 조직은 ① 조직을 이루는 세포의 크기와 모양, ② 세포 사이에 있는 물질의 종류와 양, ③ 생명을 유지하기 위해 세포가 하는 기능 등이 다르다. 표 3-6~3-8에 네 조직의 이름과 여러 하부 종류들을 정리하였다. 표에는 각 조직의 하부종류와 구조, 위치, 기능도 제시하였다.

4.1. 상피조직

상피조직(epithelial tissue)은 신체와 신체의 각 부위를 덮어 싸고 있다(표 3-6). 상피조직은 신체의 여러 부위들의 속벽을 이루기도 한다. 상피세포들은 세포사이물질이 거의 없이 세포들이 빽빽하게 밀착되어 있기 때문에 핏줄이 없고 종잇장이 여러 장 겹친 것처럼 생겼다. 그림 3-10에 상피조직을 이루고 있는 세포의 모양이나 배열에 따라 어떻게 분류하는지 나타냈다.

4.1.1. 세포의 모양

상피세포를 모양에 따라 분류하면 다음과 같다.

1. 편평세포(squamous) : 납작한 비늘 모양의 세포
2. 입방세포(cuboid) : 정육면체 모양의 세포
3. 원주세포(columnar) : 가로보다 세로가 긴 모양의 세포
4. 이행세포(transitional) : 모양이 변화하는 세포

4.1.2. 세포의 배열

상피조직을 세포의 배열에 따라 분류하면 다음과 같다.

1. 단층세포(simple) : 같은 모양을 가진 세포가 단층으로 배열된 세포
2. 중층세포(stratified) : 여러 층으로 이루어진 세포로, 가장 바깥쪽 층의 모양에 따라 이름을 붙인다.

몇 가지 종류의 상피를 다음에 설명하였고, 그림 3-11~3-15에서 그림으로 볼 수 있다.

4.1.3. 단층편평상피

단층편평상피(simple squamous epithelium)는 매우 얇고 불규칙하게 생긴 세포들이 한 겹으로 배열되어 있다. 단층의 편평한 구조 때문에 물질이 세포를 통과할 수 있어서 투과성이 있다는 것이 단층편평상피의 특징이다. 예를 들어 허파 안에 있는 작은 주머니인 허파꽈리는 단층편평상피를 통해서 혈액 안으로 산소를 흡수한다(그림 3-11).

4.1.4. 중층편평상피

중층편평상피(stratified squamous epithelium)는 세포가 빽빽하게 들어찬 몇 개의 층으로 구성되어 있다. 이러한 구조 때문에 이 조직은 방호에 적합하다. 예를 들어 중층편평상피는 미생물(microorganism)의 침입으로부터 신체를 보호한다. 대부분의 미생물들은 피부나 점액막을 이루고 있는 중층편평상피와 같은 장애물을 통과하지 못한다.

그러므로 감염되지 않으려면 피부를 잘 관리해야 한다. 피부가 거칠어져서 갈라지거나 잘라지거나 긁히지 않도록 보호해야 한다.

TABLE 3-6

상피조직

조직	구조	위치	기능
단층편평 Simple squamous	납작한 세포가 한 층을 이루는 구조	허파꽈리	허파꽈리에 있는 공기와 혈액 사이에서 호흡 가스 확산
		혈관과 림프관의 속벽	확산, 여과, 삼투
중층편평 Stratified squamous	층이 많으며, 가장 바깥층이 납작한 세포로 되어 있다.	입과 식도의 속막 표면	보호
		피부 표면(표피)	보호
단층원주 Simple columnar	키가 크고 좁은 세포가 단층을 이루는 구조	위, 창자, 일부 호흡관 속벽의 표면층	보호, 분비, 수송(흡수)
중층이행 Stratified transitional	모양이 다양하게 변하고, 여러 층으로 되어 있으며, 신축성이 있다.	방광	보호
거짓중층 Pseudostratified	키가 큰 세포들이 서로 끼어들어 있어서 여러 층으로 보이지만 실제로는 단층인 구조	기관 속벽의 표면	보호
단층입방 Simple cuboidal	가로폭과 높이가 같은 입방형 세포가 단층을 이루는 구조	샘, 콩팥세관	분비, 흡수

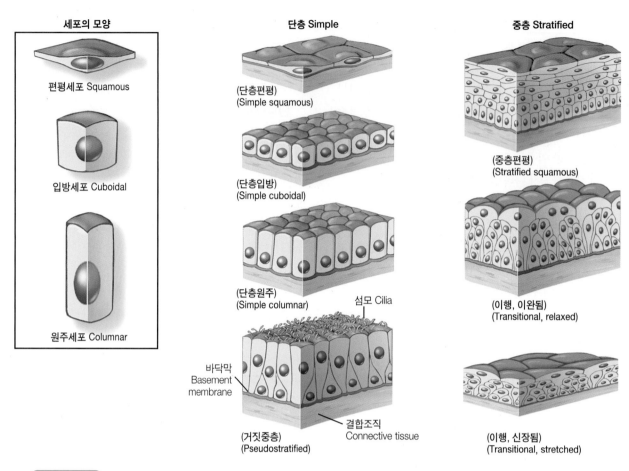

세포의 모양

편평세포 Squamous

입방세포 Cuboidal

원주세포 Columnar

단층 Simple

(단층편평)
(Simple squamous)

(단층입방)
(Simple cuboidal)

(단층원주)
(Simple columnar)

섬모 Cilia

바닥막
Basement
membrane

결합조직
Connective tissue

(거짓중층)
(Pseudostratified)

중층 Stratified

(중층편평)
(Stratified squamous)

(이행, 이완됨)
(Transitional, relaxed)

(이행, 신장됨)
(Transitional, stretched)

FIGURE 3-10 **상피조직의 분류.** 상피조직은 세포의 모양과 배열에 따라 종류를 나눈다.

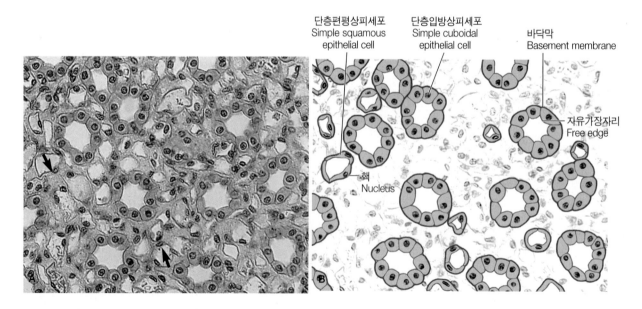

단층편평상피세포
Simple squamous
epithelial cell

단층입방상피세포
Simple cuboidal
epithelial cell

바닥막
Basement membrane

자유가장자리
Free edge

핵
Nucleus

FIGURE 3-11 **단층편평상피와 단층입방상피.** A. 세관을 만들고 있는(화살표) 단층편평상피의 현미경 사진과 다른 세관의 벽(wall)을 만들고 있는(화살표) 단층입방상피의 현미경 사진. B. 현미경 사진을 스케치한 그림

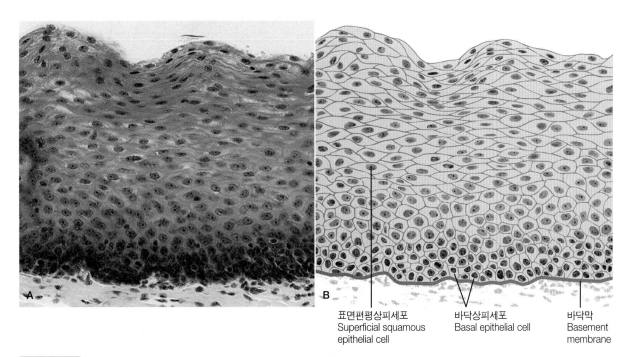

표면편평상피세포
Superficial squamous
epithelial cell

바닥상피세포
Basal epithelial cell

바닥막
Basement
membrane

FIGURE 3-12 **중층편평상피**. A. 현미경사진. B. 현미경 사진을 스케치한 그림. 바깥층에 상피세포와 편평세포의 층이 많다는 것을 확인하라.

4.1.5. 단층원주상피

단층원주상피(simple columnar epithelium)는 위와 작은창자의 안쪽 표면, 호흡기관과 생식기관의 관의 일부에서 볼 수 있다. 그림 3-13에서 큰창자의 안쪽 표면에 단층원주세포들이 한 겹으로 줄지어 있는 것을 볼 수 있다. 이 상피세포들은 폭보다 높이가 더 크고, 핵은 각 세포의 아래쪽에 있다. 세포들 사이에 있는 빈 공간의 술잔세포(goblet cell)에서는 점액을 생산한다. 일반적으로 원주 모양의 상피세포는 흡수하는 것이 특징이다.

4.1.6. 중층이행상피

중층이행상피(stratified transitional epithelium)는 일반적으로 물리적인 스트레스를 받는 신체 부위에서 볼 수 있으며, 신축성이 있어야 한다. 그 예는 방광(urinary bladder)의 벽이다. 대부분의 경우 펴지지 않았을 때는 크기와 모양이 다른 세포가 10겹 이상으로 겹쳐져 있다. 펴지면 상피가 확장되고, 세포층의 수가 감소하며, 입방형이던 세포의 모양이 거의 편평한 모양으로 보이게 된다. 이처럼 이행상피의 모양이 달라짐으로써 펴지는 압력에 의해 방광벽이 찢어지는 것을 막아준다. 중층이행상피의 그림은 3-10과 3-14에 있다.

4.1.7. 거짓중층상피

그림 3-10에서 볼 수 있는 **거짓중층상피**(pseudostratified epithelium)는 기관(trachea)의 속벽에 있는 세포가 전형적인 예이다. 각 세포들이 실제로는 "상피조직의 밑에 있는 아교같이 생긴 바닥막(basement memebrane)에 붙어 있다."는 것을 주의해서 확인하라. 그림 3-10에 있는 상피가 두 층으로 보이지만 실제로는 한 층이다. 그래서 '거짓'중층상피라고 부르는 것이다. 세포에서 밖으로 뻗어나온 섬모들이 일제히 움직일 수 있다. 이러한 움직임에 의해 점액을 기도의 표면을 따라 이동시킬 수 있고, 먼지 또는 다른 입자들이 허파 속으로 들어오는 것을 방지한다.

4.1.8. 입방상피

단층입방상피(simple cuboidal epithelium)는 방호하기 위한 덮개를 만드는 대신 분비 활동에 적합한 세관(tubule) 또는 어떤 덩어리를 형성한다(그림 3-15). 이 분비입방세포는 보통 샘(gland)이라는 분비세포의 관 또는 분비세포 덩어리에서 활동을 한다. 인체의 샘은 관을 통해 분비물을 배출하는 외분비샘(exocrine gland)과 혈액에 직접 분비하는 내분비샘(endocrine gland)으로 분류할 수 있다. 샘의 분비물에는 침샘에서 분비되는 침(saliva), 소화액, 땀,

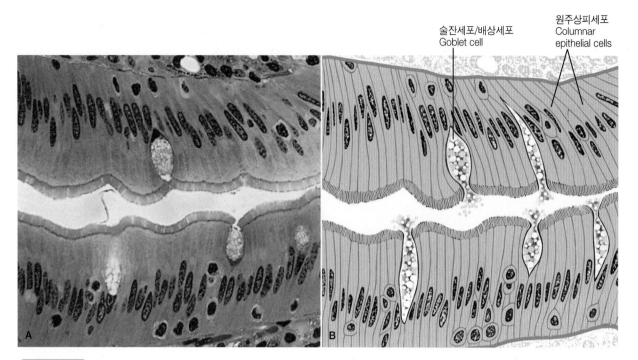

FIGURE 3-13   **단층원주세포.** A. 현미경 사진. B. 현미경 사진을 스케치한 그림. 모든 세포의 핵이 길쭉하게 생겼다는 것과 술잔세포 또는 점액을 생산하는 세포가 있다는 것을 주의해서 본다.

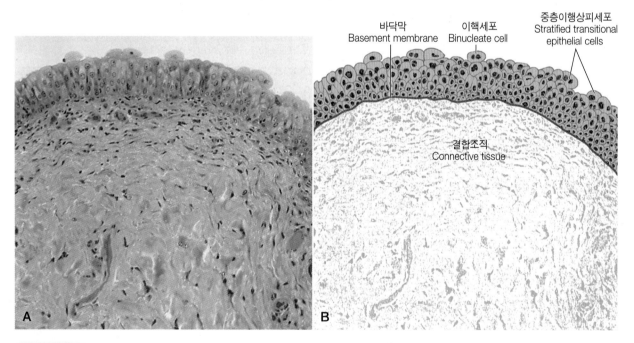

FIGURE 3-14   **중층이행상피.** A. 방광의 내벽을 이루고 있는 조직의 현미경 사진. B. 현미경 사진을 스케치한 그림. 다양한 모양의 상피세포가 여러 겹 있는 것을 확인하라.

뇌하수체 또는 갑상샘에서 분비되는 호르몬 등이 있다. 단층입방상피는 콩팥에서 소변을 생산하는 콩팥세관도 만든다.

4.2. 결합조직

결합조직(connective tissue)은 신체에서 가장 양이 많고 널리 퍼져 있는 조직이다(표 3-7). 결합조직은 다른 어

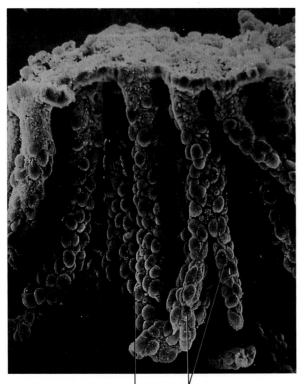

대롱샘/관상선 샘의 벽을 형성하는 입방세포
Tubular gland Cuboidal cells forming wall of gland

FIGURE 3-15 **단층입방상피**. 전자현미경으로 스캐닝한 이 사진을 보면 단층입방상피가 샘을 만든다는 것을 알 수 있다. 분비세포들이 단일 세관(tubule) 또는 여러 갈래로 갈라진 세관을 만들고 분비구멍이 표면에 있다(이 경우에는 위의 속벽).

떤 조직보다 다양한 모습으로 존재한다. 피부, 막, 근육, 뼈, 신경, 그리고 모든 내장기관에서 결합조직을 볼 수 있다. 결합조직은 내장기관들을 붙잡아 제자리에 있게 하거나 내장기관의 모양을 유지할 때처럼 복잡하고 종이처럼 얇은 거미줄과 같은 모양으로 존재하기도 하고, 강하고 거친 줄(cords) 모양으로 존재하기도 하며, 고형의 뼈, 심지어는 혈액에서와 같이 액체로 존재하기도 한다.

결합조직은 모양만큼 기능도 다양하다. 결합조직은 조직들을 서로 연결하여 몸 전체 또는 각 기관을 개별적으로 지지하는 뼈대를 만든다. 혈액은 몸 전체에 물질을 수송한다. 결합조직의 또 다른 기능은 미생물이나 다른 침입자들로부터 우리를 방어해주는 것이다.

결합조직이 상피조직과 다른 점은 세포의 다양성과 배열, 세포와 세포 사이에 있는 세포사이물질의 종류와 양이다. 이것을 바탕질(matrix)이라고 한다. 대부분의 결합조직의 바탕질 안에 세포의 수가 적게 들어있다는 점 외에

여러 종류의 섬유가 있다는 점도 다르다. 바탕질과 섬유의 구조적 특성과 모양에 따라 결합조직의 특성이 결정된다. 예를 들어 혈액의 바탕질은 액체이지만, 연골(cartilage)과 같은 결합조직은 고무와 같이 단단한 물질이다. 뼈의 바탕질은 딱딱하고 단단하지만, 힘줄과 인대와 같은 결합조직의 바탕질은 강하고 유연하다.

다음은 신체에 있는 중요한 결합조직을 나열한 것으로, 현미경 사진도 게재하였다.

1. 성긴 섬유결합조직(loose fibrous connective tissue)
2. 지방조직(fat tissue or adipose tissue)
3. 치밀한 섬유결합조직(dense fibrous connective tissue)
4. 뼈(bone)
5. 연골(cartilage)
6. 혈액(blood)
7. 조혈조직(hematopoietic tissue)

4.2.1. 성긴 섬유결합조직과 지방조직

성긴 섬유결합조직(loose fibrous connective tissue)은 젖꼭지처럼 작은 구멍이 많이 있는 결합조직으로, 다공성 결합조직(areolar connective tissue)이라고도 하며, 모든 결합조직 중에서 인체에 가장 넓게 분포되어 있다. 신체의 기관들을 함께 묶어주는 것이 '아교(glue)'이다. 성긴 섬유결합조직은 부드럽고 끈적끈적한 젤 형태의 아교 바탕질에 세포가 박혀 있는 것과 섬유 그물로 구성되어 있다. 어떤 섬유는 강하면서도 유연한 섬유단백질인 콜라겐(collagen)으로 이루어져 있고, 어떤 섬유는 고무같은 단백질인 엘라스틴(elastin)으로 만들어져 있어서 신축성이 있다. 이와 같은 탄성섬유(elastic fiber)는 조직이 한 번 늘어났다가 다시 원래 길이로 되돌아가는 데 도움이 된다. 피부 밑에 있는 헐렁헐렁한 조직이 그 예이다.

신체의 **근막**(fascia)을 이루고 있는 것도 대부분 성긴 섬유결합조직인데, 근막은 피부, 근육, 뼈, 기타 신체의 다른 기관들을 함께 묶어주는 섬유물질이다.

성긴 섬유결합조직에 **지질**(lipid)이 저장되기 시작하면 지방조직(adipose tissue 또는 fat tissue)으로 발전할 수도 있다. 지방의 안쪽에 수많은 소포가 형성되어 있는 것을 볼 수 있다. 지방조직도 체내에서 대사와 연료의 저장을

TABLE 3-7

결합조직

조직	구조	위치	기능
성긴 섬유결합조직	콜라겐섬유, 탄성섬유, 세포들이 드문드문 배열되어 있는 구조	기관과 다른 조직의 사이	결합
지방조직	큰 지방 주머니를 갖고 있는 세포	피부 아래, 다양한 지점을 채움	방호, 단열, 지지, 영양분 비축
치밀한 섬유결합조직	콜라겐섬유다발이 치밀하게 배열된 구조	힘줄, 인대, 근막, 흉터 조직	유연하지만 강한 결합
뼈	뼈에 배열되어 있는 딱딱하고 석회화된 바탕질	뼈대	지지, 방호
연골	연골세포가 박혀 있고, 딱딱하지만 어느 정도 유연한 젤 형태의 바탕질	코중격, 뼈의 관절면을 덮고 있는 부위, 후두, 기관과 기관지의 고리 척추뼈 사이의 디스크 바깥귀	단단하지만 유연하게 지지 압력에 견딤 유연하게 지지
혈액조직	적혈구와 백혈구가 떠다니고 있는 액체 바탕질	혈관	수송
조혈조직	조혈세포가 빽빽하게 배열되어 있는 액체 바탕질	적색뼈속질	혈액세포 생성

조절하는 데 도움이 되는 호르몬을 분비한다. **갈색지방**(brown fat)이라고 부르는 지방조직은 실제로 연소되어 추울 때 몸에 열을 제공한다. 이 열은 근육이 떨릴 때 나오는데, 체온의 항상성을 회복하는 데 도움이 된다(그림 1-10).

그물조직(reticular tissue)이라고 부르는 다른 형태의 섬유결합조직에는 콜라겐섬유로 된 가늘고 섬세한 그물이 있다. 그것을 **세망섬유**(reticular fiber)라고 한다. 그물조직은 뼈속질(bone marrow)에서 볼 수 있으며, 거기에서 그물조직이 조혈세포를 지지해준다.

4.2.2. 치밀한 섬유결합조직

치밀한 섬유결합조직(dense fibrous connective tissue)(그림 3-17)은 주로 강하고 흰 콜라겐섬유의 두꺼운 다발로 구성되어 있고, 섬유들이 평행하게 열을 지어 배열되어 있다. 이러한 종류의 결합조직은 힘줄을 만든다. 힘줄은 강력하고 유연하지만 늘어나지는 않는다. 이러한 치밀한 섬유결합조직의 특성은 근육을 뼈에 묶어놓는 힘줄과 같은 구조체에 아주 이상적이다.

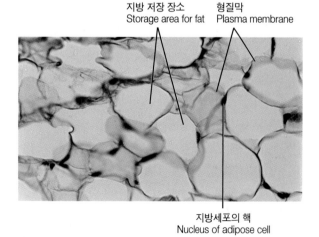

지방 저장 장소
Storage area for fat

형질막
Plasma membrane

지방세포의 핵
Nucleus of adipose cell

FIGURE 3-16 **지방조직**. 현미경 사진으로 보면 지방세포 안쪽에 큰 지방 창고가 보인다.

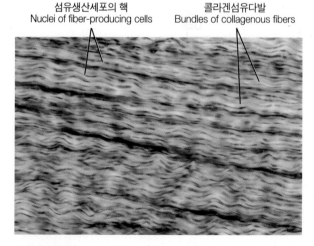

섬유생산세포의 핵
Nuclei of fiber-producing cells

콜라겐섬유다발
Bundles of collagenous fibers

FIGURE 3-17 **치밀한 섬유결합조직**. 물결 모양의 콜라겐섬유다발들은 대체적으로 서로 평행을 이룬다. 이 힘줄의 현미경 사진에서 섬유를 만들고 있는 세포들의 핵(검은 색)도 볼 수 있다.

4.2.3. 뼈와 연골

뼈는 결합조직에서 가장 특수화된 형태 중 하나이다. 뼈의 바탕질은 딱딱하고 석회화되어 있다. 그것이 **뼈단위**(osteon) 또는 **하버스계통**(Haversian system)이라는 빌딩의 벽돌과 같은 구조체이다. 현미경으로 뼈를 보면 석회화된 바탕질과 세포가 둥글게 배열되어 있는 것을 볼 수 있는데, 그 때문에 뼈의 특징적인 모습이 나타난다(그림 3-18). 뼈는 칼슘 창고이고, 신체를 지지하고 방호한다.

연골(cartilage)은 뼈와 달리 바탕질이 단단한 플라스틱 또는 오도독뼈(gristle)와 비슷하다. 연골세포(chondrocyte)는 바탕질 전체에 분포되어 있는 작은 공간에 위치하고 있다(그림 3-19).

4.2.4. 혈액과 조혈조직

바탕질이 액체라는 점에서 혈액은 결합조직 중 가장 이상한 형태일 것이다. 혈액은 몸에서 수송과 방호 기능을 하고 있다. 적혈구와 백혈구가 혈액에서 가장 흔한 세포 형태이다(그림 3-20).

조혈조직(hematopoietic tissue)은 혈액과 비슷한 결합조직으로, 뼈의 적색뼈속질공간(red marrow cavity)이나 지라(spleen), 편도(tonsil), 림프절(lymph node)과 같은 기관에서 볼 수 있다. 이러한 형태의 결합조직은 질병에 대항해서 방어할 때 아주 중요한 림프계통의 세포와 혈액세포를 만드는 작용을 한다(표 3-7).

바탕질
Matrix

작은 공간에 있는 연골세포
Chondrocyte in lacuna

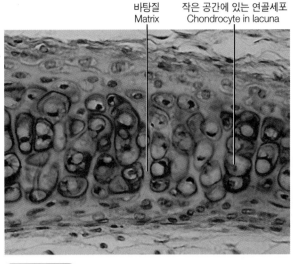

FIGURE 3-19 **연골**. 젤과 같은 바탕질 전체에 연골세포가 흩어져 있는 것이 보인다.

바탕질(액체)
Matrix(liquid)

백혈구
White blood cell

적혈구
Red blood cells

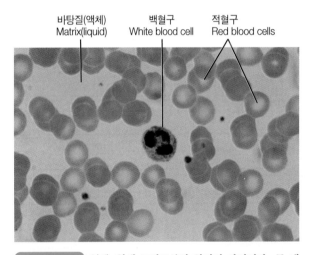

FIGURE 3-20 **혈액**. 혈액 도말표본의 현미경 사진이다. 두 개의 백혈구세포가 수많은 작은 적혈구세포로 둘러싸여 있는 것이 보인다. 이 조직의 액체 바탕질을 혈장(plasma)이라고도 한다.

4.3. 근육조직

근육세포는 신체에서 움직임 전문가이다. 근육세포는 어떤 조직세포보다 높은 수준의 수축력(수축하거나 단축하는 능력)을 가지고 있다. 불행하게도 부상을 입은 근육세포는 천천히 치료되고, 상처를 입으면 흉터조직으로 대체된다. 근육조직에는 뼈대근육, 심장근육, 민무늬근육의 3종류가 있다(표 3-8).

뼈단위/골원
Osteon

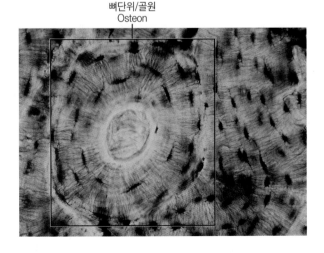

FIGURE 3-18 **뼈조직**. 말려서 빻은 뼈의 현미경 사진. 뼈단위로 알려진 바퀴처럼 생긴 뼈의 구조적 단위가 선명하게 보인다.

4.3.1. 뼈대근육

뼈대근육(skeletal muscle) 또는 **가로무늬근육**(striated muscle)을 수의근(voluntary muscle)이라고 하는 이유는 뼈대근육이 수축을 마음대로(수의적으로) 할 수 있기 때문이다. 그림 3-21과 같이 뼈대근육을 현미경으로 보면 가로로 줄이 많이 있다는 것과 세포당 핵의 수가 많다는 특징이 있다. 세포 하나하나가 길고 실처럼 생겼기 때문에 섬유(fiber)라고 부르는 경우가 많다. 뼈대근육은 뼈에 붙어 있고, 수축하면 수의적이고 제어된 움직임을 할 수 있다.

4.3.2. 심장근육

심장근육(cardiac muscle)은 심장의 벽을 이루고 있고, 규칙적이지만 불수의적으로 수축해서 맥박(heartbeat)을 뛰게 한다. 그림 3-22처럼 심장근육을 현미경으로 보면 뼈대근육과 같이 가로줄이 약하게 있고, 사이원반(intercalated disc)이라는 두껍고 어두운 띠(band)가 있다. 심장근육섬유는 가지가 갈라져서 다른 심장근육섬유의 가지들과 결합됨으로써 서로 엉켜있기 때문에 3차원적인 수축력을 발휘할 수 있다.

4.3.3. 민무늬근육

민무늬근육(smooth muscle) 또는 **내장근육**(visceral muscle)은 의식적으로 또는 마음대로 움직일 수 없기 때문에 **불수의근**(involuntary muscle)이라고 한다. 민무늬근육을 현미경으로 보면 그림 3-23과 같이 길고 좁은 섬유로 보이지만, 뼈대근육만큼 길지는 않다. 각각의 민무늬근육세포는 줄무늬가 없이 매끈하고, 섬유 하나당 핵이 하나만 있다. 민무늬근육은 혈관이나 창자처럼 관 모양의 구조를 가진 기관을 만든다. 내장근육이 수축하여 음식물이 소화관을 통과해서 지나는 것을 촉진하고, 혈관의 굵기(지름)을 조절하는 것을 돕는다. 허파의 세기관지(bronchiole)처럼 호흡계통의 관에 있는 민무늬근육이 수축하면 호흡을 방해해서 천식에 걸리고, 호흡곤란(labored respiration)이 된다.

4.4. 신경조직

신경조직(nervous tissue)의 기능은 신체의 구조체 사이에 빠르게 소통이 이루어질 수 있도록 해주는 것과 신체의 기능을 조절하는 것이다(표 3-8 참조). 신경조직은 **신경세포**(nerve cell) 또는 **뉴런**(neuron)과 **아교세포**(glial cell 또는 neuroglia)라는 두 종류의 세포로 구성되어 있다. 신경세포는 신경 임펄스를 전도하는 세포이고, 아교세포

TABLE 3-8

근육과 신경의 조직

조직	구조	위치	기능
근육조직			
뼈대근육/골격근(가로무늬 수의근육)	길고 실처럼 생긴 세포로, 핵이 여러 개 있고 가로무늬가 있다.	뼈에 부착된 근육 안구의 근육 식도 윗부분	자세의 유지와 뼈의 움직임 눈의 움직임 삼키는 동작의 첫 부분
심장근육/심장근(가로무늬 불수의근육)	갈라져 있고, 약한 가로무늬가 있는 원기둥 모양이 서로 연결된 구조	심장의 벽	심장의 수축
민무늬근육/평활근(가로무늬가 없는 불수의근육 또는 내장근육)	핵이 하나이고 가로무늬가 없는 실처럼 생긴 세포	소화관, 호흡관, 비뇨생식관 등 관모양 내장의 벽 혈관과 큰 림프관의 벽 샘의 도관 내재성 눈근육(홍체와 모양체) 머리의 털세움근	각 관을 따라 물질 이동 혈관의 굵기 변화 도관을 따라 물질 이동 동공의 지름과 수정체의 모양 변화 털을 세움(소름이 돋을 때)
신경조직			
	세포체가 크고, 가는 실모양의 돌기가 있는 신경세포. 지지성 아교세포도 있다.	뇌, 척수, 신경	흥분, 전도

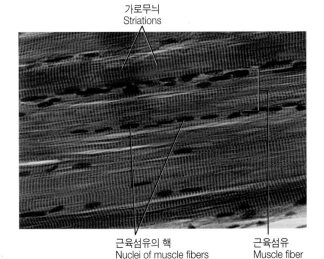

FIGURE 3-21 **뼈대근육**. 근육세포의 세로단면에 줄이 보인다.

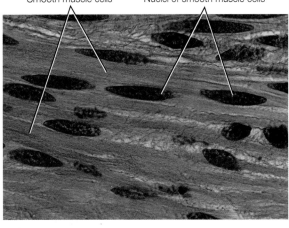

FIGURE 3-23 **민무늬근육**. 세로단면의 현미경 사진. 방추형의 민무늬근육섬유 안에 핵이 중심부에 있다는 것을 주의해서 본다.

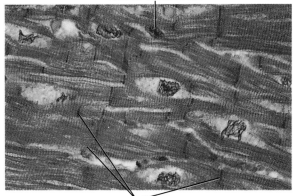

FIGURE 3-22 **심장근육**. 가지가 갈라지고 약하게 줄이 있는 섬유를 볼 수 있다. 심장근육에만 있는 사이원반(더 어두운 밴드 모양)을 쉽게 볼 수 있다.

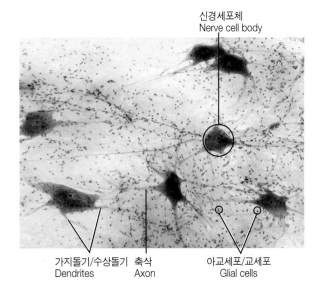

FIGURE 3-24 **신경조직**. 척수의 도말 표본에 있는 신경세포. 그림에 있는 두 개의 신경세포 모두 세포체와 여러 개의 세포돌기를 보여주고 있다.

는 특수한 연결 및 지지를 해주는 세포이다.

　모든 신경세포는 하나의 **세포체**(cell body)와 두 종류의 **돌기**(process)가 있다는 것이 특징이다. 두 돌기 중 하나는 신경 임펄스를 세포체에서 먼 쪽으로 전달하는 축삭(axon)이고, 다른 하나는 신경 임펄스를 세포체쪽으로 전달하는 **가지돌기**(dendrite)이다. 그림 3-24에 나와 있는 2개의 신경세포를 보면 많은 가지돌기가 세포체에서 뻗어 나와 있다.

✔ **수행평가**

1. 단층상피조직과 중층상피조직은 어떤 차이가 있는가? 편평상피조직과 입방상피조직은 어떤 차이가 있는가?
2. 신체의 주요 조직 중 대부분이 바탕질로 이루어진 것은 어느 것인가?
3. 근육조직의 3가지 주요 형태는 무엇인가?
4. 신경조직에서 볼 수 있는 두 종류의 세포는 무엇이고, 그 기능은 무엇인가?

Health and Well-Being

조직과 건강(tissues and fitness)

이상적인 체중을 달성하고 유지하는 것은 건강지향적 목표이다. 그러나 건강과 피트니스(fitness, 체력)를 더 잘 나타내주는 지표는 체성분(body composition)이다. 운동생리학자들은 신체를 구성하는 제지방체중(lean body mass)의 백분율과 체지방체중(fat body mass)의 백분율로 체성분을 평가한다. 신체의 지방 비율은 보통 캘리퍼스로 신체 특정 부위의 피부 두께를 측정해서 결정한다. 체중이 적게 나가더라도 근육에 비해 지방의 비율이 크다면 건강하다고 볼 수 없다. 그런 경우 그 사람을 저체중 과지방(underweight but over fat)이라고 한다. 다르게 말하면 피트니스는 조직의 양보다 특정한 조직 형태의 비율에 따라 달라진다.

그러므로 피트니스 운동 프로그램의 목표 중 하나는 신체의 지방 비율을 바람직하게 만드는 것이다. 이상적인 지방 비율은 남자는 12~18%, 여자는 18~24%이다. 체지방에는 에너지가 저장되어 있기 때문에 "지방의 비율이 낮다는 것은 축적하고 있는 에너지가 적다는 것"을 의미한다. 체지방 비율이 높다는 것은 심장혈관계통 질환, 당뇨, 암 등과 같이 생명을 위협하는 상태와 관련이 있다. 균형 잡힌 식습관과 운동 프로그램은 근육조직에 대한 지방의 비율이 적절한 수준에 머물 수 있도록 도와준다.

단원요약

1. 세포
A. 크기와 모양
  1. 인간의 세포는 크기가 다양하고, 현미경으로만 볼 수 있다.
  2. 세포는 모양이 아주 다양하다.
B. 구성
  1. 세포에는 세포질이 있고, 세포질은 세포에만 있는 물질이다.
  2. 세포소기관은 세포질에 있는 특화된 구조체이다.
  3. 세포 내부는 형질막으로 둘러싸여 있다.
C. 구조적 부품
  1. 형질막(그림 3-1)
    a. 세포의 바깥 경계면
    b. 얇고 두 겹으로 된 인지질막에 단백질이 박혀 있다.
    c. 선택적 투과성이 있다.
  2. 세포질(그림 3-2)
    a. 핵과 형질막 사이에 있는 모든 세포 물질
    b. 세포뼈대 : 세포의 안쪽뼈대
      (1) 미세섬유와 미세관으로 만들어졌다.
      (2) 세포와 세포소기관을 지지하고 움직이게 한다.
    c. 세포 부품
      (1) 리보솜
        (a) 대부분이 rRNA인 두 개의 작은 아단위로 이루어진다.
        (b) 과립ER에 붙거나 세포질 안에서 자유롭게 이동한다.
        (c) 효소와 다른 단백질을 만들기 때문에 단백질 공장이라고 부른다.
      (2) ER(세포질그물)
        (a) 주머니와 관을 연결하고 있는 네트워크
        (b) 세포질을 통과하여 물질을 운반한다.
        (c) 과립ER은 리보솜이 만든 단백질을 모아서 접고 수송한다.
        (d) 무과립ER은 화학물질을 합성하여 새로운 막을 만든다.
      (3) 골지체
        (a) 핵 주위에 납작한 주머니가 집단으로 몰려 있는 것
        (b) 화학물질들을 주머니 안에 모아서 형질막 밖으로 운반한다.
        (c) 화학처리 및 포장 센터라고 부른다.
      (4) 미토콘드리아
        (a) 안팎의 (2겹의) 막주머니로 되어 있다
        (b) 에너지를 방출하는 화학반응(세포호흡)에 참여한다.
        (c) 세포의 발전소라고 부른다.
        (d) 각각의 미토콘드리아에는 1개의 DNA 분자가 들어 있다.
      (5) 리소솜
        (a) 막으로 둘러싸인 소포로 소화 효소가 들어 있다.

　　　　(b) 방호 기능(미생물을 먹는다)

　　　　(c) 과거에는 세포자멸(세포자살 ; 계획된 세포의 죽음)과 관련이 있는 것으로 생각되었다.

　　(6) 중심체

　　　　(a) 미세관 : 핵 가까이에서 세포뼈대 부위를 만든다.

　　　　(b) 중심소체 : 중심체 안쪽에 서로 직각 방향으로 놓여 있는 한 쌍의 세포소기관으로, 세포증식기간 동안 염색체를 이동시키는 역할을 한다.

　　(7) 세포의 돌기(그림 3-3)

　　　　(a) 미세융모 : 형질막의 짧은 돌기로, 면적을 넓히고, 미세하게 움직여 세포의 흡수를 강화한다.

　　　　(b) 섬모 : 모든 세포의 겉 표면이나 자유면에서 볼 수 있는 머리카락같은 돌기로, 안에 미세관이 있다. 감각작용을 하지만, 어떤 것들은 파도처럼 함께 움직여서 점액이 표면을 지나갈 수 있는 추진력을 준다.

　　　　(c) 편모 : 섬모보다 훨씬 긴 단일 돌기로 정자세포의 꼬리 역할을 한다.

　3. 핵

　　a. 세포의 구조와 기능을 결정하는 단백질을 만들기 위한 유전자 암호(게놈)를 대부분 포함하고 있으므로 세포를 조절한다.

　　b. 핵막, 핵질, 핵소체, 염색질 과립으로 구성되어 있다.

　　c. DNA 분자들은 세포가 분열하는 동안 단단하게 꼬인 염색체가 된다.

　　d. 46개의 DNA 염색체는 유전자를 가지고 있다.

D. 세포의 구조와 기능 사이의 관계

　1. 모든 세포들은 지정된 역할이 있다. 어떤 세포는 세포를 유지하는 것을 돕고, 어떤 세포는 생명 과정을 조절한다.

　2. 세포의 기능은 소기관의 수와 종류에 따라 달라진다.

2. 세포막을 통한 물질의 이동

A. 수동적 수송과정은 에너지가 필요하지 않고, 농도 그라디언트가 낮아지는 방향으로 물질이 이동한다.

　1. 확산(그림 3-4)

　　a. 물질들은 스스로 점유할 수 있는 공간 전체에 균등하게 분포하려고 하므로 입자들은 농도가 높은 쪽에서 낮은 쪽으로 이동한다. 평형 상태에 도달할 때까지 통로(channel) 또는 '막에 있는 운반자(carrier)'를 통해 이동한다.

　　b. 수동적 수송과정 : 시스템에 에너지를 공급할 필요가 없다.

　　c. 삼투는 일부 용질은 막을 투과하지 못하는 데 반하여 물만 확산되는 것이다.

　　d. 투석은 용질의 작은 입자들이 확산되는 것이다.

　2. 여과 : 막의 어느 한 쪽에 압력이 가해졌을 때, 물과 용질이 막을 통과해서 이동하는 것

B. 능동적 수송과정은 살아 있는 세포에서만 일어난다. 물질이 이동하여 농도 그라디언트를 높이는 것이므로 ATP로부터 에너지 공급이 있어야 한다.

　1. 이온펌프(그림 3-5)

　　a. 이온펌프는 세포막에 있는 단백질 복합체이다.

　　b. 이온펌프는 농도 그라디언트 반대방향으로 물질을 이동시키기 위해 ATP에서 방출되는 에너지를 이용한다.

　　c. 예 : 나트륨-칼륨펌프, 칼슘펌프

　　d. 어떤 이온펌프는 글루코스나 아미노산을 이온과 함께 수송하기 위해 운반자(carrier)와 함께 공동작업을 한다.

　2. 포식작용과 포음작용

　　a. 포식작용은 큰 입자를 주머니 안으로 삼켜버리는 것이다. 조직이 손상되어 생긴 잔해(debris) 또는 박테리아를 파괴하는 방호작용에서 자주 사용된다(그림 3-6).

　　b. 포음작용은 액체 또는 용해되어 있는 물질을 세포 안으로 들이마셔버리는 것이다.

　　c. 두 가지 모두 능동적 수송과정이다. 그 이유는 물질을 에워싸서 세포 안으로 끌어들일 때 세포뼈대를 움직이려면 ATP에서 방출되는 에너지가 필요하기 때문이다.

3. 세포 증식과 유전

A. DNA 구조

　1. 나선형의 사다리같이 생긴 큰 분자로, 당분(데옥시리보)과 인 단위가 양 옆(기둥)을 이루고, 염기쌍(아데닌-티민 또는 구아닌-사이토신)이 발판(계단)을 이룬다(그림 2-14).

　2. 염기쌍은 항상 같은 짝을 이룬다. 그러나 염기쌍의

순서는 DNA 분자마다 다르다.
  a. 한 DNA 분자 안에 있는 염기쌍의 순서를 유전자라고 한다.
  b. 리보솜이 효소와 기타 다른 단백질을 만들 때 유전자를 그대로 따라서 한다. 그러므로 유전자가 세포의 구조와 기능을 간접적으로 결정한다. 한마디로 유전자는 유전 결정자(heredity determinant)이다(그림 3-7).
B. 유전자 암호
  1. 유전정보 : 유전자 위에 있는 염기쌍의 순서에 저장되어 있고, 단백질 합성을 통해 표출된다.
  2. RNA 분자와 단백질 합성
    a. DNA : 세포핵 안에 있다.
    b. 단백질 합성 : 세포질 내에서 일어난다. 그러므로 유전정보가 핵에서 세포질로 전달되어야 한다.
    c. 유전정보가 핵에서 실제로 단백질이 합성되는 장소인 세포질로 전달되려면 전사(transcription)와 전이(translation) 과정을 반드시 거쳐야 한다(그림 3-8).
  3. 전사(transcription)
    a. 두 가닥으로 된 DNA가 mRNA를 만들기 위해서 갈라진다.
    b. mRNA의 각 가닥이 DNA의 분절에서 특정유전자(복사하려는 염기쌍의 순서)를 복사한다.
    c. mRNA 분자가 핵에서 세포질(리보솜과 ER에서 단백질 합성이 이루어지는 곳)로 전달된다.
  4. 전이(translation)
    a. 리보솜이 세포질 안에서 단백질을 합성하는 것이다.
    b. mRNA가 가지고 있는 정보를 이용한다.
    c. 코돈 : 3개의 연속적인 뉴클레오타이드 염기를 말하고, 코돈이 특정 아미노산을 나타내는 암호 역할을 한다.
C. 세포분열 : 핵(유사분열)과 세포질이 둘로 나누어지는 것이 포함되는 세포의 증식
  1. 세포분열에 의해 두 개의 딸세포가 된다.
  2. 세포가 활발하게 분열하지 않는 시기를 사이기라고 한다.
  3. DNA 복제 : 반쪽짜리 DNA 분자가 온전한 원본 DNA 분자와 똑같은 분자가 되는 과정으로, 유사분열 전에 이루어진다.
  4. 유사분열 : 원본세포와 똑같은 핵 염색체(DNA 분

자)를 새로 만들어진 두 개의 세포에 분포시키는 세포분열과정이다. 세포들이 자신과 똑같은 것을 재생산(증식)할 수 있게 만든다. 유전을 가능하게 한다(그림 3-9).
  a. 전기 : 첫 번째 단계
    (1) 염색질과립이 조직화된다.
    (2) 염색체(연결된 염색분체의 쌍)가 나타난다.
    (3) 중심소체가 핵에서 멀리 이동한다.
    (4) 핵막이 없어져 유전물질이 자유롭게 된다.
    (5) 방추섬유가 나타난다.
  b. 중기 : 두 번째 단계
    (1) 염색체가 세포의 중심부에 정렬된다.
    (2) 방추섬유가 염색분체에 부착된다.
  c. 후기 : 세 번째 단계
    (1) 중심절이 분해된다.
    (2) 나누어진 염색분체를 이때부터 염색체라고 부른다.
    (3) 염색체가 세포의 양끝으로 끌려간다.
    (4) 후기의 마지막에 분열고랑이 나타난다.
  d. 말기 : 네 번째 단계
    (1) 세포분열이 완료된다.
    (2) 딸세포에 핵이 나타난다.
    (3) 핵막과 핵소체가 나타난다.
    (4) 세포질이 나누어진다(세포질분열)
    (5) 딸세포가 완전한 기능을 발휘한다.
  5. 세포분열의 결과
    a. 세포분열의 결과로 2개의 똑같은 세포가 생긴다. 조직이 성장하거나, 늙거나 상처난 세포를 대체한다.
    b. 분화 : 딸세포가 특화되고 다른 종류의 조직을 만드는 과정
    c. 유사분열에 이상이 생기면 양성종양 또는 악성종양을 만들 수 있다.

4. 조직(표 3-5~3-7)
A. 상피조직
  1. 신체를 덮고 몸속공간(체강)을 나눈다.
  2. 바탕질이 거의 없어서 세포들이 서로 밀착되어 있다.
  3. 세포의 모양에 따라 종류를 나눈다(그림 3-10).
    a. 편평한
    b. 입방형의
    c. 원주형의

d. 이행성의

4. 세포의 배열에 따라 한 겹일 때 단층, 두 겹 이상일 때를 중층으로 분류하기도 한다.

5. 단층편평상피 : 편평세포들이 단층으로 배열되어 있다. 수송에 적합하다(예: 흡수)(그림 3-11).

6. 중층편평상피 : 아주 가깝게 밀착되어 있는 편평세포들이 여러 겹으로 있다. 방호작용에 적합하다(그림 3-12).

7. 단층원주상피 : 키가 크고 기둥같이 생긴 세포들이 단층으로 배열되어 있는 것으로, 점액을 생산하는 술잔세포를 포함하며, 흡수에 적합하다(그림 3-13).

8. 중층이행상피 : 입방형인 세포가 10겹까지 이루고 있으며, 펴지면 편평한 모양으로 찌그러진다. 방광과 같이 잘 늘어나는 부위에 많다(그림 3-14).

9. 거짓중층상피 : 여러 겹인 것처럼 보이지만 찌그러진 원주세포들이 단층으로 되어 있다. 각 세포들이 바닥막에 닿아 있다.

10. 단층입방상피 : 입방세포들이 단층을 이루고 있으며, 분비에 적합하다. 분비는 관에, 직접 혈액에, 또는 신체표면에 할 수 있다(그림 3-15).

B. 결합조직

1. 신체에서 가장 많고 가장 널리 분포되어 있다. 종류, 모양, 기능이 다양하다.

2. 세포와 세포 사이의 바탕질에 있는 세포의 수가 비교적 적다.

3. 종류

   a. 성긴 섬유결합조직 : 섬유아교로 기관들을 묶어 놓는다. 콜라겐섬유와 탄성섬유에 여러 종류의 세포들이 더해진 것이다.

   b. 지방조직 : 지질의 창고로, 대사조절을 한다. 갈색지방은 열을 생산한다(그림 3-16).

   c. 그물조직 : 뼈속질와 같이 콜라겐섬유로 된 섬세한 그물로 된 조직

d. 치밀섬유조직 : 강한 콜라겐섬유의 다발. 예 : 힘줄(그림 3-17).

e. 뼈조직 : 바탕질이 석화화된 조직으로, 지지와 보호 역할을 한다(그림 3-18).

f. 연골조직 : 바탕질의 굳기가 오도독뼈와 비슷한 젤이다. 연골세포(chondrocyte)는 세포의 일종이다(그림 3-19).

g. 혈액조직 : 바탕질이 액체이다. 수송과 방호의 역할을 한다(그림 3-20).

C. 근육조직(그림 3-21~3-23)

1. 종류

   a. 뼈대근육조직 : 뼈에 붙어 있다. 가로무늬근육 또는 수의근이라고도 한다. 마음대로 조절할 수 있다. 현미경으로 보면 가로무늬가 선명하게 보인다(그림 3-21).

   b. 심장근육조직 : 가로무늬불수의근이라고도 한다. 심장벽을 이룬다. 대개는 수축을 조절할 수 없다(그림 3-22).

   c. 민무늬근육조직 : 내장근육 또는 불수의근육이라고도 한다. 가로무늬가 없다. 혈관이나 기타 관 형태의 기관에서 볼 수 있다.

D. 신경조직(그림 3-24)

1. 기능 : 신체의 구조체 사이의 신속한 소통과 신체 기능의 조절

2. 신경세포(뉴런)

   a. 전도세포

   b. 모든 신경세포는 세포체와 두 종류의 돌기, 즉 축삭과 가지돌기를 가지고 있다.

      (1) 축삭은 신경임펄스를 세포체에서 먼 곳으로 전달한다.

      (2) 가지돌기는 심경임펄스를 세포체쪽으로 전달한다.

3. 아교세포 : 세포들을 지지하고 연결한다.

용어정리

adenosine triphosphate (ATP)	goblet cell	endoplasmic reticulum (ER)	adipose
apoptosis	hypertonic	flagellum	areolar (loose)
centromere	hypotonic	Golgi apparatus	columnar
chondrocytes	interphase	lysosome	connective
chromatid	interstitial fluid	microvillus (pl., microvilli)	cuboidal
chromatin	lyse	mitochondrion (pl., mitochondria)	dense fibrous
chromosome	matrix		epithelial
cleavage furrow	messenger RNA (mRNA)		hematopoietic
collagen	mitosis	nuclear envelope	nervous
crenation	prophase	nucleolus	reticular
cytoplasm	metaphase	nucleus	squamous
cytoskeleton	anaphase	plasma membrane	transitional
deoxyribonucleic acid (DNA)	telophase	ribosome	transcription
differentiate	neoplasm	vesicle	translation
elastin	neuron	osteon (Haversian system)	transport processes (active and passive)
endocrine	axon	ribonucleic acid (RNA)	dialysis
exocrine	dendrite	sodium-potassium pump	diffusion
gene	nucleoplasm	solute	filtration
genome	organelle	spindle fiber	osmosis
gland	centriole	tissue	phagocytosis
glia	centrosome		pinocytosis
	cilia		

복습문제

1. 형질막의 구조를 설명하시오.
2. 형질막의 3가지 기능을 설명하시오.
3. 리보솜, 골지체, 미토콘드리아, 리소좀, 중심소체의 기능을 설명하시오.
4. 핵과 핵소체의 기능은 무엇인가?
5. 염색질과 염색체의 차이점은 무엇인가?
6. 확산과 여과의 과정을 설명하시오.
7. 이온 펌프의 기능을 설명하고, 포식작용을 설명하시오.
8. 유전자와 게놈을 정의하시오.
9. 전사과정을 설명하시오.
10. 전이과정을 설명하시오.
11. 유사분열의 4단계를 나열하고 각 단계에서 일어나는 일을 간단히 설명하시오.
12. 유사분열에서 사이기 동안에 어떤 일이 일어나는가?

13. 상피조직 3가지의 이름을 쓰고 설명하시오.
14. 결합조직 3가지의 이름을 쓰고 설명하시오.
15. 근육조직 2가지의 이름을 쓰고 설명하시오.
16. 신경조직의 2가지 세포 이름을 쓰고 설명하시오.

탐구문제

17. 조직적합검사가 무엇인가?
18. 97%의 수분을 함유하고 있는 세포가 10% 소금 용액에 들어가면 무슨 일이 일어나는지 설명하시오.
19. DNA 분자의 한 쪽이 아데닌−아데닌−구아닌−사이토신−티민−사이토신−티민의 순서로 염기를 가지고 있다면 다른 쪽은 어떤 순서일까?
20. mRNA 분자가 19번 문제에서와 같은 순서로 되어 있다면 RNA 분자에서 염기의 순서는 어떻게 되는가?

시험문제

1. _____ 과 _____ 은 지방을 기반으로 하는 분자로, 형질막 구조체의 일부분을 이룬다.

2. _____ 은 세포 안에 있는 작은 구조체를 일컫는 용어로, 그 뜻은 '작은 기관'이다.

3. _____ 은 세포 에너지를 사용해서 세포막 건너편으로 물질을 이동시키는 것이고, 반대로 세포 에너지를 사용하지 않고 세포막 건너편으로 물질이 이동하는 것은 _____ 이다.

4. _____ 은 액체나 녹아 있는 분자들을 형질막으로 덮어싸서 이동시키는 것이다.

5. _____ 와 _____ 는 전사에 참여하는 2종류의 핵산이다.

6. _____ 는 mRNA 안에 있는 정보를 이용하여 단백질 분자를 만드는 과정이다.

7. _____ 는 mRNA 분자를 만드는 과정이다.

8. _____ 는 염색체에 있는 염기쌍의 분절이다.

9. _____ 는 세포 안에 있는 유전정보 전체를 가리킨다.

10. 신체 안에 있는 4종류의 중요한 조직의 유형은 _____ , _____ , _____ , _____ 이다.

11. 다음 중 확산의 예가 아닌 것은 어느 것인가?
    a. 여과
    b. 투석
    c. 삼투
    d. a, b, c 모두 확산이다.

12. 유사 분열 과정 중 염색체가 세포의 중심에서 먼 쪽으로 이동하는 단계는?
    a. 간기
    b. 중기
    c. 후기
    d. 말기

13. DNA를 복제하는 단계는?
    a. 간기
    b. 중기
    c. 전기
    d. 말기

14. 유사 분열 단계 중 염색체가 세포의 중심부에 정렬되는 단계는?
    a. 간기
    b. 중기
    c. 전기
    d. 말기

15. 유사 분열 단계 중 염색질이 염색체로 진하게 변하는 단계는?
    a. 간기
    b. 중기
    c. 전기
    d. 말기

16. 유사 분열 단계 중에서 핵막과 핵이 나타나는 단계는?
    a. 간기
    b. 전기
    c. 후기
    d. 말기

A열의 세포 구조체와 B열의 기능을 알맞게 연결하라.

A	B
17. _____ Ribosome	a. 정자세포가 앞으로 나아가는 데 사용되는 세포에서 길게 뻗어나온 것
18. _____ Endoplasmic reticulum	b. 세포 안에 있는 소화 효소 주머니
19. _____ Golgi apparatus	c. 세포질을 통과해서 물질을 운반하는 관처럼 생긴 통로
20. _____ Mitochondria	d. 일부 세포의 자유면에 짧은 털 모양으로 나와 있는 것
21. _____ Lysosomes	e. ER에서 온 물질들을 화학 처리하고 포장하는 부위
22. _____ Flagella	f. 단백질 합성을 지휘하는 세포의 머리 부분
23. _____ Cilia	g. RNA로 만들어진 세포의 단백질 공장
24. _____ Nucleus	h. 핵 안에 있는 작은 구조체로, 리보솜의 합성을 돕는다.
25. _____ Nucleoli	i. 세포 안의 발전소로, 세포의 ATP는 대부분 여기에서 만들어진다.

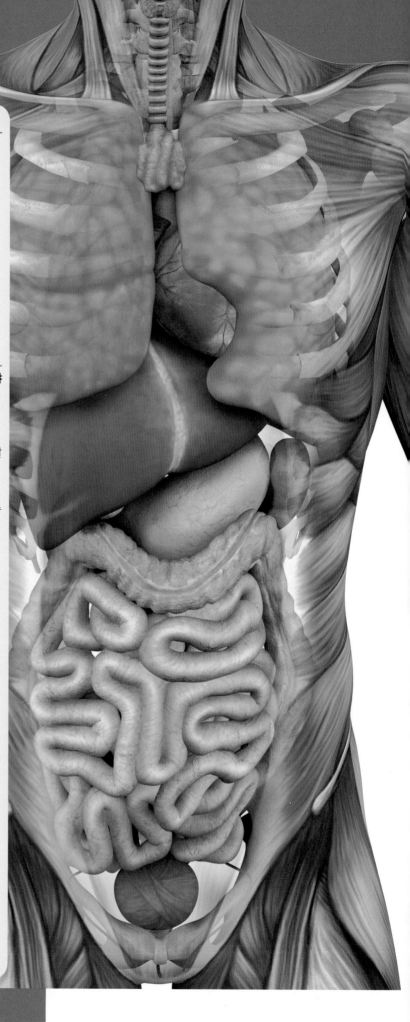

학습목표

이 단원을 공부하고 나면 다음과 같은 것을 할 수 있어야
한다.

1. 기관과 기관계통을 비교 설명할 수 있다.
2. 11가지 신체의 주요 기관계통을 나열할 수 있다.
3. 주요 기관계통에서 중요한 기관들의 이름과 위치를 알
   수 있다.
4. 주요 기관계통의 기능을 간략하게 설명할 수 있다.
5. 생식계통의 세부기관들에 대하여 이해하고 설명할 수
   있다.

신체의 기관계통 4

제1장에서 기관과 계통이 신체에서 특별한 의미를 가지고 있다고 하였다. 기관(organ)은 두 개 이상의 조직(tissue)으로 구성된 구조체로서, 각 조직들이 개별적으로 작용할 때보다 훨씬 더 복잡한 기능을 공동으로 발휘할 수 있도록 조직들을 조직화한 것이다. 기관계통은 각 기관이 개별적으로 기능을 발휘할 때보다 훨씬 더 복잡한 기능을 공동으로 발휘할 수 있도록 일단의 기관들을 배열한 것이다. 이 장에서는 인체에서 중요한 11가지 기관계통에 대하여 살펴볼 것이다.

다음에 이어지는 제5장부터는 각 기관계통을 이루고 있는 기관 하나하나에 대한 정보와 각 기관들이 더 복잡한 기능을 발휘하기 위해서 협동하는 방법을 설명할 것이다. 예를 들어 제5장에서는 피부계통을 이루고 있는 중요한 기관으로서 피부를 설명할 것이고, 제6장에서는 뼈대계통의 중요한 기관으로서 뼈에 대한 정보를 제공할 것이다. 각 기관 하나하나에 대한 지식과 그 기관들이 어떻게 한 집단으로 조직화되는지를 알면 각 기관계통들이 어떻게 신체의 한 단위의 역할을 하는지를 이해하는 데 큰 도움이 될 것이다.

이 장에서 주요 기관계통에 대해서 공부하면 신체를 하나하나의 부품들이 모여서 된 것으로 보지 않고, 각 부품들이 통합되어 전체적으로 기능한다는 것을 알게 될 것이다. 이 장에서는 각 계통의 이름과 계통을 이루고 있는 중요한 기관들의 이름을 설명한 다음 각 계통의 기능에 대하여 간략하게 설명할 것이다. 이 장은 이 책의 나머지 부분에서 제공하는 자세한 정보들을 예측하고 준비할 수 있도록 기초적인 지침을 제공할 목적으로 집필되었다.

1. 신체의 기관계통

세포가 신체의 가장 작은 구조적 단위인 것과는 반대로 기관계통은 신체의 가장 큰 단위이면서 가장 복잡한 구조적 단위이다. 인체를 구성하고 있는 11가지 기관계통은 다음과 같다.

1. 피부계통
2. 뼈대계통
3. 근육계통
4. 신경계통
5. 내분비계통
6. 심장혈관계통
7. 림프계통
8. 호흡계통
9. 소화계통
10. 비뇨계통

Clinical Application

줄기세포

전 세계의 과학자들은 줄기세포라는 특별한 종류의 미분화된 세포(undifferentiated cell)의 생물학적 비밀을 밝히려고 열성적인 노력을 하고 있다.

발달 중인 배아에서 얻을 수 있는 배아줄기세포(embryonic stem cell)를 따로 떼어낸 다음 실험실에서 배양할 수 있다. 복잡한 연구 방법을 이용하면 이 원시세포들이 줄기세포들을 추가적으로 더 생산할 수 있도록 촉진하거나, 분화된 딸세포들을 생산하도록 유도할 수 있다. 분화된 딸세포에는 신경세포, 혈액세포, 근육세포, 그리고 여러 가지 샘조직(glandular tissue) 등이 있다.

미분화된 세포인 성숙한 줄기세포(adult stem cell)는 신체 전체에 있는 분화된 성숙조직(differentiated mature tissue) 안에 흩어져 있다. 최근의 연구 결과에 의하면 모든 성숙한 조직 안에는 약간의 미분화된 세포들이 있고, 그 미분화된 세포들은 그 조직 내에 있는 특정 세포의 한 종류를 생산할 수 있다고 한다. 예를 들어 독소나 과다한 X-선 치료에 의해서 뼈속질이 손상되었거나 백혈병이 있는 환자를 치료하는 데 성숙한 뼈속질줄기세포를 주입하는 방법이 현재 이용되고 있다. 현재까지 발견된 아주 흥미진진한 사실은 어떤 성숙한 줄기세포는 배아 줄기세포처럼 여러 가지 다른 종류의 세포를 생산하게 만들 수 있다는 것이다.

줄기세포 연구는 생물학에 흥분되고 복잡한 발전을 가져왔고, 이러한 발전은 앞으로 인간의 건강에 엄청난 영향을 줄 것이다. 줄기세포 연구에 의해서 치료법이 제시된 질병 중에서 극히 일부만 나열해보면 파킨슨병, 스트로크, 당뇨병, 척수상해 등이 있다. 아직까지 많은 과학적 · 윤리적 문제들이 해결되지 않고 있지만, 세포, 조직, 기관을 생산한다면 병들거나 상해를 입은 기관들을 고치거나 대체할 수 있을 것이다.

11. 생식계통
   a. 남성
   b. 여성

그림 4-1에 계통의 이름과 각 계통에서 중요한 기관들의 이름을 조직도 형식으로 나타냈다. 그리고 그림 4-2~4-13에는 각 계통을 그림 형식으로 제시하여 눈으로 확인할 수 있도록 하였다. 이 그림들은 해부학과 생리학에서 아주 중요한 상호관계를 이해하는 데 크게 도움이 될 것이다.

 신체 각 기관계통을 간단히 둘러 보려면 CD-ROM 의 AnimationDirect로 들어갈 것

1.1. 피부계통

그림 4-2에서 피부가 피부계통(integumentary system)에서 가장 크고 중요한 기관이라는 것을 알 수 있다. 일반 성인의 피부 무게는 약 9kg 이상 또는 체중의 약 16%로, 신체에서 가장 무거운 기관이다. 피부계통에는 피부와 부속 구조체가 있는데, 부속 구조체에는 머리카락, 손톱, 그리고 특화된 땀샘, 기름샘 등이 있다. 또한 수없이 많은 작고 고도로 특화된 감각기관들이 피부에 박혀 있다. 그러한 감각기관들은 통증, 압력, 접촉, 온도변화 등과 같은 여러 가지 자극에 대하여 신체가 반응할 수 있도록 해준다.

피부계통은 살아남는 데 없어서는 안 되는 것이다. 피부계통의 기본기능은 방호작용이다. 피부는 피부 아래에 깔려 있는 조직들에 해로운 박테리아가 침입하지 못하도록 방어하고, 대부분의 화학물질을 차단하며, 역학적 손상을 최소화시킨다. 그밖에 피부는 땀을 내고 혈류를 조절하여 신체 표면의 열을 손실시킴으로써 체온을 조절한다. 피부는 비타민D와 같이 중요한 화학물질을 합성하고, 정교한 감각기관의 기능도 한다.

1.2. 뼈대계통

그림 4-3의 복장뼈(stenum), 위팔뼈, 넙다리뼈는 뼈대계통에서 볼 수 있는 206개의 개별적인 기관(뼈)의 예이다. 뼈대계통에는 뼈뿐만 아니라 연골과 인대와 같은 관련 조직들도 포함되고, 그것들이 모두 힘을 합쳐서 신체에 단단한 뼈대를 제공함으로써 신체를 지지하고 방호한다. 그 외에 뼈대계통에는 뼈와 뼈 사이에 관절(joint)이 있어서 신체 부위들을 움직일 수 있게 해준다. 관절이 없으면 인체는 폐선의 선체처럼 움직일 수 없게 될 것이다. 뼈는 칼슘과 인과 같은 중요한 무기질의 창고이기도 하다. 일부 뼈의 적색뼈속질에서 혈액세포를 생산하는 것도 뼈대계통의 아주 중요한 기능 중 하나이다.

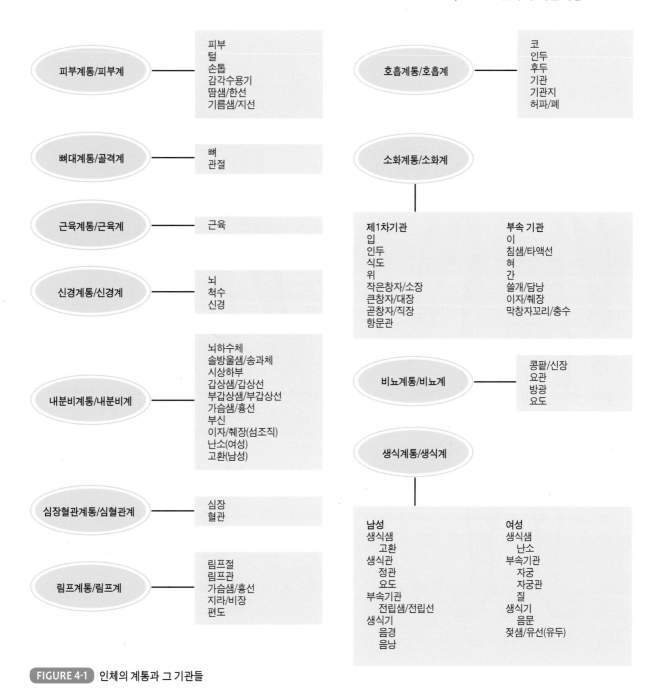

FIGURE 4-1 인체의 계통과 그 기관들

1.3. 근육계통

하나하나의 뼈대근육은 근육계통(muscular system)의 기관이다. 근육은 움직임을 만들고, 자세를 유지할 뿐만 아니라, 심부체온을 일정하게 유지하는 데 필요한 열도 생산한다. 뼈대근육을 **수의근**(voluntary muscle) 또는 **가로무늬근육**(striated muscle)이라고 부르는 이유는 뼈대근육의 수축을 의식적으로 조절할 수 있고, 뼈대근육을 이루고 있는

세포들을 현미경으로 보면 줄무늬가 보이기 때문이다. 근육계통을 구성하는 것에는 뼈대근육 외에 다른 두 가지 종류의 근육조직이 더 있다.

불수의근육조직(involuntary muscle tissue) 또는 **민무늬근육조직**(smooth muscle tissue)은 혈관벽, 다른 관 구조체(tubular structures), 위나 작은창자처럼 속이 빈 기관의 속벽에서 발견된다.

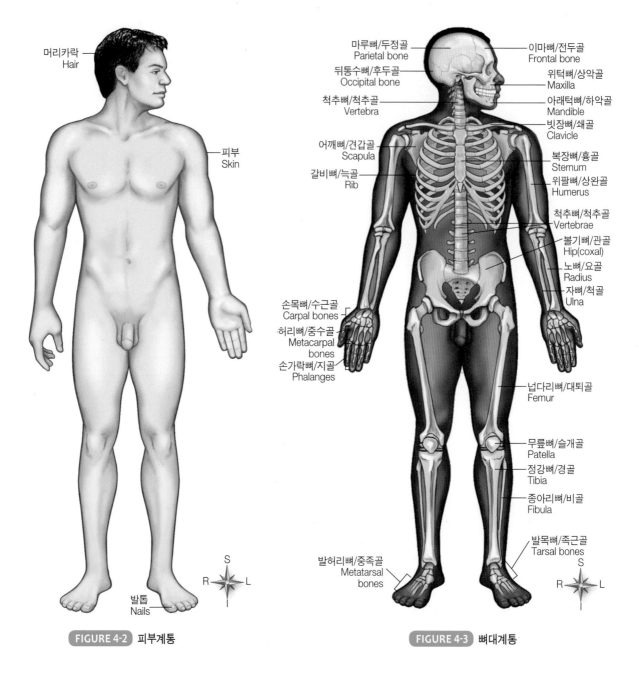

심장근육(cardiac muscle)은 심장에 있는 불수의근육조직의 특수한 형태이다. 심장근육이 수축함으로써 순환계통의 혈관으로 혈액을 펌프질한다. 심장에 있는 특수한 심장근육세포가 전기 임펄스를 만들어서 심장이 리드미컬하게 박동할 수 있도록 만든다.

그림 4-4에 힘줄이라고 이름이 붙어 있는 것을 통해서 힘줄이 근육을 어떻게 뼈에 부착시키는지 알 수 있을 것이다. 신경임펄스에 의해서 자극을 받으면 근육조직이 수축하여 길이가 짧아진다.

뼈대근육이 수축하면 수의적인 움직임이 일어난다. 그 원인은 근육이 뼈에 붙어 있고, 뼈들이 서로 관절을 이루고 있기 때문이다. 혈관벽에서 민무늬근육이 수축하면 혈압을 유지하는 데 도움이 된다. 소화관에서는 민무늬근육의 수축이 음식물이 통과할 수 있는 추진력을 내고, 소화되지 않고 남은 잔여물을 움직이게 하는 원동력이 된다.

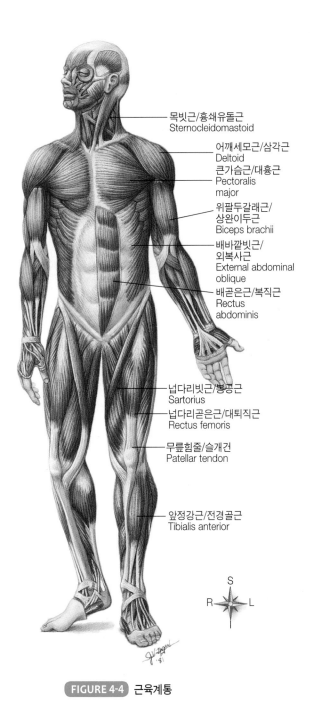

목빗근/흉쇄유돌근
Sternocleidomastoid

어깨세모근/삼각근
Deltoid

큰가슴근/대흉근
Pectoralis
major

위팔두갈래근/
상완이두근
Biceps brachii

배바깥빗근/
외복사근
External abdominal
oblique

배곧은근/복직근
Rectus
abdominis

넙다리빗근/봉공근
Sartorius

넙다리곧은근/대퇴직근
Rectus femoris

무릎힘줄/슬개건
Patellar tendon

앞정강근/전경골근
Tibialis anterior

FIGURE 4-4　근육계통

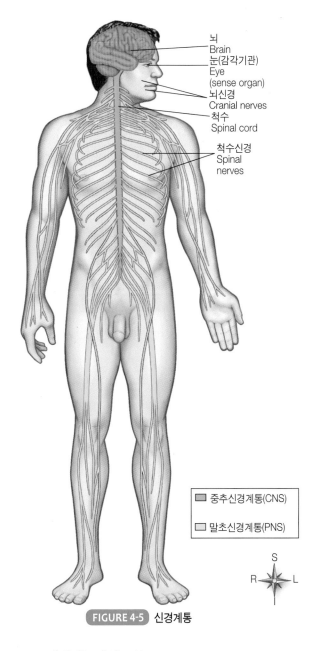

뇌
Brain
눈(감각기관)
Eye
(sense organ)
뇌신경
Cranial nerves
척수
Spinal cord

척수신경
Spinal
nerves

중추신경계통(CNS)

말초신경계통(PNS)

FIGURE 4-5　신경계통

1.4. 신경계통

　　신경계통의 기관은 뇌, 척수, 신경이다. 그림 4-5에서 볼 수 있는 바와 같이 신경은 뇌와 척수에서 신체의 모든 부위로 뻗어나가 있다. 신경계통의 구성 요소들이 네트워크를 잘 형성하고 있기 때문에 복잡한 신경계통이 그 기본 기능을 수행할 수 있다. 신경계통의 기능에는 다음과 같은 것들이 있다.

1. 신체기능 간의 소통
2. 신체기능의 통합
3. 신체기능의 조절
4. 감각 자극의 인지

　　이러한 기능들은 **신경임펄스**(nerve impulse, 신경충격)이라는 특화된 신호에 의해서 달성된다. 일반적으로 신경계통의 기능에 의해서는 짧은 시간 동안에 끝나는 급속한 행동이 일어난다. 예를 들어 신경계통이 적절하게 기능할 때에만 정상적으로 음식을 씹고, 걷고, 근육이 협동동작을 할 수 있다. 신경임펄스가 다양한 신체기능을 빠르고 정확하게 조절할 수 있도록 해준다. 다른 형태의 신경임펄스에 의해서 샘에서 액체가 분비된다. 거기에 더해서 신경계통의 요소들은 열, 빛, 압력, 온도와 같이 신체에 영향을 주는 자극들을 인식할 수 있다. 자극을 받으면 감각기관이라고 부르는 신경계통의 특수한 기관들이 신경임펄스를 만들고, 그 신경임펄스가 뇌 또는 척수에 전달되면, 뇌나 척수에서 분석하거나 다른 기관으로 전달하고, 필요하면 적절한 행동을 일으킨다.

1.5. 내분비계통

내분비계통은 **호르몬**(hormone)이라고 알려진 화학물질을 혈액 속에 분비하는 특수한 샘과 세포들로 구성되어 있다. 관이 없는 샘(ductless gland)이라고 불리기도 하는 내분비계통의 기관들이 소통, 통합, 조절 등 신경계통이 하는 기능을 똑같이 할 때도 있다. 신경계통은 빠르게 전달되는 신경임펄스를 이용하여 빠르고 간명하게 조절하지만, 내분비계통은 호르몬 분비에 의해서 느리고 오랫동안 지속되는 조절을 한다. 예를 들어 성장호르몬의 분비에 의해서 장기간 동안 점차적으로 성장하는 발달속도를 조절한다.

호르몬은 성장을 조절하는 역할 이외에 대사, 생식, 기타 신체 활동에서도 주조절자(main regulator) 역할을 한다. 호르몬은 체액 평형과 전해질 평형, 산-염기 평형, 에너지 대사에서 중요한 역할을 한다.

그림 4-6에서 내분비샘들이 신체 전체에 넓게 분포되어 있다는 것을 알 수 있을 것이다. **뇌하수체**(pituitary gland) · **솔방울샘**(pineal gland) · **시상하부**(hypothalamus)는 머리뼈 안에 있다. **갑상샘**(thyroid gland)과 **부갑상샘**(parathyroid gland)은 목에, **가슴샘**(thymus)은 가슴속공간 안에 있는 세로칸(mediastinum)에 있다(그림 1-4). **부신**(adrenal gland)과 소화 보조기관의 역할을 하는 **이자**(pancreas)는 배속공간에 있다.

그림 4-6에서 여자의 난소(ovary)와 남자의 고환(testis)도 내분비샘 역할을 한다. 이 기관에서 분비하는 성호르몬이 남자의 수염과 여자의 가슴 성숙과 같은 2차 성징이 발달되도록 자극을 준다.

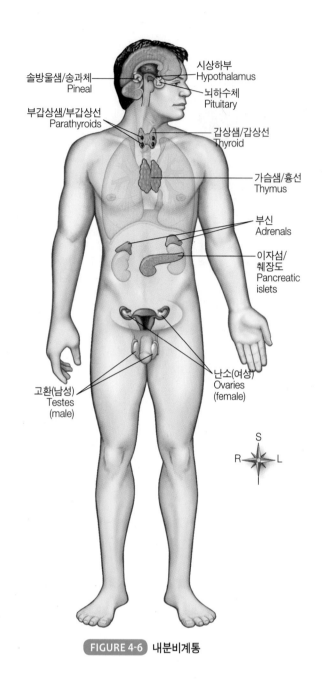

FIGURE 4-6　내분비계통

1.6. 심장혈관계통

심장혈관계통 또는 순환계통은 그림 4-7에서 볼 수 있는 바와 같이 근육으로 된 펌프 장비인 심장과 **동맥**(artery), **정맥**(vein), **모세혈관**(capillary)으로 이루어진 혈관들의 닫힌 시스템(closed system)으로 구성되어 있다. 이름에서 알 수 있는 바와 같이 심장혈관계통에 들어 있는 혈액이 심장에 의해서 펌프되어 혈관의 닫힌 회로를 따라 전신을 돈다.

심장혈관계통의 기본적인 기능은 수송이다. 체내에서

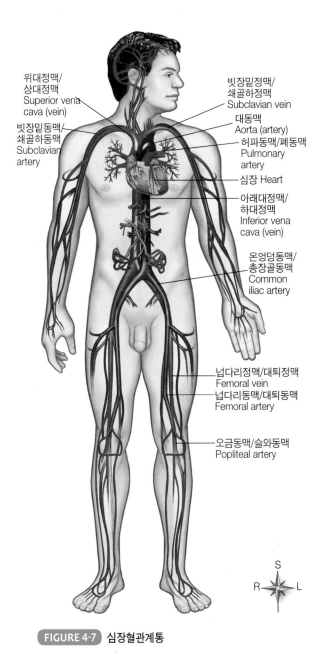

위대정맥/
상대정맥
Superior vena
cava (vein)

빗장밑동맥/
쇄골하동맥
Subclavian
artery

빗장밑정맥/
쇄골하정맥
Subclavian vein

대동맥
Aorta (artery)

허파동맥/폐동맥
Pulmonary
artery

심장 Heart

아래대정맥/
하대정맥
Inferior vena
cava (vein)

온엉덩동맥/
총장골동맥
Common
iliac artery

넙다리정맥/대퇴정맥
Femoral vein
넙다리동맥/대퇴동맥
Femoral artery

오금동맥/슬와동맥
Popliteal artery

S
R —✧— L

FIGURE 4-7 심장혈관계통

효율적인 수송시스템이 필요하다는 것은 말할 필요도 없이 중요하다. 산소, 이산화탄소, 영양 물질, 호르몬, 그리고 기타 중요한 물질들의 지속적인 이동이 필요하다. 세포에 의해서 발생한 노폐물은 해당 염기(base)에 실려서 혈류 속으로 방출된 다음 혈액에 의해서 배설기관까지 운반된다. 순환계통은 체온을 조절하는 것도 돕는다. 이 기능은 열을 온몸으로 분산시키고, 체표면 근처의 혈류를 조절함으로써 이루어진다. 순환계통에 속하는 일부 세포들이 신체의 방어 또는 면역에도 관여한다.

✔ 수행평가

1. 피부계통에서 가장 큰 기관은 무엇인가?
2. 뼈대계통의 기관을 열거하라.
3. 신경계통의 가장 중요한 기능은 무엇인가?
4. 심장혈관계통을 구성하는 기관은 무엇인가?

1.7. 림프계통

림프계통은 **림프절**(lymph node), **림프관**(lymphatic vessel), 특화된 림프기관으로 구성되어 있고, 림프의 기관으로는 **편도**(tonsil), **가슴샘**(thymus), **지라**(spleen) 등이 있다.

그림 4-8에 있는 가슴샘은 내분비샘과 림프샘의 역할을 모두 한다는 데 주의해야 한다. 림프관은 혈액 대신 림프액으로 채워져 있는데, 림프액은 희끄무레한 물같은 액체로 림프구(lymphocyte), 단백질, 그리고 약간의 지방세포를 포함하고 있고, 적혈구는 없다. 림프는 체세포 주위에 있는 체액에서 만들어진 다음, 림프관 안으로 확산된다. 그러나 혈액이 폐쇄회로 또는 관으로 된 망을 통해서 반복적으로 순환하는 것과는 달리 림프액은 관을 따라 흐르다가 결국에는 큰 관(duct)을 통해서 순환계통으로 들어간다. 림프가 혈액으로 들어가는 관에는 그림 4-8에서 볼 수 있는 **가슴관**(thoracic duct)같은 것이 있는데, 그 관은 가슴공간의 윗부분에서 정맥과 연결되어 있다. 림프절이 겨드랑이와 사타구니 부근에 많이 몰려있다는 것을 그림 4-8에서 알 수 있다. 림프가 만들어지는 방법과 이동은 제13장에서 설명한다.

림프계통의 역할에는 세포 주위에 있는 조직의 공간으로부터 특정한 큰 분자들과 액체를 이동시키는 것, 지방과 관련이 있는 영양 물질을 소화관으로부터 혈액으로 이동시키는 것 등이 있다. 림프계통은 면역계통의 작용에도 관여하는데, 면역계통은 질병에 대항해서 신체를 방호하는 데 결정적인 역할을 한다.

1.8. 호흡계통

호흡계통의 기관에는 **코**(nose), **인두**(pharynx), **후두**(larynx), **기관**(trachea), **기관지**(bronchus), **허파** 등이 있다 (그림 4-9). 이 기관들이 힘을 합해서 허파꽈리라고 부르

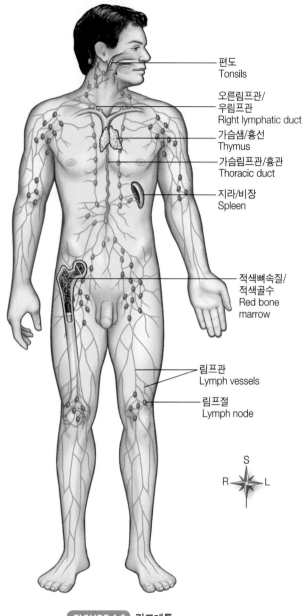

편도
Tonsils

오른림프관/
우림프관
Right lymphatic duct

가슴샘/흉선
Thymus

가슴림프관/흉관
Thoracic duct

지라/비장
Spleen

적색뼈속질/
적색골수
Red bone
marrow

림프관
Lymph vessels

림프절
Lymph node

S
R   L

FIGURE 4-8 림프계통

는 작고 얇은 벽으로 둘러싸인 주머니 안으로 공기가 이동할 수 있도록 만든다. 허파꽈리 안에서 공기 중의 산소와 신체에서 제거하기 위해서 혈액이 허파로 수송해 온 이산화탄소가 교환된다.

호흡계통의 기관들은 공기를 허파꽈리까지 이동시키는 것 이외에도 여러 가지 기능을 한다. 예를 들어 차갑거나 건조한 환경에 있으면 몸속으로 들어오는 공기를 데우고 촉촉하게 적셔주는데, 그 역할은 공기가 지나가는 통로의 속벽이 한다. 그 외에 호흡관을 지나가는 꽃가루나 먼

지와 같은 자극적인 물질들은 호흡 통로의 속벽을 덮고 있는 끈적끈적한 점액에 붙잡혀서 제거된다. 호흡계통은 산·염기 평형을 조절하는 역할에도 참여하는데, 그 내용은 제19장에서 설명한다.

1.9. 소화계통

소화계통에 속하는 기관(그림 4-10)은 제1차기관과 제2차기관(부속기관)의 두 집단으로 나눈다(그림 4-1). 그들은 영양물질을 적절하게 소화시킨 다음 흡수하기 위해서 협동하여 일을 한다. 제1차 소화기관에는 **입**(mouth), **인두**(pharynx), **식도**(esophagus), **위**(stomach), **작은창자** (small intestine), **큰창자**(large intestine), **곧창자**(rectum), **항문관**(anal canal) 등이 있고, 부속 소화기관에는 **이**(teeth), **침샘**(salivary gland), **혀**(tongue), **간**(liver), **쓸개**(gallbladder), **이자**(pancreas), **막창자꼬리**(appendix) 등이 있다.

제1차 소화기관들은 양쪽 끝이 열려 있는 관을 형성하고 있는데, 이것을 **위창자길**(gastrointestinal tract) 또는 GI 트랙트라고 부른다. GI트랙트에 들어간 음식물이 소화된 다음 영양물질이 흡수된다. 소화되지 않고 남은 잔여물을 **대변**(feces)이라 하고, 노폐물로 제거된다. 부속 소화기관들은 섭취한 음식물을 기계적 또는 화학적으로 잘게 부수는 일을 돕는다.

막창자꼬리는 제1차기관으로 분류되고 물리적으로도 소화관에 붙어 있지만, 소화과정에서 별 역할을 하지 않는다. 그러나 **막창자꼬리염**(appendicitis)이라고 부르는 막창자꼬리에 생긴 염증은 임상적으로 대단히 심각한 상태이어서 수술을 해야 하는 경우가 많다.

1.10. 비뇨계통

비뇨계통의 기관에는 **콩팥**(kidney), **요관**(ureter), **방광** (bladder), **요도**(urethra) 등이 있다.

콩팥(그림 4-11)은 체세포에서 영양물질의 대사에 의해 생겨난 노폐물이 혈액에 녹아 있는 것을 깨끗하게 청소한다. 콩팥은 전해질 평형, 물 평형, 산-염기 평형의 유지에도 중요한 역할을 한다. 콩팥에 의해서 만들어진 노폐물을 **소변**(urine)이라 한다. 소변은 콩팥에서 만들어진 다음에 요관을 통해서 방광으로 흘러가서 저장된다. 소변은 요도를 통해서 방광에서 신체 밖으로 방출된다. 남자의 요

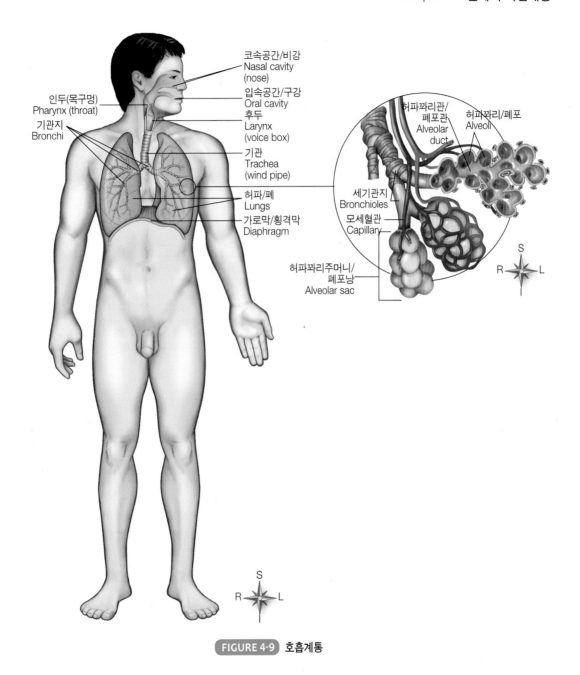

코속공간/비강
Nasal cavity
(nose)

입속공간/구강
Oral cavity

인두(목구멍)
Pharynx (throat)

후두
Larynx
(voice box)

기관지
Bronchi

기관
Trachea
(wind pipe)

허파/폐
Lungs

가로막/횡격막
Diaphragm

허파꽈리관/
폐포관
Alveolar
duct

허파꽈리/폐포
Alveoli

세기관지
Bronchioles

모세혈관
Capillary

허파꽈리주머니/
폐포낭
Alveolar sac

FIGURE 4-9 호흡계통

도는 음경을 지나는데, 음경은 소변을 나르는 기능과 정액을 나르는 기능을 모두 한다. 즉 비뇨와 생식의 목적을 가지고 있다. 여자는 비뇨기와 생식 통로가 완전히 분리되어 있기 때문에 요도가 비뇨기 기능만 수행한다.

비뇨계통의 기관들 이외에도 신체의 노폐물을 제거하는 데 참여하는 기관이 있다. 소화되지 않은 음식물과 대사 노폐물들은 위창자길에서 대변으로 제거되고, 허파는 몸에서 이산화탄소를 제거한다. 피부도 땀으로 수분과 약간의 염분을 제거하는 배설기능을 담당하고 있다.

1.11. 생식계통

생식계통의 정상적인 기능은 신체의 다른 기관계통의 기능과 좀 다르다. 생식계통의 적절한 역할에 의해서 개인의 생존뿐만 아니라 종(인류)의 생존이 담보된다. 그밖에 생식계통호르몬의 생산에 의해 성적 특징(sexual characteristic)이 발현된다.

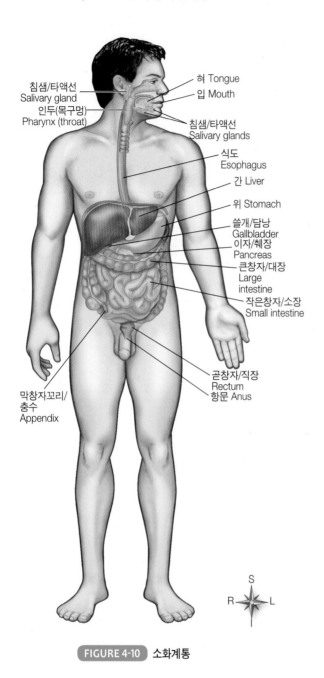

침샘/타액선
Salivary gland
인두(목구멍)
Pharynx (throat)

혀 Tongue
입 Mouth
침샘/타액선
Salivary glands
식도
Esophagus
간 Liver
위 Stomach
쓸개/담낭
Gallbladder
이자/췌장
Pancreas
큰창자/대장
Large
intestine
작은창자/소장
Small intestine

곧창자/직장
Rectum
항문 Anus

막창자꼬리/
충수
Appendix

FIGURE 4-10　소화계통

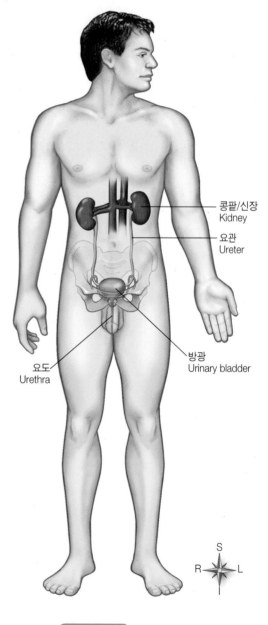

콩팥/신장
Kidney
요관
Ureter

방광
Urinary bladder

요도
Urethra

FIGURE 4-11　비뇨계통

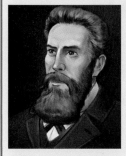

방사선
Wilhelm Röntgen (1845-1923)

1895년 독일의 물리학자 Wilhelm Röntgen이 현대 의학에서 가장 중요한 의학적 발견인 방사선 사진을 발견하였다. 방사선 사진 또는 X-선 사진은 신체 내부 구조의 영상을 비침습적인 방법으로 얻는 기술로, 가장 오래 되었으면서 가장 널리 사용되는 영상 기술이며, 그는 그 공로로 노벨상을 받았다. Röntgen은 저압의 기체 속을 통과하는 전자의 효과를 연구하던 도중에 특수한 화학물질로 코팅한 플레이트에 전자가 부딪치면 빛(X-선)을 낸다는 사실을 우연히 발견하였다. 그 후 얼마 지나지 않아서 Röntgen은 X-선이 뼈와 같은 신체 내부 기관의 그림자를 사진 필름에 만들 수 있다는 사실을 공표하였다. 그의 첫 번째 방사선 사진이자 가장 유명한 사진은 그의 아내 Bertha의 손 사진이었다. 비록 약간 흐릿하기는 했지만, 그 사진은 Bertha의 손가락뼈와 반지의 윤곽을 분명하게 보여주었다. 그 방사선 사진이 비엔나 신문에 게재되었을 때 전 세계는 그의 획기적인 발견에 깜짝 놀랐다.

오른쪽 그림은 방사선이 작용하는 원리를 보여주는 것이다. 방사선 스펙트럼의 X밴드 안에 있는 파동을 내는 X선원(x-ray source)이 신체를 통과해서 사진 필름 또는 형광 스크린에 X-선을 비춘다. 그 결과로 생긴 상에서 X-선을 흡수하는 뼈나 진한 구조체의 윤곽을 볼 수 있다. 그림에서 볼 수 있는 것처럼 소화관과 같이 부드럽고 속이 빈 조직의 X-선 사진을 더 선명하게 만들 수 있는 한 가지 방법은 방사선 차단물질을 이용하는 것이다. 예를 들어 바륨황산염($BaSO_4$)과 같은 X-선 흡수물질을 창자 안에 넣어서 X-선 사진을 선명하게 만드는 것이다.

오늘날에는 뢴트겐의 발명을 여러 가지 방법으로 변형한 것을 신체에 칼을 대지 않고 인체의 내부 기관을 연구하는 방법으로 많이 사용하고 있다. 예를 들어 CT 사진은 X-선 사진을 현대적으로 컴퓨터화한 영상 기술이다. 방사선 기사는 방사선 사진을 만드는 것이 가장 큰 책임인 건강 관련 전문직 기술자이고, 방사선 학자는 그 상을 판독하는 사람이다. 많은 의사, 수의과의사, 치과의사들이 환자들을 진단하고 치료할 때 X-선 사진과 CT 사진에 의존한다. 그밖에 방사선 사진은 많은 산업 분야와 연구 분야에 이용되고 있고, 심지어 고고학자들이 미라를 연구하는 데에도 이용되고 있다.

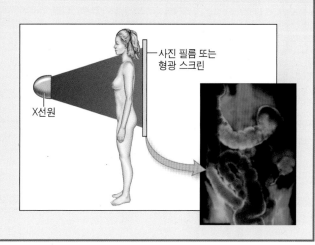

사진 필름 또는 형광 스크린

X선원

1.11.1. 남자의 생식계통

그림 4-12에서 볼 수 있는 남자의 생식 구조체에는 **생식세포**(sex cell) 또는 **정자**(sperm)를 생산하는 **고환**(testis)이라고 부르는 **생식샘**(gonad), 중요한 **정관**(deferent duct) 중 하나인 **생식관**(genital duct), 남자의 부속 기관으로 분류되는 **전립샘**(prostate) 등이 있다. **음경**(penis)과 **음낭**(scrotum)은 지지해주는 구조체이고, 두 기관 모두 **생식기관**(genitalia)이다.

그림 4-11에서 비뇨계통으로 분류된 요도는 음경을 통해 지나가고 있다. 요도는 생식기관으로서 정자를 밖으로 나르고, 동시에 소변을 제거하는 통로 역할을 한다. 이 두 구조체가 협동해서 정자를 여자의 생식기관까지 안내하고, 그곳에서 임신이 이루어진다. 고환에서 만들어진 정자는 정관을 포함한 여러 개의 생식관을 거쳐서 몸 밖으로 이동한다. 전립샘과 다른 부속기관들이 생식세포가 정관과 음경을 지날 때 액체와 영양분을 공급함으로써 생식세포와 정액을 여자의 생식기관 안으로 운반한다.

1.11.2. 여자의 생식계통

여자의 **생식샘**(gonad)은 **난소**(ovary)이다. 그림 4-13에 나타낸 부속기관에는 **자궁**(uterus), **자궁관**(uterine tube 또는 fallopian tube), **질**(vagina) 등이 있다. 여자의 바깥생식기관을 **음문**(vulva)이라고 한다. 유방 또는 **젖샘**(mammary gland)도 여자의 외부 성 부속기관으로 분류된다.

여자의 생식기관은 생식세포인 **난자**(ova)의 생산, 남성 생식세포인 정자의 접수, 생식세포를 자궁으로 이송시키는 것, 임신, 자손의 발달·출생·자양(nourishment) 등을 담당한다.

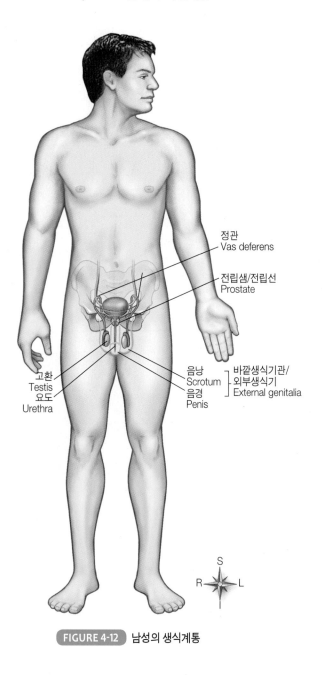

정관
Vas deferens

전립샘/전립선
Prostate

고환
Testis
요도
Urethra

음낭
Scrotum
음경
Penis

바깥생식기관/
외부생식기
External genitalia

FIGURE 4-12   남성의 생식계통

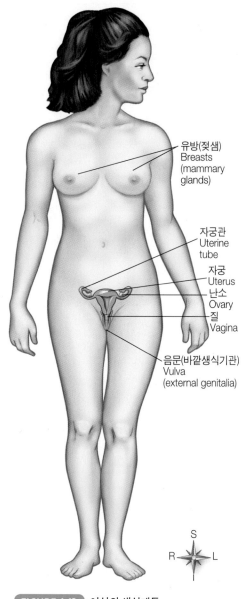

유방(젖샘)
Breasts
(mammary
glands)

자궁관
Uterine
tube

자궁
Uterus
난소
Ovary
질
Vagina

음문(바깥생식기관)
Vulva
(external genitalia)

FIGURE 4-13   여성의 생식계통

✔ 수행평가

1. 림프계통의 기능은 무엇인가?
2. 가스교환 이외에 호흡계통에 의해서 이루어지는 기능은 무엇이 있는가?
3. 소화계통의 부속기관은 무엇인가?
4. 남자에서 비뇨계통과 생식계통에 모두 속해 있는 기관은 무엇인가?

2. 전체로서의 신체

이 이후에 이어지는 각 장에서 기관계통의 구조와 기능에 대하여 더 자세히 공부할 때 항상 계통과 그에 속한 기관들을 전체로서의 신체와 관련지어야 한다. 어떤 신체의 계통도 다른 계통과 전혀 관계없이 완전히 독립적으로 기능하지 않는다. 각 계통이 구조적으로, 그리고 기능적으로 서로 연관되어 있고, 상호의존적이라는 것을 알 수 있게 될 것이다.

Health and Well-Being

암 진단 검사

신체 기관 계통의 구조와 기능에 대한 지식은 스스로의 건강과 웰빙을 좀 더 수준 높게 지킬 수 있도록 해주는 정보를 이해하고 사용하는 데 매우 중요한 첫 단계이다. 예를 들어 생식계통에 대하여 잘 이해하고 있으면 암 예방 검사를 할 때 더욱 직접적이고 개인적인 방식으로 참여할 수 있다.

암을 발견하기 위해서 실시하는 유방과 고환의 자가검사(self examination)는 남녀 모두 자신의 건강을 지키기 위해서 직접적으로 참여할 수 있는 아주 중요한 두 가지 방법이다.

그밖에 피부의 점과 점 모양의 변화, 다른 성장체(손톱이나 발톱 등)의 모양 변화, 색소가 있는 부위의 변화 등을 알아보기 위해서 하는 피부의 정기 검진을 통해서 피부암을 조기에 발견할 수 있다. 기관계통의 구조와 기능에 대한 이해를 통해서 배변 습관의 변화, 계속되는 기침, 삼키기 어려움 등과 같은 '암의 위험 신호'를 더 잘 알 수 있을 뿐만 아니라 적절한 조치를 더 일찍 할 수 있는 것이 사실이다. 미국암협회, 대부분의 병원, 건강 관련 기관들을 통해서 암 진단 검사에 관한 정보를 얻고 교육을 받을 수 있다.

Health and Well-Being

쌍으로 이루어진 기관(paired organs)

콩팥, 허파, 눈 등과 같이 기관이 쌍으로 이루어졌을 때 가질 수 있는 이점이 무엇인지 생각해본 일이 있는가? 우리의 신체는 한 개의 기관만으로도 잘 작용할 수 있지만, 우리들 대부분은 이 기관들을 쌍으로 가지고 태어났다. 콩팥과 같이 생명을 유지하는 데 절대적으로 필요한 기관이 쌍으로 되어 있기 때문에 얻을 수 있는 이점은 다음과 같다. 사고로 한 개의

기관을 잃어버려도 당장 생명을 유지하는 데 위협을 받지 않는다. 상해나 병으로 둘 중 하나가 없는 운동선수들은 그 기관에 해를 줄 수도 있는 접촉스포츠에 참여하기 전에 상담을 받는다. 만약 남은 한 개의 기관마저 잃게 되면 시각과 같이 절대적으로 필요한 기능을 완전히 잃게 되고, 심지어 죽음에까지 이룰 수도 있다.

단원요약

1. 정의와 개념

A. 기관 : 두 가지 이상의 조직으로 만들어진 구조체로, 한 개의 조직이 홀로 할 수 있는 것보다 더 복잡한 기능을 공동으로 수행할 수 있도록 조직화되어 있다.

B. 기관계통 : 일단의 기관들로, 한 개의 기관이 홀로 할 수 있는 것보다 더 복잡한 기능을 공동으로 수행할 수 있도록 조직화되어 있다.

C. 개별 기관에 대한 지식과 기관들이 어떻게 집단으로 조직화되어 있는지를 알면 특정한 기관계통이 전체적으로 더 의미가 깊은 기능을 어떻게 수행하는지 이해할 수 있게 된다.

2. 기관계통

A. 피부계통(그림 4-2)
   1. 구조-기관
      a. 피부
      b. 머리카락
      c. 손톱, 발톱
      d. 감각수용기
      e. 땀샘
      f. 기름샘
   2. 기능
      a. 방호
      b. 체온조절
      c. 화학물질 합성
      d. 감각기관

B. 뼈대계통(그림 4-3)
   1. 구조
      a. 뼈
      b. 관절
   2. 기능
      a. 지지
      b. 움직임(관절, 근육과 함께)
      c. 무기질 저장
      d. 조혈

C. 근육계통(그림 4-4)
   1. 구조
      a. 근육

(1) 수의근 또는 가로무늬근육
(2) 불수의근 또는 민무늬근육
(3) 심장근육

2. 기능
　a. 움직임
　b. 자세 유지
　c. 열 생산
　d. 심장 수축
　e. 혈압 유지
　f. 대변을 제거하기 위한 내장 운동

D. 신경계통(그림 4-5)
1. 구조
　a. 뇌
　b. 척수
　c. 신경
　d. 감각기관
2. 기능
　a. 소통
　b. 통합
　c. 조절
　d. 감각 자극의 인지
3. 여러 종류의 자극에 대한 신경 임펄스를 만들어서 시스템 기능을 한다.
4. 조절이 빠르고 지속시간이 짧다.

E. 내분비계통(그림 4-6)
1. 구조
　a. 뇌하수체
　b. 송과체
　c. 시상하부
　d. 갑상샘
　e. 부갑상샘
　f. 가슴샘
　g. 부신
　h. 이자
　i. 난소(여자)
　j. 고환(남자)
2. 기능
　a. 호르몬이라고 부르는 특별한 물질을 혈액 안에 직접 분비
　b. 신경계통과 동일 : 소통, 통합, 조절
　c. 조절이 느리고 지속시간이 길다.
　d. 호르몬 조절의 예
　　(1) 성장

(2) 대사
(3) 생식
(4) 체액과 전해질의 평형

F. 심장혈관계통(순환계통)
1. 구조
　a. 심장
　b. 혈관
　　(1) 동맥
　　(2) 정맥
　　(3) 모세혈관
2. 기능
　a. 수송
　b. 체온 조절
　c. 면역

G. 림프계통(그림 4-8)
1. 구조
　a. 림프절
　b. 림프관
　c. 편도선
　d. 가슴샘
　e. 지라
2. 기능
　a. 수송
　b. 면역

H. 호흡계통(그림 4-9)
1. 구조
　a. 코
　b. 인두
　c. 후두
　d. 기관
　e. 기관지
　f. 허파
2. 기능
　a. 허파의 허파꽈리에서 이산화탄소와 산소의 교환이 이루어진다.
　b. 들어오는 공기를 데우고 촉촉하게 만든다.
　c. 흡입하는 공기에서 자극 물질을 여과한다.
　d. 산-염기 평형의 조절

I. 소화계통(그림 4-19)
1. 구조
　a. 제1차기관
　　(1) 입
　　(2) 인두

(3) 식도

(4) 위

(5) 작은창자

(6) 큰창자

(7) 곧창자

(8) 항문관

b. 제2차기관(부속기관)

(1) 이

(2) 침샘

(3) 혀

(4) 간

(5) 쓸개

(6) 이자

(7) 막창자꼬리

2. 기능

a. 음식을 기계적 · 화학적으로 잘게 부순다(소화)

b. 영양 물질을 흡수한다.

c. 버려지는 소화되지 않은 노폐물을 대변이라고 한다.

3. 막창자꼬리

a. 구조적으로는 소화계통의 일부이지만 기능적으로는 아니다.

b. 막창자꼬리에 염증이 생긴 것을 막창자꼬리염

J. 비뇨계통(그림 4-11)

1. 구조

a. 콩팥

b. 요관

c. 방광

d. 요도

2. 기능

a. 피에서 노폐물을 제거한다. 신체에서 배설하는 노폐물을 소변이라고 한다.

b. 전해질 평형

c. 수분 평형

d. 산-염기 평형

e. 남자는 요도가 비뇨기능과 생식기능을 함께 가지고 있다.

K. 생식계통(그림 4-12, 4-13)

1. 구조

a. 남자

(1) 생식샘 : 고환

(2) 생식관 : 정관, 요도

(3) 부속샘 : 전립샘

(4) 지지구조체 : 성기(음경과 음낭)

b. 여자

(1) 생식샘 : 난소

(2) 부속기관 : 자궁, 자궁관(나팔관), 질

(3) 지지구조체 : 성기(외음부), 젖샘(유방)

2. 기능

a. 유전자의 생존

b. 생식세포의 생산(남자 : 정자, 여자 : 난자)

c. 생식세포의 수송과 수정

d. 후손의 발생과 출산

e. 후손에 영양분 공급

f. 성호르몬 생산

용어정리

이 장에서 나온 용어들은 각 계통을 설명하는 장에서 더욱 자세히 알아볼 수 있다.

복습문제

그림 4-1~4-13에 있는 기관계통과 각 기관의 이름을 복습하시오.

1. 기관과 기관계통을 정의하시오.
2. 피부 감각기관이 반응할 수 있는 자극의 예를 들라.
3. 피부는 인체가 체온을 조절하는 것을 어떻게 도울 수 있는가?
4. 힘줄의 역할은 무엇인가?
5. 림프계통과 심장혈관계통의 차이점에 대하여 설명하시오.
6. 노폐물을 버리는 것을 돕는 기관의 이름을 써라. 각 기관은 어떤 노폐물을 버리는가?
7. 뼈 이외에 뼈대계통에 속하는 조직에는 무엇이 있는가?
8. 이 장에서 논의된 11개 기관계통의 이름을 나열하시오.
9. 대부분의 기관계통은 한 가지 이상의 기능을 가지고 있다. 다음에 나열하는 각 계통에 대하여 두 가지 기능을 쓰시오. 피부계통, 뼈대계통, 근육계통, 림프계통, 호흡계통, 비뇨계통
10. 생식계통이 독특한 점은 무엇인가?

탐구문제

11. 신경계통과 내분비계통의 차이점을 설명하시오. 각 계통에 의해서 조절되는 기능과 메시지를 전달하는 전달자에 대한 내용을 반드시 포함시킨다.
12. 이 장에서는 '평형'이라는 용어가 사용되었다. 평형은 항상성의 다른 이름이다. 각 계통의 기능을 복습하고, 그중 항상성에 관한 기능을 나열하시오.

시험문제

1. 소화계통의 제1차 기관들이 만드는 긴 관을 _____이라고 한다.
2. 수의근의 다른 이름은 _____이다.
3. _____은 불수의근의 다른 이름이다.
4. 신경계통이 만들 수 있는 특별한 전기화학적 신호를 _____이라고 한다.
5. 피부의 부속 구조체에는 _____, _____, _____, _____ 등이 있다.
6. 림프계통과 내분비계통에 모두 속하는 기관은 _____이다.
7. _____은 남자의 생식계통이면서 비뇨계통이다.
8. 남자 생식계통의 생식샘은 _____이고, 여자 생식계통의 생식샘은 _____이다.
9. 뼈대계통은 뼈조직과 _____, _____로 구성되어 있다.

A열의 기관계통과 B열의 기능을 알맞게 연결하라.

A	B
10. _____ Integumentary	a. 움직임, 자세, 열을 제공한다.
11. _____ Skeletal	b. 신체 기능을 조절하기 위해서 호르몬을 이용한다.
12. _____ Muscular	c. 소화계통으로부터 지방성 영양물질을 혈액으로 수송한다.
13. _____ Nervous	d. 영양물질과 영양물질의 흡수와 관련된 물리적·화학적 변화
14. _____ Endocrine	e. 혈액에서 대사 노폐물을 제거하고, 전해질의 평형을 조절한다.
15. _____ Cardiovascular	f. 밑에 깔려 있는 구조체와 감각수용기를 방호하고 체온을 조절한다.
16. _____ Lymphatic	g. 신체의 한 부위에서 다른 부위로 물질을 수송한다.
17. _____ Respiratory	h. 개인이라기보다는 종의 생존을 담보한다.
18. _____ Digestive	i. 신체 기능을 통합하고 조절하기 위해서 전기화학적 신호를 이용한다.
19. _____ Urinary	j. 산소와 이산화탄소를 교환하고, 산-염기 평형을 조절한다.
20. _____ Reproductive	k. 신체에 고형 프레임워크를 제공하고, 무기질을 저장한다.

학습목표

이 단원을 공부하고 나면 다음과 같은 것을 할 수 있어야
한다.

1. 신체에 있는 여러 종류의 막의 구조를 비교해서 설명
   하고, 예를 들 수 있다.
2. 표피와 진피의 구조와 기능을 설명할 수 있다.
3. 피부 부속기관의 이름을 나열하고, 간단하게 설명할
   수 있다.
4. 피부계통의 중요한 3가지 기능을 제시하고 설명할 수
   있다.
5. 화상을 분류하고, 화상의 정로를 추정하는 방법을 설
   명할 수 있다.

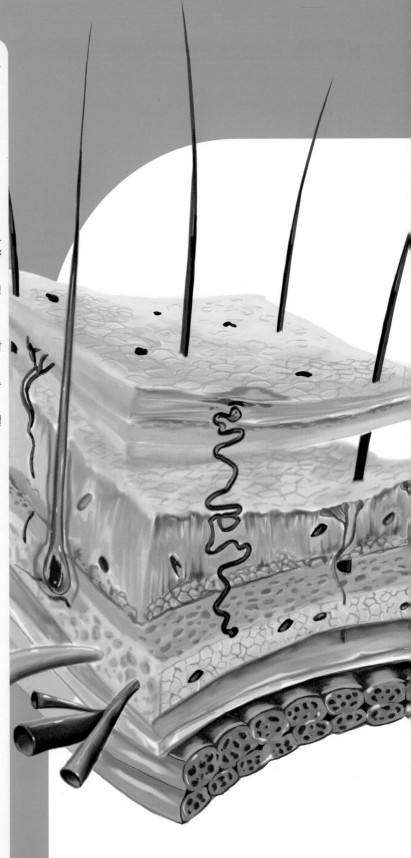

제1장에서 신체 구조가 단순한 것에서 복잡한 것으로 점진적으로 조직화된다는 것을 알았다. 신체 구조의 복잡성과 기능이 세포에서 조직으로 진행된 다음 조직, 계통으로 진행된다. 이 장에서는 피부와 그 부속 구조체인 머리카락, 손·발톱, 피부샘 등을 하나의 기관계통으로 논의하는데, 이 계통을 **피부계통**(integumentary system)이라고 한다. **외피**(integument)는 피부(skin)의 다른 이름이며, 피부 그 자체가 피부계통의 주요 기관이다. 피부(skin)는 막(membrane)이라고 부르는 해부학적으로는 단순하지만 기능적으로는 아주 중요한 종잇장같이 생긴 구조체의 하나이다. 이 단원은 중요한 신체의 막을 분류하고, 논의하는 데서부터 시작한 다음 피부계통의 구조와 기능을 논의한다. 피부와 그 부속 구조체들에 대하여 먼저 공부한 다음 전통적인 기관계통으로 이행하여 피부계통에 대한 이해를 넓히고, 구조와 기능이 어떤 관련이 있는지 알아본다.

1. 신체막의 분류

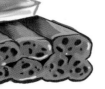

막(membrane)이라는 용어는 얇고, 종잇장 같이 생긴 구조체를 일컫는 것으로, 막은 신체에서 중요한 기능을 많이 하고 있다. 막은 신체의 표면을 보호하고, 몸속공간을 구분 짓고, 소화관, 생식관, 호흡관과 같이 구멍이 뚫려 있는 기관의 안쪽 표면을 덮고 있다. 어떤 막은 각 기관을 함께 묶거나 뼈에 붙들어 매고, 어떤 막은 내부 기관들을 덮어 싼다. 신체의 어떤 부위에서는 막이 윤활액을 분비하여 심장의 박동이나 허파의 수축/팽창과 같은 운동을 할 때 발생하는 마찰력을 줄여준다. 막에서 분비하는 윤활액이 관절하고 있는 뼈와 뼈 사이의 마찰력도 줄여준다. 신체의 막에는 다음과 같은 두 종류가 있다.

1. **상피조직막**(epithelial membrane) : 상피조직과 그 밑에 있는 특수결합조직의 층으로 구성되어 있다.
2. **결합조직막**(connective tissue membrane) : 상피세포가 없이 여러 종류의 결합조직으로만 구성되어 있다.

1.1. 상피조직막

상피조직막에는 다음과 같은 3종류가 있다.

1. 피부막
2. 장막
3. 점막

1.1.1. 피부막

　　피부막(cutaneous membrane)은 피부(skin)라고도 하고, 상피계통에서 가장 중요하고 기본적인 기관이다. 피부막은 가장 중요한 기관이고, 가장 큰 기관이며, 가장 눈에 잘 보이는 기관일 것이다. 대부분의 사람들에서 피부가 체중의 16%를 차지하고 있다. 피부막 안에는 상피조직막에 필요한 것들이 들어 있다. 즉 상피세포로 된 표면층(superficial layer)과 그 밑에서 지지해주는 결합조직의 층이 피부막 안에 있다. 피부막의 구조는 그것이 가지고 있는 여러 가지 기능에 딱 들어맞게 되어 있다. 이 장의 말미에서 피부에 대하여 좀 더 깊게 논의할 것이다.

1.1.2. 장막

　　장막(serous membrane)은 확실하게 구별되는 두 개의 조직층으로 되어 있다. 상피세포층(epithelial cell sheet)은 단층편평상피세포로 된 얇은 층이고, 그 밑에 있는 결합조직층(connective tissue layer)은 대단히 얇고 풀처럼 끈적끈적한 **바닥막**(basement membrane)이다. 바닥막이 상피세포들을 붙들고 지지해준다.

　　장막은 몸속공간의 속벽을 형성하고, 그 안에 있는 기관들의 표면을 덮어 싸고 있다. 즉 장막은 두 개의 서로 다른 표면을 덮고 있는 한 장의 연속적인 조직막(tissue sheet)이다. 장막의 이름은 그 위치에 의해서 결정된다. 이러한 기준을 적용하면 장막을 두 가지 형태로 나눌 수 있다. 첫번째 종류는 몸속공간의 속벽을 형성하는 장막이고, 두 번째 종류는 몸속공간 안에 있는 기관을 덮어 싸는 장막이다. 몸속공간의 속벽을 형성하는 장막은 벽을 덮는 벽지와 아주 흡사하기 때문에 **벽쪽부분**(parietal portion)이라고 부르고, 몸속공간 안에 있는 기관의 표면을 덮고 있는 장막은 **내장쪽부분**(visceral portion)이라고 부른다.

　　가슴속공간과 배속공간에 있는 장막을 그림 5-1에 나타내었다. 가슴속공간에 있는 장막은 **가슴막**(pleura)이라 하고, 배속공간에 있는 장막은 **배막**(peritoneum)이라 한다. 벽쪽가슴막과 내장쪽가슴막, 그리고 벽쪽배막과 내장쪽배막의 위치를 확인하기 위해서 그림 5-1을 다시 한 번 살펴보자. 두 경우 모두 벽쪽 층은 몸속공간의 속벽을 이루고, 내장쪽 층은 몸속공간 안에 있는 기관을 덮어 싸고 있다.

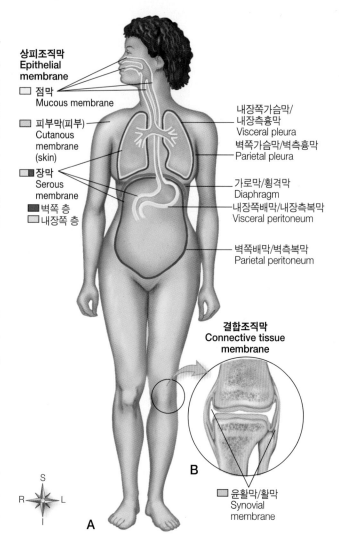

상피조직막
Epithelial membrane
☐ 점막
Mucous membrane

☐ 피부막(피부)
Cutaneous membrane (skin)

☐ 장막
Serous membrane
■ 벽쪽 층
☐ 내장쪽 층

내장쪽가슴막/
내장측흉막
Visceral pleura

벽쪽가슴막/벽측흉막
Parietal pleura

가로막/횡격막
Diaphragm

내장쪽배막/내장측복막
Visceral peritoneum

벽쪽배막/벽측복막
Parietal peritoneum

결합조직막
Connective tissue membrane

☐ 윤활막/활막
Synovial membrane

A　　B

FIGURE 5-1 **신체막의 종류.** A. 상피막에는 피부막, 장막(벽쪽 부분과 내장쪽 부분), 점막이 있다. B. 결합조직막에는 윤활막이 포함된다. 설명은 본문을 참고할 것.

　　장막에서는 물처럼 묽은 액체가 분비되는데, 이 액체는 기관들이 서로 마찰되거나 그 기관을 내포하고 있는 몸속공간의 벽과 부딪칠 때 마찰을 줄이는 윤활유 역할을 한다. **가슴막염**(pleurisy)은 매우 고통스러운 병리상태로, 가슴속공간의 속벽을 형성하고, 허파를 덮어 싸는 장막(가슴막)에 염증이 생기는 것이 특징이다. 허파가 가슴속공간의 벽과 마찰될 때 생기는 자극 때문에 통증이 생긴다. 심한 경우에는 염증이 생긴 표면이 녹아 붙어서 영구적인 상처가 생길 수도 있다. **배막염**(peritonitis)은 배속공간에 있는 장막에 염증이 생긴 것을 말한다. 감염된 막창자꼬리의 심각한 합병증으로 배막염이 나타날 때도 가끔 있다.

장막을 간단히 둘러 보려면 CD-ROM의 AnimationDirect로 들어갈 것

1.1.3. 점막

점막(mucous membrane)은 상피조직막으로, 상피세포층과 섬유조직층(또는 섬유결합층)이 있다. 점막은 외부에 직접 노출되어 있는 신체 관(tube)의 속벽을 이룬다. 호흡관, 소화관, 비뇨관, 생식관의 속벽이 점막에 속한다. 점막의 상피세포층은 위치와 기능에 따라 달라진다. 대부분의 경우 상피세포가 중층편평세포이거나 단층원주세포이다. 예를 들어 식도에서는 매우 튼튼하고 항마모성인 중층편평상피세포가 발견된다. 이것은 "기능에 따라 모양이 달라진다."는 원칙의 대표적인 예이다. 식도의 속벽이 튼튼한 상피세포로 보호되지 않는다면 팝콘처럼 거친 음식물을 삼킬 때 식도의 벽에 상처를 낼 것이고, 그 결과 자극, 감염, 출혈 등이 생길 것이다. 단층원주상피세포로 구성된 얇은 층이 소화관 아랫부분의 속벽을 이루고 있다(역자 주 : 소화관의 첫 부분인 식도는 중층편평상피세포로 구성되어 있고, 소화관의 나머지 부분은 단층원주상피세포로 구성된 것이 "기능에 따라 모양이 달라진다."는 원칙에 잘 맞는다는 의미). 섭취한 음식물은 위와 작은창자에서 소화되어 더 이상 거친 물질이 아닌 부드럽고 액화된 물질이 된다. 위와 작은창자 부분의 소화관은 속벽이 단층상피세포로 구성되어 있어서 그 부분의 중요한 임무인 영양분 흡수에 알맞도록 되어 있다.

대부분의 점막의 상피세포는 진하고 끈적끈적한 **점액**(mucus)을 분비해서 막을 습하고 부드럽게 유지한다. 점막에 있는 상피세포 밑에 있는 섬유결합조직을 **고유판**(lamina propria)이라 한다. 'mucous'는 막의 종류를 나타내고, 'mucus'는 점막에서 분비하는 물질을 나타내는 용어라는 것을 기억해두기 바란다.

점막피부연접부(mucocutaneous junction)는 피부와 점막이 만나는 접합점, 즉 전이부위를 설명하는 용어이다. 이러한 연접부위에는 피부의 특징인 털이나 땀샘과 같은 부속기관이 거의 없고, 연접부위의 구멍(orifice)에 있는 점액샘에서 나오는 점액에 의해서 촉촉해진다. 눈꺼풀(eyelid), 입술, 콧구멍, 외음, 항문 등에는 점막피부연접부가 있어서 감염되거나 자극받기 쉽다.

 점막을 간단히 둘러 보려면 CD-ROM의 AnimationDirect로 들어갈 것

1.2. 결합조직막

피부막, 장막, 점막과는 달리 결합조직막에는 상피세포가 없다. 가동관절에서 관절을 이루는 뼈의 끝을 둘러싸서 부착시키는 관절주머니의 속벽을 이루는 **윤활막**(synovial membrane)은 결합조직막으로 분류된다(그림 5-1의 B, 그림 6-20 참조). 결합조직막은 부드럽고 매끄러우며, **윤활액**(synovial fluid)이라는 진하고 무색인 액체를 분비한다. 결합조직막 자체와 결합조직막에서 분비하는 윤활액은 가동관절 안에서 서로 마주하는 뼈의 표면 사이에 생기는 마찰을 줄이는 역할을 한다. 작은 쿠션과 같은 역할을 하는 **윤활주머니**(bursa)의 속벽을 이루는 것도 결합조직막이다. 윤활주머니는 움직이는 신체부위 사이에서 많이 발견된다.

 결합조직과 윤활막을 간단히 둘러 보려면 CD-ROM의 AnimationDirect로 들어갈 것

✓ 수행평가
1. 신체에 있는 4종류의 막은 무엇인가?
2. 신체의 막 중에서 상피막은 어떤 것인가?
3. 4가지 주요 막에서 분비하는 액체는 각각 무엇인가? 그 액체는 어떤 역할을 하는가?

2. 피부

제4장에서 피부를 간단하게 설명할 때 피부는 피부계통의 기관 중에서 가장 중요한 기관일 뿐 아니라 신체에서 가장 크고 가장 중요한 기관 중의 하나라고 하였다. 피부는 경이로운 구조를 하고 있다. 단 1평방인치의 피부 속에 500개의 땀샘, 1,000개 이상의 신경종말, 수 야드의 혈관, 거의 100개의 **기름샘**(sebaceous gland), 150개의 압력수용기, 75개의 열수용기, 10개의 냉수용기, 그리고 수 백만 개의 세포 등 믿을 수 없을 만큼 많은 수의 구조체가 들어차 있는 것을 생각해보라.

2.1. 피부의 구조

피부는 다음 두 가지 서로 다른 조직층으로 구성되어 있는 종잇장처럼 생긴 기관이다(그림 5-2).

1. **표피**(epidermis) : 피부의 가장 바깥층이다. 상대적으로 더 얇은 중층편평상피이다.
2. **진피**(dermis) : 두 층 중에서 깊은 층이다. 표피보다 두껍고, 대부분 결합조직으로 구성되어 있다.

그림 5-2에서 볼 수 있는 바와 같이 피부의 두 층을 성긴결합조직과 지방으로 된 두꺼운 층인 **피부밑조직**(subcutaneous tissue 또는 hypodermis)이 받치고 있다. 피부

밑층에 있는 지방이 지나친 열이나 추위로부터 신체를 차단시킨다. 그 지방이 신체에 대하여 에너지 저장창고의 역할도 해서 필요할 때 사용할 수도 있다. 그 밖에 피부밑조직이 충격을 흡수하는 패드(pad)의 역할도 해서 신체 표면이 부딪치거나 가격을 당했을 때 피부의 안쪽(아래쪽)에 있는 조직들이 상해를 입지 않도록 도와준다.

2.1.1. 표피

표피에 꽉 들어찬 상피세포는 5개의 층으로 나눠져 있다. 가장 안쪽 층의 세포들을 **종자층**(stratum germinativum)이라고 하고, 유사분열을 해서 자기자신을 복사한다(그림

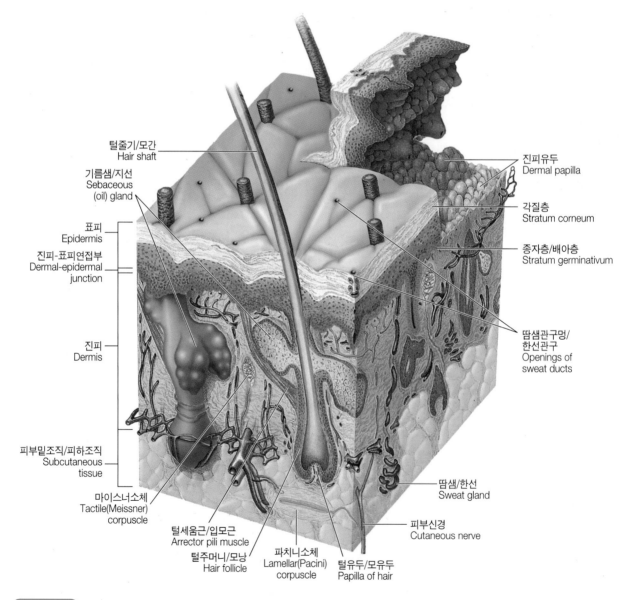

FIGURE 5-2 **피부의 미세 구조 그림**. 세포축에 보인 표피를 한쪽 코너에서 들어 올려 진피에서 솟아오른 것들을 볼 수 있도록 하였다.

5-2). 그 세포들이 피부의 표면으로 이동하면서 밑에 있는 신체조직을 보호할 수 있는 능력이 증가하는 방향으로 점점 더 특수화된다. 이와 같이 특수화된 능력은 임상적으로 중요한 의미를 갖는다. 즉 그 능력 때문에 피부가 손상되더라도 스스로 복구할 수 있는 것이다. 정상적인 피부는 자가치료를 할 수 있는 능력이 있기 때문에 감염, 심지어 상해나 일상적인 반복자극에 의한 손상도 막아줄 수 있는 보호장벽의 효과를 유지할 수 있다. 표피의 깊은 층에서 생산된 세포들은 조금씩 위쪽으로 이동한다. 그 세포들이 표면에 가까워지면 세포질이 자연계에서 가장 독특한 단백질 중 하나인 **케라틴**(keratin, 각질)이라는 물질로 대체된다. 케라틴은 매우 강하고 방수가 잘 되는 물질로, 피부 바깥층에 있는 세포들을 딱딱하고, 항마모성이며, 방호적인 특성을 갖게 만든다. 표피의 단단한 바깥층을 **각질층**(stratum corneum)이라고 부른다. 케라틴으로 채워진 세포들은 끊임없이 표피의 표면쪽으로 밀린다. 그림 5-3에서 볼 수 있는 피부의 현미경 사진에서는 각질층(가장 바깥쪽) 세포들이 대부분 벗겨졌다. 이렇게 케라틴으로 채워진 건조하고 죽은 세포들은 수천 개의 조각으로 잘려서 옷, 목욕 물, 만지는 물건 등으로 떨어져 나간다. 날마다 수백만 개의 상피세포가 생산되어서 말라서 떨어져나간 세포들을 대체한다. 이것은 우리가 알지 못하는 사이에, 심지어 우리가 쉬고 있을 때에도 이루어지는 신체의 작용 중 한 예일 뿐이다.

2.1.2. 피부색소

그림 5-2에서 볼 수 있는 표피의 가장 깊은 세포층에서 **색소**(pigment) 물질을 생산하기 때문에 피부에 색이 생긴다. 'pigment'라는 용어는 '페인트'를 뜻하는 라틴어에서 유래된 것이다. 피부에 색깔이 생기게 만드는 곳은 표피층이다. 갈색 색소인 **멜라닌**(melanin)은 표피층에 있는 특수한 세포가 만든다. 그 세포들을 **멜라닌형성세포**(melanocyte)라고 부른다. 멜라닌의 농도가 진할수록 피부색이 진해진다. 멜라닌이 하는 가장 중요한 기능은 태양광으로부터 해로운 자외선을 흡수해서 표피의 밑에 있는 조직에 도달하지 못하게 하는 것이다. 각자의 피부에 있는 멜라닌의 양과 종류는 일차적으로 자신이 물려받은 피부색 유전자에 달려 있다. 즉 자신의 기본적인 피부색이 얼마나 진하고

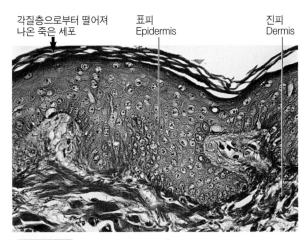

각질층으로부터 떨어져 나온 죽은 세포 / 표피 Epidermis / 진피 Dermis

FIGURE 5-3 **피부의 현미경 사진.** 새로운 표피세포들이 배아층에서 만들어진 다음 위쪽으로 밀리다가 결국에는 죽어서 평평해지면서 각질층을 형성한다(화살표는 죽은 세포가 피부로부터 떨어져나간 것을 가리킴). 피부의 깊은 부위는 진피인데, 진피는 세포의 수가 적은 결합조직으로 만들어져 있다.

옅은지는 유전에 의해서 결정된다. 그러나 태양광에 노출되는 것과 같은 다른 요인에 의해서 유전 효과가 수정될 수도 있다. 피부색이 옅은 사람이 장시간 태양광에 노출되면 표피 안에 축적된 멜라닌의 양이 증가하기 때문에 노출된 부위의 피부색이 짙어진다. 멜라닌이 축적되는 것은 자외선으로부터 깊은 부위의 조직을 보호하기 위한 일종의 방호 메커니즘이다. 손톱 밑에는 멜라닌이 전혀 없는 것처럼 피부에 멜라닌이 거의 없을 때는 피부의 혈액량이 두드러지게 변화하거나 혈중산소량이 증가 또는 감소할 때 피부의 색깔이 변화한다. 피부 혈류량이 증가하거나 혈중 산소 수준이 증가하면 홍조가 나타날 수 있다. 그러나 혈중 산소 수준이 감소하거나 혈류량이 심하게 감소하면 피부색이 푸른빛을 띤 회색으로 변하는데, 이러한 상태를 청색증(cyanosis)이라고 한다. 일반적으로 피부 속에 축적된 멜라닌의 양이 적을수록 혈류량의 변화나 혈중 산소 수준의 변화에 의해서 피부 색깔이 변하는 것을 관찰하기 쉽다. 반대로 피부 색소가 많을수록 눈으로 관찰할 수 있을 정도로 피부색이 변하기 어렵다.

2.1.3. 진피와 표피의 연접부

위쪽에 있는 표피층과 아래쪽에 있는 진피층 사이에 존재하는 특별한 형태의 바닥막을 **진피-표피연접**(dermal-epidermal junction)이라고 부른다. 표피의 깊은 쪽에 있는

세포들은 서로 단단하게 묶여 있다. 이들 세포들은 특수한 연접부와 젤에 의해서 진피에 단단히 고정되어 있다. 그 특수한 연접부를 '점용접(spot weld)이 된 부위'라고 설명하기도 한다. 젤은 피부의 두 층을 붙여주는 풀과 같은 역할을 하며, 표피를 지지해주는 역할도 한다. 작은 젖꼭지같이 생긴 덩어리들이 진피에서 나와 표피 속으로 뻗어 있는데, 그것을 **진피유두**(dermal papillae)라고 한다. 진피유두도 진피-표피 연접부를 고정시키는 데 중요한 역할을 한다(그림 5-2). 연접부가 약해지거나 파괴되면 두 층이 서로 떨어져 버린다. 화상, 찰과상, 자극물에 노출 등에 의해서 제한된 범위 안에서 그와 같은 일이 일어나면 수포(blister, 물집)가 생긴다. 진피와 표피가 떨어지는 범위가 넓어지면 상태가 극도로 심각해져서 치유하기 힘들 정도로 감염되어서 사망에 이를 수도 있다.

2.1.4. 진피

진피는 피부의 두 층 중에서 깊은 층이고, 표피보다 훨씬 두껍다. 피부의 역학적인 강도는 진피에서 나온다. 진피는 대부분 결합조직으로 이루어져 있다. 표피에 상피세포가 밀집되어 있는 것과 달리 진피에는 세포들이 멀리 떨어져서 분포되어 있고, 세포 사이에 많은 섬유가 들어 있다. 어떤 섬유는 질기면서 강하고(콜라겐섬유 또는 백색섬유), 어떤 섬유는 신축성이 있고 탄력적이다(탄력섬유 또는 황색섬유).

• 유두층

진피의 윗부분을 **유두층**(papillary layer)이라 하고, 그림 5-2에서 볼 수 있는 바와 같이 진피유두라고 부르는 작은 덩어리들이 나란히 줄을 이루고 있는 것이 그 특징이다. 유두층이라는 이름은 표면에 젖꼭지같은 것이 있기 때문에 붙여진 것이다. 이렇게 위쪽으로 튀어나온 돌기인 진피유두는 진피-표피 연접부의 중요한 부분을 형성하고 있고, 두 피부층이 결합하는 것을 돕는다.

그밖에 진피유두는 피부에 이랑과 고랑을 만들어서 지문과 족문을 만든다. 지문은 손바닥의 피부와 손가락끝에서 볼 수 있다. 그림 5-2에서 표피가 진피유두의 외곽선(contour)을 따라가는 것을 볼 수 있다. 이러한 모양은 출생하기 전에 생기는 경우도 있다. 지문의 모양은 각자 독특하고, 크기가 커지는 것 외에는 모양이 변하지 않는다. 따라서 지문을 통해 그 사람이 누구인지 식별할 수 있는 것이다. 지문의 생물학적인 기능은 연장을 만들거나 사용할 때 연장을 잘 잡을 수 있게 하거나, 미끄러운 바닥을 맨발로 걸을 수 있게 해주는 것 등이다. 유두층과 거기에 있는 유두는 근본적으로 성긴결합조직에 콜라겐섬유와 탄력섬유가 정밀한 그물을 이루고 있는 것이다(제3장 참조).

• 그물층

그물층(reticular layer)은 진피의 깊은 부위로, 빽빽하게 얽혀있는 섬유망으로 채워져 있다. 이 부위에 있는 섬유는 대부분이 콜라겐섬유이기 때문에 피부가 단단해진다. 그러나 탄력섬유도 있기 때문에 피부가 신축성과 탄력성도 가지고 있다. 나이가 들면 진피 속에 있는 탄력섬유의 수가 줄고, 피부밑조직에 저장되어 있는 지방의 양도 감소해서 피부가 탄력을 잃고 주름이 생기며, 축 처지고, 부드러움과 유연함이 감소한다(그림 5-4).

진피에는 결합조직 외에 신경과 신경종말이 망을 이루고 있어서 통증, 압력, 촉감, 온도와 같은 감각 정보를 처리한다. 진피에는 근육섬유, 털주머니, 땀샘, 피부기름샘, 혈관 등이 들어 있다.

2.1.5. 피부밑조직

해부학자들은 **피부밑조직**(subcutaneous tissue)을 얕은 근막(superficial fascia)이라고 한다. 피부밑조직은 피부의 층 또는 피부의 일부가 아니라 피부보다 깊은 곳에 있으면서 피부와 피부 밑에 있는 구조체(근육, 뼈 등) 사이를 연결한다. 닭을 요리하기 전에 껍질을 벗기면 얕은근막과 그 밑에 있는 구조체 사이가 갈라지는데, 그 면을 분할면(cleavage plane)이라고 한다. 피부밑조직의 스펀지같은 특성에 의해서 피부에 약간의 이동성이 생긴다. 인슐린과 같이 액체로 된 약은 이 부위에 피하주사로 투약하는 경우가 많다. 피부밑조직에는 섬유조직과 지방조직이 가장 많이 있고, 비만인 사람은 피부밑조직에 있는 지방의 두께가 10cm 이상이다.

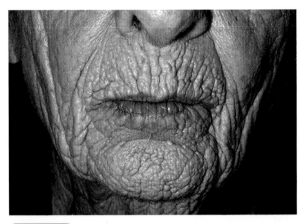

FIGURE 5-4 노인의 피부. 노년기에는 피부에 주름이 생기는데, 특히 손, 입 주위, 눈꺼풀 주위와 같이 자주 움직이는 부위에 많이 생긴다.

2.2. 피부의 부속 구조체
2.2.1. 털

인체는 수백만 개의 털로 덮여 있다. 사실 사람이 태어날 때 털이 자라는 데에 필요한 **털주머니**(follicle)라고 부르는 특별한 구조체가 이미 존재한다. 털주머니는 태아기 초기에 발달하여 태어날 때에는 이미 대부분의 피부에 존재한다. 신생아의 털은 아주 가늘고 부드러운데, 이 털을 **솜털**(lanugo)이라고 한다. 'lanugo'는 새의 부드러운 털(down)이라는 뜻을 가진 라틴어에서 유래된 단어이다. 갓 태어난 신생아는 솜털이 대부분의 신체 부위에 많이 있지

 Clinical Application

체중 감량 수술과 지방흡입술

　심각한 과체중이거나 **비만**(obese)인 사람들은 과도한 지방을 피부밑조직에 축적하고 있다. 과잉 지방을 수용하기 위해서 피부가 늘어나기 때문에 몸에 있던 지방의 양을 많이 줄인 후에도 늘어지고 처진 피부 주름이 배, 팔, 넓다리 등의 부위에 남게 된다. 위절제수술 또는 위우회수술(gastric bypass procedure)을 시행한 다음에 나머지 피부를 제거해야 되는 경우가 많다.

　지방흡입술(liposuction)은 피부밑조직에 있는 지방을 제거하기 위해서 구멍이 있는 삽입관(cannula)을 피부밑조직에 삽입하는 수술방법이다. 지방흡입술은 체중 감소를 목적으로 하는 시술이 아니라, 피부밑조직에 축적된 지방을 소비하여 태우는 능력이 없는 사람들이 과체중이 되는 것을 예방하기 위해서 하는 시술이다. 수술 부위는 대개 엉덩이, 아랫배, 안쪽허벅지, 무릎 등이다. 불행하게도 신체윤곽성형술(body contouring) 후 피부 주름이 늘어져 피부 제거 수술을 해야 하는 경우도 있다.

만, 태어난 다음에는 곧 없어지고 좀 더 강하고 색깔이 진한 털로 바뀐다.

　신체에서 극소수의 부위(입술, 손바닥, 발바닥)에는 피부에 털이 전혀 없지만, 대부분의 신체 부위에 있는 털은 거의 보이지 않을 정도로 남아있다. 털이 가장 잘 보이는 신체 부위는 두피, 눈꺼풀, 눈썹 등이다. 사춘기에 두덩뼈와 겨드랑이 부위에 처음으로 나는 굵은 털은 호르몬의 분비에 의해서 발달된다.

　피부의 표피층에 있는 세포들이 진피 안쪽으로 성장해서 털주머니라는 작은 관을 만들 때부터 털이 성장하기 시작한다. 그림 5-5는 털주머니와 그와 관련된 구조체들이 피부의 표피층 및 진피층과 어떤 관계가 있는지 보여주고 있다. 털의 성장은 **털유두**(hair papilla)라는 털주머니 아래쪽에 있는 모자처럼 생긴 세포덩어리에서 시작된다. 털유두는 진피 속에 있는 혈관에서 영양분을 공급받는다. 그림 5-5에서 털뿌리(hair root)라는 부분은 털주머니 안에 숨겨져서 보이지 않고, 털에서 보이는 부분은 털줄기(hair shaft)라고 한다.

　털주머니의 털유두에 있는 세포가 살아있는 한, 털을 자르거나 뽑아도 털이 다시 자란다. 사람들이 일반적으로 알고 있는 것과는 달리 아무리 자주 자르거나 면도를 해도 털이 더 빨리 자라거나 굵어지지는 않는다. 왜냐하면 털을 자르거나 면도를 해도 털을 만드는 상피세포(진피 속에 뿌리를 내리고 있기 때문에)에 영향을 미치지 못하기 때문이다.

　그림 5-5를 보면 아주 작고 부드러운 불수의근이 있는데, 이 근육을 **털세움근**(arrector pili muscle)이라고 한다. 털세움근은 털유두의 위쪽, 털주머니의 옆쪽에 붙어 있다. 일반적으로 털세움근은 사람들이 놀라거나 추울 때만 수축한다. 털세움근이 수축하면 두 군데의 부착점, 즉 털주머니의 위와 피부의 아랫부분을 동시에 잡아당기기 때문에 그 위치가 약간 올라간다. 그러면 피부의 눌려 있는 부위와 털의 윗부분을 동시에 잡아당겨서 털이 약간 빳빳해지는데, 이를 일반적으로 '닭살' 또는 '소름'이라고 부른다. 'arrector pili'라는 이름은 이 근육의 기능을 설명하며, '털을 세우는 근육'이라는 뜻의 라틴어이다. 우리는 이러한 사실을 무의식적으로 알고 있기 때문에 "너무 놀라서 머리카락이 쭈뼛 섰다." 등으로 표현한다.

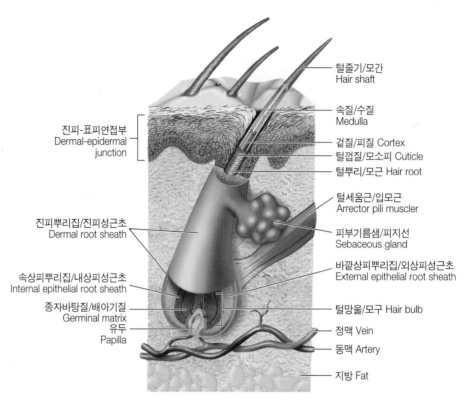

진피-표피연접부
Dermal-epidermal
junction

털줄기/모간
Hair shaft

속질/수질
Medulla

겉질/피질 Cortex
털껍질/모소피 Cuticle
털뿌리/모근 Hair root

털세움근/입모근
Arrector pili muscler

피부기름샘/피지선
Sebaceous gland

진피뿌리집/진피성근초
Dermal root sheath

속상피뿌리집/내상피성근초
Internal epithelial root sheath

종자바탕질/배아기질
Germinal matrix

유두
Papilla

바깥상피뿌리집/외상피성근초
External epithelial root sheath

털망울/모구 Hair bulb

정맥 Vein

동맥 Artery

지방 Fat

FIGURE 5-5　**털주머니.** 털주머니와 관련 구조체들이 피부의 표피층 · 진피층과 어떤 관계인지를 보여주고 있다.

2.2.2. 수용기

　피부에는 수용기가 있어서 감각기관으로 작용하기 때문에 촉감, 통증, 온도, 압력과 같은 감각들을 뇌로 전달할 수 있다. 수용기의 구조는 매우 복잡한 것에서부터 단순한 것까지 다양하다. 그림 5-2에서 **마이스너소체**(Meissner's corpuscle)와 **파치니소체**(Pacini corpuscle)를 확인해본다. 마이스너와 파치니는 각 소체를 발견한 사람의 이름이다. 마이스너소체는 **촉각소체**(tactile corpuscle), 파치니소체는 **층판소체**(lamellar corpuscle)라고도 한다. 파치니소체는 진피의 깊은 곳에 위치하고, 깊은 압력을 감지하는 반면에, 마이스너소체는 피부 표면 가까이에 위치하고, 가벼운 촉감을 감지한다. 이 두 수용기는 모두 피부에 매우 널리 분포되어 있다.

　피부에 있는 다른 수용기들은 다른 형태의 자극에 반응한다. 예를 들어 **자유신경종말**(free nerve ending)은 통증에 반응하고, **망울소체**(bulboid corpuscle 또는 Golgi-Mazzoni's corpuscle, 크라우제끝망울 ; Krause end bulb 이라고도 한다)는 저주파수의 진동에 반응한다. 다른 수용기들은 비분별성 촉각과 진동에 반응한다(역자 주 : 촉

각은 분별성 촉각/fine touch과 비분별성 촉각/crude touch으로 구별한다. 분별성 촉각은 촉각을 감지한 위치까지 뇌가 아는 것이고, 비분별성 촉각은 촉각을 감지한 위치는 모른 채 무언가 접촉되었다는 것만 느끼는 것이다). 피부에 있는 여러 수용기에 대해서는 제9장에서 자세하게 설명한다.

2.2.3. 손톱

　손톱은 피부의 부속기관으로 분류되고, 표피에 있는 세포에 의해서 만들어진다. 손가락과 발가락끝에 있는 표피세포가 케라틴으로 채워져서 딱딱해지고 판같은 모양이 되면 손톱과 발톱이 만들어진다. 전형적인 손톱의 구성 요소와 관련된 구조체들을 그림 5-6에 나타냈다. 그림은 검지를 위에서 본 것과 시상면으로 자른 단면이다. 먼저 손톱을 위에서 내려다본 그림을 살펴보자. 손톱 중에서 눈으로 볼 수 있는 부분이 **손톱몸통**(nail body)이다. 손톱의 나머지 부분인 **손톱뿌리**(nail root)는 **손톱껍질**(cuticle)이라고 부르는 피부자락으로 숨겨져 있다. 시상단면에서는 옆으로 뻗어있는 손톱뿌리가 보이고, 손톱껍질과 손톱뿌리

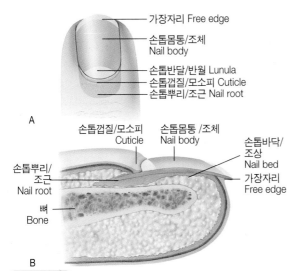

가장자리 Free edge
손톱몸통/조체 Nail body
손톱반달/반월 Lunula
손톱껍질/모소피 Cuticle
손톱뿌리/조근 Nail root

A

손톱껍질/모소피 Cuticle
손톱몸통/조체 Nail body
손톱바닥/조상 Nail bed
손톱뿌리/조근 Nail root
가장자리 Free edge
뼈 Bone

B

FIGURE 5-6 손톱의 구조. A. 위에서 본 손톱, B. 손톱의 시상단면과 관련된 구조체

의 관계, 즉 손톱껍질이 손톱뿌리 위에 겹쳐져 있는 것을 알 수 있다. 손톱뿌리 근처에 있는 반달 모양의 흰색 부분을 **손톱반달**(lunula)이라고 한다. 이 부위를 자신의 손톱에서 쉽게 찾을 수 있어야 하며, 엄지손가락에서 가장 확실히 보인다. 손톱 밑에 있는 층을 **손톱바닥**(nail bed)이라 하는데, 그림 5-6에 표시하였다. 손톱바닥에는 혈관이 많이 있기 때문에 투명한 손톱몸통을 통해 분홍색으로 보인다. 혈중 산소 수준이 떨어져서 청색증(cyanosis)이 발생하면 손톱바닥의 색깔이 파랗게 변한다.

2.2.4. 피부샘

피부샘에는 **땀샘**(sweat gland 또는 sudoriferous gland)과 **피부기름샘**(sebaceous gland)이 있다(그림 5-2). 땀샘은 피부샘 중에서 가장 많으며, 분비물의 종류와 위치에 따라서 **샘분비**(eccrine)와 **부분분비**(apocrine)로 나눈다.

• 샘분비땀샘

인체에서 **샘분비땀샘**(eccrine sweat gland)은 그 수가 매우 많고, 중요하며, 널리 퍼져 있다. 샘분비땀샘은 크기가 작고, 몇 군데를 제외하고 신체 표면 전체에 퍼져 있다. 전 생애에 걸쳐서 샘분비땀샘에서 **땀**(perspiration)이라는 투명한 액체를 생산한다. 땀은 아미노산이나 요산과 같은 노폐물을 제거하는 것을 돕고, 그 외에 신체 온도를 일정하게 유지하는 데에도 결정적인 역할을 한다. 해부학자들

은 1평방인치의 손바닥 안에 약 3,000개의 샘분비땀샘이 있는 것으로 추정하고 있다. 돋보기로 보면 피부에 아주 작은 크기의 구멍이 있는데, 그것을 땀구멍이라고 부른다. 이 구멍은 샘분비땀샘에서 연결된 작은 도관의 출구이다.

• 부분분비샘

부분분비샘(apocrine gland)은 주로 겨드랑이(armpit)와 성기의 착색된 부위에 분포한다. 그리고 샘분비땀샘보다 크고, 물같은 액체가 아닌 좀 더 진한 분비물을 분비한다. 부분분비샘의 분비와 관련이 있는 악취는 분비물 그 자체에 원인이 있는 것이 아니라, 박테리아에 의해서 분비물이 오염되고 분해되는 데에 그 원인이 있다. 부분분비샘은 사춘기에 커져서 작용하기 시작한다.

• 피부기름샘

피부기름샘(sebaceous gland, 피지선)에서는 털과 피부에 필요한 기름(oil)을 분비한다. 피부기름샘은 털이 자라는 곳에서 자란다. 피부기름샘의 작은 출구가 털주머니 쪽으로 열려 있어서 **피부기름**(sebum)이라는 분비물이 나와 피부와 털을 매끄럽게 해준다. 어떤 사람은 피부기름을 '자연의 피부 크림'이라고 설명하는데, 그 이유는 피부기름이 피부가 말라서 갈라지는 것을 예방하기 때문이다.

청소년기에 피부기름 분비가 증가하는 것은 혈중 성호

 Health and Well-Being

운동과 피부

운동을 하면 근육에 의해 열이 발생하여 체온이 정상 범위를 벗어나게 된다. 그러면 피부 표면 근처의 혈관 안에 있는 혈액이 열을 잘 발산시키기 때문에 몸의 중추가 혈류를 조절해서 신체 중심부에 있는 따뜻한 혈액을 피부쪽으로 좀 더 많이 흐르게 함으로써 체온을 낮춘다. 운동 중에는 피부의 혈류가 증가하기 때문에 피부의 색깔이 더 붉어진다.

운동하는 동안 더 많은 열을 소모시키기 위해 땀의 생산이 시간당 3리터까지 증가한다. 땀샘 하나하나가 생산하는 땀의 양은 아주 적지만 피부 전체로 보면 약 3백만 개 이상의 땀샘이 있다. 땀의 증발이 체온의 균형을 유지하는 데 절대적으로 필요하기는 하지만, 지나치게 땀을 많이 흘리면 몸의 수분을 상실해서 위험해질 수도 있다. 정상적인 양의 물만 마셔서는 땀에 의한 수분 상실을 보충할 수 없기 때문에 어떤 종류의 운동을 하든 운동 중과 후에 물을 많이 마셔야 **탈수**(dehydration)를 피할 수 있다.

르몬 수준이 증가하기 때문이다. 피부기름샘에 피부기름이 축적되어 피부기름샘의 도관이 커지면 흰 여드름(pimple)이 생긴다. 이 피부기름이 공기에 노출되면 색깔이 검게 되어 **흑여드름**(blackhead)이 된다. 노년기에는 피부기름의 분비가 줄기 때문에 자연히 주름이 늘고 피부가 쪼글쪼글해진다.

2.3. 피부암

피부암에서 가장 일반적인 3가지 유형은 편평세포암종, 바닥세포암종, 악성흑색종이다. 유전적인 영향도 있지만 태양광의 자외선에 노출되는 것이 피부암의 가장 중요한 원인이라고 보는 병리학자들이 많다. 자외선에 노출되면 피부세포 안에 있는 DNA가 손상되어 유사분열에 착오를 일으키기 때문에 피부암이 발생한다. 피부세포는 자외선에 의해서 손상된 DNA를 복구할 수 있는 타고난 능력을 가지고 있지만, 어떤 사람들은 그 타고난 능력만으로는 대량의 손상을 막아내지 못할 수 있다. **카포시육종**(Kaposi sarcoma)은 희귀한 피부암의 일종으로 후천성면역결핍증(AIDS)이나 다른 면역결핍증(immune deficiency)과 관련이 많다(그림 5-7 D).

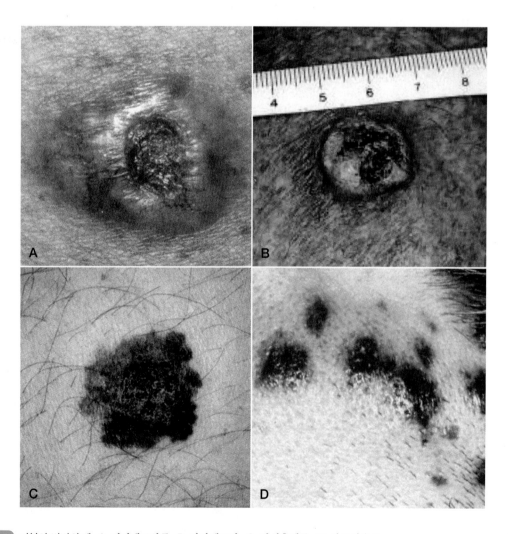

FIGURE 5-7 **피부암 병변의 예.** A. 편평세포암종, B. 바닥세포암, C. 악성흑색종, D. 카포시육종

2.3.1. 편평세포암종

편평세포암종(squamous cell carcinoma)은 흔하게 발생하는 피부암으로, 표피에 악성종양이 서서히 자라는 것이다. 이런 종류의 피부암이 생긴 부위는 처음에는 대개 통증이 없이 딱딱하고 유두같이 생긴 것이 부풀어 오른다(그림 5-7A). 편평세포암종을 치료하지 않고 방치하면 점점 크게 자라서 결국에는 전이되거나 퍼져서 다른 신체부위나 장기를 침범하게 된다.

2.3.2. 바닥세포암종

바닥세포암종(basal cell carcinoma)은 가장 흔한 피부암으로, 얼굴 위쪽에 잘 생긴다. 표피의 바닥에 있는 세포에서 연유된 암으로, 다른 종류의 암에 비해서 잘 전이되지 않는다. 처음에는 작게 부어오른 상처처럼 생겼지만 나중에는 가운데가 움푹 들어가 있고, 출혈이 있는 딱딱한 껍질로 덮인 분화구 모양으로 발전한다(그림 5-7B).

2.3.3. 흑색종

악성흑색종(malignant melanoma)은 피부암 중에서 가장 심각한 형태이다. 악성흑색종은 가끔 양성 색소점(pigmented mole)에서 발달하기 시작하여 색이 짙고 전염성이 있는 암병변으로 변한다(그림 5-7C). 양성 점을 정기적으로 검사해야 흑색종으로 발전하는 징후를 빨리 발견해서 제거할 수 있다. 점을 자가진단하는 ABCD규칙을 표 5-1에 정리해두었다. 불행히도 미국인들의 흑색종 발병이 증가하고 있다. 전염병학 연구 결과 20세 이전에 2회 이상 심각한 일광화상(sunburn)을 입은 경험이 있는 사람은 그렇지 않은 사람보다 흑색종에 걸릴 위험이 높다고 한다. 지금은 성인인 1970~1980년대에 자란 사람들은 그 이전 세대보다 더 높은 비율로 흑색종에 걸리고 있다.

2.4. 피부의 역할

피부 또는 피부막은 생명 유지를 위해서 다음과 같은 중요한 역할을 하고 있다.

TABLE 5-1

악성흑색종을 알려주는 징후

ABCD	규칙
Asymmetry(비대칭)	양성 점은 대개 대칭적이어서 반쪽이 나머지 반쪽과 같은 모양이다. 악성 흑생종의 병변은 비대칭적이고 한 쪽으로 치우쳐 있다.
Border(경계선)	양성 점은 경계선이 확실하다. 악성 점은 경계선이 불규칙적이어서 모양이 확실하지 않다.
Color(색)	양성 점은 갈색을 띠면서 색깔이 비교적 고르지만, 악성 점은 색깔이 고르지 않고 섞여 있는 것처럼 보인다.
Diameter(크기)	악성 점이 A, B, C의 특징을 나타낼 때가 되면 크기도 6mm 이상이 된다.

TABLE 5-2

암과 관련된 용어

한글	영어	설명
암	cancer	가장 일반적인 용어로, 세포가 세포분열을 비정상적으로 빨리 해서 자라는 것
종양	tumor	비정상적으로 부풀어 오르거나 세포가 덩어리로 모여 있는 것
악성, 양성	malignant, benign	생명을 위협하거나 전이되는 것을 악성, 그렇지 않은 것을 양성이라고 한다.
암종	carcinoma	피부계통으로부터 발생하는 악성종양
육종	sarcoma	근육, 신경, 연골, 뼈 등으로부터 발생하는 악성종양
악성흑색종	malignant melanoma	피부의 색소세포가 악성으로 변한 것
약물(화학)치료	chemotherapy	암세포를 죽일 목적으로 약을 먹는 것
방사선치료	radiation therapy	암세포를 겨냥해서 방사선을 쪼이는 것
완화요법	palliative therapy	암세포를 죽일 목적이 아니라 환자의 고통을 덜어주기 위해서 하는 치료
1~4기	stage 1~4	1기가 가장 초기 단계이고, 3기는 해당 기관 전체에 암세포가 퍼진 것이며, 4기는 다른 기관으로까지 암세포가 전이된 것

1. 방호
2. 체온조절
3. 감각기관 역할
4. 분비
5. 비타민 D 합성

 욕창을 간단히 둘러 보려면 CD-ROM의 AnimationDirect로 들어갈 것

2.4.1. 방호

피부가 여러 가지 위험에 대항하는 '제1차 방어선'이라는 말을 자주 한다. 피부는 치명적인 미생물들의 매일같은 공격에서 우리를 방어해준다. 중층각질층에 있는 단단하고 케라틴으로 꽉 채워진 세포들도 해로운 화학물질이 몸 안으로 들어오지 못하게 하고, 피부가 물리적으로 찢어지거나 갈라지는 것을 방지한다. 각질은 방수물질이기 때문에 수분을 과도하게 잃는 것을 예방한다. 피부의 색소층에 있는 멜라닌은 인체에 해로운 자외선이 몸안으로 뚫고 들어오는 것을 방지한다.

2.4.2. 체온조절

피부는 체온을 조절하는 데 핵심적인 역할을 한다. 믿을 수 없겠지만, 덥고 습한 날에는 피부가 약 3,000칼로리의 체열(30리터의 물을 끓일 수 있는 열량)을 방출한다. 이처럼 경이로운 일은 땀 분비와 체표면 가까이의 혈류량을 조절함으로써 이루어진다. 땀이 체표면에서 증발하면 열을 잃게 된다. 증발에 의한 열 발산은 대부분의 냉각 장치의 기본 원리이다. 피부 가까이에 있는 혈관의 혈류량이 증가하면 복사에 의해서 열을 잃게 된다. 피부에 공급되는 혈액량을 피부가 필요로 하는 양보다 훨씬 많게 하는 것이 체온을 조절하는 제1차적인 방법이다.

춥거나 더운 환경에서 볼 수 있는 피부색의 변화는 피부 혈류량의 변화와 관계가 있고, 피부 혈류량의 변화가 중심체온의 유지 또는 열의 손실을 조절하는 데 도움이 된다. 피부 혈류량의 변화 이외에 목과 얼굴의 피부색은 피부병이나 갑작스러운 정서변화에 의해서도 변할 수 있다. 혈액 공급량이 증가하여 피부가 붉어지는 것을 홍조(flush-ing 또는 blushing)라 하고, 피부 혈관이 축소되어서 피부가 파래지는 것을 청색증(cyanosis)이라 한다.

2.4.3. 감각기관 역할

피부는 방대한 감각기관으로서의 역할을 한다. 피부에 있는 수백만 개의 신경종말이 몸의 안테나 역할을 해서 환경의 변화에 대한 정보를 계속 수집할 수 있도록 한다. 그림 5-2에 표시되어 있는 두 가지 수용기가 가벼운 촉감(마이스너소체)과 깊은 압력(파치니소체)을 감지하고, 그밖의 다른 수용기들이 통증, 뜨거움, 차가움 등을 감지한다.

2.4.4. 배설

피부의 작용을 통해 땀의 양과 그 속에 포함되어 있는 화학물질의 양을 조절함으로써 액체 성분의 총량과 배설되는 노폐물(요산, 암모니아, 소변 등)의 양을 조절한다. 이러한 배설 기능은 병리상태일 때 더욱 중요해진다.

2.4.5. 비타민 D 합성

비타민D를 합성하는 것도 피부의 또 다른 중요한 기능이다. 피부가 자외선에 노출되면 비타민D를 합성한다. 피부가 자외선에 노출되면 피부세포 안에 있던 전구물질(precursor substance)이 간과 콩팥으로 이송되는데, 여기에서 활성화된 비타민D의 형태로 변환된다. 최근의 연구에서 비타민D가 건강에 매우 중요하다는 것이 밝혀짐으로써 피부의 기능이 아주 중요하다는 것을 더 잘 이해하게 되었다.

2.5. 화상

화상(burn)은 피부에 영향을 주는 가장 심각하고도 자주 일어나는 문제이다. 일반적으로 화상은 뜨거운 물체에 피부가 접촉되거나 불에 의해서 생기는 상해라고 생각하기 쉽다. 그러나 자외선에 노출되거나, 피부가 전류에 접촉되거나, 산과 같은 해로운 화학 물질에 의해서도 화상을 입을 수 있다.

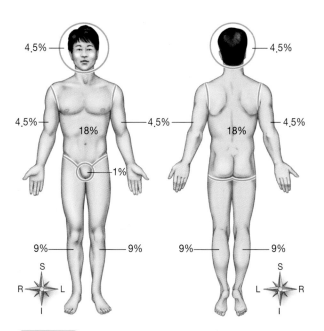

FIGURE 5-8 **9의 법칙**. 신체를 각각 9%의 면적을 가진 11개 부위로 나눈다. 그러면 화상을 입은 피부의 면적을 추산하는 데 도움이 된다.

2.5.1. 체표면적의 추산

화상이 발생한 범위가 넓을 때 치료와 회복할 가능성은 대부분 화상을 입은 총면적과 화상의 심한 정도에 따라 달라진다. 화상의 심한 정도는 화상을 입은 표면적의 넓이뿐만 아니라 상해의 깊이에 의해서도 결정된다.

'**9의 법칙**(rule of nines)'은 화상의 심한 정도를 판단할 때 가장 많이 쓰이는 규칙이다. 9의 법칙에서는 그림 5-8과 같이 신체를 넓이가 9%인 11개 부위로 나누고, 나머지 1%는 생식기 부위가 차지하는 면적이다. 성인의 경우 9%의 피부가 머리와 팔의 앞·뒷면을 덮고 있다. 9%의 2배인 18%가 몸통의 앞면과 뒷면을 각각 차지하고, 다리의 앞면과 뒷면이 각각 9%씩이다.

2.5.2. 화상의 도수

화상의 심한 정도를 설명하기 위한 분류체계는 화상을 입은 조직층의 수를 근거로 한다(그림 5-9). 가장 심각한 화상은 피부와 피부밑조직의 층뿐만 아니라 그 밑에 있는 층도 파괴된 것이다.

• 1도화상(first-degree burn)

일반적인 일광화상이 1도화상에 속한다. 1도화상을 입

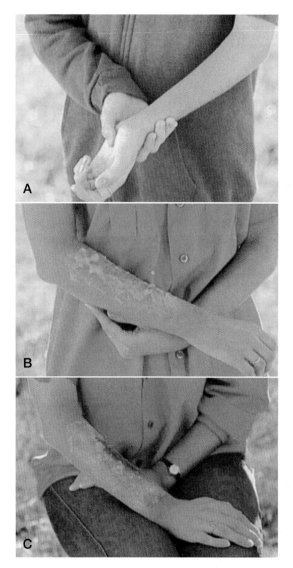

FIGURE 5-9 **화상의 도수**. 화상을 입은 피부의 두께가 화상의 도수를 나누는 한 방법이다. A. 1도화상 또는 부분층화상, B. 2도화상 또는 부분층화상, C. 3도화상 또는 전층화상

으면 가벼운 통증이 느껴지고, 피부가 조금 붉어진다. 2~3일이 지나면 표피의 바깥층이 벗겨지기는 하지만 아프지는 않고, 실제로 조직이 파괴되는 것도 아주 적다.

• 2도화상(second-degree burn)

2도화상은 깊은 표피층과 진피의 맨 윗층에 상처가 생긴 것이다. 2도화상을 입으면 땀샘, 털주머니, 피부기름샘 등에 상처가 생기지만 진피가 완전히 망가지지는 않는다. 쑤시고, 심하게 아프고, 전체적으로 붓고, 수분이 부족한 것이 2도화상의 특징이다. 대개는 흉터가 생긴다. 1도화상

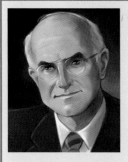

Science Application

피부의 비밀
Dr. Joseph E. Murray (b. 1919)

피부는 눈으로 가장 잘 보이는 기관이기 때문에 피부의 구조와 기능을 관찰하는 것이 수 세기에 걸쳐서 이룩한 과학적 발견의 도화선이 되었다는 것은 별로 이상한 일이 아니다. 고대 로마인들은 피부에서 염증을 처음으로 관찰한 이후 염증의 과정을 개략적으로 설명하였다. 19세기에 Joseph Murray는 제2차 세계대전 중에 화상을 입은 병사들을 치료할 목적으로 이식해준 피부를 결국에는 신체가 거부할 것이라는 것을 알았다. Murray는 전쟁 후에 이식된 조직에 대한

신체의 면역 반응을 알아보기 위해서 노력하였다. 그리하여 처음으로 콩팥 이식 수술에 성공하였다. 이러한 그의 엄청난 업적은 1990년에 그에게 노벨상을 안겨주었을 뿐만 아니라 오늘날 이루어지고 있는 다른 종류의 조직과 기관을 이식할 수 있는 길을 닦아주었다.

많은 과학자들이 피부의 비밀에 대한 연구를 계속하고 있고, 많은 외과의사들과 건강 관련 전문가들은 피부 치료와 관리에 대한 새로운 방법을 모색하고 있다. 여기에 해당되는 분야는 피부학, 화상의학, 재생수술, 성형수술 등이 있다. 이러한 피부과학을 실제로 응용하는 그 밖의 분야에는 성형치료, 피부치료, 손톱치료, 모발치료 등이 있다. 예를 들어 산업연구원, 제품개발자, 화장품 제조 및 판매업자, 온천 전문가, 미용사 등이 자신의 일을 효과적으로 수행하려면 피부과학에 대한 최신 지식을 어느 정도 알고 있어야 한다.

과 2도화상은 부분층화상(partial-thickness burn)이라고도 한다.

• **3도화상(third-degree burn)**

3도화상 또는 **전층화상**(full-thickness burn)은 표피와 진피가 완전히 망가진다는 것이 특징이다. 주요 피부층에서 피부밑조직에 이르기까지 조직들이 모두 죽는다. 3도화상을 입으면 그 밑에 있는 근육과 심지어는 뼈까지 화상을 입게 된다. 2도화상과 3도화상이 확실하게 다른 점은 3도화상을 입으면 신경종말이 파괴되기 때문에 사고 직후에 통증을 느끼지 못한다는 것이다. 3도화상을 입었

을 때는 수분부족(fluid loss)이 아주 심각한 문제가 된다. 그밖에 감염될 위험성이 크다는 것도 심각한 문제이다.

 화상을 간단히 둘러 보려면 CD-ROM의 AnimationDirect로 들어갈 것

✔ **수행평가**
1. 피부의 5가지 기능은 무엇인가?
2. 피부에 의해서 감지되는 감각자극을 모두 열거하라.
3. 화상으로 손상된 피부의 면적을 추산하는 방법을 써라.

단원요약

1. **신체막의 분류**

A. 신체막의 분류(그림 5-1)
　1. 상피막 : 상피조직과 그 밑에 있는 결합조직의 층으로 구성되어 있다.
　2. 결합조직막 : 여러 종류의 연결조직으로 구성되어 있다.

B. 상피막
　1. 피부막 : 피부
　2. 장막 : 결합조직 바닥막 위에 있는 단층편평상피세포
　　a. 종류
　　　(1) 벽쪽 부분 : 몸속공간의 속벽을 이룬다.

　　　(2) 내장쪽 부분 : 몸속공간 안에 있는 기관을 덮어 싸고 있다.
　　b. 예
　　　(1) 가슴막 : 벽쪽 층은 가슴속공간의 속벽을, 내장쪽 층은 허파를 덮어싸고 있다.
　　　(2) 배막 : 벽쪽 층은 배속공간의 속벽을, 내장쪽 층은 배속공간 안에 있는 기관(예 : 위)을 덮어싸고 있다.
　　c. 질병
　　　(1) 가슴막염 : 가슴속공간의 속벽을 이루고 있는 장막 또는 허파를 덮어 싸고 있는 장막에 염증이 생긴 것

(2) 배막염 : 배속공간의 속벽을 이루고 있는 장막 또는 배속공간 안에 있는 장기들을 덮어 싸고 있는 장막에 염증이 생긴 것

 3. 점막

  a. 외부로 직접 열려 있는 부위의 속벽을 이룬다.

  b. 막을 부드럽고 촉촉하게 유지하는 진한 분비물인 점액을 생산한다.

C. 결합조직막

 1. 상피요소가 없다.

 2. 윤활액을 생산한다.

 3. 관절주머니의 속벽을 이루는 것이 윤활막이고, 가동관절 안에서 관절하고 있는 서로 다른 뼈의 끝에 붙어 있으면서 두 뼈를 모두 감싸고 있다. 윤활주머니의 속벽도 결합조직막이다.

2. 피부

A. 구조(그림 5-2) : 표피와 진피라는 두 개의 층으로 되어 있다.

 1. 표피

  a. 피부에서 가장 바깥에 있는 얇은 층

  b. 여러 층의 중층편평상피로 구성되어 있다.

  c. 배아층 : 계속해서 세포를 증식하는 가장 안쪽층으로, 새로 생긴 세포는 표면쪽으로 이동한다(그림 5-3).

  d. 세포가 표면에 가까워질수록 단단하고 방수성인 단백질(케라틴)로 채워지고, 결국에는 부서진다.

  e. 각질층 : 세포가 케라틴으로 가득 채워진 가장 바깥층

 2. 피부 색소 : 표피의 가장 깊은 층에서 색소를 생산하고, 그 색소 때문에 피부에 색깔이 생긴다.

  a. 특수한 세포에 의해서 갈색의 멜라닌이 만들어진다.

  b. 수포(blister) : 피부의 층 사이 또는 세포 사이의 결합이 깨지는 것이 원인이다.

 3. 진피-표피연접부 : 진피와 표피 사이에 있는 특수한 부위

 4. 진피

  a. 두 가지 피부층 중에서 깊고 두꺼운 층이고, 대부분 결합조직으로 이루어져 있다.

  b. 진피의 위쪽에 있는 유두층은 진피유두라고 하는 작은 덩어리들이 평행하게 줄지어 있는 것이 특징이다.

  c. 진피 안에 있는 융기와 고랑 때문에 사람마다 독특한 패턴을 가지고 있다.

   (1) 지문을 만든다.

   (2) 연장을 잡거나 걷는 것을 향상시켜준다.

  d. 진피의 더 깊은 그물층은 단단하고 꼬여 있는 콜라겐섬유와 신축성이 있는 탄력섬유의 망으로 가득 차 있다.

   (1) 나이가 들면 탄력섬유의 수가 줄기 때문에 주름이 생긴다(그림 5-4).

   (2) 진피에는 신경종말, 근육섬유, 털주머니, 땀샘, 피부기름샘, 혈관 등이 있다.

B. 피부의 부속 기관

 1. 털(그림 5-5)

  a. 태아의 부드러운 털을 솜털(lanugo)이라고 한다.

  b. 털이 자라려면 털주머니라고 부르는 표피(세포)로 만들어진 관처럼 생긴 구조체가 있어야 한다.

  c. 털은 털유두에서부터 자라기 시작한다.

  d. 털뿌리는 털주머니 안에 숨겨져 있고, 눈에 보이는 부분을 털줄기(hair shaft)라고 한다.

  e. 털세움근 : 닭살이 돋거나 털이 빳빳하게 서게 만드는 민무늬근육

 2. 수용기(그림 5-2)

  a. 특수화된 신경종말 : 피부가 감각기관의 역할을 할 수 있도록 한다.

  b. 촉각소체(마이스너소체) : 가벼운 촉감을 느낄 수 있도록 한다.

  c. 층판소체(파치니소체) : 압력을 느낄 수 있도록 한다.

 3. 손톱(그림 5-6)

  a. 손가락과 발가락의 맨끝을 덮고 있는 표피세포에서 만들어진다.

  b. 눈에 보이는 부분을 손톱몸통이라고 한다.

  c. 손톱뿌리는 고랑 속에 있고, 피부자락(cuticle)으로 덮여 있다.

  d. 손톱뿌리 근처의 반달 모양 부분을 손톱반달(lunula)이라고 한다.

  e. 손톱바닥(nail bed)의 색깔은 혈류에 의해서 변할 수 있다.

 4. 피부샘

  a. 땀샘

   (1) 샘분비땀샘

- 땀샘 중 가장 많고, 중요하며, 널리 퍼져 있는 샘
- 땀을 생산하며, 땀은 피부 표면의 구멍을 통해서 분비된다.
- 일생 동안 작용하고, 체온 조절을 돕는다.

(2) 부분분비샘
- 겨드랑이와 생식기 부근에서 볼 수 있다.
- 샘분비땀샘에서 분비하는 땀과는 매우 다른 진한 분비물을 분비한다.
- 피부 박테리아에 의해서 분비물이 오염되고 분해되면 악취가 난다.

b. 피부기름샘
(1) 털과 피부에 피부기름(sebum)을 분비한다.
(2) 청소년기에 분비량이 증가한다.
(3) 분비량은 성호르몬에 의해서 조절된다.
(4) 피부기름샘의 도관 안에 있는 피부기름이 검게 변해서 검은여드름을 만들 수도 있다.

C. 피부암(그림 5-7)
1. 종류
   a. 편평세포암종
   b. 바닥세포암종
   c. 악성흑색종
   d. 카포시육종
2. 원인
   a. 유전적 소인
   b. 자외선이 피부세포의 DNA에 상해를 입혀서 유사분열에 차질이 생기는 것
3. 편평세포암종
   a. 피부암의 일반적인 유형
   b. 느린 성장
   c. 상처부위가 통증이 없고, 딱딱하며, 융기한 결절 형태로 시작된다.
   d. 전이된다.
4. 바닥세포암종 : 가장 흔한 피부암
   a. 표피의 바닥을 이루고 있는 세포로부터 발병한다.
   b. 상처 부위가 처음에는 작고 부어올라 있지만, 가운데부분이 점점 패이고, 피가 나고, 분화구 형태가 된다.
   c. 다른 피부암에 비해서 전이가 잘 되지 않는다.
5. 악성흑색종
   a. 피부암 중에서 가장 심각한 형태이다.

b. 양성 색소점 또는 과도한 자외선 노출로 발병될 수 있다.
   c. 미국에서 발병률이 점점 증가하고 있다.
   d. ABCD규칙을 이용하여 자가진단한다(표 5-1).

D. 피부의 기능
1. 방호 : 다음 항목들에 대한 1차방어선
   a. 미생물 감염
   b. 자외선
   c. 유해 화학물질
   d. 찢어지거나 갈라지는 것
2. 체온 조절
   a. 피부는 하루에 약 3,000칼로리의 열을 방출할 수 있다.
      (1) 체온 조절 메커니즘
         (a) 땀 분비 조절
         (b) 체표면에 가까운 혈관에 흐르는 혈류량 조절
3. 감각기관 역할
   a. 피부는 거대한 감각기관으로 작용한다.
   b. 수용기들이 신체의 안테나 역할을 해서 환경 변화를 지속적으로 감지할 수 있다.

E. 화상
1. 치료와 회복 또는 생존은 화상을 입은 부위의 면적과 화상의 깊이에 달려 있다.
2. 9의 법칙을 이용해서 화상과 관련된 체표면적을 추산할 수 있다(그림 5-8).
   a. 신체를 각각 그 면적이 9%인 11개의 부위로 나눈다.
   b. 나머지 1%는 생식기 주변부위이다.
3. 화상의 도수(그림 5-9)
   a. 1도화상(부분층화상) : 표피의 겉층만 화상을 입는다.
   b. 2도화상(부분층화상) : 표피층의 깊은 층은 물론 진피의 제일 윗층까지 화상을 입는다.
   c. 3도화상(전층화상) : 표피와 진피가 완전히 파괴된다는 특징이 있다.
      (1) 더 깊은층에 있는 근육과 뼈도 화상을 입을 수 있다.
      (2) 화상을 입은 부위에 통증이 느껴지지 않는 이유는 사고 직후에 신경종말이 파괴되었기 때문이며, 얼마 지나면 심한 통증이 발생한다.
      (3) 감염의 위험이 매우 높다.

용 어 정 리

apocrine sweat gland
arrector pili
basal cell carcinoma
basement membrane
blackhead
blister
bulboid corpuscles
 (Krause end bulbs)
burns
bursae
connective tissue
 membranes
cutaneous membrane
cuticle
cyanosis
dehydration
dermal-epidermal
 junction
dermis

eccrine sweat gland
epidermis
epithelial membrane
first-degree burn
follicle
free nerve endings
hair papilla
hypodermis (subcutane-
 ous tissue)
integument
integumentary system
Kaposi sarcoma
keratin
lamellar (Pacini)
 corpuscle
lanugo
lunula
malignant melanoma
melanin

melanocyte
membrane
mucocutaneous junction
mucous membrane
mucus
papilla
parietal portion
partial-thickness burn
peritoneum
peritonitis
perspiration
pigment
pleura
pleurisy
pores
pressure ulcer
rule of nines
sebaceous gland
sebum

second-degree burn
serous membrane
squamous cell
 carcinoma
stratum corneum
stratum germinativum
subcutaneous tissue
 (superficial fascia)
sudoriferous gland
sweat
synovial fluid
synovial membrane
tactile (Meissner)
 corpuscle
third-degree, or full-
 thickness, burn
visceral portion

복 습 문 제

1. 막의 정의를 쓰시오.
2. 장막의 구조를 설명하시오(벽쪽막과 내장쪽막의 차이점 포함).
3. 점막의 구조를 설명하시오(점액−피부 연접부의 설명 포함).
4. 윤활막의 구조와 윤활액의 기능을 설명하시오.
5. 표피를 구성하는 각 층의 이름을 나열하고, 간략하게 설명하시오.
6. 진피의 구조를 설명하시오.
7. 털유두, 털뿌리, 털줄기의 차이점을 쓰시오.
8. 털세움근이 수축하면 어떤 일이 벌어지는가?
9. 피부에 있는 4가지 수용기의 이름을 쓰고, 각각 어떤 자극에 반응하는지 설명하시오.
10. 샘분비땀샘의 위치와 기능을 설명하고, 여기에서 생산하는 분비물의 종류를 설명하시오.
11. 부분분비땀샘의 위치와 기능을 설명하고, 여기에서 생산하는 분비물의 종류를 설명하시오.
12. 피부기름샘의 위치와 기능을 설명하고, 여기에서 생산하는 분비물의 종류를 설명하시오.
13. 2도화상과 3도화상의 차이점을 설명하고, 어느 것을 전층화상이라고 하는지 답하시오.

탐구문제

14. 멜라닌의 방호 기능을 설명하시오.
15. 체온 조절을 위해서 피부가 하는 역할을 자세히 설명하시오.
16. 어떤 사람이 등 전체, 오른팔 뒤 전체, 오른쪽 허벅지 전체에 화상을 입었다고 할 때 화상과 관련된 체표면적을 추산하고, 추산한 방법을 설명하시오.

시험문제

1. 상피막의 3가지 종류는 _____, _____, _____이다.

2. 상피막은 보통 상피층과 _____이라고 부르는 지지하는 역할을 하는 결합조직층의 2층으로 구성되어 있다.

3. 가슴속공간의 속벽을 이루는 막을 _____이라고 한다.

4. 배속의 장기들을 덮어싸고 있는 막을 _____이라고 한다.

5. 뼈와 관절 사이의 공간을 가르는 결합조직막을 _____이라고 한다.

6. 피부의 표피를 이루고 있는 두 층은 _____과 _____이다.

7. 새로운 피부세포가 피부 표면에 가까워지면 세포질이 _____이라고 부르는 독특하면서 방수성이 있는 단백질로 대체된다.

8. 진피의 맨윗부분은 _____라고 하는 돌기를 형성하여 사람마다 독특한 손금이 만들어진다.

9. _____은 전신에서 발견되는 땀샘으로, 투명한 액체성 분비물을 생산한다.

10. _____은 겨드랑이에서 발견되는 땀샘으로, 진한 분비물을 생산한다.

11. 피부기름샘에서는 _____라는 일종의 기름을 분비한다.

12. 피부의 3가지 기능은 _____, _____, _____이다.

13. 피부에 있는 수용기로 통증에 반응하는 것은 무엇인가?
    a. 촉각소체(마이스너소체)
    b. 층판소체(파치니소체)
    c. 자유신경종말
    d. 망울소체(크라우제끝망울)

시험문제(계속)

14. 저주파수의 진동에 반응하는 피부 수용기는 무엇인가?
   a. 촉각소체(마이스너소체)
   b. 층판소체(파치니소체)
   c. 자유신경종말
   d. 망울소체(크라우제끝망울)

15. 가벼운 접촉에 반응하는 피부수용기는 무엇인가?
   a. 촉각소체(마이스너소체)
   b. 층판소체(파치니소체)
   c. 자유신경종말
   d. 망울소체(크라우제끝망울)

16. 깊은 압력에 반응하는 피부수용기는 무엇인가?
   a. 촉각소체(마이스너소체)
   b. 층판소체(파치니소체)
   c. 자유신경종말
   d. 망울소체(크라우제끝망울)

A열에 있는 털의 부위별 이름과 B열의 설명을 적절하게 연결하라.

A

17. _____ Hair follicle

18. _____ Hair papilla

19. _____ Hair root

20. _____ Hair shaft

B

a. 털주머니 안에 숨겨진 부분

b. 표피세포가 진피 안까지 자라서 작은 관 모양을 이루는 것

c. 눈으로 볼 수 있는 부분으로, 털주머니에서부터 뻗어나온 것

d. 털의 성장이 시작되는 컵처럼 생긴 세포집합체

학습목표

이 단원을 공부하고 나면 다음과 같은 것을 할 수 있어야 한다.

1. 뼈대계통의 일반적인 기능을 알고 토의할 수 있다.
2. 전형적인 긴뼈의 주요 해부학적 구조체를 구분할 수 있다.
3. 세포의 종류와 구조적 특징을 포함하여 뼈와 연골의 미세구조를 설명할 수 있다.
4. 뼈가 어떻게 형성되고, 성장하며, 재형성되는지 설명할 수 있다.
5. 뼈대를 크게 두 가지로 나누고, 각각에 속하는 뼈의 이름을 나열할 수 있다.
6. 인체에서 중요한 관절의 종류를 나열하고, 비교·설명하며, 각각의 예를 들 수 있다.

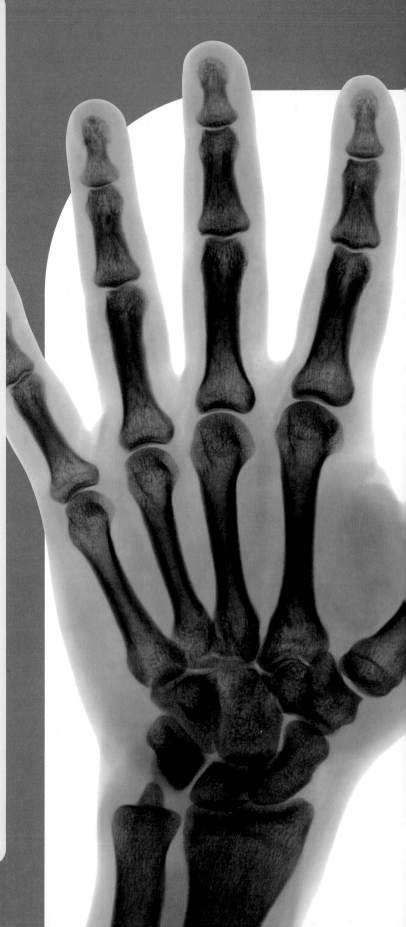

뼈대계통 6

뼈대계통의 가장 기본적인 기관인 뼈는 근육과 다른 조직들 밑에 묻혀 있고, 단단한 프레임워크를 제공하며, 신체 전체를 지지하는 구조체이다. 그런 의미에서 뼈대계통은 빌딩의 철제 지주와 같은 역할을 한다. 그러나 철제 지주와는 달리 뼈는 움직일 수 있다. 뼈는 살아 있는 기관이기 때문에 스스로 재형성할 수 있고, 신체가 변화하는 환경에 반응하는 것을 돕는다. 이처럼 뼈가 변화할 수 있는 능력을 가지고 있기 때문에 우리 몸이 성장하고 새로운 상황에 적응할 수 있다.

뼈대계통에 대한 공부는 그 기능에 대한 개관으로부터 시작한다. 그다음에는 뼈를 구조에 따라 분류하고, 각종 뼈의 특징을 설명한다. 뼈대 조직의 미세구조를 논의한 다음 뼈의 형성과 성장에 대하여 간단하게 알아볼 것이다. 이러한 정보를 가지고 특정한 뼈에 대해 공부하고, 그 뼈들이 어떻게 조립되는지를 공부하면 한층 더 의미가 있을 것이다. 이 단원의 말미에서는 뼈대의 기능에 대해 논의하고, **관절**(articulation)에 대한 개관을 소개할 것이다.

관절 안에서 뼈들이 서로 어떻게 관절을 이루는지, 그리고 다른 신체 구조체와 어떻게 연관되어 있는지 이해하는 것은 다른 기관계통의 기능을 이해하기 위한 밑거름이 될 것이다. 예를 들어 협응 동작은 뼈들이 서로 관절하여 있고, 그 뼈에 근육이 붙어 있기 때문에 가능한 것이다. 그밖에 신체에서 특정 뼈가 어디에 위치해 있는지 알면 이후에 공부할 다른 구조체의 위치를 아는 데 도움이 될 것이다.

학습요령

뼈대계통을 더 효율적으로 공부할 수 있도록 아래와 같이 팁을 제시한다.

1. 제6장을 공부하기 전에 제4장으로 돌아가서 뼈대계통의 개요를 복습한다.
2. 이 장에 나오는 용어 중 상당수는 그 용어의 뜻을 설명해주는 접두어 또는 접미어를 가지고 있다. 접두어 'epi'와 'endo'는 이미 설명하였고, 'peri'는 '주위', 'osteo' 또는 'os'는 '뼈', 'chondro'는 '연골'을 의미한다. 접미어 '-cyte'는 '세포', '-blast'는 '모세포', '-clast'는 '파괴하는 것'을 뜻한다. 이와 같은 접두어와 접미어의 뜻을 알아두면 어떤 용어에 대해서는 따로 설명이 필요 없을 것이다.
3. 뼈의 미세 구조를 공부할 때, 뼈조직은 살아 있는 세포를 가지고 있어 비교적 쉽게 치유되지만, 좀 더 정적인 조직인 연골은 그렇지 않다는 것을 기억해두어야 한다. 뼈조직의 세포에는 영양분과 산소, 그리고 노폐물을 처리할 방법이 있어야 한다. 뼈단위의 구조가 이를 가능하게 해준다.
4. 대부분의 뼈이름에 대해 어느 정도 친숙해져야 한다. 뼈대 전체와 머리뼈 전체의 그림을 공부하는 것이 뼈의 이름을 배우는 데 가장 좋은 방법일 것이다.
5. 관절은 움직일 수 있는 정도에 따라서 이름이 붙여진다 ('arthro'는 '관절'이라는 뜻). 관절주머니가 윤활막의 예라는 것은 제5장에서 이미 공부하였다.
6. 뼈의 구조와 관절에 관련된 용어를 공부할 때 스터디그룹에서 플래시카드를 이용하면 좋을 것이다.
7. 뼈의 형성과 뼈단위의 구조에 대해 토론하라.
8. 뼈단위의 그림을 복사해서 이름을 검게 칠하면 뼈의 이름을 공부하는 데 도움이 될 것이다. 뼈의 이름과 위치를 배우는 데 지름길은 없고, 서로 퀴즈를 내고 답하는 것이 도움이 될 것이다.
9. 이 장의 끝에 있는 문제를 풀고, 시험문제로 나올 가능성이 있는 문제에 대해서 토론하라.

1. 뼈대계통의 기능

1.1. 지지

뼈가 신체를 지지하는 프레임워크를 구성한다. 신체의 모든 부드러운 조직은 뼈대구조에 매달려 있다.

1.2. 방호

뼈가 딱딱한 상자처럼 그 안에 있는 섬세한 구조체를 방호한다. 예를 들어 머리뼈는 뇌를 방호하고, 가슴뼈와 갈비뼈는 심장과 허파를 방호한다. 많은 뼈들이 적색뼈속질과 조혈조직과 같이 생명 유지에 절대적으로 필요한 것들을 방호한다.

1.3. 움직임

근육은 뼈에 단단하게 묶여 있다. 근육이 수축하여 길이가 짧아지면서 뼈를 잡아당김으로써 뼈를 움직인다. 뼈대에 있는 가동관절이 그러한 움직임을 가능하게 만든다.

1.4. 창고

뼈는 혈중 칼슘량의 항상성 유지에 중요한 역할을 한다. 혈중 칼슘량은 신경과 근육이 정상적으로 기능하는 데 결정적으로 중요한 물질이다. 뼈가 칼슘을 안전하게 저장해둘 수 있는 상자 역할을 한다. 혈중 칼슘량이 비정상적인 수준으로 증가하면 칼슘이 혈액 밖으로 나와서 뼈 속으로 들어가 저장된다. 반대로 혈중 칼슘량이 정상 수준 이하로 내려가면 칼슘이 반대 방향으로 이동한다. 즉 칼슘이 뼈 속에서 나와 혈액 속으로 들어간다.

칼슘의 인출과 저장은 호르몬에 의해 조절된다. 예를 들어 갑상샘에서 분비하는 **칼시토닌**(calcitonin : CT)은 뼈를 더 많이 무기화시켜서 혈중 칼슘량을 감소시킨다. 부갑상샘에서 분비하는 **부갑상샘호르몬**(parathyroid hormone : PTH)은 뼈 속의 칼슘을 감소시킴으로써 혈중 칼슘량을 증가시킨다. 즉 칼시토닌과 반대의 효과로 균형을 맞춘다.

1.5. 조혈

조혈(hematopoiesis)이라는 용어는 혈액세포를 만드는 과정을 설명하기 위해서 사용된다. 이 단어는 '피'를 의미하는 그리스어 'hemato'와 '만든다'는 의미의 그리스어 'poiesis'가 조합된 말이다. 혈액세포를 만드는 것은 **적색뼈속질**(red bone marrow)에서 이루어지는 생명 활동이다. 적색뼈속질은 일부 뼈의 딱딱한 벽 안에 있는 부드러운 결합조직이다.

2. 뼈의 종류

뼈는 전체적인 구조에 따라 긴뼈(예 : 위팔뼈), 짧은뼈(예 : 손목뼈), 납작뼈(예 : 이마뼈), 불규칙뼈(예 : 척추)의 4종류로 분류할 수 있다. 각 뼈의 이름으로 그 모양을 짐작할 수 있다. 몇몇 학자들은 힘줄 속에서 발생하는 종자뼈라는 참깨씨 모양의 둥근뼈를 추가하기도 한다. 종자뼈의 예로는 무릎힘줄 안에서 발생하는 무릎뼈(슬개골)가 있다.

뼈대에서 많은 중요한 뼈가 긴뼈로 분류되고, 신체에 있는 모든 뼈는 몇 가지 공통적인 특징이 있다. 전형적인 긴뼈에 대해 공부하면 뼈 전체의 구조적 특징을 쉽게 알 수 있을 것이다.

2.1. 긴뼈의 구조

그림 6-1을 보면 긴뼈의 중요 부위의 이름을 익히는 데 도움이 될 것이다. 다음 사항을 확인한다.

1. **뼈몸통**(diaphysis 또는 bone shaft) : 딱딱하고 치밀한 뼈가 속이 빈 관을 이루고 있기 때문에 무게가 가벼워서 쉽게 움직일 수 있다.
2. **뼈속질공간**(medullary cavity) : 뼈몸통 안쪽의 구멍 같은 공간으로, 어른의 뼈대에서는 그 안에서 비활동성 지방형태의 뼈속질인 부드러운 **황색뼈속질**(yellow bone marrow)이 발견된다.
3. **뼈끝**(epiphysis) : 해면뼈가 뼈끝을 구성하고 있고, 해면뼈 안에 있는 작은 공간을 적색뼈속질이 채우고 있다.
4. **관절연골**(articular cartilage) : 뼈끝을 덮어싸고 있는 얇은 연골층으로, 관절하고 있는 뼈의 끝에 있고, 작은 고무 쿠션과 같은 역할을 한다.

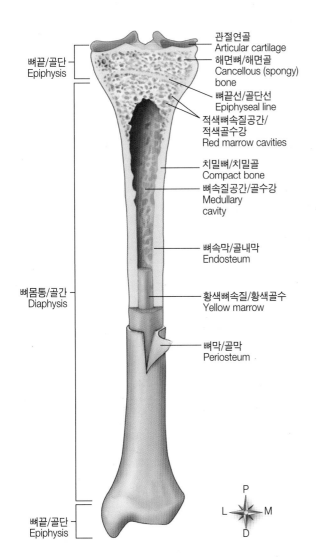

FIGURE 6-1 **긴뼈**. 오른쪽 위팔뼈의 이마단면(frontal section). 긴뼈의 전형적인 구조이다.

5. **뼈막**(periosteum) : 관절연골로 덮여 있는 강력한 섬유막으로, 관절 표면을 제외한 긴뼈의 모든 부위를 덮어싸고 있다.

6. **뼈속막**(endosteum) : 얇은막으로 뼈속공간의 속벽을 이루고 있다.

2.2. 납작뼈의 구조

복장뼈, 갈비뼈, 머리뼈의 상당수에서 볼 수 있는 납작뼈는 긴뼈보다 간단한 구조를 하고 있다. 그림 6-2에서 볼 수 있는 바와 같이 납작뼈는 바깥층을 이루고 있는 치밀뼈 사이에 해면뼈가 샌드위치처럼 끼어 있다. 해면뼈층을 **판사이층**(diploe)이라고 한다.

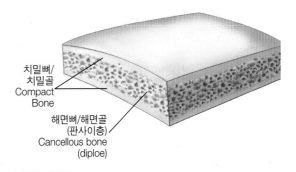

FIGURE 6-2 **납작뼈**. 두 치밀뼈층 사이에 샌드위치 되어 있는 해면뼈층을 판사이층이라고 한다.

> ✔ **수행평가**
> 1. 뼈대계통에 있는 기관의 이름은 무엇인가?
> 2. 뼈대계통의 5가지 기능은 무엇인가?
> 3. 뼈대에서 뼈의 4가지 종류는 무엇인가?
> 4. 긴뼈의 중요한 특징을 설명하라. 전형적인 편평뼈와는 어떻게 다른가?

3. 뼈와 연골의 미세구조

뼈대계통에는 뼈와 연골이라는 2가지 종류의 결합조직이 있다. 뼈는 그 위치에 따라서 생김새와 질감이 달라진다. 그림 6-3 A에서 뼈의 바깥층은 딱딱하고 치밀한데, 이러한 뼈를 **치밀뼈**(compact bone)라고 부른다. 치밀뼈는 맨눈으로 볼 때 딱딱해 보인다. 긴뼈의 끝부분에 있는 구멍이 많은 뼈를 **해면뼈**(spongy bone 또는 cancellous bone)라고 한다. 이름에서 알 수 있는 바와 같이 해면뼈에는 여유 공간이 많아서 뼈속질로 채울 수 있다. 빈 공간들이 얼기설기 모여서 망같은 구조를 하고 있고, 그 망을 둘러싸고 있는 해면뼈의 실모양 가닥을 **잔기둥**(trabeculae)이라고 한다.

그림 6-3과 6-4에서 볼 수 있듯이 치밀뼈는 빈공간이 얽혀 있는 것이 아니라 **뼈단위**(osteon) 또는 하버스계통(haversian system)이라는 수많은 구조 단위가 바탕질을 이루고 있다. 뼈단위는 양파의 껍질과 비슷하게 다수의 층으로 이루어져 있는데, 껍질을 **뼈단위층판**(concentric lamella)이라고 한다. 뼈단위층판이 혈관이 들어 있는 중심관을 둘러싸고 있다.

뼈는 생명이 없는 구조체가 아니다. 딱딱한 뼈 안에 생

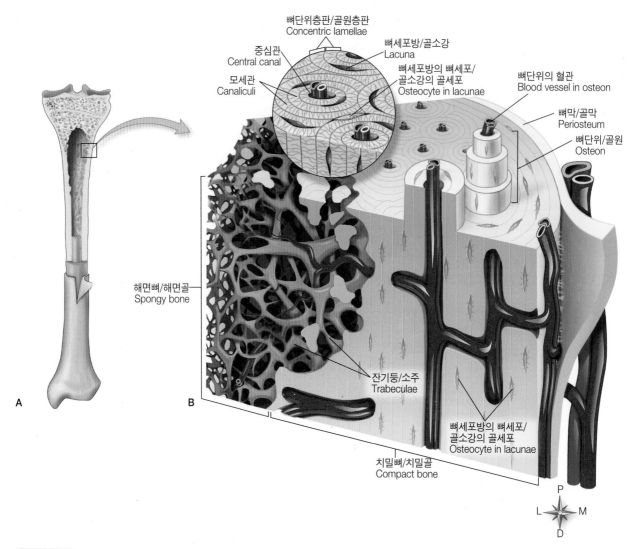

FIGURE 6-3 **뼈의 미세구조. A.** 긴뼈의 세로 단면에서 B에 있는 미세 단면의 위치를 알려준다. **B.** 뼈의 단단한 껍질을 이루는 치밀뼈는 뼈단위라는 원통형 단위로 구성되어 있다는 데 주목하라. 해면뼈는 잔기둥이라는 뼈 성분이 얼기설기 뻗어 나온 것으로 만들어져 있다.

명이 없는 것처럼 보이는 바탕질은 **뼈세포**(osteocyte)라는 수많은 살아 있는 뼈세포로 되어 있다. 뼈세포는 **뼈세포방**(osteocyte lacuna)이라는 작은 공간 안에 있고, 뼈세포방은 딱딱한 층판과 층판 사이에 놓여 있다. 그림 6-3 B와 6-4에서 뼈세포방들을 서로 연결하고, 뼈세포방과 뼈단위에 있는 중심관을 연결하는 작은 관인 **세관**(canaliculus)을 주의해서 확인하라. 중심관 안에 있는 혈관에서 나온 영양물질이 세관을 거쳐서 뼈세포로 전달된다. 또한 그림 6-3 B에서 바깥쪽의 **뼈막**(periosteum)에서 수많은 혈관들이 뼈 안으로 들어가고, 최종적으로 중심관으로 전달된다는 것도 주의해서 확인하라.

연골(cartilage)은 뼈와 비슷하기도 하고 다르기도 하다. 뼈처럼 연골도 세포보다 세포사이질이 더 많다. 셀 수 없이 많은 콜라겐섬유가 뼈와 연골의 바탕질을 강화시킨다. 그러나 뼈에서는 콜라겐섬유가 석회화된 시멘트질 안에 박혀 있지만, 연골에서는 굳은 젤에 박혀 있다. 그래서 뼈는 고체같지만, 연골은 플라스틱같은 유연성이 있다. 그림 6-5에서 뼈의 뼈세포에 해당되는 **연골세포**(chondrocyte)가 연골세포방에 있다는 것을 확인할 수 있다. 연골세포방은 굳은 젤라틴 덩어리 안에 있는 기포처럼 연골 바탕질 안에 매달려 있다. 연골 안에는 혈관이 없기 때문에 영양물질이 바탕질을 통해서 확산되어 세포에 도달하고, 부상

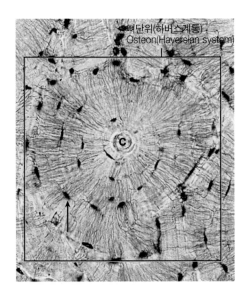

FIGURE 6-4 **치밀뼈**. 현미경 사진을 통해 조직의 뼈단위(하버스계통)를 볼 수 있다(그림에서 c는 중심관을 나타냄).

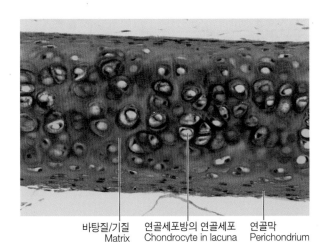

바탕질/기질 Matrix 연골세포방의 연골세포 Chondrocyte in lacuna 연골막 Perichondrium

FIGURE 6-5 **연골조직**. 현미경 사진을 통해서 연골세포가 바탕질 근처에 흩어져 있는 연골세포방 안에 있다는 것을 볼 수 있다.

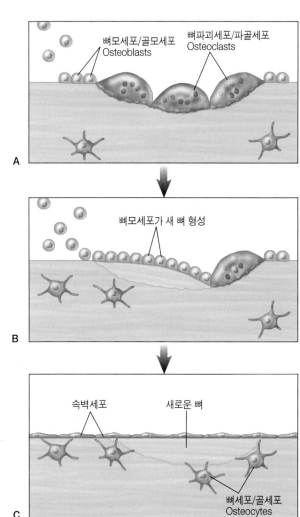

FIGURE 6-6 **뼈세포**. A. 뼈를 재형성하는 동안 뼈를 분해하는 뼈파괴세포가 뼈 바탕질에서 단단한 칼슘염을 제거한다. B. 그 다음에는 뼈모세포가 그 자리에 새로운 뼈 바탕질을 만든다. C. 그것들이 딱딱한 뼈로 둘러싸여 갇히게 되면 뼈세포라고 불리게 된다.

을 당하면 회복이 매우 더디게 이루어진다.

4. 뼈의 형성과 성장

아기가 태어나기 전 몸에 뼈대가 만들어지기 시작할 때는 뼈가 아니라 뼈모양을 하고 있는 연골과 섬유구조체로 되어 있다. 이러한 연골이 석회화된 뼈 바탕질로 서서히 대체되면 진짜 뼈로 변하게 된다. 뼈를 지속적으로 재형성하여 작은 연골 모형을 성숙한 뼈의 모양으로 바꾸는 과

정(뼈가 성장하는 과정)에서는 뼈를 만드는 **뼈모세포**(osteoblast)와 뼈를 재흡수하는 **뼈파괴세포**(osteoclast)가 지속적으로 활동해야 한다. 그림 6-6에서 뼈모세포와 뼈파괴세포를 모두 볼 수 있다. 만들어지는 뼈의 젤같은 바탕질 안에서 뼈모세포에 의해 칼슘염이 쌓이는 과정은 계속 진행되는 과정이며, 이러한 석회화과정은 뼈를 단단하게 만든다. 뼈모세포가 딱딱한 뼈 바탕질로 된 층판 사이에 꽉 차면 뼈의 형성이 중지되고, 이를 뼈세포라고 부른다. 부상에 의해 또는 뼈파괴세포가 주위의 뼈를 제거하면 뼈

만드는 작업을 다시 시작한다.

뼈모세포와 뼈파괴세포의 협동작업에 의해서 뼈가 성숙한 뼈의 형태로 만들어진다. 뼈를 만드는 세포(뼈모세포)와 뼈를 재흡수하는 세포(뼈파괴세포)의 공동작업 과정이 있기 때문에 뼈가 부하나 상해에 대응하여 크기, 모양, 밀도 등을 변화시킬 수 있는 것이다. 운동 중 어떤 뼈에 부하가 가해지면 뼈의 침착(bone deposition) 속도가 빨라진다. 그렇기 때문에 운동선수나 무용수들은 활동량이 적은 사람들보다 뼈의 밀도가 높고 강하다.

그림 6-7과 6-8에 설명되어 있는 것처럼 인체의 뼈는 대부분 연골 모형에서부터 만들어진다. 이 과정을 **연골속뼈되기**(endochondral ossification)라고 한다. 그림 6-8

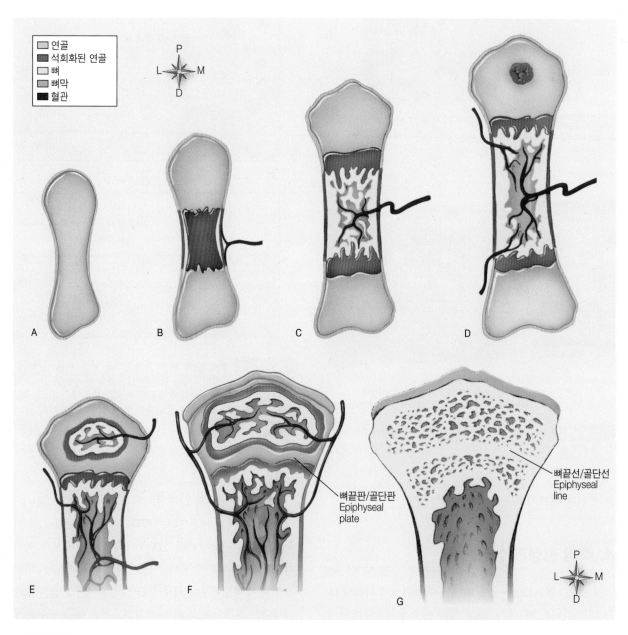

FIGURE 6-7 **연골속뼈되기**. A. 연골 모형에서 뼈가 만들어지기 시작한다. B, C. 뼈몸통에 혈관이 침범하고, 뼈모세포와 뼈파괴세포의 공동작업에 의해 공간이 만들어지고, 석회화되며, 뼈조직이 나타난다. D, E. 뼈되기의 중심이 두 뼈끝에도 나타난다. F. 뼈끝판을 주의 깊게 본다. 뼈끝판이 있다는 것은 이 뼈가 아직 성숙되지 않았고, 더 자랄 가능성이 있다는 것을 보여준다. G. 성숙한 뼈에서는 희미한 뼈끝선이 예전에 그곳에 연골이 있었음을 표시하고, 뼈되기의 중심들이 서로 융합되었다는 것을 나타내고 있다.

에서 설명하는 것처럼 머리뼈와 같은 몇몇 납작뼈는 결합조직막 안에서 다른 과정을 거쳐서 만들어진다.

그림 6-7에서 볼 수 있는 바와 같이 긴뼈는 성장하여 골화된다. **뼈끝**(epiphysis)이라는 뼈의 양쪽 끝에 위치한 작은 중심과 **뼈몸통**(diaphysis)에 있는 좀 더 큰 중심에서 뼈되기가 이루어진다. 뼈끝과 뼈몸통 사이에 **뼈끝판**(epiphyseal plate)이라는 연골이 조금이라도 남아 있으면 성장은 계속된다. 모든 뼈끝연골이 뼈로 전환되면 성장은 멈춘다. 뼈끝선(epiphyseal line)은 뼈끝연골의 흔적으로 뼈끝과 뼈몸통에서 각각 이루어지던 석회화가 서로 융합된 위치를 나타낸다. 의사들은 이러한 지식을 이용하여 어린이가 더 자랄 수 있는지 판단하기도 한다. 어린이의 손목을 X-선으로 촬영하여 판독했을 때 뼈끝연골판이 있으면 앞으로 더 자랄 수 있음을 의미하는 것이다. 그러나 뼈끝연골층이 없으면 성장이 멈추어 더 이상 키가 자랄 수 없다.

Health and Well-Being

뼈엉성증

뼈엉성증(osteoporosis, 골다공증)은 뼈의 질병 중에서 가장 흔하고 심각한 질병이다. 이 병의 특징은 뼈에서 석회화된 바탕질과 콜라겐섬유가 지나치게 빠져나가는 것이다. 뼈엉성증은 노년기 백인 여성에게 가장 흔하다. 흑인과 백인 남성도 뼈엉성증에 걸릴 수 있지만, 흑인 여성은 거의 걸리지 않는다.

사춘기 이후 뼈모세포의 활동을 자극하는 데에는 성호르몬이 중요한 역할을 하기 때문에 혈중 성호르몬 수준이 감소한 노인들은 뼈의 성장과 기존에 있던 뼈 바탕질을 유지하는 활동이 저하된다. 그러므로 뼈를 재흡수해서 골량이 감소하는 것은 나이가 들면 자연스럽게 발생하는 것으로 받아들여진다. 그러나 뼈엉성증 환자의 골량 감소는 정상적인 노인들에게서 볼 수 있는 정도를 훨씬 넘는다. 그러면 위험한 병적 상태를 초래하여 뼈가 쇠퇴하고, 자연골절(spontaneous fracture)이 발생할 위험성이 커지며, 등뼈가 병적으로 굽어진다. 치료는 약물치료를 하거나, 칼슘과 비타민D 보충제를 섭취하여 결핍분을 채우거나 창자의 흡수장애를 상쇄시키는 것 등이 있다. 뼈엉성증의 영향으로 생기는 증상 중에서 일부는 젊을 때부터 운동을 시작해서 뼈를 강화시키거나 일생 동안 칼슘이 많이 들어 있는 음식을 섭취하면 예방할 수 있다.

뼈의 형성과 성장을 간단히 둘러 보려면 CD-ROM의 AnimationDirect로 들어갈 것

✔ 수행평가

1. 치밀뼈조직의 기본적인 구조적 단위를 무엇이라고 하는가?
2. 뼈세포란 무엇인가? 뼈조직 중 어디에서 볼 수 있는가?
3. 연골과 뼈의 차이점은 무엇인가?
4. 뼈되기란 무엇인가? 뼈모세포의 기능은 무엇인가?

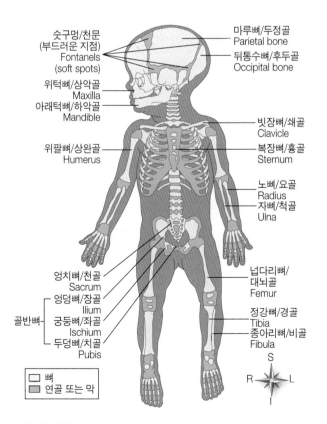

숫구멍/천문
(부드러운 지점)
Fontanels
(soft spots)

마루뼈/두정골
Parietal bone

뒤통수뼈/후두골
Occipital bone

위턱뼈/상악골
Maxilla

아래턱뼈/하악골
Mandible

빗장뼈/쇄골
Clavicle

위팔뼈/상완골
Humerus

복장뼈/흉골
Sternum

노뼈/요골
Radius

자뼈/척골
Ulna

엉치뼈/천골
Sacrum

엉덩뼈/장골
Ilium

궁둥뼈/좌골
Ischium

두덩뼈/치골
Pubis

골반뼈

넙다리뼈/
대뇌골
Femur

정강뼈/경골
Tibia

종아리뼈/비골
Fibula

☐ 뼈
▨ 연골 또는 막

FIGURE 6-8 신생아의 뼈 발달. 갓난아이의 뼈대에는 완전히 석화화되지 않은 뼈가 많이 있다.

5. 뼈대의 분류

인간의 뼈대는 크게 **몸통뼈대**(axial skeleton)와 **팔다리뼈대**(appendicular skeleton)로 구분한다. 몸의 중심부 또는 축에 있는 머리뼈, 등뼈, 가슴뼈, 목뿔뼈는 모두 몸통뼈대이다. 팔다리뼈대는 팔의 뼈(어깨뼈, 팔이음뼈, 팔뼈, 손목뼈, 손뼈)와 다리의 뼈(엉덩뼈, 다리이음뼈, 다리뼈, 발

목뼈, 발뼈)을 합한 것이다(표 6-1).

그림 6-9는 몸통뼈대와 팔다리뼈대에 있는 여러 뼈들의 위치를 나타내고 있다.

5.1. 몸통뼈대

5.1.1. 머리뼈

머리뼈(skull)는 **뇌머리뼈**(cranium)를 이루는 뼈 8개, 얼굴(face)을 이루는 뼈 14개, 가운데귀(middle ear)의 작은 뼈 6개로 구성되어 있다. 표 6-2에서 각 뼈의 이름을 보고

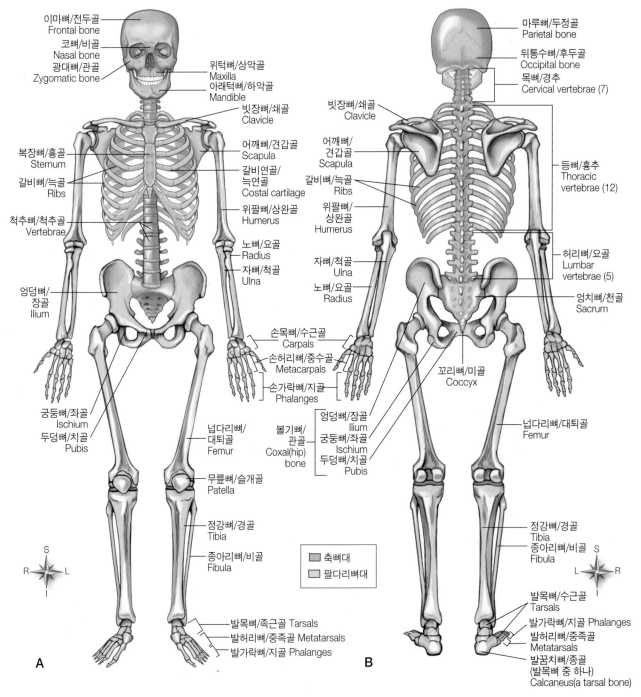

이마뼈/전두골 Frontal bone
코뼈/비골 Nasal bone
광대뼈/관골 Zygomatic bone
위턱뼈/상악골 Maxilla
아래턱뼈/하악골 Mandible
빗장뼈/쇄골 Clavicle
복장뼈/흉골 Sternum
어깨뼈/견갑골 Scapula
갈비뼈/늑골 Ribs
갈비연골/늑연골 Costal cartilage
척추뼈/척추골 Vertebrae
위팔뼈/상완골 Humerus
노뼈/요골 Radius
자뼈/척골 Ulna
엉덩뼈/장골 Ilium
손목뼈/수근골 Carpals
손허리뼈/중수골 Metacarpals
손가락뼈/지골 Phalanges
궁둥뼈/좌골 Ischium
두덩뼈/치골 Pubis
넙다리뼈/대퇴골 Femur
볼기뼈/관골 Coxal(hip) bone
무릎뼈/슬개골 Patella
정강뼈/경골 Tibia
종아리뼈/비골 Fibula
발목뼈/족근골 Tarsals
발허리뼈/중족골 Metatarsals
발가락뼈/지골 Phalanges

마루뼈/두정골 Parietal bone
뒤통수뼈/후두골 Occipital bone
목뼈/경추 Cervical vertebrae (7)
등뼈/흉추 Thoracic vertebrae (12)
허리뼈/요골 Lumbar vertebrae (5)
엉치뼈/천골 Sacrum
꼬리뼈/미골 Coccyx
발꿈치뼈/종골 (발목뼈 중 하나) Calcaneus(a tarsal bone)

■ 축뼈대
□ 팔다리뼈대

A   B

FIGURE 6-9 **인간의 뼈대**. 몸통뼈대는 파란색을 칠해서 구분하였다. A는 앞면이고, B는 뒷면이다.

그림 6-10에서 찾아보라.

　"굴(sinus)이 날 힘들게 한다."라고 하는 불평을 들어보거나 스스로 투덜거린 적이 있는가? 굴(sinus)은 일부 머리뼈 안에 있는 공간을 뜻한다(그림 6-11). 이마굴, 위턱굴, 나비굴, 벌집굴 등의 4쌍의 굴은 코로 통하는 구멍이 있어 **코곁굴**(paranasal sinus)이라고 부른다. 공기로 채워진 굴이 있어야 머리뼈의 무게를 가볍게 만들어서 목이 머리를 똑바로 세울 수 있다. 그러나 굴의 속벽을 이루는 점막에 염증, 부어오름, 통증이 발생하면 굴 때문에 괴로워질 수 있다. 예를 들어 이마굴에 생기는 염증(frontal sinusitis, 이마굴염)은 일반 감기로 시작된다(접미사 '-itis'는 '~의 염증'을 의미한다).

　그림 6-10에서 머리뼈의 윗부분을 툭 튀어나온 모양으

TABLE 6-1	
뼈대의 주요 부위*	
몸통뼈대†	**팔다리뼈대‡**
머리뼈(skull)	팔(upper extremity)
뇌머리뼈(cranial bone)	팔이음뼈(shoulder girdle)
귀뼈(ear bone)	위팔과 아래팔뼈(arm and forearm bones)
얼굴뼈(face bone)	손목뼈(wrist bone)
척주(spine)	손뼈(hand bone)
척추뼈(vertebrae)	다리(lower extremity)
가슴뼈(thorax)	다리이음뼈(pelvic girdle)
갈비뼈(rib)	허벅지뼈와 종아리뼈(thigh and leg bone)
복장뼈(sternum)	발목뼈(ankle bone)
목뿔뼈(hyoid bone)	발뼈(foot bone)

*뼈의 총 수 : 206개
†총 80개의 뼈
‡총 126개의 뼈

TABLE 6-2		
머리의 뼈		
명칭	**갯수**	**설명**
뇌머리뼈/뇌두개골		
이마뼈/전두골(frontal bone)	1	이마의 뼈. 머리뼈바닥의 앞쪽 부분과 눈확 윗부분의 대부분을 형성한다. 눈확 위쪽모서리 위에 있는 뼈 안쪽의 공간을 이마굴(frontal sinus)이라고 한다. 그 속은 점막으로 되어 있다.
마루뼈/두정골(parietal bone)	2	머리뼈에서 툭 튀어나온 위쪽면을 이룬다.
관자뼈/측두골(temporal bone)	2	머리뼈의 아래쪽 부분을 이룬다. 중간 및 안쪽 귀 구조체가 들어 있다. 꼭지굴(mastoid sinus)은 귀 뒤쪽의 융기인 꼭지돌기에 있는 속벽이 점막으로 된 공간이다. 바깥귀길(external acoustic meatus)은 관자뼈로 이끄는 관이다. 근육은 붓돌기(styloid process)에 부착된다.
뒤통수뼈/후두골(occipital bone)	1	머리뼈의 뒷면을 이룬다. 척수는 뒤통수뼈에서 큰 구멍(foramen magnum)을 통해 머리뼈로 들어간다.
나비뼈/접형골(sphenoid bone)	1	머리뼈 바닥의 중간 부분을 이룬다. 나비뼈에서 약간 오목한 부분에 있는 뇌하수체를 안장(sella turcica)이라고 한다. 근육은 날개돌기(pterygoid process)에 부착된다.
벌집뼈/사골(ethmoid bone)	1	머리뼈의 바닥 부분을 이루는 독특하게 생긴 뼈이다. 코속공간의 위쪽 벽과 옆쪽 벽, 코 중간 윗부분, 눈확의 일부를 이룬다. 벌집모양의 벌집굴(ethmoid sinus)이 들어 있다. 위·중간 코선반은 벌집뼈의 돌출부로, 코속공간의 각 벽에 선반을 이룬다.
얼굴뼈/안면골		
코뼈/비골(nasal bone)	2	콧등의 윗부분을 이루는 작은 뼈
위턱뼈/상악골(maxilla)	2	턱뼈의 윗부분으로, 입천장과 코의 옆쪽 벽과 바닥, 눈확의 바닥 부분을 이룬다. 위턱뼈의 큰 공간을 위턱굴(maxillary sinus)이라고 한다.
광대뼈/관골(zygomatic bone)	2	볼의 뼈로, 눈확의 일부를 이루기도 한다.
아래턱뼈/하악골(mandible)	1	턱뼈의 아랫부분으로, 관절돌기(condyloid process)에서 관자뼈와 관절을 이룬다. 머리뼈에서 자유롭게 움직일 수 있는 유일한 뼈이다. 턱끝구멍(mental foramen)은 혈관과 신경이 통하는 구멍이다.
눈물뼈/누골(lacrimal bone)	2	작은 뼈로, 눈확의 안쪽 벽과 코속공간의 옆쪽 벽의 일부를 이룬다.
입천장뼈/구개골(palatine bone)	2	입천장의 뒷부분, 코의 바닥과 옆쪽 벽, 눈확 바닥의 일부를 이룬다.
아래코선반/하비갑개(inferior nasal concha)	2	중간코선반 아래에 있으며, 코의 옆쪽 벽 안쪽을 따라 휘어진 선반을 이룬다.
보습뼈/서골(vomer)	1	코중격의 아래쪽 뒷부분을 이룬다.
귀뼈/이골		
망치뼈/추골(malleus)	2	망치뼈, 모루뼈, 등자뼈는 관자뼈의 가운데귀공간에 있는 작은 뼈이다. 각 뼈의 이름은 모양에 따라 붙여진 것이다.
모루뼈/침골(incus)	2	
등자뼈/등골(stapes)	2	

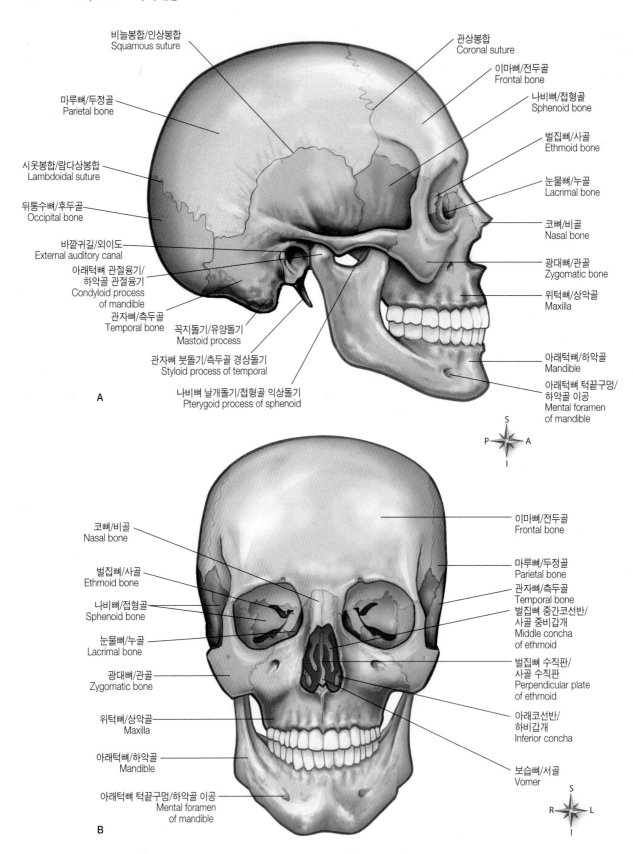

비늘봉합/인상봉합
Squamous suture

마루뼈/두정골
Parietal bone

시옷봉합/람다상봉합
Lambdoidal suture

뒤통수뼈/후두골
Occipital bone

바깥귀길/외이도
External auditory canal

아래턱뼈 관절융기/
하악골 관절융기
Condyloid process
of mandible

관자뼈/측두골
Temporal bone

꼭지돌기/유양돌기
Mastoid process

관자뼈 붓돌기/측두골 경상돌기
Styloid process of temporal

나비뼈 날개돌기/접형골 익상돌기
Pterygoid process of sphenoid

관상봉합
Coronal suture

이마뼈/전두골
Frontal bone

나비뼈/접형골
Sphenoid bone

벌집뼈/사골
Ethmoid bone

눈물뼈/누골
Lacrimal bone

코뼈/비골
Nasal bone

광대뼈/관골
Zygomatic bone

위턱뼈/상악골
Maxilla

아래턱뼈/하악골
Mandible

아래턱뼈 턱끝구멍/
하악골 이공
Mental foramen
of mandible

A

S
P ← → A
I

코뼈/비골
Nasal bone

벌집뼈/사골
Ethmoid bone

나비뼈/접형골
Sphenoid bone

눈물뼈/누골
Lacrimal bone

광대뼈/관골
Zygomatic bone

위턱뼈/상악골
Maxilla

아래턱뼈/하악골
Mandible

아래턱뼈 턱끝구멍/하악골 이공
Mental foramen
of mandible

이마뼈/전두골
Frontal bone

마루뼈/두정골
Parietal bone

관자뼈/측두골
Temporal bone

벌집뼈 중간코선반/
사골 중비갑개
Middle concha
of ethmoid

벌집뼈 수직판/
사골 수직판
Perpendicular plate
of ethmoid

아래코선반/
하비갑개
Inferior concha

보습뼈/서골
Vomer

B

S
R ← → L
I

FIGURE 6-10 머리뼈. A. 오른쪽, B. 앞면

로 만드는 2개의 마루뼈(parietal bone)가 몇 개의 뼈와 부동관절을 이루고 있는데, 이를 **봉합**(suture)이라고 한다. 봉합의 종류에는 뒤통수뼈와의 시옷봉합(lambdoid suture), 관자뼈와 나비뼈 일부와의 비늘봉합(squamous suture), 이마뼈와의 관상봉합(coronal suture)이 있다.

아기의 머리뼈에 물렁물렁한 부분이 있다는 것을 잘 알 것이다. 그 물렁물렁한 부분은 '**숫구멍**(fontanel)'이라고 하며, 6개가 있고, 태어날 때 뼈되기가 완전히 이루어지지 않은 부위이다. 그림 6-8에서 숫구멍의 위치를 확인할 수 있

다. 숫구멍이 약간의 압력에 견딜 수 있기 때문에 아기가 태어날 때 머리뼈가 부서질 위험을 줄일 수 있는 것이다. 숫구멍은 분만하기 전에 아기의 머리 위치를 결정하는 데 아주 중요하다. 숫구멍에 있는 부드러운 막 때문에 머리뼈의 경계선을 따라서 둥그렇게 추가로 뼈가 만들어진다. 즉 갓난아기의 머리뼈가 빠른 속도로 자랄 수 있다. 숫구멍은 아기가 2살이 되기 전에 융합되어 결국에는 봉합이라는 부동관절을 형성한다.

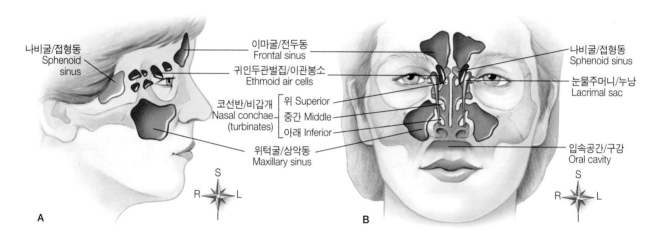

FIGURE 6-11 **코곁굴**. A. 머리의 옆쪽 모습. 굴의 위치를 보여준다. B. 머리의 앞쪽 모습. 각 굴들과 코속공간의 관계를 보여준다.

 Clinical Application

뼈끝골절

성장 중인 긴뼈에서 뼈끝과 뼈몸통 사이의 관절 지점은 특히 어린이나 청소년기의 선수들의 경우 과부하에 의해 상해가 발생하기 쉽다. 이러한 상해가 발생한 사람들은 뼈끝판이 뼈몸통 또는 뼈끝으로부터 떨어져 나올 수 있는데, 이를 뼈끝골절(epiphyseal fracture)이라고 한다. 옆에 있는 X-선 사진은 어떤 소년에게 그러한 골절이 발생한 것을 보여주고 있다. 뼈끝파열을 잘 치료하지 않고 방치하면 정상적으로 성장하지 못할 수도 있다. 뼈 성장이 위축되면 결국 골절을 입은 팔·다리가 정상적인 팔·다리보다 짧아질 수도 있다.

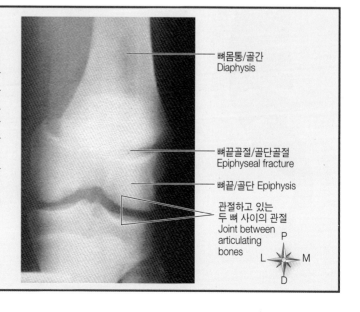

5.1.2. 척주

척주(vertebral column)라는 용어를 들으면 척추가 빌 딩의 기둥과 같이 긴 뼈 하나로 되어 있을 것 같지만 사실 은 전혀 다르다. 척주는 일련의 분리된 뼈들, 즉 **척추뼈** (vertebrae)가 모여서 유연성이 있고 곡선을 이루는 긴 막 대기와 같은 모양이 되도록 연결되어 있는 것이다(그림 6-12). 척주는 목뼈부위, 등뼈부위, 허리뼈부위, 엉치뼈, 꼬 리뼈로 나눌 수 있으며, 그림 6-12와 표 6-3에서 설명하 고 있다.

각각의 척추뼈는 작고 모양이 불규칙하지만, 몇 가지 부분으로 명확하게 구분된다. 예를 들어 그림 6-13에서 허

리뼈몸통을 보면 가시처럼 뻗어 나온 가시돌기(spinous process), 2개의 가로돌기(transverse process), 그 가운데 에 척추뼈구멍(vetebral foramne)이라는 구멍으로 되어 있 다. 위·아래에 있는 관절돌기(articular process) 때문에 인접한 척추와 제한적이면서 잘 조절된 움직임을 할 수 있 다. 척추의 가시돌기를 손으로 느껴보려면 머리를 앞으로 숙이고 손가락으로 목 위에서 아래로 훑어 내려가다 보면 어깨 높이 정도에서 뼈가 튀어나온 돌기가 만져질 것이다. 그것이 일곱째목뼈의 길고 끝이 두 갈래로 갈라진 가시돌 기의 끝이다. 일곱째목뼈는 목에서 머리를 지지하는 프레 임워크를 만든다.

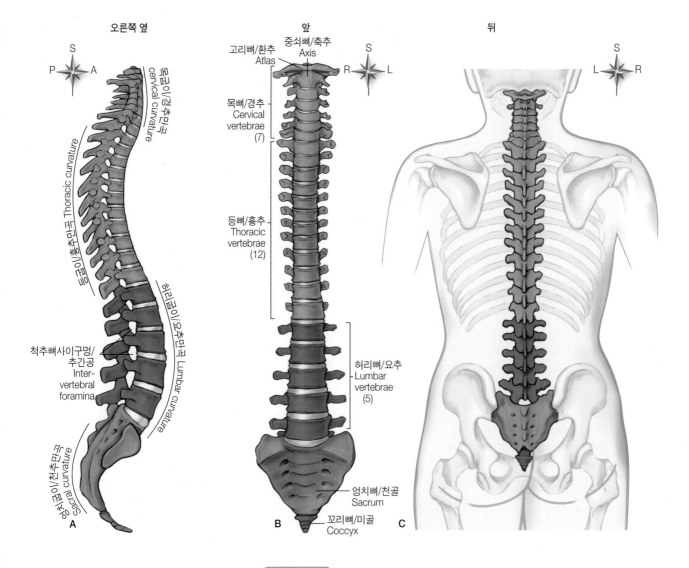

FIGURE 6-12   척주

TABLE 6-3

척주의 뼈

이름	갯수	설명
목뼈/경추(cervical vertebrae)	7	목 부위에 있는 맨 위 7개의 척추뼈. 첫째목뼈를 고리뼈(atlas), 둘째목뼈를 중쇠뼈(axis)라고 한다.
등뼈/흉추(thoracic vertebrae)	12	목뼈 다음에 있는 12개의 척추뼈. 갈비뼈가 여기에 부착된다.
허리뼈/요추 (lumbar vertebrae)	5	등뼈 다음에 있는 5개의 척추뼈. 등의 잘록한 허리 부분에 있다.
엉치뼈/천골(sacrum)	1	어린이들은 5개의 뼈가 분리되어 있지만, 어른들은 하나로 융합되어 있다.
꼬리뼈/미골(coccyx)	1	어린이들은 3~5개의 뼈가 분리되어 있지만, 어른들은 하나로 융합되어 있다.

척주에 네 개의 굽이(curvature)가 있다는 것을 들어본 적이 있는가? 목과 허리는 약간 안쪽 또는 앞쪽으로 구부러져 있고, 척주의 가슴 부분과 맨아랫부분은 반대방향으로 구부러져 있다(그림 6-12). 척주를 뒤에서 보면 오목굽이(concave curve)인 목굽이와 허리굽이, 그리고 볼록굽이(convex curve)인 등굽이와 엉치굽이를 볼 수 있다. 그러나 갓 태어난 아기의 등뼈는 이와는 달리 맨 위부터 아래까지 계속해서 볼록굽이를 이루고 있다(그림 6-14). 아기가 머리를 가누는 방법을 익히기 시작하면서 점점 목뼈 부분의 오목굽이가 발달하게 된다. 나중에 아기가 서는 법을 배우면서부터 허리부위의 척주도 오목굽이를 이루기 시작한다.

척주의 정상적인 굽이는 중요한 작용을 한다. 이러한 굽이가 있기 때문에 척주가 나머지 신체 부위의 무게를 지탱할 수 있다. 또한 굽이가 있어 네 발로 기는 것이 아니라 두 발로 서서 걷는 인간들이 균형을 잡을 수 있다. 같은 크기와 재질을 갖고 있더라도 곧은 것보다 구부러진 것이 더 강하다. 다음에 다리를 지나갈 때에는 다리를 지지하고 있는 구조체가 휘어져 있는지 보길 바란다. 척주는 반드시 강한 구조체여야 한다. 척주는 척주의 맨 위에서 균형을 잡고 있는 머리를 지지하고, 척주에서 앞으로 뻗어나온 갈비뼈와 내부 기관들을 지지하며, 척주 아래쪽으로 붙어 있는 엉덩이와 다리를 지지한다.

5.1.3. 가슴우리

12쌍의 갈비뼈, 복장뼈(sternum), 등뼈 12개가 뼈로 만든 새장 모양의 **가슴우리**(thorax 또는 chest)를 형성한다. 12쌍의 갈비뼈는 각각 척추뼈 뒤쪽에 붙어 있다. 그리고 아래쪽 두 쌍을 제외한 모든 갈비뼈가 복장뼈에 붙어 있어 앞뒤로 모두 고정되어 있다. 그림 6-15를 자세히 살펴보면 참갈비뼈(true ribs)라고도 하는 처음 일곱쌍의 갈비뼈는 갈비연골(costal cartilage)에 의해 복장뼈에 붙어 있

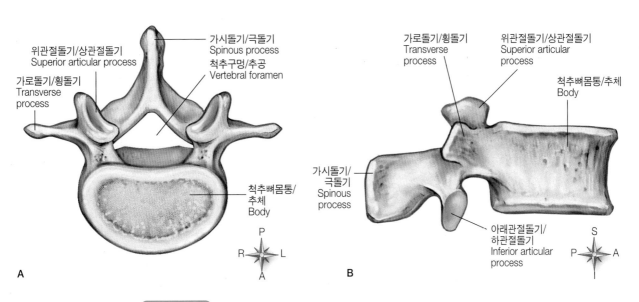

FIGURE 6-13 **셋째허리뼈**. A. 위에서 본 모습, B. 옆에서 본 모습

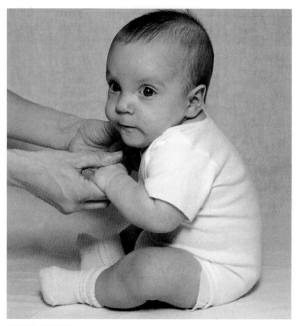

FIGURE 6-14 갓난아기의 **척주굽이**. 신생아의 척주는 연속적인 볼록굽이를 이루고 있다.

는 것을 볼 수 있다. 여덟째~열째갈비뼈는 일곱째갈비뼈의 연골에 붙어 있으며, 거짓갈비뼈(false ribs)라고도 불린다. 반면 마지막 두 쌍의 갈비뼈는 어떤 갈비연골에도 붙어 있지 않아 앞쪽으로 떠 있는 것처럼 보인다. 그래서 뜬갈비뼈(floating ribs)라고 한다(표 6-4).

TABLE 6-4		
가슴우리의 뼈		
이름	**갯수**	**설명**
참갈비뼈/진성늑골 (true ribs)	14	위쪽 7쌍의 갈비뼈. 갈비연골에 의해 복장뼈에 붙어 있다.
거짓갈비뼈/가성늑골(false ribs)	10	아래쪽 5쌍의 갈비뼈. 처음 3쌍은 일곱째 갈비연골에 의해서 복장뼈에 붙어 있고, 맨 밑 2쌍은 가슴뼈에 붙어 있지 않기 때문에 뜬갈비뼈라고 한다.
복장뼈/흉골 (sternum)	1	단검처럼 생긴 뼈로, 복장뼈 아래 끝에 있는 연골조각을 칼돌기(xiphoid process)라고 하고, 위쪽 부분을 복장뼈자루(manubrium of sternum)라고 한다.

✔ 수행평가

1. 몸통의 뼈대와 팔다리의 뼈대의 차이점은 무엇인가?
2. 봉합(suture)이란 무엇인가? 숫구멍(fontanel)이란 무엇인가? 동굴(sinus)이란 무엇인가?
3. 척주의 3가지 주요 범주는 무엇인가? 각 범주에는 몇 개의 뼈가 있는가?
4. 참갈비뼈와 거짓갈비뼈의 차이점은 무엇인가?

5.2. 팔다리뼈대

뼈대를 구성하고 있는 총 206개의 뼈 중에서 126개의 뼈가 팔다리뼈대에 포함된다. 그림 6-9에서 팔다리뼈대에

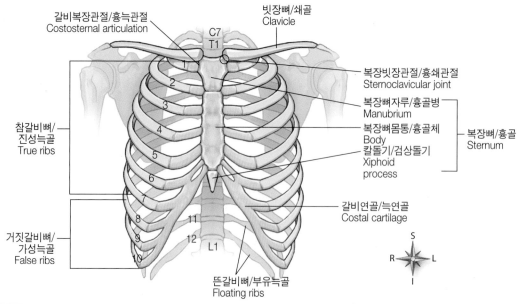

FIGURE 6-15 가슴우리의 뼈. 참갈비뼈인 첫째~일곱째갈비뼈는 연골에 의해 복장뼈에 붙어 있다. 거짓갈비뼈인 여덟째~열째갈비뼈는 일곱째 갈비연골에 붙어 있다. 열한째~열두째갈비뼈를 뜬갈비뼈라고 하는 이유는 그들이 앞쪽에서 갈비연골과 붙어 있지 않아 떠 있는 것처럼 보이기 때문이다.

포함되는 뼈를 확인하기 바란다. 어깨의 뼈 또는 팔이음뼈는 위팔, 아래팔, 손목, 손의 뼈를 가슴우리의 몸통뼈대에 연결하고, 엉덩이 또는 다리이음뼈는 넙다리, 종아리, 발목, 발의 뼈를 골반의 몸통뼈대에 연결한다.

5.2.1. 팔

어깨뼈(scapula)와 **빗장뼈**(clavicle)는 **팔이음뼈**(shoulder girdle 또는 pectoral girdle)를 이루고, 팔이음뼈는 팔을 몸통뼈대에 연결한다. 빗장뼈와 복장뼈가 직접 붙어 있는 부위는 빗장뼈와 복장뼈 사이의 **복장빗장관절**(sternoclavicular joint)이 유일하다. 그림 6-9와 6-15에서 볼 수 있는 바와 같이 복장빗장관절은 매우 작은 관절이다. 팔의 운동 범위가 매우 넓기 때문에 복장빗장관절이나 그 주변 관절에 큰 압력이 가해질 수 있다.

위팔뼈(humerus)는 팔에 있는 긴뼈로, 몸 전체에서 두 번째로 길다. 위팔뼈의 몸쪽끝(proximal end)이 어깨뼈(scapula)의 오목한 관절오목(glenoid cavity)에 붙어 있는데, 여기에서 위팔뼈가 고정되어 근육둘레띠(rotator cuff)라는 일단의 근육들에 의해 움직임이 이루어진다. 위팔뼈

의 먼쪽끝(distal end)은 팔꿈관절에서 아래팔의 두 뼈와 관절하고 있다. 아래팔의 두 뼈는 **자뼈**(ulna)와 **노뼈**(radius)이다. 팔꿈치의 해부학적 구조도 "구조가 기능과 어떻게 연관되어 있는가"를 보여주는 좋은 예이다. 그림 6-16에서 **팔꿈치머리**(olecranon)라고 하는 자뼈의 큰 뼈돌기가 위팔뼈 뒤쪽 표면에 움푹 들어간 곳, 즉 **팔꿈치오목**(olecranon fossa)에 딱 들어맞는다. 이와 같은 구조적인 관계가 있기 때문에 관절에서 움직일 수 있는 것이다.

아래팔의 자뼈와 노뼈는 서로 관절하고 있으면서 위팔뼈의 먼쪽끝과도 관절하고 있다. 그밖에 노뼈와 자뼈는 그들의 먼쪽끝에서도 서로 관절하고 있으면서 손목의 다른 뼈들과도 관절하고 있다. 팔을 옆구리에 붙이고 손바닥을 앞으로 향한 해부학적 자세에서 노뼈는 아래팔의 가쪽면을, 자뼈는 안쪽 경계를 따라 위치하고 있다.

손목과 손에는 그 크기에 비해서 몸의 어떤 부위보다도 많은 뼈가 있다. **손목뼈**(carpal bones) 8개, 손바닥을 지지하는 구조체를 형성하는 **손허리뼈**(metacarpal bones) 5개, 손가락뼈(phalanges) 14개로 총 27개의 뼈가 있다(표 6-5). 이러한 구성은 구조적으로 대단히 중요한 의미를 가

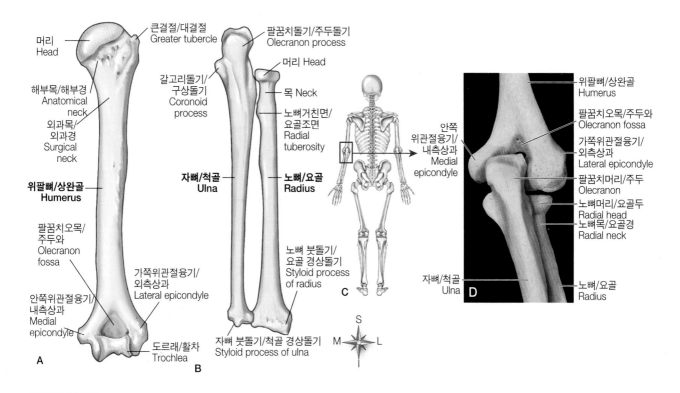

FIGURE 6-16 오른쪽 팔, 팔꿈치, 아래팔의 뼈. A, B, C는 앞쪽면, D는 뒤쪽 면

지고 있다. 손과 손목에 많은 작은 뼈가 있고, 그 작은 뼈들 사이에 많은 가동관절이 있기 때문에 인간의 손이 섬세하게 움직일 수 있고, 그래서 인간이 도구를 쉽게 만들고 사용할 수 있는 것이다. 그림 6-17은 손목과 손에 있는 뼈 사이의 관계를 보여주고 있다.

5.2.2. 다리

엉덩이(hip) 또는 **다리이음뼈**(pelvic girdle)가 다리를 몸통에 연결한다. 다리이음뼈는 전체적으로 보아서 두 개의 큰 **볼기뼈**(coxal bone 또는 hip bone)로 구성되어 있는데, 각 볼기뼈는 골반의 양쪽에 하나씩 위치하고 있고, 척주의 엉치뼈 아래쪽에 붙어 있다. 뼈들이 고리모양으로 배열되어 있기 때문에 몸통을 지지하는 강력한 기반이 되고, 다리를 몸통뼈대에 연결할 수 있는 것이다. 아기의 몸에서는 각각의 볼기뼈가 **엉덩뼈**(ilium), **궁둥뼈**(ischium), **두덩뼈**(pubis)라는 분리된 세 개의 뼈로 이루어져 있다(그림 6-8). 이 세 개의 뼈가 함께 성장하여 어른이 되면 하나의 뼈가 된다(그림 6-9, 6-21).

위팔에서 위팔뼈가 유일한 뼈인 것처럼 **넙다리뼈**(femur)도 넙다리에서 유일한 뼈이다(그림 6-18). 넙다리뼈는 몸

TABLE 6-5		
팔의 뼈		
이름	**갯수**	**설명**
빗장뼈/쇄골(clavicle 또는 collarbones)	2	어깨와 몸통뼈대 사이의 유일한 관절은 빗장뼈와 복장뼈 사이에 있는 복장빗장관절(sternoclavicular joint)이다.
어깨뼈/견갑골(scapula 또는 shoulder blade)	2	어깨뼈는 빗장뼈와 함께 팔이음뼈, 어깨봉우리(빗장뼈와의 관절을 형성하는 어깨 끝), 관절오목을 형성한다.
위팔뼈/상완골(humerus)	2	팔의 뼈. 근육은 큰결절(greater tubercle)과 중간·가쪽위관절융기(medial and lateral epicondyle)에 부착된다. 도르래(trochlea)는 자뼈와 관절한다. 해부목(surgical neck)은 부상을 잘 당하는 부위이다.
노뼈/요골(radius)	2	아래팔의 가쪽(엄지쪽)에 있는 뼈. 근육은 노뼈거친면(radial tuberosity)과 붓돌기(styloid process)에 부착된다.
자뼈/척골(ulna)	2	아래팔의 안쪽(새끼손가락쪽)에 있는 뼈. 팔꿈치머리(olecranon)은 자뼈의 돌기로 보통 팔꿈치(elbow 또는 funny bone)로 알려져 있다. 근육은 갈고리돌기(coronoid process)와 붓돌기에 부착된다.
손목뼈/수근골 (carpal bones)	16	손의 위쪽 끝에 있는 짧은 뼈. 해부학적 손목이다.
손허리뼈/중수골 (metacarpal bones)	10	손바닥의 뼈대구조를 형성한다.
손가락뼈(phalanges)	28	손가락의 뼈. 엄지에는 2개, 엄지를 제외한 나머지 손가락에는 손가락당 3개씩 있다.

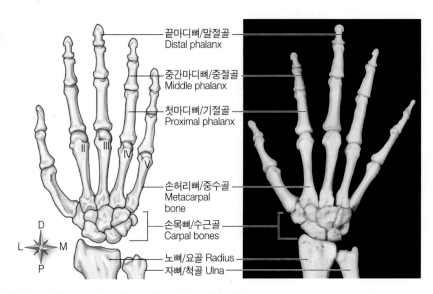

끝마디뼈/말절골
Distal phalanx

중간마디뼈/중절골
Middle phalanx

첫마디뼈/기절골
Proximal phalanx

손허리뼈/중수골
Metacarpal bone

손목뼈/수근골
Carpal bones

노뼈/요골 Radius
자뼈/척골 Ulna

FIGURE 6-17 **오른쪽 손과 손목의 뼈.** 한 손에는 14개의 손가락뼈가 있다.

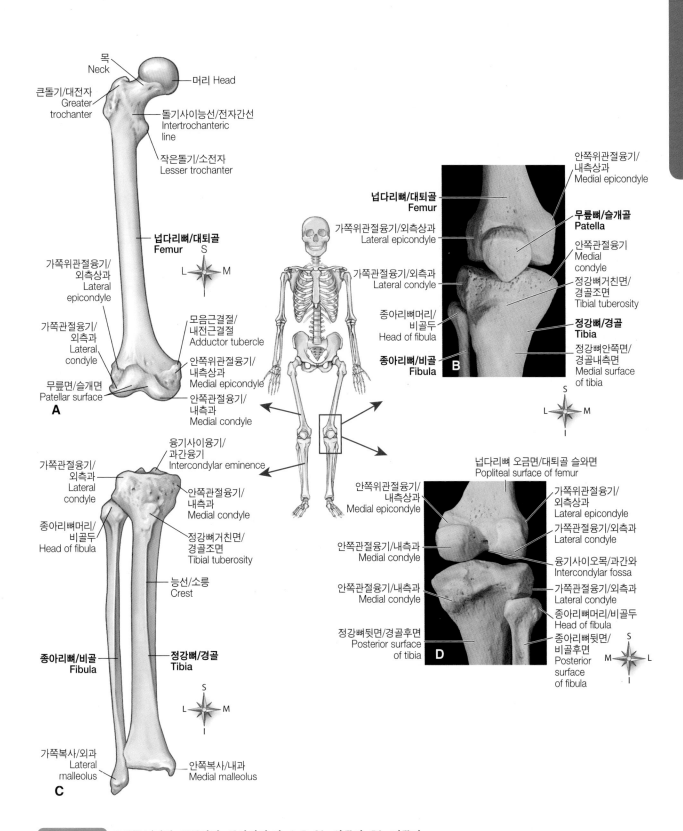

목
Neck

머리 Head

큰돌기/대전자
Greater
trochanter

돌기사이능선/전자간선
Intertrochanteric
line

작은돌기/소전자
Lesser trochanter

넙다리뼈/대퇴골
Femur

가쪽위관절융기/
외측상과
Lateral
epicondyle

모음근결절/
내전근결절
Adductor tubercle

가쪽관절융기/
외측과
Lateral
condyle

안쪽위관절융기/
내측상과
Medial epicondyle

무릎면/슬개면
Patellar surface

안쪽관절융기/
내측과
Medial condyle

A

안쪽위관절융기/
내측상과
Medial epicondyle

넙다리뼈/대퇴골
Femur

가쪽위관절융기/외측상과
Lateral epicondyle

무릎뼈/슬개골
Patella

가쪽관절융기/외측과
Lateral condyle

안쪽관절융기/
Medial
condyle

종아리뼈머리/
비골두
Head of fibula

정강뼈거친면/
경골조면
Tibial tuberosity

종아리뼈/비골
Fibula

정강뼈/경골
Tibia

정강뼈안쪽면/
경골내측면
Medial surface
of tibia

B

융기사이융기/
과간융기
Intercondylar eminence

가쪽관절융기/
외측과
Lateral
condyle

안쪽관절융기/
내측과
Medial condyle

종아리뼈머리/
비골두
Head of fibula

정강뼈거친면/
경골조면
Tibial tuberosity

능선/소릉
Crest

종아리뼈/비골
Fibula

정강뼈/경골
Tibia

가쪽복사/외과
Lateral
malleolus

안쪽복사/내과
Medial malleolus

C

넙다리뼈 오금면/대퇴골 슬와면
Popliteal surface of femur

안쪽위관절융기/
내측상과
Medial epicondyle

가쪽위관절융기/
외측상과
Lateral epicondyle

가쪽관절융기/외측과
Lateral condyle

안쪽관절융기/내측과
Medial condyle

융기사이오목/과간와
Intercondylar fossa

안쪽관절융기/내측과
Medial condyle

가쪽관절융기/외측과
Lateral condyle

종아리뼈머리/비골두
Head of fibula

정강뼈뒷면/경골후면
Posterior surface
of tibia

종아리뼈뒷면/
비골후면
Posterior
surface
of fibula

D

FIGURE 6-18 오른쪽 넙다리, 무릎관절, 종아리의 뼈. A, B, C는 앞쪽면, D는 뒤쪽면

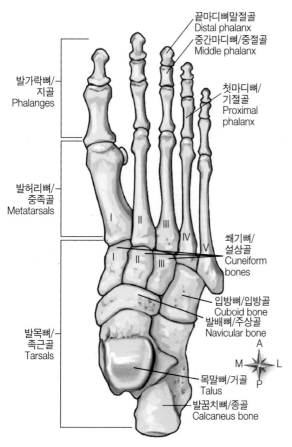

끝마디뼈말절골
Distal phalanx
중간마디뼈/중절골
Middle phalanx

첫마디뼈/
기절골
Proximal
phalanx

발가락뼈/
지골
Phalanges

쐐기뼈/
설상골
Cuneiform
bones

발허리뼈/
중족골
Metatarsals

입방뼈/입방골
Cuboid bone
발배뼈/주상골
Navicular bone

발목뼈/
족근골
Tarsals

목말뼈/거골
Talus

발꿈치뼈/종골
Calcaneus bone

A
M — L
P

FIGURE 6-19 **오른발의 뼈**. 그림 6–17에 있는 손의 뼈와 위에 있는 발의 뼈의 이름과 숫자를 비교해본다.

에 있는 뼈 중에서 가장 긴 뼈이며, 엉덩이에 있는 깊고 컵 모양인 **볼기뼈절구**(acetabulum)에서 볼기뼈와 몸쪽으로 관절하고 있다. 넙다리뼈머리가 볼기뼈절구에 관절하고 있는 것은 위팔뼈머리가 어깨뼈에 관절하는 것보다 안정적이다. 그래서 어깨의 탈골보다 넙다리의 탈골이 드물게 일어난다. 넙다리뼈는 몸쪽으로는 **무릎뼈**(patella 또는 knee cap)와 **정강뼈**(tibia 또는 shinbone)와 관절한다. 정강뼈는 종아리 앞쪽을 따라 좀 더 날카로운 모서리 또는 능선을 형성한다. **종아리뼈**(fibula)라는 가늘고, 무게를 지탱하지 못하며, 약한 뼈가 종아리의 가쪽모서리를 따라 놓여 있다.

발가락뼈는 손가락뼈와 같이 'phalanges'라고 표기한다. 발가락뼈와 손가락뼈는 그 수가 같고, 발가락뼈가 손가락뼈보다 짧다는 것만 다르다. 발에서 손의 손허리뼈와 손목뼈에 해당되는 부위의 용어는 조금 다른데, 각각 **발허리뼈**(metatarsal bone)와 **발목뼈**(tarsal bone)라고 한다(그림 6-19). 양 손에 각각 5개의 손허리뼈가 있는 것처럼 발바닥에도 각각 5개의 발허리뼈가 있다. 그러나 손에는 손목뼈가 8개 있는 반면에 발에는 발목뼈가 7개밖에 없다. 가장 큰 발목뼈를 **뒤꿈치뼈**(calcaneus)라고 한다. 다리의 뼈를 표 6-6에 요약하였다.

인간이 발로 서 있을 수 있는 것은 발 구조체의 어떤 특

TABLE 6-6

다리의 뼈

이름	갯수	설명
볼기뼈/관골(coxal bone 또는 hip bone)	2	엉덩뼈(ilium, 골반뼈 위쪽의 나팔모양 부분), 궁둥뼈(ischium, 허리 부분), 두덩뼈(pubis, 아래쪽 앞 부분), 볼기뼈절구(acetabulum, 엉덩이의 절구), 두덩결합(pubic symphysis, 두 두덩뼈 사이 중간선에 있는 섬유관절), 위골반문(pelvic inlet, 작은골반/true pelvis 또는 골반공간으로 들어가는 구멍), 위골반문의 모양이 비정상적이거나 너무 작으면 자연분만 시 아기의 머리뼈가 작은골반으로 들어갈 수 없게 된다.
넙다리뼈/대퇴골 (femur)	2	넙다리의 뼈. 넙다리뼈머리(head of femur, 공모양의 넙다리뼈 위쪽 끝, 볼기뼈절구에 들어맞는다), 근육은 큰돌기와 작은돌기, 그리고 가쪽·안쪽위관절융기에 부착된다. 안쪽 및 가쪽관절융기(lateral and medial condyle)는 무릎에서 관절을 이룬다.
무릎뼈/슬개골(patella 또는 kneecap)	2	
정강뼈/경골(tibia 또는 shinbone)	2	안쪽복사(medial malleolus, 정강뼈 아래쪽 끝에서 둥글게 튀어나온 부위로 흔히 안쪽복사뼈/inner anklebone라고 부르는 부위), 근육은 정강거친면(tibial tuberosity)에 부착된다.
종아리뼈/비골(fibula)	2	종아리 가쪽의 길고 가는 뼈, 가쪽복사(lateral malleolus, 종아리뼈 아래쪽 끝에서 둥글게 튀어나온 부위로 흔히 바깥쪽복사뼈/outer anklebone라고 부르는 부위)
발목뼈/족근골 (tarsal bones)	14	발꿈치와 발의 뒷부분을 이룬다. 해부학적 발목으로, 가장 큰 것은 발꿈치뼈(calcaneus)이다.
발허리뼈/중족골 (metatarsal bone)	10	발가락이 붙어 있는 발의 가운데 부분을 이룬다. 발목뼈와 발허리뼈는 발에서 안쪽세로활(inner longitudinal arch)과 바깥쪽세로활(outer longitudinal arch), 가로활(transverse arch 또는 metatarsal arch)을 이루도록 배열되어 있다.
발가락뼈/지골 (phalanges)	28	발가락의 뼈. 엄지발가락에는 두 개의 뼈가 있고, 나머지 발가락뼈는 각각 3개의 뼈가 있다.

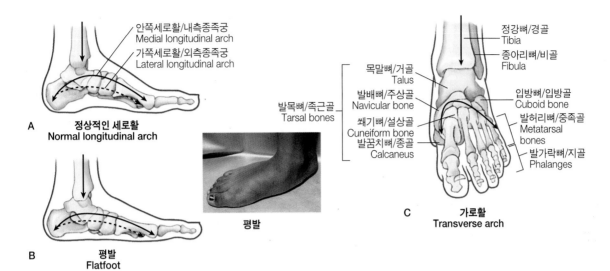

안쪽세로활/내측종족궁
Medial longitudinal arch
가쪽세로활/외측종족궁
Lateral longitudinal arch

A 정상적인 세로활
Normal longitudinal arch

B 평발
Flatfoot

평발

발목뼈/족근골
Tarsal bones

정강뼈/경골
Tibia
종아리뼈/비골
Fibula

목말뼈/거골
Talus
발배뼈/주상골
Navicular bone
쐐기뼈/설상골
Cuneiform bone
발꿈치뼈/종골
Calcaneus

입방뼈/입방골
Cuboid bone
발허리뼈/중족골
Metatarsal bones
발가락뼈/지골
Phalanges

C 가로활
Transverse arch

FIGURE 6-20 발의 활. A. 안쪽 및 가쪽세로활(화살표는 힘의 방향을 나타냄), B. 평발은 힘줄과 인대가 약해져서 활이 무너질 때 발생한다, C. 가로활

징이 체중을 지탱할 수 있도록 해주기 때문이다. 예를 들어 엄지발가락은 엄지손가락보다 훨씬 더 단단하지만 가동성은 적다. 발에 있는 뼈들은 긴 방향으로는 스프링처럼 탄력이 있는 형태로, 가로 방향으로는 활모양을 이루도록 서로 붙어 있다. 그렇게 서로 결합되어 있기 때문에 큰 지지력을 가지면서도 매우 안정적인 바닥면(base)을 이루는 것이다. 강력한 인대와 다리근육의 힘줄은 정상적으로 발뼈를 단단히 잡아 아치를 이루게 한다. 그러나 발의 인대와 힘줄이 약해지면 활모양이 평평해지는데, 이것을 평발(fallen arches 또는 flatfeet)이라고 한다(그림 6-20B).

발에서는 두 개의 활이 세로 방향으로 뻗어 있다(그림 6-20A). 그 중에서 발 안쪽으로 뻗어 있는 것을 **안쪽세로활**(medial longitudinal arch), 가쪽으로 뻗어 있는 것을 **가쪽세로활**(lateral longitudinal arch)이라고 한다. 그 밖에 발의 볼을 가로질러 뻗어 있는 활모양이 있는데, 그것을 **가로활**(transverse arch) 또는 **발허리활**(metatarsal arch)이라고 한다(그림 6-20C).

6. 남녀의 뼈대 차이

남자의 뼈대와 여자의 뼈대는 몇 가지 면에서 다르다. 남자와 여자의 뼈대를 나란히 놓고 검사하면 먼저 그 크기에서부터 차이나는 것을 볼 수 있을 것이다. 대부분 남자의 뼈대는 여자의 뼈대보다 더 크고, 더 튀어나오고, 더

뚜렷하다. 이러한 차이는 뼈에 가해지는 근장력의 차이 때문에 뼈와 근육이 붙어 있는 지점에 있는 뼈가 더 커지고 밀도가 높아졌기 때문이다. 이와 같은 남녀의 차이를 신체의 거의 모든 뼈에서 볼 수 있기 때문에 법의학자들은 몇개의 뼈만으로 그 사람의 성별을 구분할 수 있는 것이다.

남자와 여자의 구조적 차이가 가장 명확히 나타나는 부위는 **다리이음뼈**(pelvic girdle) 또는 **골반**(pelvis)이다. 골반은 2개의 골반뼈와 엉치뼈로 이루어진 링 모양의 구조이다. 'pelvis'라는 단어는 '양푼'이라는 뜻이다. 여자의 골반은 넓게 생긴 구조여서 태아가 태어나기 전에 그 안에 들어가 있을 수 있고, 태어날 때 그것을 통과할 수 있다. 일반적으로 남자의 골반뼈는 여자의 골반뼈보다 개별적으로는 더 크지만, 합쳐지면 여자의 골반뼈보다 더 좁은 공간을 만든다. 양푼처럼 생긴 여자의 골반과는 달리 남자의 골반은 깔때기 모양을 하고 있다(그림 6-21).

그림 6-21에서 배에서 골반으로 들어가는 출입구인 위골반문(pelvic inlet)과 배에서 골반을 통과해서 빠져나가는 아래골반문(pelvic outlet)을 볼 수 있는데, 두 가지 모두 남자보다 여자가 더 넓다. 이러한 효과는 부분적으로 2개의 두덩뼈가 관절을 이루는 골반 앞 각도가 여자쪽이 남자쪽보다 더 크다는 데 기인한다. 그러한 구조를 하고 있기 때문에 아기가 태어날 때 태아의 머리가 움직일 수 있는 공간이 더 넓은 것이다.

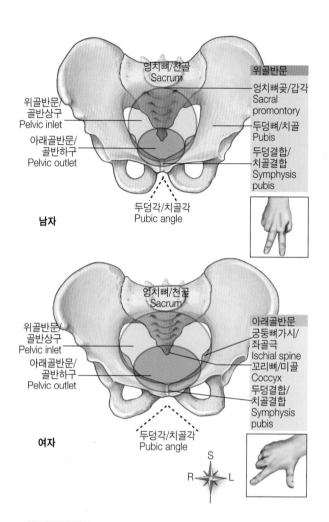

FIGURE 6-21 **남자와 여자의 골반 비교.** 남자의 골반은 여자의 골반보다 좁아서 깔때기 모양을 하고 있다는 데 주목한다. 네모 안에 있는 손가락 모양은 두덩뼈의 각도가 다르다는 것을 보여준다.

✔ **수행평가**

1. 팔에 있는 뼈와 다리에 있는 뼈의 이름을 열거하라.
2. 손가락뼈와 발가락뼈는 무엇인가? 왜 손/발가락뼈 세트가 두 종류 있는가(왜 엄지는 뼈가 3개이고, 다른 손가락은 뼈가 4개인가)?
3. 손허리뼈는 무엇인가? 발허리뼈와 어떻게 다른가?
4. 여자의 골반과 남자의 골반의 차이점은 무엇인가?

---

7. 관절

우리 몸에 있는 뼈들은 단 한 개를 제외하고 모두 적어도 하나 이상의 뼈와 연결되어 있다. 다시 말해 한 가지 뼈를 제외한 모든 뼈가 다른 뼈와 관절을 이루고 있는 것이

다. 여기서 관절을 이루지 않는 유일한 뼈는 목에 있는 목뿔뼈(hyoid bone)로, 여기에 혀가 고정되어 있다. 대부분의 사람들은 관절에 문제가 생겨 제대로 작동할 수 없게 되기 전까지는 관절에 대하여 크게 생각하지 않는다. 그러나 잘못된 이후에야 관절이 중요하다는 것을 뼈저리게 느낀다. 관절은 뼈들을 단단하게 묶어주고, 동시에 관절을 이루는 뼈와 뼈 사이가 움직일 수 있게 해준다. 관절이 없으면 팔, 다리 등의 많은 신체 부위가 움직일 수 없게 된다. 요컨대 몸이 딱딱하게 굳어서 움직일 수 없는 폐션처럼 되는 것이다. 예를 들어 어깨관절을 중심으로 팔을 가능한 한 여러 방향으로 움직여 본다. 그리고 팔꿈치에서도 똑같이 해본다. 그다음에는 그림 6-9에서 어깨관절과 팔꿉관절에 있는 뼈들의 생김새를 살펴본다. 팔을 어깨관절을 중심으로 움직일 수 있는 것만큼 팔꿉관절에서는 움직일 수 없는 이유를 알겠는가?

7.1. 관절의 종류

관절의 움직임 정도에 따라 3종류로 나눈다

1. 부동관절 : 움직일 수 없다.
2. 반관절 : 약간 움직일 수 있다.
3. 가동관절 : 자유롭게 움직일 수 있다.

관절의 구조 차이 때문에 움직일 수 있는 정도에 차이가 생긴다.

7.1.1. 부동관절

부동관절(synarthrosis)은 섬유결합조직이 관절하고 있는 뼈 사이에서 자라서 뼈들을 밀착되게 함께 묶는 관절이다. 머리뼈 사이의 관절이 부동관절이고, 보통 봉합(suture)이라고 한다(그림 6-22A).

7.1.2. 반관절

반관절(amphiarthrosis)은 연골이 관절하고 있는 뼈들을 연결하는 관절이다. 2개의 두덩뼈 사이에 있는 관절인 두덩결합(pubic symphysis)이 반관절의 예이다(그림 6-22B). 척추뼈몸통 사이의 관절도 반관절이다. 이러한 관절에 의해 몸통을 앞이나 옆으로 굽히거나 돌릴 수 있다. 강력한 인대가 척추뼈몸통을 연결하고, 그사이에는 섬유원반

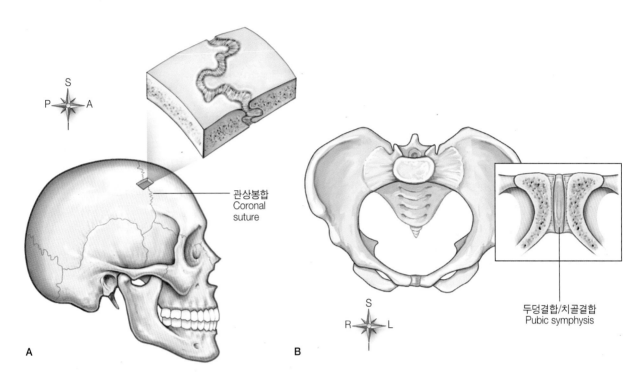

FIGURE 6-22 **머리뼈의 관절**. A. 부동관절, B. 반관절

이 있다. 이러한 척추사이원반의 중심은 걸쭉하고 탄력성이 있는 물질로 만들어져 있는데, 나이가 들수록 탄력성이 떨어진다.

7.1.3. 가동관절

우리 몸에 있는 대부분의 관절은 **가동관절**(diarthrosis)이다. 가동관절은 여러 가지 움직임을 가능하게 하는데, 어떤 경우에는 여러 방향으로 움직일 수 있고, 어떤 경우에는 한 두 방향으로만 움직일 수도 있다.

• 가동관절의 구조

가동관절은 일정한 방법으로 만들어져 있다. 모든 가동관절에는 관절주머니, 관절공간, 관절하고 있는 두 뼈의 끝을 덮어 싸고 있는 연골층이 있다(그림 6-23). 관절주머니(joint capsule)는 우리 몸에서 가장 강하고 질긴 물질인 섬유결합조직으로 되어 있고, 속벽은 부드럽고 매끈매끈한 윤활막으로 되어 있다. 관절주머니는 소매처럼 두 뼈의 끝을 감싸고 있다. 관절주머니는 각 뼈의 몸통에 단단하게 붙어서 뼈막(periosteum)이라는 덮개를 형성한다. 그래서 뼈들을 서로 결합시키면서 동시에 관절에서 움직일 수 있

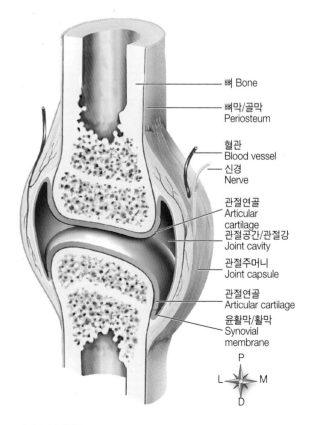

뼈 Bone
뼈막/골막 Periosteum
혈관 Blood vessel
신경 Nerve
관절연골 Articular cartilage
관절공간/관절강 Joint cavity
관절주머니 Joint capsule
관절연골 Articular cartilage
윤활막/활막 Synovial membrane

FIGURE 6-23 **가동관절의 구조**. 모든 가동관절에는 관절주머니, 관절공간, 연골층(뼈끝부분)이 있다.

게 해준다. 다시 말해 관절주머니의 구조 때문에 관절의 기능이 가능한 것이다.

인대(ligament)는 관절주머니처럼 강력한 섬유결합조직으로 만들어진 띠이며, 뼈막에서 자라 두 뼈를 한 층 더 단단하게 묶어준다.

관절하고 있는 뼈의 끝을 덮어 싸고 있는 **관절연골**(articular cartilage)의 층은 구두의 뒷굽에 있는 고무와 같이 충격을 흡수하는 역할을 한다. 관절연골 때문에 표면이 매끄러워서 관절하고 있는 뼈들이 움직일 때 마찰이 적어지기도 한다.

뼈가 서로 만나는 관절공간은 **윤활막**(synovial membrane)이 속벽을 이루고 있고, 윤활막에서 윤활액이 분비되기 때문에 뼈가 움직일 때 마찰이 적어져서 쉽게 움직일 수 있게 된다. 어떤 관절에서는 윤활막이 관절을 따라 주머니 모양의 돌출부를 형성하고 있는데, 이를 **윤활주머니**(bursa)라고 한다. 윤활액으로 채워진 윤활주머니는 뼈 사이의 충

격을 흡수하는 쿠션같은 역할을 한다. 윤활주머니에 자극, 상처, 감염 등이 발생하면 염증이 생기는데, 그것을 주머니염(bursitis)이라고 한다.

• 가동관절의 기능

가동관절에는 절구관절(ball-and-socket joint), 경첩관절(hinge joint), 중쇠관절(pivot joint), 안장관절(saddle joint), 미끄럼관절(gliding joint), 융기관절(condyloid joint) 등이 있다(그림 6-24). 각 관절마다 구조가 다르기 때문에 움직일 수 있는 범위도 다르다.

절구관절에서는 공 모양으로 생긴 한 쪽 뼈끝이 오목한 절구 모양의 다른 뼈 안에 꼭 들어맞는다. 어깨관절과 엉덩관절이 절구관절이다. 우리 몸에 있는 모든 종류의 관절 중에서 절구관절의 운동범위가 가장 넓다. 자신의 팔을 얼마나 많은 방향으로 움직일 수 있는지 한 번 생각해보자. 앞으로 갔다가 뒤로 돌아오게 할 수 있고, 옆구리에 붙

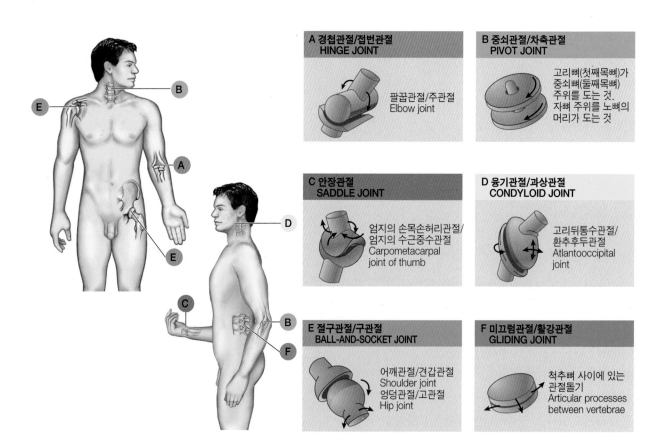

FIGURE 6-24 **가동관절의 종류.** 가동관절의 구조는 그 기능과 흡사하다는 데 주의한다. 역학적 그림은 해당되는 관절에서 일어날 수 있는 활동의 종류를 나타내고 있다.

TABLE 6-7

관절 움직임의 종류

움직임	예	설명
굽히기/굴곡(flexion)	굽히기	관절의 각도를 줄인다. 예 : 팔꿈치 굽히기
펴기/신전(extension)	펴기	관절의 각도를 증가시킨다. 예 : 굽힌 팔꿈치를 똑바로 펴기
돌리기/회전(rotation)	돌리기	한 뼈를 다른 뼈에 대해 돌린다. 목관절에서 머리 돌리기

Continued

TABLE 6-7

관절 움직임의 종류(계속)

움직임	예	설명
회선(circumduction, 부채꼴돌리기)	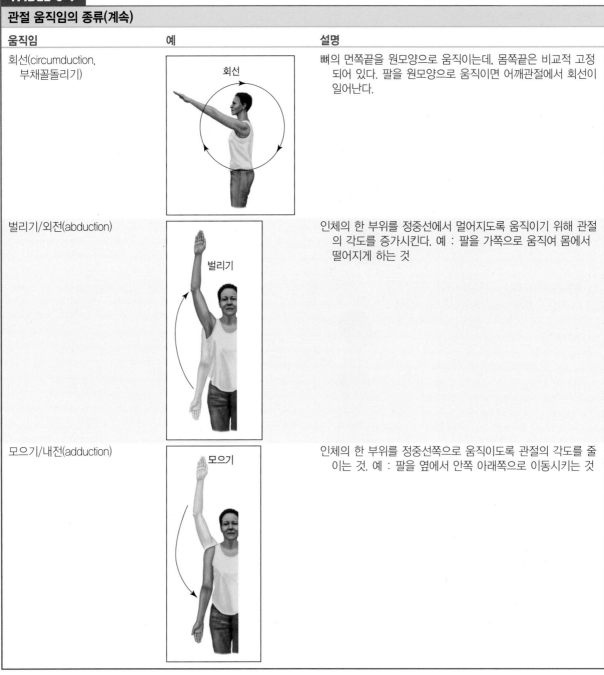	뼈의 먼쪽끝을 원모양으로 움직이는데, 몸쪽끝은 비교적 고정되어 있다. 팔을 원모양으로 움직이면 어깨관절에서 회선이 일어난다.
벌리기/외전(abduction)		인체의 한 부위를 정중선에서 멀어지도록 움직이기 위해 관절의 각도를 증가시킨다. 예 : 팔을 가쪽으로 움직여 몸에서 떨어지게 하는 것
모으기/내전(adduction)		인체의 한 부위를 정중선쪽으로 움직이도록 관절의 각도를 줄이는 것. 예 : 팔을 옆에서 안쪽 아래쪽으로 이동시키는 것

였다가 떨어지게 할 수 있고, 빙빙 돌려서 원을 그리듯이 움직일 수도 있다.

경첩관절은 문에 있는 경첩처럼 두 방향으로만 움직일 수 있는데, 그것을 굽히기와 펴기라고 한다. **굽히기**(flexion)는 관절을 굽히는 것이고, **펴기**(extension)는 관절을 다시 반듯하게 펴는 것이다(그림 6-7). 무릎관절, 팔꿉관절, 손가락관절이 경첩관절이다.

중쇠관절은 어떤 뼈에서 튀어나온 작은 돌기가 다른 뼈의 아치 안에 들어가서 걸리는 것이다. 예를 들어 중쇠뼈(둘째목뼈)의 돌기는 고리뼈(첫째목뼈)가 주위를 돌 수 있는 회전점이 된다. 이런 구조이기 때문에 고리뼈 위에 놓여 있는 머리를 돌릴 수 있다.

Clinical Application

손으로 만질 수 있는 뼈의 기준점(palpable bony landmark)

건강 전문가들은 환자를 다룰 때 겉에서 손으로 만질 수 있는 뼈의 기준점을 가지고 어떤 뼈인지 확인하는 경우가 많다. 손으로 만질 수 있는(palpable) 뼈의 기준점은 피부를 통해 느낄 수 있고 확인할 수 있는 것이다. 그것들을 이용해서 다른 신체의 구조물도 확인할 수 있다.

우리 몸에는 겉에서 만져서 확인할 수 있는 뼈의 기준점이 많이 있다. 광대뼈와 같이 많은 머리의 뼈들을 만질 수 있다. 위팔의 안쪽·가쪽위관절융기(medial and lateral epicondyle), 손목에 있는 노뼈와 자뼈의 붓돌기(styloid process)는 위팔에서 만질 수 있다. 어깨에서 가장 높은 모서리는 어깨봉우리이다.

손을 엉덩이에 대면 엉덩뼈능선(iliac crest)이라는 엉덩뼈의 위쪽 모서리를 느낄 수 있을 것이다. 엉덩뼈능선의 앞쪽 모서리는 위앞엉덩뼈가시(anterior superior iliac spine)라 하고, 임상적 기준으로 자주 사용되는 중요한 기준점이다. 정강뼈의 안쪽복사와 종아리뼈의 가쪽복사는 발목에서 쉽게 볼 수 있다. 발꿈치뼈는 다리 뒤쪽에서 쉽게 만져진다. 다리를 앞쪽에서 볼 때 뼈의 기준점에는 무릎뼈, 정강뼈의 앞쪽 모서리, 발허리뼈와 발가락뼈를 만져볼 수 있다. 자신의 몸에서 만질 수 있는 뼈를 가급적 많이 확인해본다. 그러한 뼈들을 기준으로 삼으면 겉에서 만지거나 느낄 수 없는 뼈들의 위치를 짐작하는 데 큰 도움이 될 것이다.

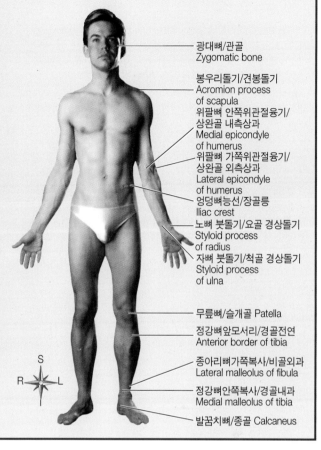

광대뼈/관골
Zygomatic bone

봉우리돌기/견봉돌기
Acromion process
of scapula

위팔뼈 안쪽위관절융기/
상완골 내측상과
Medial epicondyle
of humerus

위팔뼈 가쪽위관절융기/
상완골 외측상과
Lateral epicondyle
of humerus

엉덩뼈능선/장골릉
Iliac crest

노뼈 붓돌기/요골 경상돌기
Styloid process
of radius

자뼈 붓돌기/척골 경상돌기
Styloid process
of ulna

무릎뼈/슬개골 Patella

정강뼈앞모서리/경골전연
Anterior border of tibia

종아리뼈가쪽복사/비골외과
Lateral malleolus of fibula

정강뼈안쪽복사/경골내과
Medial malleolus of tibia

발꿈치뼈/종골 Calcaneus

안장관절은 우리 몸에 단 한 쌍만 존재하는데, 그 위치는 손목에 있는 큰마름뼈(trapezium)라는 손목뼈와 엄지손가락의 손허리뼈 사이의 관절이다. 큰마름뼈와 엄지손가락의 손허리뼈가 안장 모양을 하고 있기 때문에 엄지손가락을 크게 움직일 수 있는 것이다. 인간처럼 엄지손가락을 크게 움직일 수 있는 동물은 없다. 엄지손가락은 굽히고, 펴고, 벌리고, 모으고, 돌릴 수 있다. 그리고 가장 중요한 동작은 다른 손가락의 끝에 갖다 대는 것인데, 이 동작을 **맞대기**(opposition)라고 한다. 엄지손가락의 기반이 안장관절이 아니면 핀을 집거나 연필을 잡는 것과 같은 간단한 동작도 할 수 없게 된다.

미끄럼관절은 가동관절 중에서 가장 적게 움직일 수 있는 관절이다. 관절 표면이 편평하기 때문에 아주 제한적인 움직임만 가능하다. 인접한 두 척추뼈 사이에서 위아래로 관절을 이루는 돌기가 그 예이다.

융기관절은 계란처럼 생긴 관절융기(condyle)가 타원형의 소켓 안에 꼭 맞는 관절이다. 예로는 볼록한 노뼈의 먼쪽끝이 손목뼈의 오목한 부분에 꼭 맞는 것이다.

 관절 움직임의 형태를 간단히 둘러 보려면 CD-ROM의 AnimationDirect로 들어갈 것

✔ **수행평가**

1. 뼈대에서 3가지 주요 관절은 무엇인가? 각 관절의 예를 들라.
2. 가동관절에 있는 무슨 막이 윤활액을 분비하는가?
3. 인대란 무엇인가?
4. 팔꿈치를 굽히는 것과 팔꿈치를 펴는 것은 무엇을 의미하는가?

Clinical Application

인공엉덩관절치환술

　인공엉덩관절치환술(total hip replacement : THR)은 나이 든 사람들에게 가장 흔한 정형외과 수술이기 때문에(미국에서 1년에 30만 건 이상) 가정의들은 인공엉덩관절치환술을 받은 후 회복기에 있는 환자들을 쉽게 접할 수 있다.

　인공엉덩관절치환술을 하면 넙다리뼈머리를 금속의족으로 바꾸고, 볼기뼈절구를 폴리에틸렌컵으로 대체한다. 의족은 보통 구멍이 뚫린 금속으로 만들어서 뼈가 자연스럽게 자라서 인공적인 의족의 틈새를 메꾸게 한다. 이렇게 조직과 의족을 맞물리게 하면 과거에 풀을 사용할 때처럼 헐거워지지 않고 안정적으로 장착된다. 1953년에 처음으로 소개된 이후 THR 기술은 점점 발전하여 약 85%의 성공률을 보이고 있다.

　인공엉덩관절치환술을 한 다음에 집에서 요양하는 환자들은 적절한 수술 부위의 치료와 재활을 거쳐야 하는데, 가장 중요한 것은 새로운 조직이 의족의 구멍 안으로 자라서 그것을 안정시키는 것이다. 골반을 교체한 환자들은 다친 골반을 다시 사용할 수 있도록 능력을 증진시켜야하는데, 그 능력에는 체중을 지지하는 것과 걷는 동작이 있다.

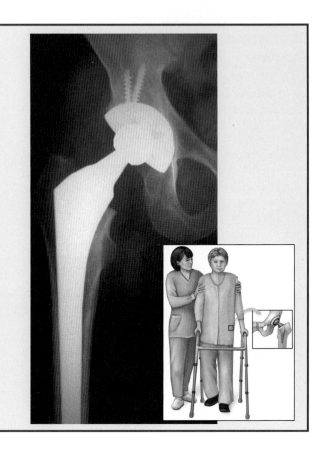

Science Application

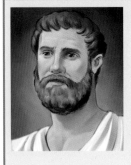

뼈와 관절
Hippocrates (ca. 460-377 B.C.E.)

　기원전 400년 경 Hippocrates(의학 분야의 선구자로 알려진 그리스의 의사)가 처음으로 인간의 뼈와 관절의 상해와 장애에 대하여 언급한 이후 인간의 뼈대를 치료하기 위한 여러 가지 시도가 이루어져 왔다. 예를 들어 물리치료사나 작업치료사들은 환자가 신체 운동을 통해서 관절운동을 회복하도록 돕고, 정형외과의사들은 수술을 통해서 환자를 도왔다. 많은 뼈와 관절로 이루어진 인간의 뼈대는 신체 전체의 프레임워크이기 때문에 많은 건강전문가들이 뼈대에 대해서 배운다는 것은 놀라운 일이 아니다. 예를 들어 발병전문가(podiatrist)는 발뼈와 발관절, 스포츠 트레이너와 의사는 뼈대의 여러 부위, 카이로프랙터는 척주의 정렬에 관심을 갖는다. 그리고 방사선 기사와 X-ray 기사는 뼈와 관절의 명암을 촬영하고 그것을 해석하는 데 많이 참여한다.

Health and Well-Being

무릎관절

무릎은 가장 크고 상처받기 쉬운 관절이다. 무릎은 운동 중에 갑작스럽고 강력한 힘에 노출되기 쉽기 때문에 선수들이 부상을 가장 많이 입는 부위이다. **반달**(meniscus)이라는 오목한 관절연골판은 무릎에 하중이 걸린 상태에서 비틀리면 찢어질 수 있다. 정강뼈와 넙다리뼈를 묶어주는 인대도 같은 상황에서 상해를 입을 수 있다. 아래 그림에서 관절공간 밖에 있는 안쪽·가쪽인대의 찢어짐과 관절 안에서 교차하는 **십자인대**(cruciate ligament)의 찢어짐을 볼 수 있다. 무릎 부상은 무릎에 하중이 걸린 상태에서 다른 사람이나 움직이는 물체에 부딪칠 때에도 발생할 수 있다.

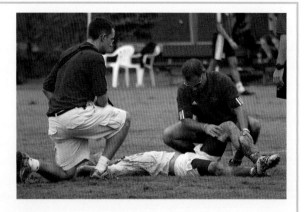

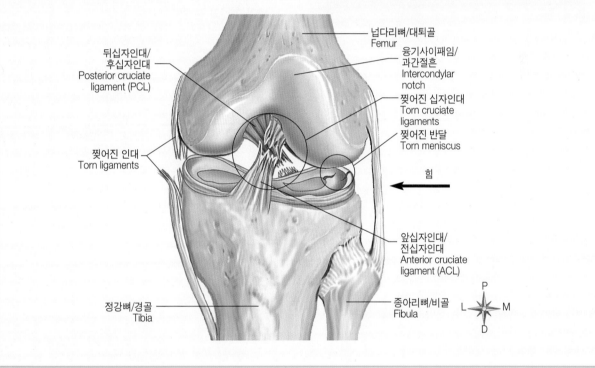

뒤십자인대/
후십자인대
Posterior cruciate
ligament (PCL)

찢어진 인대
Torn ligaments

정강뼈/경골
Tibia

넙다리뼈/대퇴골
Femur

융기사이패임/
과간절흔
Intercondylar
notch

찢어진 십자인대
Torn cruciate
ligaments

찢어진 반달
Torn meniscus

힘

앞십자인대/
전십자인대
Anterior cruciate
ligament (ACL)

종아리뼈/비골
Fibula

단원요약

1. 뼈대계통의 역할
A. 신체를 지지하고 그 모양을 만든다.
B. 안에 있는 기관을 보호한다.
C. 가동관절에 있는 뼈들이 근육에 의해서 잡아당겨졌을 때 움직임을 도와준다.
D. 칼슘을 저장한다. 호르몬이 칼슘 저장을 조절한다. 칼시토닌은 저장량을 증가시키고, 부갑상샘호르몬은 칼슘저장량을 감소시킨다.
E. 조혈작용 : 적색뼈속질 안에서 혈액세포를 생산한다.

2. 뼈의 종류
A. 뼈의 전체적인 모양으로 볼 때 크게 4종류
   1. 긴뼈(예 : 위팔뼈)
   2. 짧은뼈(예 : 손목뼈)
   3. 납작뼈(예 : 이마뼈)
   4. 불규칙뼈(예 : 척추뼈)
   5. 종자뼈(예 : 무릎뼈)
B. 긴뼈의 구조(그림 6-1)
   1. 뼈몸통 : 딱딱한 치밀뼈로 된 속이 빈 관
   2. 뼈속질공간 : 황색뼈속질이 들어 있는 뼈몸통 안의 속이 빈 공간
   3. 뼈끝 : 적색뼈속질이 들어 있는 해면뼈
   4. 관절연골 : 뼈끝을 덮어싸고 쿠션 역할을 한다.
   5. 뼈막 : 관절 표면을 제외하고 뼈의 나머지 부분을 모두 덮어싸고 있는 강한 막
   6. 뼈속막 : 뼈속질공간의 속벽을 이루고 있는 얇은 막
C. 납작뼈의 구조(그림 6-2)
   1. 두 개의 치밀뼈 층 사이에 해면뼈 층이 끼어 있다.
   2. 판사이층 : 납작뼈의 해면뼈 층

3. 뼈와 연골의 미세구조
A. 뼈의 종류(그림 6-3)
   1. 해면뼈
      a. 잔기둥(trabeculae)이라는 가시 모양의 뼈가 빈 공간들의 네트워크로 둘러싸여서 스폰지와 같은 재질이 된다.
      b. 뼈끝에서 볼 수 있다.
      c. 적색뼈속질을 포함하고 있다.
   2. 치밀뼈

a. 구조적 단위는 뼈단위(osteon)이다. 뼈단위는 석회화된 바탕질이 여러 층으로 배열된 것으로, 뼈단위층판이라고 한다(그림 6-4).
b. 뼈세포(osteocyte)는 뼈세포방(lacuna)이라는 공간 안에 있고, 뼈세포방은 모세관이라는 작은 관으로 연결되어 있다.
B. 연골(그림 6-5)
   1. 세포 형태를 연골세포(chondrocyte)라고 한다.
   2. 바탕질은 젤형태이고 혈관이 없다.

4. 뼈의 형성과 성장
A. 출생 전에 발달하는 뼈는 연골과 섬유구조체로 구성되어 있다.
B. 뼈모세포는 새로운 뼈를 만들고, 뼈파괴세포는 뼈를 재흡수한다. 뼈파괴세포는 뼈모세포가 불활성화된(inactive) 것이다(그림 6-6).
C. 연골모델이 차츰차츰 석회화된 뼈바탕질로 교체되는 과정을 연골속뼈되기라고 한다(그림 6-7, 6-8).

5. 뼈대의 분류
뼈대는 다음의 단위와 그 하위단위로 구성되어 있다.
A. 몸통뼈대
   1. 머리뼈
   2. 척추뼈
   3. 가슴우리뼈
   4. 목뿔뼈
B. 팔다리뼈대
   1. 팔이음뼈를 포함한 팔의 뼈
   2. 다리이음뼈를 포함한 다리의 뼈
C. 뼈의 위치와 설명(그림 6-9~6-20, 표 6-2~6-6)

6. 남성과 여성의 뼈대 차이
A. 크기 : 일반적으로 남자의 뼈대가 크다.
B. 골반의 모양 : 남자의 골반은 깊고 좁다. 여자의 골반은 얕고 넓다.
C. 위골반문의 크기 : 여자의 위골반문이 일반적으로 더 넓고, 태아의 머리가 통과할 수 있을 정도로 크다(그림 6-21).
D. 두덩뼈각 : 여성의 두덩뼈 사이의 각이 일반적으로 더 넓다.

7. 관절

A. 혀에 고정되어 있는 목뿔뼈를 제외한 모든 뼈는 적어도 2개 이상의 뼈와 관절하고 있다.

B. 관절의 종류(그림 6-22~6-24)

1. 부동관절 : 섬유결합조직이 관절하는 뼈 사이에서 발생한다. 예 : 머리뼈의 봉합

2. 반관절 : 연골이 관절하는 뼈를 연결한다. 예 : 두덩결합

3. 가동관절 : 대부분의 뼈가 여기에 속한다.

   a. 구조

   (1) 자유롭게 움직일 수 있는 구조 : 관절주머니와 인대가 인접한 뼈를 붙들고 있지만 움직임은 허용한다.

   (2) 관절연골 : (다른 뼈와 관절을 이루는) 뼈끝을 감싸고 있다.

   (3) 윤활막 : 관절주머니의 속벽을 이루고, 윤활액을 분비한다.

   (4) 관절공간 : 뼈끝이 관절을 이루고 있는 사이 공간

   (5) 윤활주머니 : 액체로 채워진 주머니로 충격을 흡수한다. 윤활주머니에 염증이 생긴 것을 주머니염이라고 한다.

   b. 가동관절의 기능 : 절구관절, 경첩관절, 중쇠관절, 안장관절, 미끄럼관절, 융기관절 등 각 관절은 그 모양에 따라서 서로 다른 종류의 움직임을 가능하게 한다.

용 어 정 리

abduct, abduction	coxal bone	lateral longitudinal arch	periosteum
acetabulum	cranium	ligament	phalanx (pl. phalanges)
adduct, adduction	cruciate ligament	medial longitudinal arch	pubis
amphiarthrosis (pl. amphiarthroses)	diaphysis (pl. diaphyses)	medullary cavity	radius
appendicular skeleton	diarthrosis (pl. diarthroses)	meniscus (pl. menisci)	red bone marrow
articular cartilage		metacarpal	rotation
articulation	diploe	metatarsal	scapula
axial skeleton	endochondral ossification	middle ear	sinus
bursa (pl. bursae)		olecranon	spongy bone (cancellous bone)
calcaneus	endosteum	olecranon fossa	sternoclavicular joint
calcitonin (CT)	epiphyseal plate	osteoblast	suture
canaliculus (pl. canaliculi)	epiphysis (pl. epiphyses)	osteoclast	synarthrosis (pl. synarthroses)
carpal	extend, extension	osteocyte	synovial membrane
cartilage	face	osteon	tarsal
chest	femur	osteoporosis	thorax
chondrocyte	fibula	palpable	tibia
circumduct, circumduction	flex, flexion	paranasal sinus	trabecula (pl. trabeculae)
	fontanel	parathyroid hormone (PTH)	transverse (metatarsal) arch
clavicle	hematopoiesis	patella (pl. patellae)	ulna
compact bone	humerus	pectoral girdle	vertebrae
concentric lamella (pl. lamellae)	ilium	pelvic girdle	yellow bone marrow
	ischium	pelvis (pl. pelves or pelvises)	
	lacuna (pl. lacunae)		

복습문제

1. 뼈대계통의 5가지 역할을 열거하고 간단히 설명하시오.
2. 뼈단위의 구조를 설명하시오.
3. 연골의 구조를 설명하시오.
4. 연골속뼈되기를 뼈모세포와 뼈파괴세포의 역할을 포함하여 간략히 설명하시오.
5. 뼈끝판의 중요성을 설명하시오.
6. 몸통뼈대와 팔다리뼈대에 속하는 뼈의 이름을 써라.
7. 척주는 그 위치에 따라서 5개 부위로 분류하는데, 각 부위의 이름과 그 부위에 있는 척추의 수를 써라.
8. 참갈비뼈, 거짓갈비뼈, 뜬갈비뼈를 구분하여 설명하고, 각각의 갈비뼈 갯수를 쓰시오.
9. 부동관절을 설명하고 그 예를 드시오.
10. 반관절을 설명하고 그 예를 드시오.
11. 2종류의 가동관절을 설명하고 그 예를 드시오.
12. 관절주머니를 간략하게 설명하시오.

탐구문제

13. 환자가 뼈속질 이식을 받으면 어떤 생명 활동이 회복되는가?
14. 모세관이 어떻게 뼈를 연골보다 효과적으로 치유시키는지 설명하시오.
15. 임신은 여자와 남자의 뼈대에 어떠한 차이점을 유발시키는가?

시험문제

1. 관절로 이어진 뼈끝에 있는 얇은 연골층을 _____이라고 한다.
2. 긴뼈의 뼈몸통 안에 있는 공간으로, 그 안에 뼈속질이 있는 곳을 _____이라고 한다.
3. 해면뼈에 있는 바늘같이 생긴 가닥을 _____이라고 한다.
4. 치밀뼈의 구조 단위를 _____라고 한다.
5. 바탕질 안에 있는 작은 공간으로, 뼈세포와 연골세포가 살고 있는 곳을 _____이라고 한다.
6. 뼈를 다시 흡수하는 세포를 _____라고 한다.
7. 뼈를 만드는 세포를 _____라고 한다.
8. 연골을 뼈로 만드는 과정을 _____이라고 한다.
9. 뼈몸통과 뼈끝 사이에 _____이 남아 있는 한 뼈는 계속해서 자란다.
10. 인간의 뼈대는 크게 _____와 _____로 나눈다.
11. 관절은 움직임의 정도에 따라서 _____, _____, _____로 나눈다.
12. 뼈와 뼈를 단단히 고정시키는 강력한 결합조직으로 만들어진 띠를 _____라고 한다.

시험문제(계속)

13. 다음 중 뼈대계통의 기능이 아닌 것은?
    a. 무기질 저장
    b. 조혈
    c. 체온 조절
    d. 방호

14. 긴뼈에서 관절을 제외한 모든 곳을 덮고 있는 강력한 섬유막은 무엇인가?
    a. 뼈속막
    b. 뼈막
    c. 뼈몸통
    d. 뼈끝

15. 긴뼈에서 속이 빈 관의 속벽을 이루고 있는 섬유막은 무엇인가?
    a. 뼈속막
    b. 뼈막
    c. 뼈몸통
    d. 뼈끝

16. 긴뼈의 끝은 무엇인가?
    a. 뼈속막
    b. 뼈막
    c. 뼈몸통
    d. 뼈끝

17. 긴뼈의 몸통은 무엇인가?
    a. 뼈속막
    b. 뼈막
    c. 뼈몸통
    d. 뼈끝

A열의 뼈를 B열에 있는 위치에 알맞게 연결하라.

A	B
18. _____ ulna	a. 머리뼈
19. _____ mandible	b. 위팔뼈
20. _____ humerus	c. 몸통뼈
21. _____ metatarsals	d. 다리뼈
22. _____ tibia	
23. _____ rib	
24. _____ fibula	
25. _____ sternum	
26. _____ scapula	
27. _____ femur	
28. _____ metacarpals	
29. _____ frontal bone	
30. _____ patella	
31. _____ zygomatic bone	
32. _____ clavicle	
33. _____ occipital bone	
34. _____ carpals	
35. _____ maxilla	

학습목표

이 단원을 공부하고 나면 다음과 같은 것을 할 수 있어야 한다.

1. 3종류의 근육 이름과 위치를 말하고, 그 기능과 구조를 비교·설명할 수 있다.
2. 뼈대근육의 근육원섬유마디와 운동단위의 미세구조를 설명할 수 있다.
3. 근육은 어떻게 해서 자극받는지, 그리고 뼈대근육의 3가지 수축이 어떻게 다른지 비교·설명할 수 있다.
4. 뼈대근육에 의해서 이루어지는 가장 일반적인 운동 형태의 이름을 대고, 비교·설명할 수 있다.
5. 이 장에서 공부하는 중요한 근육들의 이름을 알고, 그림이나 모델에서 그 근육을 확인하고 어떤 기능을 하는지 설명할 수 있다.

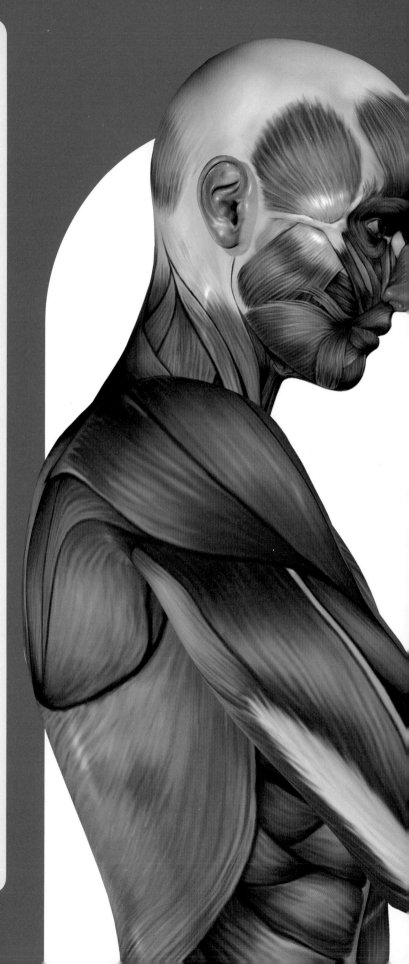

근육계통 7

처음에는 제4장에서 언급한 3종류의 근육조직에 대하여 다시 한 번 검토하겠지만, 이 장의 목적은 뼈대근육 또는 맘대로근육에 초점을 맞추어 공부하는 것이다. 즉 뼈대근육 덩어리가 뼈에 붙어 있고, 근육세포가 수축할 때 뼈를 움직이는 것에 대하여 자세하게 공부할 것이다. 만약 체중이 60kg이라면 그 중 25kg은 뼈에 붙어 있는 붉은 고깃덩어리인 뼈대근육의 무게이다.

근육운동은 영양물질의 분자 속에 있는 화학 에너지가 근육섬유 속에 있는 단백질 미세섬유로 보내진 다음 그 근육을 수축시키려고 기계적 에너지로 변환될 때 일어난다. 근육 속에 있는 근육섬유가 수축하면서 붙어 있던 뼈를 당기기 때문에 신체 운동이 일어난다.

뼈대근육의 수축에 의해서 일어나는 운동의 복잡성은 눈을 깜빡이는 움직임에서부터 뛰어난 운동선수들이 하는 협응적이고 아주 유연한 동작까지 다양하다. 우리 몸에 있는 구조체들 중 상당수가 행복을 위해서 매우 중요하다고 주장하기는 어렵지만, 맘대로근을 통해서 할 수 있는 생활 수단과 몇몇 구조체들은 생존 그 자체에 크게 공헌하고 있다고 자랑할 수 있다. 우리들의 생존 능력은 환경의 변화에 적응할 수 있는 능력에 달려 있다. 그 적응 능력에서 아주 큰 부분을 움직임이 차지하고 있다.

1. 근육의 조직

현미경으로 근육을 보면 실같고 원통 모양인 **뼈대근육**(skeletal muscle)의 세포들이 다발을 이루고 있다. 근육세포의 특징은 가로줄무늬와 핵이 여러 개 있다는 것이다(그림 7-1A). 가는 실처럼 생긴 것 하나하나가 근육세포이고, 보통 **근육섬유**(muscle fiber)

학습요령

근육계통을 효과적으로 공부하기 위해 다음과 같이 제언한다.

1. 제7장을 공부하기 전에 제4장으로 돌아가서 근육계통의 개요를 다시 복습하라. 그리고 제3장에 있는 3가지 근육조직의 종류를 다시 읽어보라.
2. 근육과 관련된 2개의 접두사가 있다. 'myo–'와 'sarco–'가 그것인데, 제7장에 나오는 상당수의 용어에 접두어로 붙어 있다.
3. 시작점(origin)과 부착점(insertion)이라는 용어는 이 장에서 반복적으로 사용되므로 처음 나올 때 확실하게 이해해야 한다.
4. 움직임은 근육계통의 역할 중 하나이다. 동작을 일으키려면 반드시 근육섬유가 짧아져야 한다. 근육섬유가 짧아지는 것과 이를 위해 에너지를 공급하는 메커니즘을 꼼꼼히 공부하라.
5. 근육의 이름이 뼈의 이름보다 낯설 수 있다. 그러나 근육의 이름 자체에서 생김새나 특성과 같은 그 근육에 대한 정보를 얻을 수 있다. 이 힌트를 잘 이용하면 한 번 배운 용어를 다시 기억하기 쉬워질 것이다.
6. 움직임을 일으키기 위해서는 근육섬유가 수축된다. 근육원섬유마디는 근육 속에서 실제로 단축시키거나 당기는 구조체이다. 근육활주이론은 근육원섬유마디가 짧아지는 방법을 설명한다. 근육원섬유마디가 짧아지려면 에너지가 필요하다. 그 에너지를 공급하는 것은 ATP이고, 산소가 근육에 공급되면 효율이 높아진다. 근육에 산소를 충분히 공급하지 못하는 상황에서 근육은 젖산을 생산하고 산소부채를 발생시키는 과정을 이용하여 에너지를 빌린다.
7. 근육의 이름은 그 근육에 대한 정보를 제공하여 이름을 외우는 데 도움이 될 것이다. 그 예는 근육의 모양에 따라 이름이 붙여진 경우(어깨세모근, 등세모근), 인접한 뼈에 따라 이름이 붙여진 경우(넙다리곧은근, 앞정강근), 시작점의 수에 따라 이름이 붙여진 경우(위팔세갈래근), 부착점의 위치에 따라 이름이 붙여진 경우(목빗근), 크기에 따라 이름이 붙여진 경우(큰볼기근), 근육섬유의 방향에 따라 이름이 붙여진 경우(배곧은근. 'rectus'는 근육섬유가 신체의 중심선과 평행하게 달리는 것을 의미한다) 등이다. 근육을 공부할 때에는 근육의 이름에 들어 있는 뜻을 찾으려고 노력해야 한다.
8. 근육수축과 근육피로의 과정에 대하여 논의하고, 동작 용어들을 확실히 공부하라.
9. 근육의 이름과 위치를 공부하려면 근육의 그림을 복사한 다음 이름을 지워버리고 친구와 함께 서로 묻고 답하는 게

다음 페이지에 계속

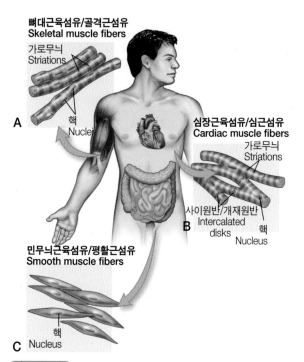

FIGURE 7-1 근육조직. A. 뼈대근육, B. 심장근육, C. 민무늬근육

라고 부른다. 이와 같은 종류의 근육조직에는 다음과 같은 3개의 이름이 있다. ① 뼈대근육(skeletal muscle, 뼈에 붙어 있으므로), ② 가로무늬근육(striated muscle, 가로무늬 또는 줄무늬가 있으므로), ③ 맘대로근(voluntary muscle, 자신의 의도대로 수축할 수 있으므로).

신체에는 **뼈대근육** 이외에 2종류의 근육조직이 더 있는데, 심장근육과 민무늬근육이다. **심장근육**(cardiac muscle)은 심장의 대부분을 이루고 있다. 심장근육의 근육섬유도 원통 모양이고, 대부분은 가지가 있다(그림 7-1B). 그 가지들이 다시 묶여서 얼기설기 짜여 있는 조직의 연속적인 덩어리를 이룬다. 뼈대근육의 근육섬유처럼 심장근육의 근육섬유에도 가로줄무늬가 있다. 독특한 검은 띠가 있는데, 그것을 사이원반(intercalated disc)이라 하고, 거기에서는 인접한 심장근육섬유의 형질막이 안으로 들어와서 서로 밀착되어 있다. 심장근육조직은 "모양은 기능에 따른

다."는 원리를 잘 나타내고 있다. 심장근육섬유들이 얼기설기 짜여 있기 때문에 조직 전체가 한 단위로 수축할 수 있고, 심장근육이 혈액을 펌프할 때 효율을 높일 수 있다.

민무늬근육(smooth muscle)의 섬유는 양끝이 점점 가늘어지는 모양이고, 하나의 핵을 가지고 있다(그림 7-1C). 민무늬근육에는 줄무늬가 없고, 현미경으로 보면 매끄럽고 평탄하게 보인다. 민무늬근육을 제대로근(involuntary muscle, 불수의근)이라고도 하는 것은 정상적일 때 민무늬근육의 수축을 자신의 의도대로 조절하지 않기 때문이다. 혈관벽의 중요한 부분들이 민무늬근육으로 만들어져 있고, 속이 비어 있는 내장기관(예 : 창자, 요도, 요관 등)도 민무늬근육으로 만들어져 있다. 주로 내장 기관에 민무늬근육이 많이 있기 때문에 내장근육(visceral muscle)이라고도 한다. 민무늬근육의 수축은 의도적으로 조절할 수는 없지만 아주 잘 조절된다. 그 덕분에 소화관을 통과하는 음식물 통로의 효율을 높이고, 소변이 요관을 통과해서 방광으로 가는 통로의 효율을 높일 수 있다.

3종류의 근육섬유 즉 뼈대근육, 심장근육, 민무늬근육 모두 수축한다는 특징이 있다. 사람이 하는 모든 움직임은 뼈대근육섬유의 수축에 의해서 이루어지고, 심장근육섬유의 수축에 의해서 혈액을 펌프한다. 민무늬근육의 수축은 속이 빈 기관을 통하여 음식물이나 노폐물이 이동하는 것을 돕는다.

2. 뼈대근육의 구조

2.1. 근육기관

뼈대근육은 주로 뼈대근육섬유와 결합조직으로 구성되어 있는 기관이다. 섬유결합조직은 각각의 근육섬유를 감싸고, 근육섬유가 모여 있는 근육다발(muscle fascicle)을 감싸며, 근육기관 전체를 감싸는 '포장지' 역할을 한다. 근막(fascia)은 근육기관 바깥쪽에 있는 성긴결합조직으로, 근육, 뼈, 피부 사이에서 유연하고 끈끈한 포장물질을 이룬다. 대부분의 뼈대근육은 두 뼈에 붙어 있고, 그 두 뼈 사이에는 가동관절이 있다. 다르게 표현하면, 대부분의 근육은 한 뼈에서 뻗어 나와 관절을 건너 다른 뼈까지 연장되어 있다. 주어진 운동을 할 때 두 뼈 중에서 좀 더 고정된 뼈에 근육이 붙어 있는 것을 시작점(origin)이라 하고,

더 잘 움직이는 뼈에 근육이 붙어 있는 것을 부착점(insertion)이라 한다. 근육의 두 끝점을 제외한 나머지 전체를 근육몸통(body of the muscle)이라고 한다(그림 7-2)(역자 주 : 해부학 용어에서는 'origin'을 '이는곳', '기시점' 등으로, 'insertion'은 '닿는곳', '부착점' 등으로 쓰고 있으나, 본 서에서는 각각 '시작점'과 '부착점'으로 쓴다).

힘줄(tendon)은 근육을 뼈에 단단하게 고정시키고, 앞에서 설명한 '포장지'로부터 뻗어 나온 빽빽한 섬유결합조직으로 만들어져 있다. 힘줄은 굵은 줄 또는 넓은 시트(sheet) 모양이고, 대단히 강력하다. 힘줄은 잘 찢어지지도 않고, 뼈에서 쉽게 떨어져나가지도 않는다. 응급실 간호사나 의사들이 많은 힘줄의 상해를 보았겠지만, 힘줄이 잘리거나 찢어져서 뼈에서 헐거워진 것을 보지는 못했을 것이다.

액체로 채워진 작은 주머니인 **윤활주머니**(bursa)는 몇몇 힘줄과 그 밑에 있는 뼈 사이에 놓여 있다. 제6장에서 본 결합조직으로 만들어진 이 작은 주머니가 **윤활막**(synovial membrane)에도 있었다는 것을 기억하라. 윤활막에서 매끈매끈한 윤활액(synovial fluid)을 분비하고, 그 윤활액이 윤활주머니 안에 가득 채워진다. 작고 유연한 쿠션처럼 윤활주머니는 근육이 수축할 때 힘줄이 뼈 위로 쉽게 미끄러

질 수 있게 해준다.

힘줄집(tendon sheath)이 힘줄을 감싸고 있는 경우도 있다. 이 튜브 모양의 구조체 역시 윤활주머니와 같이 윤활막으로 속벽이 이루어져 있고, 윤활액으로 촉촉해져 있어서 인체의 움직임을 원활하게 해준다.

2.2. 미세구조 및 기능

뼈대근육의 조직은 가늘고 긴 수축성 세포인 근육섬유(muscle fiber)로 구성되어 있는데, 근육섬유는 길고 끝으로 갈수록 가늘어지는 실린더 모양이다. 근육섬유를 싸고 있는 유연한 결합조직은 근육섬유를 평행한 그룹으로 묶어주어 근육섬유가 한꺼번에 같은 방향으로 작용할 수 있게 한다.

근육섬유는 독특한 세포뼈대구조를 갖고 있다. 근육섬유의 내부 프레임워크는 긴 실린더처럼 조직되어 있고, 각각은 실처럼 생긴 두 종류의 미세섬유로 만들어져 있는데, 그것을 각각 **굵은 미오필라멘트**(thick myofilament)와 **가는 미오필라멘트**(thin myofilament)라고 한다. 굵은 미오필라멘트는 **마이오신**(myosin)이라는 단백질로, 가는 미오필라멘트는 **액틴**(actin)이라는 단백질로 구성되어 있다.

줄기 모양의 마이오신 분자에는 머리가 있고, 그 머리를 액틴 분자 쪽으로 내밀고 있다. 휴식기에는 액틴에 붙어 있는 작은 단백질 때문에 액틴과 마이오신의 결합이 차단된다. 그러나 수축 시에는 차단하고 있던 단백질이 액틴에서 떨어져 나가고, 액틴이 마이오신의 머리와 결합하는데, 그것을 연결다리(cross bridge)라고 한다.

그림 7-3에서 **근육원섬유마디**(sarcomere)를 찾아보자. 근육원섬유마디는 뼈대근육의 기본적인 기능단위 또는 수축단위로 볼 수 있다. 근육원섬유마디를 눈으로 보면 굵은 필라멘트와 가는 필라멘트가 매우 많이 모여서 구성된 것처럼 보이지만, 현미경으로 보면 굵은 필라멘트와 가는 필라멘트가 어두운 줄과 밝은 줄을 이루도록 배열되어 있는 것이 보인다. 반복되는 단위인 근육원섬유마디는 Z선(Z line 또는 Z disc)이라는 어두운 띠로 서로 분리되어 있다.

윗부분의 근육원섬유마디(그림 7-3A)와 그림 7-3B의 전자현미경 사진은 이완된 상태이지만, 굵은 필라멘트와 가는 필라멘트는 서로 평행하게 놓여 있으면서 겹쳐져 있다. 그림 7-3B의 아랫부분을 살펴보자. 근육이 수축하면

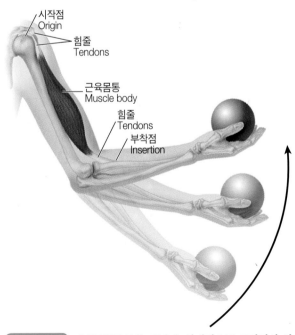

FIGURE 7-2 **뼈대근육의 부착.** 근육은 상대적으로 고정되어 있는 뼈에서 시작되어(시작점) 근육이 수축할 때 움직이는 뼈에 부착된다(부착점).

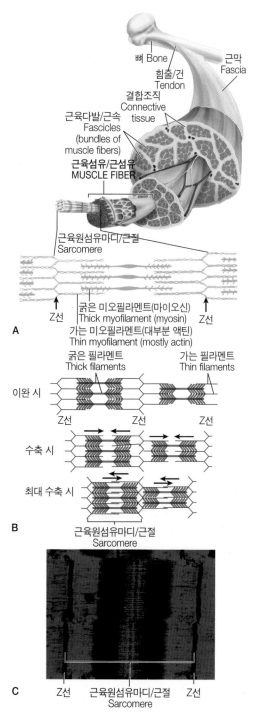

뼈 Bone
근막 Fascia
힘줄/건 Tendon
결합조직 Connective tissue
근육다발/근속 Fascicles (bundles of muscle fibers)
근육섬유/근섬유 MUSCLE FIBER
근육원섬유마디/근절 Sarcomere
Z선 Z선
굵은 미오필라멘트(마이오신) Thick myofilament (myosin)
가는 미오필라멘트(대부분 액틴) Thin myofilament (mostly actin)
A

굵은 필라멘트 Thick filaments
가는 필라멘트 Thin filaments
이완 시
Z선 Z선 Z선
수축 시
최대 수축 시
B
근육원섬유마디/근절 Sarcomere

C
Z선 근육원섬유마디/근절 Sarcomere Z선

FIGURE 7-3 **뼈대근육의 구조.** A. 근육기관에는 근육섬유가 많이 있고, 굵은 필라멘트와 가는 필라멘트의 다발도 많이 들어 있다. 확대한 그림은 굵은 필라멘트와 가는 필라멘트가 이웃하는 것끼리 서로 겹쳐서 근육원섬유마디를 이루는 것을 보여주고 있다. B. 수축하는 동안에는 가는 필라멘트를 근육원섬유마디의 중앙으로 잡아당겨 근육 전체의 길이가 짧아진다. C. 이 전자현미경 사진에서는 근육원섬유마디 안에서 굵은 필라멘트와 가는 필라멘트가 서로 겹쳐서 근육 안에 검은 줄무늬가 있는 것처럼 보인다. 전자현미경으로 촬영한 초확대사진은 뼈대근육과 다른 기관들의 구조와 기능에 대한 개념에 대변혁을 가져왔다.

두 종류의 필라멘트가 서로 미끄러져 들어가서 근육원섬유마디의 길이가 짧아지고, 결과적으로 근육의 전체 길이가 짧아진다. 근육이 이완되면 근육원섬유마디의 길이가 이완되었을 때의 길이로 되돌아가고, 필라멘트는 이완 시의 위치로 되돌아간다.

뼈대근육이 어떻게 수축하는지를 설명하는 것이 **활주필라멘트모델**(sliding filament model)이다. 이 모델에 의하면 수축 시 근육섬유 속에 있는 굵은 필라멘트와 가는 필라멘트가 연결다리를 형성하여 서로 달라 붙고, 그다음 연결다리가 래칫(ratchet, 깔쭉톱니바퀴 ; 한쪽 방향으로만 돌아가게 되어 있는 톱니바퀴)처럼 작용해서 굵은 필라멘트가 서로 당겨지게 한다.

굵은 필라멘트 사이를 연결하는 다리는 칼슘이 있을 때만 형성된다. 이완된 상태일 때는 칼슘이온(Ca^{++})을 근육세포 안에 있는 세포질그물(endoplasmic reticulum : ER)에 저장한다. 신경 신호가 근육섬유를 자극하면 ER에서 칼슘이온이 세포질 속으로 방출된다. 거기에서 칼슘이온들이 가는 필라멘트에 붙어서 결합을 차단하고 있던 단백질과 결합하면 차단 단백질이 없어져버리므로 액틴과 마이오신이 결합하게 된다. 마이오신의 머리가 액틴과 결합해서 당기고, 놓았다가 다시 당긴다. 이와 같이 마이오신 머리가 한쪽 방향으로 움직여 액틴을 근육원섬유마디의 중심쪽으로 잡아당김으로써 근육 수축이 일어난다(그림 7-4).

근육세포가 수축하는 과정에도 역시 에너지가 필요하다. 그 에너지는 글루코스와 다른 영양물질에 의해서 공급된다. 에너지는 세포의 에너지 수송 분자인 아데노신3인산(adenosine triphosphate : ATP) 분자에 의해 마이오신 머리로 전달된다. ATP로 에너지를 운반하여 마이오신 머리에서 사용할 수 있게 하려면 산소가 필요하다. 따라서 근육에서 산소요구량이 많다는 것은 놀라운 일이 아니다. 산소 보충 분량을 근육섬유로 운반하는 것은 혈액 안에 있는 헤모글로빈에 의해서 이루어지고, 근육섬유는 마이오글로빈(myoglobin ; 근육섬유에 들어 있는 헤모글로빈이라는 뜻)이라는 헤모글로빈과 비슷한 붉은 색의 산소 저장 색소를 포함하고 있다. '제16장 영양과 대사'에서 에너지를 ATP로 수송하는 과정에 대하여 논의한다.

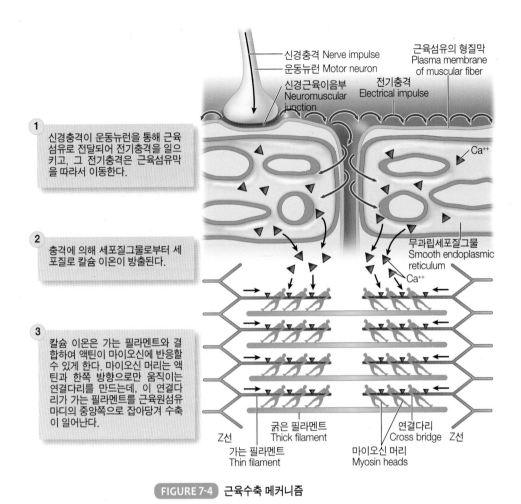

1 신경충격이 운동뉴런을 통해 근육 섬유로 전달되어 전기충격을 일으키고, 그 전기충격은 근육섬유막을 따라서 이동한다.

2 충격에 의해 세포질그물로부터 세포질로 칼슘 이온이 방출된다.

3 칼슘 이온은 가는 필라멘트와 결합하여 액틴이 마이오신에 반응할 수 있게 한다. 마이오신 머리는 액틴과 한쪽 방향으로만 움직이는 연결다리를 만드는데, 이 연결다리가 가는 필라멘트를 근육원섬유마디의 중앙쪽으로 잡아당겨 수축이 일어난다.

FIGURE 7-4 근육수축 메커니즘

✔ **수행평가**
1. 근육조직의 3가지 종류는 무엇인가? 각 근육조직은 서로 어떤 차이가 있는가?
2. 근육의 시작점과 부착점은 무엇인가?
3. 근육미세섬유는 어떻게 움직임의 메커니즘을 만드는가?

3. 뼈대근육의 기능

근육계통의 3가지 중요한 기능은 ① 움직임, ② 자세 또는 근육긴장, ③ 열 생산이다.

3.1. 움직임

근육은 뼈를 잡아당겨서 움직이게 한다. 뼈대근육의 근육섬유가 수축하면 그 길이가 짧아지기 때문에 근육에 붙어 있는 뼈들이 서로 가까워지는 방향으로 움직인다. 근육

이 부착되어 있는 뼈만 움직이는 것이 규칙이다. 그림 7-2를 다시 보자. 들고 있는 공이 위로 들린다. 근육의 몸통이 짧아지면서 부착뼈를 시작뼈 쪽으로 잡아당긴다. 부착뼈가 시작뼈 쪽으로 움직이는 동안 시작뼈는 제자리에서 단단하게 머물러 있다. 뼈대근육 수축의 엄청나게 중요한 한 가지 기능은 신체를 움직이게 만든다는 것이다. 부착뼈가 시작뼈 쪽으로 움직인다는 간단한 규칙을 기억해야 한다. 이 규칙을 알면 근육 활동을 이해하는 데 도움이 된다.

이 장에서는 근육의 수축을 주요한 근육 활동의 예로 다루고 있지만, 근육이 신장되면서 장력을 발생시킨다는 사실도 반드시 기억해야 한다. 장력을 받아서 근육이 늘어나면 부착뼈는 시작뼈로부터 멀어지는 방향으로 당겨진다. 예를 들어 무거운 볼링공을 어깨에서 밑으로 내릴 때 팔에 있는 근육이 늘어나면서 장력을 만들기 때문에 볼링공을 부드럽게 내릴 수 있는 것이다. 그렇지 않으면 볼링

Science Application

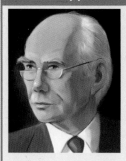

근육의 기능
Andrew F. Huxley (b. 1917)

영국의 생리학자인 Andrew F. Huxley는 근육섬유가 수축하는 방법을 대부분 설명하였다. 그는 신경이 신경충격을 전달하는 방법에 대한 선구자적 발견을 한 공로로 1963년에 노벨상을 받았다. 그 후 근육섬유로 눈을 돌려 1950년대에는 근육수축을 역학적으로 설명하면서 활주모델을 제안하였다.

오늘날에도 많은 생리학자들이 실험을 통해서 근육섬유가 활동하는 방법에 대하여 더 많은 것을 알아내기 위해 노력하고 있다. 그의 발견은 다른 분야의 전문가들도 많이 이용하고 있다. 예를 들어 영양학자들은 그의 발견을 이용해서 근력과 지구력을 극대화시키기 위해 언제 무엇을 먹어야 하는지를 운동선수나 다른 사람들에게 조언하고 있다. 운동선수들은 스스로 또는 코치나 트레이너와 함께 근육과학의 현대적 개념을 이용해서 경기력을 향상시키고 있다. 물론 의사, 간호사, 물리치료사 등의 건강전문가들도 이 개념을 이용해서 중증근육무력증(myasthenia gravis)이나 근육위축병(muscular dystrophy) 등에 걸린 환자들을 치료하고 있다. 마사지치료, 작업치료, 인간공학, 체육, 무용, 예술, 생체공학 등의 분야에서도 근육의 구조와 기능에 관한 최신 지식에 의존하고 있다.

공이 갑자기 밑으로 떨어지면서 상해를 당할 수도 있다. 근육이 늘어나면서 장력을 만드는 것을 이심성 수축(eccentric contraction, 신장성 수축, 편심성 수축)이라고 한다.

수의적인 근육 운동은 보통 갑작스러운 움직임이나 떨림이 없이 부드럽게 이루어진다. 왜냐하면 뼈대근육이 혼자가 아니라 협동하는 팀으로 작용하기 때문이다. 우리가 생각할 수 있는 거의 모든 운동은 몇몇 근육이 이완되는 동안 다른 근육이 수축해서 이루어진다. 동시에 수축하는 근육 중에서 특정한 움직임을 일으키는 데 가장 큰 역할을 하는 근육을 해당되는 움직임의 **주동근**(prime mover)이라고 하고, 그 동작을 일으키는 데 도움을 준 나머지 근육들을 **협동근**(synergist muscle)이라고 한다. 어떤 관절에서 주동근과 협동근이 수축하는 동안 이완되는 근육은 **대항근**(antagonist muscle, 길항근)이라고 한다. 대항근이 수축하면 주동근과 협동근이 하려는 움직임에 반대되는 움직임이 된다.

그림 7-7에서 위팔두갈래근(biceps brachii), 위팔근(brachialis), 위팔세갈래근(triceps brachi)의 위치를 확인하라. 이 근육들은 모두 팔꿉관절에서 아래팔을 굽히거나 반듯하게 펼 때 참여하는 근육이다. 굽힐 때는 위팔두갈래근이 주동근이고, 위팔근은 협동근이다. 위팔두갈래근과 위팔근이 아래팔을 굽히면 위팔세갈래근이 이완된다. 그러므로 아래팔을 굽힐 때에는 위팔세갈래근이 대항근이다. 아래팔을 펼 때에도 이 세 근육들이 팀을 이루어 활동한다. 그러나 아래팔을 펴는 동안에는 위팔세갈래근이 주동근이 되고, 위팔두갈래근과 위팔근은 대항근이 된다. 이처럼 근육들이 결합하여 협동적으로 활동하기 때문에 근육 활동을 부드럽고 우아하게 할 수 있는 것이다.

3.2. 자세

우리가 자세를 유지할 수 있는 것은 지속적인 저강도의 근육수축이 있기 때문인데, 이를 **근육긴장**(muscle tone) 또는 **긴장수축**(tonic contraction)이라고 한다. 긴장수축은 상대적으로 아주 적은 수의 근육섬유가 동시에 수축하기 때문에 전체적인 근육의 길이는 짧아지지 않고, 결과적으로 아무런 움직임도 일어나지 않는다. 그러므로 긴장수축을 하면 신체부위가 움직이지는 않고 다만 근육들을 제자리에 고정시키기만 한다. 다르게 표현하면 근육긴장이 **자세**(posture, 근육과 뼈의 위치)를 유지한다. '좋은 자세'는 '신체 부위가 자신의 기능을 잘 발휘할 수 있는 위치에 있는 것'이다. 이러한 자세는 체중을 균형 있게 분배하기 때문에 근육이나 힘줄, 인대, 뼈에 최소한의 변형만이 발생하게 된다.

뼈대근육의 근육긴장이 중력과 맞서기 때문에 자세를 유지할 수 있는 것이다. 중력은 머리와 몸통을 아래·앞 방향으로 잡아당기려 하지만, 등과 목에 있는 근육긴장이 중력을 극복할 수 있을 만큼의 힘으로 반대 방향으로 잡아당기기 때문에 머리와 몸통을 똑바로 선 자세로 유지할 수 있다.

3.3. 열 생산

건강하게 생존하는 것은 체온을 일정하게 유지할 수 있는 능력에 달려 있다. 체온이 37℃에서 1~2℃만 상승해도 질병의 신호가 될 수 있고, 체온이 떨어지는 것도 체온이 올라가는 것만큼 심각한 증상이다. 정상체온보다 체온이 내려가 **저체온증**(hypothermia)이 되면 세포 활동과 정상적인 신체 기능에 극심한 영향을 미친다. 체온 유지에 필요한 열은 대부분 근육수축에 의해서 만들어진다.

근육수축에 필요한 에너지는 ATP로부터 얻는다. ATP로 보내진 에너지의 일부가 근육이 수축하는 동안 방출되면 그 에너지가 근육섬유를 수축하게 한다. 그러나 대부분의 에너지는 ATP로 보내는 도중에 열로 손실된다. 그 열이 우리가 체온을 일정하게 유지하는 것을 돕는다. 그러나 가끔 큰 근육을 사용하는 동안 ATP를 만들면서 나오는 에너지가 너무 많은 열을 만들 때도 있다. 그러면 정해진 체온으로 낮추기 위해서 땀을 내거나 옷을 벗어야 한다.

3.4. 피로

근육섬유가 적절한 휴식없이 반복적으로 자극을 받으면 근육이 수축하는 강도가 감소하고, 피로가 발생한다. 반복적으로 자극을 받으면 수축력이 감소하다가 결국에는 수축할 수 있는 능력을 잃게 된다.

운동하는 동안에는 근육수축에 필요한 ATP가 고갈된다. ATP를 더 많이 생산하면 산소와 영양물질을 급속하게 소비하게 되는데, 이때 산소와 영양물질을 보충하기 위해서 혈액이 공급할 수 있는 능력을 초과하게 되는 경우가 많다. 산소 공급이 부족하면 근육섬유가 에너지 변환 방법을 산소를 필요로 하지 않는 방법으로 전환하는데, 이 과정에서 젖산이 생성된다. 젖산은 운동 중 근육이 화끈거리는 느낌을 갖게 만든다.

산소부채(oxygen debt)란 장시간 동안의 운동 중에 축적된 젖산을 세포 안에서 제거해야 할 정도로 대사가 계속해서 증가했다는 것을 뜻한다. 즉 에너지 저장량이 바닥났으므로 다시 채워야 한다는 의미이다. 운동이 끝난 다음에 숨을 헐떡거리는 이유는 산소부채량을 갚기 위해서 대사적 노력이 필요하기 때문이다. 운동생리학자들은 산소부채를 운동후초과산소소비(excess post-exercise oxygen consumption : EPOC)라고 한다. 이 용어는 운동 후에 일어나는 일을 더 직접적으로 묘사한 것이다.

산소부채 메커니즘은 작업에서 항상성을 유지하는 좋은 예이다. 즉 신체가 세포의 에너지 저장량과 산소 저장량을 정상 상태(휴식 시 수준)로 되돌려놓는 것이다.

4. 운동에서 다른 신체계통의 역할

근육은 혼자 작용하는 것이 아니라 뼈나 관절과 같은

 Health and Well-Being

지근섬유와 속근섬유

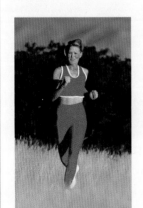

스포츠생리학자들에 따르면 신체의 뼈대근육섬유에는 지근섬유, 속근섬유, 중간섬유의 3가지 형태가 있다고 한다. 각 섬유형태는 특정한 스타일의 근육수축에 맞게 되어 있다. 이러한 사실은 여러 가지 운동 활동에서 서로 다른 근육들이 사용되는 방법에 대하여 고찰할 때 대단히 유용한 것이다.

지근섬유(slow muscle fiber)는 적색섬유(red fiber)라고도 하는데, 그 이유는 헤모글로빈과 비슷한 붉은 색소를 가진 마이오글로빈을 많이 가지고 있기 때문이다. 마이오글로빈에는 산소저장량이 많다.

지근섬유는 장거리달리기와 같은 지구성 활동에 알맞다. 쉽게 피로해지지 않기 때문에 자세를 유지하는 근육에는 일정 비율의 지근섬유가 있다.

속근섬유(fast muscle fiber)는 백색섬유(white fiber)라고도 하는데, 그 이유는 붉은 색의 마이오글로빈이 적게 포함되어 있어서 백색을 띠기 때문이다. 속근섬유는 빠르고 파워풀한 활동에 알맞다. 빨리 피로해지기는 하지만 대량의 ATP를 빨리 생산할 수 있기 때문이다. 속근섬유는 단거리 달리기나 역도같은 종목에 맞는다. 손가락을 움직이는 근육에는 속근섬유가 높은 비율로 포함되어 있어 컴퓨터게임을 하거나 악기를 다룰 때 큰 도움이 된다.

중간섬유(intermediate fiber)는 지근섬유와 속근섬유의 중간 정도에 해당되는 특성을 가지고 있다. 이 형태는 장딴지근(gastrocnemius)에서 많이 발견되며, 자세를 유지할 때 또는 점프와 같이 짧고 강력하게 근육을 수축할 때 사용된다.

신체의 모든 근육은 지근섬유, 속근섬유, 중간섬유가 다양한 비율로 섞여 있다.

다른 구조체들이 함께 작용한다는 것을 기억해야 한다. 대부분의 뼈대근육은 가동관절을 가로질러 뼈를 당김으로써 운동을 일으킨다.

그러나 정상적인 움직임을 발현시키는 데에는 호흡·순환·신경·근육·뼈대계통 모두 필수적인 역할을 하고 있다. 이와 같은 사실은 아주 중요한 의미를 가지고 있다. 예를 들어 어떤 사람이 완전히 정상적인 근육을 가졌음에도 정상적으로 움직일 수 없다고 하자. 그 사람은 신경계통에 장애가 있어서 특정 뼈대근육에 신경충격이 차단된 결과 **마비**(paralysis)가 발생할 수도 있다. 다발경화증(multiple sclerosis : MS)이 이런 식으로 나타날 수 있는데, 뇌출혈(brain hemorrhage), 뇌종양(brain tumor), 척수상해(spinal cord injury) 등일 때도 같은 증상이 나타날 수 있다. 뼈대계통의 장애(특히 관절염)는 운동을 못하게 만들 수도 있고, 근육의 작용은 신체 다른 부위의 작용에 의해서 좌우된다. 이러한 사실은 이 책에서 자주 반복되고 있는 한 가지 원리를 설명해준다. 그 원리는 간단히 말해서 "신체의 각 부위는 '상호작용적인 큰 시스템'에 속하는 많은 요소 중의 한 요소이다." 한 부위가 정상적으로 작동하려면 다른 부위들이 정상적으로 작동해야 한다.

✓ **수행평가**

1. 근육계통의 3가지 기능은 무엇인가?
2. 주동근이 수축할 때 대항근은 무엇을 하는가?
3. 자세를 정의하라.
4. 근육의 기능은 체온에 어떻게 영향을 미치는가?
5. 산소부채란 무엇인가?

5. 운동단위

뼈대근육이 수축해서 뼈를 잡아당겨 움직이게 만들기 전에 먼저 신경충격에 의해서 자극을 받아야 한다. 근육섬유는 **운동신경**(motor neuron)이라는 신경에 의해서 자극되어야 한다(그림 7-5). 신경종말과 근육섬유가 접촉하는 지점을 **신경근육이음부**(nueromuscular junction : NMJ)라고 한다. 신경전달자(neurotransmitter)라고 부르는 신호 화학물질이 신경충격에 반응하여 분비된다. 그다음에는 이 물질들이 근육섬유 안에서 작용한 결과 근육섬유의 길이가 짧아진다. 하나의 운동신경과 운동신경이 자극하는 근육섬유를 합해서 **운동단위**(motor unit)라고 한다(그림 7-5).

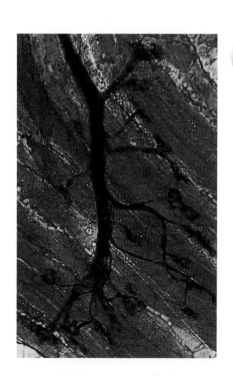

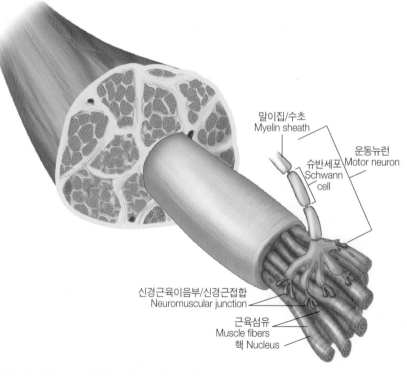

말이집/수초
Myelin sheath

운동뉴런
Motor neuron

슈반세포
Schwann cell

신경근육이음부/신경근접합
Neuromuscular junction

근육섬유
Muscle fibers

핵 Nucleus

FIGURE 7-5 **운동신경.** 운동단위는 하나의 운동신경과 그 운동신경의 가지에 의해서 지배되는 근육섬유로 구성된다.

6. 근육 자극

실험실 환경에서는 한 개의 근육섬유를 떼어내서 다양한 강도의 자극에 반응하게 하는 연구를 할 수 있다. 그 실험에서 근육섬유는 자극이 어느 정도에 이르기 전까지는 수축하지 않는다는 것을 알게 되었다. 근육섬유가 수축하는 원인이 될 수 있는 최소한의 자극 수준을 **문턱자극**(threshold stimulus, 역치자극)이라고 한다.

근육섬유는 문턱자극에 해당되는 자극을 받으면 완전히 수축한다. 이러한 근육섬유의 반응을 **실무율**(all or none)이라고 한다. 그러나 근육은 서로 다른 운동단위에 의해서 조절되는 근육섬유로 구성되어 있고, 그 운동단위들은 서로 다른 문턱자극을 가지고 있다. 한 근육에 속해 있는 근육섬유가 문턱자극을 받으면 실무율의 법칙에 따라 반응하지만, 근육 전체로 보아서는 그렇지 않다. 이와 같은 사실은 일상생활에서 매우 중요한 의미를 가지고 있다. 이러한 특성에 의해 우리는 2리터짜리 음료수병을 들 수도 있고, 20kg의 무거운 것도 들 수 있는 것이다. 왜냐하면 부하가 다르면 다른 수의 운동단위가 동원되기 때문이다. 그러나 일단 동원되면 언제나 실무율의 법칙에 따라 반응한다.

7. 뼈대근육의 수축 형태

자세를 유지하는 근육의 특수한 긴장 수축 외에 다음과 같은 근육수축 형태도 있다.
1. 트위치 수축(twitch contraction)
2. 테타닉 수축(tetanic contraction)
3. 등장성 수축(isotonic contraction)
4. 등척성 수축(isometric contraction)

7.1. 트위치 수축과 테타닉 수축

트위치 수축은 자극에 대해 빠르게 움찔거리는 반응이다. 트위치 수축은 실험할 때 분리된 근육에서 볼 수 있지만, 정상적인 근육 활동에서 최소의 역할을 하는 근육수축 형태이다. 대부분의 일상생활 활동에서 필요한 협동적이고 물 흐르듯 부드러운 동작을 하려면 움찔대지 않고 부드러우면서 일관된 방식으로 수축해야 한다.

테타닉 수축은 트위치 수축보다 더 일관적이고 안정된 반응이다. 일련의 자극이 폭탄을 퍼붓듯이 근육에 계속해서 전달될 때 테타닉 수축이 일어난다. 작은 수축들이 서로 융합되어서 **테타누스**(tetanus)라는 지속적인 수축을 발생시킨다. 예를 들어 1초당 약 30번 자극하면 뼈대근육이 테타닉 수축을 한다. 테타닉 수축을 한다고 해서 모든 근육섬유가 동시에 수축해서 최대 수축을 할 필요는 없다. 대부분의 경우 몇 집단의 근육섬유만 동시에 수축한다.

7.2. 등장성 수축

대부분의 경우 근육이 **등장성 수축**(isotonic contraction, 등력성 수축)을 하면 관절에서 움직임이 이루어진다. 근육이 등장성 수축을 하면 근육의 길이가 변하고, 부착뼈가 시작뼈쪽으로 움직인다(그림 7-6A).

등장성 수축에는 두 종류가 있다. 그중 하나는 **단축성 수축**(concentric contraction, 수축성 수축)인데, 근육이 단축성 수축을 하면 근육의 길이가 짧아진다. 다른 하나는 **신장성 수축**(eccentric contracion, 이심성 수축)인데, 근육이 신장성 수축을 하면 근육의 길이가 늘어나지만 일은 한다. 예를 들어 책을 들려면 위팔두갈래근이 단축성 수축을 해서 팔꿈치를 굽혀야 한다. 반대로 책을 천천히 안전하게 내려놓으려면 위팔두갈래근이 신장성 수축을 해야 한다. 즉 우리가 근육 수축이라고 하는 것은 실제로 근육의 길이가 짧아지든 늘어나든 관계 없이 뼈를 잡아당기는 것을 의미한다.

걷고, 달리고, 숨 쉬고, 들고, 비트는 등 대부분의 신체 움직임은 등장성 수축에 의한 것이다

7.3. 등척성 수축

뼈대근육이 수축한다고 해서 항상 움직임이 이루어지는 것은 아니다. 어떤 경우에는 근육수축에 의해서 근육의 장력만 증가하고 근육의 길이는 변화가 없다. 근육이 수축했지만 움직임이 일어나지 않는 것을 **등척성 수축**(isometric contraction)이라고 한다. 'isometric'이라는 용어는 그리스어의 '똑 같은 측정 결과(equal measure)'라는 단어에서 유래된 것이다. 다르게 표현하면 근육이 등척성 수축을 할 때와 이완되어 있는 동안에는 근육의 길이가 거의 일정하다. 근육이 짧아지지 않고 운동을 일으키지 않더라도 근육이 등척성 수축을 하는 동안 근육의 장력은 증가한다(그

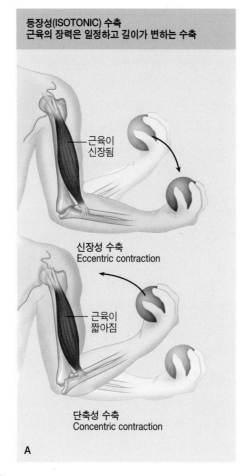

등장성(ISOTONIC) 수축
근육의 장력은 일정하고 길이가 변하는 수축

근육이 신장됨

신장성 수축
Eccentric contraction

근육이 짧아짐

단축성 수축
Concentric contraction

A

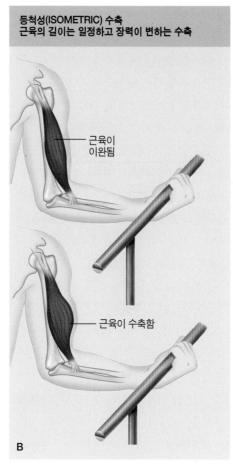

등척성(ISOMETRIC) 수축
근육의 길이는 일정하고 장력이 변하는 수축

근육이 이완됨

근육이 수축함

B

FIGURE 7-6 **근육수축의 형태.** A. 등장성 수축일 때는 근육의 길이가 변하여 움직임을 일으킨다. B. 등척성 수축일 때는 근육이 부하를 강력하게 잡아당기기는 하지만 근육의 길이가 짧아지지는 않는다.

림 7-6B). 그렇기 때문에 등척성 수축을 반복하면 근육은 더 크고 강해진다. 등척성 수축의 가장 좋은 예는 벽이나 움직이지 않는 물체를 미는 것이다. 움직임이 전혀 일어나지 않고 근육의 길이도 변하지 않지만 근육의 장력은 급격히 증가한다.

8. 운동이 뼈대근육에 미치는 영향

운동이 좋다는 것은 우리 모두가 알고 있다. 규칙적으로 적절하게 운동을 하면 근육긴장을 크게 향상시키고, 자세

가 좋아지고, 심장의 효율과 허파의 기능이 향상되며, 빨리 피로해지지 않고, 더 좋아 보이고 기분도 나아지게 된다.

뼈대근육은 평상시에 근육이 하는 일만큼 변한다. 오랫동안 활동을 하지 않으면 뼈대근육의 양이 감소하여 **불사용 위축**(disuse atrophy) 상태가 된다. 반대로 운동을 하면 근육의 크기가 커져서 **비대**(hypertrophy) 상태가 된다.

근육 비대는 근력 트레이닝에 의해서 강화되는데, **근력 트레이닝**(strength training)에는 큰 부하에 대항해서 근육을 수축시키는 운동이 포함되어야 한다. 등척성 운동과 무거운 물건을 드는 것이 일반적인 근력 트레이닝 활동이다. 근력 트레이닝을 하면 근육섬유 속에 있는 근육미세섬유의 수가 증가한다. 근육섬유의 수가 변하지 않더라도 근육미세섬유의 수가 증가하면 근육의 양을 증가시킨다.

지구력 트레이닝(endurance training)은 보통 **유산소 트**

뼈대근육 수축의 형태를 더 공부하려면 CD-ROM의 AnimationDirect로 들어갈 것

Clinical Application

손목굴증후군(carpal tunnel syndrome)

일부 의사들은 작업 또는 작업환경과 관련된 건강 문제를 주로 연구하는 노동위생을 전문으로 한다. 노동위생 전문가들에게 보이는 문제 중의 상당수는 손목이나 다른 관절의 반복적인 동작에 의해 발생한다. 예를 들어 타이피스트나 정육점에서 일하는 노동자들은 반복적인 동작 때문에 발병할 위험이 많다.

이처럼 반복적인 동작이 원인인 병 중에 흔한 것이 **힘줄윤활막염**(tenosynovitis)이다. 힘줄윤활막염은 통증이 심하고 감염된 부위가 부어오르기 때문에 운동에 제한을 받는다. 예를 들어 손목 부위에 있는 힘줄을 감싸고 있는 힘줄집, 즉 손목굴(carpal tunnel)이 부어오르면 손목, 손, 손가락의 움직임을 제한한다. 옆에 있는 그림은 손목굴의 위치와 그 안에 있는 정중신경(median nerve)을 보여주고 있다. 손목굴 부위가 부어오르거나 상처를 입어 정중신경을 압박하기 때문에 발생하는 증상을 **손목굴증후군**(carpal tunnel syndrome)이라고 한다. 정중신경이 손바닥과 손의 노뼈쪽(엄지손가락쪽)에 연결되어 있기 때문에 손목굴증후군에 걸리면 이 부위가 약해지고, 통증이 있으며, 따끔따끔하다는 특징이 있다. 통증과 따끔거림이 아래팔과 어깨로 퍼져나갈 수도 있다. 손목굴증후군이 심하고, 오랫동안 지속되면 소염제 주사를 맞아야 완화된다. 어떤 경우에는 정중신경을 압박하고 있는 부어오른 조직을 수술해서 잘라내야 완치되는 경우도 있다.

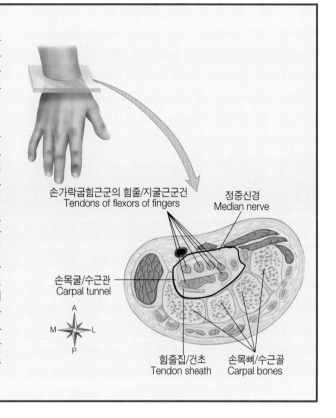

손가락굽힘근근의 힘줄/지굴근군건
Tendons of flexors of fingers

정중신경
Median nerve

손목굴/수근관
Carpal tunnel

힘줄집/건초
Tendon sheath

손목뼈/수근골
Carpal bones

레이닝(aerobic training)이라고 하며, 일반적으로 근육비대를 가져오지 않는다. 대신 지구력 트레이닝을 하면 근육이 중간 정도의 운동강도에서 오랜 시간 동안 버틸 수 있는 능력이 향상된다. 달리기나 자전거 타기와 같은 유산소성 활동 또는 다른 등장성 활동을 하면 근육의 크기는 별로 커지지 않지만 근육 속에 있는 혈관의 수가 증가한다. 그래서 혈류량이 증가하면 운동 중에 근육섬유로 산소와 글루코스를 효과적으로 전달할 수 있다. 유산소 트레이닝을 하면 근육섬유 안의 미토콘드리아 수도 증가한다. 그러면 ATP를 더 많이 생산할 수 있다.

> ✔ **수행평가**
> 1. 운동단위란 무엇인가?
> 2. 근육은 어떻게 다양한 강도의 힘을 낼 수 있는가?
> 3. 등척성 수축과 등장성 수축의 차이점은 무엇인가?
> 4. 근력 트레이닝을 하면 근육에 어떤 영향을 미치는가?

9. 뼈대근육의 수축에 의해서 일어나는 운동

어떤 관절에서 일어나는 운동의 형태는 ① 그 관절에 작용하는 근육, ② 그 근육의 시작점과 부착점, ③ 운동에 관여하는 뼈의 모양, ④ 관절의 형태에 따라 달라진다. 어떤 관절에 작용하는 근육은 여러 방향으로 움직일 수 있는 반면, 어떤 관절에서는 제한된 방향으로만 움직임이 가능하다. 신체의 움직임을 설명할 때 자주 사용되는 용어는 다음과 같다.

1. 굽히기
2. 펴기
3. 벌리기
4. 모으기
5. 돌리기
6. 엎치기와 뒤치기
7. 등쪽 굽히기와 바닥쪽 굽히기
8. 안쪽 뒤집기와 가쪽 뒤집기

굽히기(flexion)는 두 뼈가 관절에서 이루는 각도를 동작을 시작할 때보다 작게 만드는 동작이다. 대부분의 'flexion'은 일반적으로 'bending'이라고 한다. **펴기**(extension)는 굽히기의 반대이다. 두 뼈가 관절에서 이루는 각도를 동작을 시작할 때보다 크게 만드는 동작이다. 그러므로 'extension'은 'straightening' 또는 'stretching' 동작이다. 그림 7-7과 7-8은 팔꿈치와 무릎에서의 굽히기와 펴기이다.

벌리기(abduction)는 신체의 중심선에서 더 멀어지도록 움직이는 것이다. 팔을 옆구리에서 떼는 것이 그 예이다. **모으기**(adduction)는 팔을 위로 들고 있던 자세에서 팔을 내려서 옆구리에 붙이는 동작처럼 중심선쪽으로 움직이는 것이다. 그림 7-9A는 벌리기와 모으기를 보여주는 것이다.

돌리기(rotation)는 세로축(longitudinal axis) 주위의 움직임이다. "아니야!"라고 부정의 의미로 머리를 좌우로 흔들면서 머리뼈를 옆으로 움직이면 머리를 돌린 것이 된다(그림 7-9B). **회선**(circumduction)은 어떤 부위의 먼쪽 끝을 원형으로 움직이는 것이다(역자 주 : 'circumduction'은 '휘돌리기'보다는 '회선(부채꼴돌리기)'이 더 알맞은 표현이다.). 투수가 볼을 던지기 위해 와인드업 자세를 할 때 팔을 회선한 것이다.

엎치기(pronation)와 **뒤치기**(supination)는 아래팔을 돌릴 때 만들어지는 손의 자세를 말한다. 'prone'은 몸 전체를 얼굴이 바닥을 향하도록 엎드리는 것을 말하고, 'supine'은 얼굴이 위를 향하도록 눕는 것을 말한다. 그림 7-9C처럼 손바닥이 위를 향하도록 아래팔을 돌리면 손바닥을 뒤친 것이고, 아래를 향하도록 만들면 손바닥을 엎친 것이다. 해부학적 자세에서 팔 전체를 돌릴 때에는 손바닥이 앞을 향하게 만드는 것이 뒤치기이고, 손바닥이 뒤로 향하게 만드는 것이 엎치기이다.

등쪽 굽히기(dorsiflexion)와 **바닥쪽 굽히기**(plantar flexion)는 발목의 움직임을 나타내는 말이다. 등쪽으로 굽히는 것은 발가락이 위쪽을 향하도록 발등을 위로 드는 것이다. 발가락으로 설 때처럼 발이 아래쪽을 향하게 만드는 것은 바닥쪽으로 굽히기이다(그림 7-9D).

안쪽 뒤집기(inversion)와 **가쪽 뒤집기**(eversion)도 발목의 움직임을 나타내는 것이다. 안쪽 뒤집기는 발목을 돌려서 발바닥이 몸의 중심선을 향하게 만드는 것이고, 가쪽 뒤집기는 발목을 돌려서 발바닥이 신체의 옆쪽을 향하도

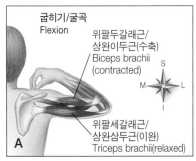 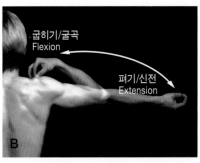 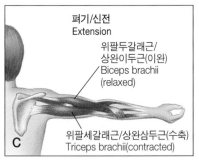

FIGURE 7-7 팔꿈치 굽히기와 펴기. A, B. 팔꿈치를 굽히면 위팔두갈래근은 수축하고, 대항근인 위팔세갈래근이 이완된다. B, C. 팔꿈치를 펴면 위팔두갈래근은 이완되지만 위팔세갈래근은 수축한다.

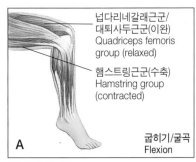 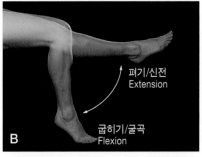 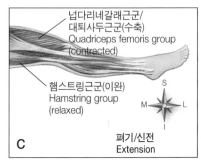

FIGURE 7-8 무릎 굽히기와 펴기. A, B. 무릎을 굽히면 햄스트링근은 수축하고, 대항근인 넙다리네갈래근은 이완된다. B, C. 무릎을 펴면 햄스트링근은 이완되는 반면 넙다리네갈래근은 수축한다.

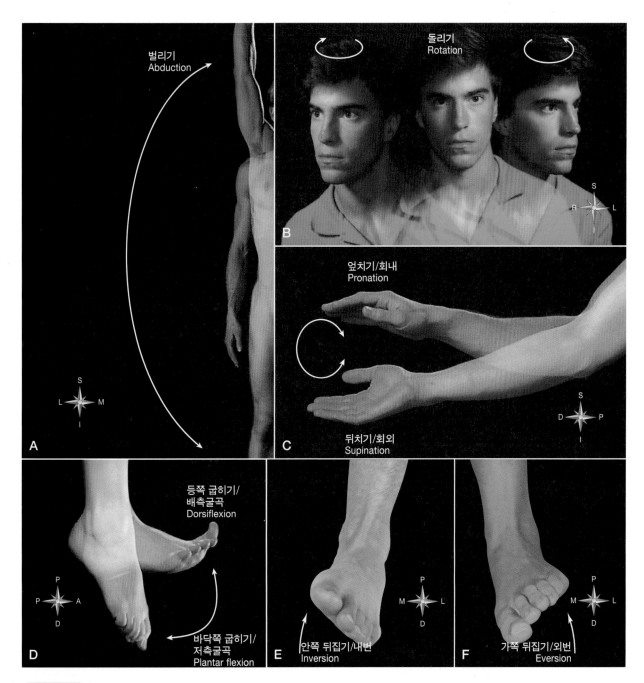

FIGURE 7-9 인체 운동의 예. A. 벌리기와 모으기, B. 돌리기, C. 엎치기와 뒤치기, D. 등쪽 굽히기와 바닥쪽 굽히기, E. 안쪽 뒤집기, F. 가쪽 뒤집기

록 하는 것이다(그림 7-9E, F).

그림을 자세히 보고, 이 장에서 나오는 근육들이 어떤 근육인지 잘 알아보려면 근육들을 그 기능에 따라서 표 7-1과 같이 몇 개의 그룹으로 만들어야 한다. 그러면 예를 들어 굽힘근군은 걷기, 앉기, 수영, 타이핑 등 여러 가지 활동에서 사용되는 동작을 만들어낸다는 것을 알 수 있을 것

이다. 그러한 활동에서 폄근도 역할을 하지만, 폄근의 가장 중요한 임무는 똑바로 선 자세를 유지하는 것이다.

 뼈대근육의 수축에 의해 발생하는 움직임을 간단히 둘러 보려면 CD−ROM의 AnimationDirect로 들어갈 것

TABLE 7-1

기능에 따른 근육의 분류

움직이는 부위	굽힘근군	폄근군	벌림근군	모음근군
위팔/상완	큰가슴근(pectoralis major)	넓은등근(latissimus dorsi)	어깨세모근(deltoid)	큰가슴근과 넓은등근이 함께 수축
아래팔/전완	위팔두갈래근(biceps brahcii)	위팔세갈래근(triceps brachii)	없음	없음
넙다리/대퇴	엉덩허리근(iliopsoas), 넙다리빗근(sartorius)	큰볼기근(gluteus maximus)	중간볼기근(gluteus medius)	모음근군
종아리/하퇴	햄스트링스(hamstrings)	네갈래근군(quadriceps group)	없음	없음
발/족	앞정강근(tibialis anterior)	장딴지근(gastrocnemius), 가자미근(soleus)	긴종아리근(peroneus longus)	앞정강근

✔ 수행평가

1. 무릎을 굽히는 것은 무슨 동작인가?
2. 팔을 펴면 어떤 동작이 되는가?
3. 발을 등쪽으로 굽히는 것은 어떻게 하는 것인가?

10. 뼈대근육군

다음은 가장 중요한 뼈대근육군 중에서 대표적인 근육군에 대한 설명이다. 그림 7-10을 다시 떠올려보면 공부하고 있는 근육이 몸의 어느 부분에 있는지, 그리고 그 기능은 무엇인지 알 수 있을 것이다. 표 7-2를 보면 근육을 기능에 따라 분류하고, 그 위치를 확인하고, 근육의 활동에 대한 정보를 얻고, 시작점과 부착점에 대한 정보를 얻을 수 있을 것이다. 근육이 뼈를 움직이는데, 움직이는 뼈가 부착뼈라는 사실을 잊지 말아야 한다.

10.1. 머리와 목의 근육

표정근육은 여러 가지 정동(emotion)을 비언어적으로 표현할 수 있게 해준다. 예를 들어 **이맛살**(frontal belly)을 수축하면 놀랐을 때 눈썹을 올릴 수도 있고, 이마에 주름을 만들어 찌푸린 표정을 만들 수도 있다. **키스근육**(kissing muscle)이라고도 불리는 **입둘레근**(orbicularis oris)은 입술을 오무리는 데 사용된다. **광대근**(zygomaticus)은 입꼬리를 올리는 근육으로, 웃음근육(smiling muscle)이라고도 한다.

씹기근육(muscles of mastication)은 입을 오무려서 씹

는 동작을 일으킨다. 그룹으로 볼 때 씹기근육이 신체에서 가장 강한 근육이다. 씹기근육군에서 가장 큰 근육은 **깨물근**(masseter)과 **관자근**(temporalis)인데, 깨물근은 아래턱뼈를 위로 올리고, 관자근은 입을 다물 때 깨물근을 돕는다(그림 7-11).

그림 7-10과 7-11에서 **목빗근**(sternocleidomastoid)과 **등세모근**(trapezius)을 쉽게 찾아볼 수 있다. 두 개의 목빗근이 목의 앞쪽 표면에 위치하는데, 이들은 복장뼈에서 시작되어 위로 올라가 목을 지나 머리뼈의 꼭지돌기(mastoid process)에 부착된다. 두 개의 목빗근이 협력해서 머리를 가슴쪽으로 굽힌다. 만약 목빗근이 하나만 수축하면 머리는 반대쪽으로 굽혀져 기울어진다. 삼각형 모양으로 생긴 등세모근은 목의 뒤쪽 표면에서 어깨선을 이루면서 목에 붙어 있다. 등세모근의 시작점은 머리뼈바닥에서부터 마지막 등뼈까지 척주에 긴 선을 이루며 붙어 있다. 등세모근이 수축하면 어깨를 위로 올리고 머리를 뒤쪽으로 펴는 것을 돕는다.

10.2. 팔을 움직이는 근육

팔을 가슴에 부착시키는 근육은 가슴 위쪽을 덮고 있는 부채같이 생긴 **큰가슴근**(pectoralis major)과 등 아래쪽을 덮는 구조체에서 시작하는 **넓은등근**(latissimus dorsi)이다(그림 7-10, 7-12). 큰가슴근과 넓은등근은 모두 위팔뼈에 부착된다. 큰가슴근은 위팔을 굽히는 근육이고, 넓은등근은 위팔을 펴는 근육이다.

어깨세모근(deltoid)은 어깨와 위팔 위에서 두껍고 둥글게 튀어나온 융기를 이룬다(그림 7-10). 어깨세모근의

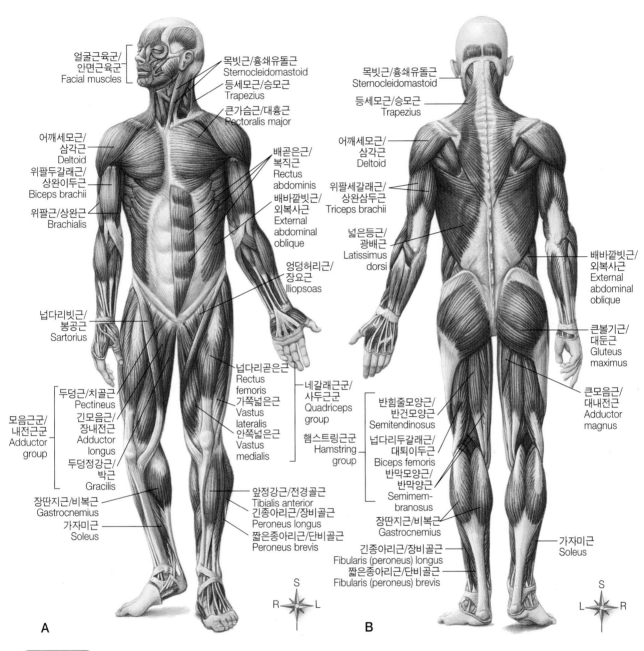

FIGURE 7-10 인체 근육의 개관. A. 앞에서 본 그림, B. 뒤에서 본 그림

시작점은 어깨뼈와 빗장뼈이고, 부착점은 위팔뼈이다. 어깨세모근은 강력한 위팔벌림근이다.

위팔두갈래근(biceps brachii)은 이름에서 알 수 있듯이 아래팔의 주요 굽힘근 역할을 하는 2개의 갈래를 가진 근육이다(그림 7-10). 위팔두갈래근은 팔이음뼈에 있는 뼈에서 시작되어 아래팔의 노뼈에 부착된다.

위팔세갈래근(triceps brachii)은 위팔 뒤쪽에 있으며, 팔이음뼈에서 3개의 갈래가 시작되어 자뼈의 팔꿈치머리에 부착된다. 위팔세갈래근은 팔꿈치의 폄근이기 때문에 팔을 곧게 뻗는 역할을 한다. 권투를 할 때 주먹을 날리는 근육이라고 해서 복서의 근육(boxer's muscle)이라고도 한다.

TABLE 7-2

인체의 주요 근육

근육	기능	부착점	시작점
머리와 목의 근육			
이맛살/근복(frontal belly)	눈썹 올리기	눈썹의 피부	뒤통수뼈
눈둘레근/안윤근(orbicularis oculi)	눈 감기	위턱뼈와 이마뼈	위턱뼈와 이마뼈(눈둘레)
입둘레근/구윤근(orbicularis oris)	입술 모으기	입술둘레	입술둘레
광대근/관골근(zygomaticus)	입꼬리와 입술 올리기	입꼬리와 입술 위쪽	광대뼈
깨물근/교근(masseter)	턱 다물기	아래턱뼈	광대활
관자근/측두근(temporal)	턱 다물기	아래턱뼈	머리뼈의 관자부위
목빗근/흉쇄유돌근(sternocleidomastoid)	머리와 목 돌리기와 굽히기	꼭지돌기	복장뼈와 빗장뼈
등세모근/승모근(trapezius)	머리와 목 펴기	어깨뼈	머리뼈와 위척추
팔을 움직이는 근육			
큰가슴근/대흉근(pectoralis major)	위팔 굽히기와 모으기	위팔뼈	복장뼈, 빗장뼈, 갈비연골 윗부분
넓은등근/광배근(latissimus dorsi)	위팔 펴기와 모으기	위팔뼈	척추뼈, 엉덩뼈
어깨세모근/삼각근(deltoid)	위팔 벌리기	위팔뼈	빗장뼈, 어깨뼈
위팔두갈래근/상완이두근(biceps brachii)	팔꿈치 굽히기	노뼈	어깨뼈
위팔세갈래근/상완삼두근(triceps brachii)	팔꿈치 펴기	자뼈	어깨뼈, 위팔뼈
몸통의 근육			
배바깥빗근/외복사근(obliquus externus abdominis)	배 압박하기	배의 정중선	가슴공간 아랫부분
배속빗근/내복사근(obliquus internus abdominis)	배 압박하기	배의 정중선	골반
배가로근/복횡근(transversus abdominis)	배 압박하기	배의 정중선	갈비뼈, 척추뼈, 골반
배곧은근/복직근(rectus abdominis)	몸통굽히기	가슴우리의 아래쪽	두덩뼈
다리를 움직이는 근육			
엉덩허리근/장요근(iliopsoas)	넙다리 또는 몸통 굽히기	넙다리	엉덩뼈, 척추뼈
넙다리빗근/봉공근(sartorius)	넙다리 굽히기와 종아리 돌리기	정강뼈	엉덩뼈
큰볼기근/대둔근(gluteus maximus)	넙다리 펴기	넙다리뼈	엉덩뼈, 엉치뼈, 꼬리뼈
모음근군			
긴모음근/장내전근(adductor longus)	넙다리 모으기	넙다리뼈	두덩뼈
두덩정강근/박근(gracilis)	넙다리 모으기	정강뼈	두덩뼈
두덩근/치골근(pectineus)	넙다리 모으기	넙다리뼈	두덩뼈
햄스트링근군			
반막모양근/반막양근(semimembranosus)	무릎 굽히기	정강뼈	궁둥뼈
반힘줄모양근/반건양근(semitendinosus)	무릎 굽히기	정강뼈	궁둥뼈
넙다리두갈래근/대퇴이두근(biceps femoris)	무릎 굽히기	종아리뼈	궁둥뼈, 넙다리뼈
네갈래근군			
넙다리곧은근/대퇴직근(rectus femoris)	무릎 펴기	정강뼈	엉덩뼈
가쪽·중간·안쪽넓은근/외측·중간·내측광근(vastus lateralis, intermedius, and medialis)	무릎 펴기	정강뼈	넙다리뼈
종아리근군			
긴·짧은종아리근/장·단비골근(Peroneus longus and brevis)	발목 가쪽으로 뒤집기와 바닥쪽 굽히기	발목뼈, 발허리뼈(발목과 발)	정강뼈, 종아리뼈
앞정강근/전경골근(tibialis anterior)	발목 등쪽으로 굽히기	발허리뼈(발)	정강뼈
장딴지근/비복근(gastrocnemius)	발목 바닥쪽으로 굽히기	뒤꿈치뼈	넙다리뼈
가자미근(soleus)	발목 바닥쪽으로 굽히기	뒤꿈치뼈	정강뼈, 종아리뼈

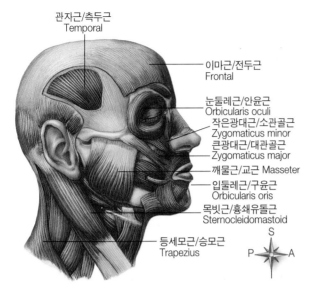

관자근/측두근
Temporal

이마근/전두근
Frontal

눈둘레근/안윤근
Orbicularis oculi

작은광대근/소관골근
Zygomaticus minor

큰광대근/대관골근
Zygomaticus major

깨물근/교근 Masseter

입둘레근/구윤근
Orbicularis oris

목빗근/흉쇄유돌근
Sternocleidomastoid

등세모근/승모근
Trapezius

FIGURE 7-11 **머리와 목의 근육.** 얼굴 표정근육은 대부분 눈, 코, 입 주위에 있다. 큰 씹기근육군은 머리뼈 위쪽부터 턱 아래쪽까지 편다. 이 강력한 근육들은 씹는 동작을 일으킨다. 목의 근육들은 머리뼈를 몸통으로 연결하며, 머리를 돌리거나 목을 굽힌다.

10.3. 몸통의 근육

배 앞면의 근육은 3개의 층으로 되어 있는데, 각 근육층에서 달리는 근육섬유의 방향이 서로 달라서 합판의 나무층과 비슷하다(그림 7-12). 그 결과 아주 강력한 근육띠를 형성하여 배속공간과 그 안에 있는 기관들을 덮고 지지해준다.

앞가쪽 배벽에 있는 3개의 근육층은 가장 바깥층인 **배바깥빗근**(obliquus externus abdominis), 중간층인 **배속빗근**(obliquus internus abdominis), 가장 안쪽층인 **배가로근**(transversus abdominis)으로 배열되어 있다. 시트처럼 생긴 이 근육들 외에 끈 또는 띠모양의 **배곧은근**(rectus abdominis)이 배의 정중선을 따라 가슴에서 두덩뼈까지 아래로 지나고 있다. 배곧은근과 배바깥빗근은 그림 7-12에서 볼 수 있다. 배곧은근은 뱃속의 장기를 보호할 뿐만 아니라 척주를 굽히는 역할을 한다.

호흡근육(respiratory muscles)은 제4장에서 설명하였다. 갈비뼈 사이에 있는 **갈비사이근**(intercostal muscles)과 시트처럼 생긴 **가로막**(diaphragm)은 가슴공간과 배공간을 나누며, 숨을 쉴 때 가슴의 크기와 모양을 변화시킨다. 그 결과 공기가 허파 속으로 들어가거나 밖으로 나온다.

10.4. 다리를 움직이는 근육

엉덩허리근(iliopsoas)은 골반의 깊은 곳과 아래쪽 척추에서 시작하여 넙다리의 작은돌기(lesser trochanter)와 엉덩관절의 주머니에 부착된다. 일반적으로 엉덩허리근은 넙다리굽힘근이면서 몸통고정근으로 분류한다. 몸통고정근은 서 있을 때 뒤로 넘어지지 않도록 몸통을 지지해주는 근육이라는 의미이다. 그러나 넙다리가 고정되어 움직이지 못할 때는 엉덩허리근이 몸통을 굽힌다. 그 예로는

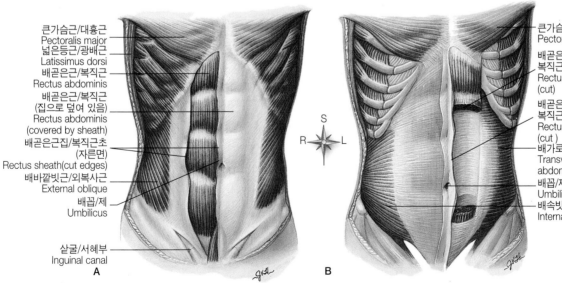

큰가슴근/대흉근
Pectoralis major

넓은등근/광배근
Latissimus dorsi

배곧은근/복직근
Rectus abdominis

배곧은근/복직근
(집으로 덮여 있음)
Rectus abdominis
(covered by sheath)

배곧은근근집/복직근초
(자른면)
Rectus sheath(cut edges)

배바깥빗근/외복사근
External oblique

배꼽/제
Umbilicus

샅굴/서혜부
Inguinal canal

A

큰가슴근/대흉근
Pectoralis major

배곧은근/
복직근(자른면)
Rectus abdominis
(cut)

배곧은근근집/
복직근초(자른면)
Rectus sheath
(cut)

배가로근/복횡근
Transversus
abdominis

배꼽/제
Umbilicus

배속빗근/내복사근
Internal oblique

B

FIGURE 7-12 **몸통의 근육.** A. 앞쪽면(표면층 근육), B. 앞쪽면(깊은층 근육)

앉는 것이 있다.

큰볼기근(gluteus maximus)은 엉덩이의 윤곽과 그 속살의 대부분을 이룬다. 중요한 넙다리폄근(그림 7-10)이고, 선 자세에서 몸통을 지지한다.

모음근군(adductor muscles)은 골반뼈에서 시작하여 넙다리뼈에 부착된다. 모음근군은 넙다리의 안쪽에 위치한다. 이 근육은 넙다리를 함께 모은다.

세 개의 **햄스트링근**은 **반막모양근**(semimembranosus), **반힘줄모양근**(semitendinosus), **넙다리두갈래근**(biceps femoris)이다. 이 근육들은 협력하여 강력한 종아리굽힘근으로 작용한다(그림 7-10). 3개의 햄스트링근은 궁둥뼈에서 시작하여 정강뼈와 종아리뼈에 부착된다.

넙다리네갈래근(quadriceps femoris)은 넙다리 위쪽을 덮고 있다. 넙다리네갈래근은 한 개의 곧은근(rectus)과 3개의 넓은근(vastus)으로 구성되어 있고, 종아리를 펴는 작용을 한다(그림 7-10, 표 7-2). 넙다리곧은근은 골반에서 시작하고 3개의 넓은근은 넙다리에서 시작하지만, 네 근육 모두 정강뼈에 부착된다. 그림 7-10에서는 3개의 넓은근 중 가쪽넓은근과 안쪽넓은근만 보이고 중간넓은근은 보이지 않는다.

앞정강근(tibialis anterior)은 종아리의 앞쪽면에 위치하며(그림 7-10), 발을 등쪽으로 굽히는 작용을 한다. **장딴지근**(gastrocnemius)은 장딴지(calf)의 주요 근육이다. 그림 7-10에서 장딴지근은 넙다리 양쪽에서 통통하게 살이 붙은 두 요소가 시작하여 아킬레스힘줄을 통해 발꿈치뼈에 부착되는 것을 확인할 수 있다. 장딴지근은 발을 바닥쪽으로 굽힌다. 발끝으로 설 때 장딴지근을 사용하기 때문에 토댄서의 근육(toe dancer's muscle)이라고도 한다. 세

 Clinical Application

근육의 상해

지나친 연습이나 외상 때문에 생긴 뼈대근육의 상해를 근육 스트레인(muscle strain)이라고 한다. 근육 스트레인은 근육통(myalgia)과 함께 근육섬유가 늘어나거나 찢어진다는 특징이 있다. 관절 주위에 상해가 발생하여 인대가 다쳤을 때는 스트레인이라고 하지 않고 스프레인(sprain)이라고 한다.

근육에 염증이 생긴 것(근육 스트레인 때문에 발생한 경우 포함)을 근육염(myositis)이라고 한다. 근육염에 더해 힘줄에 염증이 생긴 것(예 : 근육경직=charley horse)을 섬유근육염(fibromyositis)이라고 한다. 염증은 몇 시간 또는 며칠이면 가라앉을 수 있지만, 손상된 섬유는 스스로 치유하는 데 보통 몇 주일이 걸린다. 손상된 섬유 중에 일부는 섬유조직으로 대체되어 흉터(scar)가 생긴다. 가끔 흉터 조직에 단단한 칼슘이 축적되기도 한다.

경직(cramp)은 고통스러운 근육경련(spasm ; 불수의적인 트위치)이다. 경직은 가벼운 근육염이나 섬유근육염이 원인인 경우도 있지만, 어떤 자극에서 오는 증상이거나 이온과 수분의 불균형에서 초래된 증상일 수도 있다.

작은 외상(특히 팔다리)이 타박상(contusion 또는 bruise, 멍, 찰과상)의 원인이 될 수도 있다. 타박상은 국부적인 내부출혈과 염증을 동반한다. 뼈대근육에 심한 상처를 입으면 압착손상(crush injury, 바스러지는 상해)을 일으킬 수도 있다. 압착손상은 근육에 큰 상해를 입힐 뿐만 아니라 근육섬유에 포함된 물질을 혈액 속으로 방류해버릴 수도 있는데, 그렇게 되면 생명이 위험해진다. 예를 들어 근육에 들어 있는 붉은색소인 마이오글로빈이 혈액에 축적되어 콩팥기능상실(renal failure)을 일으킨다.

스트레스 때문에 유발된 근육 긴장은 목과 등의 경직과 근육통을 일으킬 수 있고, 스트레스성 두통(stress headache)의 한 가지 원인으로 생각된다. 두통과 요통을 치료하는 병원에서는 '스트레스에 의해 유발된 근육 긴장'을 처치하기 위해서 여러 가지 전략을 사용하고 있다. 처치방법에는 마사지, 바이오피드백, 이완 훈련 등이 있다.

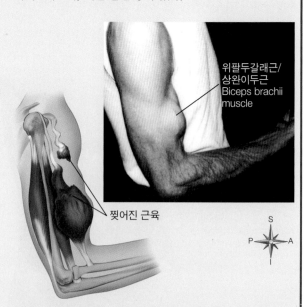

위팔두갈래근/
상완이두근
Biceps brachii muscle

찢어진 근육

근육 스트레인. 위팔두갈래근의 심각한 스트레인. 근육에 심각한 스트레인이 발생하면 두 조각으로 갈라져서 피부 아래에 있는 근육에 틈새를 만든다. 부서진 근육의 끝이 조직의 매듭을 만들기 위해서 어떻게 반사적으로 수축(경련)하는지 주의해서 본다.

Research, Issues, & Trends

근력 증강

가장 분명하고 효과적인 근력 증강 방법은 근력 트레이닝으로, 근력 트레이닝은 규칙적으로 무거운 부하에 대항해서 잡아당기는 것이다. 사람이 획득할 수 있는 최대근력은 주로 유전에 의해서 결정된다. 그러나 수 세기에 걸쳐서 운동선수들이 근력을 증강하기 위해 사용했던 다양한 화학 증강물질이 있다. 20세기에 운동선수들 사이에 유행했던 한 가지 방법은 비타민을 과잉 공급하는 것이다. 비타민을 적당량만 공급하더라도 근육이 제대로 활동하는 데에 필요한 정도의 비타민을 흡수할 수 있음에도 불구하고 비타민을 과다공급하면 비타민과다증(hypervitaminosis)을 유발하여 심각한 결과를 가져올 수 있다.

선수들이 자주 사용하는 또다른 화학 요법의 형태는 아나볼릭 스테로이드(anabolic steroid)이다. 아나볼릭 스테로이드는 대개 남성 호르몬인 테스토스테론(testosterone)의 합성물질이다. 자연적으로 만들어지는 테스토스테론이 근육과 근육의 크기를 증가시킨다는 점 때문에 시합에서 이기고 싶은 코치나 선수들에게 매력적인 물질이 되었다. 그러나 이 호르몬을 장기간 복용하면 심각하고 생명을 위협하는 호르몬 불균형을 초래할 수도 있다. 그래서 대부분의 합법적인 스포츠에서 아나볼릭 스테로이드가 금지되고 있다.

스포츠 생리학자들은 현재 크레아틴인산이나 여러 가지 조효소와 같이 근력이나 근지구력을 강화시키는 것으로 알려져 있는 다양한 화학물질을 연구하고 있다. 이러한 물질을 혼자서 사용하기 전에 반드시 그에 대한 최신 연구 결과를 잘 살펴보아야 한다. 그렇지 않으면 건강상 심각한 결과를 초래할 수 있다.

근육을 합친 **종아리근육군**(peroneus group)은 종아리의 가쪽면을 따라 볼 수 있으며(그림 7-10), 세 근육은 함께 작용하여 발을 가쪽으로 뒤집고 바닥쪽으로 굽힌다. 긴종아리근의 힘줄(tendon of peroneus longus)은 발을 지지하는 아치를 만든다(그림 6-20).

> **수행평가**
> 1. 씹기근육이 하는 일은 무엇인가?
> 2. 위팔세갈래근을 왜 복서의 근육이라고 하는가?
> 3. 햄스트링근이 하는 일은 무엇인가?

단원요약

1. 서론
A. 근육조직은 몸과 신체 부위를 움직일 수 있게 한다.
   1. 신체에는 3가지 유형의 근육이 있다(제3장 참조).
   2. 움직임은 근육세포(근육섬유)가 짧아지거나 수축함으로써 이루어진다.
   3. 근육의 운동(움직임)은 음식으로부터 얻은 화학에너지가 역학적 에너지로 변환될 때 일어난다.

2. 근육조직
A. 근육조직의 종류(그림 7-1)
   1. 뼈대근육 : 가로무늬근육 또는 수의근이라고도 한다.
      a. 현미경 사진을 보면 가로무늬 또는 줄무늬가 있다.
      b. 수축을 수의적으로 조절할 수 있다.
   2. 심장근육 : 심장의 몸통을 형성한다.
      a. 심장근육섬유는 가지가 있다.
      b. 사이원반(intercalated disc)이라는 검은 밴드가 있다.
      c. 심장근육섬유는 서로 연결되어 있기 때문에 심장 전체가 하나의 단위로서 효과적으로 수축할 수 있다.
   3. 민무늬근육 또는 제대로 : 내장근육이라고도 한다.
      a. 현미경으로 보면 줄무늬가 없어서 민무늬근육이라고 한다.
      b. 소화관이나 혈관벽과 같은 구멍 뚫린 구조체에서 볼 수 있다.
      c. 수의적인 조절에 따르지 않고 수축한다.
B. 기능 : 모든 근육섬유의 수축에 특성이 있다.

3. 뼈대근육의 구조
A. 근육기관 : 주로 가로무늬근육섬유와 결합조직
   1. 결합조직이 근육섬유, 근육섬유다발(근육섬유의 집단), 전체 근육을 둘러싸고 있다. 근막이 근육기관과 주위의 구조체를 둘러싸고 있다.
   2. 대부분의 뼈대근육은 한 뼈에서 관절을 지나 다른 뼈로 뻗어 있다.

3. 뼈대근육의 부위(그림 7-2)
   a. 시작점 : 관절에서 움직임이 일어났을 때 상대적으로 안정된 뼈에 근육이 붙어 있는 점
   b. 부착점 : 근육이 수축했을 때 움직이는 뼈에 근육이 붙어 있는 점
   c. 근육몸통 : 근육의 주요 부분
4. 근육은 힘줄에 의해 뼈에 붙어 있다 : 힘줄은 섬유연결조직으로 된 강력한 끈 또는 시트로, 근육기관에서 뻗어나온다. 어떤 힘줄은 힘줄집(tendon sheath)으로 둘러싸여 있고, 윤활액으로 윤활된다.
5. 윤활주머니 : 작고 속벽이 윤활막으로 이루어진 주머니. 윤활액을 조금 포함하고 있고, 힘줄과 그 밑에 있는 뼈 사이에 있다.

B. 미세구조와 기능(그림 7-3)
   1. 수축성 세포를 근육섬유라고 한다. 결합조직이 근육섬유를 평행한 그룹으로 만든다.
   2. 세포뼈대의 섬유는 원통형을 이루는데, 그 안에는 굵은 미오필라멘트(마이오신 함유)와 가는 미오필라멘트(주로 액틴 함유)가 들어 있다.
   3. 기본적인 기능(수축)단위를 근육원섬유마디라고 한다.
      a. 근육원섬유마디는 Z선이라는 검은 띠에 의해 나누어져 있다.
      b. 필라멘트 활주설로 수축 메커니즘을 설명한다.
         (1) 근육이 수축하기 위해 굵은 필라멘트와 가는 필라멘트가 교차되어 있다.
         (2) 근육이 수축하려면 칼슘과 에너지가 풍부한 ATP가 필요하다(그림 7-4).

4. 뼈대근육의 기능

A. 운동
   1. 근육이 수축하면서 뼈를 잡아당겨 운동을 일으킨다.
      a. 부착뼈를 시작뼈 가까이로 잡아당긴다.
      b. 운동은 부착뼈와 시작뼈 사이에 있는 관절에서 일어난다.
   2. 근육군이 수축하여 한 동작을 일으킨다.
      a. 주동근 : 주어진 운동을 일으키는 데 주역할을 하는 근육
      b. 협동근 : 주어진 운동을 일으키기 위해서 주동근을 도와주는 근육
      c. 대항근 : 주어진 운동에서 주동근의 활동과 반대 역할을 하는 근육

B. 자세
   1. 근육이 지속적이면서 강도가 약하게 수축하는 것을 근육의 긴장수축이라 하고, 긴장수축에 의해서 자세를 유지한다.
      a. 단 몇 개의 근육섬유만 동시에 수축한다.
      b. 신체 부위에 아무런 움직임도 일으키지 않는다.
      c. 근육긴장을 유지하는 것을 자세라고 한다.
   2. 좋은 자세에서 최선의 신체 기능을 발휘한다.
   3. 뼈대근육의 근육긴장을 유지하면 중력이 잡아당기는 것에 반대되는 역할을 해서 좋은 자세가 된다.

C. 열 생산
   1. 생존은 체온을 일정하게 유지할 수 있는 신체 능력에 좌우된다.
      a. 열(병) : 체온이 올라가 있는 것. 보통 병의 징조이다.
      b. 저체온증 : 체온이 내려가 있는 것
   2. 정상 체온을 유지하기 위해서 필요한 열의 대부분은 근육섬유의 수축에 의해서 생산된다.

D. 피로
   1. 근육의 수축력이 감소한다.
   2. 적정시간의 휴식이 없이 근육을 반복적으로 자극하는 것이 원인이다.
   3. 반복적인 근육수축이 세포에 저장되어 있던 ATP를 고갈시키고, 산소와 영양물질을 재충전할 수 있는 혈액의 공급 능력을 초과한다.
   4. 산소의 양이 충분하지 않은 상태에서 근육이 수축하면 젖산이 생산되는데, 젖산은 근육 통증을 유발한다.
   5. 산소부채 : 운동을 장시간 동안 하는 동안에 쌓인 젖산 초과량을 태우는 데 필요한 대사적 노력을 설명하는 용어이다.
      a. 힘든 운동을 한 다음에 숨을 헐떡거리는 것은 빚(산소부채)을 갚기 위해서 필요한 것이다.
      b. 대사량이 증가하면 에너지를 재충전하고 산소저장량을 운동하기 전 수준으로 되돌리는 데 도움이 된다.

5. 운동에서 다른 신체계통의 역할

A. 근육이 기능을 발휘하느냐 못 하느냐는 신체 다른 부위의 작용에 달려 있다.
B. 대부분의 근육은 가동관절을 가로질러 뼈를 끌어당겨서 운동을 일으킨다.
C. 호흡계통, 순환계통, 신경계통, 근육계통, 뼈대계통은 정상적인 운동을 만들어내는 데 꼭 필요한 역할을 하고 있다.
D. 다발경화증, 뇌출혈, 척주상해 등이 좋은 예이다. 그 예

들을 통해서 신체의 다른 기관에 발생한 병적 상태가 운동에 심각한 영향을 미친다는 것을 알 수 있다.

6. 운동단위

A. 근육이 수축해서 운동을 일으키려면 신경충격에 의해서 근육이 자극되어야 한다.

B. 운동신경 : 근육에 신경충격을 전달하여 근육이 수축하게 만드는 신경세포

C. 신경근육이음부(NMJ) : 신경종말과 근육섬유가 접촉하는 지점

D. 운동단위 : 운동신경과 운동신경이 조절하는 근육섬유를 합한 것(그림 7-5)

7. 근육자극

A. 자극(신경충격)이 일정 수준의 강도에 도달해야만 근육이 수축한다.

  1. 문턱자극 : 근육섬유가 수축하도록 만드는 데 필요한 최소 수준의 자극

B. 일단 문턱자극으로 자극되면 근육섬유가 완전하게 수축한다. 그러한 반응을 실무율(all or none)이라고 한다.

C. 한 근육 안에 있는 서로 다른 근육섬유들은 서로 다른 운동단위에 의해 조절되고, 문턱자극 수준이 다르다.

  1. 각각의 근육섬유들은 문턱자극에 대해 실무율에 따라 반응하지만, 근육 전체로는 그렇지 않다.

  2. 서로 다른 문턱자극에 반응하는 다른 운동단위가 있기 때문에 근육 전체로 보아서는 다른 크기의 힘을 내도록 근육수축을 조절할 수 있다.

8. 뼈대근육의 수축 형태

A. 트위치 수축과 테타닉 수축

  1. 트위치 수축은 실험실에서 일어나는 현상이지 일반적인 근육 활동이 아니다. 트위치 수축은 1회의 문턱자극에 의해서 근육섬유가 1회 수축하는 것이다.

  2. 테타닉 수축은 빠르고 반복적인 자극에 의해서 일어나는 지속적인 근육수축이다.

B. 등장성 수축(그림 7-6)

  1. 근육의 길이가 변함으로써 관절에서 운동을 일으키는 근육수축이다.

  2. 단축성 수축 : 근육의 부착점 끝이 짧아져서 시작점쪽으로 잡아당김으로써 움직임이 일어나게 만드는 수축

  3. 신장성 수축 : 장력 하에서 근육이 늘어남으로써 부착점이 시작점에서 멀어지는 수축

  4. 대부분의 운동 형태(걷기, 달리기 등)는 향심성 수축에 의해서 일어난다.

C. 등척성 수축(그림 7-6)

  1. 움직임을 일으키지 않는 근육의 수축. 전체적으로 보아서는 근육이 짧아지지 않는다.

  2. 움직임은 일어나지 않지만 근육 내의 장력은 증가한다.

9. 운동이 뼈대근육에 미치는 영향

A. 규칙적으로, 그리고 적절하게 시행되는 운동은 근육긴장을 향상시켜서 자세를 좋게 만들고, 심장과 허파가 기능하는 효율을 높이며, 피로를 감소시킨다.

B. 근육은 평상시에 하는 일의 양에 따라 변화한다.

  1. 장시간 동안 활동을 하지 않으면 불사용에 의한 근육위축의 원인이 된다.

  2. 규칙적인 운동에 의해서 근육의 크기가 증가하는 것을 근육비대라고 한다.

C. 근력 트레이닝은 무거운 부하에 대항해서 근육을 수축시키는 운동이 포함된 운동이다.

  1. 근력 트레이닝을 하면 근육섬유 안에 있는 마이오필라멘트의 수를 증가시키고, 그 결과 근육의 총량이 증가한다.

  2. 근력 트레이닝을 해도 근육섬유의 수는 증가하지 않는다.

D. 지구력 트레이닝은 중간 정도의 운동을 장시간 동안 버틸 수 있는 근육의 능력을 증가시키는 운동이다. 유산소성 트레이닝이라고도 한다.

  1. 지구력 트레이닝을 하면 산소와 영양물질을 근육까지 배달하는 효율이 증가하는데, 그 이유는 혈류량이 증가하기 때문이다.

  2. 지구력 트레이닝으로는 근육비대가 잘 이루어지지 않는다.

10. 뼈대근육의 수축에 의해서 일어나는 운동(그림 7-7~7-9)

A. 굽히기 : 각도를 줄이는 것

B. 펴기 : 각도를 늘리는 것

C. 벌리기 : 중심선에서 멀리

D. 모으기 : 중심선쪽으로

E. 돌리기 : 축 주변으로

F. 회선(부채꼴돌리기) : 신체 부위의 먼쪽끝을 원으로 움직이는 것

G. 엎치기와 뒤치기 : 아래팔을 비트는 결과 생기는 손의 자세

H. 등쪽 굽히기와 바닥쪽 굽히기 : 발의 움직임(발목을 위아래로 움직이는 것)

I. 안쪽 뒤집기와 가쪽 뒤집기 : 발의 움직임(옆쪽으로)

11. 뼈대근육군(표 7-2)

A. 머리와 목의 근육(그림 7-10, 7-11)
  1. 얼굴근육
     a. 눈둘레근(orbicularis oculi)
     b. 입둘레근(orbicularis oris)
     c. 광대근(zygomaticus)
  2. 씹기근육
     a. 깨물근(masseter)
     b. 관자근(temporalis)
  3. 목빗근(sternocleidomastoid) : 머리 굽히기
  4. 등세모근(trapezius) : 어깨 올리기와 머리 펴기

B. 팔을 움직이는 근육
  1. 큰가슴근(pectoralis major) : 위팔 굽히기
  2. 넓은등근(latissimus dorsi) : 위팔 펴기
  3. 어깨세모근(deltoid) : 위팔 벌리기
  4. 위팔두갈래근(biceps brachii) : 아래팔 굽히기
  5. 위팔세갈래근(triceps brachii) : 아래팔 펴기

C. 몸통의 근육(그림 7-12)
  1. 배의 근육
     a. 배곧은근(rectus abdominis)
     b. 배바깥빗근(obliquus externus abdominis)
     c. 배속빗근(obliquus internus abdominis)
     d. 배가로근(transversus abdominis)
  2. 호흡근육
     a. 갈비사이근(intercostal muscles)
     b. 가로막(diaphragm)

D. 다리를 움직이는 근육
  1. 엉덩허리근(iliopsoas) : 넙다리 굽히기
  2. 큰볼기근(gluteus maximus) : 넙다리 펴기
  3. 모음근군(adductor muscles) : 넙다리 모으기
  4. 햄스트링근(hamstring muscles) : 종아리 굽히기
     a. 반막모양근(semimembranosus)
     b. 반힘줄모양근(semitendinosus)
     c. 넙다리두갈래근(biceps femoris)
  5. 넙다리네갈래근군(quadriceps femoris group) : 종아리 펴기
     a. 넙다리곧은근(rectus femoris)
     b. 넓은근군(vastus muscles)
  6. 앞정강근(tibialis anterior) : 발을 등쪽으로 굽히기
  7. 장딴지근(gastrocnemius) : 발을 바닥쪽으로 굽히기
  8. 종아리근군(peroneus group) : 발 굽히기

용어정리

abduct, abduction
actin
adduct, adduction
adductor muscle
aerobic training
all or none
antagonist muscle
biceps brachii
bursa (pl. bursae)
cardiac muscle
carpal tunnel syndrome
circumduct,
    circumduction
concentric contraction
deltoid
diaphragm
disuse atrophy
dorsiflex, dorsiflexion
eccentric contraction
endurance training
evert, eversion
extend, extension

external oblique
fatigue
fibularis group
flex, flexion
frontal muscle
gastrocnemius
gluteus maximus
hamstring muscle
hypertrophy
hypothermia
iliopsoas
insertion
intercostal muscle
internal oblique
invert, inversion
isometric contraction
isotonic contraction
latissimus dorsi
masseter
mastication
motor neuron
motor unit

muscle fiber
myofilament
myoglobin
myosin
neuromuscular junction
    (NMJ)
orbicularis oris
origin
oxygen debt
paralysis
pectoralis major
peroneus group
plantar flex, plantar
    flexion
posture
prime mover
pronate, pronation
quadriceps femoris
rectus abdominis
rotate, rotation
sarcomere
skeletal muscle

sliding filament model
smooth muscle
sternocleidomastoid
strength training
supinate, supination
synergist muscle
synovial membrane
temporal
tendon
tendon sheath
tenosynovitis
tetanic contraction,
    tetanus
threshold stimulus
tibialis anterior
tone, tonic contraction
transversus abdominis
trapezius
triceps brachii
twitch
zygomaticus

복습문제

1. 심장근육의 구조를 간단히 설명하시오.
2. 민무늬근육의 구조를 간단히 설명하시오.
3. 힘줄, 윤활주머니, 윤활막의 구조와 기능을 간단히 설명하시오.
4. 긴장수축이 자세를 어떻게 유지하는지 설명하시오.
5. 근육계통 이외에 두 개의 신체계통이 운동에 어떻게 기여하는지 예를 들어 설명하시오.
6. 트위치 수축과 테타닉 수축에 대하여 설명하시오.
7. 등장성 수축을 설명하시오.
8. 등척성 수축을 설명하시오.
9. 근력트레이닝이 무엇이고, 트레이닝 결과가 어떻게 되는지 설명하시오.
10. 지구력 트레이닝이 무엇이고, 트레이닝 결과가 어떻게 되는지 설명하시오.
11. 다음 동작에 대해 설명하시오. 굽히기, 펴기, 벌리기, 모으기, 돌리기
12. 몸통에 있는 근육의 이름을 2가지 대고, 그 근육의 시작점, 부착점, 기능을 쓰시오.
13. 머리와 목에 있는 근육의 이름을 2가지 대고, 그 근육의 시작점, 부착점, 기능을 쓰시오.
14. 팔을 움직이는 근육의 이름을 2가지 대고, 그 근육의 시작점, 부착점, 기능을 쓰시오.
15. 다리를 움직이는 근육의 이름을 2가지 대고, 그 근육의 시작점, 부착점, 기능을 쓰시오.

탐구문제

16. 이완된 근육원섬유마디를 그리고 이름을 쓰시오. 단 액틴, 마이오신, Z선을 포함시켜야 한다. 그리고 근육원섬유마디를 수축시키는 과정을 설명하시오.
17. 효율적인 동작을 위한 주동근, 협력근, 대항근의 상호작용을 설명하시오.
18. 산소부채가 생기는 원인에 대하여 설명하시오. 산소부채는 어떻게 갚는가?

시 험 문 제

1. _____ 는 근육세포의 다른 이름이다.
2. 심장근육은 _____의 조직을 덩어리로 만든다.
3. 좀 더 움직이기 쉬운 뼈에 근육이 붙은 것을 _____이라고 한다.
4. 좀 더 고정된 뼈에 근육이 붙은 것을 _____이라고 한다.
5. _____은 가는 근육필라멘트를 만드는 단백질이다.
6. _____은 두꺼운 근육필라멘트를 만드는 단백질이다.
7. _____는 뼈대근육이 수축하는 기본적인 기능적 단위이다.
8. 뼈대근육의 3가지 기능은 _____, _____, _____이다.
9. _____분자는 근육의 수축에 필요한 에너지를 공급한다.
10. 근육이 산소를 필요로 하지 않는 에너지 공급 과정으로 전환했을 때 생기는 부산물은 _____이다.
11. 한 개의 운동신경과 그 운동신경이 지배하는 모든 근육섬유를 합해서 _____라고 한다.
12. 근육섬유를 수축시키기 위해서 필요한 최소 수준의 자극을 _____이라고 한다.
13. 관절에서 운동을 일으키고, 근육을 짧게 만드는 근육 수축 형태를 _____이라고 한다.
14. 운동을 일으키지 않고, 근육을 짧게 만들지 않으며, 근육긴장만 증가시키는 근육 수축 형태를 _____이라고 한다.
15. 신체부위를 중심선에서 더 멀어지게 하는 동작을 _____라고 한다.
16. 굽히기의 반대동작을 _____라고 한다.
17. 해부학적 자세로 서 있을 때 손은 _____이다.
18. 뼈대근육의 다른 이름은 무엇인가?
    a. 내장근육
    b. 맘대로근
    c. 심장근육
    d. 위의 3가지 모두
19. 민무늬근육의 다른 이름은 무엇인가?
    a. 내장근육
    b. 제대로
    c. 민무늬근육
    d. 위의 3가지 모두

A열의 근육을 B열에 있는 위치에 알맞게 연결하라.

A

20. _____ temporal muscle
21. _____ biceps brachii
22. _____ sartorius
23. _____ gastrocnemius
24. _____ masseter
25. _____ pectoralis major
26. _____ external oblique
27. _____ gluteus maximus
28. _____ sternocleidomastoid
29. _____ rectus abdominis
30. _____ rectus femoris
31. _____ triceps brachii

B

a. 머리와 목의 근육
b. 팔을 움직이는 근육
c. 몸통의 근육
d. 다리를 움직이는 근육

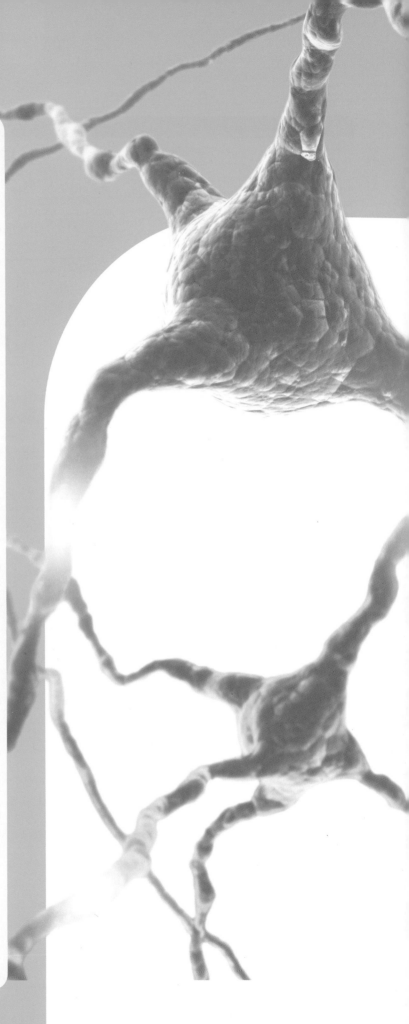

학습목표

이 단원을 공부하고 나면 다음과 같은 것을 할 수 있어야
한다.

1. 신경계통의 분할과 기관의 이름을 알고, 그 계통 전체
   의 일반적인 기능을 설명할 수 있다.
2. 신경계통에 있는 중요한 세포의 종류를 구별하고, 각
   각의 기능을 설명할 수 있다.
3. 3뉴런 반사활의 해부학적 요소와 기능적 요소를 구별
   한다. 신경임펄스가 신경섬유를 따라서 전파되는 것과
   시냅스틈새를 뛰어 넘어서 전파되는 것을 비교·설명
   할 수 있다.
4. 뇌와 척수의 중요한 해부학적 요소를 구별하고, 각각
   의 기능에 대하여 간단히 설명할 수 있다.
5. 척수신경과 뇌신경을 비교해서 설명할 수 있다.
6. 자율신경계통을 둘로 나누고, 해부학적 특성과 기능적
   특성을 설명할 수 있다.

신경계통 8

정상적인 신체는 거대하고 엄청나게 복잡한 일을 수행함으로써 자신의 생명과 건강을 유지할 수 있다. 수십억 개의 세포들은 모두 어떤 활동을 하고 있는데, 그것들이 모두 인체 기능의 일부이다. 신체에 있는 수십억 개의 세포들을 조정하는 일은 두 개의 신체 소통 계통인 신경계통과 내분비계통에 의해 수행된다. 신경계통은 신체의 한 부위에서 다른 부위로 전도되는 신경임펄스에 의해서 대단히 빠르게 정보를 전달한다.

내분비계통은 화학물질을 이용해서 훨씬 느리게 정보를 전달한다. 화학물질은 분비관이 없는 샘에서 혈류 속으로 분비된 다음 혈액의 순환에 의해서 신체의 다른 부위로 전달된다. 신경임펄스와 호르몬은 신체의 구조체들 사이에 정보를 소통하고, 건강하게 살아남을 수 있도록 각 기관들의 활동을 증가 또는 감소시킨다. 다르게 표현하면 인체의 소통 시스템은 여러 계통을 통합하고 조절한다. 소통 시스템은 신체의 수백 가지 기능을 건강하게 살아남는다는 하나의 종합적인 기능으로 묶는다.

항상성이란 균형 잡히고 조절된 인체의 내부 환경으로, 생명 그 자체의 가장 기본이라는 사실을 상기하라. 항상성을 조절하고 통합하는 시스템이 적절한 역할을 할 때에만 항상성을 유지할 수 있다.

이 장의 목적은 신경계통의 세포, 조직, 분류의 이름 알기, 신경임펄스의 생성에 대하여 논의하기, 신경임펄스가 신체의 한 부위에서 다른 부위로 어떻게 전달되는지 설명하기이다. 신경계통의 중요한 요소인 뇌, 척수, 신경 등에 대해서만 공부하는 것이 아니라, 그 요소들이 항상성을 유지하고

학습요령

1. 제8장을 시작하기 전에 제4장에 있는 신경계통의 개요를 복습하라.
2. 제8장에는 많은 내용이 들어 있다. 좀 쉽게 하기 위해서 그 내용을 신경계통의 미세구조와 기능, 말초신경계통, 중추신경계통의 3가지로 나눈다. 그러나 신경계통은 하나의 조직화된 시스템으로 작용한다는 것을 꼭 기억해야 한다. 시스템을 나누는 것은 시스템을 단순화하기 위한 방법일 뿐 서로 다른 독립체는 아니다.
3. 'neuro'는 신경, 'dendro'는 가지, 'oligo'는 조금 또는 작게를 뜻한다는 것을 기억해두면 용어를 배우는 데 도움이 될 것이다. 예를 들어 'oligodendrocyte'는 가지가 적은 아교세포를 뜻한다.
4. 신경계통의 기능은 신경임펄스가 전도되는 것과 신경임펄스가 시냅스를 가로질러 통과하는 두 가지 과정에 의해서 이루어진다. 신경임펄스는 뉴런의 안팎으로 이온이 교환되는 것이다. 시냅스에서는 신경전달 물질의 생성, 방출, 비활성화가 있어야 한다. 신경전달 물질은 시냅스의 다른 쪽에 있는 뉴런의 수용체를 자극함으로써 기능을 수행한다.
5. 자율신경계통을 공부할 때 각 부분의 기본적인 기능을 기억해야 한다. 부교감신경계통은 조용하게 항상성을 유지하려고 노력한다. 교감신경계통은 투쟁-도주반응에 의해 신체가 위급상황에 처하는 것에 대비한다.
6. 중추신경계통에 있는 내용은 플래시 카드를 이용해서 구조와 기능을 매치시키는 것이 최상의 공부 방법이다.
7. 스터디 그룹에서는 다음과 같이 해야 한다. (a) 이 장의 앞 부분에 있는 용어를 통달한다. (b) 신경임펄스의 전도과정과 시냅스에서 무슨 일이 일어나는지 토론한다. (c) 중추신경계통에 속하는 부위들의 이름과 기능을 플래시카드에 적는다. (d) 이 장의 말미에 있는 문제들을 모두 풀고, 시험에 나올만한 문제에 대하여 토론한다.
8. 중추신경계통에 있는 대부분의 기관들은 한 가지 이상의 기능이 있다는 것을 기억하라.
9. 교감신경계통과 부교감신경계통의 일반적인 기능을 알아야 그 계통의 특수한 기능을 알기 쉽다.

조절하기 위해서 어떻게 작용하는지에 대해서도 공부할 것이다. 제9장에서는 감각에 대하여 공부할 것이다.

1. 신경계통의 기관과 분할

신경계통의 기관에는 뇌, 척수, 수많은 신경, 눈이나 귀와 같은 특수 감각기관, 피부에 있는 아주 작은 감각기관 등이 있다. 신경계통은 크게 중추신경계통과 말초신경계통으로 구분할 수 있다(그림 8-1). 뇌와 척수는 신체의 중심선 부근에 있기 때문에 **중추신경계통**(central nervous system : CNS)이라 한다. 마찬가지로 온몸에 흩어져 있는 신경들은 **말초신경계통**(peripheral nervous system : PNS)이라고 한다. 말초신경계통을 다시 나눈 것이 **자율신경계통**(autonomic nervous system : ANS)인데, 이것은 신체의 기능을 자율적 또는 불수의적으로 조절하는 기관들로 구성되어 있다. 자율적 기능으로는 심박수, 위와 창자의 수축, 샘에서의 화학물질 분비 등이 있다.

 신경계통의 분할을 더 공부하려면 AnimationDirect로 들어갈 것

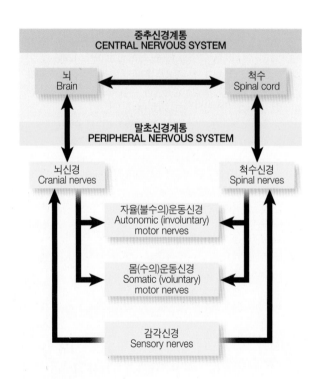

중추신경계통
CENTRAL NERVOUS SYSTEM

뇌
Brain

척수
Spinal cord

말초신경계통
PERIPHERAL NERVOUS SYSTEM

뇌신경
Cranial nerves

척수신경
Spinal nerves

자율(불수의)운동신경
Autonomic (involuntary)
motor nerves

몸(수의)운동신경
Somatic (voluntary)
motor nerves

감각신경
Sensory nerves

FIGURE 8-1 신경계통의 분할

2. 신경계통의 세포

신경계통에는 다음과 같은 두 종류의 세포가 있다.
뉴런(neuron) : 신경세포. 신경임펄스를 전도한다.
글리아(glia) : 아교세포. 뉴런을 지지해주는 지지세포(support cell)

2.1. 뉴런

뉴런은 **세포체**(cell body ; 뉴런의 중심부분), **가지돌기**(dendrite ; 한 개 이상의 뻗어 나온 가지), **축삭**(axon ; 길게 뻗은 한 개의 줄기)으로 구성되어 있다. 그림 8-2에서 각 부분을 모두 확인할 수 있다. 가지돌기는 뉴런의 세포체로 임펄스를 전달하는 돌기이고, 축삭은 임펄스를 세포체에서 다른 뉴런으로 전달하는 돌기이다.

뉴런은 임펄스를 전달하는 방법에 따라서 3종류로 나눈다.

1. 감각뉴런
2. 운동뉴런
3. 사이뉴런

감각뉴런(sensory neuron)은 신체의 모든 부위로부터 척수와 뇌로 임펄스를 전달한다. 감각뉴런을 **구심성 신경**(afferent neuron)이라고도 한다.

운동뉴런(motor neuron)은 임펄스를 반대 방향으로, 즉 뇌와 척수에서부터 먼쪽으로 전달한다. 운동뉴런은 임펄스를 신체의 모든 부위로 보내는 것이 아니라 단 두 종류의 조직, 즉 근육조직과 샘이 있는 상피조직으로 전달한다. 운동뉴런은 **원심성 신경**(efferent neuron)이라고도 한다.

사이뉴런(interneuron)은 감각뉴런에서부터 운동뉴런으로 임펄스를 전달한다. 사이뉴런은 감각뉴런과 운동뉴런의 양끝을 연결해서 신경섬유의 복잡한 중심 네트워크를 이루기도 한다. 사이뉴런은 중심뉴런(central neuron) 또는 연결뉴런(connecting neuron)으로 불리기도 한다.

축삭은 **미엘린**(myelin)이라는 물질로 겹겹이 싸여있다(그림 8-2C). 미엘린은 슈반세포(Schwann's cell, 신경집세포)로 만들어진 백색의 지방 물질로, 중추신경계통 밖에 있는 축삭 중의 일부를 둘둘 감싸고 있다. 그렇게 슈반세포로 싸여 있는 신경섬유를 **말이집신경섬유**(myelinated

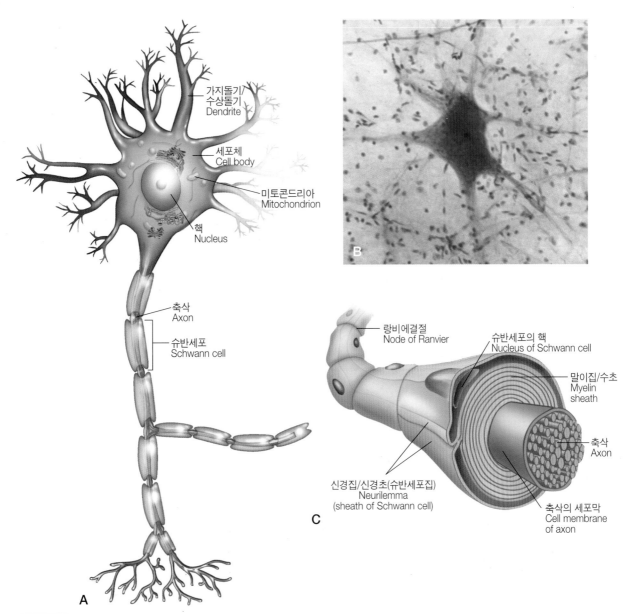

FIGURE 8-2 **뉴런**. A. 전형적인 뉴런의 그림. 가지돌기, 세포체, 축삭이 있다. B. 뉴런의 광학현미경 사진, C. 말이집으로 둘러싸인 축삭 분절의 단면으로, 미엘린으로 가득 채워진 슈반세포를 볼 수 있다.

fiber ; 둘둘 말아서 만든 집 속에 있는 신경섬유)라고 한다. 그림 8-2C에 있는 확대 그림을 보면 좀 더 자세히 알 수 있다. **랑비에결절**(node of Ranvier)은 인접한 슈반세포 사이에 깊이 파인 고랑이다.

슈반세포의 바깥쪽 세포막을 **신경집**(neurolemma)이라고 하는데, 신경집은 임상적으로 매우 중요한 의미를 가지고 있다. 신경집은 잘라지거나 상해를 당한 축삭을 재생시킬 때 아주 중요한 역할을 하는데, 뇌와 척수에 있는 신경세포의 축삭에는 신경집이 없다. 그러므로 말초신경계

통을 재생할 수 있는 가능성보다 뇌와 척수를 재생할 수 있는 가능성이 훨씬 적다.

2.2. 글리아

글리아(glia, 아교세포)는 신경아교세포(neuroglia)라고도 하며, 신경임펄스를 전달하는 데 특별한 역할을 하는 것이 아니라 지지세포의 특수한 형태이다. 글리아는 '풀'이라는 뜻을 가진 그리스어 'glue'에서 유래된 용어로, 글리아세포의 기능이 뉴런을 함께 묶어서 보호하는 것이기 때문

에 적절한 용어로 생각된다. 글리아를 설명하는 중요한 이유 중 하나는 뇌종양 중에서 가장 흔한 **신경아교종**(glioma)이 바로 글리아에서 생기기 때문이다. 현재는 글리아가 뉴런의 기능을 조절하는 역할을 포함해서 많은 기능을 하고 있다는 것이 알려져 있다. 그러므로 글리아는 물리적인 풀의 역할뿐만 아니라 신경조직의 여러 기능을 모아서 전체적으로 협동할 수 있도록 돕는 역할을 한다.

글리아는 크기와 모양이 다양하다(그림 8-3). 어떤 것은 크기가 비교적 크고, 글리아의 표면에서 뻗어 나온 실같은 돌기 때문에 별모양으로 보이는데, 이 글리아세포를 **별아교세포**(astrocyte)라고 한다. 여기에서 'astro'는 별이라는 뜻이다(그림 8-3A). 별아교세포의 실같이 생긴 가지들이 뉴런과 작은 혈관에 붙어서 서로를 밀착시킨다. 혈관벽을 따라서 붙어 있는 별아교세포의 가지들이 두 개의 층을 이루고 있는데, 그것을 **혈액뇌장벽**(blood-brain barrier : BBB)이라고 한다. 혈액뇌장벽이 혈관조직과 신경조직 사이를 갈라놓고 있는 것은 혈관 속에 흘러올지도 모르는 유해한 화학물질로부터 뇌조직을 보호하기 위한 것이다.

미세아교세포(microglia)는 별아교세포보다 크기가 작은 세포이다(그림 8-3B). 보통은 변하지 않지만, 뇌조직에서 염증이나 퇴화가 발생하면 크기가 커지고, 이리저리 돌아다니면서 미생물을 잡아먹는 청소부(scavenger)의 역할을 한다. 미세아교세포는 미생물을 둘러싼 다음 자신의 세포질 속으로 끌어당겨서 소화시키는 방식으로 다치거나 병들어서 생긴 세포의 상처를 깨끗이 청소한다. 제3장에서 배운 식세포작용(phagocytosis)은 미세아교세포의 활동을 나타내는 과학 용어이다.

희소돌기아교세포(oligodendrocyte)는 신경섬유를 함께 묶는 일을 돕기도 하지만, 그보다 더 중요한 역할은 뇌와 척수에 있는 신경섬유를 감싸는 지방성의 말이집을 생산하는 것이다. 슈반세포도 말이집을 만들지만 슈반세포는 말초신경계통에만 있다. 그림 8-3C에서 희소돌기아교세포는 여러 개의 축삭을 둘러싸고 있는 말이집을 만들지만, 슈반세포는 단 한 개의 축삭만 완전히 둘러싸고 있다는 점이 다르다는 것을 확인하라.

> ✓ **수행평가**
> 1. 중추신경계통과 말초신경계통의 차이점은 무엇인가?
> 2. 뉴런의 중요한 특징은 무엇인가?
> 3. 글리아와 뉴런의 차이점은 무엇인가?

3. 신경과 신경로

신경(nerve)은 케이블 속에 전기줄이 여러 가닥 있는 것처럼 말초신경섬유(축삭)가 다발로 묶여있는 것이다. 말초신경섬유는 보통 말이집이 있다. 미엘린이 흰색이기 때

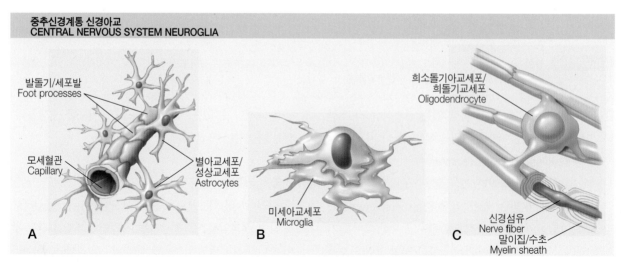

중추신경계통 신경아교
CENTRAL NERVOUS SYSTEM NEUROGLIA

발돌기/세포발
Foot processes

모세혈관
Capillary

별아교세포/
성상교세포
Astrocytes

A

미세아교세포
Microglia

B

희소돌기아교세포/
희돌기교세포
Oligodendrocyte

신경섬유
Nerve fiber
말이집/수초
Myelin sheath

C

FIGURE 8-3 글리아. A. 별아교세포는 뇌 안에 있는 혈관에 붙어 있는 돌기를 가지고 있다. B. 중추신경계통에 있는 미세아교세포는 크기가 커질 수도 있고, 식세포작용에 의해서 미생물을 잡아먹을 수도 있다. C. 희소돌기아교세포는 중추신경계통에 있고, 여러 개의 축삭을 말이집으로 둘러싼다.

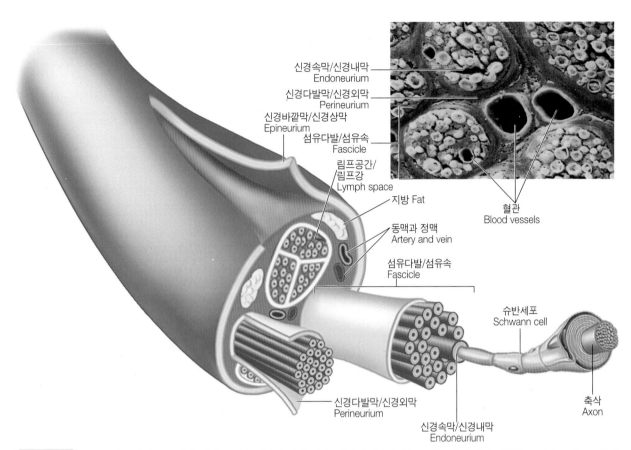

신경속막/신경내막
Endoneurium

신경다발막/신경외막
Perineurium

신경바깥막/신경상막
Epineurium

섬유다발/섬유속
Fascicle

림프공간/
림프강
Lymph space

지방 Fat

동맥과 정맥
Artery and vein

섬유다발/섬유속
Fascicle

혈관
Blood vessels

슈반세포
Schwann cell

축삭
Axon

신경다발막/신경외막
Perineurium

신경속막/신경내막
Endoneurium

FIGURE 8-4 **신경.** 신경 안에는 축삭을 다발로 묶은 섬유다발이 있다. 신경바깥막이라는 결합조직이 신경 전체를 둘러싸고 있다. 신경다발막이 섬유다발을 묶고 있다. 네모 안에 있는 것은 하나의 신경을 절단한 단면을 전자현미경으로 촬영한 것이다.

문에 신경도 하얗게 보인다.

중추신경계통에 있는 축삭의 다발인 **신경로**(tract)도 말이집 속에 있기 때문에 뇌와 척수의 **백색질**(white matter)을 형성하고 있다. 뇌와 척수의 조직 중에서 말이집이 없는 축삭, 세포체, 가지돌기로 구성되어 있는 조직을 **회색질**(gray matter)이라고 하는 이유는 회색으로 보이기 때문이다.

그림 8-4를 보면 한 개의 신경 속에 있는 각각의 축삭이 얇은 섬유결합조직으로 둘러싸여 있는데, 그것을 **신경속막**(endoneurium)이라고 한다. 신경속막으로 둘러싸인 축삭의 그룹을 **섬유다발**(fascicles, 섬유속)이라 하고, 섬유다발을 둘러싸고 있는 얇은 섬유결합조직을 **신경다발막**(perineurium)이라 한다. 신경 전체를 둘러싸고 있는 거친 섬유집을 **신경바깥막**(epineurium)이라고 한다.

4. 반사활

우리가 살고 있는 순간마다 신경임펄스가 뇌와 척수쪽으로 오가며 달리고 있다. 신경임펄스의 전도가 모두 사라지면 생명도 사라진다. 신경만이 세포 사이에 빠른 소통을 할 수 있고, 그 소통은 생명 유지에 절대적으로 필요한 것이다. 신체가 보낼 수 있는 단 한 가지의 다른 소통방법은 호르몬을 통해서 전달하는 메시지이다. 호르몬메시지는 임펄스보다 아주 느리게 이동하고, 순환하는 혈액을 거쳐야만 신체의 한 부위에서 다른 부위로 이동할 수 있다. 임펄스의 전도와 비교하면 대단히 느린 여행이다.

신경임펄스를 **활동전위**(action potential)라고도 한다. 신경임펄스는 약 1조 개 이상의 길을 따라 이동할 수 있고, 그 길은 임펄스를 전도할 수 있는 뉴런으로 만들어진다. 그래서 신경임펄스가 이동할 수 있는 길을 신경통로(neuron pathway)라고 부르기도 한다. 신경통로의 기본적인 형태(type)를 **반사활**(relfex arc)이라 하고, 신경계통이 역할을 수행하는 데에는 반사활이 대단히 중요하다. 가장 간단한 반사활은 2뉴런반사활(two neuron reflex arc)인데, 이 이름은 감각뉴런과 운동뉴런이라는 단 2종류의 뉴런으로 구성되기 때문에 붙여진 이름이다.

그다음으로 간단한 것이 3뉴런반사활인데, 이 반사활은 감각뉴런, 사이뉴런, 운동뉴런의 3종류의 뉴런으로 구성되어 있다. 반사활은 일방통행 길과 같아서 임펄스가 한 방향으로만 전도된다. 다음 문단에서 그 방향에 대해 자세히 설명하니 읽으면서 그림 8-5를 자주 보라.

임펄스의 전도는 대개 수용기에서 시작된다. **수용기**(receptor)는 감각뉴런 가지돌기의 시작점이다. 수용기는 대개 척수에서 어느 정도 떨어진 곳(힘줄, 피부, 점막 등)에 있다. 그림 8-5에서는 감각수용기가 넙다리네갈래근 안에 있다. 그림에 그려져 있는 반사활은 뻗침수용기(stretch receptor, 신장수용기)가 근육의 수축에 의해서 자극되었을 때를 그린 것이다. 그 근육수축은 신체검사를 할 때 반사를 일으키기 위해서 의사가 사용하는 고무망치로 무릎

인대를 살짝 두드렸기 때문에 생긴 수축이다. 뻗침수용기의 자극에 의해서 발생된 신경임펄스가 그 신경의 신경통로 위에 있기 때문에 신경통로를 따라 전도되어서 일어나는 최종효과(무릎을 갑자기 움직이는 동작)는 가장 간단한 형태인 2뉴런반사활의 예이다.

무릎반사(knee-jerk reflex)에는 감각뉴런과 운동뉴런만이 참여하고 있다. 뻗침수용기를 자극해서 발생된 신경임펄스는 감각뉴런 가지돌기의 긴 길을 따라서 세포체로 이동하는데, 세포체는 뒤뿌리신경절(dorsal root ganglion) 안에 있다. **신경절**(ganglion)은 말초신경계통 안에 있는 신경세포체의 그룹이다. 신경절은 척수 가까운 곳에 있고, 하나의 신경절에 한 개의 감각뉴런 세포체만 있는 것이 아니라 수백 개의 세포체들이 집단으로 몰려 있다(그림 8-5).

감각뉴런의 축삭은 뒤뿌리신경절 안에 있는 세포체에서 출발하여 척수의 회색질 안에 있는 다른 뉴런의 가지돌기 근방에서 끝이 난다. 한 뉴런의 축삭의 끝과 다른 뉴런의 가지돌기의 끝 사이에는 아주 미세한 공간이 있다. 그 공간을 **시냅스**(synapse, 신경접합부, 연접)라고 한다.

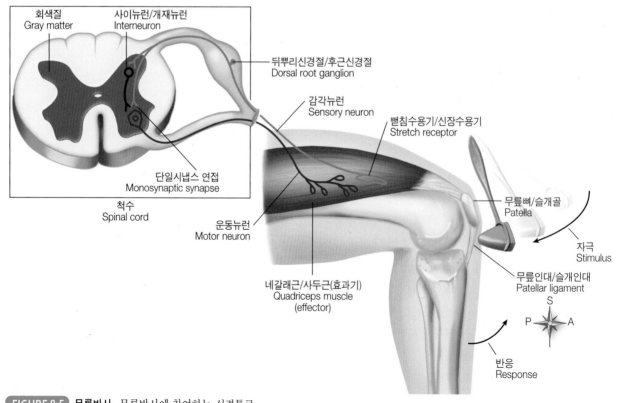

FIGURE 8-5 **무릎반사.** 무릎반사에 참여하는 신경통로

신경임펄스가 시냅스에서 정지하고, 화학적 신호가 틈새를 가로질러서 보내진다. 그다음에는 임펄스가 운동뉴런의 가지돌기→세포체→축삭을 따라서 이동을 계속한다.

운동뉴런의 축삭 끝에서 **효과기**(effector)라고 부르는 구조체와 시냅스를 만든다. 효과기는 신경신호를 실제적인 효과로 변환시키는 기관으로, 근육이나 샘이 효과기이고, 근육이 수축하거나 샘에서 화학물질을 분비하는 것이 효과 또는 반응이다.

반사활에 임펄스가 전도되는 것에 대한 반응을 **반사**(reflex)라고 한다. 바꾸어 말하면 "반사활에 임펄스가 전도되면 반사를 일으킨다." 예로 든 무릎반사에서는 넙다리네갈래근(효과기)에 신경임펄스가 도달하면 무릎이 갑자기 움직인다(효과 또는 반응).

지금부터는 그림 8-5에 있는 사이뉴런에 주의를 기울이자. 어떤 반사에는 2개의 뉴런이 아니라 3개의 뉴런이

참여한다. 약간 더 복잡한 3뉴런반사에는 감각뉴런과 운동뉴런 이외에 사이뉴런이 추가로 참여한다. 3뉴런반사에서는 감각뉴런의 축삭 끝이 사이뉴런과 먼저 연접한다. 즉 감각뉴런과 사이뉴런이 첫번째로 연접한 다음에 사이뉴런과 운동뉴런이 두 번째로 연접하는 곳에서 화학물질을 보내면 운동뉴런으로 전도가 이루어진다. 예를 들어 넙다리의 피부를 간지럽히면 3뉴런반사를 일으켜 넙다리를 끌어당겨서 간지럽히는 물체로부터 멀리 떨어져 버린다. 이러한 3뉴런반사를 **회피반사**(withdrawal reflex, 도피반사)라고 한다.

사이뉴런은 모두 뇌나 척수의 회색질 안에 완전히 들어가 있다. 회색질이 척수의 H자 모양 안쪽 중심부를 이루고 있다. 2뉴런반사활의 시냅스는 감각뉴런과 운동뉴런 사이에 있는 것이 유일하지만, 3뉴런반사활에는 사이뉴런이 있기 때문에 2개의 시냅스가 있다.

 Clinical Application

다발경화증(multiple sclerosis : MS)

많은 질병들이 희소돌기아교세포(oligodendrocyte)의 장애와 관련이 있다. 이 아교세포가 미엘린의 형성에 참여하고 있기 때문에 이러한 질병을 **미엘린장애**(myelin disorder)라고 한다. 중추신경계통에 가장 많이 생기는 병은 **다발경화증**(multiple sclerosis : MS)이라는 미엘린장애이다. 다발경화증의 특징은 미엘린의 부족(결핍)과 파괴(destruction)이고, 여기에 희소돌기아교세포가 다양한 정도로 손상되거나 사망하는 것이 수반된다. 그 결과가 중추신경계통에 있는 백색질의 말이집탈락(demyelination, 탈수초)이다. 딱딱하고 플라크와 비슷한 병변(lesion)이 파괴된 미엘린에 생기고, 감염된 부위에 염증세포가 침입한다. 축삭을 싸고 있던 미엘린이 없어지면 신경임펄스가 잘 전도되지 않는다. 그러면 몸이 허약

해지고, 협응이 잘 되지 않으며, 시력이 나빠지고, 말을 잘 못하게 된다. 다발경화증은 남녀 모든 연령에서 발병할 수 있지만, 20~40대의 여성에게서 가장 많이 발병된다.

가끔 다발경화증의 원인이 자가면역과 바이러스 감염인 경우도 있다. 이 병은 재발성 및 만성적인 특징이 있지만, 급성 및 지속성인 경우도 가끔 보고되고 있다. 다발경화증은 대부분의 경우 오랫동안 이어지고, 여러 해에 걸쳐 완화되었다가 다시 재발된다. 탤런트이자 작가인 Montel Williams는 자신에게 다발경화증이 있음을 알기 전에 무려 20년 동안 발병→완화→재발을 겪었다고 보고하였다. 다발경화증을 치료하는 방법은 아직 발견되지 않았지만, 조기에 진단하여 치료하면 진행을 늦추거나 멈출 수 있다.

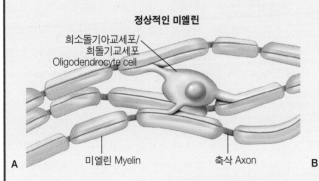
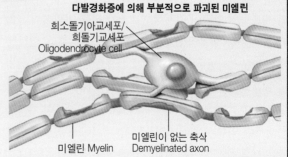

다발경화증의 결과. A. 미엘린집이 정상이면 임펄스의 전도 속도가 빠르다. B. 다발경화증에 걸리면 미엘린집이 손상되어 임펄스 전도 속도가 떨어진다.

그림 8-5에서 운동뉴런을 확인해보라. 운동뉴런의 가지돌기와 세포체가 척수의 회색질 안에 있으며, 사이뉴런도 마찬가지이다. 그러나 운동뉴런의 축삭은 척수신경의 앞뿌리(ventral root, 배쪽뿌리)를 통해서 달리다가 근육에서 끝난다.

5. 신경임펄스

신경임펄스란 무엇인가? 가장 널리 받아들여지고 있는 신경임펄스의 정의는 "신경임펄스는 전기교란이 스스로 전파되는 파동으로, 뉴런의 형질막 표면을 따라서 이동한다."는 것이다. 작은 전기 스파크가 퓨즈를 따라서 지글지글 타들어가는 것을 상상하면 된다.

신경임펄스는 모든 신경세포의 표면을 따라서 연속적으로 달리는 것이 아니다. 첫 번째의 자극에 의해서 신경임펄스가 만들어져야 한다. 자극은 신경 환경의 변화를 말하고, 일반적인 자극에는 압력, 온도, 화학적 변화 등이 있다.

휴식 중인 뉴런의 세포막은 바깥쪽이 +, 안쪽이 −로 약하게 대전되어 있는데, 그 대전되어 있는 상태를 분극(polarization)이라고 한다(그림 8-6). 분극이 되는 이유는 보통 때에 세포막의 바깥쪽에 Na^+가 많이 있기 때문이다. 막의 일부에 자극이 오면 막에 있던 Na^+ 구멍(channel)이 갑자기 열리고, Na^+가 갑자기 안으로 몰려 들어간다. 그러면 세포막의 안쪽이 일시적으로 +가 되고 바깥쪽이 −가 된다. 이것을 탈분극(depolarization)이라고 한다. 그다음에는 탈분극되었던 부분이 다시 원상회복을 하는데, 이것을 재분극(repolarization)이라고 한다. 그러나 그 전의 탈분극이 바로 옆에 있는 세포막의 Na^+ 구멍을 이미 자극한 상태이다. 임펄스(활동전위)는 재분극되어서 원상을 회복하는 짧은 시간 동안에 뒤로 돌아가지는 않는다. 그러므로 전기교란이 스스로 전파되는 파동인 신경임펄스는 항상 한 방향으로만 이동한다(그림 8-6A).

신경임펄스를 활동전위라고 하는 이유는 각 신경마다 신경세포의 활동(여기에서는 신경임펄스를 전달하는 것)을 트리거하는(trigger, 점화시키는) 전하량(charge, electrical potential, 전위)이 다르기 때문이다.

이동 중이던 신경임펄스가 미엘린(전기 절연물질)으로 덮여 있는 부분을 만나면 말이집을 간단하게 뛰어넘는데, 이것을 **도약전도**(saltatory conduction)라고 한다. 도약전도를 하면 미엘린이 없는 부분에서 전도되는 것보다 빠른 속도로 전도된다(그림 8-6B).

6. 시냅스

한 뉴런에서 다른 뉴런으로 시냅스를 건너서 신호를 전달하는 것은 임펄스 전도 과정에서 아주 중요한 부분이다. 시냅스는 '임펄스가 **시냅스이전뉴런**(presynaptic neuron)에서 **시냅스이후뉴런**(postsynaptic neuron)으로 전달되는 장소'라고 정의한다.

시냅스에는 **시냅스단추**(synaptic knob), **시냅스틈새**(synaptic cleft), **시냅스이후뉴런의 형질막**(plasma membrane) 등 3개의 구조체가 있다. 시냅스단추는 시냅스이전뉴런의 축삭 끝이 볼록하게 튀어나온 부분이다(그림 8-7). 시냅스단추에는 작은 주머니인 소포체(vesicle)가 많이 있고, 그 주머니 안에는 신경전달물질(neurotransmitter)이라는 화학물질이 들어 있다. 신경임펄스가 시냅스단추에 도달하면 소포체 안에 들어 있던 신경전달물질이 시냅스틈새에 분비된다.

시냅스틈새는 시냅스단추와 시냅스이후뉴런의 형질막 사이에 있는 좁은 공간이다. 그 간격은 약 $2\mu m$로 매우 작다. 그림 8-7에서 시냅스틈새를 확인할 수 있다.

시냅스단추 반대쪽에 있는 시냅스이후뉴런의 형질막에는 단백질 분자들이 박혀 있다. 그 단백질 분자에 신경전달물질분자가 결합하기 때문에 수신기(수용기) 역할을 한다. 단백질분자에 신경전달물질이 결합하면 시냅스이후뉴런의 Na^+ 구멍을 열어서 신경임펄스를 만들 수 있게 된다.

일단 시냅스이후뉴런에 임펄스가 생기면 신경전달물

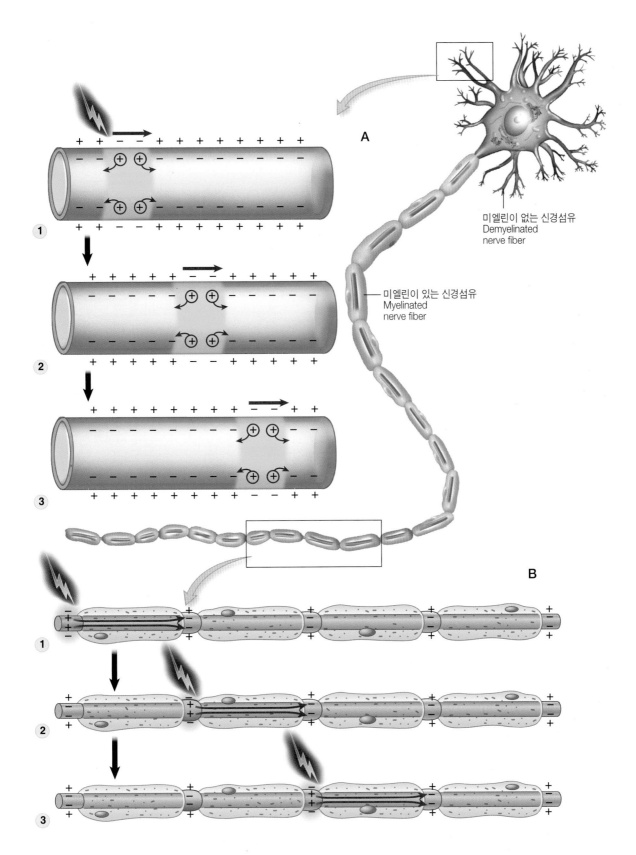

미엘린이 없는 신경섬유
Demyelinated
nerve fiber

미엘린이 있는 신경섬유
Myelinated
nerve fiber

A

B

FIGURE 8-6 **신경임펄스의 전도.** A. 미엘린이 없는 신경섬유에서는 신경임펄스가 자동적으로 전파된다. B. 미엘린이 있는 신경섬유에서는 활동전위가 절연시키고 있는 미엘린을 뛰어넘어서 빠르게 전도되는데, 이것을 도약전도라고 한다.

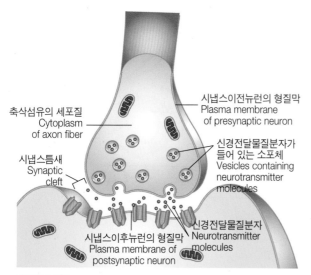

축삭섬유의 세포질
Cytoplasm
of axon fiber

시냅스틈새
Synaptic
cleft

시냅스이전뉴런의 형질막
Plasma membrane
of presynaptic neuron

신경전달물질분자가
들어 있는 소포체
Vesicles containing
neurotransmitter
molecules

시냅스이후뉴런의 형질막
Plasma membrane of
postsynaptic neuron

신경전달물질분자
Neurotransmitter
molecules

FIGURE 8-7 **시냅스의 구성 요소.** 그림에 시냅스단추(시냅스이전뉴런의 축삭 끝), 시냅스이후뉴런의 형질막, 시냅스틈새가 나와 있다. 활동전위가 시냅스단추에 도달하면 시냅스단추에 있는 소포체에서 신경전달물질이 시냅스틈새 안으로 분비된다. 신경전달물질과 시냅스이후뉴런의 형질막에 있는 수용기분자가 결합하면 이온 구멍이 열려서 시냅스이후뉴런에 임펄스 전도가 시작된다.

질의 활동이 아주 빠르게 종료된다. 2가지 메커니즘이 단독으로 또는 함께 작용하여 신경전달물질의 활동을 급격하게 종료시킨다. 신경전달물질 중 일부는 시냅스틈새에서 나와 시냅스단추로 되돌아가고, 다른 신경물질은 특수한 효소에 의해 불활성화합물로 대사되어 버린다.

신경전달물질(neurotransmitter)은 뉴런이 소통하는 화학물질이다. 앞에서 설명하였듯이 중추신경계통에는 약 10조 개의 시냅스가 있고, 시냅스이전뉴런에서 신경전달물질이 분비된다. 그 신경전달물질은 시냅스이후뉴런과 결합하는 것을 돕거나, 부추기거나, 방해하는 물질이다. 신경전달물질로 확인된 것만 해도 30종류가 넘는다. 신경전달물질이 뇌나 척수에 무작위적으로 분포되어 있는 것이 아니라 뉴런의 그룹에 따라 특수한 신경전달물질이 국부적으로 있고, 방출되는 길(pathway)도 다르다.

예를 들어 **아세틸콜린**(acetylcholine)이라는 물질은 척수, 근육-신경연접부에 있는 시냅스에서만 방출된다. 그밖에 **노에피네프린**(norepinephrine), **도파민**(dopamine), **세로토닌**(serotonin) 등이 널리 알려진 신경전달물질이다. 이 물질들은 **카테콜아민**(catecholamine)이라는 화합물그룹에 속하고, 카테콜아민은 잠, 운동기능, 기분, 기쁨을 느끼는 데 중요한 역할을 하는 것으로 알려져 있다.

 Health and Well-Being

운동 중의 통증 억제

심한 운동을 하는 동안에는 엔도르핀이 증가한다는 것이 밝혀졌다. 엔도르핀이 통증을 억제하기 때문에 엔도르핀이 있는 상태에서 근육 피로에 수반되는 통증이 감소한다는 것은 이상한 일이 아니다. 일반적으로 통증은 상해 또는 위험한 상황에 대한 주의를 상기시키는 신호이다. 그러나 살아남기 위해서 꼭 필요한 활동을 계속할 수 없게 만들 정도로 심각한 통증은 억제하는 것이 더 좋다. 운동을 심하게 하는 운동선수나 일반인들은 엔도르핀의 수준이 증가함에 따라 독특한 희열(euphoria) 또는 행복감(well-being)이 수반된다고 보고되고 있다.

엔도르핀(endorphine)과 **엔케팔린**(enkephalin)이라는 아편과 비슷한 신경전달물질이 통증이 전달되는 통로에 있는 척수와 뇌의 시냅스에서 분비된다. 그 신경전달물질이 통증의 전달을 막기 때문에 자연진통제(natural painkiller)라고 한다.

산화질소(nitric oxide : NO)와 같이 매우 작은 분자도 신경전달물질로서 중요한 역할을 한다. 소포체에서 방출되는 다른 신경전달물질과는 달리 산화질소는 뉴런의 형질막을 건너서 직접 확산된다.

✔ **수행평가**

1. 미엘린은 신경임펄스의 전도속도를 어떻게 향상시키는가?
2. 시냅스란 무엇인가?
3. 신경전달물질은 신호를 시냅스 건너편으로 어떻게 전달하는가?
4. 시냅스이후뉴런은 무엇인가?

7. 중추신경계통

중추신경계통은 신체의 중심부에 위치하고 있다. 중추신경계통의 두 구조체인 뇌와 척수는 신체의 중심선을 따라 위치하고 있다(그림 8-8). 뇌는 머리뼈공간(cranial cavity, 머리안)에 있어서 머리뼈의 보호를 받고 있고, 척수는 척주로 둘러싸인 척수공간 안에 있다. 그밖에도 뇌와 척수는 뇌척수막(meninges)이라는 보호막이 덮고 있다. 뇌척수막에 대해서는 이 장의 뒤에서 공부할 것이다.

7.1. 뇌의 분할

인체에서 가장 큰 조직 중의 하나인 뇌는 다음과 같은 부위로 구성되어 있다. 제일 아래쪽에서부터 위쪽으로 이름을 열거하면 다음과 같다.

1. 뇌줄기(brainstem, 뇌간)
   ① 숨뇌(medulla oblongata, 연수)
   ② 다리뇌(pons, 교뇌)
   ③ 중간뇌(midbrain 또는 mesencephalon, 중뇌)
2. 소뇌(cerebellum)
3. 사이뇌(diencephalon, 간뇌)
   ① 시상하부(hypothalamus)
   ② 시상(thalamus)
4. 대뇌(cerebrum)

그림 8-9에서 위치를 확인하고, 숨뇌, 다리뇌, 중간뇌, 소뇌, 대뇌의 크기를 비교하여 보라.

7.1.1. 뇌줄기

뇌줄기의 맨아래쪽에 있는 것이 숨뇌이고, 바로 위에 있는 것이 다리뇌, 가장 위에 있는 것이 중간뇌이다. 이 3 개를 모두 합해서 뇌줄기라고 한다(그림 8-9).

숨뇌(medulla oblongata, 연수)는 척수가 위쪽으로 확장된 것이다. 숨뇌는 뒤통수뼈 안에 있는 큰 구멍(foramen magnum) 바로 위의 머리뼈공간 안에 있다. 숨뇌는 백색질과 회색질이 가까이 얽혀서 **그물체**(reticular formation)를 형성하고 있지만, 척수에서는 백색질과 회색질이 섞여있지 않고 회색질이 안쪽의 중심을 형성하고 있고, 백색질이 회색질을 둘러싸고 있다. **다리뇌**(pons)와 **중간뇌**(mid brain 또는 mesencephalon)도 숨뇌처럼 회색질과 백색질로 구성되어 있지만, 백색질에 회색질이 흩어져 있는 모습이다.

뇌줄기에 있는 3개의 기관은 쌍방통행로와 같은 기능을 한다. 감각뉴런은 임펄스를 척수에서 다른 뇌쪽으로 위로 전도하고, 운동뉴런은 뇌에서 척수쪽으로 아래로 전도한다. 그밖에 여러 반사중추(reflex center)가 뇌줄기에 있다. 예를 들어 심장운동중추, 호흡운동중추, 혈관운동중추가 숨뇌 안에 있는데, 세 중추를 합해서 생명중추(vital center)라고도 한다. 생명중추에서 나오는 임펄스가 심장박동, 호흡, (혈압을 조절하는 데 중요한) 혈관의 굵기를 조절한다.

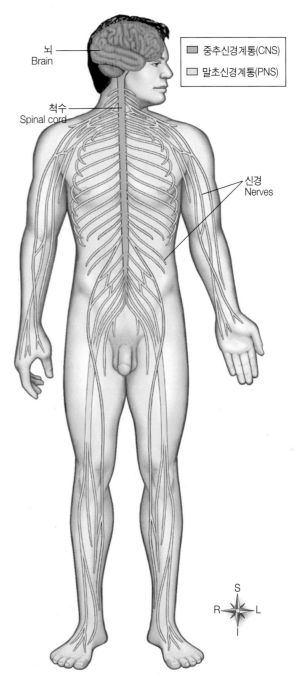

FIGURE 8-8 **신경계통.** 뇌와 척수가 중추신경계통(녹색으로 칠해진 부분)을 이루고, 신경들이 말초신경계통(노란색으로 칠해진 부분)을 이룬다.

7.1.2. 소뇌

• 구조

그림 8-9에서 소뇌의 위치, 생김새, 크기를 확인하라. **소뇌**(cerebellum)는 인간의 뇌 중에서 두 번째로 큰 뇌이다. 소뇌는 대뇌의 뒤통수엽(occipital lobe) 바로 밑에 있

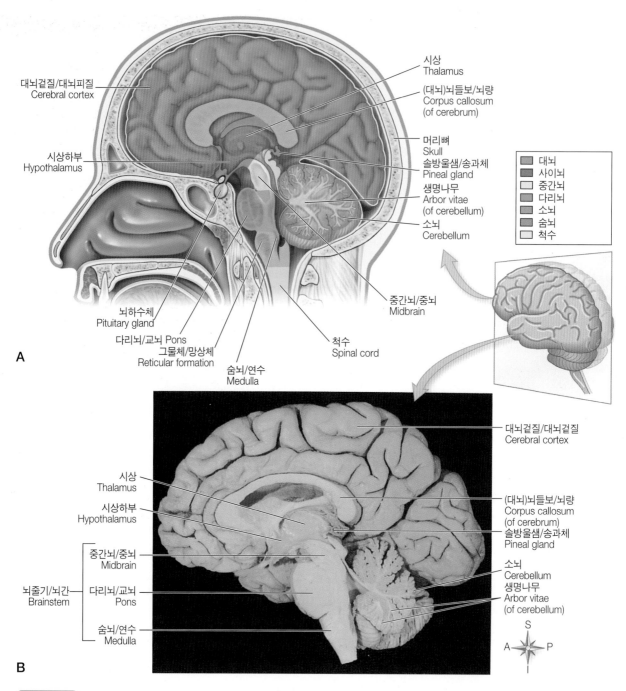

시상
Thalamus

(대뇌)뇌들보/뇌량
Corpus callosum
(of cerebrum)

머리뼈
Skull

솔방울샘/송과체
Pineal gland

생명나무
Arbor vitae
(of cerebellum)

소뇌
Cerebellum

중간뇌/중뇌
Midbrain

척수
Spinal cord

대뇌겉질/대뇌피질
Cerebral cortex

시상하부
Hypothalamus

뇌하수체
Pituitary gland

다리뇌/교뇌 Pons

그물체/망상체
Reticular formation

숨뇌/연수
Medulla

대뇌
사이뇌
중간뇌
다리뇌
소뇌
숨뇌
척수

A

대뇌겉질/대뇌겉질
Cerebral cortex

(대뇌)뇌들보/뇌량
Corpus callosum
(of cerebrum)

솔방울샘/송과체
Pineal gland

소뇌
Cerebellum
생명나무
Arbor vitae
(of cerebellum)

시상
Thalamus

시상하부
Hypothalamus

중간뇌/중뇌
Midbrain

뇌줄기/뇌간
Brainstem

다리뇌/교뇌
Pons

숨뇌/연수
Medulla

B

FIGURE 8-9 중추신경계통의 주요 부위. A. 뇌와 척수의 옆쪽 단면. B. 보존된 뇌의 단면

다. 소뇌 안에는 주름 잡힌 회색질이 얇은 바깥층을 형성
하고 있고, 신경결합(연결)을 위해서 표면적이 아주 크게
만들어져 있다. 그래서 엄청난 양의 정보를 처리할 수 있
다. 내부는 거의 모두 백색질 신경로로 구성되어 있는데,
그 통로들이 나무처럼 가지가 뻗어 있기 때문에 소뇌나무
또는 생명나무(arbor vitae)라고 한다.

• 기능

이전부터 알고 있던 소뇌의 기능에 대한 대부분의 지
식들은 소뇌에 이상이 있는 사람을 관찰하거나 소뇌를 제
거한 동물을 관찰함으로써 얻어진 것이었다. 그러한 관찰
을 통해서 정상적인 운동을 일으키는 데 소뇌가 아주 중
요한 역할을 한다는 것을 알게 되었다. 몇 가지 예를 들면

확실하게 알 수 있을 것이다. 소뇌에 종양이 있는 환자는 균형을 잃고 넘어지는 일이 자주 있다. 그러한 환자는 걸을 때 술 취한 사람같고 자신의 근육을 정상적으로 협응시키지 못한다. 예를 들어 그 환자가 하는 모든 동작이 어색해보이고, 심지어 못을 박거나 직선을 그리지도 못한다. 소뇌가 정상적으로 기능하지 않는 한 그 환자는 정밀한 동작을 할 수 없다. 그렇다면 소뇌의 기능 중에서 가장 확실한 기능은 매끄러운 협응동작을 일으키는 것, 균형을 유지하는 것, 정상적인 자세를 유지하는 것이 된다. 최신 뇌 영상장치를 이용한 연구에서 이전에 관찰했던 것보다 소뇌의 기능이 훨씬 더 많다는 것을 알게 되었다. 소뇌가 대뇌와 다른 뇌를 도와서 뇌 전체의 기능을 조화롭게 협응시키는 것으로 여겨진다.

7.1.3. 사이뇌

사이뇌(diencephlon)는 크기는 작지만 뇌의 중요한 부분으로, 중간뇌와 대뇌 사이에 있다. 사이뇌는 시상하부, 시상, 솔방울샘(송과체)의 3부분으로 구성되어 있다. 그림 8-9에서 각 부위를 확인하라.

• **시상하부**

시상하부(hypothalamus)는 이름처럼 시상의 밑에 있다. 뒤쪽 뇌하수체(pituitary gland)는 뇌의 아래 표면에 시상하부를 부착시키는 줄기이고, 액체로 가득 채워진 공간의 옆벽에 있는 회색질 부위를 셋째뇌실(third ventricle, 제3뇌실)이라 하는데, 셋째뇌실은 시상하부가 확장된 것이다. 그림 8-9에서 뇌하수체와 시상하부를 확인하라.

"겉만 보고 판단하지 말라."는 속담은 시상하부의 중요성을 판단하는 데 꼭 어울리는 말이다. 크기로 보아서는 뇌의 미미한 부위에 지나지 않지만, 건강하게 살아남는 데 공헌하는 정도로 보아서는 뇌 중에서 가장 중요한 부위 중 하나이다. 시상하부 안에 가지돌기와 세포체가 있는 뉴런으로부터 나오는 임펄스는 축삭을 따라 척수 안에 있는 뉴런으로도 전도되고, 그 임펄스 대부분이 신체에 퍼져 있는 근육과 샘으로 중계된다. 즉 시상하부에서 모든 내부 기관을 조절하는 임펄스가 생긴다. 생명과 직결되는 기능 중에서 시상하부가 조절을 돕는 기능에는 심장박동, 혈관의 수축과 팽창, 위와 내장의 수축 등이 있다.

시상하부에 있는 일부 뉴런은 놀라운 방식으로 작용한다. 즉 이 뉴런들은 뇌하수체가 혈액 안으로 분비하는 호르몬을 만든다. 그러한 호르몬 중 하나인 **항이뇨호르몬**(antidiuretic hormone : ADH)이 소변의 방뇨량에 영향을 미치기 때문에 시상하부가 신체의 수분 균형(water balance)을 유지하는 데 결정적으로 중요한 역할을 한다.

시상하부에 있는 어떤 뉴런은 내분비(분비관이 없는) 샘 역할을 한다. 그 뉴런의 축삭에서 방출호르몬(releasing hormone)이라는 화학물질을 혈액으로 분비하면 혈액이 그 호르몬을 앞쪽 뇌하수체로 옮긴다. 방출호르몬은 그 이름이 시사하듯이 앞쪽에 있는 뇌하수체의 호르몬 방출을 조절하고, 그러면 다른 내분비샘의 호르몬 분비에 영향을 미친다. 그러므로 시상하부가 신체에 있는 모든 세포의 기능을 조절하는 것을 간접적으로 돕는다.

시상하부는 체온을 유지하는 메커니즘에서 아주 결정적인 부위이다. 그러므로 병에 걸리지도 않았는데 체온이 현저하게 상승한다면 대부분 시상하부가 손상되었거나 비정상이기 때문이라는 특징이 있다. 그밖에도 시상하부는 수분 균형과 수면 주기를 조절하고, 식욕과 기쁨·두려움·분노·성적 흥분·통증 등의 다양한 정서를 조절하는 데 관여한다.

• **시상**

시상(thalamus)은 시상하부 바로 위에 있고, 덤벨같이 생긴 회색질 부위이다. 덤벨의 큰 두 끝이 액체로 채워진 셋째뇌실의 가쪽벽쪽으로 놓여 있다. 덤벨(시상)의 가는 가운데 부분은 셋째뇌실 속을 왼쪽에서 오른쪽으로 지나가는데, 그것에 대해서는 이 장의 말미에 자세하게 설명한다. 시상은 뉴런의 가지돌기와 세포체로 거의 구성되어 있고, 뉴런의 축삭은 대뇌의 감각영역까지 위로 뻗어 있다. 시상은 다음과 같은 기능을 한다.

1. 시상은 감각하는 것을 돕는다. 시상에 있는 뉴런은 신체의 감각기관으로부터 온 임펄스를 대뇌겉질까지 전달한다.

2. 시상은 감각과 정서를 연합한다. 거의 모든 감각에는 어느 정도의 유쾌함 또는 불쾌함이 수반된다. 이러한 유쾌함과 불유쾌함이 어떻게 해서 발생하는지 아직까지 알 수 없지만, 감각 임펄스가 시상에 도착하는 것과 관련이 있다는 것은 알려져 있다.

3. 시상은 소위 각성(arousal) 또는 경고(alert) 메커니

즘에 어떤 역할을 한다.

• 솔방울샘

시상 뒤쪽 사이뇌의 뒤에서 작은 것이 튀어나와 있는데, 그것을 **솔방울샘**(pineal gland 또는 pineal body, 송과체)이라고 한다. 작은 솔방울 또는 옥수수 낱알같이 생긴 솔방울샘은 눈으로 본 빛의 강도에 관한 정보를 수신하고, 멜라토닌(melatonin)이라는 호르몬의 분비량을 조절한다. 멜라토닌을 시간기록 호르몬(timekeeping hormone)이라고 하는 이유는 일별·월별·계절별 주기에 따라 변하는 밤낮에 인체의 시계(body's clock)를 맞추는 것을 돕기 때문이다. 제10장에서 솔방울샘에 대하여 다시 공부할 것이다.

7.1.4. 대뇌

대뇌(cerebrum)는 뇌 중에서 가장 크고 위에 있는 부위이다. 대뇌의 가장 바깥쪽 표면을 보면 아주 많은 이랑과 고랑이 있다는 것이 가장 먼저 눈에 들어올 것이다. 뇌의 **이랑**(ridge)은 convolution 또는 gyrus(복수는 gyri)라고하고, **고랑**은 sulcus(복수는 sulci)라고 한다. 가장 깊은 대뇌고랑을 뇌의 **틈새**(fissure)라고 한다. **세로틈새**(longitudinal fissure)가 대뇌를 좌반구와 우반구로 나눈다. 두 반구는 거의 다른 구조체이지만 아래 중앙 부분은 **뇌들보**(corpus callosum, 뇌량)로 연결되어 있다(그림 8-9). 두 개의 깊은 대뇌고랑이 각각의 대뇌반구를 4개의 엽(lobe)으로 나누고, 각각의 엽은 여러 개의 뇌이랑으로 나누어진다. 각 엽의 이름은 그 엽이 올려져 있는 뼈의 이름에 따라 붙여지며, 이마엽(frontal lobe), 마루엽(parietal lobe), 관자엽(temporal lobe), 뒤통수엽(occipital lobe)이라고 한다. 그림 8-10A에서 각 엽의 위치를 확인할 수 있다.

대뇌겉질(cerebral cortex)이라는 회색질의 얇은 층은 뉴런의 가지돌기와 세포체로 만들어져 있고, 대뇌의 껍질을 이룬다. 대뇌 내부의 대부분은 신경섬유의 다발(신경로)로 만들어진 백색질이 차지하고 있다. 그러나 백색질 안에는 회색질의 섬이 몇 개 있는데, 그것을 **바닥핵**(basal nuclei) 또는 **바닥신경절**(basal ganglia)이라고 한다. 바닥신경절은 자율운동을 일으키고 자세를 유지하는 데 꼭 필요한 기능을 담당하고 있다.

 ### Research, Issues, & Trends

파킨슨씨병

파킨슨씨병(Parkinson disease : PD)은 만성 신경장애로, 대뇌의 바닥신경절에 신경전달물질인 도파민(dopamine)이 결핍되어 생긴다. 파킨슨씨병에 수반되는 증상들을 파킨슨증후군(Parkinsonism)이라고 한다. 파킨슨증후군의 특징은 머리와 팔다리가 뻣뻣하면서 떨고, 몸통이 앞으로 기울어져 있고, 걸을 때 발을 질질 끈다(그림 참조). 전 복싱 챔피언인 Muhammad Ali나 영화배우 Michael J. Fox 또는 파킨슨씨병에 걸린 사람들을 보면 그렇다는 것을 알고 있을 것이다. 이러한 특징은 모두 도파민이 부족하기 때문으로, 정상일 때 뼈대근육이 지나치게 자극받는 것을 방지하는 뇌의 부위에 정보를 잘못 전달한 것이다.

도파민은 주사를 맞거나 약을 먹는 것으로는 효과가 없다. 그 이유는 도파민은 혈액뇌장벽을 통과할 수 없기 때문이다. 파킨슨씨병의 치료는 레보도파(levodopa 또는 L-dopa)라는 약이 발견되면서 획기적인 전기를 맞이하였다. 레보도파는 환자의 도파민 수준을 향상시켜준다. 혈액뇌장벽을 통과할 수 있는 레보도파를 이용해서 뉴런이 도파민을 만든다. 그러나 몇 가지 이유 때문에 레보도파가 모든 환자들에게 원하는 효과를 발휘하지는 못한다. 그래서 몇 가지 대체물질이 개발되었다. 성공할 확률이 있는 다른 방법은 도파민을 분비하는 세포를 환자의 뇌에 이식하는 방법이다. 또 다른 경험적인 방법으로는 바닥신경절에 전기자극을 주는 인공물을 심어서 도파민을 더 많이 생산하도록 하는 것이다.

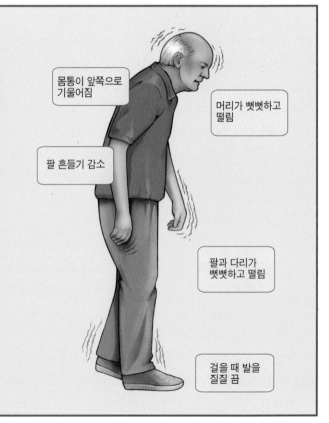

몸통이 앞쪽으로 기울어짐

머리가 뻣뻣하고 떨림

팔 흔들기 감소

팔과 다리가 뻣뻣하고 떨림

걸을 때 발을 질질 끎

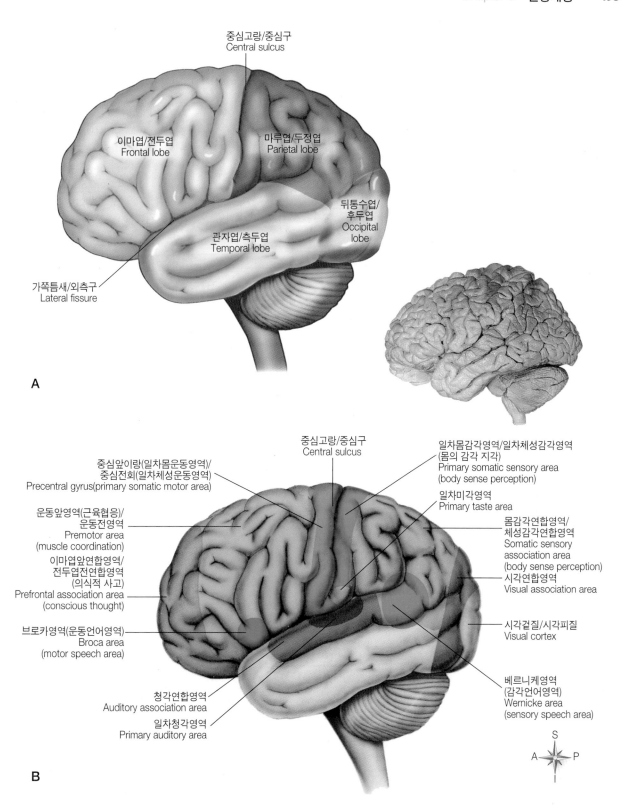

FIGURE 8-10 대뇌. A. 대뇌의 엽, B. 대뇌겉질의 기능적 영역. 연합영역은 뇌의 다른 부분과 정보를 공유한다는 의미이다.

대뇌가 수행하는 기능은 무엇인가? 이 질문에 간단히 대답하기 어려운 이유는 대뇌에 있는 뉴런들이 단독으로는 작용하지 않기 때문이다. 대뇌에 있는 뉴런들은 다른 뇌에 있는 뉴런 및 척수에 있는 뉴런과 함께 작용한다. 다른 뇌와 척수 등과 같은 여러 구조체에 있는 뉴런들이 끊임없이 대뇌의 뉴런에 임펄스를 보내고 또 가져간다. 만약 다른 뉴런들은 모두 정상적으로 기능하는데 대뇌에 있는 뉴런들만 기능을 하지 못한다면 생각하거나 자신의 의지를 이용할 수 없고, 자신이 겪은 일을 하나도 기억하지 못하며, 아주 작은 움직임이라도 하려고 마음 먹을 수 없고 할 수도 없으며, 보고 들을 수 없고, 삶을 풍부하고 다양하게 만들어주는 감각을 전혀 느낄 수 없고, 화내거나 놀라지도 않고, 기쁘거나 슬프지도 않게 된다. 한 마디로 무의식이 되어버린다. 의식, 생각, 기억, 감각, 정서, 의지적 움직임 등의 용어는 대뇌의 기능을 종합한 것이다. 그림 8-10B에 의지적인 움직임, 일반적인 감각, 시각, 청각, 언어에 반드시 필요한 대뇌겉질의 영역을 나타냈다.

사고 또는 질병 때문에 뉴런이 파괴될 수도 있다. 대뇌에서 출혈이 일어나거나 대뇌혈관에 혈액이 흐르지 못하는 것을 **뇌혈관사고**(cerebrovascular accident : CVA)라고 한다. 뇌혈관사고로 대뇌의 운동영역에 있는 뉴런이 파괴되기도 하는데, 그렇게 되면 환자는 뇌혈관사고가 일어난 반대쪽 신체를 더 이상 수의적으로 움직일 수 없게 된다. 이것을 일반적인 용어로는 중풍(stroke, 뇌졸중)을 맞았다고 한다. 그림 8-10B에서 대뇌앞엽에 운동영역이 있는 것을 확인할 수 있다.

대뇌겉질의 특정 영역은 특정한 기능을 가지고 있다는 것을 꼭 알아야 한다. 예를 들어 관자엽에 있는 청각영역은 귀에서 전해오는 신경임펄스를 특정한 소리로 번역한다. 뒤통수엽에 있는 대뇌겉질의 시각영역에서는 특정한 상을 구분하고 이해할 수 있게 해준다. 대뇌겉질의 구획이 특정한 기능에 직접 관여한다(그림 8-10B). 중풍에 걸리거나 머리를 다쳐서 대뇌겉질의 구획에 상해가 발생하면 특정한 증상이 수반된다는 것을 특정 부위가 특정 기능에 직접 관여한다는 것으로 설명할 수 있다. 표 8-1에서는 뇌의 주요 부위와 그 부위의 주된 기능을 요약하였다.

 인체의 기능을 조절하는 뇌의 영역을 공부하려면 AnimationDirect로 들어갈 것

✔ 수행평가

1. 뇌를 4부위로 나누었을 때 각 부위의 이름은 무엇인가? 위치는 어떻게 되는가?
2. 어떤 부위들이 뇌줄기를 만드는가?
3. 시상하부를 신경계통과 내분비계통이 연결된 것이라고 하는 이유는 무엇인가?
4. 뇌의 어느 부위에서 생각이 이루어지는가?

7.2. 척수

7.2.1. 구조

평균 신장일 때 척수의 길이는 43~47cm이다(그림 8-11). 척수는 척주 안에 있는 척수공간에 있고, 뒤통수뼈에서 첫째허리뼈까지 뻗어 있다. 엉덩이에 손을 대면 넷째

TABLE 8-1

뇌의 주요 부위의 기능

뇌의 부위	기능
뇌줄기/뇌간(brain stem)	
숨뇌/연수(medulla oblongata)	척수와 상위 대뇌중추(심장 · 호흡 · 혈관운동중추) 사이의 양방향 전도로
다리뇌/교뇌(pons)	뇌의 각 부위와 인체 다른 부위 사이의 양방향 전도로. 호흡에 영향
중간뇌/중뇌(midbrain)	양방향 전도로. 시각 및 청각적 임펄스 전달
소뇌(cerebellum)	근육의 협응. 평형과 자세의 유지
사이뇌/간뇌(diencephalon)	
시상하부(hypothalamus)	체온, 수분 밸런스, 수면 주기, 식욕, 성적 흥분 조절
시상(thalamus)	다양한 신체 부위로부터의 감각을 대뇌겉질로 전달하는 부위.
솔방울샘/송과체(pineal gland)	인체 내부의 시계를 맞추기 위해 외부 빛의 변화에 따라 멜라토닌의 분비량 조절
대뇌(cerebrum)	감각 지각, 정서, 의지적인 움직임, 의식, 기억

허리뼈와 나란히 있을 것이고, 척수는 그보다 약간 위에서 끝이 난다.

이제 그림 8-12를 살펴보자. 척수 안에 있는 H모양의 중심에 주의를 기울여보자. 이것은 회색질로 구성되어 있기 때문에 뉴런의 가지돌기와 세포체로 만들어졌다. 백색질 기둥이 척수의 바깥쪽을 형성하고 있으므로 미엘린으로 둘러싸인 신경섬유인 **척수로**(spinal tract)가 백색질 기둥을 만들고 있다.

척수로는 양방향 통행로를 만들어서 뇌로 오가는 신경 통로를 만든다. 오름길(ascending tract)은 임펄스를 뇌로 전달하고, 내림길(descending tract)은 임펄스를 뇌에서 척수로 내려 받는다. 길(tract)은 기능적 단위(조직)로, 하나

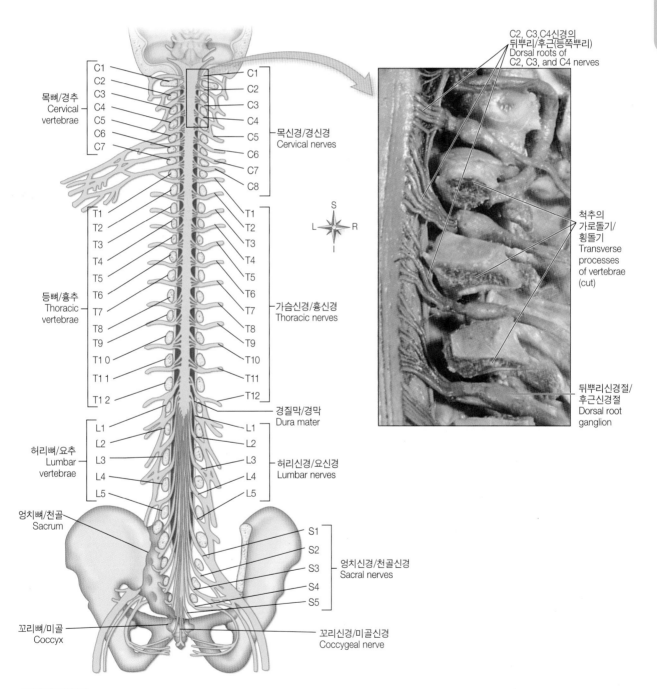

FIGURE 8-11 **척수와 척수신경**. 네모 안에 있는 것은 척수신경이 나오는 것을 척수의 목부분 단면으로 보여주고 있다. 척수를 뒤에서 본 그림이다(뒤쪽면).

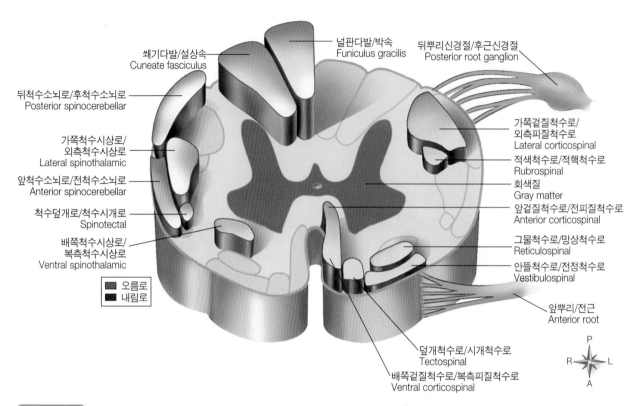

쐐기다발/설상속
Cuneate fasciculus

널판다발/박속
Funiculus gracilis

뒤뿌리신경절/후근신경절
Posterior root ganglion

뒤척수소뇌로/후척수소뇌로
Posterior spinocerebellar

가쪽척수시상로/
외측척수시상로
Lateral spinothalamic

앞척수소뇌로/전척수소뇌로
Anterior spinocerebellar

척수덮개로/척수시개로
Spinotectal

배쪽척수시상로/
복측척수시상로
Ventral spinothalamic

가쪽겉질척수로/
외측피질척수로
Lateral corticospinal

적색척수로/적핵척수로
Rubrospinal

회색질
Gray matter

앞겉질척수로/전피질척수로
Anterior corticospinal

그물척수로/망상척수로
Reticulospinal

안뜰척수로/전정척수로
Vestibulospinal

앞뿌리/전근
Anterior root

오름로
내림로

덮개척수로/시개척수로
Tectospinal

배쪽겉질척수로/복측피질척수로
Ventral corticospinal

P
R ✦ L
A

FIGURE 8-12 **척수 단면도.** 중요한 오름로와 내림로를 색깔로 칠해서 나타내었다. 척수의 중심부에 회색질이 있다는 것과 신경뿌리가 척수에 붙어 있다는 것을 볼 수 있다.

의 길을 이루고 있는 모든 축삭은 한 가지 기능을 한다. 예를 들어 척수시상로(spinothalamic tract)에 속하는 모든 뉴런은 감각기능을 한다. 그들은 일반적인 접촉이나 통증, 체온 등에 대한 감각에 의해서 생산된 임펄스를 전달한다. 그림 8-12에 그려진 오름길에는 널판다발(gracile fascicle, 박속)과 쐐기다발(cuneate fascicle, 설상속)이 있다. 이들은 접촉감과 압박감을 뇌로 전달한다. 그리고 그림에 나와 있는 앞 및 뒤 척수소뇌로(anterior and posterior spino-cerebellar tract)는 근육의 길이에 관한 정보를 소뇌에 전달한다. 내림길에는 가쪽 및 앞쪽 겉질척수로(lateral and anterior corticospinal tract)가 있으며, 이들은 수의적인 운동을 조절하는 임펄스를 근육으로 보낸다.

7.2.2. 기능

척수가 하는 기능을 이해하기 위해서 호텔에 있는 전화교환기를 생각하여 보자. 108호실에 있는 손님이 520호실로 전화를 걸었고, 몇 초 후에 그 방에 있던 사람이 전화를 받았다고 생각해보자. 여기에는 간단히 3가지 일이 일어나는 것으로 볼 수 있다. 즉 메시지가 교환기로 들어가고, 교환기가 그 메시지를 위해서 적당한 통로를 만들고, 메시지가 교환기에서 520호실로 가는 것이다. 즉 교환기가 네트워크를 연결해서 전화를 걸 수 있도록 해준다. 이것을 "들어오는 전화를 나가는 전화선으로 보냈다."고 말할 수 있다.

척수의 기능도 비슷하다. 척수에는 수천 수만 개의 반사중추가 있다. 그림 8-5를 다시 한 번 살펴보자. 그림에 있는 사이뉴런이 척수 반사중추의 예이다. 사이뉴런이 들어온 감각 임펄스를 나가는 운동 임펄스로 바꿈으로써 반사반응이 일어난다. 임펄스가 반사활에 전달되어서 일어난 반사반응 중에서 반사중추가 척수 안에 있는 것을 척수반사(spinal cord reflex)라고 한다. 척수반사의 예로는 회피반사(withdrawal reflex)와 무릎반사(jerk reflex)가 있다. 회피반사는 뜨거운 물체에 손이 닿았을 때 손을 움츠리는 것이고, 무릎반사는 무릎뼈에 자극을 주면 무릎이 움찔하는 것이다.

척수가 인체의 주요한 반사중추 역할을 하는 것 이외

에 임펄스를 뇌로 보내고, 뇌에서 임펄스를 받아오는 역할도 한다. 뇌로 올라가는 감각임펄스는 오름길(ascending tract)을 통해서 전달되고, 뇌에서 내려오는 운동임펄스는 내림길(descending tract)를 통해서 전달된다. 그러므로 상해에 의해 척수가 가로면 방향으로 잘라지면 상해를 당한 아래쪽에 있는 신체 부위에서는 뇌로 아무런 임펄스도 갈수 없을 뿐 아니라 뇌에서 해당 신체 부위로 임펄스가 갈수도 없다. 한 마디로 말해서 척수에 그런 상해를 당해서 감각을 잃어버리는 것을 **무감각**(anesthesia, 마취), 수의운동을 할 수 있는 능력을 잃어버리는 것을 **마비**(paralysis)라고 한다.

7.3. 뇌와 척수의 덮개와 유동공간

신경조직은 단단하지 않기 때문에 중간 정도의 압력만으로도 신경세포가 죽을 수 있다. 그래서 이러한 조직으로 만들어진 뇌와 척수를 자연적으로 보호하는 장치가 있다. 튼튼하고 액체가 들어 있는 **뇌척수막**(meninges)이라는 막이 뇌와 척수를 둘러싸고 있고, 이 수막은 다시 뼈로 둘러싸여 있다.

척수의 수막은 척수 주위에 튜브모양의 덮개를 이루고, 척수를 둘러싸는 척추의 척추뼈구멍(vertebral foramen)의 속벽을 이룬다. 그림 8-13에서 척수막에 3개의 층이 있다는 것을 확인하라. 이들 세 층은 척주관(vertebral canal)의 속벽을 이루는 튼튼한 바깥층인 **경질막**(dura mater), 척수 자체를 덮고 있는 안쪽막인 **연질막**(pia mater), 경질막과 연질막 사이에 있는 중간층인 **거미막**(arachnoid mater)이다. 거미막은 거미줄처럼 생겼고 액체로 채워져 있다. 'arachnoid'라는 단어는 '거미줄같다'는 뜻으로, 그리스어로 거미를 뜻하는 'arachne'에서 유래되었다.

척수를 둘러싸서 보호하고 있는 수막(meninx)이 뇌까지 뻗어 있어서 뇌와 척수를 완전히 덮어 싸고 있다. 뇌의 경질막과 연질막 사이에 있는 거미막밑공간과 척수에는 액체가 들어 있는데, 이 액체를 **뇌척수액**(cerebrospinal fluid : CSF)이라고 한다.

뇌척수액은 뇌에 있는 공간인 **뇌실**(cerebral ventricle)도 채우고 있다. 그림 8-14를 보면 뇌실의 모양이 불규칙하다는 것과 위치를 알 수 있을 것이다. 넓은 공간을 형성하고 있는 뇌실이 뇌의 안쪽 깊숙한 곳에 위치하고 있고,

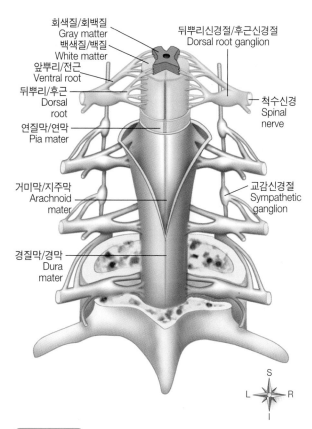

FIGURE 8-13 **척수와 그 덮개.** 뇌척수막, 척수신경, 교감신경줄기를 볼 수 있다.

두 개의 가쪽뇌실(lateral ventricle)도 있다는 것을 기억하고 있는가? 가쪽뇌실 두 개 중에서 하나는 대뇌의 우측반구 안에 있고, 다른 하나는 좌측반구 안에 있다.

뇌척수액은 인체에서 순환하는 액체 중 하나이다. CSF는 **맥락얼기**(choroid plexus)라는 뇌의 모세혈관 네트워크 안에서 피를 걸러서 끊임없이 만들어진 다음 뇌실로 들어간다. CSF는 가쪽뇌실에서 셋째뇌실로 스며들어간 다음 중간뇌수도관(cerebral aqueduct)을 통해서 넷째뇌실로 흘러내려간다. 그림 8-14와 그림 8-15에서 확인하라. 대부분의 CSF는 넷째뇌실에 있는 아주 작은 구멍을 통해서 소뇌 근처에 있는 거미막밑공간(subarachnoid space)으로 흘러들어간다. CSF 중 일부는 작은 관처럼 생긴 척수의 중심관(central canal of the cord) 안으로 이동한 후 거미막밑공간 안으로 나온다. 그다음에는 척수주위로 천천히 흘러 내려가거나 뇌 주위로 천천히 흘러 올라간다. CSF는 수막에 있는 거기막밑공간 안에서 이동하다가 뇌에 있는 정맥 안의 혈액으로 되돌아간다.

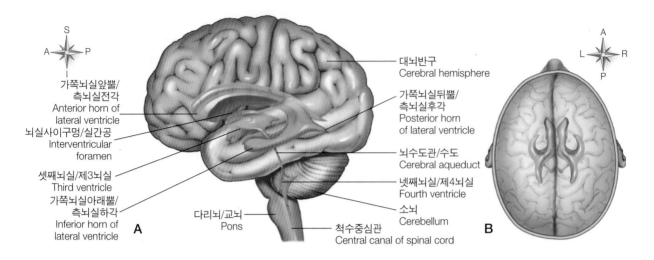

FIGURE 8-14 **뇌의 유동공간**. A. 왼쪽 옆에서 본 그림으로, 뇌실은 색깔로 칠해져 있다. B. 위에서 본 뇌실의 모습

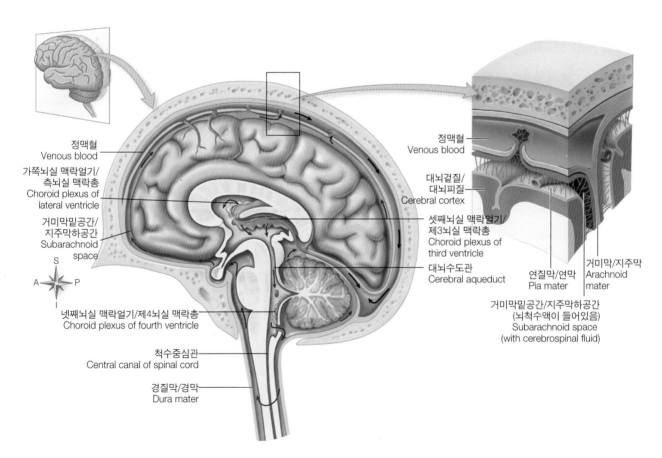

FIGURE 8-15 **뇌척수액의 흐름**. 각 뇌실의 맥락얼기에서 혈액을 걸러서 만들어진 뇌척수액은 가쪽뇌실, 뇌실사이구멍, 셋째뇌실, 중간 뇌수도관, 넷째뇌실, 거미막밑공간으로 흘러내려간다.

Clinical Application

허리천자(lumbar puncture)

뇌와 척수를 둘러싸고 있는 액체를 함유한 막인 뇌척수막은 척수를 넘어서까지 연장되어 있기 때문에 척수에 손상을 입힐 위험성이 없어 허리천자를 할 수 있는 최적의 위치로 넷째허리뼈를 생각할 수 있다. 허리천자(요추천자) 또는 '허리뼈뚫기(spinal tap)'는 척수의 허리뼈 부위에서 거미막밑공간에 있는 뇌척수액을 빨아내는 것이다. 의사가 넷째허리뼈 바로 위 또는 아래에 주사바늘을 집어넣는데, 그 부위의 약 1인치 위에서 척수가 끝나는 것으로 알려져 있다. 넷째허리뼈는 엉덩뼈 능선과 일직선상에 있기 때문에 쉽게 찾을 수 있다. 환자가 어른인 경우 옆으로 눕게 한 다음 무릎과 가슴을 맞대라고 하면 척추뼈 사이가 떨어져서 주사 바늘이 들어가기에 충분한 공간이 생긴다. 허리천자는 뇌척수액이 필요한 경우나 질병이나 부상 때문에 뇌나 척수가 부풀어 올라서 압력을 낮추어야 할 때 시술한다. 허리천자 시술로 뽑아낸 뇌척수액은 정상일 경우에는 맑고 옅은 노란색이다. 그러나 비정상적인 붉은 색의 뇌척수액은 피가 섞여 있다는 것을 나타낸다(이 경우는 거미막밑공간의 출혈).

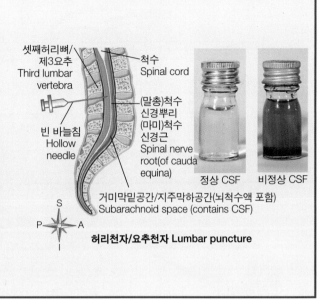

셋째허리뼈/제3요추
Third lumbar vertebra

빈 바늘침
Hollow needle

척수
Spinal cord

(말총)척수신경뿌리
(마미)척수신경근
Spinal nerve root(of cauda equina)

정상 CSF   비정상 CSF

거미막밑공간/지주막하공간(뇌척수액 포함)
Subarachnoid space (contains CSF)

허리천자/요추천자 Lumbar puncture

CSF는 계속해서 피에서 만들어지고, 순환한 다음, 다시 혈액 안으로 흡수된다는 것을 기억해두어야 한다. 그러면 비정상을 이해하는 데 도움이 될 것이다. 어떤 사람의 뇌에 종양이 있어서 중간뇌수도관을 압박한다고 가정해보자. 그러면 CSF가 혈액으로 다시 돌아오는 길을 차단한 것이다. CSF는 계속 만들어지는데 빠지지 않기 때문에 뇌실이나 뇌척수막에 쌓이게 된다. 다른 원인 때문에 뇌실에 CSF가 축적될 수도 있다. **물뇌증**(hydrocephalus, 수두증) 또는 **뇌수종**(water on the brain)이 그 예이다. 치료 방법 중 하나가 수술을 해서 관을 심거나 막힌 곳에 카테터(catheter)를 넣어서 CSF가 몸의 다른 곳으로 흘러나가게 하는 것이다.

✔ **수행평가**

1. 척수의 주요 기능은 무엇인가?
2. 척수로란 무엇인가?
3. 뇌와 척수를 덮어 싸고 있는 뇌척수막 3개의 이름은 무엇인가?
4. 뇌척수액이란 무엇인가?

8. 말초신경계통

뇌와 척수를 신체의 다른 부위와 연결하는 신경들이 **말초신경계통**(peripheral nervous system : PNS)을 형성한다. 말초신경계통에는 **뇌신경**(cranial nerve)과 **척수신경**(spinal nerve)이 있는데, 뇌신경은 뇌와, 척수신경은 척수와 (피부 또는 뼈대근육과 같은) 말초신경계통를 연결한다. 그 밖에 **자율신경계통**(autonomic nervous system : ANS)에 속하는 것도 말초신경계통으로 간주한다. 자율신경계통은 뇌 또는 척수를 신체에 있는 여러 가지 샘(gland), 가슴과 배의 심장근육과 민무늬근육으로 연결한다.

8.1. 뇌신경

12쌍의 **뇌신경**(cranial nerve)은 뇌줄기에서부터 뻗어나온 뇌의 아래쪽 표면에 붙어 있다. 그림 8-16에서 뇌신경들이 붙어 있는 것을 보여주고 있다. 뇌신경섬유는 뇌와 머리에 있는 구조체, 목에 있는 구조체, 가슴속공간과 배속공간에 있는 구조체 사이에 신경임펄스를 전도한다. 예를 들어 두 번째 뇌신경인 시각신경(optic nerve)은 눈에서 뇌로 임펄스를 전도하고, 이 임펄스가 시각을 만들어낸다. 세 번째 뇌신경인 눈돌림신경(oculomotor nerve)은 뇌에서 눈의 근육으로 임펄스를 전도하고, 눈근육이 수축하

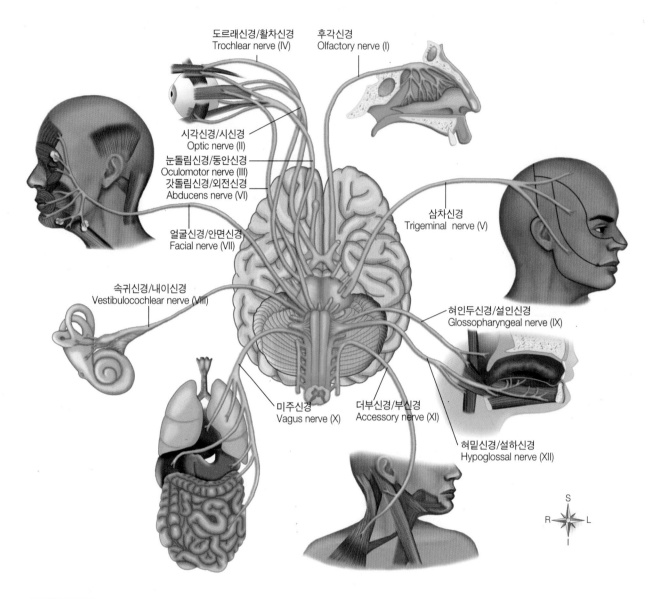

도르래신경/활차신경
Trochlear nerve (IV)

후각신경
Olfactory nerve (I)

시각신경/시신경
Optic nerve (II)

눈돌림신경/동안신경
Oculomotor nerve (III)

갓돌림신경/외전신경
Abducens nerve (VI)

삼차신경
Trigeminal nerve (V)

얼굴신경/안면신경
Facial nerve (VII)

속귀신경/내이신경
Vestibulocochlear nerve (VIII)

혀인두신경/설인신경
Glossopharyngeal nerve (IX)

미주신경
Vagus nerve (X)

더부신경/부신경
Accessory nerve (XI)

혀밑신경/설하신경
Hypoglossal nerve (XII)

 FIGURE 8-16 **뇌신경**. 뇌의 밑면 그림에서 뇌신경이 붙어 있는 위치를 알 수 있다.

면 눈이 움직이게 된다. 열 번째 뇌신경인 미주신경(vagus nerve)은 숨뇌와 목·가슴속공간·배속공간의 구조체 사이에서 임펄스를 전도한다. 표 8-2는 각 뇌신경의 명칭과 그 기능에 대한 간단한 설명이다.

> 💿 뇌신경에 대해 공부하려면 AnimationDirect로 들어갈 것

8.2. 척수신경

8.2.1. 구조

31쌍의 신경이 척수신경에 붙어 있는 순서는 목 분절에 8쌍, 가슴 분절에 12쌍, 허리 분절에 5쌍, 엉치가시 분절에 5쌍, 꼬리 분절에 1쌍이다(그림 8-11).

뇌신경과는 달리 척수신경에는 이름이 없고, 한 개의 문자와 숫자가 각각의 신경을 나타낸다. 예를 들어 C1은 척수의 목 부위에 있는 첫 번째 분절에 붙어 있는 척수신경을 나타내고, T8은 척수의 가슴 부위에 있는 8번째 분절

TABLE 8-2

뇌신경

신경		임펄스 전도 경로	주요 기능
I	후각신경(olfactory nerve)	코에서 뇌로	냄새 맡기
II	시각신경/시신경(optic nerve)	눈에서 뇌로	시력
III	눈돌림신경/동안신경(oculomotor nerve)	뇌에서 눈근육으로	눈 움직이기
IV	도르래신경/활차신경(trochlear nerve)	뇌에서 바깥쪽눈근육으로	눈 움직이기
V	삼차신경(trigeminal neerve)	머리의 점막 및 피부와 치아에서 뇌로. 또한 뇌에서 씹기근육으로	얼굴, 머리덮개, 치아의 감각, 씹는 동작
VI	갓돌림신경/외전신경(abducens nerve)	뇌에서 바깥쪽눈근육으로	눈 움직이기
VII	얼굴신경/안면신경(facial nerve)	혀의 맛봉오리에서 뇌로, 뇌에서 얼굴근육으로	맛 느끼기, 얼굴표정근육의 수축
VIII	속귀신경/내이신경(vestibulocochlear nerve)	귀에서 뇌로	듣기, 평형 감각
IX	혀인두신경/설인신경(glossopharyngeal nerve)	목구멍과 혀의 맛봉오리에서 뇌로, 또한 뇌에서 목구멍근육과 침샘으로	목구멍, 맛, 삼키는 동작, 침 분비 등의 감각
X	미주신경(vagus nerve)	목구멍, 후두, 가슴속공간과 배속공간에 있는 장기에서 뇌로, 또한 뇌에서 목구멍의 근육과 가슴속공간과 배속공간에 있는 장기로	목구멍, 후두, 가슴속공간과 배속공간 기관의 감각, 삼키기, 목소리 내기, 심박수 느리게 하기, 꿈틀운동(peristalsis, 창자의 움직임) 촉진
XI	더부신경/부신경(accessory nerve)	뇌에서 어깨와 목의 특정근육으로	어깨 움직이기, 머리 돌리기
XII	혀밑신경/설하신경(hypoglossal nerve)	뇌에서 혀의 근육으로	혀 움직이기

에 붙어 있는 척수신경을 나타낸다.

그림 8-11은 척주의 목 부위에서 척수신경이 나오는 것을 보여준다. 척수에서 척수신경이 나온 다음에는 계속 갈라져서 몸통과 팔다리에 있는 많은 말초신경이 된다. 여러 개의 척수신경으로부터 나온 신경섬유가 하나의 말초신경으로 재구성되는 경우도 있다. 이러한 재구성은 그물이 교차하는 것 또는 가지가 꼬인 것처럼 보이며, **얼기**(plexus, 총)라고 부른다. 그림 8-11에서 몇 가지 얼기를 볼 수 있다.

8.2.2. 기능

척수신경은 척수와 (뇌신경이 닿지 않는) 신체 여러 부위 사이에 임펄스를 전도한다. 그림 8-11에 있는 척수신경에도 (모든 척수신경이 그렇듯이) 감각신경과 운동신경이 있다. 그러므로 척수신경은 감각과 운동을 할 수 있게 만드는 기능을 한다. 질병이나 상해 때문에 척수신경의 전도가 막히면 그 신경이 지배하는 부위의 감각과 운동을 하지 못하게 된다.

피부 지도를 자세하게 그려보면 척수신경이 발원한 척수와 그 신경이 지배하는 신체 부위 사이에 긴밀한 관계

가 있다는 것을 알 수 있다. 의사들이 척수신경의 분절별 배열에 대한 지식이 풍부하면 대단히 유용하게 활용할 수 있다. 예를 들어 신경과 전문의는 바늘로 찔렀을 때 감각이 없는 부위를 통해 비정상적인 신경 또는 척수의 위치를 알 수 있다. 한 개의 척수신경에 의해서 지배되는 피부의 면적을 **피부분절**(dermatome)이라고 한다. 그림 8-17에서 피부분절 지도를 볼 수 있다.

> **✓ 수행평가**
> 1. 인체에는 몇 개의 뇌신경이 있는가? 척수신경은 몇 개인가?
> 2. 척수신경얼기는 무엇인가?
> 3. 피부분절은 무엇인가?

9. 자율신경계통

자율신경계통(autonomic nervous system : ANS)은 척수 또는 뇌줄기에서 다음과 같은 조직으로 임펄스를 전도하는 운동신경으로 구성된다.

1. 심장근육조직

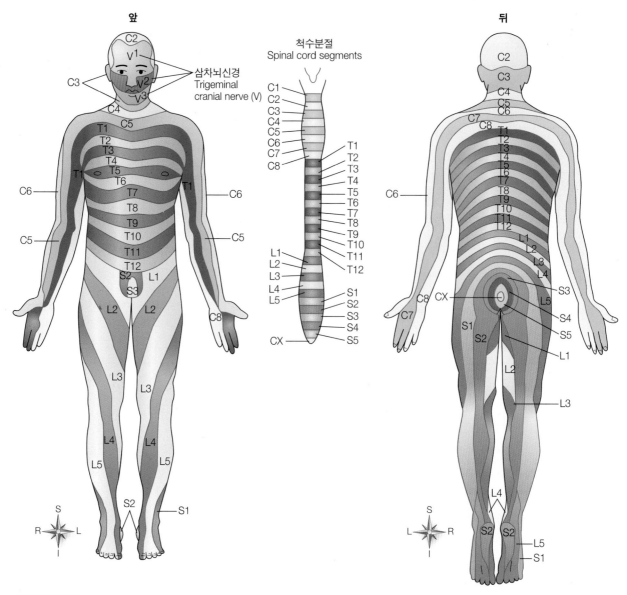

피부분절. 신체의 앞·뒤·옆에 척수신경이 분포되어 있는 위치. C=목 분절, T=가슴 분절, L=허리 분절, S=엉치 분절, CX=꼬리 분절

2. 민무늬근육조직

3. 샘상피조직

자율신경계통은 불수의운동을 조절하는 신경계통으로 구성되는데, 불수의운동의 예로는 심장박동, 위와 창자의 수축, 샘의 분비 등이 있다. 반대로 뼈대근육의 수의운동을 조절하는 운동신경을 몸신경계통(somatic nervous system)이라고 한다.

자율신경계통은 **교감신경계통**(sympathetic nervous system)과 **부교감신경계통**(parasympathetic nervous system)으로 나누어진다(그림 8-18).

9.1. 자율신경의 구조

자율신경(autonomic neuron)은 자율신경계통을 만드는 운동신경이다. 자율신경의 가지돌기와 세포체가 척수와 뇌줄기의 회색질 안에 있는 것도 있다. 자율신경의 축삭은 척수와 뇌줄기에서 뻗어 나와서 말초 연결상자, 즉 **신경절**(ganglia)에서 끝난다. 이러한 자율뉴런은 척수와 신

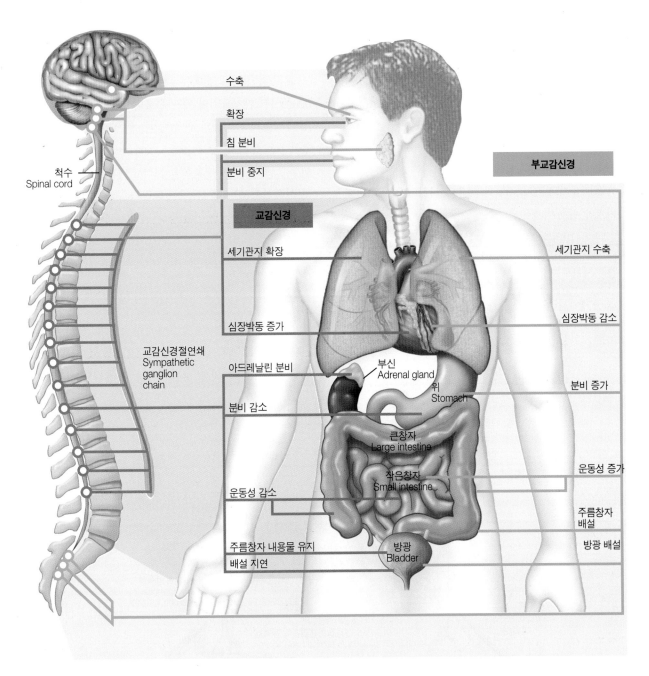

수축

확장

침 분비

분비 중지

척수
Spinal cord

부교감신경

교감신경

세기관지 확장

세기관지 수축

교감신경절연쇄
Sympathetic
ganglion
chain

심장박동 증가

심장박동 감소

아드레날린 분비

부신
Adrenal gland

분비 증가

위
Stomach

분비 감소

큰창자
Large intestine

작은창자
Small intestine

운동성 증가

운동성 감소

주름창자
배설

주름창자 내용물 유지

방광
Bladder

방광 배설

배설 지연

> **FIGURE 8-18** 　**자율신경계통에 의해서 지배되는 주요 목표 기관.** 교감신경통로는 오렌지색, 부교감신경통로는 초록색이다.

경절 사이에 임펄스를 전도하기 때문에 **신경절이전뉴런**(preganglionic neuron)이라고 한다. 신경절 안에서 신경절이전뉴런의 끝이 신경절이후뉴런의 가지돌기 또는 세포체와 시냅스를 이룬다. **신경절이후뉴런**(postganglionic neuron)은 그 이름에서 알 수 있듯이 신경절에서 심장근육조직 · 민무늬근육조직 · 샘상피조직으로 임펄스를 전

도한다.

　자율효과기(autonomic effector) 또는 **내장효과기**(visceral effector)는 자율신경이 임펄스를 전도하는 조직이다. 내장효과기는 구체적으로 심장의 벽을 이루는 심장근육, 혈관이나 속이 빈 내장기관의 벽을 이루는 민무늬근육, 샘에서 분비하는 부분을 이루는 샘상피조직이다.

9.2. 자율신경과 몸신경의 전도통로

중추신경계통(척수 또는 뇌줄기)에서 몸효과기와 내장효과기로 가는 전도통로는 조금 다르다. 내장효과기로 가는 자율신경의 통로는 그림 8-19의 오른쪽에서 볼 수 있듯이 2개의 신경이 중계하고 있다. 척수 또는 뇌줄기에서 시작된 임펄스는 신경절이전뉴런을 거친 다음에 자율신경절로 이동한다. 신경절에서 시냅스를 건너서 신경절이후뉴런으로 임펄스가 중계된 다음에 신경절에서 내장효과기로 임펄스가 전도된다.

그림 8-19의 왼쪽에 있는 몸신경의 전도통로를 자율신경의 전도통로와 비교해본다. 그림에 있는 것처럼 몸운동뉴런은 중간에 개재하는 시냅스 없이 모든 방향으로 척수나 뇌줄기에서 몸효과기로 전도한다.

9.3. 교감신경계통

9.3.1. 구조

교감신경의 신경절이전뉴런(sympathetic preganglionic neuron)은 가지돌기와 세포체가 회색질 안에 있고, 그 위치는 척수의 등분절과 위쪽허리분절이다. 그래서 교감신경계통은 등허리시스템(thoracolumbar system)이라고도 한다. 그림 8-19의 오른쪽을 보라. 그림에 있는 교감신경의 신경절이전뉴런의 통로를 따라가 보라. 척수신경의 앞뿌리(anterior/ventral root)를 떠난 다음 척수신경 안으로 들어갔다가 곧 다시 떠난다. 교감신경절까지 계속 뻗어나간 다음 교감싱경절을 통과해서 곁신경절(collateral ganglion)에서 끝난다. 곁신경절에서 여러 개의 신경절이후뉴런과 시냅스를 이룬 다음에 신경절이후뉴런의 축삭이 내장효과기까지 연장되어서 끝난다. 그림 8-19에서는 신경절이전뉴런의 축삭이 올라가거나 내려가서 자신의 시작점보다 위 또는 아래에 있는 신경절에서 끝나는 것을 볼

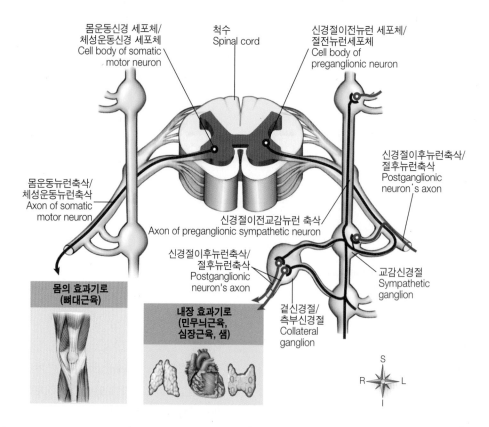

FIGURE 8-19 **자율신경의 전도통로.** 왼쪽 그림은 척수에서 몸효과기까지 한 개의 몸운동뉴런이 임펄스를 전도하는 것을 나타냈다. 그러나 척수에서 내장효과기까지 임펄스를 전도하려면 적어도 2개의 자율신경, 즉 신경절이전뉴런과 신경절이후뉴런(그림의 오른쪽)의 중계가 있어야 한다.

수 있다. 그러므로 모든 신경절이전뉴런의 축삭은 여러 개의 신경절이후뉴런과 시냅스를 이룬다. 교감 반응(sympathetic response)은 대개 넓게 퍼져 있으며, 한 기관보다는 여러 기관에서 동시에 교감 반응이 이루어진다.

교감신경의 신경절이후뉴런(sympathetic postganglionic neuron)은 가지돌기와 세포체가 교감신경절 안에 있다. 교감신경절은 척주 양쪽 앞쪽에 위치하고 있다. 짧은 신경섬유가 교감신경절 사이에 뻗어 있어서 두 개의 염주사슬처럼 보이기 때문에 교감신경사슬신경절(sympathetic chain ganglia)이라고도 한다. 교감신경의 신경절이후뉴런의 축삭은 전신에 있는 혈관, 땀샘, 털세움근(arrector pilli hair muscles)으로 연결된다. 자율신경은 여러 개의 신경절이후뉴런의 축삭에 시냅스를 이루어서 여러 내부 기관까지 간다.

9.3.2. 기능

교감신경계통(sympathetic nervous system)은 비상시스템(emergency system)의 역할을 한다. 심하게 운동을 할 때나 분노·두려움·미움·근심 등의 강한 감정을 느낄 때 교감신경의 임펄스가 여러 내부 기관들을 통제한다. 한 마디로 스트레스에 대처해야 될 경우에 교감신경 임펄스가 여러 내장효과기의 활동을 증가시켜서 넓은 범위에 걸쳐 있는 변화를 빠르게 만들어낸다.

표 8-3의 가운데 열에서 다양한 교감반응을 제시하고 있다(그림 8-18 참조). 심장박동이 빨라진다. 대부분의 혈관이 수축되어서 혈압이 증가한다. 뼈대근육에 있는 혈관이 확장되어서 더 많은 혈액을 그 근육에 공급한다. 땀샘과 부신은 분비물을 더 풍부하게 분비한다. 침샘과 다른 소화샘은 적게 분비한다. 소화관의 수축(연동운동, 꿈틀운동, peristalsis)이 느려지면서 소화가 더디게 이루어지게 된다. 이러한 교감반응이 합쳐져서 우리는 격렬한 근육운동을 할 수 있게 해주거나 '투쟁하거나 도주'하기 위한 준비를 한다. 교감반응에 의해서 조절되는 이러한 일련의 변화를 **투쟁-도주반응**(fight-or-flight response)이라고 한다.

9.4. 부교감신경계통
9.4.1. 구조

부교감신경의 신경절이전뉴런(parasympathetic preganglionic neuron)의 가지돌기와 세포체는 뇌줄기의 회색질과 척수의 엉치 분절에 위치하고 있다. 부교감신경계통을 머리엉치시스템(craniosacral system)이라고도 한다. 부교감신경의 신경절이전뉴런의 축삭은 내장효과기와 가

TABLE 8-3

자율신경기능		
내장효과기	**교감신경 조절**	**부교감신경 조절**
심장근육/심근(heart muscle)	심장박동 가속화	심장박동 둔화
민무늬근육/평활근(smooth muscle)		
대부분의 혈관(most blood vessels)	혈관 수축	없음
뼈대근육/골격근의 혈관(blood vessels in skeletal muscles)	혈관 확장	없음
소화관(digestive tract)	꿈틀운동 감소, 배변 억제	꿈틀운동 증가
항문조임근/항문괄약근(anal sphincter)	자극→조임근 닫기	억제→배변을 위해 조임근 열기
방광(urinary bladder)	억제→방광 이완시키기	자극→방광 수축
요도조임근/요도괄약근(urinary sphincter)	자극→조임근 닫기	억제→배뇨를 위해 조임근 열기
눈(eye)		
홍채(iris)	부챗살섬유 자극→동공 확장	돌림섬유 자극→동공 수축
섬모체/모양체(ciliary)	억제→멀리 볼 수 있도록 조정(렌즈 편평하게 만들기)	자극→가까이 볼 수 있도록 조정(렌즈 볼록하게 만들기)
털(hair, 털세움근/입모근 ; arrector pili)	자극→소름돋게 하기	부교감신경이 없음
샘/선(gland)		
부신속질/부신수질(adrenal medulla)	에피네프린 분비 증가	없음
땀샘/한선(sweat gland)	땀 분비 증가	없음
소화샘/소화선(digestive gland)	소화액 분비 감소	소화액 분비 증가

까운 위치에 있는 머리속공간·가슴속공간·배속공간에 있는 부교감신경절의 바로 앞에서 끝이 난다. 부교감신경의 신경절이후뉴런의 가지돌기와 세포체는 바로 밖에 있는 부교감신경절 안에 있고, 부교감신경의 신경절이후뉴런의 축삭은 바로 근처에 있는 기관까지 뻗어 있다. 그러므로 부교감신경의 신경절이전뉴런은 신경절이후뉴런을 거쳐서 단 한 개의 내장효과기와 시냅스를 이루고 있다. 그렇기 때문에 부교감 자극에 대해 단 한 개의 기관이 반응하는 경우가 많다. 이와 같은 사실은 여러 개의 기관이 동시에 반응하는 교감신경 반응과는 다르다.

9.4.2. 기능

부교감신경계통은 정상적이고 매일같이 이루어지는 상태일 때에는 내장효과기의 조절을 주도한다. 예를 들어 부교감신경을 지나는 임펄스는 심장 박동수를 늦추고, 창자의 꿈틀운동을 증가시키며, 소화액과 인슐린의 분비를 증가시킨다(표 8-3 참조). 즉 부교감신경계통의 기능은 교감신경계통의 기능에 반대로 작용하여 균형을 맞추는 것으로 볼 수 있다.

9.5. 자율신경의 신경전달물질

그림 8-20을 보라. 이 그림은 자율신경의 신경전달물질, 즉 자율신경의 축삭 끝에서 분비되는 화합물에 대한 정보를 제공하고 있다. 그림 8-20에 제시된 축삭 중 교감신경의 신경절이전뉴런의 축삭, 부교감신경의 신경절이전뉴런의 축삭, 교감신경의 신경절이후뉴런의 축삭은 아세틸콜린을 분비하며, 이들을 **콜린섬유**(cholinergic fiber)라고 한다. 노에피네프린(노아드레날린)을 분비하는 축삭은 교감신경의 신경절이후뉴런의 축삭뿐이며, 이러한 축삭을 **아드레날린섬유**(adrenergic fiber)라고 한다. 신경전달물질의 차이로 효과기에 대한 자율신경의 신호를 구분하는 것 자체가 어떤 기관이 어떤 종류로 자극되고 있는지를 구분하는지를 설명하는 것이 된다. 예를 들어 심장이 부교감신경계통으로부터 분비되는 아세틸콜린에 반응하면 느려진다. 반대로 교감신경계통으로부터 분비되는 물질에 반응한다면 심장활동이 항진된다.

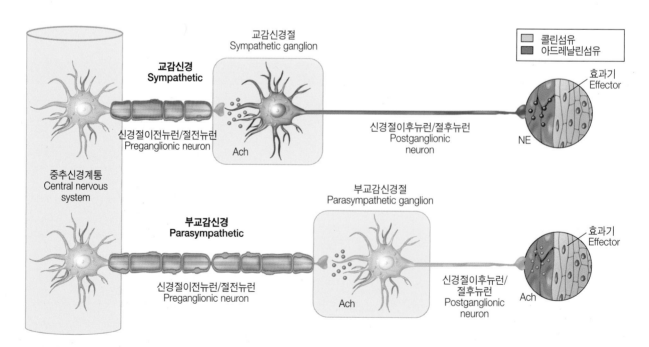

FIGURE 8-20 **자율신경계통의 신경전달물질.** 4종류의 신경섬유 중에서 3가지는 콜린섬유여서 시냅스에 신경전달물질 아세틸콜린을 분비한다. 교감신경의 신경절이후뉴런만이 아드레날린섬유이기 때문에 시냅스에서 에피네프린을 분비한다.

9.6. 자율신경계통 종합

자율신경계통의 기능은 신체의 자율적이고 불수의적 기능을 조절하는 것으로, 항상성을 유지하거나 재빨리 회복하는 방식으로 이루어진다. 대부분의 내부 기관은 자율신경계통의 지배를 이중으로 받는다. 다르게 말해서 내부 기관은 교감신경계통과 부교감신경계통에서 온 신경섬유의 명령을 모두 받는다. 교감신경과 부교감신경의 임펄스가 내부기관에 끊임없이 쏟아지고, 표 8-3에서 알 수 있는 것과 같이 각 기관의 기능에 반대 또는 대항적으로 영향을 준다. 예를 들어 심장은 심장박동을 더 빠르게 하는 교감신경의 임펄스도 받고, 더 느리게 하는 부교감신경의 임펄스도 받는다. 두 가지 반대되는 힘의 비율은 두 가지 서로 다른 자율신경 전달물질의 비율에 따라서 결정되고, 전달물질의 비율이 실제 심장박동수를 결정한다.

자율신경계통(autonomic nervous system)이라는 용어는 약간 부적절한 명칭이다. 그 명칭만 들으면 신경계통 중에서 자율신경계통은 다른 부위와 독립적으로 활동하는 것처럼 들린다. 그러나 그것은 사실이 아니다. 신경절이전뉴런의 가지돌기와 세포체는 척수와 뇌줄기 안에 있다(그림 8-19, 8-20). 그래서 신경절이전뉴런은 자신보다 위에 있는 뉴런으로부터 직·간접적으로 영향을 계속 받는다. 특히 시상하부 안에 있는 뉴런과 대뇌겉질 부위에 있는 뉴런의 영향을 많이 받는다. 대뇌겉질에 있는 뉴런을 **가장자리계통**(limbic system, 변연계) 또는 정서적인 뇌(emotional brain)라고 한다. 이러한 부위로부터의 전도통로를 통해 감정이 신체의 자동 기능, 심장근육과 민무늬근육의 수축, 샘의 분비 등에 광범위한 변화를 일으킬 수 있는 것이다. 예를 들어 화가 나거나 두려워지면 교감활동과 투쟁-도주반응을 증가시킨다.

일부 생리학자들의 주장에 의하면 의식이 변화된 상태, 즉 명상 상태(meditation)가 되면 교감활동을 감소시키고, 투쟁-도주반응과 반대되는 변화가 발생한다고 한다.

> ### ✓ 수행평가
>
> 1. 자율신경계통이 지배하는 조직은 무엇인가?
> 2. 자율신경계통을 2가지로 크게 나눈 것은 무엇인가?
> 3. 자율신경계통 중에서 투쟁-도주반응을 일으키는 것은 어떤 것인가?
> 4. 자율신경통로에서 사용되는 두 가지 신경전달물질은 무엇인가?

 Clinical Application

대상포진

대상포진(herpes zoster 또는 shingles, 띠헤르페스)은 독특한 바이러스 감염증이어서 거의 모두가 한 개의 피부절에만 감염된다. 대상포진은 수두를 일으키는 **수두대상포진바이러스**(varicella zoster virus : VZV)에 감염됨으로써 발병한다. 전체 인구의 15% 이상이 80세가 될 때까지 적어도 한 번 이상 대상포진에 걸리게 된다. 대부분의 경우 수두바이러스가 다시 활성화되기 때문에 병이 생기는 것으로 보인다. 바이러스는 수두에 한 번 걸리고 난 후 피부신경을 따라 이동하다가 뒤뿌리신경절에 잠복하는 것으로 보인다. 나이가 들거나, 방사선치료를 받거나, 면역억제제를 복용하는 등 다양한 이유로 신체의 면역 방어체계가 약해지면 바이러스가 다시 활성화된다. 그러면 바이러스가 감각신경을 따라서 하나의 피부분절로 이동한다. 그 결과로 통증이 심한 붉은 발진이 생기고, 주위가 부풀어 오르며, 수포가 생겼다가 터져서 딱지가 생긴다. 치료에는 2~3주가 걸린다. 심한 경우에는 열, 출혈, 2차적인 박테리아 감염 등에 의해 영구적인 흉터가 남는다. 대부분의 경우에는 감염된 피부분절에 통증, 화상, 가려움증이 생기기 4~5일 전에 수포가 먼저 생긴다. 대상포진에 걸려도 면역체계에 의해서 치료 후 약 5%만이 재발한다.

일부 건강 전문가들은 성인에게 수두 증상이 생기는 것이 어렸을 때 수두 백신을 너무 많이 사용한 것과 관련이 있다고 한다. 분명한 것은 어렸을 때 수두 예방주사를 맞은 경험이 없는 성인은 대상포진에 걸릴 위험이 크다. 60세 이상인 노인에게도 수두 백신을 사용할 수 있다.

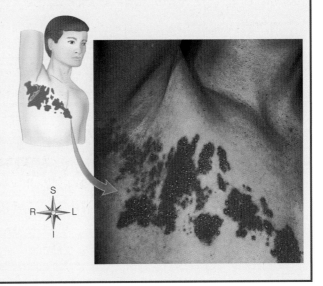

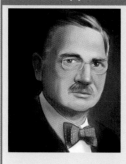

Neuroscience
Otto Loewi (1873-1961)

오스트리아의 과학자 Otto Loewi 는 원래 과학이 아니라 인문학을 공부하였다. 그가 대학에서 의학공부를 시작했을 때는 철학 강의를 듣기 위해 과학 강의를 빼먹은 적이 많았다. 그러나 그가 인간 생물학으로 관심을 돌린 다음부터는 달라졌다. 1921년에 뉴런이 다른 세포들과 어떻게 소통하는지(communicate)를 알아보기 위한 실험 설계를 하다가 꿈을 꾸었는데, 그 꿈에서 해답을 얻었다. 그는 바로 실험실로 달려가서 오늘날 아세틸콜린이라고 알려진 물질을 찾아내는 유명한 실험을 하였다. 뉴런으로부터 신호를 전달하는 것이 신경전달물질이라는 것을 밝혀낸 업적으로 1936년에 노벨상을 받았다. 그는 그 후 상당한 기간 동안 꿈이 잠재의식에 어떻게 도움을 주는지를 연구하였다.

신경과학과 관련이 있는 많은 전문가들이 Loewi가 제공한 정보를 생활을 개선하기 위해서 이용하고 있다. 예를 들어 신경학자, 정신과의사, 의학 전문가들은 Loewi의 정보를 이용해서 신경계통의 장애를 치료하고 있다. 제약업자와 약전문가들은 그 정보를 신경계통에 영향을 주는 약물치료 방법을 개발하는 데에 이용하고 있다. 심리학자들과 면담 전문가들은 신경과학에서 추출된 개념을 이용해서 인간의 정서와 행동을 더 잘 이해하려고 한다. 비즈니스와 마케팅 전문가들조차도 신경과학에서 발견한 아이디어들을 이용하고 있는데, 그들은 바이어와 특정 제품을 사도록 유도하는 방법, 군중의 행동을 예측하는 방법을 배우는 데에 초점을 맞추고 있다.

단원요약

1. 신경계통의 기관과 분할(그림 8-1)
A. 중추신경계통 : 뇌와 척수
B. 말초신경계통 : 모든 신경
C. 자율신경계통

2. 신경계통의 세포
A. 뉴런
  1. 3부분으로 구성되어 있다. : 가지돌기, 세포체, 축삭(그림 8-2)
    a. 가지돌기 : 뉴런의 세포체에 임펄스를 전도하는 가지모양의 돌기
    b. 축삭 : 뉴런의 세포체로부터 임펄스가 전도해 나가는 길게 뻗은 하나의 돌기
  2. 뉴런은 기능에 따라서 종류를 나눈다.
    a. 감각(구심성)뉴런 : 임펄스를 뇌와 척수로 전도한다.
    b. 운동(원심성)뉴런 : 임펄스를 뇌와 척수에서 근육과 샘으로 전도한다.
    c. 사이뉴런 : 임펄스를 감각뉴런에서 운동뉴런으로 또는 사이뉴런과 사이뉴런 사이에 전도한다. 중심뉴런 또는 연결뉴런이라고도 한다.
B. 글리아(신경아교세포)
  1. 지지세포, 신경조직의 세포를 구조적으로 그리고 기능적으로 함께 묶는다.

  2. CNS에 있는 글리아세포의 3가지 종류
    a. 별아교세포 : 작은 혈관에 뉴런을 묶는 작은 별모양의 세포
    b. 미세아교세포 : 염증이 있는 뇌조직에서 식세포작용을 하는 작은 세포
    c. 희소돌기아교세포 : CNS 안에서 축삭에 말이집을 만든다.
  3. 슈반세포는 PNS의 축삭에 말이집을 만든다(그림 8-2).

3. 신경과 신경로(그림 8-4)
A. 신경 : 말초신경축삭의 다발
  1. 신경로 : 중심축삭(사이뉴런의 축삭)의 다발
  2. 백색질 : 주로 말이집이 있는 축삭으로 구성된 조직 (신경 또는 신경로)
  3. 회색질 : 주로 세포체와 말이집이 없는 신경섬유로 구성된 조직
B. 신경덮개 : 섬유결합조직
  1. 신경속막 : 신경 안에 있는 하나하나의 신경섬유를 둘러싸는 막
  2. 신경다발막 : 한 그룹의 신경섬유(섬유다발)를 둘러싸는 막
  3. 신경바깥막 : 신경 전체를 둘러싸는 막

4. 반사활

A. 신경임펄스는 수용기로부터 효과기로 신경통로(반사활)를 따라서 전도된다. 반사활에 의해서 전도되면 반사를 일으킨다(근육의 수축 또는 샘의 분비).

B. 가장 간단한 반사활은 2뉴런반사활로, 감각뉴런과 운동뉴런이 척수 안에서 시냅스를 이룬다.

C. 3뉴런반사활은 감각뉴런, 사이뉴런, 운동뉴런이 차례로 시냅스를 이룬다(그림 8-5).

5. 신경임펄스

A. 정의 : 전기적 교란이 스스로 전파되는 파동으로 뉴런 막의 표면을 따라 이동한다. 활동전위라고도 한다.

B. 메커니즘

1. 휴식 시 뉴런의 막은 바깥쪽이 약간 +이다(분극). 바깥쪽에 Na^+가 약간 더 많기 때문이다.

2. 자극이 오면 뉴런의 형질막에 있는 Na^+ 구멍이 열린다.

3. Na^+이 안쪽으로 이동하면 자극을 받은 부위의 안쪽이 바깥쪽보다 더 +가 된다. 이와 같이 탈분극되는 것이 신경 임펄스(활동전위)이다.

4. 막의 자극받은 부분은 바로 재분극된다. 그러나 그때는 막의 인접부분이 이미 탈분극을 시작한 상태이다. 즉 전기적 교란(탈분극)이 계속해서 막의 밑으로 전파되어 나간다.

6. 시냅스

A. 정의 : 한 뉴런으로부터 다른 뉴런으로(시냅스이후뉴런으로) 임펄스가 전달되는 장소(그림 8-7)

B. 시냅스는 3가지 구조체로 구성된다. : 시냅스단추, 시냅스틈새, 형질막

C. 신경전달물질이 시냅스이후뉴런의 막에 있는 특수한 수용기 분자와 결합한다. 이온 채널이 열린다. 신경섬유의 막을 따라서 임펄스 전도가 시작된다.

D. 신경전달물질의 이름 : 아세틸콜린, 카테콜아민(노에피네프린, 도파민, 세로토닌), 엔도르핀, 엔케팔린, 산화질소(NO), 기타 화합물

7. 중추신경계통

A. 뇌의 분할(그림 8-9, 표 8-1)

1. 뇌줄기

    a. 3개의 뇌로 구성되어 있고, 밑에서부터 차례로 숨뇌, 다리뇌, 중간뇌

    b. 구조 : 대부분 백색질에 회색질이 약간 흩어져 있다.

    c. 기능

    (1) 뇌줄기의 3부위 모두 쌍방통행 전도통로이다.

    (a) 뇌줄기에 있는 감각신경로에서는 임펄스가 더 상위 뇌로 전도된다.

    (b) 운동신경로에서는 상위 뇌에서 척수로 임펄스가 전도된다.

    (2) 뇌줄기에 있는 회색질 부위는 중요한 반사중추의 역할을 한다.

2. 소뇌

    a. 구조

    (1) 인간의 뇌 중에서 두 번째로 큰 부위

    (2) 회색질 바깥층이 얇지만 주름이 많이 잡혀 있어서 정보를 처리할 수 있는 면적을 크게 만든다.

    (3) 생명나무 : 백색질 신경로가 내부에서 나무처럼 네트워크를 형성하고 있는 것

    b. 기능

    (1) 협응 동작을 하기 위한 근육수축을 조절하는 것을 돕는다. 밸런스를 유지하고, 매끄럽게 움직일 수 있으며, 정상적인 자세를 유지할 수 있게 한다.

    (2) 여러 가지의 추가적인 협응 효과에 의해 대뇌와 뇌의 다른 부위를 돕는다.

3. 사이뇌

    a. 시상하부

    (1) 뇌하수체, 뇌하수체줄기, 회색질로 구성되어 있다.

    (2) ANS 조절 센터이다. 그러므로 대부분의 내부 기관을 조절하는 것을 돕는다.

    (3) 앞·뒤에 있는 뇌하수체가 호르몬 분비를 조절한다. 그러므로 내분비샘 대부분의 호르몬 분비 조절을 돕는다.

    (4) 체온, 식욕, 수면주기, 기쁨을 조절하는 센터가 들어 있다.

    b. 시상

    (1) 덤벨처럼 생긴 회색질 덩어리가 두 반구를 향해서 뻗어 있다.

    (2) 감각 임펄스를 대뇌겉질의 감각영역으로 중계한다.

(3) 감각과 관련하여 유쾌함과 불쾌함같은 정서를 만들어낸다.

c. 솔방울샘

(1) 시상 뒤에 있는 솔방울처럼 생긴 작은 구조체이다.

(2) 태양빛과 달빛의 변화에 대응하여 시간을 지키는 호르몬인 멜라토닌의 생산을 조절한다.

4. 대뇌

a. 두뇌 중에서 가장 큰 부위이다.

b. 회색질의 바깥층을 대뇌겉질이라고 한다. 엽으로 구성되어 있다. 주로 뉴런의 가지돌기와 세포체로 구성되어 있다.

c. 대뇌의 내부는 주로 백색질로 구성되어 있다.

(1) 신경로 : 다발로 묶여 있는 신경섬유

(2) 바닥핵 : 자동적인 움직임과 자세를 조절하는 회색질의 섬

d. 대뇌의 기능 : 모든 형태의 정신적 과정(감각, 자각, 기억, 운동의 수의적 조절)

B. 척수(그림 8-11)

1. 백색질의 기둥, 말이집이 있는 신경섬유의 다발로 구성되어 있다. 척수의 H모양 중심의 바깥 부분을 만든다. 축삭의 다발은 척수로라고 한다.

2. 내부는 회색질로 구성되어 있고, 주로 뉴런의 가지돌기와 세포체이다.

3. 척수로는 양방 통행 전도통로로 오름로와 내림로가 있다.

4. 척수는 모든 척수반사의 기본 센터이다. 감각신경로는 임펄스를 뇌로 전도하고, 운동신경로는 임펄스를 뇌로부터 말초기관으로 전도한다.

C. 뇌와 척수의 덮개와 공간

1. 덮개(그림 8-13)

a. 머리뼈와 척추뼈

b. 뇌와 척수의 막 : 경질막, 연질막, 거미막

2. 공간(그림 8-14)

a. 뇌척수막의 거미막밑공간

b. 척수 안쪽에 있는 중심관

c. 뇌에 있는 뇌실

8. 말초신경계통

A. 뇌신경(그림 8-16, 표 8-2)

1. 12쌍 : 뇌의 하부 표면에 붙어 있다.

2. 뇌와 목, 가슴, 배에 있는 구조체를 연결한다.

B. 척수신경

1. 31쌍 : 감각뉴런의 가지돌기와 운동뉴런의 축삭이 들어 있다.

2. 감각과 수의운동에 필요한 임펄스를 전도한다.

C. 피부분절 : 한 개의 뇌신경 또는 척수신경이 지배하는 피부 표면

9. 자율신경계통

A. 기능해부학

1. 자율신경계통 : 중추신경계통으로부터 심장근육, 민무늬근육, 샘상피조직으로 임펄스를 전도한다. 신체의 자동적인 기능 또는 불수의적인 기능을 조절한다(그림 8-18).

2. 자율신경의 뉴런 : 자율신경의 신경절이전뉴런은 사이뇌 또는 척수로부터 자율신경절로 임펄스를 전도한다. 신경절이후뉴런은 자율신경절로부터 심장근육, 민무늬근육, 샘상피조직으로 임펄스를 전도한다.

3. 자율효과기 또는 내장효과기 : 자율신경이 임펄스를 전달하는 조직(심장근육, 민무늬근육, 샘상피조직)

4. 교감신경계통과 부교감신경계통으로 나누어진다.

B. 자율신경의 전도통로

1. 2개의 뉴런으로 중계된다(중추신경계통→자율신경절-시냅스→내장효과기).

2. 반대로 몸운동뉴런은 중추신경계통에서 몸효과기까지 중간에 개재되는 시냅스 없이 전체 경로에 걸쳐서 임펄스를 전도한다.

C. 교감신경계통

1. 교감신경의 신경절이전뉴런의 가지돌기와 세포체는 척수의 (등분절과 위쪽허리분절의) 회색질에 있다.

2. 축삭들이 척수신경의 전도를 출발해서 교감신경절 또는 곁신경절까지 뻗어 있다. 그다음에 여러 개의 신경절이후뉴런과 시냅스를 이룬다. 신경절이후뉴런의 축삭은 척수신경 또는 자율신경까지 뻗어 나가서 내장효과기에서 끝난다.

3. 교감신경절의 사슬은 척주의 양쪽 앞에 있다.

4. 교감신경계통의 기능

a. 비상시스템 또는 스트레스시스템의 역할을 한다. 격렬한 운동을 하거나 강한 감정(분노, 두려움, 미움, 근심걱정)이 일어났을 때 내장효과기를 조절한다.

b. 교감신경의 조절에 의해서 생기는 일련의 변화를 투쟁-도피반응이라고 한다.

D. 부교감신경계통

1. 구조

   a. 부교감신경의 신경절이전뉴런은 가지돌기와 세포체가 뇌줄기의 회색질과 척수의 엉치분절의 회색질 안에 있다.

   b. 부교감신경의 신경절이전뉴런은 부교감신경절에서 끝나고, 부교감신경절이 뇌실, 가슴속공간, 배속공간 안에 있기 때문에 내장효과기 가까이에 있다.

   c. 부교감신경의 신경절이전뉴런은 단 한 개의 효과기로 가는 신경절이후뉴런과 시냅스를 이룬다.

2. 기능 : 정상적이고 일상적인 상태에서는 내장효과기를 주로 조절한다. 교감신경의 기능과 반대로 작용하여 균형을 이룬다.

E. 자율신경계통의 신경전달물질

1. 콜린섬유 : 교감신경의 신경절이전뉴런, 부교감신경의 신경절이전뉴런과 신경절이후뉴런의 축삭은 아세틸콜린을 분비한다.

2. 아드레날린섬유 : 교감신경의 신경절이후뉴런의 축삭은 노에피네프린(노아드레날린)을 분비한다.

F. 자율신경계통 종합

1. 신체의 자동적인 기능을 조절한다. 그 방향은 항상성을 유지하거나 빠르게 회복시키는 방향이다.

2. 대다수의 내장효과기는 이중지배를 받는다. 즉 교감신경과 부교감신경으로부터 임펄스를 받고, 그 임펄스는 서로 반대 방향으로 영향을 미친다.

용어정리

acetylcholine
action potential
adrenergic fiber
afferent neuron
anesthesia
arachnoid mater
astrocyte
autonomic effector
autonomic nervous
    system (ANS)
autonomic neuron
axon
basal nuclei
blood-brain barrier
    (BBB)
catecholamine
cell body
central nervous system
    (CNS)
cerebral cortex
cerebrospinal fluid
cerebrovascular accident
    (CVA)
cerebrum
cholinergic fiber
choroid plexus
corpus callosum
cranial nerve

dendrite
dermatome
dopamine
dura mater
effector
efferent neuron
enkephalin
endoneurium
endorphin
epineurium
fascicle
fight-or-flight response
ganglion (pl. ganglia)
glia
glioma
gray matter
gyri
herpes zoster
hydrocephalus
hypothalamus
interneuron
limbic system
lumbar puncture
medulla oblongata
meninx (pl. meninges)
microglia
midbrain
motor neuron

multiple sclerosis (MS)
myelin
myelin disorder
myelinated fiber
nerve
neurilemma
neuron
neurotransmitter
nitric oxide (NO)
node of Ranvier
norepinephrine
oligodendrocyte
paralysis
parasympathetic
    nervous system
Parkinson disease (PD)
perineurium
peripheral nervous
    system (PNS)
pia mater
pineal gland
plexus
pons
postganglionic neuron
postsynaptic neuron
preganglionic neuron
presynaptic neuron
receptor

reflex
reflex arc
reticular formation
saltatory conduction
Schwann cell
sensory neuron
serotonin
shingles
spinal nerve
spinal tract
sulcus (pl. sulci)
sympathetic nervous
    system
sympathetic postgangli-
    onic neuron
sympathetic pregangli-
    onic neuron
synapse
synaptic cleft
synaptic knob
thalamus
tract
ventricle
visceral effector
white matter
withdrawal reflex

복습문제

1. 뉴런의 그림을 그리고 세 부분의 이름을 쓰시오. 가지돌기와 축삭의 기능을 설명하시오.

2. 임펄스가 전달되는 방향에 따라서 분류한 3가지 뉴런의 이름을 쓰고, 각각의 정의와 기능을 설명하시오.

3. 다음 용어를 정의하거나 설명하시오. : 미엘린, 랑비에결절, 신경집

4. 3가지 아교세포의 이름을 쓰고 기능을 설명하시오.

5. 다음 용어를 정의하거나 설명하시오. : 신경바깥막, 신경다발막, 신경속막

6. 회색질과 백색질의 차이점은 무엇인가?

7. 반사활의 기능을 설명하시오. 반사활의 2가지 종류는 무엇인가?

8. 신경임펄스가 도착했을 때 일어나는 일을 설명하시오. 도약전도란 무엇인가?

9. 시냅스에 일어나는 일을 자세하게 설명하고, 신경전달물질의 활동이 끝나는 2가지 방법을 설명하시오.

10. 숨뇌의 기능을 열거하고 설명하시오.

11. 시상하부의 기능을 열거하고 설명하시오.

12. 시상의 기능을 열거하고 설명하시오.

13. 소뇌의 기능을 열거하고 설명하시오.

14. 대뇌의 일반적인 기능을 설명하시오. 뒤통수엽과 관자엽의 특수한 기능을 설명하시오.

15. 척수의 기능을 열거하고 설명하시오.

16. 3가지 뇌척수막의 이름을 쓰고 설명하시오.

17. 뇌척수액의 기능을 설명하시오. 뇌척수액은 어디에서 어떻게 만들어지는가?

18. 척수에서 발원하는 신경의 수는 몇 개인가? 척수의 각 분절에서 발원하는 척수신경은 각각 몇 쌍인가? 척수신경의 이름은 어떻게 붙이는가? (신경)얼기란 무엇인가?

19. 교감신경계통의 구조와 기능을 설명하시오.

20. 부교감신경계통의 구조와 기능을 설명하시오.

탐구문제

21. 이마엽, 마루엽, 관자엽, 뒤통수엽의 기능을 비교하여 설명하시오.

22. 운동기능을 주로 다루는 뇌신경은 무엇인가? 감각기능을 주로 다루는 뇌신경은 무엇인가?

23. 아세틸콜린에스트라제(아세틸콜린을 비활성화시키는 효소)의 기능을 억제하는 약이 있다고 하자. 그 약을 복용했을 때 내장효과기에 미치는 부작용을 설명하시오.

시험문제

1. _____은 신체의 표피층까지 연장되는 신경을 포함하고 있는 신경계통이다.

2. _____은 뇌와 척수를 포함하고 있는 신경계통이다.

3. _____은 신경바깥막 안에 말초신경의 축삭이 다발로 묶여 있는 것이다.

4. 신경계통에 있는 세포의 유형은 _____과 _____이다.

5. 무릎반사가 속하는 신경로를 _____이라고 한다.

6. _____은 전기적 교란이 스스로 전파되는 파동이다.

7. 휴식 시 신경의 바깥쪽은 약하게 _____로 대전되어 있고, 안쪽은 _____로 대전되어 있다.

8. 신경임펄스가 전파되면 _____이 안쪽으로 몰려들어간다.

9. 신경임펄스가 한 뉴런에서 다른 뉴런으로 통과하는 곳을 _____라 한다.

10. 아세틸콜린과 도파민은 _____의 일종이다.

11. 뇌척수막을 이루는 3종류의 막은 _____, _____, _____이다.

12. 뇌신경은 _____쌍이 있고, 척수에서 나오는 척수신경은 _____쌍이다.

13. 한 개의 척수신경이 지배하는 피부의 범위를 _____이라 한다.

14. 스트레스가 없는 상태에서는 _____이 효과기를 조절한다.

15. 자율신경계통으로 투쟁–도주 반응을 조절하는 것은 _____이다.

16. 교감신경계통의 신경절이전뉴런의 축삭에서는 신경전달물질로_____을 분비하고, 신경절이후뉴런의 축삭에서는 _____을 분비한다.

17. 부교감신경계통의 신경절이전뉴런의 축삭에서는 신경전달물질로_____을 분비하고, 신경절이후뉴런의 축삭에서는 _____을 분비한다.

18. 자율신경계통의 뉴런은 임펄스를 뇌 또는 척수에서 _____, _____, _____로 전도한다.

시험문제(계속)

A열의 용어와 B열의 설명을 알맞게 연결하라.

A

19. _____ dendrite
20. _____ axon
21. _____ myelin
22. _____ Schwann cells
23. _____ astrocytes
24. _____ microglia
25. _____ oligodendrocyte
26. _____ medulla oblongata
27. _____ pons
28. _____ midbrain
29. _____ hypothalamus
30. _____ thalamus
31. _____ cerebellum
32. _____ cerebrum
33. _____ spinal cord

B

a. CNS 밖에 있는 뉴런의 축삭에 미엘린을 만드는 세포
b. 혈관-뇌장벽을 만드는 글리아세포
c. 임펄스를 세포체에서 먼쪽으로 전도하는 한 가닥의 줄기
d. CNS 안에 있는 뉴런의 축삭에 미엘린을 만드는 세포
e. 축삭을 둘러싸고 절연시키는 지방물질
f. CNS 안에서 청소부 역할을 하는 세포
g. 뉴런의 가지가 무성한 부위로 임펄스를 세포체로 전도하는 것
h. 뇌줄기의 일부로 뇌와 신체를 연결하는 전도통로이고, 호흡에 영향을 미친다.
i. 신체에서 대뇌겉질로 감각을 전달하는 중계소로, 정서, 놀람, 각성과 관련이 있다.
j. 뇌와 나머지 신체 부위 사이에 메시지를 전달하고, 반사를 중재한다.
k. 뇌줄기의 일부로 심장, 호흡기, 혈관운동의 중추이다.
l. 감각의 감지, 의지적인 활동, 자각, 기억 등을 중재한다.
m. 체온, 수분의 평형, 수면주기, 식욕, 성욕 등을 조절한다.
n. 근육의 협응, 평형의 유지, 자세 등을 조절한다.
o. 뇌줄기의 일부로, 시각과 청각을 중계한다.

학습목표

이 단원을 공부하고 나면 다음과 같은 것을 할 수 있어야 한다.

1. 일반 감각과 특수 감각을 구분하고, 두 감각 사이의 차이점을 설명할 수 있다.
2. 자극을 감각으로 변환하는 방법을 설명할 수 있다.
3. 일반 감각기관과 그 기능에 대하여 논할 수 있다.
4. 눈의 구조와 구성요소의 기능에 대하여 논할 수 있다.
5. 귀의 해부학적 구조를 알고, 듣기와 평형감각의 기능을 논할 수 있다.
6. 화학수용기와 그 기능에 대하여 논할 수 있다.

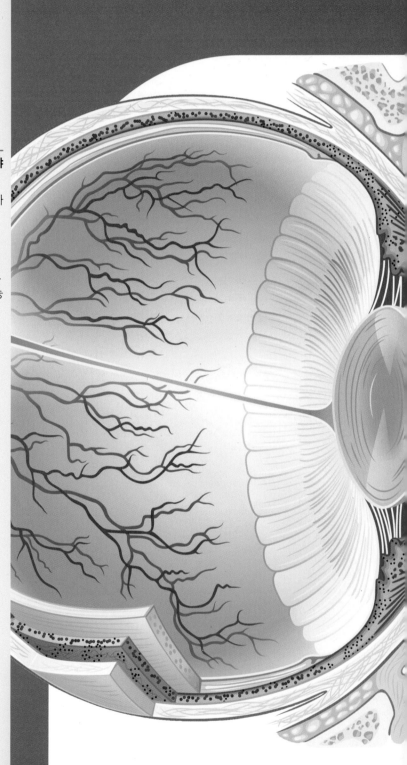

감각 9

감각기관의 이름을 말해보라고 하면 어떤 기관의 이름을 댈 것인가? 눈, 귀, 입, 코, 맛봉오리 외에 어떤 것이 있는지 생각할 수 있겠는가? 실제로는 우리의 피부와 내장기관, 근육 등 온몸에 걸쳐서 수백만 개의 감각기관이 더 있다. 이러한 감각기관들이 여러 가지 감각수용기를 형성함으로써 촉각, 압각, 온도, 통각 등의 자극에 반응할 수 있다. 이러한 미세한 크기의 감각수용기들은 감각신경세포의 가지돌기 끝에 있다.

내·외부 환경의 변화를 감지하는 능력은 항상성을 유지하는 것뿐만 아니라 생존 그 자체를 위해서도 필요하다. 항상성에 중요한 방어반사는 변화 또는 위험을 감지할 수 있을 때만 시작할 수 있다. 외부의 위험은 눈으로 보거나 귀로 들어서 알 수 있다. 위험이 내부에서 발생한 경우, 예를 들어 근육이 늘어났거나, 열이 나거나, 궤양에 의한 통증이 느껴질 때 등의 경우 다른 수용기들이 문제점을 인식하게 만들어 항상성을 유지하기 위한 적절한 조치를 취할 수 있게 해준다.

1. 감각기관의 분류

감각기관은 일반감각기관(general sense organ)과 특수감각기관(special sense organ)으로 분류하는 경우가 많다. 일반감각기관은 미세감각수용기로 구성되어 있으며, 피부, 근육, 힘줄, 관절, 기타 내부 기관 등 신체 전체에 퍼져 있다. 일반감각기관은 통증, 온도, 촉감, 압감 등을 감지한다. 특수감각기관은 후각, 미각, 시각, 청각, 평형감각 등과 같은 특수한 감각을 감지하고, 코점막이나 혀와 같은 국소부위와 눈이나 귀와 같은 복잡한 기관으로 분류된다.

일반감각기관과 특수감각기관으로 분류하는 것 외에

학습요령

감각기관들이 그 기능을 수행하기 위해서 거쳐야 하는 과정은 먼저 반응해야 할 물리적인 자극을 감지하고, 그 자극을 신경임펄스로 변환시키는 것이다.

1. 감각계통의 구조와 그들의 특수한 기능을 공부할 때 위의 두 과정 중에서 어느 것에 해당되는지 알려고 노력해야 한다. 예를 들어 눈은 빛을 들여보내고, 그 빛을 특정한 지점에 맞추어야 한다. 그러면 수용기는 그 자극을 신경임펄스로 변환시킨 다음 뇌로 보내야 한다.
2. 감각계통의 구조와 기능을 공부할 때는 플래시카드를 활용하라.
3. 스터디 그룹에서 각 감각계통이 자극을 감지하는 방법과 자극에 반응하는 방법에 대하여 토의하라.
4. 감각기관의 그림을 복사해서 이름을 지운 다음 친구와 그 기관의 이름과 위치, 기능 등을 맞추는 퀴즈게임을 하라.
5. 수행평가문제를 모두 풀고, 이 장의 끝에 있는 복습문제를 모두 섭렵한 다음 시험에 나올 만한 문제에 대해서 토의하라.

도 ① 각각의 수용기세포가 피막으로 덮여 있는지의 여부와 ② 반응하는 자극의 형태에 따라서도 나눌 수 있다. 표 9-1에서는 일반감각기관을 자유신경종말(free nerve ending)과 6가지 피막신경종말로 구분하였다. 표 9-2에서는 특수감각기관에 있는 감각수용기들을 반응하는 자극에 따라 구분하였다.

2. 자극을 감각으로 변환시키기

모든 감각기관은 그 크기나 형태, 위치 등과는 상관없이 공통적으로 아주 중요한 기능적 특성을 가지고 있다. 먼저 감각기관은 어떤 자극 또는 자신의 환경에서 특정한 자극의 강도에 변화가 있음을 느끼거나 감지해낼 수 있어야 한다. 물론 감각기관에 따라 다른 형태의 자극을 감지한다. 자극이 빛, 소리, 온도의 변화이든, 물리적인 압력이

TABLE 9-1

일반감각기관

종류	주요 위치	일반 감각	
자유신경종말(free nerve ending)			
	피부와 점막(상피층)	통증, 비분별성 촉각, 온도, 가려움, 간지럼	
피막신경종말(encapsulated nerve ending)			
촉각소체(tactile corpuscle, 마이스너소체 ; Meissner's corpuscle)	피부(진피유두)와 손가락끝, 입술	분별성 또는 비분별성 촉각과 저주파진동	
루피니소체(Ruffini's corpuscle, 둥근소체 ; bulbous corpuscle)	피부(진피층)과 손가락의 피부밑조직	지속적인 촉각과 압력	
층판소체(lamellar corpuscle, 파치니소체 ; Pacini's corpuscle)	관절 주변, 젖샘, 남녀 바깥생식기관에 있는 피부밑 · 점막밑 · 장막밑조직	깊은 압력과 고주파진동	
망울소체/구상소체(bulboid corpuscle, 크라우제끝망울/크라우제종말구 ; Krause's end bulb)	피부(진피층), 피부밑조직, 입술 · 눈꺼풀 · 바깥생색기관의 점막	촉각	
골지힘줄기관/골지건기관	힘줄과 근육의 가까운 이음부분	고유감각(근육 긴장의 감각)	
근육방추/근방추	뼈대계통	고유감각(근육 신장의 감각)	방추속근육세포 Intrafusal fibers

TABLE 9-2

특수감각기관

감각기관	특정 수용기	수용기의 종류	감각
눈	막대세포와 원뿔세포	빛수용기	시각
귀	코르티기관	기계수용기	청각
	팽대능선	기계수용기	평형
코	후각세포	화학수용기	후각
맛봉오리	미각세포	화학수용기	미각

나 화합물의 존재이든 상관없이 최종적으로 맛이나 냄새 등으로 감각하기 위해서는 그 자극들이 전기신호 또는 신경임펄스로 바뀌어져야 한다. 그다음에 그 신호가 신경계통의 신경통로를 통해서 뇌로 보내져야 하고, 뇌에서 실제적인 감각이 이루어진다. 일반 감각기관의 신경통로에는 수용기에서 만들어진 활동전위의 전도에 전형적으로 다음과 같은 과정이 포함된다. 척수를 통해서 시상(피부수용기) 또는 소뇌(고유수용기)로 보내지면 그곳에서 시냅스를 거쳐서 대뇌겉질의 특정 부위로 신경임펄스가 중계되어서 의식적인 감각 해석이 이루어진다.

3. 일반감각기관

미세한 일반감각기관은 신체 거의 모든 부위에 분포되어 있지만 대부분은 피부에 몰려 있다(그림 9-1). 그러나 이러한 감각기관들은 인체 표면이나 내부 장기에 균등하게 분포되어 있지도 않고 같은 자극에 대하여 다 같이 반응하지도 않는다. 그것을 확인하려면 손가락끝의 어떤 지점에 이쑤시개를 갖다 대어 보아라. 적어도 한 개 이상의 수용기를 자극해서 촉감을 순간적으로 느끼게 된다.

서로 다른 자극에 대하여 반응하는 것이 서로 다른 감각세포의 특별한 형태이자 특별한 기능이다. 감각세포들이 특정한 반응을 할 수 있는 능력이 있기 때문에 서로 다른 형태

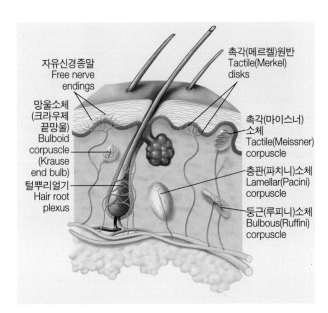

FIGURE 9-1 **일반 감각 수용기.** 표 9-1에서 설명하고 있는 여러 수용기들의 피부에서의 위치를 보여주고 있다.

의 감각을 할 수 있는 것이다. 예를 들어 기계수용기(mechanoreceptor)는 변형이라는 역학적인 자극에 반응한다. 일례로 파치니소체는 깊은 압력을 감지하고, 다른 수용기를 자극하면 진동을 느끼며, 또 다른 수용기를 자극하면 촉감을 느낀다.

자유신경종말은 통증, 온도, 기타 다른 감각을 할 수 있도록 하는 자극에 대하여 반응한다. 표 9-1은 일반 감각기관을 분류한 것으로 감각의 종류와 주요 부위를 나타냈다. 그림 9-1은 피부와 관련이 있는 수용기들을 그림으로 그린 것이다. 표 9-1에는 없지만 그림 9-1에서는 가벼운 촉감(light touch)과 관련이 있는 2가지 자유신경종말을 볼 수 있다. 털뿌리얼기(hair root plexus)는 털주머니를 둘러싸고 있는 바스켓처럼 생긴 자유신경종말이고, 촉각원반(tactile disc, 메르켈판 ; Merkel's disc)은 표피에 신경종말을 붙이는 것이다.

근육과 힘줄의 연접부와 뼈대근육의 깊숙한 곳에서 발견되는 특화된 수용기를 **고유수용기**(proprioceptor)라고 한다. 고유수용기가 자극을 받으면 신체 부위의 위치와 운동, 근육의 길이, 수축 정도, 장력 등에 대한 정보를 제공한다. 표 9-1에 있는 골지힘줄기관(Golgi tendon organ)과 근육방추(muscle spindle)가 주요 고유수용기이다.

이 장의 말미에서 볼 수 있도록 하는 '빛수용기(photoreceptor)', 듣고 평형을 잡고 균형을 유지하는 감각기관의 역할을 하는 '기계수용기(mechanoreceptor)', 맛과 냄새를 감지하는 '화학수용기(chemoreceptor)'에 대하여 배우게 될 것이다.

> ✔️ **수행평가**
> 1. 감각기관을 분류하는 방법에는 어떤 것이 있는가?
> 2. 감각을 실제로 감지하는 부위는 어디인가?
> 3. 고유수용기의 기능은 무엇인가?

4. 특수감각기관

4.1. 눈

사람의 눈을 보았을 때 보이는 것은 눈의 아주 일부분에 불과하다. 안구는 공막, 맥락막, 망막의 3개의 층으로 되어 있다(그림 9-2).

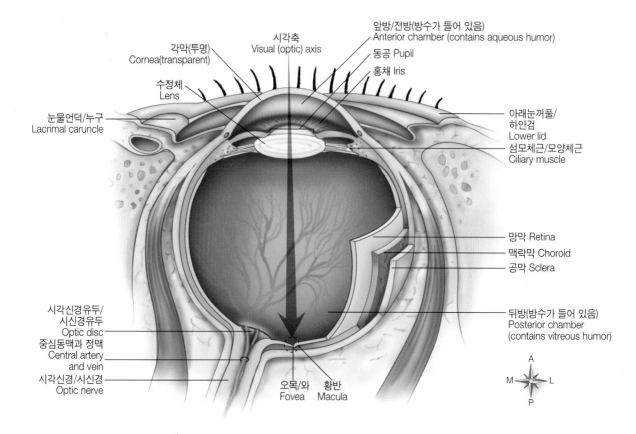

각막(투명)
Cornea(transparent)

시각축
Visual (optic) axis

앞방/전방(방수가 들어 있음)
Anterior chamber (contains aqueous humor)

동공 Pupil

홍채 Iris

수정체
Lens

눈물언덕/누구
Lacrimal caruncle

아래눈꺼풀/
하안검
Lower lid

섬모체근/모양체근
Ciliary muscle

망막 Retina

맥락막 Choroid

공막 Sclera

뒤방(방수가 들어 있음)
Posterior chamber
(contains vitreous humor)

시각신경유두/
시신경유두
Optic disc

중심동맥과 정맥
Central artery
and vein

시각신경/시신경
Optic nerve

오목/와
Fovea

황반
Macula

FIGURE 9-2 **왼쪽 안구의 수평 단면도.** 위에서 본 그림

4.1.1. 공막

공막(sclera, 흰자위막이라고도 한다)의 바깥층은 거친 섬유조직으로 구성되어 있다. 눈의 흰자는 공막 앞 표면의 일부이고, 공막 앞 표면의 나머지 부분을 **각막**(cornea)이라고 한다. 각막은 투명하기 때문에 '눈의 창'이라고도 한다. 각막에는 혈관과 림프관이 없기 때문에 투명하게 보이고, 각막이식수술의 성공률이 높다(그림 9-3). 각막의 염증을 각막염(keratitis)이라 하는데, 각막염 때문에 각막의 투명함을 잃을 수도 있고, 각막의 모양이 조금만 달라져도 망막에 상을 맺는 능력이 크게 변한다. 그렇기 때문에 많은 사람들이 레이저나 다른 특수 도구를 이용하는 각막성형시술을 받아서 각막의 모양을 변화시키는 것이다. 그러면 안경이나 콘택트렌즈를 쓰지 않더라도 여러 가지 시각 문제를 향상시킬 수 있다(다음 면의 '굴절교정수술'을 참고하라).

눈을 언뜻 보았을 때 각막이 투명하지 않고 파랑색, 갈색, 회색, 초록색 등으로 보이는 것은 각막이 **홍채**(iris) 위에

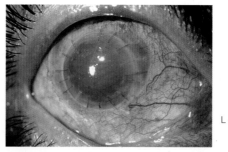

FIGURE 9-3 **각막이식.** 최근에 각막을 이식한 환자의 눈 사진. 이식된 각막이 약간 부풀어올랐고, 봉합자국이 둘러싸고 있다는 데 주목한다.

있기 때문인데, 홍채는 눈에서 색이 있는 근육 부위이다.

결막(conjunctiva, 이음막)은 눈의 속막을 이루면서 앞쪽에서 각막을 덮어 싸고 있는 점막이다. 결막에 염증이 생기는 것을 결막염(conjunctivitis)이라 하고, 박테리아나 바이러스 감염, 알러지, 환경적 요인이 주요 원인으로 발생한다. 결막은 **눈물샘**(lacrimal gland)에서 만들어진 눈물에 의해서 촉촉하게 젖어 있다.

Clinical Application

굴절교정수술

안경이나 콘택트렌즈를 사용하지 않고도 근시를 교정할 수 있는 수술이 약 30년 전부터 가능하게 되었다. **부챗살각막절개술**(radial keratotomy : RK, 방사상각막절개)로 불리는 이 수술에는 각막 주위에 6개 이상의 바퀴살같이 생긴 좁고 긴 구멍(slit)을 외과적으로 심는 작업이 포함되어 있다. 그러면 각막이 평평해져서 초점을 맞추는 기능이 개선된다.

다른 형태의 굴절교정수술에는 각막을 가로질러 가로로 절개하는 **난시교정 각막절개술**(astigmatic keratotomy : AK)과 **자동표층각막이식술**(automated lamellar keratoplasty : ALK)이 있다. ALK은 초정밀각막절삭기(microkeratotome)라는 특별한 도구를 사용해서 각막 표면에 있는 얇은 뚜껑을 잘라낸 다음에 밑에 있는 조직의 모양을 깎아서 성형한다. 수술을 마칠 때는 각막 뚜껑을 다시 제자리에 얹어 놓고, 봉합을 하지 않은 채 자연 치유되기를 기다린다. 자동표층각막이식술은 근시와 원시의 치료 모두에 이용된다.

최근에 더 발전된 굴절교정 눈수술에서는 레이저 수술기를 사용하기도 한다. **엑시머레이저수술**(excimer laser surgery)또는 **굴절교정레이저각막절제술**(photorefractive keratectomy : PRK)에서는 엑시머레이저빔을 사용해서 각막조직을 증발시킨다. 이 수술은 약하거나 중간 정도의 근시를 교정하기 위해 각막을 평평하게 만드는 데 이용된다. 근시 교정에 사용되는 수술기술을 **라식수술**(laser assisted in situ keratomileusis : LASIK, 레이저각막절삭성형술)이라고 한다. 라식수술에서는 각막절제술과 자동표층각막이식술을 모두 사용하는데, 그 과정은 다음과 같이 3단계로 이루어진다(옆의 그림 참조).

① 초정밀각막절삭기로 각막 뚜껑의 일부를 자른 다음 위로 들어올린다.
② 엑시머레이저빔을 이용하여 그 밑에 있는 조직을 증발시켜 재성형한다.
③ 각막 뚜껑을 제자리에 덮는다.

미국 식약청에서 원시교정치료로 승인을 받은 또 다른 레이저수술방법으로 **레이저각막열성형술**(laser thermal keratoplasty : LTK)이 있다. LTK수술에서는 각막을 수술로 절개하지 않고 레이저의 에너지를 약 3초 정도 아주 짧은 시간 동안 터지게 해서 각막 표면을 재성형한다. 아직 승인받지 못한 또 다른 원시교정수술로 **전도성각막성형술**(conductive keratoplasty : CK)이 있다. 메스나 레이저로 각막을 자르는 대신 고

주파의 에너지를 이용해서 머리카락같이 가느다란 프로브를 가열한 다음 그 프로브를 이용해서 각막을 재성형한다.

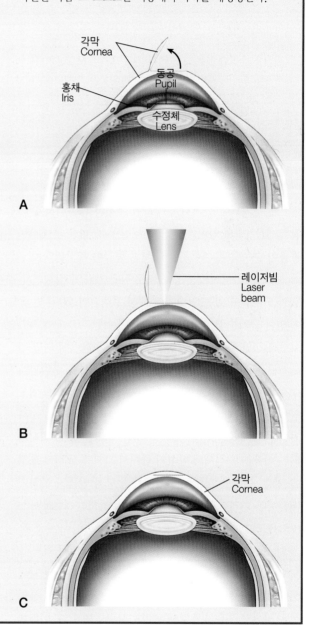

4.1.2. 맥락막

안구의 중간층인 **맥락막**(choroid, 얽힘막이라고도 한다) 안에는 검은 색소가 들어 있어서 눈으로 들어오는 빛이 산란되는 것을 방지한다. 맥락막의 앞부분은 홍채와 섬모체근(ciliary muscle)이라는 2개의 불수의근육으로 이루어져 있다. 홍채는 각막을 들여다 볼 때 보이는 색깔이 있는 구조체이다(그림 9-2). 홍채 안에 있는 검은 중심부는 실제로는 도넛 모양의 근육 안에 있는 구멍으로 **동공**(pupil)이라고 한다.

홍채에 있는 근육섬유의 일부는 바퀴살같이 정렬되어 있어서 그 섬유들이 수축하면 동공의 지름이 확장되어서

Clinical Application

시력

시력(visual acuity)은 시각의 명확도(clearness) 또는 선명도(sharpness)를 말한다. 시력은 초점을 맞추는 능력, 망막의 효율, 시각경로의 적절한 기능, 뇌에 있는 처리 센터 등의 영향을 받는다.

시력을 측정할 때는 보통 여러 가지 크기와 모양으로 된 그림과 글자가 그려진 시력측정판을 사용한다. 6.1m(20피트) 떨어진 거리에서 이 시력측정판을 보고 구분할 수 있는 가장 작은 그림이나 글자가 무엇인지 환자에게 묻는다. 이 검사로 결정되는 시력은 20-20과 같이 두 개의 숫자로 표현된다. 첫 번째 숫자는 시력측정판과 환자 사이의 거리를 피트로 나타낸 것이고, 두 번째 숫자는 정상적인 시력을 가진 사람이 정확하게 구분할 수 있는 거리이다. 그러므로 20-20은 정상이고, 20-100은 정상적인 시력을 가진 사람이 100피트 거리에서 구분할 수 있는 것을 환자는 20피트에서 구분할 수 있기 때문에 시력이 나쁜 것이다.

교정시력이 20-200 이상인 사람들을 **법적맹**(legal blindness)이라고 한다. 법적맹은 시각장애가 너무 심해서 법으로 강제할 수 있는 시력에 포함된다는 것을 나타낸다. 예를 들어 운전 면허를 관장하는 기관에서 최소한 얼마 이상의 시력이 있어야 한다고 법으로 정해놓고 법정 시력을 요구하는 것이다.

더 많은 빛이 들어갈 수 있게 된다. 나머지 근육섬유는 원형으로 배치되어 있어서 수축하면 동공이 좁아져서 들어갈 수 있는 빛의 양이 감소한다. 정상일 때 밝은 곳에서는 동공이 수축하고, 어두운 곳에서는 동공이 확장된다.

눈의 수정체(lens)는 동공 바로 뒤에 있다. 수정체는 섬모체근에 붙어 있는 인대에 의해서 고정되어 있다. 먼 곳에 있는 물체를 볼 때에는 섬모체근이 이완되고, 수정체가 아주 약간만 휘어진다. 가까운 물체에 초점을 맞추려면 섬모체근은 수축해야 한다. 섬모체근이 수축하면 맥락막을 수정체쪽으로 앞으로 당기는데, 그러면 수정체가 두껍고 훨씬 더 휘어지게 된다. 사람들 대부분이 나이가 들수록 가까운 물체에 초점을 맞출 수 있는 능력을 잃고 원시가 되는 이유는 수정체의 탄성이 줄어서 가까운 물체에 초점을 맞출 수 있을 정도로 수정체를 두껍게 만들지 못하기 때문이다. 이러한 상태를 **노안**(presbyopia 또는 oldsightedness)이라고 한다.

대부분의 젊은 사람들은 수정체가 투명하면서 어느 정도 탄성이 있어서 그 모양이 바뀔 수 있다. 태양광의 자외선에 장기간 동안 노출되어서 수정체가 딱딱해지고 투명성을 잃어서 우유처럼 탁해 보이는 사람들도 있다. 이러한 상태를 **백내장**(cataract)이라고 한다. 백내장은 한쪽 눈에만 올 수도 있고 두 눈 모두에 올 수도 있다. 백내장은 일단 시작되면 더 진행되는 경향이 있어서 결국 장님이 될 수 있다. 백내장은 외과적으로 제거할 수 있고, 결함이 있는 수정체를 인공수정체로 대체할 수도 있다.

4.1.3. 망막

안구의 가장 안쪽 층인 **망막**(retina, 그물막이라고도 한다)에는 아주 작은 광수용세포들이 들어 있는데, 그 모양에 따라 **막대세포**(rod cell, 간상세포)와 **원뿔세포**(cone cell, 원추세포)라고 한다. 어두운 빛은 막대세포를 자극할 수 있지만, 원뿔세포를 자극하려면 상당히 밝은 빛이 필요하다. 다르게 말해서 막대세포는 야간용 수용기이고, 원뿔세포는 주간용 수용기이다. 원뿔세포에는 3가지 종류가 있는데, 각각의 세포들은 서로 다른 색(빨강, 초록, 파란색)에 민감하다. 이 세포들은 망막의 중심부 전체에 퍼져 있고, 색깔을 구분할 수 있게 해준다.

망막의 한 가운데 근처에 있는 노란색을 띤 부위를 황반(macula lutea 또는 yellow spot)이라고 한다. 황반은 **중심오목**(fovea centralis 또는 central fovea)이라는 약간 패인 부분을 둘러싸고 있는데, 이 부위는 망막에서 원뿔세포가 가장 밀집되어 있는 곳이다(그림 9-2).

조명이 좋을 때는 물체를 직접 보면서 상의 초점을 황반에 맞추었을 때 가장 좋은 시력(visual acuity, 또는 시각의 예민성)을 얻을 수 있다. 그러나 어두울 때는 물체를 약간 비껴 볼 때, 즉 막대세포가 더 많이 있는 망막의 주변 부위에 상의 초점을 맞출 때 물체를 더 잘 볼 수 있다.

안구 안에 있는 공간은 액체로 채워져 있다. 이 액체는 안구가 정상적인 모양을 유지하게 하고, 빛이 굴절되는 것을 돕는다. 즉 망막에 초점이 맞도록 빛을 굴절시킨다. 수정체의 앞쪽(안구의 앞쪽)에 있는 물같은 액체를 **방수**(aqueous humor)라고 하고, 수정체의 뒤쪽(안구의 뒤쪽)에 있는 젤리같은 액체를 **유리체액**(vitreous humor)이라고 한다. 방수는 안구 앞쪽에서 계속해서 만들어지고, 흡수되고, 교체된다. 어떤 원인에 의해 흡수가 되지 않으면 눈의 내압이 증가할 수 있고, 손상을 입어 장님이 될 수 있다. 이러한 상태를 **녹내장**(glaucoma)이라고 한다.

4.1.4. 시각경로

빛은 시각을 일으키는 자극이다. 빛이 동공을 통해서 눈으로 들어간 다음 망막에 초점이 맺히도록 굴절된다. **굴절**(refraction)은 빛이 망막에 도달하기 위해 각막, 방수, 수정체, 유리체를 통과하면서 이루어진다.

망막의 가장 안쪽층에는 막대세포와 원뿔세포가 있는데, 이들이 눈의 **광수용세포**(photoreceptor cell)이다(그림

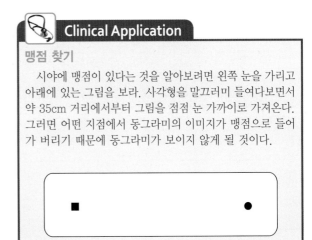

Clinical Application

맹점 찾기

　시야에 맹점이 있다는 것을 알아보려면 왼쪽 눈을 가리고 아래에 있는 그림을 보라. 사각형을 말끄러미 들여다보면서 약 35cm 거리에서부터 그림을 점점 눈 가까이로 가져온다. 그러면 어떤 지점에서 동그라미의 이미지가 맹점으로 들어가 버리기 때문에 동그라미가 보이지 않게 될 것이다.

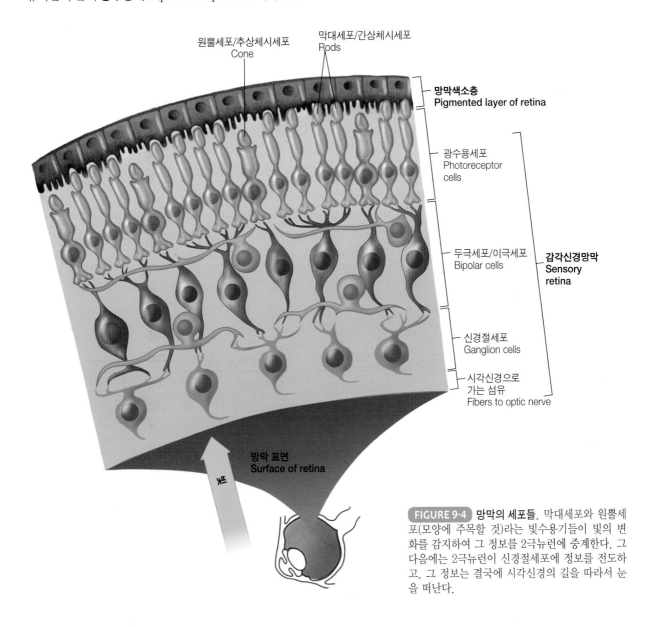

FIGURE 9-4 망막의 세포들. 막대세포와 원뿔세포(모양에 주목할 것)라는 빛수용기들이 빛의 변화를 감지하여 그 정보를 2극뉴런에 중계한다. 그 다음에는 2극뉴런이 신경절세포에 정보를 전도하고, 그 정보는 결국에 시각신경의 길을 따라서 눈을 떠난다.

Clinical Application

시력감퇴(황반변성)

노인성 황반변성(age-related macular degeneration : AMD)은 65세 이상의 노인들에게 널리 퍼져 있는 시력문제이다. AMD의 약 85%는 건성 노인성 황반변성이다. 건성 노인성 황반변성이 있는 사람은 망막에 있는 황반 부위의 퇴화가 시간을 두고 계속 진행된다. 그러면 중심시야(central visual field)를 점점 잃게 되고, 미세한 세부 사항을 분별할 수 있는 능력이 점점 떨어진다. 시력을 완전히 잃는 경우는 거의 없고 주변시력이 남아 있는 정도도 다양하지만, AMD 환자들은 정면 시야가 명확하지 않기 때문에 독서나 운전 등의 일상생활활동에 크게 제약을 받는다.

AMD환자의 약 10~15%는 더 심각한 상태인 습성 노인성 황반변성(wet AMD)이다. 습성 노인성 황반변성 환자는 약하고 피가 새기 쉬운 혈관이 망막에 있는 황체에 손상을 입혀서 중심시야를 아주 빨리 잃게 된다.

9-4). 이들 세포는 빛자극에 반응해서 신경임펄스를 만들어낸다. 막대세포와 원뿔세포는 망막에 있는 2극층(bipolar layer)과 신경절층(ganglionic layer) 안에서 뉴런과 시냅스를 이룬다. 신경신호(임펄스)가 망막을 떠나서 안구의 뒤

표면에 있는 시각신경을 통하여 눈 밖으로 나간다. 시각신경이 있는 망막 부위에는 막대세포와 원뿔세포가 하나도 없다. 그래서 이 부분을 맹점(blind spot) 또는 **시각신경원반**(optic nerve disk)이라고 한다(그림 9-2).

눈을 떠난 시각신경은 뇌로 들어가서 뒤통수엽에 있는 시각겉질(visual cortex)까지 이동한다. 시각겉질에서 망막 안에 있는 막대세포와 원뿔세포가 빛자극을 받아서 만들어낸 신경임펄스가 해석(visual interpretation)이 된 결과로 '보는 것'이다.

보는 것의 과정을 공부하려면 AnimationDirect로 들어갈 것

✔ 수행평가

1. 안구의 3가지 층은 무엇이 있는가?
2. 눈에 있는 체액의 종류는 무엇인가?
3. 시각에서 막대세포와 원뿔세포는 어떻게 사용되는가? 두 세포의 비슷한 점과 다른 점은 무엇인가?

Clinical Application

초점 맞추기 문제

좋은 시력을 갖기 위해서는 망막 위에 선명한 상을 맺도록 초점을 맞추는 것이 필수적이다. 정상적인 눈(그림 A)에서는 빛이 눈으로 들어간 다음 초점이 잡혀서 망막 위에 뒤집힌 상을 선명하게 맺는다. 뇌가 자각을 할 때 뒤집힌 상을 똑바로 세우는 것은 아주 쉽지만, 선명하게 초점이 잡히지 못한 상을 똑똑하게 인식하지는 못한다.

눈이 늘어지면 상을 망막 위에 맺지 못하고 약간 앞에 맺게 된다(그림 B). 그러면 망막에서 흐릿한 상을 받아들일 수밖에 없다. 이러한 상태를 **근시**(myopia 또는 nearsightedness)라고 하고, 콘택트렌즈, 안경(그림 C), 또는 굴절교정수술을 이용하여 교정할 수 있다. 눈이 정상보다 짧으면(그림 D) 상이 망막 뒤에 생기기 때문에 흐릿한 상을 만든다. 이러한 상태를 **원시**(hyperopia 또는 farsightedness)라 하고, 렌즈를 사용하거나 수술을 해서 교정할 수 있다(그림 E). 난시(astigmatism)는 눈이 비정상적인 상태여서 시야가 흐릿하게 보이는 것으로, 수정체의 굽이(curvature)가 불규칙해서 생긴다.

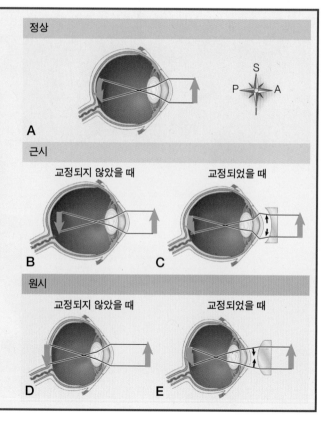

Clinical Application

색맹

색맹(color blindness)은 대부분 유전병으로, 원뿔세포 안에 있는 **색소**(photopigment)라는 화학물질의 생산에 착오가 발생하여 생긴다. 각각의 색소는 3원색(초록, 파랑, 빨강) 중 하나에 각각 민감하다. 색맹의 대부분은 초록색에 민감한 색소가 없거나 부족한 경우이고, 빨강색에 민감한 색소가 비정상적인 경우도 있다. 그러나 파랑색에 민감한 색소가 부족한 경우는 극히 드물다. 색맹인 사람들은 색깔을 볼 수는 있지만 정상적으로 구분하지는 못한다.

색맹 여부를 확인할 때는 옆의 그림과 같은 것을 많이 사용한다. 그림 A에서 74를 알아보지 못하는 사람은 적록색맹으로 볼 수 있다. 어떤 색소가 부족한지 알아보기 위해서는

그림 B를 보여준다. 빨강색소가 부족한 사람은 2만 알아볼 수 있고, 초록색소가 부족한 사람은 4만 볼 수 있다.

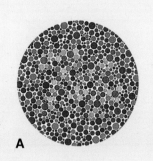
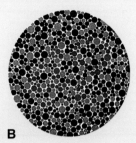

A B

Research, Issues, & Trends

각막 줄기세포 이식

눈의 질병 또는 각막에 찰과상이나 화학화상을 입어서 발생한 흉터에 의해 완전히 실명한 사람들을 위한 새로운 치료법이 개발되었다. 질병이나 사고에 의해 각막이 영구적으로 파괴되어 재생시킬 수 없으면 실명하게 된다. 그러한 경우 전통적인 각막이식술을 시행할 수 없다. 그 이유는 이식한 조직이 살아남기 위해서는 환자의 눈에 의해서 만들어진 막이 반드시 있어야 하기 때문이다. 각막이 완전히 죽은 사람에게는 각막을 이식해도 살아남지 못한다. 연구 결과에 의하면 각막 줄기세포를 이식하면 각막을 덮고 있는 막을 재생시켜서 살아남게 할 수 있다.

이 시술에서는 먼저 죽은 사람의 각막에서 덮개막으로 발달할 수 있는 성숙한 줄기세포를 채집한 다음 환자의 각막 둘레에 이식한다. 그러면 줄기세포가 각막을 덮는 막을 생산해서 다시 볼 수 있게 된다.

이 기술은 아직 실험 단계에 있기 때문에 극히 제한적으로 응용되고 있다. 그리고 외부 줄기세포를 거부하는 문제, 환자의 면역체계를 억제하는 문제 등이 아직 해결되지 못하고 있다. 그러나 이와 같은 임상의학의 발달로 이전까지는 영구적인 실명으로 간주되었던 것들도 앞으로는 효율적으로 치료할 수 있을 것이다.

4.2. 귀

귀는 듣는 것 외에도 평형과 균형의 감각기관 역할도 한다. 나중에 설명하겠지만 듣기와 평형감각에 참여하는 수용기들을 활성화시키는 자극은 기계적 자극이다. 그래서 그러한 수용기들을 **기계수용기**(mechanoreceptor)라고 한다. 소리의 진동과 체액의 움직임을 포함하는 물리적인 힘이 기계수용기가 임펄스를 만들기 시작하게 하고, 신경 임펄스는 최종적으로 소리 또는 평형으로 지각된다.

귀는 머리 옆에 나와 있는 단순한 부속물이 아니다. 귀의 대부분과 가장 중요한 기능적 부위들은 관자뼈(temporal bone) 안쪽 깊숙이 숨겨져 있어서 눈으로 보이지 않는다.

귀는 다음과 같은 해부학적 부위로 나누어진다(그림 9-5)

1. 바깥귀(external ear)

2. 가운데귀(middle ear)

3. 속귀(inner ear)

4.2.1. 바깥귀

바깥귀는 **귓바퀴**(auricle)와 **바깥귀길**(external acoustic meatus 또는 external auditory canal)의 두 부분으로 나누어진다. 귓바퀴는 머리 옆쪽으로 나와 있는 부속물로서 바깥귀길을 둘러싸고 있다. 바깥귀길은 약 2.5cm 길이의 곡선을 이루는 관모양으로, 관자뼈까지 뻗어나가서 **고막**(tympanic membrane 또는 eardrum)에서 끝이 난다. 고막은 바깥귀와 가운데귀를 나눈다. 바깥귀길, 특히 바깥쪽 1/3의 피부에는 짧은 털과 **귀지샘**(ceruminous gland)이 많이 있다. 귀지샘에서는 **귀지**(cerumen)라는 끈적끈적한 물질을 분비하는데, 귀지가 귀길에 쌓이면 음파의 통로를 막고 음파를

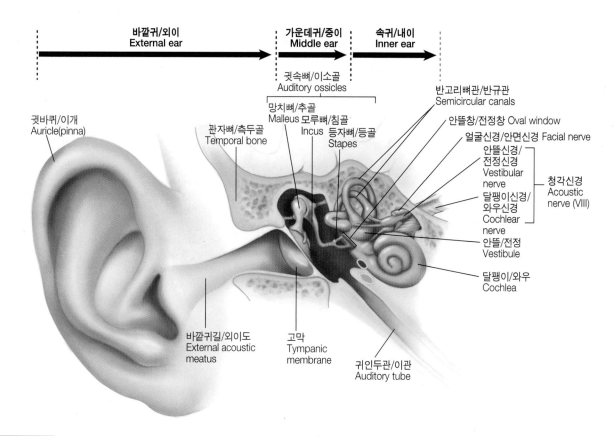

바깥귀/외이
External ear

가운데귀/중이
Middle ear

속귀/내이
Inner ear

귓속뼈/이소골
Auditory ossicles

반고리뼈관/반규관
Semicircular canals

귓바퀴/이개
Auricle(pinna)

관자뼈/측두골
Temporal bone

망치뼈/추골
Malleus

모루뼈/침골
Incus

등자뼈/등골
Stapes

안뜰창/전정창 Oval window

얼굴신경/안면신경 Facial nerve

안뜰신경/
전정신경
Vestibular
nerve

달팽이신경/
와우신경
Cochlear
nerve

청각신경
Acoustic
nerve (VIII)

안뜰/전정
Vestibule

달팽이/와우
Cochlea

바깥귀길/외이도
External acoustic
meatus

고막
Tympanic
membrane

귀인두관/이관
Auditory tube

FIGURE 9-5 **귀**. 바깥귀, 가운데귀, 속귀의 구조

흡수하기 때문에 듣는 데에 지장이 생긴다. 바깥귀길을 통과한 음파가 고막을 두드리면 고막이 진동한다.

4.2.2. 가운데귀

가운데귀는 관자뼈의 바깥쪽으로 나있는 작은 구멍으로, 아주 얇은 상피가 속막을 이루고 있다. 가운데귀 안에는 **망치뼈**(malleus, 추골), **모루뼈**(incus, 침골), **등자뼈**(stapes, 등골)라는 3개의 작은 뼈가 있으며, 이 3개의 뼈를 합쳐서 **귓속뼈**(auditory ossicle, 이소골)라고 한다. 망치뼈의 손잡이 부분은 고막의 안쪽에 붙어 있고, 머리 부분은 모루뼈에 붙어 있다. 모루뼈는 등자뼈에 붙어 있고, 등자뼈는 안뜰창(oval window, 난원창)이라는 작은 구멍을 덮고 있는 막을 반대 방향에서 누르고 있다.

안뜰창은 가운데귀와 속귀를 나눈다. 음파가 고막을 진동시키면 그 진동은 가운데귀를 통과하면서 3개의 귓속뼈에 의해 증폭되어 전달된다. 등자뼈가 안뜰창에 대항해서 움직이면 속귀에 있는 액체가 움직인다.

목구멍에서 귀로 병균이 전염되는 경우가 자주 있는데,

그 이유를 설명하는 것은 **귀인두관**(auditory tube, 이관) 또는 **유스타키오관**(eustachian tube)이라는 관이 목구멍과 가운데귀를 연결하고 있다는 사실이다. 가운데귀의 상피로 된 속벽, 귀인두관, 목구멍은 하나의 연결된 막이다. 그래서 목앓이(sore throat, 인후염)가 퍼져서 가운데귀가 감염되면 가운데귀염(otitis media, 중이염)이 생긴다.

4.2.3. 속귀

속귀 안에 있는 기계수용기가 활성화되면 신경임펄스가 만들어지고, 그 임펄스에 의해서 들을 수 있고, 평형을 유지할 수 있게 된다. 해부학적으로 속귀는 관자뼈 안에 있는 3개의 공간으로 구성되어 있는데, 복잡한 미로처럼 생겨서 **뼈미로**(bony labyrinth 또는 , 골성미로)라고 부른다. 이렇게 특이한 모양의 뼈로 이루어진 공간은 **바깥림프**(perilymph)라는 수성 액체로 채워져 있다. 뼈미로는 **안뜰**(vestibule, 전정), **반고리뼈관**(semicircular canal, 반규관), **달팽이**(cochlea, 와우)의 3부분으로 나누어져 있다. 안뜰은 반고리뼈관과 달팽이 사이에서 안뜰창(타원창)에 붙어

있다(그림 9-6). 그림 9-6에서 풍선같이 생긴 막주머니가
바깥림프에 둥둥 떠 있고, 뼈미로의 모양을 따라 배열되어
있는 것이 마치 튜브 안에 있는 튜브처럼 보인다. 이것이
막미로(membranous labyrinth)이고, 그 안에는 **속림프**
(endolymph)라는 좀 더 걸쭉한 액체가 들어 있다.

평형을 감지하는 기계수용기는 3개의 반고리뼈관과 안
뜰 안에 있다. 3개의 반고리뼈관은 서로 직각을 이루고 있
다(그림 9-6). 3개의 반고리뼈관 안에 부풀어 있는 부위를
팽대(ampulla)라 하고, 팽대 안에 있는 수용기를 **팽대능선**
(ampullary crest)이라고 한다. 머리를 움직이면 팽대능선
에서 임펄스를 만든다. 팽대능선 안에 있는 감각세포에는
머리카락같은 돌기가 있고, 그 돌기들이 속림프에 떠 있
다. 머리가 움직여서 속림프가 움직이면, 즉 머리카락같은
돌기(감각털세포)가 굽혀지면 감각세포들이 자극을 받아
서 임펄스를 만든다. 안뜰에 있는 다른 수용기들로부터 나
온 신경들이 반고리뼈관에서 나온 신경들과 합쳐져서 안

뜰신경을 만들고, 그것이 다시 달팽이에서 나온 신경들과
합쳐져서 속귀신경(Ⅷ)을 만든다(그림 9-5). 이 신경을 통
과한 신경임펄스는 소뇌와 숨뇌에 도달한다. 임펄스는 소
뇌나 숨뇌에서부터 다른 연결통로를 통해 대뇌겉질에 도
달한다.

달팽이 안에 놓여 있는 청각기관은 **코르티기관**(organ
of Corti)이다. 코르티기관은 막미로를 가득 채우고 있는
속림프로 둘러싸여 있고, 막미로는 뼈달팽이 안에 있는 막
튜브이다. 코르티기관에 있는 특수한 털세포에 의해 신경
임펄스가 발생하는데, 음파에 의해 속림프가 움직이면 털
세포가 굽혀지면서 신경임펄스가 만들어지는 것이다(그
림 9-6과 9-7).

 음파의 경로를 공부하려면 AnimationDirect로
들어갈 것

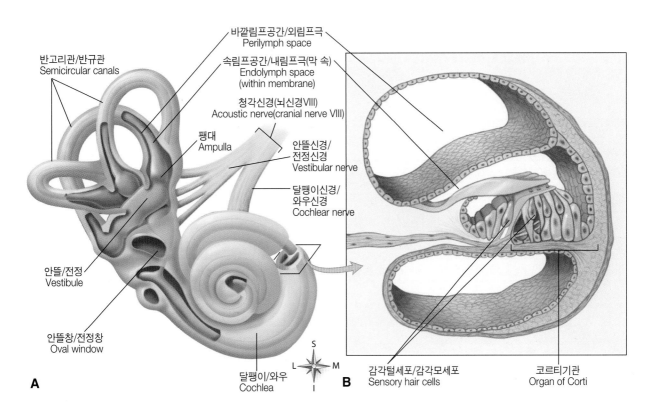

FIGURE 9-6 **속귀**. 뼈미로는 속귀 전체의 딱딱한 바깥벽이고, 반고리뼈관, 안뜰, 달팽이가 포함된다. 뼈미로 안쪽은 막미로(자주색 부분)인데, 막미로는 바깥림프로 둘러싸여 있고, 속림프액으로 채워져 있다. 안뜰 안에 있는 팽대 각각에는 팽대능선이 있고, 팽대능선에서 머리의 위치 변화를 감지한다. 감각임펄스는 안뜰신경을 통해서 뇌로 보낸다. 네모 안에 있는 그림은 막달팽이의 단면도이다. 코르티기관 안에 있는 털세포들이 소리를 감지해서 그 정보를 달팽이신경을 통해서 보낸다. 안뜰신경과 달팽이신경이 합쳐져서 속귀신경(Ⅷ)을 이룬다.

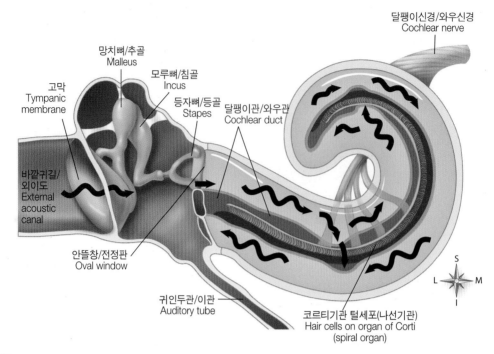

망치뼈/추골
Malleus

모루뼈/침골
Incus

고막
Tympanic
membrane

등자뼈/등골
Stapes

달팽이관/와우관
Cochlear duct

달팽이신경/와우신경
Cochlear nerve

바깥귀길/
외이도
External
acoustic
canal

안뜰창/전정판
Oval window

귀인두관/이관
Auditory tube

코르티기관 털세포(나선기관)
Hair cells on organ of Corti
(spiral organ)

FIGURE 9-7 **달팽이의 구조체에 음파가 미치는 영향.** 음파가 고막을 두드리면 진동이 발생한다. 이 진동은 안뜰창을 진동시킨다. 그 진동이 달팽이의 뼈미로 안에 있는 바깥림프를 움직이게 한다. 그러면 달팽이의 막미로 안에 있는 속림프가 움직인다. 이 움직임은 코르티기관 위에 있는 털세포를 자극하여 신경임펄스를 발생시킨다. 이 신경임펄스는 속귀신경의 일부인 달팽이신경을 따라 이동한다. 최종적으로 신경임펄스가 대뇌의 청각겉질에 도달하여 소리로 해석된다.

> ✔ **수행평가**
>
> 1. 귀에서 감지할 수 있는 감각은 무엇이 있는가?
> 2. 귀의 세 부분을 설명하라.
> 3. 귓속뼈는 청각에서 어떤 작용을 하는가?
> 4. 청각에 관련된 수용기세포는 어디에 있는가?

4.3. 맛 수용기

맛을 감각하는 기관은 **맛봉오리**(taste bud)이다. 맛봉오리에는 지지세포와 **미각세포**(gustatory cell)라는 **화학수용기**(chemoreceptor)가 있는데, 미각세포에서 만들어지

 Health and Well-Being

수영선수의 귀(swimmer's ear)

바깥귀길염(otitis externa, 외이도염)은 바깥귀가 감염되는 것으로, 수영선수에게 자주 생기기 때문에 수영선수의 귀라고도 한다. 그 원인은 박테리아일 수도 있고, 균류일 수도 있으며, 대부분 장시간 물에 노출되는 것과 관련이 있다. 감염에는 어느 정도까지는 바깥귀길이나 귓바퀴가 포함된다. 귀가 전체적으로 따갑고, 붉어지며, 부어오른다. 바깥귀길염의 치료에는 보통 항균 치료와 진통제 처방이 포함된다.

는 신경임펄스는 최종적으로 뇌에서 맛으로 해석된다(그림 9-8). 입의 속막과 물렁입천장(연구개)에도 맛봉오리가 조금 있지만, 대부분은 더 크고 다양한 모양으로 혀 전체에 흩어져 있는 돌기인 **유두**(papillae) 옆에 붙어 있다. 약 10~15개의 큰 유두가 혀 뒤에 역V자 모양으로 몰려 있는 것을 성곽유두(circumvallate papilla, 유곽유두)라 하는데, 여기에 가장 많은 맛봉오리가 있다.

그림 9-8에서 볼 수 있는 바와 같이 맛봉오리는 유두를 둘러싸고 침으로 채워져 있는 도랑처럼 생긴 해자쪽으로 구멍이 나 있다. 침 속에 녹아 있는 화학물질이 화학수용기인 미각세포를 자극한다.

과학자들은 미각이란 대개 여러 가지가 혼합된 것이라는 사실을 강조하고 있다. 생리학자들은 과거에는 맛봉오리의 자극에 의해 발생하는 미각을 기본적으로 4가지(단 맛, 신 맛, 쓴 맛, 짠 맛)라고 주장하였으나, 최근에는 여기에 최소한 2가지가 더 있는 것으로 개념이 확장되었다. 현재 쇠맛(metallic taste)와 감칠맛(umami, 고기맛)이 기본 미각에 추가되었으며, 앞으로 더 늘어날 가능성이 많다. 물론 다른 사람보다 더 많은 종류의 맛을 감지할 수 있는

Clinical Application

달팽이이식(cochlear implant)

전자회로의 발달에 의해 신경귀머거리(nerve deafness)
의 일부를 치료할 수 있게 되었다. 코르티기관의 털세포가
상해를 입으면 속귀신경이 건강하더라도 신경귀머거리가
된다. 수술을 해서 도구를 이식하면 감각털세포가 없어도
들을 수 있게 되므로 이러한 종류의 청각 상실은 치료할 수
있다. 옆의 그림에서 볼 수 있듯이 두피에 있는 송신기가
귓바퀴 바로 뒤에 있는 수신기로 음향 정보를 보낸다. 수신
기가 그 정보를 전기 신호로 바꾼 다음 전극을 통해서 달
팽이관으로 중계한다. 코르티기관에 선을 연결한 전극이
속귀신경의 끝을 직접 자극한다. 그러면 달팽이관에 있는
털세포가 상해를 입었더라도 소리를 감지할 수 있게 된다.

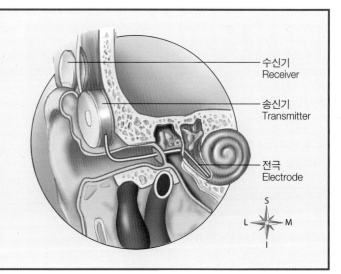

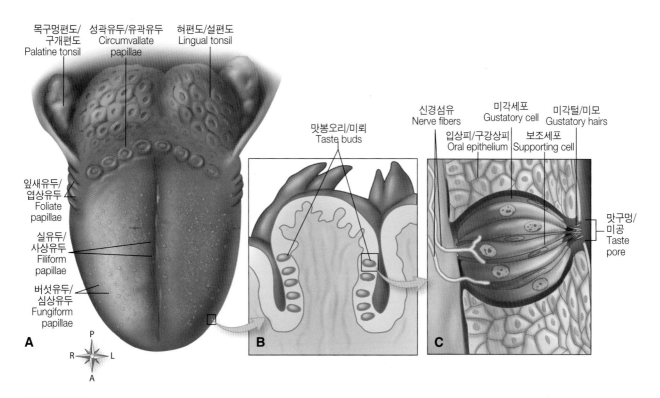

FIGURE 9-8 혀. A. 혀의 뒤표면에 성곽유두가 보인다. B. 유두의 단면 양쪽 가에 맛봉오리가 있다. C. 맛봉오리가 보이도록 유두의 단면을 확대한 사진

사람들도 있다. 그러한 예로 가장 눈에 띄는 것이 전문가
는 와인, 커피, 차, 그리고 다른 음식이나 음료에서 12가지
이상의 서로 다른 맛을 감지할 수 있다고 한다. 그러나 그
러한 맛이나 향의 대부분은 맛봉오리와 후각 자극이 결합
된 결과로 생긴 것이다. 다르게 말해서 우리가 감지하는

수많은 맛은 맛뿐만 아니라 맛과 향이 결합된 것이다. 그
러한 이유로 감기에 걸려서 코가 막히면 입 안에 있는 음
식에서 나오는 향이 향 수용기를 자극하는 것을 방해하기
때문에 음식 맛을 훨씬 덜 느끼게 되는 것이다. 맛봉오리
를 자극해서 생긴 신경임펄스는 두 개의 뇌신경(Ⅶ과 Ⅸ)

을 통해서 대뇌겉질의 맛 영역으로 보내진다.

4.4. 냄새 수용기

후각을 담당하는 화학수용기는 코안의 윗부분에 있는 표피조직의 작은 영역에 있다(그림 9-9). **후각수용기**(olfactory receptor)는 약간 감추어져 있기 때문에 미세한 향을 맡으려면 숨을 들이마셔서 공기를 강제로 들여보내야 한다. 후각세포에 있는 수많은 특수한 섬모들은 서로 다른 화학물질을 감지하고, 신경임펄스를 발생시켜 세포가 반응하게 만든다. 후각세포가 화학물질을 감지하려면 코안의 속벽을 이루는 수성 점액에 화학물질이 녹아있어야 한다.

후각수용기는 매우 민감해서 아주 가벼운 향에도 재빨리 반응한다. 그러나 시간이 조금만 지나도 곧 피로해져서 반응할 수 있는 능력을 잃게 된다. 수용기의 민감도가 줄어드는 것을 **순응**(adaptation)이라고 하는데, 이 때문에 처음에는 냄새가 진하지만 시간이 지나면 냄새를 맡을 수 없게 된다. 향기가 있는 화학물질이 후각세포를 자극해서 생긴 임펄스는 후각망울(olfactory bulb)과 후각로(olfactory tract)에 있는 후각신경을 따라서 이동하다가 시상하부로 들어간다. 그러면 시상하부에서 뇌의 겉질에 있는 후각중추로 중계를 하고, 신경임펄스는 후각중추에서 냄새로 해석된다.

후각신경 임펄스가 지나가는 통로와 후각 임펄스를 해석하는 부위는 기억과 정서에 중요한 뇌의 가장자리구역과 깊은 연관이 있다(8장 참조). 따라서 특별한 냄새나 향에 대한 기억을 오랫동안 생생하게 간직할 수 있는 것이다. 할머니가 부엌에서 빵이나 과자를 구울 때 나는 기분 좋은 냄새는 어렸을 적 기억의 일부로 평생 동안 잊지 못할 것이다.

뇌가 냄새를 해석하는 방법을 공부하려면 AnimationDirect로 들어갈 것

☑ **수행평가**

1. 맛 수용기는 어디에 있는가?
2. 인간이 감지할 수 있는 기본 미각에는 무엇이 있는가?
3. 후각수용기의 역할은 무엇인가?

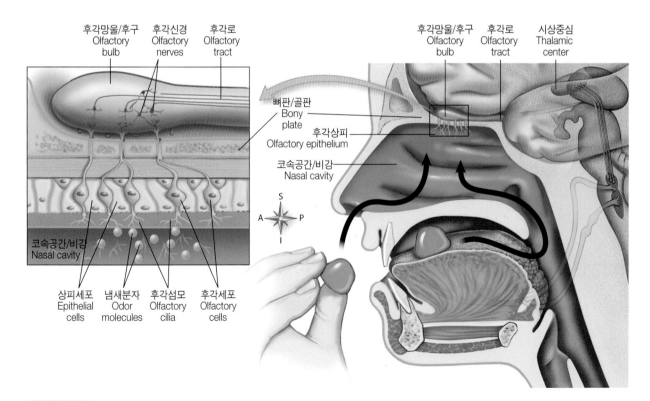

FIGURE 9-9 **후각 구조체**. 기체 분자가 코의 표피조직 안에 있는 후각세포를 자극한다. 감각정보가 후각망울과 후각로 안에 있는 신경을 따라 전도되어서 뇌에 있는 감각중추로 보내진다.

Science Application

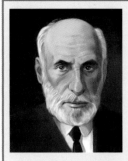

감각
Santiago Ramón y Cajal
(1852-1934)

Santiago Ramón y Casal은 많은 사람들에게 신경계통 조직에 대한 현대적인 시각의 창시자로서 생각되고 있다. 그는 겉질에 있는 여러 감각중추와 망막의 구조를 밝혀냈을 뿐만 아니라 신경계통의 거의 모든 부위에 대한 중요한 것들을 발견하였다. 이 스페인 과학자가 신경계통에 대하여 가지고 있던 생각들은 오늘날까지도 온전히 유지되고 있다. Santiago는 원래 화가가 되고 싶어 했지만 그의 아버지는 자신을 따라 해부학자가 되도록 그를 설득하였고, 이 선택으로 그는 1906년 노벨상을 수상하였다.

신경계통의 감각 부분에 대한 연구와 신체의 다른 부위와의 관계에 대한 연구는 여러 분야에서 매우 유용하게 이용되고 있다. 예를 들어 검안사, 안과 의사, 귀전문의, 청각학자, 그리고 여러 가지 감각 장애를 치료하는 전문가들은 신경과학을 기초로 하고, 다른 분야에서도 신경과학을 간접적으로 이용하고 있다. 예술가들은 자신의 작품을 만들면서 시각에 대한 지식을 이용하고, 음악가와 건축학자들은 연주회를 하거나 콘서트홀을 지을 때 청각에 대한 지식을 이용한다. 그리고 항공전문간들은 평형에 대한 지식을 이용하고, 비행기 멀미를 이해하기 위해서 뇌에서 평형을 감지하는 방법을 이용한다.

단원요약

1. 감각기관의 분류
A. 일반 감각기관(표 9-1)
  1. 하나의 세포 또는 수용기 단위로 존재한다.
  2. 신체 전체에 퍼져 있다.
B. 특수 감각기관
  1. 크고 복잡한 기관이다.
  2. 특화된 수용기들이 그룹으로 있다.
C. 피막의 유무에 따른 분류
  1. 피막으로 싸인 기관
  2. 자유기관
D. 수용기를 활성화시키는 데 필요한 자극의 종류에 따른 분류
  1. 빛수용기(빛)
  2. 화학수용기(화학물질)
  3. 통증수용기(상처)
  4. 열수용기(온도의 변화)
  5. 기계수용기(움직임 또는 피막의 변형)
  6. 고유수용기(신체 부위의 위치, 근육길이의 변화, 장력)

2. 자극을 감각으로 변환시키기
A. 모든 감각기관은 공통적인 기능적 특성이 있다.
  1. 특정 자극을 감지한다.
  2. 자극이 신경 임펄스로 변환된다.
  3. 신경임펄스는 중추신경계통에서 감각으로 인지된다.

3. 일반 감각기관(표 9-1)
A. 넓게 분포되어 있으며, 대개 단일세포 수용기이다.
B. 예(그림 9-1, 표 9-1)
  1. 자유신경종말 : 통증, 온도, 비분별성 촉각
  2. 촉각소체(마이스너소체) : 분별성 촉각, 진동
  3. 둥근소체(루피니소체) : 접촉, 압력
  4. 층판소체(파치니소체) : 압력, 진동
  5. 망울소체(크라우제끝망울) : 접촉
  6. 골지힘줄기관 : 고유감각
  7. 근육방추 : 고유감각

4. 특수 감각기관
A. 눈(그림 9-2)
  1. 안구의 층
    a. 공막(sclera) : 안구의 거친 외피. 눈의 흰자. 각막은 공막의 투명한 부분이고, 홍채 위에 있다.
    b. 맥락막(choroid) : 색소가 있는 혈관 층. 빛의 산란을 방지한다. 앞부분은 섬모체근과 눈에서 색깔이 있는 부분인 홍채로 되어 있다. 동공은 홍채의 중앙에 있는 구멍이다. 홍채의 근육이 수축하며 srnajd의 크기가 작아져서 동공의 크기가 작아진다.
    c. 망막(그림 9-4) : 안구의 가장 안쪽에 있는 층이다. 막대세포(야간시력 수용기)와 원뿔세포(주간 시력과 색각 수용기)가 있다.

2. 결막 : 공막의 표면을 덮고 눈꺼풀의 속막을 이루는 점막. 눈물샘에서 만들어진 눈물로 촉촉하게 유지한다.

3. 수정체 : 동공 뒤에 있는 투명한 물체. 빛을 굴절시켜서 망막에 초점을 잡는다.

4. 눈의 액체

   a. 방수 : 렌즈 앞에 있는 앞방에 위치한다.

   b. 유리체액 : 렌즈 뒤에 있는 뒷방에 위치한다.

5. 시각경로

   a. 망막의 가장 안쪽 층에 막대세포와 원뿔세포가 있다.

   b. 막대세포와 원뿔세포에서 나온 신경임펄스는 망막 안에 있는 2극층과 신경절 층을 통과해서 지나간다(그림 9-4).

   c. 신경 임펄스는 시각신경을 통해서 눈 밖으로 나간다. 출구에는 수용기가 없기 때문에 맹점이라고 한다.

   d. 시각으로 해석하는 것은 대뇌의 시각겉질에서 이루어진다.

B. 귀

1. 귀는 청각과 평형 기능을 하며, 수용기는 기계수용기라고 한다.

2. 귀의 각 부분(그림 9-5)

   a. 바깥귀

      (1) 귓바퀴

      (2) 바깥귀길

         (a) 구부러진 통로이고, 길이는 약 2.5cm 이다.

         (b) 귀지샘이 있다.

         (c) 고막에서 끝이 난다.

   b. 가운데귀

      (1) 귓속뼈(망치뼈, 모루뼈, 등자뼈)가 들어 있다.

      (2) 안뜰창에서 끝이 난다.

      (3) 귀인두관(유스타키오관)이 가운데귀와 목구멍을 연결한다.

      (4) 염증이 생긴 것을 가운데귀염(중이염)이라고 한다.

   c. 속귀(그림 9-6)

      (1) 뼈미로는 바깥림프로 채워져 있다.

      (2) 안뜰, 반고리관, 달팽이로 나뉜다.

      (3) 막미로는 속림프로 채워져 있다.

      (4) 반고리관 안에 있는 평형수용기를 팽대능선이라고 한다.

      (5) 코르티기관 위에 있는 특화된 털세포가 주위에 있는 속림프의 운동에 의해서 섬모가 굽혀지면 반응한다. 이때 속림프의 움직임은 음파 때문에 생긴 것이다(그림 9-7).

C. 맛 수용기(그림 9-8)

1. 맛봉오리라는 화학수용기가 맛 수용기이다.

2. Ⅶ 및 Ⅸ뇌신경이 미각 임펄스를 운반한다.

3. 대부분의 생리학자들은 기본 미각으로 단 맛, 신 맛, 쓴 맛, 짠 맛의 4가지가 있다고 주장한다.

   a. 쇠맛과 감칠맛도 고유한 맛이기 때문에 기본 미각에 추가시킨다.

   b. 코가 막히면 후각수용기의 자극을 방해하기 때문에 맛을 덜 느끼게 된다.

4. 미각과 후각은 협동적으로 작용하기 때문에 여러 가지 맛을 느낄 수 있다.

D. 냄새 수용기(그림 9-9)

1. 후각신경(Ⅰ)은 코안의 후각점막 안에 있다.

2. 후각수용기는 아주 민감하지만 빨리 순응한다.

3. 향이 있는 화학물질이 신경신호가 만들어지도록 하면 뇌의 후각영역에서 해석한다.

용어정리

adaptation	endolymph	mechanoreceptor	retina
aqueous humor	eustachian tube	membranous labyrinth	rod
auricle	external auditory canal	myopia	sclera
bony labyrinth	fovea centralis	optic disc	semicircular canals
cataract	glaucoma	organ of Corti	stapes
cerumen	gustatory cells	ossicles	tympanic membrane
ceruminous gland	hyperopia	papillae	(eardrum)
chemoreceptor	incus	perilymph	vestibular nerve
choroid	iris	photopigments	vestibule
cochlea	lacrimal gland	photoreceptor cell	vitreous humor
cone	laser-assisted in situ ker-	presbyopia	
conjunctiva cornea	atomileusis (LASIK)	proprioceptor	
cornea	lens	pupil	
crista ampullaris	malleus	refraction	

복습문제

1. 피부나 피부밑조직에서 발견되는 일반 감각기관의 이름을 쓰고, 각각의 감각기관이 반응하는 자극의 형태가 무엇인지 설명하시오. 그 중에 피막이 없는 기관은 무엇인가?
2. 2개의 고유감각기관은 무엇이고, 어디에 있는가?
3. 고유감각 수용기가 제공하는 정보는 무엇인가?
4. 홍채가 동공의 크기를 변화시키는 방법을 설명하시오.
5. 섬모체근이 가까운 물체와 먼 물체를 볼 때 어떻게 망막에 초점을 잡히도록 하는지 설명하시오.
6. 노안이란 무엇이고, 왜 생기는가?
7. 망막에 있는 2가지 수용기세포는 무엇인가? 두 수용기의 차이점은 무엇인가?
8. 녹내장은 무엇이고, 왜 생기는가?
9. 백내장은 무엇이고, 왜 생기는가? 예방할 수 있는 방법은 무엇인가?
10. 시각경로란 무엇인가? 맹점은 어디에 있고, 왜 생기는가?
11. 바깥귀의 구조를 간략하게 설명하시오.
12. 음파가 어떻게 가운데귀를 통과하는지 설명하시오.
13. 음파가 어떻게 청각 임펄스로 변환되는지 설명하시오.
14. 속귀에 있는 구조체들이 평형을 유지하는 데 어떻게 도움이 되는지 설명하시오.
15. 미각세포가 있는 위치는 어디인가? 미각세포가 반응하는 기본 미각은 무엇인가?
16. 후각이 어떻게 자극되는지 설명하시오.

탐구문제

17. 감기에 걸려서 코가 막혔을 때 음식 맛을 잃게 되는 이유를 설명하시오.
18. 새로 페인트칠을 한 방에 오래 있을수록 페인트 냄새가 덜 나는 이유를 설명하시오.
19. 눈에서 빛을 감각하는 부분은 어디인가? 또 어디에서 감지하는가?
20. 병원냄새를 맡거나 추수감사절에 칠면조를 요리하는 냄새를 맡을 때 정서적인 반응이 쉽게 일어나는 이유를 설명하시오.

시험문제

1. 눈은 빛수용기라고 할 수 있다. 맛과 냄새는 _____이고, 골지힘줄기관과 근육방추는 _____이다.

2. 청각을 담당하는 특수 기계수용기는 _____ 이다.

3. 평형감각을 담당하는 특수 기계수용기는 _____ 이다.

4. 미각세포는 _____에 있다.

5. 맛봉오리의 자극에 의해서 생기는 6가지 기본 미각은 _____, _____, _____, _____, _____, _____이다.

6. 혀에서 맛봉오리들이 큰 구조체를 이루고 있는 것을 _____라고 한다.

7. 냄새를 맡는 화학수용기는 _____이다.

A열에 있는 눈의 구조체와 B열에 있는 기능 또는 설명을 적절하게 연결하라

A

8. _____ sclera

9. _____ cornea

10. _____ iris

11. _____ pupil

12. _____ lacrimal

13. _____ lens

14. _____ rods

15. _____ cones

16. _____ choroid coat

17. _____ vitreous

18. _____ aqueous

B

a. 눈물이 만들어지는 샘

b. 눈 안에 빛이 들어가게 하는 구멍

c. 야간용 빛수용기

d. 눈에 있는 진하고 젤리같은 액체

e. 눈의 거칠고 흰 바깥층

f. 색깔을 보기 위한 빨강 · 파랑 · 초록수용기

g. 섬모체근이 눈의 초점을 맞추기 위해 잡아당기는 것

h. 들어오는 빛이 산란되는 것을 방지하는 어두운 색소가 있는 눈의 중간층

i. 공막의 투명한 부분, 눈의 창

j. 눈 앞부분에 있는 색깔이 있는 부위

k. 눈에 있는 얇은 수성 액체

시험문제(계속)

B열에 있는 귀의 구조체와 B열에 있는 기능 또는 설명을 적절하게 연결하라.

A

19. _____ tympanic membrane
20. _____ ossicles
21. _____ auditory tube
22. _____ perilymph
23. _____ endolymph
24. _____ cochlea
25. _____ organ of Corti

B

a. 가운데귀와 목구멍을 연결하는 관
b. 뼈미로를 채우는 수성 액체
c. 속귀에 있는 달팽이처럼 생긴 구조체
d. 듣는 기관
e. 막미로 안에 있는 진한 액체
f. 고막의 다른 이름
g. 망치뼈, 모루뼈, 종자뼈를 합쳐서 부르는 이름

학습목표

이 단원을 공부하고 나면 다음과 같은 것을 할 수 있어야 한다.

1. 내분비샘과 외분비샘을 구분하고, 호르몬(hormones) 과 호르몬물질(prostaglandin, 프로스타글란딘 ; 조직 호르몬)의 정의를 안다.
2. 기본적인 내분비샘의 이름과 위치를 알고, 그 샘에서 생산되는 중요한 호르몬들을 안다.
3. 스테로이드와 비스테로이드 호르몬 작용의 메커니즘을 설명할 수 있다.
4. 네거티브 피드백과 포지티브 피드백이 내분비호르몬 의 분비를 조절하는 메커니즘을 설명할 수 있다.
5. 주요 내분비호르몬의 기본적인 기능을 알고, 저분비 또는 과분비가 되는 조건을 설명할 수 있다.
6. 요붕증, 진성당뇨병, 거인증, 갑상샘종, 크레틴증, 요당 을 정의할 수 있다.

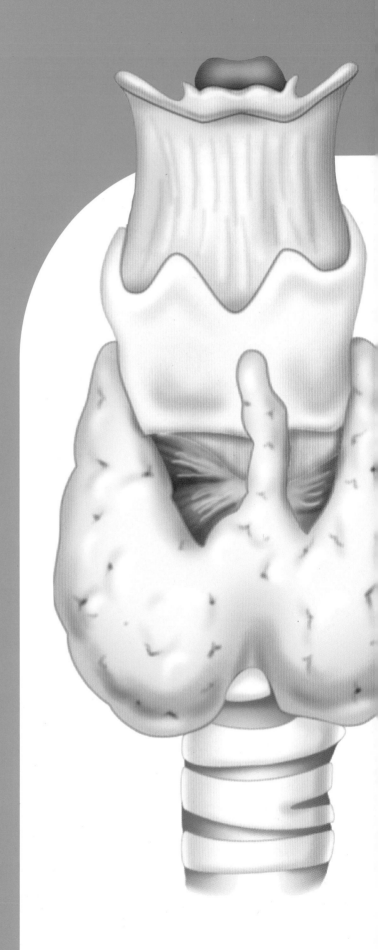

내분비계통 10

<big>갑</big>상샘에 문제가 있거나 당뇨를 가지고 있는 사람을 알고 있는가? 사춘기를 지나는 동안에 사람의 몸에 아주 극적인 변화가 생기는 것을 보았을 것이다. 그와 같은 것들은 정상적인 성장발달과 건강에 내분비계통의 역할이 아주 중요하다는 증거이다.

내분비계통은 신경계통과 똑같은 일반적인 기능인 소통과 조절을 수행한다. 신경계통은 빠르게 전달되는 신경임펄스를 이용해서 빠르고 간명하게 조절한다. 내분비계통은 호르몬을 분비해서 혈액에 의해서 순환시킴으로써 느리고, 장기간에 걸친 조절을 한다.

내분비계통의 기관들은 목(neck), 머리뼈공간(cranial cavity), 가슴속공간(thoracic cavity), 배속공간(abdominal cavity), 골반속공간(pelvic cavity) 등 신체에 널리 퍼져 있다. 그림 10-1에서 내분비샘의 이름과 위치에 주목하라.

내분비계통의 모든 기관들은 샘이지만, 모든 샘이 내분비계통의 기관은 아니다. 신체에 있는 두 종류의 샘, 즉 **외분비샘**(exocrine gland)과 **내분비샘**(endocrine gland) 중에서 내분비샘만 내분비계통에 속한다. 외분비샘들은 그들이 생산한 물질을 덕트(ducts, 관) 안으로 분비하고, 그 덕트들은 표면 위 또는 공간 안으로 흘러간다. 예를 들어 땀샘에서는 수성 분비물을 생산하고, 그것은 피부의 표면으로 흐르게 된다. 침샘도 외분비샘이어서 분비한 침이 입안으로 흘러들어간다.

내분비샘은 덕트가 없는 샘이다. 그들은 **호르몬**(hormone)이라는 화학물질을 세포사이공간 안으로 분비한다. 거기에서 호르몬이 혈액 안으로 직접 확산되어 들어간 다음 전신으로 운반된다. 호르몬 분자들은 그 호르몬에 대한 특수 수용기가 있는 세포와 결합하여 세포의 반응을 이끌어낸다. 그러한 세포들을 **표적세포**(target cell)라고 한다. 내분비샘과 표적세포가 있는 기관(표적기관, target organ)

학습요령

내분비계통을 좀 더 효율적으로 공부하기 위해서 다음과 같이 제안한다.

1. 제10장으로 들어가기 전에 제4장에 있는 내분비계통의 개요를 복습하라.
2. 내분비계통의 기능은 신경계통의 기능과 유사하나 차이가 나는 것은 효과를 내기 위해서 사용되는 방법과 효과가 지속되는 정도이다. 내분비계통은 신경임펄스 대신에 혈액 속에 있는 화학물질(호르몬)을 이용한다. 호르몬은 체내에 있는 거의 모든 세포에 직접적으로 영향을 미친다. 신경계통으로서는 불가능한 일이다. 스테로이드호르몬은 세포 안으로 들어갈 수 있기 때문에 직접적으로 작용을 한다. 단백질 호르몬은 세포 안으로 들어갈 수 없기 때문에 2단계 전령시스템(messenger system)이 필요하다.
3. 앞 단원에서 배운 세포막 안에 있는 수용단백질(receptor protein), ATP, 항상성, 네거티브 피드백 루프 등에 관한 내용이 단원의 내용을 이해하는 데 도움이 될 것이다.
4. 호르몬의 이름과 기능, 그러한 호르몬을 분비하는 샘의 이름과 위치 등을 공부할 때에는 플래시 카드를 이용하라. 뒤뇌하수체에서 분비하는 호르몬은 시상하부에서 만든다는 것을 기억하라.
5. 스터디 그룹에서 호르몬의 메커니즘과 호르몬 조절에 포함되는 네거티브 피드백 루프에 대하여 토론하라.
6. 스터디 그룹에서 호르몬 플래시 카드를 복습하라. 그림 10-1은 샘의 위치를 복습할 때 유용할 것이다. 어떤 샘에서 어떤 호르몬을 생산하는지 서로 퀴즈게임을 하라.
7. 장의 말미에 있는 문제를 모두 풀고, 시험 문제에 나올만한 문항에 대하여 토론하라.

은 계속해서 성장한다. 잘 알려진 내분비샘의 이름, 기능, 위치를 그림 10-1과 표 10-1에 정리하였다.

이 단원에서 주요 내분비샘의 기능에 대하여 공부하면 내분비샘들의 중요성이 결코 과장되지 않았다는 것을 알게 될 것이다.

호르몬은 대사작용, 성장과 발달, 생식 등 많은 신체활동을 조절하는 주 조절기관이다. 호르몬은 체액과 전해질,

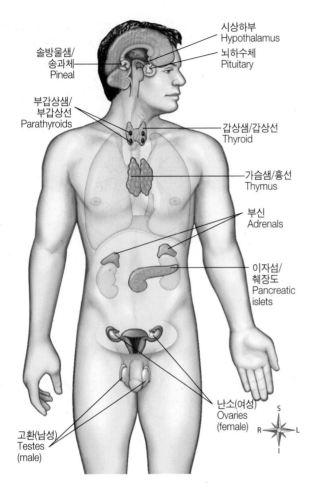

시상하부
Hypothalamus

솔방울샘/
송과체
Pineal

뇌하수체
Pituitary

부갑상샘/
부갑상선
Parathyroids

갑상샘/갑상선
Thyroid

가슴샘/흉선
Thymus

부신
Adrenals

이자섬/
췌장도
Pancreatic
islets

난소(여성)
Ovaries
(female)

고환(남성)
Testes
(male)

FIGURE 10-1 **내분비샘의 위치.** 가슴샘은 사춘기의 최대 크기
로 나타내었다.

산과 염기, 에너지 평형 등 항상성 유지에 중요한 역할을
한다. 호르몬이 정상과 여러 가지 비정상(왜소증, 거인증,
불임증 등)의 차이를 만든다. 호르몬은 각자가 건강하게
생존하는 것뿐만 아니라 인류(종족)의 생존에도 아주 중
요하다.

내분비샘의 병은 종류가 많고, 다양하며, 어떻게 보면
장관을 이룬다. 암이나 어떤 비정상 때문에 내분비샘이 호
르몬을 너무 많이 또는 너무 적게 분비한다. 병든 샘에서
호르몬을 너무 많이 분비하는 것을 과분비(hypersecretion)
라 하고, 너무 적게 분비하는 것을 저분비(hyposecretion)
라고 한다.

1. 호르몬 작용의 메커니즘

호르몬은 자신의 표적세포에 특별한 반응을 일으키게
하는데, 그것이 주된 연구대상이자 흥미의 대상이었다. 호
르몬의 두 종류인 **비스테로이드호르몬**(nonsteroid hor-
mones)과 **스테로이드호르몬**(steroid homrones)은 표적세
포에 영향을 미치는 메커니즘이 다르다.

1.1. 비스테로이드호르몬

비스테로이드호르몬은 전단백질, 아미노산의 짧은 사
슬, 또는 단순하게 아미노산의 일종 등을 뜻한다. 비스테
로이드호르몬은 2단계 전령 메커니즘에 의해서 작용한다.
(참고 : 전단백질=필수 아미노산을 골고루 포함하고 있는
단백질)

위와 같은 개념을 따르면 갑상샘자극호르몬과 같은 단
백질호르몬이 '제1전령사'의 역할을 한다. 즉 내분비샘의
세포가 제공하는 화학적 메시지를 표적세포의 특정한 막
수용기까지 배달한다. 호르몬과 표적세포의 형질막에 있
는 수용기 사이의 상호작용을 '자물통과 열쇠(lock and key
model of chemical activity)'에 비유하는 경우가 많다. 즉
자물통에 맞는 단 한 개의 열쇠로 비유한다.

호르몬이 수용기에 붙은 다음 여러 가지 화학반응이 일
어난다. 그 화학반응이 표적세포 안에 있는 분자들을 활성
화시키는데, 이것을 **제2전령**(second messengers)이라고
한다. 이와 같은 메커니즘의 예를 들면 호르몬과 수용기의
상호작용에 의해서 세포 안에 있는 ATP가 **사이클릭아데노
신일인산**(cyclic adenosine monophosphate : cAMP)으로 변
한다 → cAMP가 제2전령의 역할을 해서 세포 안으로 정보
를 전달한다 → 세포활동을 조절한다. 예를 들어 cAMP가
티록신(thyroxin)과 같은 호르몬을 분비해서 갑상샘세포
들을 갑상샘자극호르몬에 반응하게 만든다. 여러 가지 제
2전령이 발견되었는데, 티록신은 그중의 하나이다.

요약하면 비스테로이드호르몬이 제1전령의 역할을 하
여 내분비샘과 표적기관을 소통시킨다. 그다음에는 cAMP
와 같은 다른 분자가 제2전령의 역할을 하여 표적세포 내
에서 소통시킨다.

그림 10-2는 비스테로이드호르몬의 작용을 '2단계전
령 메커니즘' 가설에 의해서 요약한 것이다.

TABLE 10-1

내분비샘, 호르몬과 그 작용

내분비샘/호르몬	작용
뇌하수체앞엽	
갑상샘자극호르몬(TSH)	트로픽호르몬(tropic hormone) 갑상샘호르몬 분비를 자극한다.
부신겉질자극호르몬(ACTH)	트로픽호르몬 부신겉질호르몬 분비를 자극한다.
난포자극호르몬(FSH)	트로픽호르몬 여성 : 난포 발생과 에스트로겐 분비를 자극한다. 남성 : 고환에 있는 정세관의 성장을 자극하여 정자를 생산한다.
황체형성호르몬(LH)	트로픽호르몬 여성 : 난포와 난자의 성숙을 자극하고, 에스트로겐의 분비를 자극하며, 배란을 촉발시 키고, 황체의 발생을 자극한다. 남성 : 테스토스테론의 분비를 위해 고환의 사이질세포를 자극한다.
성장호르몬(GH)	모든 기관의 성장을 자극하고, 음식물 분자를 집결시켜 혈중 글루코스 농도를 증가시 킨다.
프롤락틴(PRL)(젖분비호르몬)	임신 중에는 젖의 발달을 자극하고, 출산 후에는 젖의 분비를 자극한다.
뇌하수체뒤엽*	
항이뇨호르몬(ADH)	콩팥에서 수분의 잔류를 자극한다.
옥시토신(OT)	임신 말기 자궁의 수축을 자극하고, 젖샘관으로의 젖 분비를 자극한다.
시상하부	
분비호르몬(RH)	호르몬 분비를 위해 앞뇌하수체를 자극한다.
억제호르몬(IH)	앞뇌하수체의 호르몬 분비를 억제시킨다.
갑상샘	
티록신(T_4)과 삼요오드티로닌(T_3)	모든 세포의 에너지대사를 자극한다.
칼시토닌(CT)	뼈의 파손을 억제하고, 혈중 칼슘 농도를 감소시킨다.
부갑상샘	
부갑상샘호르몬(PTH)	뼈의 파손을 자극하고, 혈중 칼슘 농도를 증가시킨다.
부신겉질	
무기질코티코이드(MC) : 알도스테론	전해질과 체액의 항상성을 조절한다.
글루코코티코이드(GC) : 코티졸(하이드로 코티손)	포도당신생합성을 자극하여 혈중 글루코스 농도를 증가시킴으로써 항염증, 항면역, 항 알러지의 효과를 갖는다.
성호르몬(안드로겐)	여성에게는 성욕을 자극시키지만, 남성에게는 거의 효과가 없다.
부신속질	
에피네프린(Epi)(아드레날린)과 노에피네프 린(NR)	스트레스를 받을 때 교감신경반응을 연장 및 강화시킨다.
이자섬	
글루카곤	간에서의 글리코겐 분해를 자극하여 혈중 글루코스 농도를 증가시킨다.
인슐린	모든 세포에 대해 글루코스의 진입을 촉진하여 혈중 글루코스 농도를 감소시킨다.
난소	
에스트로겐	여성의 성적 특성의 발달 및 유지를 촉진한다(20장 참조).
프로게스테론	임신에 필요한 조건을 촉진한다(20장 참조).
고환	
테스토스테론	남성의 성적 특성의 발달 및 유지를 촉진한다(20장 참조).
가슴샘	
타이모신	면역세포의 발생을 촉진한다.
태반	
융모생식샘자극호르몬, 에스트로겐, 프로 게스테론	임신 초기 필요로 하는 조건들을 촉진한다.
솔방울샘	
멜라토닌	난소에 영향을 주는 트로픽호르몬을 억제한다. 이것은 인체의 생체 시계와 연관된다.
심장(심방)	
심방나트륨이뇨호르몬(ANH)	체액과 전해질의 항상성을 조절한다.

*뇌하수체뒤엽의 호르몬은 시상하부에서 합성되지만 뇌하수체뒤엽에 있는 축삭끝에서 분비된다.

(뒤에 계속)

TABLE 10-1

내분비샘, 호르몬과 그 작용(계속)	
내분비샘/호르몬	작용
위창자(GI)길	
그렐린	에너지 균형에 영향을 준다(대사).
지방저장세포	
렙틴	배고픔 또는 배부름을 조절한다.

1.2. 스테로이드호르몬

에스트로겐(estrogen, 여성호르몬)과 같은 작고 친지질성(small, lipid-soluble)인 스테로이드호르몬은 2단계 전령시스템에 의해서 작용하지 않는다. 스테로이드호르몬은 지방에 녹을 수 있기 때문에 표적세포의 형질막을 직접 통과해서 세포 안으로 들어갈 수 있다. 일단 세포 안으로 들어가면 스테로이드호르몬은 형질막을 통과해서 핵으로 들어간다. 핵 안에서 수용기와 결합하여 호르몬-수용기복합체를 형성한다(이때 자물통-열쇠 모델을 따른다). 그 복

합체가 DNA에 작용해서 원형질 안에 새로운 단백질을 만든다. 그러면 그 새로운 단백질이 표적세포에 특정한 효과를 만든다. 예를 들어 에스트로겐은 소녀의 유방이 부풀게 하는 효과일 수도 있다.

그림 10-3에 이와 같은 스테로이드호르몬의 작용을 요약하였다. 그림에 있는 모든 단계를 수행하려면 상당한 시간이 걸리기 때문에 일반적으로 스테로이드호르몬 반응이 비스테로이드호르몬의 반응보다 느리다. 방금 설명한 DNA 트리거 메커니즘(DNA-triggering mechanism)에 의해서 만들어지는 스테로이드호르몬의 기본적인 효과 외에도 스테로이드호르몬이 막수용기(membrane receptor)

Research, Issues, & Trends

2단계 전령시스템

비스테로이드호르몬이 표적세포에 어떻게 작용하는지에 대한 발견이 급진적이고 혁명적으로 발전하기 시작한 것은 Earl Sutherland의 개척자적인 업적에서부터이다. 그는 2단계 전령 가설을 만든 공로로 1971년에 노벨상을 받았고, 현재까지도 새로운 발견을 계속하고 있다. 그 후에 G-단백질이 수용기로부터 신호를 받아서 cAMP를 만드는 효소로 보내는 중요한 역할을 한다는 것이 발견되었다. 그림 10-2의 G-단백질을 참조한다. 최근에 2단계 전령시스템에서 산화질소(NO)의 역할이 밝혀졌다. 이러한 발견들은 모두 노벨상을 받은 결과였고, 과학계가 신경학자들에게 얼마나 큰 관심을 두고 있는지를 보여주고 있다. 즉 호르몬이 어떻게 작용하는지를 밝힘으로써 어떠한 원인과 과정에 의해 내분비 장애에 영향을 미치는지를 좀 더 분명하게 이해할 수 있기 때문이다. 이전에는 호르몬 메커니즘이 포함되어 있다는 사실조차도 몰랐던 장애들에 대하여 새로운 지식을 얻을 수 있을지도 모른다. 일단 병 메커니즘의 과정이 밝혀지면 그러한 문제들을 스크린(screen)할 수 있는 검사 방법을 과학자들이 디자인할 것이라는 희망을 갖게 되거나, 그러한 병을 치료하거나 망가진 메커니즘을 회복시킬 수 있는 약을 개발할지도 모른다. 이와 같이 복잡한 주제들을 이해하는 것이 학생들에게는 지금 너무 어렵게 느껴지겠지만 호르몬이 표적세포에 작용하는 방법(**신호전달**)을 이해하게 되면 지금 우리에게 지워진 의학 혁명을 일으킬 준비를 하는 셈이 된다.

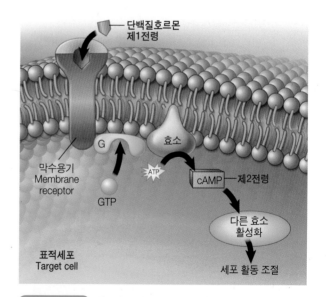

FIGURE 10-2　**비스테로이드호르몬의 작용.** 호르몬이 제1전령의 역할을 한다. 메시지를 표적세포의 막수용기까지 혈액을 통해서 배달한다. 마치 자물통에 맞는 열쇠처럼 제2전령이 세포가 반응하도록 만든다. 즉 세포가 특수한 기능을 수행하게 만든다.

를 촉발시켜서 여러 가지 제2의 효과를 만들 수도 있다. 그와 같은 제2의 효과가 기본적인 효과보다 빠르게 나타나는 경우가 많다.

✔️ **수행평가**

1. 내분비계통에서 사용되는 화학적 메신저에는 무엇이 있는가?
2. 스테로이드호르몬과 비스테로이드호르몬의 차이점은 무엇인가? 비슷한 점은 무엇인가?
3. 2단계 전령시스템은 무엇인가?

2. 호르몬 분비의 조절

혈중 호르몬 수준의 조절은 항상성을 유지하는 메커니즘인 네거티브 피드백에 의해 이루어진다. **네거티브 피드백**(negative feedback)의 원리는 인슐린을 예로 들어서 설명할 수 있다. 이자에 있는 내분비세포들이 인슐린을 분비하면 혈당 수준이 낮아진다.

일반적으로 혈당 수준은 식사 후에 소화관에서 당분을 흡수하면 올라간다. 혈당 수준이 올라가면 이자에서 인슐린 분비를 자극한다. 이자에서 인슐린이 분비되면 인슐린이 당분을 혈액으로부터 세포 안으로 옮기는 것을 돕는다. 그 결과 혈당 수준이 낮아진다. 혈당 수준이 낮아지면 이자 안에 있는 내분비세포들이 인슐린을 생산하여 분비하는 활동을 멈춘다. 위와 같은 반응들이 네거티브 반응이다. 항상성을 유지하는 메커니즘을 네거티브 피드백 컨트롤 메커니즘(negative feedback control mechanism)이라고 부르는 이유는 혈당 수준을 반대 방향으로 변화시키기 때문이다(그림 10-4).

흔하지는 않지만 **포지티브 피드백**(positive feedback)은 어떤 변화를 뒤집는 것이 아니라 오히려 증폭시키는 것이다. 일반적으로 어떤 변화를 증폭시키면 항상성에 위협이

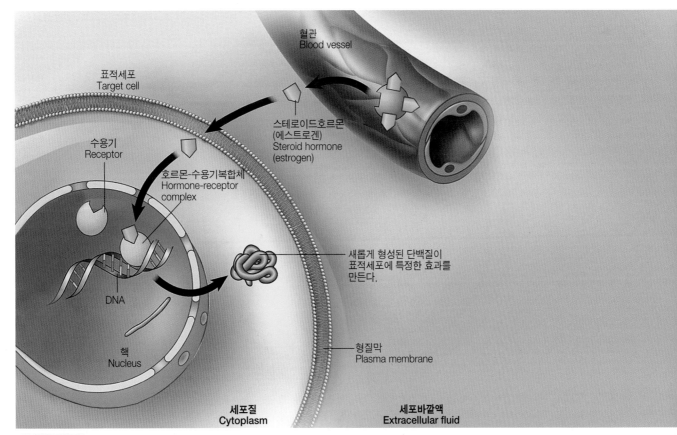

FIGURE 10-3 **스테로이드호르몬의 작용**. 스테로이드호르몬은 형질막을 통과해서 핵 속으로 들어간다. DNA에 작용하는 호르몬–수용기 복합체를 만든다. 그 결과 새로운 단백질이 원형질 안에 만들어져서 표적세포에 특정한 효과를 만든다.

된다. 예를 들어 출산할 때 산관을 통해 아기를 밖으로 밀어내려고 근육을 수축시키면 포지티브 피드백 메커니즘에 의해서 근육의 수축이 점점 더 강해진다. 이때 포지티브 피드백 메커니즘을 조절하는 것은 옥시토신(oxycotin: OT)이라는 호르몬이다.

3. 프로스타글란딘

프로스타글란딘(prostaglandin : PG)은 조직 호르몬(tissue hormone)으로, 여러 조직에서 광범위하게 발견되는 아주 강력한 물질이다. PGs는 신체 기능을 조절하고 소통하는 데 아주 중요한 역할을 하지만, 호르몬의 정의에는 맞지 않는 물질이다. PGs은 조직에서 생산되고, 그 조직 안에 있는 세포들에 작용하기 위해서 아주 짧은 거리만 확산되기 때문에 조직 호르몬

이라고 한다. 전형적인 호르몬들은 넓게 퍼져 있는 기관들의 활동을 조절하고 영향을 미친다. 그러나 전형적인 조직 호르몬(PG)은 바로 옆에 있는 세포의 활동에만 영향을 미친다.

체내의 PG는 몇 개의 그룹으로 나눌 수 있는데, 그중에서 프로스타글란딘 A(PGA), 프로스타글란딘 E(PGE), 프로스타글란딘 F(PGF)가 가장 잘 알려져 있다. PGs는 호흡, 혈압, 위창자분비(gastrointestinal secretions), 부종(inflammation), 생식계통 등 여러 가지 신체기능에 깊은 영향을 미친다. 연구자들은 PG가 cAMP를 만들어서 세포를 조절한다고 보고 있다. 아직까지는 PG에 대한 연구가 덜 된 부분이 많이 있지만, 고혈압, 천식, 암을 치료하는 데에는 이미 PGs를 이용하고 있다. 아스피린으로 치료하는 것과 같은 일반적인 치료는 실제로는 체내에 있는 PGs의 기능을 변화시킴으로써 치료효과를 얻는 것이다.

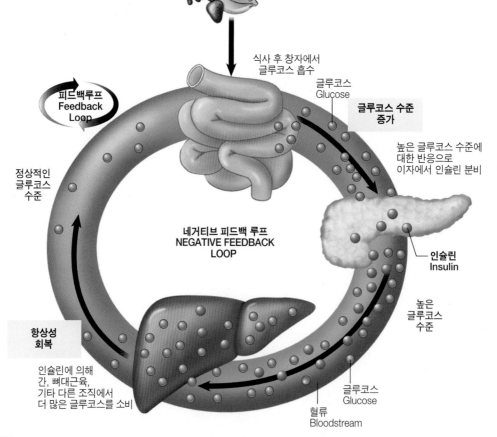

식사 후 창자에서 글루코스 흡수

글루코스 Glucose

글루코스 수준 증가

높은 글루코스 수준에 대한 반응으로 이자에서 인슐린 분비

피드백루프 Feedback Loop

정상적인 글루코스 수준

네거티브 피드백 루프 NEGATIVE FEEDBACK LOOP

인슐린 Insulin

높은 글루코스 수준

항상성 회복

인슐린에 의해 간, 뼈대근육, 기타 다른 조직에서 더 많은 글루코스를 소비

글루코스 Glucose

혈류 Bloodstream

FIGURE 10-4 네거티브 피드백. 대부분의 호르몬의 분비는 네거티브 피드백 메커니즘에 의해 조절된다. 즉 정상과의 편차를 반대로 뒤집으려고 한다. 그림의 예에서는 혈당의 증가가 인슐린 분비를 촉발한다. 인슐린이 세포들의 당분 섭취를 촉진시키면 혈당 수준이 낮아져서 정상 수준을 회복한다.

✔ **수행평가**

1. 네거티브 피드백이 혈액 안에 있는 호르몬의 수준에 어떻게 영향을 미치는가?
2. 프로스타글란딘을 조직 호르몬이라고 부르는 이유는 무엇인가?

4. 뇌하수체

뇌하수체(pituitary gland)는 작지만 아주 강력한 구조체이다. 완두콩과 비슷한 크기이지만 실제로는 2개의 샘이며, 그 둘은 다른 형태이다. 하나는 **뇌하수체앞엽**(anterior pituitary gland) 또는 **샘뇌하수체**(adenohypophysis)라 하고, 다른 하나는 **뇌하수체뒤엽**(posterior pituitary gland) 또는 **신경뇌하수체**(neurohypophysis)라고 한다. 두 샘의 차이는 이름을 보면 알 수 있을 것이다. 'adeno'는 '샘'이라는 뜻이고, 'neuro'는 '신경'이라는 뜻이다. 샘뇌하수체는 샘의 구조를 갖추고 있고, 신경뇌하수체는 신경조직의 구조를 하고 있다. 샘뇌하수체에서 분비되는 호르몬과 신경뇌하수체에서 분비되는 호르몬은 그 기능이 판이하게 다르다.

이 이중샘(dual gland)이 보호된 장소에 있다는 것은 그것들이 대단히 중요하다는 것을 암시한다. 뇌하수체는 뇌 공간의 깊숙한 곳에 묻혀 있다. 쐐기뼈(cuneiform bone)가 약하게 뇌하수체를 누르고 있고, 모양이 안장처럼 생겼다고 해서 **안장**(sella turcica)이라고 부른다. 줄기처럼 생긴 뇌하수체줄기(pituitary stalk)가 뇌하수체를 뇌의 아래 표면에 붙인다. 좀더 정확하게 말하면 뇌하수체줄기가 뇌하수체를 시상하부에 붙이는 것이다.

4.1. 뇌하수체앞엽의 호르몬

뇌하수체앞엽(샘뇌하수체)에서는 몇 가지 중요한 호르몬을 분비한다. 표 10-1에 **트로픽호르몬**(tropic hormone ; ~향성 호르몬, ~친화성 호르몬)이라고 되어 있는 4가지 호르몬은 다른 내분비샘을 자극해서 샘을 성장하게 하거나 호르몬을 분비하도록 만든다. 뇌하수체앞엽에서 분비하는 호르몬이 갑상샘, 부신겉질, 난포(ovarian follicles), 난소의 황체(corpus luteum) 등의 성장과 기능을 조절하기 때문에 마스터글랜드(master gland ; 샘 중에서 우두머리

가 되는 샘)라고도 부른다. 그러나 뇌하수체앞엽에서 호르몬을 분비하는 것이 시상하부와 다른 메커니즘에 의해 조절된다는 것이 알려진 후에는 그 전에 알고 있던 것처럼 뇌하수체앞엽이 신체 기능의 우두머리라고 하기가 곤란해졌다.

갑상샘자극호르몬(thyroid stimulating hormone : TSH)은 갑상샘에 작용한다. 갑상샘호르몬의 분비를 증가시키도록 갑상샘을 자극한다.

부신겉질자극호르몬(adrenocorticotropic hormone : ACTH)은 부신겉질에 작용한다. 부신겉질이 성장하도록 또는 부신겉질에서 더 많은 양의 호르몬을 분비하도록 자극한다. 특히 코티졸(cortisol ; hydrocortisone)을 더 많이 분비하도록 자극한다.

난포자극호르몬(follicle-stimulating hormone : FSH)은 난소에 있는 난포를 배란에 이를 때까지 성장하도록 자극한다. 남성의 경우 정세관(seminiferous tubule)을 자극해서 자라고, 정자를 만들게 한다.

황체형성호르몬(luteinizing hormone : LH)은 FSH와 함께 다음과 같은 몇 가지 기능을 수행한다. ① 난포와 난자를 자극해서 성장하고 성숙하게 한다, ② 난포세포를 자극해서 에스트로겐을 분비하게 한다, ③ 배란(성숙한 난포를 파괴하여 이미 성숙해진 난자를 배출하는 것)하게 한다. 이러한 기능 때문에 황체형성호르몬을 배란호르몬(ovulating hormone)이라고 부르기도 한다. 결국 황체형성호르몬은 파괴된 난자로부터 황체를 형성하는 것을 자극하며, 그 과정을 **황체화**(luteinization)라고 한다. 황체형성호르몬이라는 명칭은 물론 이러한 기능으로부터 유래한 것이다. LH는 배란을 촉진하기 때문에 LH는 황체를 자극해서 '프로게스테론(progesterone)'이라는 황체호르몬을 생산하도록 한다. 남자의 뇌하수체앞엽에서도 LH를 분비한다. 그러나 남자의 경우에는 LH가 고환 안에 있는 사이질세포(interstitial cell)를 자극해서 고환을 성장시키고, 테스토스테론(testosterone ; 남성호르몬)을 분비하게 한다.

뇌하수체앞엽에서 분비하는 호르몬 중에 또 다른 중요한 호르몬은 성장호르몬이다. **성장호르몬**(growth hormone : GH)은 소화된 단백질(아미노산)이 혈액에서 나와 세포 안으로 들어가는 것을 촉진한다. 그러면 아미노산이 조직 단백질을 형성하는 **동화작용**(anabolism, 반대는 catabolism=

이화작용)의 속도가 빨라지게 된다. 동화작용에 의해 정상적인 성장과 발달이 이루어진다. 성장호르몬은 지방과 탄수화물의 대사에도 영향을 미친다. 즉 성장호르몬이 지방의 이화작용은 촉진시키고, 탄수화물의 이화작용이 이루어지는 속도는 늦춘다. 이 말은 글루코스가 혈액에서 나와 세포 안으로 들어가는 것을 성장호르몬이 방해함으로써 혈중 글루코스의 양을 증가시킨다는 뜻이다. 그러므로 인슐린과 성장호르몬은 혈당량에 대하여 서로 반대작용을 한다. 인슐린은 혈당량을 줄이고, 성장호르몬은 혈당량을 높인다. 혈액 안에 있는 글루코스가 정상보다 적은 것을 **저혈당증**(hypoglycemia), 정상보다 너무 많은 것을 **고혈당증**(hyperglycemia)이라고 한다.

뇌하수체앞엽에서는 **프롤락틴**(prolactin : PRL) 또는 젖샘자극호르몬(lactogenic hormone)도 분비한다. 프롤락틴은 임신 중에는 가슴이 발달하도록 자극하는데, 이는 젖을 분비하게 만드는 데 꼭 필요하다. 그리고 출산 직후에는 가슴을 자극하여 젖을 분비하게 한다.

그림 10-5에 뇌하수체앞엽에서 분비되는 호르몬과 표적기관, 그리고 그 기능을 요약해두었다.

4.2. 뇌하수체뒤엽의 호르몬

뇌하수체뒤엽에서는 항이뇨호르몬과 옥시토닌을 분비한다.

4.2.1. 항이뇨호르몬

항이뇨호르몬(antidiuretic hormone : ADH)은 콩팥세관(tubules) 안에서 소변으로부터 물을 혈액 안으로 흡수하는 것을 가속시킨다. 세관 안에 있는 물을 혈액 안으로 많이 흡수할수록 세관 안에 물이 적게 남아있게 되고, 결과적으로 신체에서 소변이 나가는 것을 줄인다. 항이뇨호르몬의 영문명인 'antidiuretic hormone'에서 'anti'는 'against'를 뜻하고, 'diuretic'은 '배설하는 소변의 양을 증가시킨다'는 뜻이므로 적절한 이름이라 할 수 있다. 즉 ADH는 소변의 양을 줄이는 역할을 한다. ADH의 분비하 저하되면 **요**

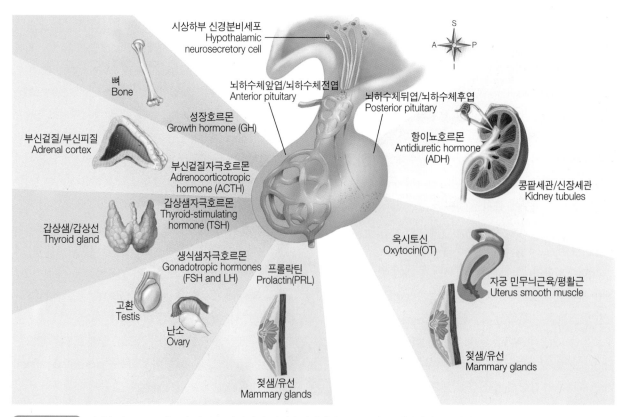

FIGURE 10-5 **뇌하수체호르몬.** 자주색 부분은 기본적인 뇌하수체앞엽의 호르몬과 표적기관이고, 파란색 부분은 뇌하수체뒤엽 호르몬과 표적기관이다.

Clinical Application

성장호르몬이상(growth hormone abnormalities)

어렸을 때 성장호르몬이 과다분비되면 사진의 왼쪽처럼 '거인증(gigantism)'이 된다. 이름을 보면 그 상태의 특성을 알 수 있을 것이다. 즉 어린이가 거인같은 크기로 자라는 것이다. 반대로 성장호르몬이 저분비되면 '뇌하수체성 왜소증(dwarfism)'이 된다.

정상적인 성장기 이후에 앞뇌하수체에서 너무 많은 성장호르몬을 분비하면 '말단비대증(acromegaly)'이 발생한다. 이 병의 특징은 손, 발, 턱, 볼에 있는 뼈가 커지는 것이다. 전형적인 비대증 때문에 얼굴에 나타나는 것은 뼈와 연조직이 지나치게 자라는 것이다. 앞이마가 툭 튀어나오고 코가 큰 것이 특징이다. 그 외에도 피부의 구멍이 크고 넓어지고, 아래턱뼈가 너무 길게 자라서 아랫니(lower teeth)가 벌어진다.

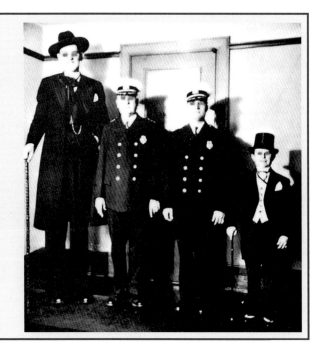

붕증(diabetes insipidus)이 발생하는데, 이 증상은 소변이 너무 많이 생겨서 탈수와 전해질불균형의 원인이 된다. 요붕증은 ADH를 함유하고 있는 주사를 맞거나 코에 스프레이를 뿌려서 치료하지 않으면 심각한 문제를 야기할 수도 있다.

4.2.2. 옥시토신

옥시토신(oxytocin : OT)은 임신 전후에 여성의 몸에서 분비되는 호르몬이다. 옥시토신은 임신한 자궁에 있는 민무늬근육의 수축을 자극하며, 분만을 시작하거나 유지하기 위한 것으로 보인다. 그렇기 때문에 분만을 촉진시키려고 할 때 옥시토신을 주사하는 것이다. 옥시토신을 새로 태어난 아이에게도 중요한 역할을 한다. 옥시토신이 가슴에 있는 샘세포들을 자극해서 덕트 안에 젖을 방출하게 하면 아기가 젖을 빨아먹을 수 있는 것이다. 한마디로 옥시토신이 젖을 나오게 한다. 옥시토신은 사회적 결속, 즉 엄마와 아기의 유대감을 강화시키는 역할도 하는 것으로 여겨진다.

그림 10-5의 오른쪽에서 뇌하수체뒤엽의 기능을 요약하였다.

5. 시상하부

항이뇨호르몬과 옥시토신을 공부할 때 그 두 호르몬이 뇌하수체뒤엽에서 분비된다고 하였는데, 실제로 그 호르몬들을 생산하는 곳은 시상하부이다. 시상하부에 있는 두 집단의 특수한 신경들이 뇌하수체뒤엽의 호르몬을 생산(합성)한다. 시상하부에서 만들어진 호르몬이 축삭을 따라 뇌하수체로 내려온다. 항이뇨호르몬과 옥시토신을 혈액 안으로 방출하는 것은 신경자극에 의해서 조절된다.

ADH와 옥시토신 이외에 시상하부에서 만들어지는 물질은 **방출호르몬**(releasing hormone : RH)과 **억제호르몬**(inhibiting hormone : IH)이다. 이 두 가지 물질이 시상하부에서 만들어진 다음 특수한 모세혈관시스템을 따라 직접 뇌하수체앞엽으로 이동한다. 뇌하수체앞엽에서 RH와 IH가 뇌하수체앞엽 호르몬을 분비하게 하거나, 아니면 뇌하수체앞엽 호르몬의 생산을 억제하거나 일반 순환계통(혈액) 안으로 방출하는 것을 억제한다.

시상하부에서는 신경계통의 기능과 내분비계통의 기능이 결합되어 있기 때문에 여러 가지 내분비 기능에 신경계통의 영향을 줄 수 있는 것이다. 그러므로 시상하부가 항상성 유지와 관련이 있는 신체의 여러 기능들을 조절하는 가장 핵심적인 역할을 한다고 할 수 있다. 그 예로는 체온 조절, 입맛 조절, 갈증 조절 등이 있다.

> ✓ **수행평가**
>
> 1. 뇌하수체앞엽과 뒤엽의 차이점은 무엇이고, 비슷한 점은 무엇인가?
> 2. 트로픽호르몬이란 무엇인가?
> 3. 뇌하수체에서 생산되는 호르몬의 이름을 써라.
> 4. 시상하부는 뇌하수체를 어떻게 조절하는가?

6. 갑상샘

이 단원의 앞에서 일부 내분비샘은 몸속공간에 있지 않다고 하였는데, 갑상샘이 바로 그런 내분비샘 중의 하나이다. 갑상샘은 후두 바로 밑 목 부위에 있다(그림 10-6).

갑상샘에서는 2가지 갑상샘호르몬, 즉 **티록신**(thyroxine : T_4)과 **삼요오드티로닌**(triiodothyronine : T_3)을 분비하고 칼시토닌(CT)이라고 하는 호르몬도 분비한다. 분비량은 T_4가 더 많지만 T_3의 효능이 더 강하기 때문에 학자들은 T_3가 더 기본적인 갑상샘호르몬(thyroid hormone)이라고 보고 있다. T_4분자 하나에는 4개의 요오드 원자가 있고 이름에서 짐작할 수 있듯이 T_3분자에는 3개의 요오드 원자가 있다. T_4를 적당량 생산하기 위해서는 섭취하는 음식물에 요오드가 충분히 들어 있어야 한다.

대부분의 내분비샘은 생산한 호르몬을 저장하지 않고 생산되는 즉시 혈액 속으로 직접 분비한다. 이와 달리 갑상샘은 많은 양의 갑상샘호르몬을 콜로이드(colloid ; 아교질) 형태로 저장해둔다(그림 10-7). 콜로이드 물질은 갑상샘의 난포(follicles) 안에 저장했다가 호르몬이 필요하면 콜로이드에서 방출해서 혈액 안에 분비한다.

T_4와 T_3는 체내에 있는 약 1조 개의 세포에 영향을 미친다. 갑상샘호르몬은 세포들이 음식물로부터 에너지를 방출하는 속도를 가속화시킨다. 다르게 표현하면 갑상샘호르몬이 세포의 물질대사를 촉진시킨다. 그 효과는 대단히 멀리까지 미친다. 모든 신체 기능은 정상적인 에너지 공급에 달려 있기 때문에 인체의 모든 기능이 정상적인 갑상샘호르몬의 분비에 달려 있다고 할 수 있다. 신체적 · 정

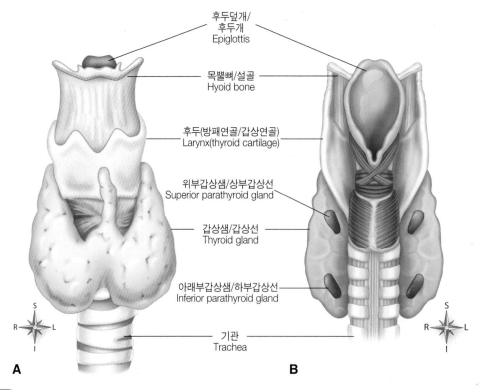

후두덮개/
후두개
Epiglottis

목뿔뼈/설골
Hyoid bone

후두(방패연골/갑상연골)
Larynx(thyroid cartilage)

위부갑상샘/상부갑상선
Superior parathyroid gland

갑상샘/갑상선
Thyroid gland

아래부갑상샘/하부갑상선
Inferior parathyroid gland

기관
Trachea

A   B

FIGURE 10-6 **갑상샘과 부갑상샘.** 서로의 관계, 후두와의 관계, 기관과의 관계에 주목한다.

신적 발육발달이 정상적으로 이루어지려면 갑상샘호르몬이 정상적으로 작용해야 한다.

갑상샘에서는 갑상샘호르몬 외에 **칼시토닌**(calcitonin : CT)도 분비한다. 칼시토닌은 혈중 칼슘 농도를 낮추는 작용을 한다. 먼저 칼시토닌이 뼈에 작용해서 뼈가 분해되지 못하도록 억제하면 뼈의 재흡수가 줄어들고, 그러면 뼈에서 나와 혈액 속으로 이동하는 칼슘의 양이 감소함으로써 결국 혈액 속의 칼슘 농도가 낮아지는 것이다. 칼시토닌의 분비가 증가하면 혈중 칼슘 농도가 거의 즉각적으로 아주 미세하게나마 증가하게 된다. 그러면 혈중 칼슘 농도를 정상 수준으로 낮추어야 할 필요가 생긴다. 즉 칼시토닌이 혈중 칼슘의 항상성 유지를 돕는다. 혈액 속에 칼슘이 너무 많으면 **칼슘과다증**(hypercalcemia)을 일으킨다.

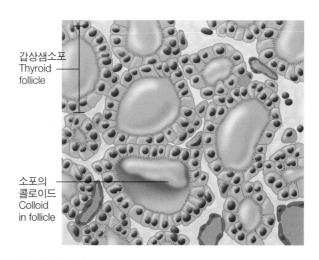

갑상샘소포
Thyroid
follicle

소포의
콜로이드
Colloid
in follicle

FIGURE 10-7 **갑상샘의 조직.** 난포들이 콜로이드로 가득 채워져 있다는 데 주목한다. 콜로이드는 갑상샘호르몬의 저장매체 역할을 한다.

  갑상샘의 분비를 공부하려면 AnimationDirect로 들어갈 것

Clinical Application

갑상샘호르몬이상

갑상샘기능항진증(hyperthyroidism)은 갑상샘호르몬과다분비증(oversecretion of the thyroid hormones)이라고도 하며, 물질의 대사 속도가 극적으로 증가하는 증상이다. 음식물이 세포에 의해 너무 빠른 속도로 소비되기 때문에 체중이 줄고, 과민해지며, 식욕이 지나치게 증가하고, 눈알이 튀어나온다(그림 A). 눈이 튀어나오는 이유 중 하나는 안구 뒤에 있는 조직에 부종이 생기는 것이다.

갑상샘기능저하증(hypothyroidism)은 갑상샘호르몬저분비증(undersecretion of hthyroid hormones)이라고도 하며, 여러 가지 원인에 의해 발병한다. 요오드의 섭취가 부족하면 통증 없이 갑상샘의 크기만 커지는 '**단순갑상샘부종**(simple goiter)'이 발생한다(그림 B). 단순갑상샘부종은 한때 미국의 요오드가 부족한 지역에서 흔하게 발병되었으나, 요오드 처리한 소금을 사용하면서부터 극적으로 사라졌다. 단순갑상샘부종은 갑상샘호르몬을 합성하기 위해 필요한 요오드를 보충하기 위해 갑상샘의 크기가 커진 것이다.

성장기에 갑상샘호르몬이 너무 적게 분비되면 '**크레틴종**(cretinism)'이 발병한다. 크레틴종의 특징은 대사 속도의 저하, 성장 저하, 성적 발달 저하, 정신지체 등이다. 건강검진에서 갑상샘의 기능 저하가 발견되면 크레틴종이 발병되기 전에 치료할 수 있다. 그러나 나이가 들면 갑상샘호르몬 분비가 부족해서 '**점액수종**(myxedema)'이 발병한다. 점액수종은 대사 속도가 느려짐으로써 정신적 · 신체적 활력이 줄고, 체중이 증가하며, 머리가 빠지고, 조직이 붓는 특징이 있다.

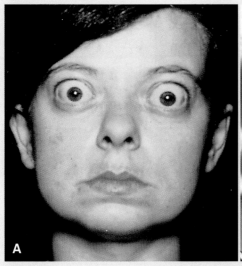

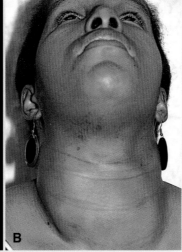

7. 부갑상샘

부(덧)갑상샘(parathyroid glands)은 아주 작은 샘으로, 갑상샘의 등쪽에 4개 있다(그림 10-6). 부갑상샘에서는 **부갑상샘호르몬**(parathyroid hormone : PTH)을 분비한다. 부갑상샘호르몬은 갑상샘에서 분비하는 칼시토닌과는 반대로 혈중 칼슘 농도를 높이는 작용을 한다. 즉 칼시토닌은 뼈에서 칼슘이 재흡수되는 양을 줄이는 방향으로 작용하는 반면, 부갑상샘호르몬은 그것을 증가시키는 방향으로 작용한다. PTH가 뼈를 재흡수하는 세포인 뼈파괴세포(osteoclast)를 자극하면 뼈의 딱딱한 바탕질(matrix)의 파괴가 증가한다. 그러면 뼈바탕질 안에 저장되어 있던 칼슘이 유리화되고, 유리된 칼슘이 뼈에서 나와 혈액 속으로 이동함으로써 혈중 칼슘 농도가 증가하게 된다. 그림 10-8에서 칼시토닌과 부갑상샘호르몬의 길항작용을 요약하였다.

이것은 생과 사 만큼이나 중요하다. 왜냐하면 세포들이 혈중 칼슘 농도에 매우 민감하기 때문이다. 예를 들어 혈중 칼슘이 너무 많으면 뇌세포와 심장세포가 정상적인 활동을 금방 멈추어 버린다. 즉 정신 착란을 일으키거나 심장이 정지하게 된다. 그러나 혈중 칼슘이 너무 적으면 신경세포들이 지나치게 활성화된다. 때에 따라 근육이 너무 많은 임펄스 때문에 근육경련(muscle spasm)을 일으킬 정도로 심한 경우도 있다.

✓ 수행평가

1. 갑상샘과 부갑상샘은 어디에 있는가?
2. 호르몬을 나중에 사용할 목적으로 저장하는 샘은 무엇인가?
3. 칼시토닌과 부갑상샘호르몬은 어떤 이온의 혈중 농도를 조절하는가?

---

8. 부신

부신(adrenal gland)은 그림 10-1과 그림 10-9에서 볼 수 있듯이 콩팥의 맨윗부분을 감싸며 구부러진 모양이다. 겉에서 보면 부신이 하나의 기관처럼 보이지만 실제로는 **부신겉질**(adrenal cortex)과 **부신속질**(adrenal medulla)이라는 2개의 내분비샘으로 되어 있다. 이처럼 두 개의 샘이 하나의 구조체로 이루어진 것을 보고 생각나는 내분비기

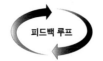

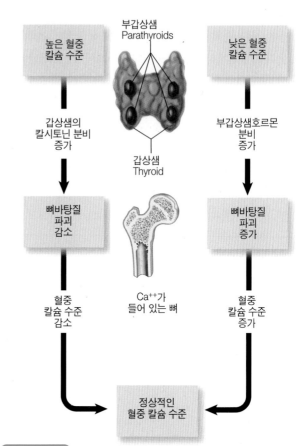

FIGURE 10-8 **혈중 칼슘 농도의 조절**. 칼시토닌과 부갑상샘호르몬은 혈중 칼슘 농도에 대항적 작용을 한다.

관이 있는가? 부신겉질은 부신의 바깥 부분이고, 부신속질은 부신의 속부분이다. 부신겉질호르몬은 부신속질호르몬과 이름도 다르고 그 작용도 전혀 다르다.

8.1. 부신겉질

그림 10-9에서 볼 수 있듯이 부신겉질은 3개의 층(layer)으로 되어 있다. 다음 단락을 주의 깊게 읽으면서 그림을 보면 각 층의 특수한 기능을 쉽게 이해할 수 있을 것이다.

부신겉질의 3개의 층에서 분비되는 호르몬은 **코티코이드**(corticoid)이다. 이중 부신겉질의 바깥층에서 분비되는 호르몬을 **무기질코티코이드**(mineralocorticoid : MC)라 하는데, 그중 가장 중요한 호르몬은 **알도스테론**(aldosterone)이다. 부신겉질의 중간층에서 분비하는 호르몬은 **당질코**

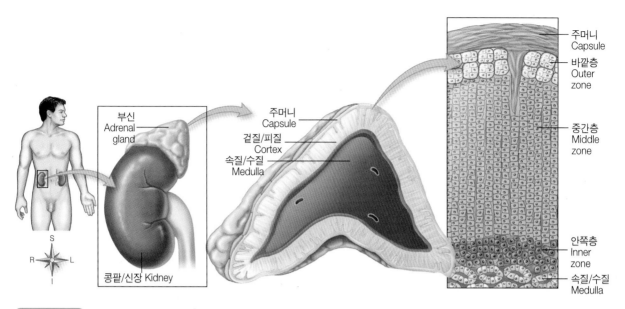

바깥층
Outer
zone

중간층
Middle
zone

안쪽층
Inner
zone

속질/수질
Medulla

주머니
Capsule

FIGURE 10-9 부신. 이 그림에서 부신겉질에 있는 3개의 층을 쉽게 알아볼 수 있다. 바깥층 세포에서 무기질코티코이드(알도스테론)을 분비한다. 가운데층 세포에서 당질코티코이드(글루코코티코이드, 하이드로코티손)를 분비한다. 안쪽층 세포에서 성호르몬(안드로겐)을 분비한다.

티코이드(glucocorticoid : GC)라 하는데, 그중 **코티졸**(cor-tisol) 또는 **하이드로코티손**(hydrocortisone)이라 불리는 호르몬이 가장 중요하다. 부신겉질의 가장 깊은 층에서는 소량의 성호르몬(sex hormones)을 분비하는데, 테스토스테론(testosterone ; 고환에서 분비하는 성호르몬)과 비슷하다. 부신겉질에서 분비되는 위의 3가지 호르몬에 대하여 간략하게 설명하면 다음과 같다.

그 이름에서 알 수 있듯이 무기질코티코이드는 혈액 속에 있는 무기염(mineral salts)의 양을 조절한다(주로 염화나트륨). 무기질코티코이드에서 가장 중요한 호르몬인 알도스테론의 주요 기능이 혈액 속에 있는 나트륨의 양을 증가시키고 칼슘의 양을 감소시키는 것이라는 사실을 기억해야 한다. 왜냐하면 혈액 속에 있는 나트륨과 칼슘의 양이 변하면 엄청난 변화를 초래하기 때문이다. 알도스테론은 콩팥에 있는 세관(tubules)에 작용해서 나트륨과 칼슘의 양을 조절한다. 알도스테론은 세관에서 나트륨을 혈액 속으로 재흡수하는 것을 촉진함과 동시에 칼슘을 소변으로 배출하는 것을 촉진한다. 결과적으로 알도스테론은 콩팥의 수분 재흡수 속도를 높이는 작용을 효과가 있다.

당질코티코이드의 주요 임무는 혈중 당질 농도(혈당)를 정상으로 유지하는 것이다. 당질코티코이드는 **글루코스신합성**(gluconeogenesis)을 촉진시키는데, 글루코스신합성은 "글루코스를 다시 합성해서 만든다."는 뜻이다. 즉 아미노산이나 지방산을 글루코스로 바꾸는 과정으로 '당분해작용'의 역작용이고, 주로 간에서 이루어진다. 당질코티코이드가 글루코네오제네시스를 촉진시키는 방법은 다음과 같다. 먼저 당질코티코이드가 조직 단백질을 아미노산으로 분해하는 것을 촉진한다(특히 근육세포에서). 여기에서 만들어진 아미노산이 조직에서 나와 혈액 속으로 이동하고, 순환하여 간으로 간다. 그러면 간세포가 글루코네오제네시스 과정을 통해 아미노산을 글루코스로 변환시킨다. 새로 만들어진 글루코스가 간에서 나와 혈액 속으로 들어가 결국 혈중 글루코스 농도가 올라가게 된다.

혈중 글루코스 농도를 정상으로 유지하는 글루코네오제네시스 작용 외에도 당질코티코이드가 하는 중요한 역할은 혈압을 정상으로 유지하는 것이다. 혈압을 정상으로 유지하기 위해 당질코티코이드가 하는 작용은 상당히 복잡하다. 먼저 부신속질 안에서 생산되는 2가지 호르몬에 작용해서 부분적으로 혈관을 수축시키는데, 혈관의 수축은 혈압을 정상적으로 유지하는 데 절대적으로 필요한 기능이다. 동시에 그 두 가지 호르몬과 함께 '항염효과(anti-inflammatory effect)'를 만들어낸다. 여러 원인 때문에 발생한 염증을 정상으로 회복시키는 것이 항염효과이다. 예를 들어 피부에 난 뾰루지를 회복시키기 위해 하이드로코티손(hydrocortisone)을 사용하는 것도 기본적으로 보아서는 당질코티코이드의 항염효과이다.

당질코티코이드에 의해 생기는 또 다른 효과는 항면역효과(anti-immunity effect) 또는 항알러지효과(antiallergy effect)이다. 당질코티코이드가 항체를 생산하는 어떤 세포의 수를 줄이는 결과를 초래한다. 항체(antibodies)는 어떤 인자에 대하여 면역을 만들어주는 물질 또는 다른 물체에 대하여 알러지 반응을 일으키는 물질을 말한다.

극심한 자극이 우리 몸에 작용하면, 그 자극들은 우리 몸에 **스트레스**(stress)라는 내부적 상태를 만든다. 스트레스를 가져오는 극심한 자극에는 수술, 출혈, 감염, 심한 화상, 아주 강렬한 감정 등이 포함된다. 정상적인 부신겉질에서는 당질코티코이드를 신속하게 증가시킴으로써 스트레스 상황에 대응한다. 이러한 사실은 잘 알려져 있지만, 신체가 스트레스에 대처하는 데 증가된 당질코티코이드가 도움을 주는지에 대해서는 아직 잘 알려지지 않았다. 당질코티코이드 분비의 증가는 우리 신체가 스트레스에 대처하는 여러 가지 반응 중에서 한 가지에 불과하지만, 그것이 가장 첫 번째 반응이고, 또 그 반응에 의해 다른 여러 가지 스트레스 대처 반응이 야기된다는 것은 사실이다. 그림 10-10을 잘 살펴보고 혈액 속에 당질코티코이드의 농도가 올라가면 어떤 스트레스 반응이 일어나는지를 알아두기 바란다.

부신겉질의 제일 안쪽 층에서 분비되는 성호르몬은 테스토스테론과 비슷한 남성호르몬인 **안드로겐**(androgen)이다. 안드로겐은 남자와 여자 모두 소량이 분비된다. 여자들에게 분비되는 안드로겐은 성적 충동을 자극하지만, 남자는 고환에서 너무 많은 안드로겐이 분비되기 때문에 부신겉질에서 분비되는 안드로겐은 생리학적으로 아무런 가치도 없다.

8.2. 부신속질

그림 10-9에 있는 **부신속질**(adrenal medulla ; 부신의 안쪽 부위)에서는 **에피네프린**(epinephrine : Epi)과 **노에피네프린**(norepinephrine : NR)을 분비한다. 에피네프린은 아드레날린(adrenaline)이라고도 한다.

우리의 신체는 신체의 안녕을 위협하는 적들에 대항해

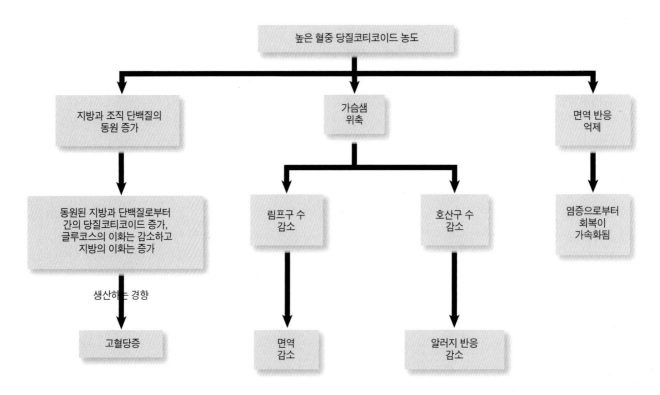

FIGURE 10-10 혈액 속의 당질코티코이드의 농도가 높으면 스트레스 반응을 야기한다.

Clinical Application

부신호르몬 이상

부상, 질병상태, 부신의 기능장애(malfunction) 등이 여러 가지 호르몬의 과다분비 또는 저분비를 가져올 수 있다. 부신겉질의 중간층에 있는 암 때문에 비정상적으로 많은 양의 당질코티코이드가 생산되는 경우가 많다. 이러한 증상은 의학적으로 **쿠싱증후군**(Cushing syndrome)이라 부른다. 그림 A는 한 소년이 쿠싱증후군 판정을 받은 직후의 사진이고, 그림 B는 그로부터 4개월 후 그 소년의 사진이다. 몇 가지 이유 때문에 남자보다 여자가 쿠싱증후군에 걸리기 쉽다. 쿠싱증후군에서 가장 눈에 띄는 특징은 얼굴이 달처럼 둥글게 되는 달덩이얼굴(moon face, 월상안)과 체지방의 재배치에 의해 등 윗부분에 지방이 비정상적으로 축적되어 혹처럼 튀어나오는 물소혹(buffalo hump)이다. 이 병에 걸린 사람은 혈당 수준이 높아지고 자주 감염되기 쉽다. 당질코티코이드를 생산하는 암을 수술로 제거하면 6개월 이내에 달덩이얼굴 증상이 크게 개선된다.

부신겉질호르몬이 적게 분비되면 **에디슨병**(Addison's disease)에 걸리게 된다. 케네디 대통령도 에디슨병에 걸렸었는데, 부신겉질호르몬이 부족하기 때문에 근력 약화(muscle weakness), 혈당 저하, 메스꺼움(nausea), 입맛 상실, 체중 감소 등이 온다.

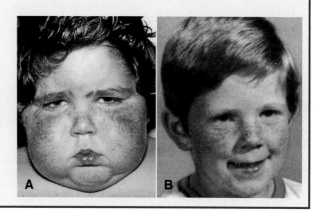

서 방어하는 수단을 많이 가지고 있다. 생리학자라면 "스트레스에 대항해서 여러 가지 스트레스 반응을 한다."고 말할 것이다. 바로 위에서 당질코티코이드의 분비를 증가시키는 스트레스 반응을 공부하였는데, 그것보다 더 빠른 스트레스 반응이 부신속질에서 호르몬 분비를 증가시키는 것이다. 이것이 아주 빠르게 일어나는 이유는 교감신경에 의해 전도되는 신경임펄스가 부신속질을 자극하기 때문이다. 부신속질이 자극을 받으면 Epi호르몬과 NR호르몬을 혈액 속으로 짜낸다. 당질코티코이드와 위의 두 호르몬이 힘을 합쳐서 스트레스를 피하거나 저항한다. 그러나 생명의 유지를 위해서 에피네프린과 노에피네프린이 꼭 필요한 것은 아니다. 그렇지만 부신겉질에서 분비되는 당질코티코이드는 생명 유지에 꼭 필요하다.

자신이 위협적인 상황에 처했다고 가정해보자. 예를 들어 총을 든 사람이 자신을 위협한다거나, 의사가 아주 위험한 수술을 해야 한다고 선언했다고 생각해보자. 그러면 거의 즉각적으로 머리의 부신속질이 발광적인 활동에 휩싸이게 된다. 두 부신속질에서 많은 양의 에피네프린을 혈액 속으로 쏟아내면 신체의 많은 기능들이 지나치게 충전되어 심장이 빠르게 박동하고, 혈압은 높아지며, 많은 양의 피가 근육으로 흘러 들어가고, 더 많은 에너지를 생산하기 위해 혈중 글루코스의 양이 느는 등의 일이 벌어질

것이다. 한마디로 아주 힘찬 운동 '싸움 또는 도망(fight or flight)'하기 위해 몸의 기어를 높인다. 에피네프린은 자율신경계통의 교감신경계통 자극을 야기시킴으로써 신체의 기능 변화를 증폭시키고 오래 가게 만든다. 제8장을 공부할 때 교감신경섬유(아드레날린성 신경섬유)가 신경전달물질로 에피네프린과 노에피네프린을 방출한다고 배웠던 것을 다시 한 번 상기해보라.

신경계통과 내분비계통이 기능적으로 밀접한 관계가 있다는 것이 가장 두드러지게 나타나는 것은 바로 '스트레스 반응'일 것이다. 스트레스 상황에서 시상하부가 뇌하수체앞엽에 작용해서 부신겉질자극호르몬(ACTH)을 방출하면 부신겉질자극호르몬이 부신겉질을 자극해서 당질코티코이드를 방출한다. 그와 더불어 자율신경계통의 교감신경계통이 부신속질을 자극하면 에피네프린과 노에피네프린이 분비되어 여러 가지 스트레스 반응을 하게 된다.

불행히도 스트레스가 장기간 지속되면 당질코티코이드가 해로운 부작용을 초래하게 된다. 그 이유는 당질코티코이드가 항염효과와 혈관 수축을 유발하기 때문이다. 예를 들어 체내에서 면역 활동이 감소하면 감염이나 암이 퍼지는 것을 촉진할 수 있고, 장기간 동안 혈관이 수축되어 있으면 혈압이 높아지는 원인이 된다.

부신의 기능을 공부하려면 AnimationDirect로 들어갈 것

✓ **수행평가**

1. 부신을 왜 2개의 다른 샘으로 보는가?
2. 부신에서 생산되는 호르몬의 이름은 무엇인가?
3. 뇌하수체는 부신의 기능에 어떻게 영향을 미치는가?

9. 이자섬

지금까지 공부한 내분비기관들은 크기가 커서 확대경 없이도 볼 수 있는 것들이었다. 그러나 **이자섬**(pancreatic islets) 또는 랑게르한스섬(islets of Langerhans)은 너무 작아서 현미경 없이는 볼 수 없다. 이 샘들은 외분비성 이자세포들 사이에 섬처럼 흩어져 있는 세포들의 작은 덩어리일 뿐이다. 그리고 외분비성 이자세포들은 이자액이라는 소화액을 분비한다(그림 10-11).

이자섬에는 알파세포와 베타세포라는 두 종류의 중요한 세포가 들어 있다. 알파세포(alpha cells 또는 A cells)는 **글루카곤**(glucagon)이라는 호르몬을 분비하고, 베타세포(beta cells 또는 B cells)는 **인슐린**(insulin)이라는 잘 알려진 호르몬을 분비한다. 글루카곤은 간에서 일어나는 **글리코겐분해과정**(glycogenolysis)을 촉진시킨다. 글리코겐분해과정은 간세포 안에 글리코겐의 형태로 저장되어 있는 물질을 글루코스로 변환시키는 화학과정이다. 만들어진

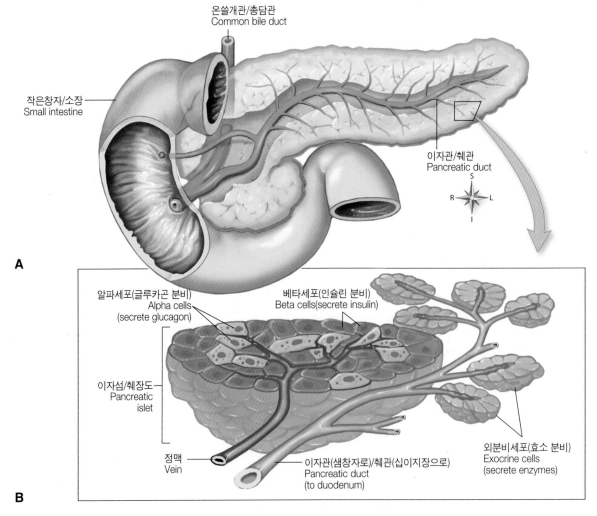

온쓸개관/총담관
Common bile duct

작은창자/소장
Small intestine

이자관/췌관
Pancreatic duct

A

알파세포(글루카곤 분비)
Alpha cells
(secrete glucagon)

베타세포(인슐린 분비)
Beta cells(secrete insulin)

이자섬/췌장도
Pancreatic
islet

정맥
Vein

이자관(샘창자로)/췌관(십이지장으로)
Pancreatic duct
(to duodenum)

외분비세포(효소 분비)
Exocrine cells
(secrete enzymes)

B

FIGURE 10-11 **이자.** A. 이자의 위치와 구조, B. 이자섬의 단면도. 글루카곤을 생산하는 알파세포와 인슐린을 생산하는 베타세포가 보인다. 내분비성이자섬을 외분비세포들이 둘러싸고 있는 것을 주의 깊게 볼 것

글루코스는 간에서 나와 혈액으로 들어간다. 그러므로 글루카곤은 혈중 글루코스 농도를 높이는 역할을 한다.

인슐린과 글루카곤은 길항작용을 한다. 다시 말해 인슐린은 혈중 글루코스 농도를 낮추고, 글루카곤은 혈중 글루코스 농도를 높인다. 인슐린은 혈중 글루코스 농도를 낮추는 유일한 호르몬이다. 글루코스 농도를 높이는 호르몬에는 당질코티코이드, 성장호르몬, 글루카곤 등이 있다. 인슐린은 글루코스가 혈액에서 나와 세포 안으로 들어가는 속도를 가속시켜 혈중 글루코스 농도를 낮춘다. 글루코스가 세포 안으로 들어가면 세포들은 빠른 속도로 글루코스 대사를 증가시킨다.

이자섬에서 적당량의 인슐린을 분비하면 정상적인 양의 글루코스가 세포 안으로 들어가고, 정상적인 양의 글루코스가 혈액 속에 남아있게 된다. 정상적인 혈중 글루코스의 양은 혈액 100㎖ 당 70~100mg이다. 그러나 이자에 종양이 있을 때와 같이 이자섬에서 너무 많은 양의 인슐린을 분비하면 평상시보다 더 많은 양의 글루코스가 혈액에서 나와 세포 안으로 들어가 버리기 때문에 혈액 속에 남아 있는 글루코스가 바닥이 나버린다. 반대로 **제1형진성당뇨병**(type 1 diabetes mellitus)에서와 같이 이자섬에서 인슐린을 너무 적게 분비하면 너무 적은 양의 글루코스가 혈액에서 나와 세포 안으로 들어가기 때문에 혈액 속에 남아 있는 글루코스의 양이 증가한다. 정상적인 양의 3배가 되는 경우도 있다. **제2형진성당뇨병**(type 2 diabetes mellitus)은 인슐린의 양이 줄고, 인슐린 수용기에 이상이 생겨서 표적세포에 정상적인 인슐린 효과가 일어나지 못하기 때문에 혈중 글루코스의 양이 증가하는 병이다.

당뇨병(diabetes mellitus)을 진단하는 모든 검사는 혈액 속에 있는 글루코스의 수준이 어떤 상태에서 올라갔는지의 여부에 따라 진단한다. 최근에는 한 방울의 피만 있어도 간단하게 진단할 수 있다. 혈액 속에 남아 있는 글루코스 수준이 높은 사람은 당뇨병이 아닌지 의심하게 된다. 소변에 섞여 있는 설탕을 검사하는 것도 일반적으로 사용되는 검사방법이다. 소변에 당분이 많이 섞여있는 것을 **요당**(glycosuria)이라 하고, 혈액 속에 글루코스가 많이 들어있는 것을 당뇨(diabetes mellitus)라고 한다. 그림 10-12는 당뇨 때문에 일어날 수 있는 여러 가지 문제들을 요약한 것이다. 그림에 있는 것만 보는 것은 건강한 신체를 위해서 인슐린과 인슐린 수용기의 중요성을 과소평가하는 것이다.

✓ **수행평가**

1. 이자섬에서 분비하는 2가지 중요한 호르몬은 무엇인가?
2. 인슐린이 혈액 속의 글루코스 농도에 어떤 영향을 미치는가?
3. 당뇨는 어떻게 소변 속에 글루코스를 만드는가?

---

10. 여성의 생식샘

여성의 기본적인 생식샘은 2개의 난소(ovaries)이다. 난소에는 두 종류의 샘구조체가 있는데, 그것은 **난포**(ovarian follicles)와 **황체**(corpus luteum)이다. 난포는 작은 알세포인 난자(ovum)가 발생되는 작은 주머니이다. 난포에서도 여성호르몬인 **에스트로겐**(estrogen)이 분비된다. 에스트로겐은 유방의 발생과 성숙, 외부 생식기의 발달에 관여한다. 에스트로겐은 성인 여자의 몸매(body contours), 월경의 시작 등에도 관여한다. 황체에서는 주로 **프로게스테론**(progesterone)을 분비하고, 에스트로겐도 약간 분비한다. 제20장에서 난포와 황체의 구조와 기능에 대해 자세히 공부할 것이다.

11. 남성의 생식샘

고환에 있는 일부 세포들이 남자의 생식세포인 **정자**

 Health and Well-Being

운동과 당뇨병

제1형진성당뇨병은 인슐린이 부족해서 글루코스가 세포 안으로 들어가지 못하기 때문에 혈중 글루코스 농도가 높은 것이 특징이다. 그러나 생리학자들이 유산소 트레이닝을 하면 표적세포 안에 인슐린 수용기의 수가 증가하고, 수용기의 인슐린 친화성(insuline affinity)이 높아진다는 것을 발견하였다. 그렇게 되면 적은 양의 인슐린이라도 더 큰 효과를 낼 수 있게 된다. 즉 운동을 하면 당뇨증상을 완화시킨다.

잘 계획된 운동치료는 모든 종류의 당뇨병에 효과가 있다. 운동치료가 자연스럽고 비용이 덜 든다는 이점만 있는 것이 아니다. 비만이나 심장질환과 같은 다른 문제들도 예방하거나 완화시킨다는 이점도 있다.

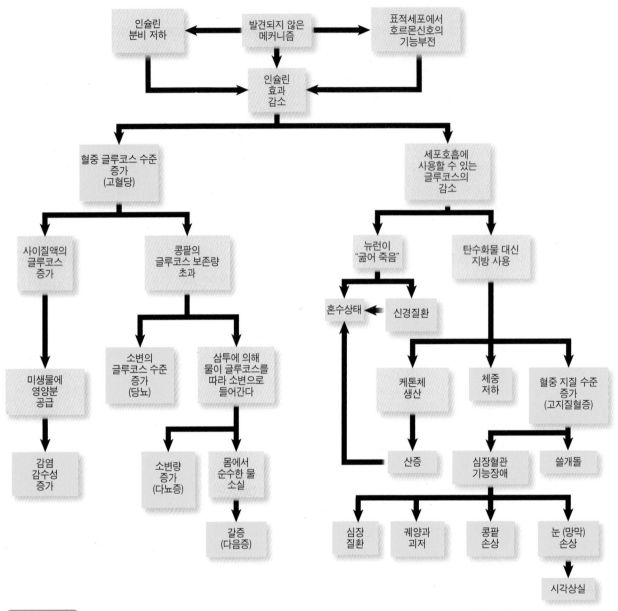

FIGURE 10-12 **당뇨병.** 당뇨병의 증상과 증후(노란색으로 표시됨)는 모두 인슐린 효과의 감소에 의해 나타난다.

(sperm)를 생산한다. 고환에 있는 나머지 세포들과 남자의 생식액인 **정액**(semen)을 만든다. 고환에 있는 사이질 세포(interstitial cell)가 남자의 성호르몬인 **테스토스테론**(testosterone)을 만들어 혈액 속에 직접 분비한다. 그러므로 고환에 있는 이 세포들이 남자의 내분비샘이다. 테스토스테론은 남자를 더 남자답게 만들어주는 호르몬이다. 테스토스테론이 외부생식기의 성숙, 수염이 나는 것, 변성기, 남자의 전형적인 몸매나 근육의 발달 등에 관여한다. 제20

장에서 고환의 구조와 테스토스테론의 기능에 대하여 자세하게 공부한다.

12. 가슴샘

가슴샘(thymus)은 가슴세로칸(mediastinum) 안에 있고, 신생아일 때는 가슴샘이 목까지 늘어나 갑상샘의 아래 끝까지 닿는다(그림 10-1). 부신과 같이 가슴샘도 겉질과

속질이 있다. 겉질과 속질은 모두 대부분이 림프구(lym-phocyte)로 구성되어 있다. 신체의 면역계통 중 하나인 가슴샘의 내분비기능은 중요할 뿐만 아니라 생명에 절대적으로 필요하다. 이 작은 구조체(아무리 커도 무게가 1g 이하이다)가 신체가 감염에 대항해서 방어하는 면역메커니즘에 결정적인 역할을 담당하고 있다.

가슴샘에서 분비하는 호르몬인 **티모신**(thymosin)은 실제로는 5~6가지 호르몬의 그룹이고, 그 호르몬들이 면역계통의 발달과 기능에 아주 중요한 역할을 한다.

13. 태반

태반(placenta)은 임시 내분비샘의 역할을 한다. 임신 중 태반에서 **융모생식샘자극호르몬**(chorionic gonadotropin)을 생산한다. 'chorionic gonadotropin'에서 'tropin'은 트로픽호르몬을, 'gonado'는 생식샘, 'chorionic'은 'chorion(**융모막**)'에서 생산한다는 것을 뜻한다. 융모막은 자궁 안에서 태아를 둘러싸고 있는 막으로, 거기에는 많은 융모가 있어 융모막이라 불리게 된 것이다. 태반에서 융모생식샘자극호르몬 이외에 에스트로겐과 프로게스테론도 생산한다. 임신 초기 몇 주 동안은 콩팥에서 다량의 융모생식샘자극호르몬을 만들어서 소변으로 분비한다. 반세기 이상 전에 이러한 사실이 발견되어 초기 임신검사가 개발되었다.

14. 솔방울샘

솔방울샘(pineal gland)는 셋째뇌실(third ventricle) 가까이에 있는 작은 샘이다. 그 모양이 솔방울 또는 옥수수 알맹이같다고 해서 솔방울샘(pineal)라고 부른다(그림 8-9). 어릴 때는 솔방울샘을 쉽게 찾을 수 있지만 자라면서 섬유성 외피로 덮이기 때문에 찾기 어려워진다. 솔방울샘에서는 여러 가지 호르몬들이 아주 소량으로 생산된다. 그중에서 멜라토닌이 가장 잘 알려져 있다. **멜라토닌**(mela-tonin)은 난소에 영향을 주는 트로픽호르몬을 억제하고, 사춘기 초기와 여성의 초경과 관련이 있다. 솔방울샘이 시각신경에서 오는 감각정보를 받고 또 그에 반응하기 때문에 한 때는 '제3의 눈'이라고도 불렸다. 솔방울샘은 빛의 수준이 변화하는 정보를 이용하여 멜라토닌의 산출량을 조절한다. 즉 밤에는 멜라토닌의 양을 증가시키고, 낮에는 감소시킨다. 멜라토닌의 양이 주기적으로 변화하는 것이 인체의 '체내 시계'가 시간을 지키는 메커니즘에서 아주 중요한 것으로 여겨진다.

15. 기타 내분비 구조

내분비계통에 대한 끊임없는 연구결과로 거의 모든기관과 시스템이 내분비 기능을 가지고 있다는 사실이 밝혀졌다. 콩팥, 위, 창자, 그리고 기타 기관들의 조직에서 호르몬을 분비하고, 그 호르몬들이 인간에게 꼭 필요한 여러 가지 기능을 조절한다. 예를 들어 **그렐린**(ghrelin, 공복호르몬)은 위의 막을 형성하는 상피세포(epithelial cell)에서 분비되며, 식욕을 촉진하고, 대사를 느리게 하며, 지방의 소비를 감소시킨다. 그러므로 비만의 발생에 그렐린이 관여한다고 볼 수 있다. 다른 예로 **심방나트륨이뇨호르몬**(atrial natriuretic hormone : ANH)이 있는데, 그 명칭 중 'atrial'은 심장에 있는 심방에서 생산한다는 뜻이고, 'natriuretic'은 나트륨을 소변으로 배설한다는 뜻이다. 이 호르몬은 심방의 벽에서 생산되며, 수분과 전해질의 항상성 유지를 조절하고, 알도스테론의 길항호르몬이다. 알도스테론(aldoste-rone)은 나트륨 이온과 수분을 유지하기 위해 콩팥을 자극하는 반면, ANH는 나트륨 이온과 수분을 버리기 위해 자극한다.

최근에 발견된 호르몬으로 **렙틴**(leptin)이 있다. 렙틴은 신체 전체에 퍼져 있는 지방저장세포에서 분비되고, 배가 고프거나 부른 것을 느끼는 것과 신체에서 지방이 대사되는 것을 조절하는 것으로 생각된다. 현재는 많은 연구자들은 비만, 당뇨병, 기타 지방저장과 관련이 있는 질환이 있는 사람들을 치료하기 위해 렙틴이 다른 호르몬들과 어떻게 작용하는지에 대해 연구하고 있다.

✔ **수행평가**
1. 남자와 여자의 생식샘에서는 어떤 호르몬이 생산되는가?
2. 태반을 내분비샘이라고 생각하는 이유는 무엇인가?
3. 솔방울샘은 왜 제3의 눈이라고 부르는가?

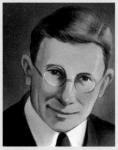
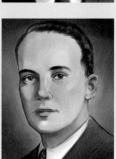

내분비학
Frederich Banting (1891-1941)
and Charles Best (1899-1978)

반박의 여지가 없는 내분비학의 영웅은 캐나다의 외과전문의인 Frederick Banting과 그의 조수 Charles Best이다. 20세기 초까지 제1형당뇨병에 걸린 어린이들은 글루코스의 부족에 의해 문자 그대로 세포들이 굶어 죽게 되면서 서서히 무서운 죽음을 맞아야만 했다. 개의 이자섬에서 인슐린을 분리해내자는 Banting의 아이디어를 실행에 옮기면서, 두 사람은 이 중요한 호르몬을 성공적으로 분리한 최초의 인간이 되었다.

화학자 James Collip는 그 인슐린을 충분한 양으로 정제시켰고, 1921년에는 스코틀랜드의 생리학자 John Macleod가 14세의 당뇨병 소년에게 인슐린을 시술하여 치료에 성공하였다. 이 치료는 소년의 고통을 줄였을 뿐만 아니라 건강하게 오래 살 수 있게 해주었다. 1923년 Banting과 Macleod에게 노벨상을 안겨준 이 획기적인 사건은 내분비 장애를 치료하고 이해하는 데 급격한 발전이 이루어지는 시발점이 되었다.

호르몬이 신체의 여러 가지 기능에 영향을 주기 때문에 의사부터 간호사까지 거의 모든 건강 전문가들은 호르몬의 기능을 알아야 한다. 호르몬 작용에 영향을 미치는 호르몬과 화학물질을 치료에 자주 사용하기 때문에 약학자들과 제약학자들도 내분비학에 대한 출중한 지식이 필요하다. 어떤 과학자들은 내분비학의 원리를 전혀 색다른 방법으로 응용한다. 그 예가 임신 초기의 검사 키트(test kits) 개발, 배란 검사 키트 개발, 건강한 사람들의 임신 능력을 조절하기 위해 합성호르몬을 사용하는 것 등이다.

단원요약

1. 호르몬 작용의 메커니즘

A. 내분비샘들은 호르몬(화학물질)을 혈액 속으로 분비한다(그림 10-1).

B. 호르몬은 소통과 조절이라는 일반적인 기능을 수행하지만 신경 임펄스보다 속도가 느리고, 오랫동안 지속되는 형태의 조절을 한다.

C. 호르몬이 작용하는 세포를 표적세포라고 하고, 표적세포를 가지고 있는 기관을 표적기관이라고 한다.

D. 비스테로이드호르몬(제1전령)이 표적세포의 막에 있는 수용기와 결합한다. 거기에서 제2전령을 촉발시켜 세포의 활동에 영향을 미친다(그림 10-2).

E. 스테로이드호르몬
  1. 표적세포의 핵에 있는 수용기와 결합해서 기본적인 효과를 생산하고, DNA에 작용해서 세포 활동에 영향을 미친다. 이는 비스테로이드호르몬보다 천천히 일어나는 과정이다(그림 10-3).
  2. 표적세포 안에서 기능 변화를 빠르게 촉발시키기 위해 막수용기와 스테로이드호르몬이 결합할 때에는 2차적인 효과가 일어날 수도 있다.

2. 호르몬 분비의 조절

A. 호르몬 분비는 항상성 피드백에 의해 조절된다.

B. 네거티브 피드백 : 생리학적 시스템에 발생한 변화를 되돌리려는 메커니즘(그림 10-4).

C. 포지티브 피드백 : 생리학적인 변화를 증폭시키려는 메커니즘(흔하지 않다).

3. 프로스타글란딘

A. 프로스타글란딘은 다양한 신체 조직에서 발견되는 강력한 물질이다.

B. 프로스타글란딘은 한 조직에서 생산된 다음 그 조직 안에 있는 세포에 작용하기 위해 아주 짧은 거리만 확산된다.

C. 프로스타글란딘에는 프로스타글란딘 A, E, F 등이 있다.

D. 프로스타글란딘이 영향을 미치는 인체의 기능에는 호흡, 혈압, 위-창자분비, 생식 등이 있다.

4. 뇌하수체(그림 10-5)

A. 뇌하수체앞엽(샘뇌하수체)
  1. 주요 호르몬의 이름
    a. 갑상샘자극호르몬(TSH)
    b. 부신겉질자극호르몬(ACTH)

c. 난포자극호르몬(FSH)

d. 황체형성호르몬(LH)

e. 성장호르몬(GH)

f. 젖샘자극호르몬(PRL)

2. 주요 호르몬의 기능

a. TSH : 갑상샘이 성장하도록 자극한다. 갑상샘 호르몬 분비를 자극한다.

b. ACTH : 부신겉질이 성장하도록 자극한다. 글루코코티코이드 분비를 자극한다(주로 코티졸).

c. FSH : 매월 난포의 성장을 개시시킨다. 한 개 이상의 난포를 성숙의 단계로 발전시켜서 배란하도록 자극한다. 에스트로겐의 분비를 자극한다. 남자의 경우 정자의 생산을 자극한다.

d. LH : FSH와 함께 작용해서 에스트로겐을 분비하고, 난포가 성숙할 때까지 성장하도록 자극한다. 배란을 일으킨다. 파괴된 난포를 배란시킨다. 황체에서 프로게스테론을 분비하도록 자극한다. 고환에 있는 사이질세포가 테스토스테론을 분비하도록 자극한다(남자).

e. GH : 단백질 동화작용을 가속시켜서 성장하도록 자극한다. 지방의 이화작용은 가속시키고, 탄수화물의 이화작용은 느리게 한다. 탄수화물의 이화작용을 느리게 해서 혈당을 정상 수준보다 더 높게 하려는 경향이 있다(과혈당증).

f. PRL : 임신 중에는 유방이 발달하도록 자극하고, 출산한 다음에는 젖이 분비되도록 자극한다.

B. 뇌하수체뒤엽(신경뇌하수체)

1. 주요 호르몬의 이름

a. 항이뇨호르몬(ADH)

b. 옥시토신(OT)

2. 호르몬의 기능

a. ADH : 콩팥세관에서 소변으로부터 물을 다시 흡수하는 것을 가속시킨다. 그렇게 함으로써 소변의 분비를 줄인다.

b. OT : 임산부의 자궁이 수축하도록 자극한다. 분만을 시작하게 한다. 유방의 샘세포들이 젖을 방출하도록 자극한다. 엄마와 아기의 결속을 강화시킨다.

5. 시상하부

A. ADH와 OT를 실제로 생산하는 부위는 시상하부이다.

B. 시상하부에서 생산된 호르몬이 축삭을 따라 뇌하수체로 전달된다.

C. 뇌하수체뒤엽에서 호르몬이 분비되는 것은 신경자극에 의해 조절된다.

D. 시상하부는 체온, 입맛, 갈증 등과 같이 항상성과 관련이 있는 여러 가지 기능을 조절한다.

6. 갑상샘(그림 10-6)

A. 호르몬의 이름

1. 갑상샘호르몬 : 티록신(T4), 삼요오드티로닌(T3)

2. 칼시토닌(CT)

B. 호르몬의 기능

1. 갑상샘호르몬 : 이화작용을 촉진시킨다(물질대사의 속도를 증가시킨다).

2. CT : 뼈의 분해를 제한하여 칼슘이 뼈 속으로 방출되는 것을 막아서 혈중 칼슘 농도를 낮춘다.

7. 부갑상샘(그림 10-6)

A. 호르몬 이름 : 부갑상샘호르몬(PTH)

B. 호르몬의 기능 : 뼈가 분해되는 것을 촉진하여 칼슘이 혈액 속으로 방출되는 것을 증가시켜 혈중 칼슘 농도를 증가시킨다.

8. 부신(그림 10-9)

A. 부신겉질

1. 호르몬 이름(코티코이드)

a. 당질코티코이드 : 주로 코티졸(하이드로코티손)

b. 무기질코티코이드 : 주로 알도스테론

c. 성호르몬 : 남녀 모두 부신겉질에서 소량의 남성호르몬이 분비된다.

2. 3개의 세포층

a. 바깥 층에서 무기질코티코이드가 분비된다.

b. 가운데 층에서 당질코티코이드가 분비된다.

c. 안쪽 층에서 성호르몬이 분비된다.

3. 무기질코티코이드 : 콩팥세관에서 나트륨 흡수를 촉진하고, 칼슘 방출을 촉진함으로써 혈중 나트륨 농도를 증가시키고, 칼슘 농도를 낮춘다.

4. 당질코티코이드의 기능

a. 글루코네오제네시스를 증가시킴으로써 혈중 당질 농도를 정상적으로 유지할 수 있도록 돕는다.

b. 혈압을 정상으로 유지하는 데에도 결정적인 역할을 한다. 에피네프린과 노에피네프린이 혈관을 정상적인 정도로 수축시킬 수 있게 함으로써 정상 혈압을 유지하게 만든다. 혈관의 수축은 정상 혈압을 유지하는 데 반드시 필요하다.

c. 에피네프린, 노에피네프린과 함께 작용해서 항염효과를 발생시킨다. 항염효과는 여러 종류의 염증으로부터 정상으로 회복시키는 것이다.

d. 항면역효과 또는 항알러지효과를 만든다. 림프세포와 혈장세포의 수를 줄이는 것, 즉 만들어지는 항체의 수를 줄인다.

e. 신체가 스트레스 상황에 놓이면 당질코티코이드의 분비를 빠르게 증가시킨다. 당질코티코이드의 혈중 농도가 높아지면 여러 가지 스트레스 반응이 일어난다(그림 10-10).

B. 부신속질

1. 호르몬 이름 : 에피네프린(또는 아드레날린), 노에피네프린

2. 호르몬의 기능 : 교감신경 자극 효과를 증대시키고 오랫동안 지속되게 함으로써 신체가 스트레스에 저항하도록 돕는다. 스트레스에 대한 첫 번째 내분비 반응이 에피네프린의 분비를 증가시키는 것이다.

9. 이자섬(그림 10-11)

A. 호르몬 이름

1. 글루카곤 : 알파세포에서 분비된다.

2. 인슐린 : 베타세포에서 분비된다.

B. 호르몬의 기능

1. 글루카곤은 글리코겐 분해 과정(글리코겐을 글루코스로 변환시키는 작용)을 촉진시켜 혈당을 증가시킨다.

2. 인슐린은 글루코스가 혈액 밖에서 세포 안으로 들어가는 것을 촉진시킴으로써 혈당을 낮춘다. 그러면 세포 안에서 글루코스 대사가 증가한다.

10. 여성의 생식샘

A. 여성의 난소에서 호르몬을 분비하는 구조는 난포와 황체 2가지이다.

B. 에스트로겐의 효과(여성스럽게 만드는 호르몬)

1. 유방과 외부 생식기의 발달과 성숙

2. 성인 여성의 몸매 발달

3. 월경의 시작

11. 남자의 생식샘

A. 고환에 있는 사이질세포에서 남성 호르몬인 테스토스테론이 분비된다(제20장 참조).

B. 테스토스테론의 효과(남성스럽게 만드는 호르몬)

1. 외부생식기의 성숙

2. 수염의 발달

3. 변성기

4. 남성의 전형적인 몸매와 근육의 발달

12. 가슴샘

A. 호르몬 이름 : 티모신

B. 호르몬의 기능 : 면역계통의 발달과 기능에 중요한 역할을 한다.

13. 태반

A. 호르몬 이름 : 융모생식샘자극호르몬(chorionic gonad-otropin), 에스트로겐, 프로게스테론

B. 호르몬의 기능 : 임신 중에 황체를 유지할 수 있도록 한다.

14. 솔방울샘

A. 뇌의 셋째뇌실 천장 근처에 있는 작은 샘

1. 어릴 때는 샘조직이 주를 이룬다.

2. 나이가 들면 섬유조직으로 석회화된다.

B. 솔방울샘의 분비 활동이 눈으로 들어오는 빛의 양에 영향을 받기 때문에 제3의 눈이라고도 한다.

C. 멜라토닌을 분비하며, 그 기능은 다음과 같다.

1. 난소 활동을 제한한다.

2. 신체 시계를 조절한다.

15. 기타 내분비구조

A. 여러 기관들(위, 창자, 콩팥 등)이 내분비 호르몬을 생산한다.

1. 위의 내막에서는 그렐린을 생산하는데, 그렐린은 식욕과 대사에 영향을 미친다.

B. 심장의 심방에서는 심방나트륨이뇨호르몬(atrial natri-uretic hormone : ANH)을 분비하는데, 이 호르몬은 콩팥에서 나트륨을 버리는 것을 촉진한다.

C. 지방저장세포에서는 렙틴을 분비하는데, 이 호르몬은 배고픔이나 배부름을 느끼는 것을 조절한다.

용어정리

acromegaly
Addison disease
adenohypophysis
adrenal cortex
adrenal medulla
adrenocorticotropic
  hormone (ACTH)
aldosterone
anabolism
androgen
antidiuretic hormone
  (ADH)
atrial natriuretic
  hormone (ANH)
calcitonin (CT)
chorion
chorionic gonadotropin
corpus luteum
corticoid
cortisol (hydrocortisone)
cretinism
Cushing syndrome
cyclic adenosine mono-
  phosphate (cAMP)

diabetes insipidus
diabetes mellitus
dwarfism
epinephrine (Epi)
  (adrenaline)
endocrine gland
exocrine gland
estrogen
follicle-stimulating
  hormone (FSH)
ghrelin
gigantism
glucagon
glucocorticoid (GC)
glycogenolysis
gluconeogenesis
glycosuria
growth hormone (GH)
hormone
hypercalcemia
hyperglycemia
hypersecretion
hypoglycemia
hyposecretion

inhibiting hormone (IH)
insulin
leptin
luteinization
luteinizing hormone
  (LH)
melatonin
mineralocorticoid (MC)
myxedema
negative feedback
neurohypophysis
nonsteroid hormone
norepinephrine (NR)
ova
ovarian follicle
oxytocin (OT)
pancreatic islets (of
  Langerhans)
parathyroid gland
parathyroid hormone
  (PTH)
pituitary gland
positive feedback
progesterone

prolactin (PRL) (lacto-
  genic hormone)
prostaglandin
releasing hormone (RH)
second messenger
sella turcica
semen
signal transduction
simple goiter
sperm
steroid hormone
stress
target cell
testosterone
thymosin
thyroid-stimulating
  hormone (TSH)
thyroxine (T_4)
triiodothyronine (T_3)
tropic hormone
type 1 diabetes mellitus
type 2 diabetes mellitus

복습문제

1. 내분비샘과 외분비샘의 차이점은 무엇인가?
2. 호르몬, 표적세포, 과다분비, 저분비를 정의하거나 설명하시오.
3. 비스테로이드호르몬이 작용하는 메커니즘을 설명하시오.
4. 스테로이드호르몬이 작용하는 메커니즘을 설명하시오.
5. 호르몬 분비를 조절하는 네거티브피드백루프를 설명하고, 예를 들라.
6. 호르몬 분비를 조절하는 포지티브피드백루프를 설명하고, 예를 들라.
7. 호르몬과 프로스타글란딘의 차이점을 설명하시오. 프로스타글란딘의 영향을 받을 수 있는 인체의 기능을 열거하시오.
8. 뇌하수체의 구조와 위치를 설명하시오.
9. 뇌하수체앞엽에서 분비되는 4가지 트로픽호르몬의 이름을 열거하고, 각 호르몬의 기능을 간단히 설명하시오.
10. 성장호르몬의 기능을 설명하시오.
11. ADH의 기능을 설명하시오.
12. 프롤락틴과 옥시토신의 기능을 설명하시오.
13. 내분비계통에서 시상하부의 역할을 설명하시오.
14. T_3와 T_4의 차이점을 설명하시오. 갑상샘만의 특징은 무엇인가?
15. 부신겉질의 각 층에서 생산되는 호르몬의 명칭을 열거하시오.
16. 알도스테론의 기능을 설명하시오.
17. 당질코티코이드의 기능을 설명하시오.

탐구문제

18. 비스테로이드호르몬에서는 제2전령 시스템이 반드시 필요하지만 스테로이드호르몬에서는 필요 없는 이유를 설명하시오.
19. 혈중 글루코스 또는 칼슘 농도를 조절하는 인체의 기능 한 가지를 들고, 항상성을 유지하는 데 호르몬의 상호작용이 어떻게 이용되는지 설명하시오.
20. 갑상샘이 제거되었을 때 인체에 미치는 영향을 설명하시오.
21. 어떤 의사가 TSH 수준은 매우 높지만 티록신 수준은 낮은 환자를 발견하였다고 가정하면, 그 환자는 갑상샘에 문제가 있는 것인가 아니면 뇌하수체에 문제가 있는 것인가? 그렇게 생각한 이유는 무엇인가?

시험문제

1. _____ 은 그들의 생산물을 표면 또는 속 공간 안으로 흘러가는 관 속에 분비한다.
2. 덕트(관)가 없고 그들의 생산물을 세포 사이에 있는 공간 안에 분비하는 샘을 _____ 이라 한다.
3. 호르몬은 크게 _____ 와 _____ 호르몬의 두 종류로 나눌 수 있다.
4. 호르몬 수용기가 있는 세포 또는 신체 기관으로 반응을 촉발시키는 것을 _____ 이라고 한다.
5. 제2전령 시스템의 한 예로 ATP를 _____ 로 변환시키는 것이 있다.
6. 비스테로이드 호르몬의 수용기가 있는 위치는 _____ 이고, 스테로이드 호르몬의 수용기가 있는 곳은 _____ 이다.
7. 조직 호르몬은 _____ 호르몬의 다른 이름이다.
8. 뇌하수체의 _____ 부분은 신경조직으로 이루어져 있다.
9. 뇌하수체의 _____ 부분은 샘조직으로 이루어져 있다.
10. 옥시토신은 _____ 에서 분비되지만, 생성되는 곳은 _____ 이다.

시험문제

11. 뇌하수체앞엽에서 분비되는 트로픽호르몬은 무엇인가?
    a. 갑상생자극호르몬
    b. 부신겉질자극호르몬
    c. 황체형성호르몬
    d. a, b, c 모두

12. 항이뇨호르몬의 설명으로 맞는 것은?
    a. 뇌하수체뒤옆에서 만들어진다.
    b. 콩팥에서 수분의 재흡수를 가속시킨다.
    c. 농도가 높으면 요붕증의 원인이 된다.
    c. a, b, c 모두

13. 뇌하수에앞엽에서 방출되고, 임신 중 유방의 발달을 자극해서 젖이 나오게 만드는 호르몬은?
    a. 에스트로겐
    b. 옥시토신
    c. 프롤락틴
    d. 프로게스테론

14. 뇌하수체뒤엽에서 방출되고, 임신한 난소의 수축을 자극하는 호르몬은?
    a. 에스트로겐
    b. 옥시토신
    c. 프롤락틴
    d. 프로게스테론

15. 티록신의 설명으로 맞는 것은?
    a. T_3으로 쓸 수 있다.
    b. 갑상샘에서 만들어진다.
    c. 삼요오드티로닌보다 요오드를 적게 함유하고 있다.
    d. a, b, c 모두

16. 칼시토닌의 설명으로 맞는 것은?
    a. 혈중 칼슘 농도를 낮춘다.
    b. 혈중 칼슘 농도를 높인다.
    c. 뼈조직에서 칼슘이 방출되도록 자극한다.
    d. b와 c

A열에 있는 눈의 구조체와 B열에 있는 기능 또는 설명을 적절하게 연결하라

A	B
17. _____ parathyroid hormone	a. 부신속질에서 분비된다. 교감신경계통의 효과를 연장시킨다.
18. _____ mineralocorticoids	b. 심장에서 만들어진다. 혈중 나트륨 농도를 조절한다.
19. _____ glucocorticoids	c. 이자섬에서 만들어진다. 혈당 수준을 낮춘다.
20. _____ epinephrine	d. 칼시토닌의 역작용을 한다.
21. _____ glucagon	e. 이자섬에 있는 알파세포가 만든다.
22. _____ insulin	f. 부신겉질의 바깥층에서 만들어진다.
23. _____ chorionic gonadotropins	g. 솔방울샘에서 분비되는 호르몬 중 가장 중요한 호르몬이다.
24. _____ melatonin	h. 태반에서 만들어지는 호르몬으로, 가정에서 임신 테스트를 할 때 발견할 수 있다.
25. _____ atrial natriuretic hormone	I. 부신겉질의 중간층에서 만들어진다.

학습목표

이 단원을 공부하고 나면 다음과 같은 것을 할 수 있어야 한다.

1. 혈액의 주요 기능을 설명할 수 있다.
2. 혈장의 특성을 설명할 수 있다.
3. 혈액의 고형성분을 나열하고, 각 성분의 주요 기능을 설명할 수 있다.
4. 빈혈증을 적혈구 수와 헤모글로빈으로 설명할 수 있다.
5. 혈액의 응고 단계를 설명할 수 있다.
6. ABO 혈액형과 RH혈액형을 설명할 수 있다.
7. 혈액과 관련이 있는 헤마토크리트, 백혈구증가증, 백혈구감소증, 적혈구증가증, 낮적혈구, 포식, 산증, 혈전증, 태아적혈모구증, 혈청, 섬유소원, Rh인자, 빈혈증 등의 의학 용어들을 정의할 수 있다.

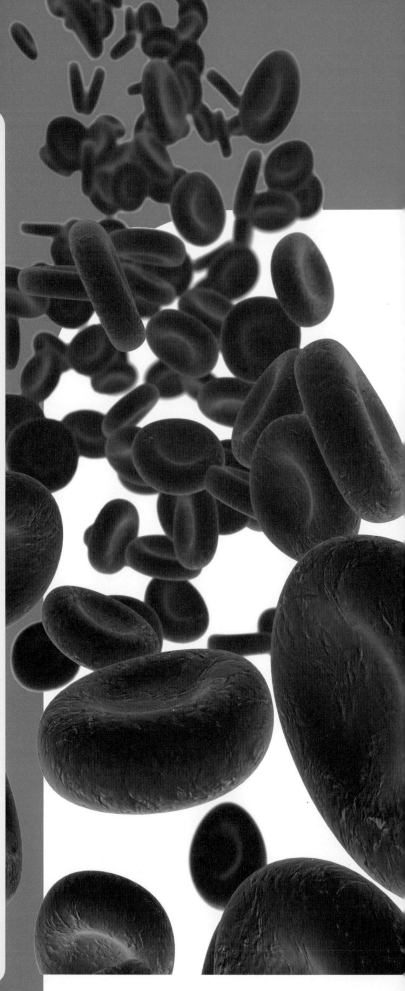

혈액 11

음에 이어지는 몇 개의 단원에서는 수송과 방어라는 인체에서 중요한 2가지 기능에 대하여 공부한다. 자신이 살고 있는 곳에서 수송이 멈추어버리거나, 경찰관, 소방관, 군인이 일을 하지 않는다면 어떤 일이 일어날지 상상해본 적이 있는가? 음식이 동이 나버리고, 쓰레기가 산더미처럼 쌓이고, 아무도 자신의 재산을 보호해주지 않을 것이다. 잠깐만 상상해보아도 매우 재난스러운 사태를 상상할 수 있을 것이다. 마찬가지로 인체에서도 수송과 방어가 이루어지지 않으면 항상성이 위협을 받게 된다. 인체에서 이러한 두 가지 중요한 일을 하는 것이 순환계통과 림프계통이다. 이 단원에서는 기본적인 수송액체인 혈액에 대하여 공부할 것이다. 혈액은 여러 가지 물질들을 배달하기만 하는 것이 아니라 외부 침입자를 물리치고 견딜 수 있게 하는 방어기능도 담당한다. 혈관과 심장에 대해서는 제12장에서 공부하고, 림프계통은 제13장에서 공부한다.

1. 혈액의 구성 성분

혈액은 액체 조직이고, 혈액 안에 여러 종류의 물질이 용해되어 있으며, 수백만 개의 세포가 혈액 안에서 떠돌아다니고 있다(그림 11-1). 액체성분(세포의 밖에 있는 성분)을 혈장(plasma)이라고 하고, 혈장 안에서 떠돌아다니는 여러 가지 다른 형태의 세포와 세포의 조각들을 혈액의 고형성분이라고 한다.

혈액에 대한 공부를 효율적으로 하기 위해서 다음과 같이 제안한다.

1. 혈액은 액체성분, 혈장, 고형성분, 즉 적혈구, 백혈구, 혈소판으로 구성되어 있다. 혈액은 신체의 한 부위에서 다른 부위로 물질을 운반하는 역할을 한다.

2. 운반되는 많은 물질이 혈장에 용해되어 있다. 따라서 혈장의 성분은 신체 안에서 현재 일어나고 있는 일에 따라서 달라진다.

3. 혈액의 기능 때문에 호흡기관, 소화기관, 이뇨기관, 면역계통 등과 같이 많은 기관에서 혈액이 아주 중요한 역할을 담당하고 있다.

4. 혈액 응고 과정은 매우 중요하고, 올바른 순서로 이루어져야 한다. 접두어 'pro-'와 접미어 '-ogen'은 불활성 물질이라는 것을 나타낸다. pro나 ogen이 들어가는 단어가 나오면 그 물질을 활성화시키는 것이 무엇인지 찾아본다.

5. ABO혈액형을 공부할 때는 적혈구에 어떤 항원이 있고 혈장에 어떤 항체가 있는지를 반드시 기억해야 한다.

6. 항원에 따라 혈액형의 이름을 붙인다. A형은 A 자기항원을 가지고 있다. 항체는 반대이다. A형은 반B항체를 가지고 있다. O형은 자기항원이 없고 두 가지 항체를 모두 가지고 있으며, AB형은 자기항원이 두 가지 다 있지만 항체는 없다.

7. 스터디 그룹에서 혈구의 기능에 대하여 플래시 카드를 이용해서 공부하라. 혈전이 만들어지는 과정에 대하여 토론하라. 혈액형별로 항원과 항체에 대하여 복습하라.

8. 수행평가문제, 단원복습문제, 단원시험문제 등을 모두 풀어보고 시험에 나올 만한 문제에 대하여 토론하라.

1.1. 혈장

혈장(blood plasma)은 혈액의 액체성분 또는 혈액에서 고형성분을 뺀 것이다. 혈장은 물과 그 안에 용해되어 있는 여러 물질로 구성되어 있다. 세포가 생명을 유지하기 위해서 필요로 하는 모든 화학물질, 즉 영양물질, 산소, 염분 등은 혈액에 의해서 그 세포까지 운반되어야 한다. 영양물질과 염분은 혈장 안에 녹아 있고, 약간의 산소도 혈장에 녹아 있다. 혈액 안에 있는 대부분의 산소는 적혈구

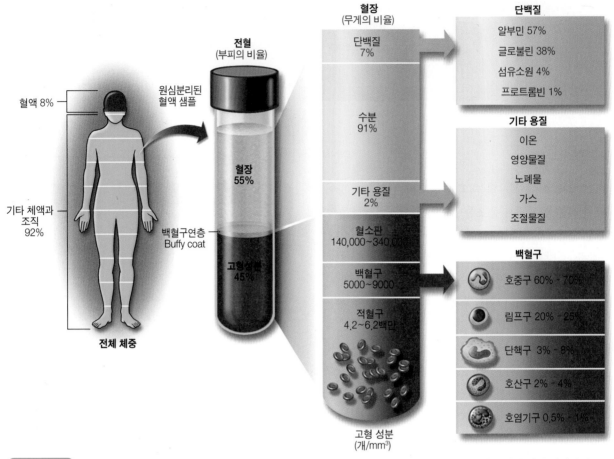

FIGURE 11-1 **혈액의 성분.** 정상적인 성인의 혈액 성분을 수치로 나타낸 것이다. 그 값은 나이, 성별, 영양 상태에 따라 달라진다.

에 의해서 산화헤모글로빈 형태로 운반된다. 세포의 폐기물은 혈장 속에 용해되어서 배설기관으로 운반된다. 호르몬과 세포의 활동을 조절하는 화학물질도 혈장 안에 녹아 있다. 그림 11-1에서 볼 수 있는 바와 같이 혈장 속에 녹아 있는 물질 중에서 가장 양이 많은 것은 **혈장단백질**(plasma protein)로, 그 무게가 혈장 무게의 약 70%를 차지한다. 혈장단백질에는 혈액량을 유지하고 진하게 만드는 알부민(albumin), 감염에 대항해서 신체를 보호하는 항체가 들어 있는 글로불린(globulin), 혈액을 응고시키는 데 필요한 섬유소원(fibrinogen)과 프로트롬빈(prothrombin)이 있다.

혈청(blood serum)은 혈장에서 섬유소원과 같은 응고 인자를 뺀 것이다. 혈청은 전혈(whole blood)을 튜브 안에 넣어서 튜브 바닥에 응고되게 한 다음 액체 상태의 혈청을 부어내면 얻을 수 있다. 그래도 혈청 안에는 항체가 들어 있기 때문에 특정 항체를 필요로 하는 환자들을 치료하는 데 이용된다.

많은 사람들이 자신이 얼마나 많은 혈액을 가지고 있는지 알고 싶어 할 것이다. 혈액의 양은 신체의 크기와 성별에 따라 다르다. 작은 사람보다는 큰 사람이, 그리고 여자보다는 남자가 혈액이 더 많다. 그러나 일반적으로 대부분의 성인들은 4~6리터의 혈액을 가지고 있는데, 그것은 전체 체중의 약 7~9%이다.

1.2. 고형성분

고형성분(formed element)에는 3가지 주요 형태와 몇 가지 하위형태가 있다.

1. **적혈구**(red blood cell : RBC 또는 erythrocyte)
2. **백혈구**(white blood cell : WBC 또는 leukocyte)
   a. 과립백혈구(granular leukocyte) : 세포질에 과립이 있음
   ① 호중구(neutrophil)

TABLE 11-1
혈액의 고형성분

혈액세포		기능	혈액세포		기능
적혈구		산소와 이산화탄소 운반	B림프구		항체 생산
호중구		면역 방어(포식작용)	T림프구		세포의 면역 반응, 바이러스에 감염된 세포와 암세포 파괴
호산구		기생충 방어	단핵구		면역 방어(포식작용)
호염기구		염증 반응	혈소판		혈액 응고

② 호산구(eosinophil)

③ 호염기구(basophil)

  b. 비과립백혈구(nongranular leukocyte) : 세포질에 과립이 없음

    ① 림프구(lymphocyte)

    ② 단핵구(monocyte)

3. **혈소판**(platelet 또는 thrombocyte)

그림 11-1은 고형성분을 수와 백분율로 분해한 것이다. 표 11-1은 고형성분의 기능과 현미경으로 어떻게 보이는지를 보여준다.

몸 안에 그렇게 많은 혈액세포와 세포조각이 있다는 것이 잘 믿기지 않는다. 예를 들어 단 $1mm^3$의 혈액 속(약 한 방울)에 5백만 개의 적혈구, 7천 5백 개의 백혈구, 30만 개의 혈소판이 들어 있다. 백혈구, 적혈구, 혈소판은 끊임없이 파괴되고, 그 임무를 대신할 것을 다시 만들어야 하기 때문에 단 1초 사이에도 수백만 개의 적혈구를 생산하고 파괴하고 있다.

뼈속질조직(myeloid tissue)과 **림프조직**(lymphatic tissue)이 혈액세포를 만든다. 새로운 혈액세포를 만드는 것을 조혈(hematopoiesis)이라고 한다는 사실을 기억해보자. 뼈속질조직은 적색뼈속질(red bone marrow)로 더 잘 알려져 있다. 성인의 경우 주로 복장뼈, 갈비뼈, 엉덩뼈에 많이 들어 있고, 척추뼈, 빗장뼈, 머리뼈에도 조금 들어 있다. 적색뼈속질에서 림프구를 제외한 모든 혈액세포를 만든다. 림프구는 림프조직에 의해 만들어지는데, 림프조직은 주로 림프절, 가슴샘, 지라에 위치해 있다.

혈액세포가 성숙되면 혈관으로 이동하고, 적혈구는 간

Clinical Application

뼈속질이식(bone marrow transplant)

뼈속질은 독성 화학물질, 엑스레이 과다 노출, 화학요법 치료 등에 의해서 손상될 수 있다. 또한 백혈병과 같은 질병에 의해 파괴될 수도 있다. 어떤 원인으로든 뼈속질이 심하게 손상된 경우 뼈속질이식을 통해서 생명을 건질 수 있다. 뼈속질이식 과정은 거부반응을 일으키지 않는 뼈속질 기증자에게 진정제를 투여하거나 마취시킨 뒤에 엉덩뼈에 바늘을 넣어서 적색뼈속질을 뽑아내는 것이다. 기증받은 뼈속질은 처리한 다음 환자의 정맥에 주사한다. 뼈속질이식과정에는 혈액의 투입도 포함되는데, 환자의 몸속에서 기를 줄기세포를 만들기 위한 것이다(임상응용 : 줄기세포편 참조). 환자의 면역계통이 새로운 조직 또는 줄기세포에 거부반응을 일으키지 않는다면(이식과정에서 항상 위험을 초래한다) 건강한 조직의 콜로니(colony, 집락)가 뼈속질에 새로 생긴다. 그러면 손상되거나 파괴되었던 뼈속질조직을 대신해서 정상적으로 활동하는 혈액세포를 만들 수 있게 된다.

과 지라 속에서 분해되어 제거되기 전까지 약 4개월 동안을 몸 속에서 순환한다. 그러나 과립백혈구는 단 3~4일만 살고, 비과립백혈구는 약 6개월 이상 산다.

> ✓ **수행평가**
> 1. 혈액의 고형성분은 무엇인가?
> 2. 혈장과 혈청의 차이점은 무엇인가?

1.3. 적혈구

그림 11-2에서 볼 수 있는 바와 같이 적혈구는 그 모양이 일정하지 않다. 세포는 양쪽 옆이 오목하게 들어가서 가운데는 얇고 가쪽은 두껍다. 성숙한 적혈구에는 핵이 없다는 데 주목한다. 그림 11-2는 전자현미경으로 스캔한 적혈구 사진이다. 전자현미경은 광학현미경보다 물체를 훨씬 크고 입체적으로 볼 수 있다. 적혈구는 그 수가 많고 특유의 모양 때문에 총 표면적이 매우 넓다. 실제로 축구장보다 더 넓은 적혈구의 총 표면적에서 혈액과 신체의 세포 사이에 산소와 이산화탄소 교환이 이루어진다.

적혈구는 몇 가지 중요한 역할을 한다. 그중 가장 중요한 기능 중 하나가 이산화탄소의 운반을 돕는 것이다. CO_2는 살아 있는 세포들이 에너지 생산 과정에서 만들어내는

아주 해로운 노폐물이다. CO_2를 세포에서 멀리 있는 허파까지 운반해서 외부에 버려야 한다. 적혈구는 허파로부터 신체의 다른 세포에 산소를 운반해준다. 적혈구에 있는 **헤모글로빈**(hemoglobin)이라는 붉은 색소가 산소와 결합되어 **산화헤모글로빈**(oxyhemoglobin)을 만든다. 이 산소와 헤모글로빈이 결합한 복합물질이 많은 양의 산소를 효율적으로 운반할 수 있게 해준다. 헤모글로빈은 또한 혈액에 의해서 운반되는 CO_2의 일부도 운반하는데, 이때 만들어지는 화합물이 **카바미노헤모글로빈**(carbaminohemoglobin)이다.

 적혈구를 공부하려면 AnimationDirect로 들어갈 것

1.4. 빈혈증

빈혈(anemia)이라는 용어는 혈액이 충분한 양의 산소를 세포에 운반할 수 있는 능력이 없기 때문에 생기는 여러 가지 질병 상태를 나타내는 용어이다. 빈혈은 적혈구의 수가 적절하지 못하거나 헤모글로빈의 부족 때문에 생긴다. 즉 적혈구의 수가 충분하더라도 적혈구 안에 있는 헤모글로빈의 양이 적으면 빈혈이 생긴다.

출혈빈혈(hemorrhagic anemia)은 출혈성 궤양이나 사고로 인한 출혈에 의해 발생하는 적혈구 수의 감소가 원인이다.

재생불량빈혈(aplastic anemia, 무형성빈혈)은 뼈속질 안에 있는 조혈요소가 파괴되어서 적혈구의 수가 감소하는 것이 특징이다. 발생 원인은 대부분 독성 화학물질이나 고선량 방사선, 특정 약물, 화학요법에 사용되는 물질 등에 노출되는 것과 관련이 있다.

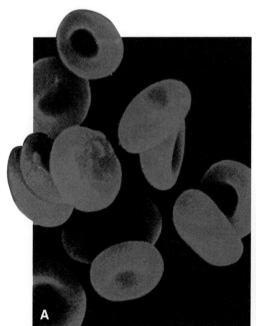
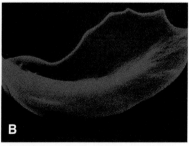

FIGURE 11-2 **정상 적혈구와 낫적혈구의 비교**(전자현미경으로 색을 진하게 스캔한 것). A. 정상 적혈구, B. 낫적혈구빈혈이 있는 환자의 적혈구

악성빈혈(pernicious anemia)이라는 용어는 위의 속막에서 내인인자(intrinsic factor)를 생산하지 못하는 결과로 발생하는 적혈구의 부족을 설명할 때 사용된다. 여기에서 내인인자는 섭취한 음식물로부터 비타민 B_{12}를 흡수하도록 만드는 물질이다. 적혈구를 생산하려면 혈액 속에 적당한 수준의 비타민 B_{12}가 있어야 하기 때문에 음식물에 비타민이 들어 있더라도 내인인자가 결핍되면 적혈구의 수가 감소되는 것이다. 그러므로 정상적으로 적혈구를 만들기 위해서는 비타민 B_{12}를 반복적으로 주입받는 장기적인 치료가 필요하게 된다.

낫적혈구빈혈(sickle cell anemia)은 헤모글로빈의 비정상적인 형태에 의해 발생하는데, 아주 심각하며, 치명적인 유전질환일 때도 있다. 방어유전자를 한 개밖에 물려받지 못한 사람은 **낫적혈구형성소질**(sickle cell trait)이라는 병에 걸린다. 이 상태에서는 적혈구에 정상적혈구보다 용해성이 적은 형태의 헤모글로빈이 소량 포함되어 있다. 그러면 혈중산소농도가 낮을 때 적혈구들이 고체 결정을 만들고, 그 결과로 적혈구가 왜곡된다(그림 11-2B 참조). 만약 부모 양쪽으로부터 각각 1개씩 2개의 결손유전자를 물려받는다면 결손헤모글로빈이 더 많이 생산되고, 결과적으로 적혈구의 왜곡이 더 심해진다.

철(iron)은 헤모글로빈분자에서 매우 중요한 원소이다.

섭취하는 음식물에 적당한 양의 철이 없으면 헤모글로빈을 충분히 생산할 수 없게 된다. 그 결과로 생기는 것이 **철결핍빈혈**(iron deficiency anemia)로, 전 세계적인 의료문제이다. 헤모글로빈의 양과 적혈구의 수가 정상적인 수준 이하로 떨어져서 빈혈이 생기면 다음과 같은 비정상적인 연쇄반응을 시작한다. 즉 헤모글로빈이 감소한다 → 세포로 운반되는 산소의 양이 적어진다 → 세포에서 영양분의 분해와 소비 속도가 느려진다 → 세포에서 생산되는 에너지가 감소한다 → 세포활동이 감소한다. 이러한 헤모글로빈과 에너지와의 관계를 이해한다면 빈혈환자가 주로 하는 불평이 왜 "항상 피곤하다."인지 정확히 추리해낼 수 있을 것이다.

뼈속질에서 과도한 양의 적혈구를 생산하는 것을 **적혈구증가증**(polycythemia)이라고 한다. 적혈구증가증에 걸린 사람의 혈액은 적혈구가 많아져서 너무 진해지기 때문에 적절하게 흐르지 못한다. 그 결과 뇌졸중이나 심장마비가 발생한다.

1.5. 헤마토크리트 검사

흔한 임상 검사인 **헤마토크리트**(hematocrit : Hct) 검사는 전체 혈액 중에서 적혈구가 차지하는 비율을 측정하는 것이다. 전혈을 헤마토크리트 검사용 튜브에 넣고 원심분

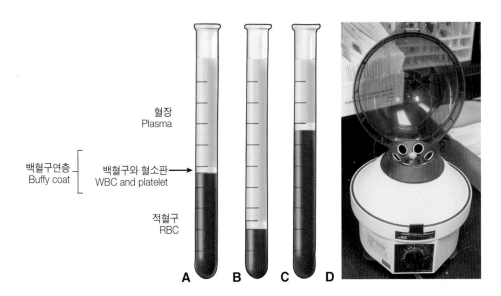

FIGURE 11-3 **정상 혈액, 빈혈이 있는 혈액, 적혈구증가증이 있는 혈액이 들어 있는 헤마토크리트 튜브.** 적혈구층과 혈장층 사이에 백혈구연층이 있는 것을 확인하라. A. 정상적인 적혈구 비율, B. 빈혈(적혈구의 비율이 낮다), C. 적혈구증가증(적혈구의 비율이 높다), D. 전혈에서 고형성분을 분리해낼 때 사용되는 원심분리기 사진

리기로 분리한다(그림 11-3D). 무거운 고형성분이 튜브 아래쪽으로 빨리 가라앉기 때문에 적혈구가 튜브 밑바닥에 가라앉게 된다. 원심분리를 한 다음에 적혈구 기둥의 높이를 측정하면 적혈구의 비율을 측정할 수 있다. 정상적으로는 혈액의 약 45%가 적혈구로 구성되어 있다. 헤마토크리트 검사는 그 방법이 간편하기 때문에 적혈구 수치를 모니터하는 방법으로 자주 이용된다. 헤마토크리트 수치는 남자가 여자보다 높고, 나이가 들수록 낮아지는 경향이 있다. 전혈을 원심분리기로 분리하면 백혈구와 혈소판은 **백혈구연층**(buffy coat, 연막)에 가라앉는다. 백혈구연층의 아래쪽에는 빽빽한 적혈구층이 있고, 위쪽에는 혈장으로 된 액체층이 있다. 빈혈이 있는 환자는 적혈구의 비율이 낮아지고, 적혈구증가증이 있는 환자는 적혈구의 비율이 극심하게 높아진다(그림 11-3).

가끔씩 검사에서 헤마토크리트 값이 너무 높거나 낮게 잘못 나오는 경우가 있다. 이처럼 잘못된 검사 결과가 나오게 되는 원인 중 하나는 체액이 과다하게 손실되는 탈수(dehydration)이다. 탈수는 땀을 심하게 흘린 운동선수나 설사가 심할 때, 또는 체액을 잃을 수 있는 병에 걸렸을 때 적당한 체액이 보충되지 않으면 일어난다. 탈수증이 있는 환자의 헤마토크리트 수치는 증가할 것인가 아니면 감소할 것인가? 그 답은 헤마토크리트 수치가 거짓으로 높게 나타나는 것이다. 그 이유는 탈수 상태에서는 총 혈액량이 감소하기 때문에 적혈구의 실제 수치는 그대로이지만 그 비율은 증가하는 것이다. 과다수분공급에서는 반대의 결과가 나타난다.

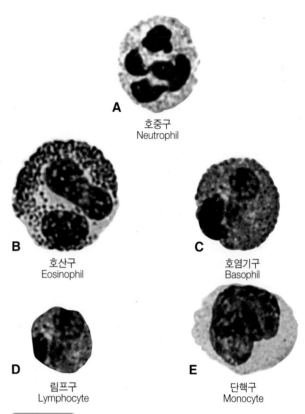

A
호중구
Neutrophil

B
호산구
Eosinophil

C
호염기구
Basophil

D
림프구
Lymphocyte

E
단핵구
Monocyte

FIGURE 11-4 **인간의 혈액 표본 속 백혈구.** A~E의 현미경 사진 안에는 서로 다른 종류의 백혈구(염색된)가 작은 적혈구로 둘러싸여 있다.

립구이다(그림 11-4D~E).

백혈구의 기능은 적혈구의 기능만큼 생명을 유지하는 데 절대적으로 필요하다. 백혈구는 신체의 조직 안에 생긴 암세포로부터 신체를 방어하고, 체내로 침범해서 살고 있는 미생물로부터 신체를 방어한다.

 백혈구를 공부하려면 AnimationDirect로 들어갈 것

1.6.1. 백혈구의 수

정상적인 **총백혈구수**(전혈 1㎣당 백혈구의 수)는 5,000~9,000개 사이이다. **백혈구백분율수**(differential WBC count)라는 특수한 형태의 백혈구수는 혈액 안에 들어 있는 백혈구를 종류별로 세기 때문에 단순히 총백혈구수를 세는 것보다 더 많은 정보를 얻을 수 있다. 백혈구백분율수는 각 종류의 백혈구가 총백혈구에서 차지하는 비율로 나타낸다. 모든 질병이 모든 백혈구에 같은 영향을 미치지 않

✓ **수행평가**
1. 혈액세포에서 산소를 운반하는 것은 무엇인가?
2. 빈혈을 넓은 의미로 정의하라.

1.6. 백혈구

앞에서 살펴본 혈액의 고형성분에 대한 내용에서 백혈구는 과립이 있는 것(과립구)과 없는 것(무과립구)으로 나눈다는 사실을 기억하라. 과립구에는 **호중구**(neutrophil), **호산구**(eosinophil), **호염기구**(basophil)가 있다(그림 11-4A~C). **림프구**(lymphocyte)와 **단핵구**(monocyte)는 무과

기 때문에 백혈구백분율수는 중요한 진단방법이 된다. 예를 들어 어떤 기생충에 감염되면 총백혈구수는 증가하지 않고 호산구만 증가한다. 왜냐하면 호산구는 기생충을 방어하는 특수한 기능을 갖고 있기 때문이다(표 11-1 참조).

백혈구감소증(leukopenia)은 백혈구의 수가 비정상적으로 적은 것을 나타내는 용어이다(혈액 1*mm³*당 백혈구수가 5,000개 미만). 몇몇 질병은 면역계통에 영향을 미쳐서 순환하는 백혈구의 수가 감소하게 된다. 제13장에서 공부할 후천성면역결핍증(acquired immuno-deficiency syndrome : AIDS)이 백혈구 수가 현저하게 감소되는 질병의 예이다. **백혈구증가증**(leukocytosis)은 백혈구 수가 비정상적으로 많은 증상이다(혈액 1*mm³*당 백혈구 수가 10,000개 이상). 백혈구증가증은 백혈구감소증보다 훨씬 자주 발생하며, 대부분 박테리아 감염에 의해 생긴다.

1.6.2. 백혈구의 종류와 기능

• 과립구(granulocyte)

호중구(neutrophil)는 백혈구에서 가장 많은 포식세포(phagocyte)로, 인체에 침입한 미생물을 삼켜서 분해시키는 포식작용(phagocytosis)에 의해 인체를 보호한다(그림 11-5).

호산구(eosinophil)는 약한 포식작용을 한다. 호산구의 기능 중 가장 중요한 것은 기생충의 감염에 대항해서 신체를 보호하는 것이다.

호염기구(basophil)는 말초혈관에서 히스타민(histamine)이라는 화학물질을 분비하는데, 이 물질은 염증반응이 일어날 때 분비된다. 호염기구는 헤파린(heparin)이라는 강력한 혈액 응고 방지물질도 분비한다. 혈액이 혈관을 흐르는 도중에 응고되는 것을 방지하는 것이 헤파린이다.

• 무과립구(agranulocyte)

단핵구(monocyte)는 백혈구 중 가장 크다. 호중구처럼 적극적인 포식작용을 한다. 단핵구는 크기 때문에 좀 더 큰 박테리아성 미생물이나 암세포를 먹을 수 있다. 큰포식세포(macrophage)는 단핵구가 혈류 밖으로 나와서 크기가 5~6배 커진 것이다. 큰포식세포에 대해서는 제13장에서 자세하게 공부한다.

림프구(lymphocyte)도 감염으로부터 신체를 보호하는

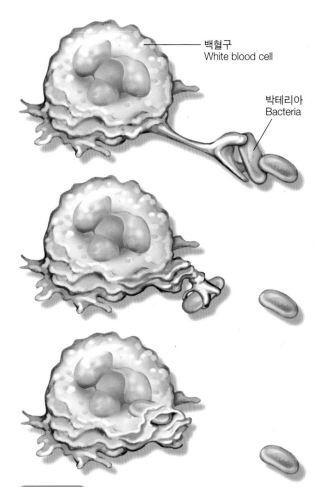

백혈구
White blood cell

박테리아
Bacteria

FIGURE 11-5 **포식작용.** 호중구의 포식작용을 차례대로 그린 것이다(여러 겹으로 이루어진 핵에 주의해서 볼 것). 세포질에서 뻗어 나온 돌기가 박테리아를 둘러싼 다음 세포막 안으로 끌어당겨서 세포질 안에 넣는다.

역할을 하지만 포식작용과는 다른 방법으로 한다. 림프구는 면역메커니즘에 작용을 하는데, 감염성 질병에 대하여 면역력을 갖게하는 아주 복잡한 과정을 거친다. B림프구는 항체라는 특수한 단백질을 분비하는데, 항체는 특정 박테리아, 바이러스, 독극물 등을 파괴하는 작용을 한다. T림프구는 항체를 분비하지 않고 바이러스 감염이나 암세포를 직접 공격함으로써 신체를 보호한다. 면역계통에 대해서는 제13장에서 자세히 공부할 것이다.

1.6.3. 백혈구의 장애

• 백혈병

백혈병(leukemia)은 백혈구에 영향을 미치는 몇 가지 혈액암을 설명하는 데 사용되는 용어이다. 거의 모든 형태

의 백혈병에서 뚜렷한 백혈구증가증이 일어난다. 순환하는 혈액 1mm³당 백혈구의 수가 10만 개 이상인 것이 보통이다. 백혈병은 발병한 후 증상이 얼마나 빨리 나타났는지에 따라 급성(acute)과 만성(chronic)으로, 관련된 세포의 형태에 따라 림프성(lymphocytic)과 골수성(myeloid)으로 구분된다.

1.7. 혈소판과 혈액 응고

고형성분 중 세 번째 주요 형태인 혈소판(platelet)은 혈액의 응고(coagulation)에서 가장 핵심적인 역할을 한다. 혈액이 응고되는 것만으로도 목숨을 구할 수도 있다. 피떡(clot, 혈병)은 찢어지거나 잘린 혈관을 막아서 출혈을 막는다.

혈액이 응고되는 것은 불이 났을 때 신속하게 대응하는 것과 같다. 그러한 연쇄 반응의 첫 번째 단계는 혈관에 상처를 입어서 혈관 속벽에 거친 지점이 생기는 것이다(혈관의 속벽은 정상일 때 매우 매끄럽다). 그러면 거의 즉각적으로 상해를 입은 혈관 속벽에 있는 세포들이 혈장 안으로 응고 인자(clotting factor)를 방출한다. 분비된 응고 인자들은 혈장 안에 이미 있었던 다른 인자들과 급히 작용하여 **프로트롬빈활성제**(prothrombin activator)를 만든다. 그와 동시에 혈소판이 상처 부위에서 끈적끈적해진 다음 찢어진 혈관의 구멍 근처로 모여든다. 그렇게 해서 임시로 혈소판 플러그(plug ; 구멍에 끼우는 마개)를 만든다. 혈소판이 더 많이 모일수록 더 많은 응고인자를 방출하고 동시에 더 많은 프로트롬빈 활성제를 만들어낸다. 혈중칼슘량이 정상이라면 프로트롬빈 활성제가 혈액 응고의 다음 단계를 촉발시켜 프로트롬빈을 **트롬빈**(thrombin)으로 변환시킨다. 마지막 단계에서 트롬빈은 **피브리노겐**(fibrinogen, 섬유소원)과 작용하여 **피브린**(fibrin, 섬유소)이라는 섬유성 젤로 변환시킨다. 피브린을 현미경으로 보면 가느다란 실이 엉킨 곳에 적혈구가 걸려 있는 것처럼 보인다. 이러한 그물구조가 피떡을 만들어서 상처난 혈관을 오랫동안 막아주는 역할을 한다. 그림 11-6에서는 혈액이 응고되는 메커니즘을 단계별로 그려놓았다.

혈액이 응고되는 메커니즘에는 피떡을 빨리 만들어서 출혈을 막는 방법에 대한 힌트가 들어 있다. 예를 들어 출혈이 일어나는 표면에 거즈를 붙이면 거즈의 약간 거친 표

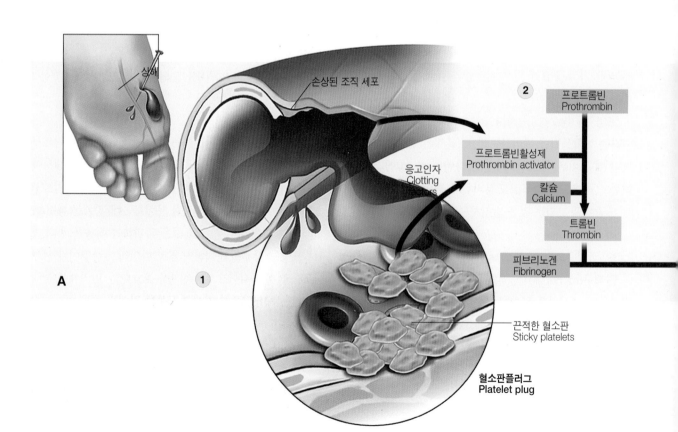

A

1

손상된 조직 세포

응고인자
Clotting Factors

2

프로트롬빈
Prothrombin

프로트롬빈활성제
Prothrombin activator

칼슘
Calcium

트롬빈
Thrombin

피브리노겐
Fibrinogen

끈적한 혈소판
Sticky platelets

혈소판플러그
Platelet plug

Clinical Application

항응고요법(anticoagulant therapy)

항응고제의 하나인 쿠마딘(Coumadin)은 프로트롬빈의 합성과 비타민 K와 관련이 있는 응고인자의 방출을 억제하는 작용을 함으로써 혈액의 응고력을 감소시킨다. 그러면 심장마비 후 반복적으로 발생하는 혈전증을 예방할 수 있고, 심장판막 교체수술 후에 혈전이 생기는 것을 방지할 수 있다. 헤파린도 혈액이 지나치게 응고되는 것을 방지하는 데 사용될 수 있다. 헤파린은 프로트롬빈이 트롬빈으로 변환되는 것을 억제하기 때문에 혈전의 형성을 방지한다. 가장 널리 쓰이는 항응고제는 소량(81mg)의 아스피린을 주사하는 것이다. 손쉽게 구할 수 있는 아스피린이 작은 혈소판 마개가 만들어지는 것과 뒤이어 색전이 만들어지는 것을 억제한다. 색전은 뇌에 있는 작은 혈관을 막아서 뇌졸중을 일으킬 수 있다.

프로트롬빈 시간(prothrombin time : PT)이라는 검사가 항응고제의 주사량을 결정하는 데 자주 이용된다. 이 검사는 정상적인 조절 용액이 들어 있는 튜브와 환자의 혈장이 들어 있는 튜브에 트롬보플라스틴(혈액 응고 인자)과 칼슘을 동시에 넣고, 혈전이 생길 때까지 걸리는 시간을 측정한다. 환자의 프로트롬빈 시간이 정상치(11~12.5초)를 초과하는 값이 투입한 약의 항응고 효과의 정도를 나타낸다. 그러나 PT검사의 결과는 실험실마다 다르게 나올 수 있다. 그 원인은 기술의 차이 때문일 수도 있고, 사용된 약의 민감도가 달라서일 수도 있다. 이러한 것들과 다른 변수들에 의한 영향을 최소화시키고, 항응고검사의 결과를 표준화하기 위해서 국제표준단위(international normalized ratio : INR)가 개발되었다. PT는 결과를 초 단위로 나타내지만, INR에서는 수학적으로 계산한 숫자를 보고한다. INR 수치가 0.8~1.2이면 정상이고, 1.5~3을 유지하면 원치 않는 혈액 응고를 예방할 수 있는 수치이다. INR 수치의 변화를 관찰해보면 혈액의 항응고 효과를 적절하게 유지할 수 있는 항응고제의 양을 의사가 결정할 수 있다.

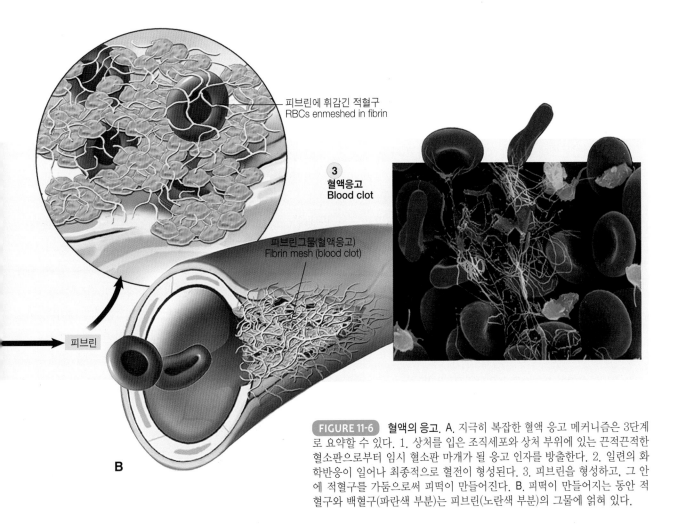

피브린에 휘감긴 적혈구
RBCs enmeshed in fibrin

3
혈액응고
Blood clot

피브린그물(혈액응고)
Fibrin mesh (blood clot)

피브린

B

FIGURE 11-6 **혈액의 응고.** A. 지극히 복잡한 혈액 응고 메커니즘은 3단계로 요약할 수 있다. 1. 상처를 입은 조직세포와 상처 부위에 있는 끈적끈적한 혈소판으로부터 임시 혈소판 마개가 될 응고 인자를 방출한다. 2. 일련의 화학반응이 일어나 최종적으로 혈전이 형성된다. 3. 피브린을 형성하고, 그 안에 적혈구를 가둠으로써 피떡이 만들어진다. B. 피떡이 만들어지는 동안 적혈구와 백혈구(파란색 부분)는 피브린(노란색 부분)의 그물에 얽혀 있다.

면에 더 많은 혈소판이 서로 엉겨붙을 것이고, 그러면 더 많은 응고인자가 방출된다. 이러한 추가적인 요소가 피떡을 더 빨리 만들 수 있게 한다.

수술하기 전에 의사들은 피떡을 빨리 만들어서 출혈을 막을 목적으로 비타민 K를 처방하는 경우가 있다. 비타민 K는 간세포를 자극해서 프로트롬빈 합성을 촉진시키는데, 혈중 프로트롬빈의 양이 많아질수록 트롬빈을 더 빨리 생산하기 때문에 혈액 응고가 빨리 이루어지기 때문이다.

심장, 뇌, 허파 등의 기관에서 혈관이 찢어지지도 않았는데 피떡이 만들어지는 경우가 있는데, 그러면 생명을 유지하는 기관에 혈액 공급이 갑자기 중단되어 죽음에 이르는 위험한 상태가 될 수 있다. 만들어진 자리에 그대로 있는 피떡을 **혈전**(thrombus)이라고 하고, 이 상태를 **혈전증**(thrombosis)이라고 한다. 피떡의 일부분이 만들어진 자리를 벗어나 혈류를 타고 순환하는 것을 **색전**(embolus)이라고 하고, 그러한 상태를 **색전증**(embolism)이라고 한다. 요사이에는 피떡을 용해시키는 데 사용될 수 있는 약품이 많이 나와 있다. 그중 스트렙토키나제(streptokinase)와 재조합 조직플라스미노겐 활성제(recombinant tissue plasminogen activator: t-PA)가 피떡에 의한 뇌졸중, 심장마비, 기타 혈전 또는 색전에 의해 발생한 질환을 치료하는 데 가장 많이 사용된다.

의사가 심장동맥에 피떡이 생겼다고 말했다고 하자. 만약 그 의사가 피떡이 혈관의 지방질 축적에 의해 심장동맥에서 원래 만들어졌다고 생각한다면 그는 이 증상을 심장혈전증이라고 진단할 것인가 아니면 심장색전증이라고 진단할 것인가? 의사들은 혈전증이나 색전증을 예방하는 데 효과적인 약을 처방해줄 것이다.

> ✔ **수행평가**
> 1. 혈액의 고형성분의 이름을 나열하라.
> 2. 일반적으로 백혈구의 기능은 무엇인가?
> 3. 혈액이 응고될 때 피브린의 역할은 무엇인가?

 혈소판과 혈액의 응고를 공부하려면 AnimationDirect로 들어갈 것

2. 혈액형

2.1. ABO시스템

혈액형은 적혈구의 형질막에 있는 자기항원(self-antigen)으로 구분한다(그림 11-7). **항원**(antigen)은 면역계통을 활성화시켜서 어떤 반응을 일으킬 수 있도록 하는 물질을 말하는데, 반응에는 항체를 만드는 것도 포함된다. 항원으로 작용해서 면역계통을 자극하는 물질은 대부분이 낯선 단백질인데, 이것을 **비자기항원**(non-self antigen)이라고 부른다. 즉 비자기항원은 정상적인 자신의 체세포의 세포막에서는 찾아볼 수 없는 단백질이다. 다시 말해서 비자기항원은 감염이나 수혈 등의 방법으로 외부로부터 체내로 들어온 단백질이다.

항체(antibody)는 형성되는 원인이 무엇인지 또는 어떻게 작용하는지에 따라서 정의된다. 항체를 형성하는 원인에 따라서 정의하면 '항원의 자극에 대한 반응으로 신체가 만든 물질'이고, 작용에 의해서 정의하면 '항원에 반응해서 만들어진 물질'이다. 많은 항체들은 항원을 덩어리로 만들거나 응집시키는 반응을 한다. 다시 말해서 항체는 항원들을 서로 묶어서 작은 무리를 이루게 만들고, 가능한 한 돌아다니지 못하게 하려고 한다.

ABO시스템에서는 모든 사람의 혈액형을 A형, B형, AB형, O형으로 나눈다.

어떤 사람의 혈액형이 A형이라고 할 때 A는 그 사람의 적혈구 형질막 안에 있는 자기항원이 A형이라는 것을 나타낸다. 그 자기항원은 그 사람이 태어났을 때부터 그 사람의 적혈구 형질막 안에 있다. 그 사람은 A형 항원을 가지고 태어났기 때문에 A형 항원에 대해서는 항체를 만들지 않는다. 다시 말해서 그 사람의 혈청에는 반A항체는 없지만 반B항체는 있다. A형의 혈청에는 반B항체가 태어날 때부터 자연스럽게 존재한다. 요약해서 말하면 A형이면 적혈구 안에 A항원이 있고, 혈청에는 반B항체가 들어 있다.

마찬가지로 B형은 적혈구 안에 B항원이 있고, 혈청에는 반A항체가 들어 있다. AB형은 적혈구 안에 A항원과 B항원이 모두 있고, 혈청에는 반A항체와 반B항체가 모두 없다. O형은 적혈구 안에 A항원과 B항원이 모두 없고, 혈청에는 반A항체와 반B항체가 모두 들어 있다.

수혈자의 혈액		혈액 제공자 혈액에 대한 반응			
RBC 항원	혈장 항체	혈액 제공자 O형	혈액 제공자 A형	혈액 제공자 B형	혈액 제공자 AB형
없음 (O형)	반A 반B	응집되지 않음	응집	응집	응집
A (A형)	반B	응집되지 않음	응집되지 않음	응집	응집
B (B형)	반A	응집되지 않음	응집	응집되지 않음	응집
A와 B (AB형)	(없음)	응집되지 않음	응집되지 않음	응집되지 않음	응집되지 않음

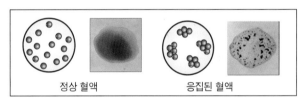

정상 혈액   응집된 혈액

FIGURE 11-7 혈액 제공자와 수혈자의 여러 가지 조합의 결과.
왼쪽 열은 수혈자의 혈액 특성이고, 가장 윗 줄은 혈액 제공자의
혈액형이다.

 혈액형을 공부하려면 AnimationDirect로 들어갈 것

2.2. Rh시스템

ABO시스템을 이용하여 혈액형을 나누는 것 외에 Rh
라는 항원의 유무를 검사하는 것도 수혈하는 데 중요하다.
Rh항원을 가지고 있으면 Rh⁺이고, Rh항원을 가지고 있지
않으면 Rh⁻라고 표시한다. 그러므로 수혈여부를 판단하려
면 A항원, B항원뿐만 아니라 Rh항원도 따져보아야 한다.
예를 들어 혈액형이 Rh⁺ AB형인 사람은 A항원, B항원, Rh
항원을 모두 가지고 있고, 반A항체, 반B항체, 반Rh항체는
가지고 있지 않다. 반대로 혈액형이 Rh⁻ O형인 사람은 A
항원, B항원, Rh항원을 모두 가지고 있지 않고, 반A항체,

반B항체, 반Rh항체는 모두 가지고 있다. 한편 Rh라는 용
어는 이 항원이 붉은털원숭이(Rhesus monkey)에서 가장
먼저 발견되었기 때문에 머릿글자를 따서 붙여진 것이다.

2.3. 만능공혈자와 만능수혈자

수혈자의 혈장 안에 있는 항체가 혈액 제공자가 제공한
혈액의 적혈구를 응집시켜 버리면 수혈자가 죽음에 이를
수도 있다. 그러므로 혈액 제공자의 혈액 속에 아무런 항
원도 없으면 수혈 사고를 염려할 필요가 없게 된다. 즉 혈
액형이 Rh⁻ O형인 사람은 항원이 전혀 없기 때문에 어떤
사람에게 혈액을 제공하더라도 항체가 형성되지 않아 피
가 응고되지 않는다. 따라서 Rh⁻ O형을 모든 사람들에게
혈액을 제공할 수 있는 만능공혈자(universal donor)라고
한다.

TABLE 11-2

Blood Typing

혈액형 (ABO, Rh)	항원 출현*	항체 출현*	일반적인 비율(%)
O, +	Rh	A, B	35%
O, −†	None	A, B, Rh?	7%
A, +	A, Rh	B	35%
A, −	A	B, Rh?	7%
B, +	B, Rh	A	8%
B, −	B	A, Rh?	2%
AB, +‡	A, B, Rh	None	4%
AB, −	A, B	Rh?	2%

From Pagana KD, Pagana TJ: Mosby's manual of diagnostic and laboratory tests, ed 4, St Louis, 2010, Mosby.
*Rh 항원 노출 여부에 따라 반Rh 항체가 나타날 수 있다.
† 만능공혈자.
‡ 만능수혈자.

이와 비슷하게 Rh⁺ AB형인 사람의 혈액에는 A항원, B항원, Rh항원이 모두 있기 때문에 자신의 혈장 속에는 반A항체, 반B항체, 반Rh항체가 모두 없다. 그러므로 어떤 사람으로부터 혈액을 받더라도 항체가 형성되지 않는다. 따라서 Rh⁺ AB형을 모든 사람으로부터 혈액을 제공받을 수 있는 만능수혈자(universal recipient)라고 한다.

그러나 정상적인 병원에서는 수혈하려는 혈액이 수혈자의 혈액과 ABO시스템과 Rh시스템에서 적합한지만을 검사하는 것이 아니라 교차적합검사(crossmatching test)라는 과정도 거친다. 이 검사는 특정한 수혈 반응을 일으킬 수도 있는 작은 항원을 검사하는 것이다.

그림 11-7은 혈액 제공자와 수혈자의 피를 여러 가지로 조합한 결과를 보여주는 것이다.

2.4. 태아적혈모구증

혈장 속에 자연적으로 반Rh항체가 들어 있는 경우는 없다. 그러나 Rh⁺ 혈액세포가 Rh⁻인 사람의 혈장 속으로 들어가면 곧 혈장 속에 반Rh항체가 만들어진다. 이러한 사실 때문에 엄마가 Rh⁻이고 아빠가 Rh⁺인 아기는 위험에 처할 수도 있다. 만약 이 아기가 아빠로부터 Rh⁺ 유전자를 받았다면 아기의 적혈구 속에 있는 Rh항원이 엄마의 몸을 자극해서 엄마의 혈장 속에 반Rh항체를 만든다. 그 후 엄마가 다시 Rh⁺인 아기를 임신하면 엄마의 몸 속에 있던 반Rh항체가 아기의 Rh항원에 반응을 일으키기 때문에 새로 임신한 아기가 **태아적혈모구증**(erythroblastosis fetalis ; 임신한 태아의 적혈구가 분해되거나 녹아버리는 병)에 걸리게 된다(그림 11-8). 그러면 아기는 심한 빈혈을 일으키고 황달병에 걸리게 된다. 이때 빨리 자궁내 수혈을 하거나 아기가 태어나자마자 수혈을 해주지 않으면 아기가 사망하게 된다.

 Health and Well-Being

혈액도핑(blood doping)

많은 선수들이 혈액도핑을 한 후 운동수행능력이 월등히 향상되었다고 보고하였다. 중요한 경기가 있기 몇 주 전에 선수의 혈액을 약간량 뽑은 다음 적혈구를 분리해서 냉동시켜두고, 경기 직전에 해동시켜서 그 선수에게 주사한다. 그러면 헤마토크리트가 약간 증가해서 혈액이 산소를 운반하는 능력이 향상된다. 그래서 이론적으로는 운동수행능력이 향상되지만, 실제 결과는 미미하다. 이 방법은 스포츠에서 불공정하고 현명하지 못한 것으로 판단된다.

선수의 운동수행능력을 향상시키기 위해 적혈구를 증가시킬 목적으로 수혈을 하거나 호르몬과 같은 물질을 주사하는 것은 스포츠의학계의 선구자들과 전세계의 경기 조직에서 금지되어 있다. 자연적으로 만들어지는 에리트로포이에틴(erythropoietin : EPO, 적혈구형성인자)과 같은 호르몬이나 생물학적으로 비슷한 효과를 내는 에포겐(epogen)이나 프로크리트(procrit)와 같은 합성물질을 도핑하면 의학적으로 엄청난 결과를 초래할 수 있다.

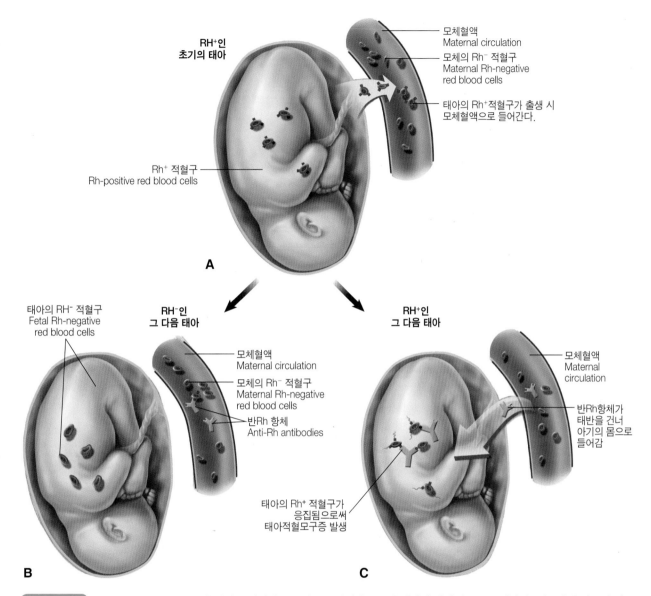

FIGURE 11-8 **태아적혈모구증**. A. Rh⁺인 아기를 임신하는 동안 Rh⁺혈액이 Rh⁻인 엄마의 혈액 속으로 들어간다. 치료하지 않으면 엄마의 몸에 반Rh항체가 만들어진다. B. 다음 임신에서 아기의 혈액이 Rh⁻이면 아기의 혈액 속에 Rh항원이 없기 때문에 아기는 정상이다. C. 다음 임신에서 아기의 혈액이 Rh⁺이면 아기가 태아적혈모구증에 걸린다. 엄마의 반Rh항체가 아기의 몸속으로 들어가서 아기의 Rh항원에 작용하여 아기의 적혈구가 응집되어 버린다.

그러므로 Rh⁻인 모든 임산부들은 로겜(RhoGAM)이라는 단백질 주사를 맞아야 한다. 로겜은 엄마의 몸에서 반Rh항체를 만드는 것을 억제하기 때문에 다음에 임신한 Rh⁺인 아기에게 해를 끼치지 않을 수 있게 된다.

 수행평가

1. 혈액형에서 항원이란 무엇인가?
2. 어떤 사람의 혈액형이 Rh–라는 것은 무엇을 의미하는가?

태아적혈모구증을 공부하려면 AnimationDirect로 들어갈 것

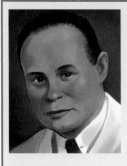

Science Application

혈액학
Charles Richard Drew (1904-1950)

아프리카계 미국인 의사인 Charles Richard Drew는 혈액을 연구하는 혈액학의 개척자이다. 그는 2차 세계대전 중에 혈액은행을 만들 생각을 하였고, 혈액을 저장했다가 부상당한 군인들에게 수혈할 수 있는 최선의 방법을 연구하였다. 그는 1941년 뉴욕에 세계 최초의 혈액은행을 만들었

다. 이 혈액은행이 미국 적십자가 설립한 혈액은행 네트워크의 모델이 되었다.

많은 혈액학자들이 Dew의 발자취를 따라 혈액학을 개선시키고 완전하게 만드는 연구를 계속하였다. 많은 전문가들이 혈액학 연구 결과의 혜택을 받게 되었다. 사혈전문의사(phlebotomist)는 검사하거나 저장하기 위해 혈액을 채취하고, 병원 실험실 기술자들은 혈액 샘플을 분석하고, 많은 건강 관련 전문가들은 혈액을 분석하거나 수혈을 해서 환자들을 돌본다. 물론 군의료기관에서는 전투에서 부상당하거나 테러 희생자들을 즉각적으로 돕기 위해서 아직도 혈액은행 기술을 이용하고 있다.

단원요약

1. 혈액의 구성(표 1−1)
A. 혈장(blood plasma)
   1. 정의 : 전혈에서 세포를 뺀 것
   2. 성분 : 영양분, 염분, 호르몬 등 여러 가지 물질이 녹아 있는 액체
   3. 혈액의 양 : 성별과 체격에 따라 다르지만, 평균 약 4~6리터로 체중의 약 7~9%
B. 고형성분(formed element)
   1. 종류
      a. 적혈구(red blood cell : RBC 또는 erythrocyte)
      b. 백혈구(white blood cell : WBC 또는 leukocyte)
         (1) 과립백혈구(granular leukocyte) : 호중구(neutrophil), 호산구(eosinophil), 호염기구(basophil)
         (2) 무과립백혈구 : 림프구(lymphocyte), 단핵구(monocyte)
      c. 혈소판(platelet 또는 thrombocyte)
   2. 고형성분의 수
      a. 적혈구 : 230~500만 개/㎣
      b. 백혈구 : 5,000~10,000개/㎣
      c. 혈소판 : 30만 개/㎣
   3. 생성 : 적색뼈속질에서 림프구와 단핵구를 제외한 모든 혈액세포가 만들어지고, 림프구와 단핵구는 림프조직(림프절, 가슴샘, 지라에 위치)에서 만들어진다.
C. 적혈구
   1. 구조 : 핵이 없고, 원판 모양
   2. 기능 : 산소와 이산화탄소 운반

3. 빈혈(anemia) : ① 적혈구 수의 부족 또는 ② 헤모글로빈 결핍에 의해 혈액이 조직으로 충분한 산소를 운반하지 못하는 증상
   a. 유형
      (1) 출혈빈혈(hemorrhagic anemia) : 출혈에 의해 적혈구수가 감소하여 발생하는 빈혈
      (2) 재생불량빈혈(aplastic anemia) : 조혈효소의 파괴에 의해 적혈수가 감소하여 발생하는 빈혈
      (3) 악성빈혈(pernicious anemia) : 위의 내인인자 부족으로 적혈구를 생산하는 데 필요한 비타민 B_{12}의 흡수가 잘 이루어지지 않아 발생하는 빈혈
      (4) 낫적혈구빈혈(sickle cell anemia) : 유전으로 이어받은 방어유전자가 (산소운반능력이 부족한) 비정상적인 헤모글로빈을 생성함으로써 발생하는 빈혈
4. 적혈구증가증(polycythemia) : 적혈구 수치가 비정상적으로 높은 상태
5. 헤마토크리트검사 : 원심분리기를 이용하여 전혈을 고형성분과 액체성분으로 분리하는 검사(그림 11−3)
   a. 백혈구연층이 백혈구와 혈소판을 나눈다.
   b. 적혈구의 정상 수준은 45%이다.
   c. 탈수에 의해 검사결과가 잘못 나올 수도 있다.
D. 백혈구
   1. 일반적인 기능 : 방어
   2. 백혈구의 수

a. 종류별 백혈구의 수를 검사하면 백혈구의 종류별 비율을 알 수 있다.

b. 백혈구감소증(leukopenia) : 백혈구의 수가 비정상적으로 적은 상태

c. 백혈구증가증(leukocytosis) : 백혈구의 수가 비정상적으로 많은 상태

3. 호중구와 단핵구가 포식작용을 한다.

4. 림프구는 항체를 생산하고(B림프구), 외부세포를 직접 공격한다(T림프구)

5. 호산구는 기생충에 대항하여 신체를 보호한다.

6. 호염기구는 혈액이 응고되는 것을 억제하는 물질인 헤파린을 생성한다.

E. 백혈구 장애

1. 백혈병 : 암

a. 백혈구의 수가 증가한다.

b. 세포들이 제대로 역할을 수행하지 못한다.

F. 혈소판과 혈액 응고(그림 11-6)

1. 혈소판은 혈액 응고에 꼭 필요한 역할을 한다.

2. 피떡의 생성(혈액의 응고과정)

a. 상처 부위에서 분비되는 응고인자들이 프로트롬빈활성제를 생산한다.

b. 프로트롬빈활성제와 칼슘이 협력하여 프로트롬빈을 트롬빈으로 변환시킨다.

c. 트롬빈이 피브리노겐에 작용해서 피브린 형성과정을 촉발시킨다. 피브린 형성과정이 시작되면 적혈구를 가두어 피떡이 만들어진다.

2. 혈액형

A. ABO시스템(그림 11-7)

1. 항원(antigen) : 면역계통을 활성화시키는 물질

2. 항체(antibody) : 항원의 자극에 대한 반응으로 만들어지는 물질

3. 혈액형

a. A형 : 적혈구에 A항원이 있고, 혈장에 반B항체가 있다.

b. B형 : 적혈구에 B항원이 있고, 혈장에 반A항체가 있다.

c. AB형 : 적혈구에 A항원과 B항원이 있고, 혈장에는 항체가 없다.

d. O형 : 적혈구에 항원이 없고, 혈장에 반A항체와 반B항체가 있다.

B. Rh시스템

1. Rh^+형 : 적혈구에 Rh항원이 있다.

2. Rh^-형 : 적혈구에 Rh항원이 없다. 자연적으로는 혈장 안에 반Rh항체가 없다. 그러나 Rh^-인 사람에게 Rh항원이 들어오면 혈장 안에 반Rh항체가 생긴다.

C. 만능공혈자와 만능수혈자

1. Rh^- O형 : 모든 혈액형에 수혈할 수 있다. 만능공혈자

2. Rh^+ AB형 : 모든 혈액형으로부터 수혈받을 수 있다. 만능수혈자

D. 태어적혈모구증 : Rh^-인 엄마가 Rh^+인 아기를 두 번째 임신했을 때 발생할 수 있다. 엄마의 반Rh항체가 태아의 Rh항원에 작용하기 때문에 발생한다.

용어정리

agglutinate	erythroblastosis fetalis	leukemia	plasma protein
albumin	erythrocyte	leukocyte	platelet
anemia	fibrin	leukocytosis	polycythemia
antibody	fibrinogen	leukopenia	prothrombin
antigen	formed elements	lymphocyte	prothrombin activator
aplastic anemia	globulins	macrophage	serum
basophil	hematocrit (Hct)	monocyte	sickle cell anemia
buffy coat	hemoglobin	myeloid	sickle cell trait
carbaminohemoglobin	hemorrhagic anemia	neutrophil	thrombin
differential WBC count	heparin	oxyhemoglobin	thrombocyte
embolism	International Normal-	pernicious anemia	thrombosis
embolus	ized Ratio (INR)	phagocyte	thrombus
eosinophil	iron deficiency anemia	plasma	total WBC count

복습문제

1. 혈장 속에 있는 물질의 이름을 나열하시오.
2. 알부민, 글로불린, 피브리노겐의 기능을 설명하시오.
3. 혈청과 혈장을 차이점을 설명하시오.
4. 혈액세포를 만드는 2가지 결합조직은 무엇인가? 각 결합조직의 위치와 기능은 무엇인가?
5. 적혈구의 구조를 설명하시오. 적혈구의 독특한 생김새 때문에 생기는 이점은 무엇인가?
6. 빈혈이란 무엇인가? 빈혈의 원인이 될 수 있는 두 가지 요인을 말하고, 각각의 유형을 구분하시오.
7. 백혈구연층이란 무엇인가?
8. 호중구와 단핵구의 기능을 설명하시오.
9. 림프구의 기능을 설명하시오.
10. 백혈병이란 무엇인가? 백혈병은 어떻게 분류되는가?
11. 호산구와 호염기구의 기능을 설명하시오.
12. 혈액이 응고하는 과정을 자세하게 설명하시오.
13. 혈전증과 색전증의 차이를 설명하시오.
14. A형 혈액과 B형 혈액의 차이를 설명하시오.
15. 태아적혈모구증의 원인을 설명하시오.

탐구문제

16. 헤파린이 혈전이 생기는 것을 억제하는 방법을 설명하시오.
17. 혈액의 응고과정과 응집과정의 차이를 설명하시오.
18. Rh−인 엄마가 Rh인 아기를 처음 낳을 때는 태아적혈모구증이 발생하지 않는 이유를 설명하시오.

시험문제

1. 혈액의 액체성분을 _____이라 한다.
2. 혈장단백질에는 _____, _____, _____이 있다.
3. 응고인자가 없는 혈장을 _____이라고 한다.
4. 혈액 안에 있는 3가지 고형성분은 _____, _____, _____이다.
5. 혈액세포를 만드는 2가지 결합조직은 _____, _____이다.
6. 적혈구 안에 있는 붉은색소로 산소를 운반하는 역할을 하는 물질은 _____이다.
7. 적혈구가 산소를 충분히 운반할 수 없어서 발생하는 증상을 _____이라 한다.
8. 적혈구가 과도하게 생산되는 증상을 _____이라 한다.
9. 포식작용을 가장 많이 하는 백혈구는 _____이다.
10. 미생물에 대항해서 싸우는 항체를 생산하는 백혈구는 _____이다.
11. 프로트롬빈활성화제와 무기질 _____이 프로트롬빈을 _____으로 변환시켜서 피떡을 만든다.
12. 트롬빈이 비활성 혈장단백질인 _____을 섬유성 젤로 변환시킨 것을 _____이라고 한다.
13. _____이 간에서의 프로트롬빈 합성을 촉진시킨다.
14. 피떡이 만들어진 자리에 머무는 증상을 _____이라고 한다.
15. 피떡이 만들어진 곳을 떠나서 혈류를 따라 순환하는 것을 _____이라고 한다.
16. 외부에서 들어온 물질로 항체를 만들게 하는 것을 _____이라고 한다.
17. 혈액형이 AB형인 사람은 적혈구에 _____항원이 있고, 혈장에는 항체가 _____.
18. 혈액형이 B형이 사람은 적혈구에 _____항원이 있고, 혈장에는 항체가 _____.
19. 혈액형이 _____인 사람은 모든 혈액형에게 혈액을 제공할 수 있다.
20. 혈액형이 _____인 사람은 모든 혈액형으로부터 수혈을 받을 수 있다.
21. Rh^-인 엄마가 Rh^+인 태아에게 항체를 만들게 되어 발생하는 질병을 _____이라고 한다.

학습목표

이 단원을 공부하고 나면 다음과 같은 것을 할 수 있어야 한다.

1. 가슴속공간에 있는 심장의 위치, 크기, 자세 등을 토론하고, 심방, 심실, 판막, 심장박동소리를 확인할 수 있다.
2. 혈액이 심장을 통과하는 것을 따라가서 심장의 왼쪽심실과 오른쪽심실의 기능을 비교하여 설명할 수 있다.
3. 심장전도계통의 해부학적 구성성분의 이름을 나열하고, 정상적인 심전도의 특징에 대하여 토론할 수 있다.
4. 혈관의 구조와 기능 사이의 관계를 설명할 수 있다.
5. 온몸순환, 허파순환, 간문맥 순환, 태아순환에서 혈액의 경로를 알 수 있다.
6. 혈압의 생성과 조절에 관련이 있는 기본인자를 구분하고 토론할 수 있으며, 그 인자들 사이의 관계를 설명할 수 있다.

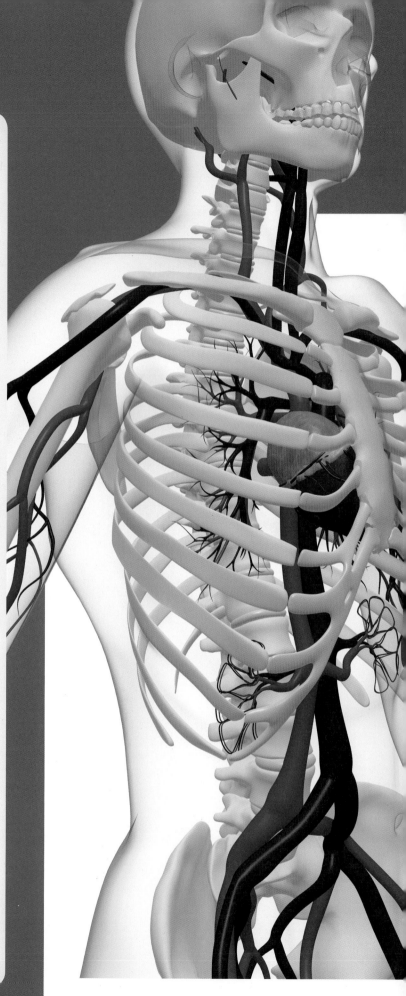

심장혈관계통 12

인체가 필요로 하는 운송수단을 제공하는 것은 **심장혈관계통**(cardiovascular system)이다. 세포를 둘러싸고 있는 체액에 용해되어 있는 산소, 수분, 영양분 등을 세포가 모두 사용하고나면 계속해서 보충해야 하기 때문에 운송 시스템이 필요하다. 그리고 세포에서 세포바깥액으로 버린 노폐물을 계속해서 제거하기 위해서도 필요하다. 순환하는 혈류는 신체의 여러 부위에서 물질을 받아서 다른 부위로 운반할 수 있다. 즉 순환하는 혈류가 물질을 몸속 여기저기로 옮김으로써 내부 환경을 상대적으로 일정하게 유지할 수 있도록 돕는다. 분명한 것은 체내에서 항상성을 유지하는 데 혈액 순환이 결정적으로 중요한 역할을 한다는 것이다.

심장혈관계통에 대한 공부는 심장에서부터 시작할 것이다. 심장은 혈관으로 구성된 폐쇄회로에서 혈액이 계속해서 움직일 수 있도록 펌프역할을 하는 기관이다. 심장이 어떻게 기능하는지를 배운 후 심장의 구조를 자세히 공부하고, 심장의 펌프 작용에 의해서 혈액이 흐르는 혈관에 대하여 공부하는 것으로 이 단원을 끝낼 것이다. 전체적으로 볼 때 혈관은 다목적 구조체이다. 어떤 혈관은 신체의 한 부위에서 다른 부위로 혈액이 빠르게 흐르게 하고, 모세혈관과 같은 혈관은 혈액과 세포를 둘러싸고 있는 액체 사이에 물질교환이 이루어지게 한다. 제13장에서는 구조나 기능상 심장혈관계통과 연관성이 깊은 림프계통과 면역에 대하여 공부할 것이다. 심장혈관계통과 림프계통을 합친 것이 일반적으로 말하는 순환계통이다.

학습요령

심장혈관계통 공부를 효율적으로 하기 위해서 다음과 같은 학습요령을 제안한다.

1. 제12장을 시작하기 전에 제4장의 심장혈관계통 부분을 복습하라. 제12장에서는 혈액을 움직이게 하는 펌프인 심장과 혈액을 운반하는 튜브인 혈관에 대해 다룬다.

2. 접두어 'cardio–'는 심장을 의미하며, 제7장에서 배웠듯이 'myo–'는 근육을 뜻한다. 따라서 'myocardium'은 심장근육을 뜻한다.

3. 동맥과 정맥은 3개의 조직층으로 이루어져 있다. 동맥과 정맥의 두께에 차이가 나는 이유는 동맥에는 높은 압력이 혈액이 지나기 때문이다. 동맥과 정맥에서 혈액의 이동방향은 서로 반대이다. 즉 동맥에서는 심장에서 먼 쪽으로, 정맥에서는 심장쪽으로 혈액이 이동한다. 모세혈관에서는 혈액과 조직 사이에 물질교환이 일어나기 때문에 혈관벽이 얇아야 한다.

4. 액체는 압력이 높은 곳에서 낮은 곳으로 이동한다. 그러므로 심장혈관계통에서 혈압은 심장을 막 떠났을 때가 가장 높고, 심장으로 돌아가기 직전이 가장 낮아야 타당하다.

5. 플래시 카드를 이용하여 심장의 구조를 공부하라. 반달판막은 그 이름에서 위치를 짐작할 수 있으므로 위치를 기억하기에 쉬울 것이다. 이첨판막과 삼첨판막은 그 이름만으로는 위치를 짐작할 수 없지만, 왼심방심실판막과 오른심방심실판막이라고 하는 별명을 보면 심방과 심실 사이에 있다는 것을 쉽게 기억할 수 있을 것이다. 혈액은 심장혈관계통에서 한 방향으로 이동하는데, 그 경로는 오른심장→허파→왼심장→나머지 신체 부위→오른심장이다.

6. 혈액이 심장을 통과하는 순서를 배울 때 판막을 빼면 안된다. 심방은 위에서 아래로 수축하고 심실은 밑에서 위로 수축한다는 것을 기억하면 심전도를 이해하는 데에 도움이 될 것이다.

7. ECG의 경로를 표시하는 문자인 P, Q, R, S, T는 임의의 문자로 아무 의미가 없다.

8. 특정 혈관의 이름과 위치를 공부할 때에는 플래시 카드와 이 단원에서 나오는 그림을 활용하라.

(다음 페이지에 계속)

학습요령(계속)

9. 태아가 살고 있는 환경을 기억해두면 태아순환을 공부하는 데에 도움이 될 것이다. 혈액에는 산소와 영양물질이 가득 차 있기 때문에 혈액이 간이나 허파로 갈 필요가 없다.
10. 액체는 압력이 높은 곳에서 낮은 곳으로 이동한다. 그러므로 심장혈관계통에서 대동맥의 혈압이 가장 높고 대정맥의 혈압이 가장 낮은 것이 타당하다..
11. 스터디 그룹에서 심장과 혈관의 그림을 가지고 이름을 가린 다음 구조와 기능에 대하여 퀴즈를 내라.
12. 심장순환의 순서, ECG의 각 부분, 심전도계통, 혈관의 구조와 기능, 태아순환에 있는 구조체에 대하여 토론하라.
13. 단원 복습문제와 시험문제를 모두 풀어보고, 시험에 나올 만한 문제에 대하여 토론하라.

1. 심장

1.1. 심장의 위치, 크기, 자세

누구에게도 심장이 어디에 있고 어떤 작용을 하는지 말해줄 필요가 없다. 심장이 가슴에 있고, 혈액이 계속 흐르도록 밤낮으로 뛰고 있으며, 심장이 멈추면 죽는다는 것을 모두가 알고 있기 때문이다.

대부분의 사람들은 심장이 신체의 왼쪽에 있다고 생각하고 있을 것이다. 그림 12-1에서 볼 수 있는 바와 같이 심장은 가슴세로칸 아랫부분 두 허파 사이에 있다. 그림 12-1에서 기도의 중앙을 통과하는 가상의 직선을 그린 다음 가슴속공간까지 연장선을 그려서 가슴속공간을 좌우로 나누었을 때 심장의 약 2/3는 왼쪽에 있고, 나머지 1/3은 오른쪽에 있다는 데 주목하라.

심장은 보통 삼각형 기관이고, 그 크기와 모양이 꽉 쥔 주먹과 비슷하다고 설명된다. 그림 12-1을 보면 심장 아래모서리의 **심장끝**(apex)이 가로막 위에 놓여 있고 왼쪽을 향하고 있다는 것을 알 수 있다. 의사나 간호사들은 심장끝 바로 위에 있는 가슴벽에 청진기를 대고 심장소리를 듣는다. 심장끝박동(apical beat)이라고 불리는 소리는 이 부위, 즉 왼쪽 빗장뼈의 중간점과 평행한 직선상에 있는 5번째갈비뼈와 6번째갈비뼈 사이의 공간에서 듣기 쉽다.

심장은 가슴속공간 안에 자리하고 있으며, 심장 앞에는 복장뼈, 뒤에는 등뼈가 있다. 심장이 이렇게 위치해 있기 때문에 손으로 복장뼈몸통의 아랫부분에 압력을 가하면 심장을 압박할 수 있다. 심장마비가 발생했을 때 이 부위

를 규칙적으로 압박하면 혈액이 계속하여 흐르게 할 수 있고, 인공호흡과 함께 하면 **심폐소생술**(cardiopulmonary resuscitation : CPR)이라고 하여 생명을 구할 수 있다.

 심장의 위치를 공부하려면 AnimationDirect로 들어갈 것

1.2. 해부구조

1.2.1. 심방과 심실

심장을 잘라서 열어보면 여러 가지 구조체를 볼 수 있다(그림 12- 2). 심장은 단단하지 않고 속이 빈 기관이다. 한 개의 칸막이가 심장을 왼쪽과 오른쪽으로 나눈다. 심장에는 4개의 공간이 있다. 위쪽에 있는 2개의 공간을 **심방**(atrium, 복수는 atria)이라 하고, 아래쪽에 있는 2개의 공간을 **심실**(ventricle)이라고 한다.

심방은 심실보다 작고, 벽이 얇으며, 근육도 적다. 심방을 수납실이라고 하는 이유는 정맥혈이 심장 안으로 들어오기 때문이다. 최종적으로 심실에서 나가는 동맥쪽으로 심장이 혈액을 펌프질한다. 그래서 심실을 배출실이라고도 한다.

심장의 각 공간은 그 위치에 따라 이름을 붙인다. 심장의 위쪽에 있는 공간은 왼심방과 오른심방이고, 아래쪽에 있는 공간은 왼심실과 오른심실이다.

각 공간의 벽은 심장근육조직으로 이루어져 있는데, 보통 **심장근육층**(myocardium)이라고 한다. 심방과 심방 사이를 나누는 사이막을 심방사이막(interatrial septum)이라하고, 심실과 심실을 나누는 사이막을 심실사이막(interventricular septum)이라고 한다.

심장의 각 공간은 대단히 부드럽고 얇은 조직으로 된막이 속벽을 이루고 있는데, 이 막을 **심장속막**(endocardium)이라고 한다(그림 12-2). 이 속막에 염증이 생긴 것을 **심장속막염**(endocarditis, 심내막염)이라고 한다. 심장속막에 염증이 발생하면 그 표면이 거칠어진다. 그러면 심장속막 위를 지나가는 적혈구에 상처가 생기고, 혈액이 응고되어 **혈전**(thrombus)이 만들어질 수 있다(11장 참조). 심장속막염이 발생하거나 혈관벽에 상처가 생겨서 거친 부분이 생기면 혈소판 인자를 방출하기 쉽고, 그러면 치명적인 혈전이 생성된다.

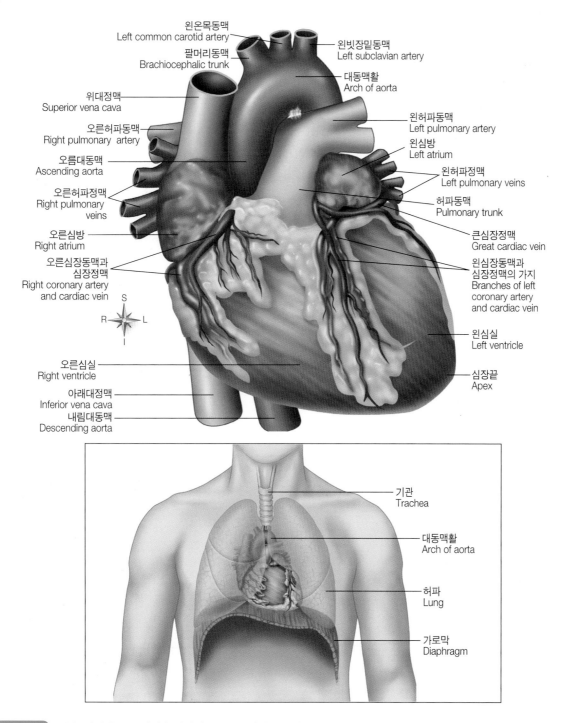

왼온목동맥
Left common carotid artery

왼빗장밑동맥
Left subclavian artery

팔머리동맥
Brachiocephalic trunk

대동맥활
Arch of aorta

위대정맥
Superior vena cava

왼허파동맥
Left pulmonary artery

오른허파동맥
Right pulmonary artery

왼심방
Left atrium

오름대동맥
Ascending aorta

왼허파정맥
Left pulmonary veins

오른허파정맥
Right pulmonary veins

허파동맥
Pulmonary trunk

오른심방
Right atrium

큰심장정맥
Great cardiac vein

오른심장동맥과
심장정맥
Right coronary artery
and cardiac vein

왼심장동맥과
심장정맥의 가지
Branches of left
coronary artery
and cardiac vein

왼심실
Left ventricle

오른심실
Right ventricle

심장끝
Apex

아래대정맥
Inferior vena cava

내림대동맥
Descending aorta

기관
Trachea

대동맥활
Arch of aorta

허파
Lung

가로막
Diaphragm

FIGURE 12-1　**심장**. 심장과 주요 혈관을 앞에서 본 모습. 아래쪽 그림은 가슴속공간에 있는 구조체들과 심장의 관계를 보여주고 있다.

 심장 속에 있는 공간을 공부하려면 AnimationDirect
로 들어갈 것

1.2.2. 심장막

심장에는 덮개와 속막이 있는데, 심장의 덮개를 **심장막**
(pericardium)이라고 한다. 심장막은 2개의 섬유조직층으
로 되어 있고, 두 층 사이에는 작은 공간이 있다. 2개의 층

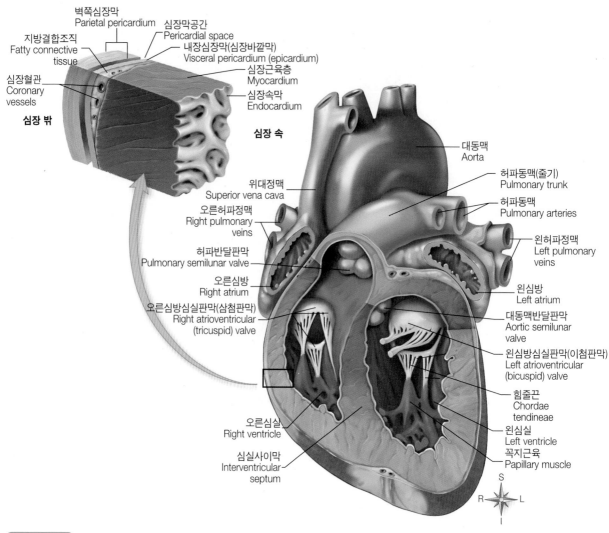

FIGURE 12-2 **심장의 내부 모습**. 왼쪽 그림은 심장벽의 단면도이다.

중에서 안쪽에 있는 층은 **내장심장막**(visceral pericardium) 또는 **심장바깥막**(epicardium)이라고 하며, 사과껍질이 사과를 싸고 있는 것처럼 심장을 싸고 있다. 심장의 바깥쪽에 있는 층은 **벽쪽심장막**(parietal pericardium)이라고 한다. 심장은 헐렁한 주머니 안에 물건을 넣어둔 것처럼 벽쪽심장막 안에 들어 있기 때문에 심장이 박동하는 데 충분한 공간이 있다.

심장속공간의 속벽을 이루는 심장속막(endocardium)과 심장 표면을 덮는 심장바깥막(epicardium)을 쉽게 기억하려면 접두사 'endo-'와 'epi-'의 의미를 알아야 한다. 'endo-'는 '안쪽 또는 ~안에'를 뜻하는 그리스어에서, 'epi-'는 '위'를 뜻하는 그리스어에서 유래하였다.

심장막의 두 층은 마르지 않고 촉촉한 장막으로 되어 있어서 심장이 박동할 때 서로 마찰 없이 미끄러질 수 있다. 심장막액이 필름처럼 얇게 있어서 심장과 심장을 둘러싸고 있는 심장막주머니 사이의 윤활유 역할을 한다.

심장막에 염증이 생긴 것을 **심장막염**(pericarditis)이라고 한다.

1.2.3. 심장의 활동

심장은 혈액을 온몸으로 분배해주는 근육 펌프장치의 역할을 한다. 심장의 수축 시기를 **수축기**(systole)라 하고, 심장의 이완 시기를 **확장기**(diastole)라고 한다. 심장이 박동할 때에는 심방이 먼저 수축하여 혈액을 심실로 강제로 보내고, 심실이 혈액으로 가득 채워지면 심실이 수축하여 혈액을 심실 밖으로 밀어낸다(그림 12-3). 심장 펌프작용의 효율을 높이려면 무엇보다도 근육섬유가 규칙적으로 수축해야 한다. 그다음에는 혈류의 방향을 적절하게 조절 해야 한다. 이러한 역할을 담당하는 것이 심실의 입구와 출구에 있는 4개의 판막(valve)이다.

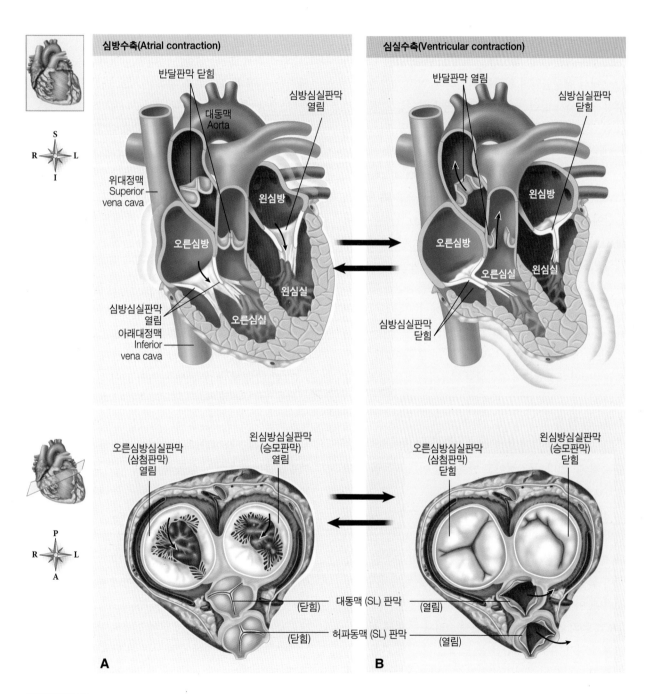

FIGURE 12-3 **심장의 활동.** A. 심방수축기에는 심방벽에 있는 심장근육이 수축하여 심방에 있던 혈액을 방실판막을 통과해서 심실로 들어가게 한다. 아래쪽 그림은 4개의 판막을 위에서 본 그림인데, 반달판막은 닫혀 있고, 방실판막은 열려 있다. B. 심방수축기 이후에 일어나는 심실수축기 동안 방실판막은 닫혀 있고, 혈액은 심실에서 나와서 반달판막을 통과해 대동맥 안으로 들어가게 된다. 아래쪽 그림은 위에서 본 그림으로, 반달판막은 열려 있고, 방실판막은 닫혀 있다.

1.2.4. 심장의 판막

위쪽의 심방과 아래쪽의 심실을 분리하는 두 개의 판막을 **방실판막**(atrioventricular valve : AV valve)이라고 한다. 왼심방과 왼심실 사이에 있는 방실판막을 **이첨판막**(bicuspid valve) 또는 **승모판막**(mitral valve)이라 하고, 오른심방과 오른심실 사이에 있는 방실판막을 **삼첨판막**(tricuspid valve)이라고 한다. 방실판막은 심실이 수축할 때 혈액이 심방쪽으로 역류하는 것을 방지하는 역할을 한다. 그림 12-2와 12-3에서 방실판막의 위치를 확인하라. 여러 개의 끈처럼 생긴 구조체가 방실판막을 심실의 벽에 붙여놓고 있는 것을 볼 수 있는데, 이 끈처럼 생긴 구조체를 **힘줄끈**(chordae tendineae, 건삭)이라고 한다.

심실과 대동맥 사이에는 **반달판막**(semilunar valve : SL valve, 반월판)이 있다. 대동맥은 심실이 수축할 때 혈액을 심장에서 멀리 보내는 혈관이다(그림 12-3). 심실은 심방과 같이 왼심실과 오른심실이 동시에 수축한다. 그래서 두 개의 반달판막도 동시에 열리고 닫힌다. 허파동맥반달판막은 허파동맥의 시작점에 있고, 혈액이 오른심실을 떠나 허파로 가는 것은 허용하지만 허파동맥에서 오른심실로 역류하는 것은 방지한다. 대동맥반달판막은 대동맥의 시작점에 있고, 혈액이 왼심실을 떠나 대동맥으로 들어가는 것은 허용하지만 대동맥에서 왼심실로 역류하는 것은 방지한다.

1.3. 심장음

청진기를 앞쪽가슴벽에 대면 두 가지 서로 다른 소리를 들을 수 있다. 규칙적이고 반복적인 이 소리들을 럽덥(lub dub, 콩닥)이라고 표현한다.

첫 번째 소리인 '럽(lub, 콩)'은 심실이 수축할 때 방실판막이 갑자기 닫히면서 진동하기 때문에 생기는 소리이다. 방실판막이 갑자기 닫히는 이유는 심실이 수축할 때 혈액이 심방 안으로 역류해서 들어가는 것을 방지하기 위한 것이다. 이 첫 번째 소리는 두 번째 소리보다 좀 길고 피치(pitch, 음의 높이)가 낮다. 첫 번째 소리와 두 번째 소리 사이에 소리가 멈추는 시간은 두 번째 소리가 난 다음 다시 첫 번째 소리가 날 때까지 소리가 멈춰있는 시간보다 짧다. 두 번째 소리인 '덥(dub, 닥)'은 심실이 확장하는 동안 반달판막이 닫히기 때문에 나는 소리이다.

1.4. 심장 내에서의 혈류

심장은 2개의 분리된 펌프와 같은 작용을 한다. 오른심방과 오른심실이 하는 일과 왼심방과 왼심실이 하는 일은 전혀 다르다. 심장이 박동하면 먼저 2개의 심방이 동시에 수축하는데, 이것을 심방수축(atrial systole)이라고 한다. 심실에 혈액이 가득 채워지면 2개의 심실도 동시에 수축하는데, 이것을 심실수축(ventricular systole)이라고 한다. 2개의 심방과 2개의 심실은 하나의 단위처럼 동시에 수축하지만, 심장의 오른쪽과 왼쪽은 서로 다른 펌프 역할을 한다. 심장 내에서의 혈류를 공부하다보면 2개의 다른 펌프로서의 역할을 분명하게 알게 될 것이다.

그림 12-3에서 혈액이 **위대정맥**(superior vena cava)과 **아래대정맥**(inferior vena cava)이라는 2개의 정맥을 통해서 오른심방으로 들어가는 것을 확인하라. 오른쪽 심장펌프는 정맥으로부터 산소가 부족한 혈액을 받아들인다. 혈액이 오른심방으로 들어온 다음에는 오른방실판막(삼첨판막)을 통해서 오른심실로 주입된다. 오른심실이 수축하면 오른심실 안에 있던 혈액은 허파반달판막을 통과해서 **허파동맥**(pulmonary artery)으로 들어간다. 허파동맥으로 들어간 혈액은 최종적으로 허파에 도달하고, 허파 안에서 산소는 추가되고 이산화탄소는 잃게 된다.

그림 12-3에서 볼 수 있는 바와 같이 산소가 풍부해진 혈액은 4개의 **허파정맥**(pulmonary vein)을 통해서 오른심방으로 돌아온다. 그다음에는 왼방실판막(이첨판막)을 통해서 왼심실로 들어간다. 왼심실이 수축하면 혈액은 대동맥반달판막을 통해서 **대동맥**(aorta) 안으로 들어가고, 허파를 제외한 전신으로 배분된다.

그림 12-4를 보면 심장의 왼쪽과 오른쪽이 전혀 다른 순환계통으로 혈액을 펌프질하기 때문에 심장이 두 개의 펌프 역할을 한다고 말할 수 있는 것이다. 허파순환(pulmonary circulation, 폐순환)은 혈액이 오른심실에서 허파까지 이동하는 것이고, 온몸순환(systemic circulation, 체순환)은 혈액이 왼심실에서 신체 전체로 이동하는 것이다. 허파순환과 온몸순환에 대해서는 이 단원의 뒤에서 다시 공부할 것이다.

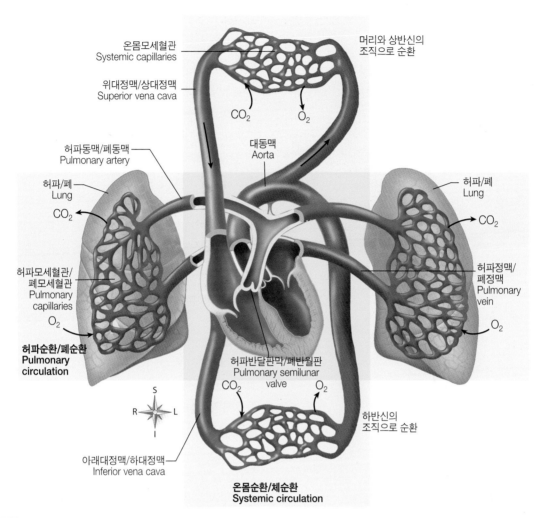

온몸모세혈관
Systemic capillaries

머리와 상반신의
조직으로 순환

위대정맥/상대정맥
Superior vena cava

CO_2 O_2

허파동맥/폐동맥
Pulmonary artery

대동맥
Aorta

허파/폐
Lung

CO_2

허파/폐
Lung

CO_2

허파모세혈관/
폐모세혈관
Pulmonary
capillaries

허파정맥/
폐정맥
Pulmonary
vein

O_2

O_2

**허파순환/폐순환
Pulmonary
circulation**

허파반달판막/폐반월판
Pulmonary semilunar
valve

CO_2 O_2

하반신의
조직으로 순환

아래대정맥/하대정맥
Inferior vena cava

**온몸순환/체순환
Systemic circulation**

FIGURE 12-4 심장혈관계통의 혈류. 허파순환 경로에서는 심장의 오른쪽에서 혈액을 펌프질해서 가스교환이 이루어지는 허파로 보내진다. 온몸순환에서는 심장의 왼쪽에서 혈액을 펌프질해서 신체의 나머지 모든 부위로 보낸다.

1.5. 심장근육으로의 혈액 공급

생명을 유지하기 위해서는 심장이 온몸에 규칙적으로 계속해서 혈액을 펌프질해야 한다. 그러기 위해서는 심장근육에게 영양물질과 산소를 포함하고 있는 혈액을 지속적으로 공급해야 한다. 산소와 영양분이 풍부한 동맥혈을 심장근육에 공급하고, 심장근육으로부터 산소와 영양물질이 부족한 정맥혈을 정맥계통으로 돌려보내는 것을 **심장동맥순환**(coronary circulation, 관상동맥순환)이라고 한다.

혈액이 심장근육으로 들어갈 때는 2개의 작은 혈관을 따라서 들어가는데, 그 혈관을 **오른심장동맥**(right coronary artery)과 **왼심장동맥**(left coronary artery)이라고 한다. 심장동맥은 대동맥에서 갈라져 나오는 첫 번째 가지이다(그

림 12-5). 심장동맥으로 들어가는 구멍은 대동맥반달판막의 자락 바로 뒤에 있다. 심실이 수축하는 동안 심장근육이 수축하면서 심장동맥에 약간의 압력을 가하기 때문에 적은 양의 혈액이 심장동맥 안으로 들어간다. 그러나 심실이 확장하는 동안에는 대동맥반달판막 뒤쪽으로 몰리는 혈액(왼심실 안으로 역류하려다가 반달판막에 막힌 혈액) 때문에 심장동맥 안으로 혈액이 많이 들어갈 수 있다.

심장동맥혈전증(coronary thrombosis)이나 **심장동맥색전증**(coronary embolism)이 생기면 혈전이 심장동맥의 어떤 부분을 막거나 혈액이 흘러들어가는 것을 방해한다. 그러면 심장근육에 있는 세포들이 정상적으로 혈액을 공급받지 못하게 되고, 산소부족에 의해 세포가 죽거나 상해를

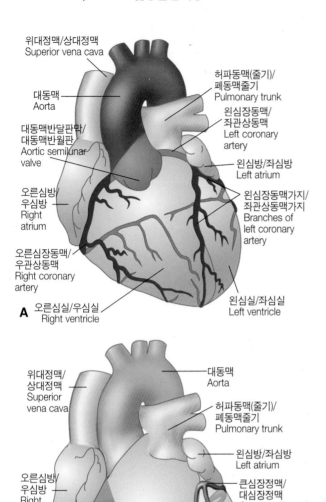

위대정맥/상대정맥
Superior vena cava

대동맥
Aorta

대동맥반달판막/
대동맥반월판
Aortic semilunar
valve

오른심방/
우심방
Right
atrium

오른심장동맥/
우관상동맥
Right coronary
artery

허파동맥(줄기)/
폐동맥줄기
Pulmonary trunk

왼심장동맥/
좌관상동맥
Left coronary
artery

왼심방/좌심방
Left atrium

왼심장동맥가지/
좌관상동맥가지
Branches of
left coronary
artery

A 오른심실/우심실
Right ventricle

왼심실/좌심실
Left ventricle

위대정맥/
상대정맥
Superior
vena cava

오른심방/
우심방
Right
atrium

작은심장정맥/
소심장정맥
Small cardiac
vein

B

오른심실
Right
ventricle

대동맥
Aorta

허파동맥(줄기)/
폐동맥줄기
Pulmonary trunk

왼심방/좌심방
Left atrium

큰심장정맥/
대심장정맥
Great cardiac vein

심장정맥굴/
관상정맥동
Coronary sinus

왼심실/좌심실
Left ventricle

FIGURE 12-5 **심장동맥순환.** A. 동맥, B. 정맥. 두 그림 모두 앞에서 본 그림이다. 앞쪽 표면에 있는 혈관은 심장을 통해서 보이는 뒤쪽 표면에 있는 혈관보다 색깔을 진하게 표시하였다.

입게 된다. 이러한 조직의 괴사를 의학용어로 **심근경색증**(myocardial infarction : MI)이라고 한다.

심근경색증은 심장마비(heart attack)라고도 하며, 중년기와 노년기 사망의 원인인 경우가 많다. 심근경색에서 회복할 수 있는 경우는 상해를 입거나 죽은 심장근육세포의 양이 적어서 남아 있는 심장근육만으로 전신과 심장 나머지 부분에서 필요로 하는 혈액을 충분히 공급할 수 있을

때이다.

가슴조임증(angina pectoris, 협심증)은 심장근육에 적당한 양의 산소를 공급하지 못하여 가슴에 심한 통증이 생기는 것을 말한다. 가슴조임증은 심장동맥이 심장근육에 더 이상 적당한 양의 혈액과 산소를 공급하기 어려움을 경고하는 경우가 많다.

심장동맥두름길수술(coronary bypass surgery, 관상동맥우회로술)은 심장동맥에 흐르는 혈류가 심하게 억제되어서 고통받는 환자들을 치료하기 위해서 하는 가장 일반적인 수술이다. 이 수술의 과정은 신체 다른 부위로부터 정맥이나 동맥을 채취하여 심장동맥의 막힌 부분을 우회해서 지나가는 길을 만든다(그림 12-6). 심장동맥에 혈액이 잘 흐르도록 만드는 또 다른 치료방법으로 혈관성형(angioplasty)이 있다. 이 수술은 혈관 안에 어떤 장치를 넣어서 혈류가 흐를 수 있는 통로를 만드는 것이다.

심장동맥으로 들어간 혈액은 심장근육에 있는 모세혈관을 지나서 **심장정맥**(cardiac vein)으로 흘러들어간다. 심장정맥은 **심장정맥굴**(coronary sinus)로 흘러들어가고, 최종적으로 오른심방으로 흘러들어간다.

1.6. 심장주기

심장 박동은 규칙적이고 리드미컬하다. 심장박동이 한 번 완료되는 것을 **심장주기**(cardiac cycle)라 하는데, 여기에는 심방과 심실의 수축과 확장이 포함된다. 심박수가 분당 72회인 경우 심장주기가 약 0.8초가 된다. **1회박출량**(stroke volume)은 심장이 한 번 박동하는 동안 심실에서 펌프질되는 혈액의 부피를 말한다. **심장박출량**(cardiac output)은 1분 동안에 심실에서 뿜어져 나오는 혈액의 부피를 나타내는데, 정상적인 성인의 휴식 시 심장박출량은 약 5리터이다.

✓ 수행평가

1. 심방과 심실의 기능은 무엇인가?
2. 심장의 덮개는 무엇인가? 심장의 속벽을 이루는 것은 무엇인가?
3. 수축기와 확장기는 무엇인가?
4. 신체에 있는 2가지 주요 순환계통은 무엇인가?

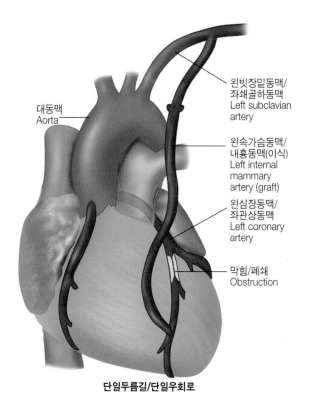

왼빗장밑동맥/
좌쇄골하동맥
Left subclavian
artery

대동맥
Aorta

왼속가슴동맥/
내흉동맥(이식)
Left internal
mammary
artery (graft)

왼심장동맥/
좌관상동맥
Left coronary
artery

막힘/폐쇄
Obstruction

단일두름길/단일우회로

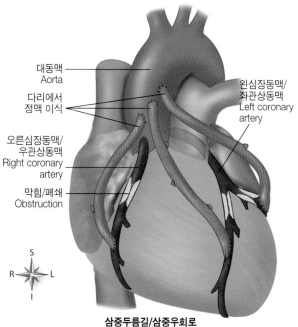

대동맥
Aorta

다리에서
정맥 이식

오른심장동맥/
우관상동맥
Right coronary
artery

막힘/폐쇄
Obstruction

왼심장동맥/
좌관상동맥
Left coronary
artery

삼중두름길/삼중우회로

FIGURE 12-6 **심장동맥두름길.** 심장동맥두름길수술에서 신체의 다른 부위에서 채취한 혈관을 심장동맥이 막혀있는 부분을 우회하도록 만든다. 인공혈관을 사용할 수도 있다.

1.7. 심장전도계통

심장근육은 스스로 규칙적으로 수축할 수 있다. 그러나 심장이 효율적으로 혈액을 펌프질하려면 신경임펄스가 공조해야 한다.

심장근육의 리듬은 자율신경의 신호에 의해서 조절되지만, 심장에는 내장된 전도계통이 따로 있어서 심박주기 동안 협동해서 수축을 조절한다. 이 전도계통에서 알아두어야 할 가장 중요한 점은 심장의 각 구역에 있는 근육섬유들은 서로 전기적으로 연결되어 있다는 사실이다. 사이판(intercalated disc)이 근육섬유를 전기적으로 한 개의 단위로 묶는 역할을 하여 임펄스가 심장 속 공간의 전체 벽으로 쉴 새 없이 퍼지게 된다. 두 개의 심방벽과 심실벽이 거의 동시에 수축하는 것도 근육섬유들이 전기적으로 모두 연결되어 있기 때문이다.

심방벽에 있는 4개의 구조체는 강력한 임펄스를 만들어서 심장벽의 특정 부위로 재빨리 전달할 수 있도록 특화되어 있다. 즉 심방이 수축한 다음에 심실이 효율적으로 수축하게 만든다. 이러한 전도계통을 만드는 4개의 구조체는 다음과 같다.

1. **동굴심방결절**(sinoatrial : SA node) 또는 **박동조율기**(pacemaker)
2. **방실결절**(atrioventricular : AV node)
3. **방실다발**(atrioventricular : AV bundle) 또는 **히스다발**(bundle of His)
4. **푸르킨예섬유**(Purkinje fiber)

임펄스 전도는 보통 심장의 박동조율기인 동굴심방결절에서 시작되고, 여기에서 심방을 통해 모든 방향으로 퍼진다(그림 12-7 참조). 그러면 심방의 근육섬유가 수축한다. 임펄스가 방실결절에 도달하면 히스다발과 푸르킨예섬유를 통해서 심실로 임펄스를 중계하기 시작한다. 그러므로 보통 심실박동이 심방박동 다음에 일어난다.

심장속막염이나 심근경색증과 같은 증상이 생기면 심장의 전도계통에 상해를 일으켜서 심장이 규칙적으로 박동하는 데 지장이 생긴다. 이러한 증상을 일반적으로 심장차단(heart block)이라고 한다. 임펄스가 심실까지 도착하는 데 장애가 생겨서 심실박동이 정상일 때보다 훨씬 느려진다. 의사들은 심장 안에 인공 페이스메이커를 이식하

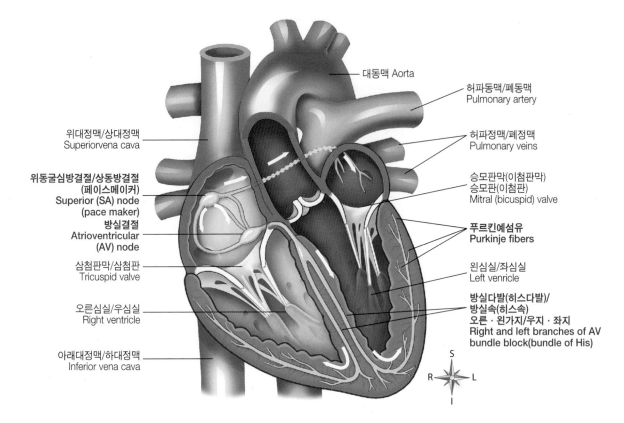

심장의 전도계통. 심장벽에 있는 특수한 심장근육세포들이 전기임펄스를 심장근육 전체로 빠르게 확산시킨다. 그 신호는 동굴심방결절(페이스메이커)에서 시작되어 심방근육과 방실결절로 퍼진다. 그러면 방실결절이 새로운 신호를 만들고, 그 신호는 히스다발과 푸르킨예섬유를 통해 심실근육으로 퍼진다.

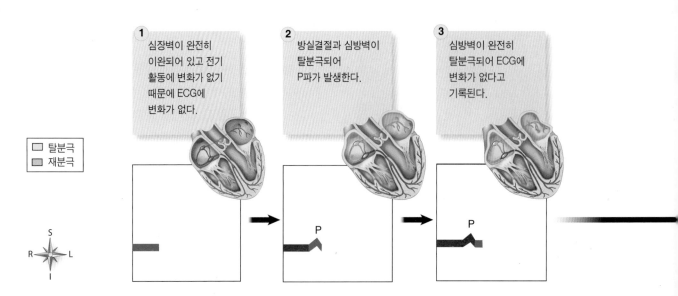

ECG로 나타내는 심장에서 일어나는 일. 눈에 보이지도 않고 역동적인 심장의 전도활동을 몇 개의 그림이나 사진으로 설명할 수는 없겠지만, 이 그림들을 통해 ECG가 기록될 때 심장에서 무슨 일이 벌어지고 있는지 어느 정도 알 수 있을 것이다.

여 치료한다. 인공 페이스메이커는 혈액 순환이 적절하게 유지될 수 있을 정도로 심실수축이 빠르게 이루어지게 만드는 전기장치이다.

1.8. 심전도

심장전도계통의 특화된 구조체들이 약한 전류를 만들고, 그것이 주위에 있는 체표면으로 퍼져나간다. 이러한 사실은 의학적으로 매우 중요하다. 왜냐하면 심장에서 체표면으로 흐르는 전류를 뽑아내서 **심전도계**(electrocardiograph)라는 기계를 이용하여 눈으로 볼 수 있는 기록을 만들 수 있기 때문이다.

심전도(electrocardiogram)는 심장의 전기적 활동을 그래프로 기록한 것이다. 이 그래프를 ECG라고도 한다. ECG 기록을 잘 해석하면 생사를 뒤바꿀 수도 있다. 그림 12-8은 정상적인 ECG그래프를 나타낸 것이다.

정상적인 ECG에는 3가지 특징적인 파(wave)가 있는데, P파, QRS파, T파이다. 이 3개의 파는 심방과 심실의 수축과 이완을 조절하는 전기적 활동을 나타낸다. 심장근육의 수축을 촉발시키는 전기적 활동을 **탈분극**(depolarization)이라 하고, 심장근육이 이완되기 직전의 전기적 활동을 **재분극**(repolarization)이라고 한다. 그림 12-8에 있는 정상적인 ECG에서 볼 수 있듯이 P파는 심방이 탈분극될

때 생기는 파동이고, QRS파는 심실이 탈분극될 때 생기는 파동이며, T파는 심실이 재분극될 때 생기는 파동이다. 정상적인 ECG에서 심방이 재분극될 때 생기는 파동은 왜 없는지 이상할 것이다. 그 이유는 심방이 재분극될 때 생기는 파의 크기가 작아서 같은 시기에 생기는 QRS파에 가려지기 때문이다.

심근경색증때문에 심장근육에 상해가 생기거나 심장의 전도계통에 영향을 주는 질병에 걸리면 ECG가 눈에 띄게 변한다. 그러므로 ECG의 모양을 추적하는 것은 심장병의 진단과 치료에서 대단히 중요하다.

☑ **수행평가**
1. 심장에서 페이스메이커 역할을 하는 구조체는 무엇인가?
2. ECG로 알 수 있는 정보는 무엇이 있는가?

2. 혈관

2.1. 혈관의 종류

동맥혈은 인체에 널리 분포되어 있는 일련의 혈관으로 펌프되는데, 그 혈관을 **동맥**(artery)이라고 한다. 동맥 중 가장 큰 것을 대동맥(aorta)이라 하고, 점점 작은 혈관으로 나누어지다가 마지막에는 아주 작은 **세동맥**(arteriole)이 되

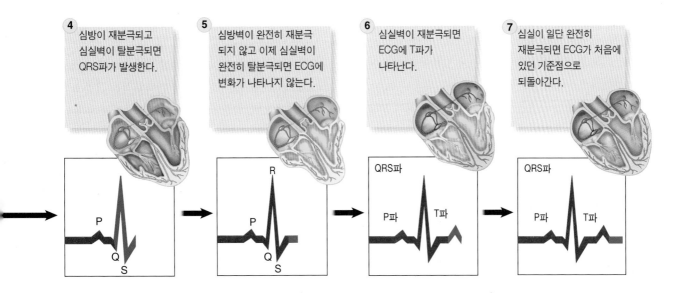

4 심방이 재분극되고 심실벽이 탈분극되면 QRS파가 발생한다.

5 심방벽이 완전히 재분극되지 않고 이제 심실벽이 완전히 탈분극되면 ECG에 변화가 나타나지 않는다.

6 심실벽이 재분극되면 ECG에 T파가 나타난다.

7 심실이 일단 완전히 재분극되면 ECG가 처음에 있던 기준점으로 되돌아간다.

Health and Well-Being

운동 중 혈류량의 변화

운동 중에는 전체적인 혈류량만 증가하는 것이 아니고 신체의 서로 다른 기관에 흐르는 상대적인 혈류량도 변화한다. 운동 중에는 원래 콩팥과 소화기관으로 보내졌던 혈액이 뼈대근육, 심장근육, 피부로 경로를 바꾼다. 혈액의 경로를 다시 조정하는 것은 모세혈관이전조임근이 어떤 기관에서는 수축되고 어떤 기관에서는 이완됨으로써 이루어진다. 이러한 변화에 의해 항상성이 어떻게 더 유지될 수 있을까? 첫 번째 이유는 근육이 에너지를 생산하기 위해 글루코스와 산소를 소비하기 때문에 근육 내의 글루코스와 산소 수준이 빠르게

낮아지는데, 혈류량을 증가시킴으로써 글루코스와 산소의 수준이 정상수준으로 회복된다. 활동 근육에서 적당히 열이 오른 혈액은 피부로 보내져서 냉각된다. 그러면 체온이 지나치게 올라가는 것을 방지하는 데에 도움이 된다. 운동 중에 혈류량이 변화하는 것이 항상성 유지에 도움이 된다는 것을 다른 방법으로 설명할 수 있는가? 운동 중 기관에 흐르는 혈류량의 전형적인 변화를 그림에 나타내었다. 그림에서 붉은 색 바는 휴식 시의 혈류량을 나타내고, 파란 색 바는 운동 중 혈류량을 나타낸다.

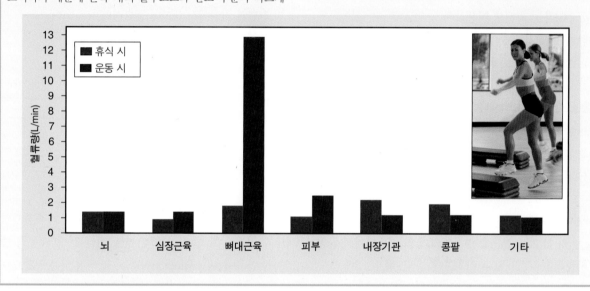

는데, 세동맥은 미세한 물질교환이 이루어지는 **모세혈관**(capillary)으로 혈액이 흘러들어가는 것을 조절한다. 모세혈관바탕(capillary bed)에서 혈액과 세포를 둘러싸고 있는 조직액 사이에 영양물질과 호흡가스의 교환이 이루어진다. 모세혈관바탕에서 혈액이 스며나와 **세정맥**(venule)으로 들어간다. 세정맥이 서로 합쳐지면서 점점 커져서 **정맥**(vein)이 된다. 정맥 중 가장 큰 것을 대정맥(vena cava)이라 하며, 위대정맥과 아래대정맥의 2개가 있다.

그림 12-4에서 설명하였듯이 동맥은 혈액을 심장에서 모세혈관쪽으로 운반하고, 정맥은 혈액을 모세혈관에서 심장쪽으로 운반한다. 그리고 모세혈관은 혈액을 세동맥에서 세정맥쪽으로 운반한다. 대동맥은 혈액을 왼심실에서 동맥쪽으로 내보내고, 대정맥은 신체를 순환한 혈액을 오른심방으로 되가져온다.

2.2. 혈관의 구조

동맥, 정맥, 모세혈관은 그 구조가 다르다. 동맥과 정맥은 3개의 막으로 되어 있다(그림 12-9).

가장 바깥에 있는 막을 **혈관바깥막**(tunica adventitia 또는 tunica externa)이라고 한다. 혈관바깥막은 결합조직섬유로 되어 있으며, 혈관벽을 강화하여 혈압 때문에 혈관이 터지지 않게 한다.

그림 12-9를 보면 혈관의 중간에 있는 막인 **혈관중간막**(tunica media)에는 민무늬근육조직이 있는데, 이 근육막은 정맥보다 동맥에서 훨씬 두껍다. 그 이유는 심실이 수축할 때 발생하는 높은 압력에 견디기 위해서는 동맥혈관에 더 두꺼운 민무늬근육조직이 있어야 하기 때문이다. 동맥에서는 혈관중간막이 혈압을 유지하고 혈액을 분배하는 데 결정적인 역할을 한다. 혈관중간막은 민무늬근육조직으로 되어 있으므로 자율신경계통의 지배를 받는다. 혈관

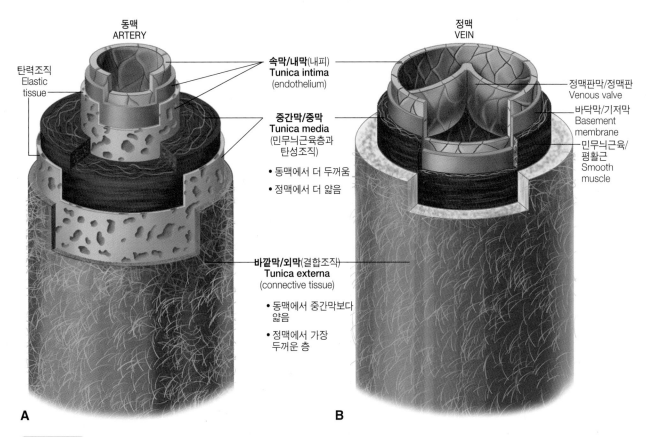

FIGURE 12-9 **동맥과 정맥.** A(동맥 그림)와 B(정맥 그림)를 보면 혈관을 이루는 세 개의 막, 즉 가장 바깥쪽에 있는 혈관바깥막, 근육층인 혈관중간막, 내피로 이루어진 혈관속막의 두께가 차이나는 것을 볼 수 있다. 혈관중간막과 바깥막의 두께는 정맥보다 동맥이 두껍고, 정맥에는 밸브가 있다는 것을 주의해서 본다.

중간막에는 탄성섬유조직으로 된 얇은 막도 들어 있다.

내피세포로 되어 있는 혈관의 안쪽막을 **혈관속막**(tunica intima)이라 하며, 이 막은 동맥과 정맥의 속막을 이룬다. 혈관속막은 **내피**(endothelium)라는 편평상피세포로 되어 있는 단층구조이며, 심장혈관계통 전체의 속면을 이룬다.

그림 12-9에서 볼 수 있는 것처럼 정맥에는 동맥에서는 볼 수 없는 독특한 구조가 있다. 정맥에는 역류를 방지하기 위한 일방판막(one-way valve)이 있다.

인간의 몸을 해부하면 동맥, 세동맥, 정맥, 세정맥만 볼 수 있고, 모세혈관은 너무 미세해서 볼 수 없다. 모세혈관의 가장 중요한 구조적 특성은 극도로 얇다는 것이다. 즉 모세혈관은 내피세포로 구성되어 있는 단 한 장의 납작한 막으로 되어 있다. 모세혈관의 벽은 다른 혈관들과 달리 혈관속막으로만 구성되어 있다. 그래서 글루코스, 산소, 노폐물과 같은 물질이 세포로부터 나오거나 세포로 들어갈

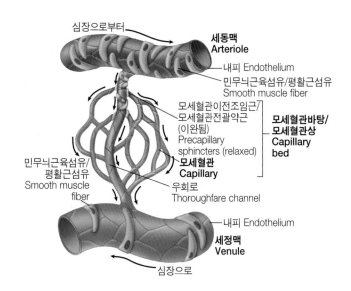

FIGURE 12-10 **모세혈관.** 모세혈관은 미세하고 벽이 아주 얇은 혈관으로, 세동맥과 세정맥을 연결하는 네트워크를 구성하고 있다. 모세혈관의 입구를 둘러싸고 있는 민무늬근육인 모세혈관이전조임근이 국지적인 혈류를 조절하는 밸브 역할을 한다.

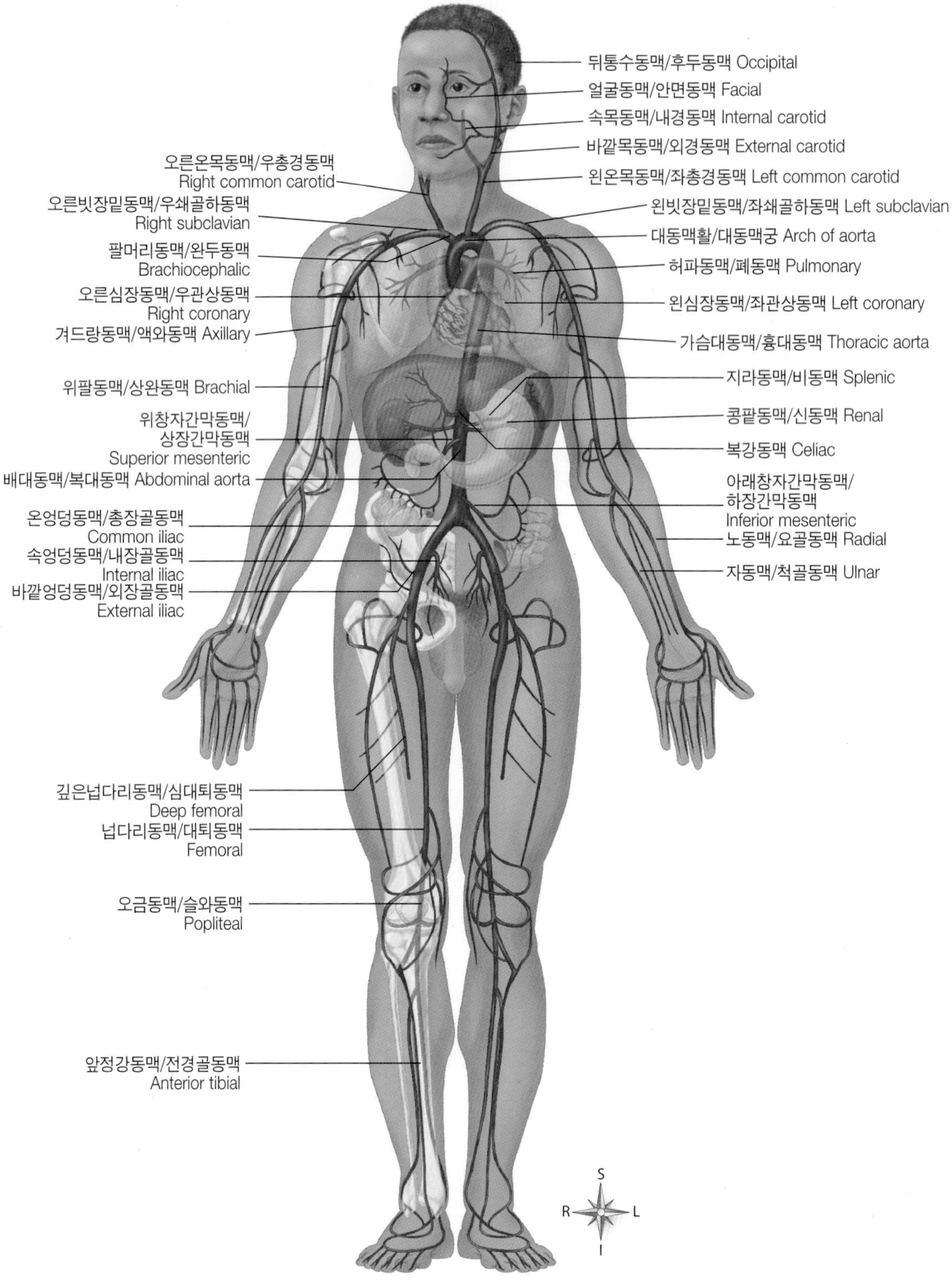

뒤통수동맥/후두동맥 Occipital
얼굴동맥/안면동맥 Facial
속목동맥/내경동맥 Internal carotid
바깥목동맥/외경동맥 External carotid
왼온목동맥/좌총경동맥 Left common carotid
오른온목동맥/우총경동맥 Right common carotid
왼빗장밑동맥/좌쇄골하동맥 Left subclavian
오른빗장밑동맥/우쇄골하동맥 Right subclavian
대동맥활/대동맥궁 Arch of aorta
팔머리동맥/완두동맥 Brachiocephalic
허파동맥/폐동맥 Pulmonary
오른심장동맥/우관상동맥 Right coronary
왼심장동맥/좌관상동맥 Left coronary
겨드랑동맥/액와동맥 Axillary
가슴대동맥/흉대동맥 Thoracic aorta
위팔동맥/상완동맥 Brachial
지라동맥/비동맥 Splenic
위창자간막동맥/ 상장간막동맥 Superior mesenteric
콩팥동맥/신동맥 Renal
배대동맥/복대동맥 Abdominal aorta
복강동맥 Celiac
온엉덩동맥/총장골동맥 Common iliac
아래창자간막동맥/ 하장간막동맥 Inferior mesenteric
속엉덩동맥/내장골동맥 Internal iliac
노동맥/요골동맥 Radial
바깥엉덩동맥/외장골동맥 External iliac
자동맥/척골동맥 Ulnar
깊은넙다리동맥/심대퇴동맥 Deep femoral
넙다리동맥/대퇴동맥 Femoral
오금동맥/슬와동맥 Popliteal
앞정강동맥/전경골동맥 Anterior tibial

FIGURE 12-11 신체의 주요 동맥

때 빠르게 통과할 수 있다.

　모세혈관이전조임근(precapillary sphincter, 모세혈관전
괄약근)이라는 민무늬근육세포가 모세혈관으로 들어가는
입구를 보호하고, 각 모세혈관에 얼마나 많은 양의 혈액을
들여보낼 것인지를 결정한다(그림 12-10).

2.3. 혈관의 기능

　동맥, 정맥, 모세혈관은 각각 다른 기능을 한다.

　동맥과 세동맥은 심장에서 나온 혈액을 전신에 있는
모세혈관으로 배분한다. 그밖에 혈관을 수축시키거나 이
완시켜서 동맥혈압을 정상으로 유지하는 데에도 도움을
준다.

　정맥과 세정맥은 모세혈관으로부터 혈액을 모아서 심
장으로 되돌려 보낸다. 그리고 정맥과 세정맥은 혈액 저장
소로서의 역할도 한다. 왜냐하면 정맥과 세정맥은 동맥보
다 낮은 압력하에서 혈액을 운반하기 때문에 많은 양의 혈
액을 수용할 수 있도록 확장될 수도 있고 적은 양만 남도
록 제한할 수도 있기 때문이다.

　모세혈관은 교환이 이루어지는 혈관이다. 예를 들어 글
루코스와 산소는 모세혈관의 혈액에서 나와서 사이질액
으로 들어간 다음 세포로 가고, 이산화탄소와 기타 노폐물
은 이와 반대로 세포에서 모세혈관으로 이동한다. 체액도

모세혈관의 혈액과 사이질액 사이에서 교환된다(제18장
참조).

　신체에 있는 주요 동맥의 이름에 대해서 공부하려면 그
림 12-11과 표 12-1을 보고, 주요 정맥의 이름에 대해서
공부하려면 그림 12-12와 표 12-2를 본다.

> ✓ **수행평가**
> 1. 신체에 있는 주요 혈관 두 가지는 무엇인가? 두 혈관은
>   어떠한 차이점이 있는가?
> 2. 큰 혈관의 3가지 막에 대해 설명할 수 있는가?
> 3. 모세혈관이란 무엇인가?

3. 혈액의 순환

3.1. 온몸순환과 허파순환

　혈액순환(blood circulation)이라는 단어는 말 그대로
닫힌 회로를 이루도록 배열된 혈관을 따라 혈액이 흐르는
것을 나타내는 용어이다.

　심장의 왼심실에서 나온 혈액이 신체의 모든 부분을 거
쳐서 심장의 오른심방으로 돌아오는 것을 **온몸순환**(systemic
circulation, 체순환)이라고 한다는 것을 앞에서 언급하였
다. 왼심실에서 대동맥 안으로 혈액을 펌프질하면 혈액은

TABLE 12-1

인체의 주요 동맥

동맥	공급조직	동맥	공급조직
머리와 목		**배(계속)**	
뒤통수동맥/후두동맥	머리와 목 뒷부분	위창자간막동맥/상장간막동맥	작은창자, 큰창자의 상반부
얼굴동맥/안면동맥	입, 인두, 얼굴	아래창자간막동맥/하장간막동맥	큰창자의 하반부
속목동맥/내경동맥	뇌척수막과 뇌 앞쪽		
바깥목동맥/외경동맥	목 표면, 얼굴, 눈, 후두	**팔**	
온목동맥/총경동맥	머리, 목	겨드랑동맥/액와동맥	겨드랑이
척추동맥	뇌, 뇌척수막	위팔동맥/상완동맥	팔
		노동맥/요골동맥	손의 가쪽부분
가슴		자동맥/척골동맥	손의 안쪽부분
왼빗장밑동맥/좌쇄골하동맥	왼쪽팔		
팔머리동맥/완두동맥	머리, 목, 팔	**다리**	
대동맥활/대동맥궁	머리 · 목 · 팔의 가지	속엉덩동맥/내장골동맥	골반의 내장, 생식기, 곧창자
심장동맥/관상동맥	심장근육	바깥엉덩동맥/외장골동맥	몸통아래쪽, 다리
		깊은넙다리동맥/심대퇴동맥	깊은넙다리근육
배		넙다리동맥/대퇴동맥	넙다리
복강동맥	위, 지라, 간	오금동맥/슬와동맥	무릎, 다리
지라동맥/비동맥	지라	앞 · 뒤정강동맥/전 · 후경골동맥	다리
콩팥동맥/신동맥	콩팥		

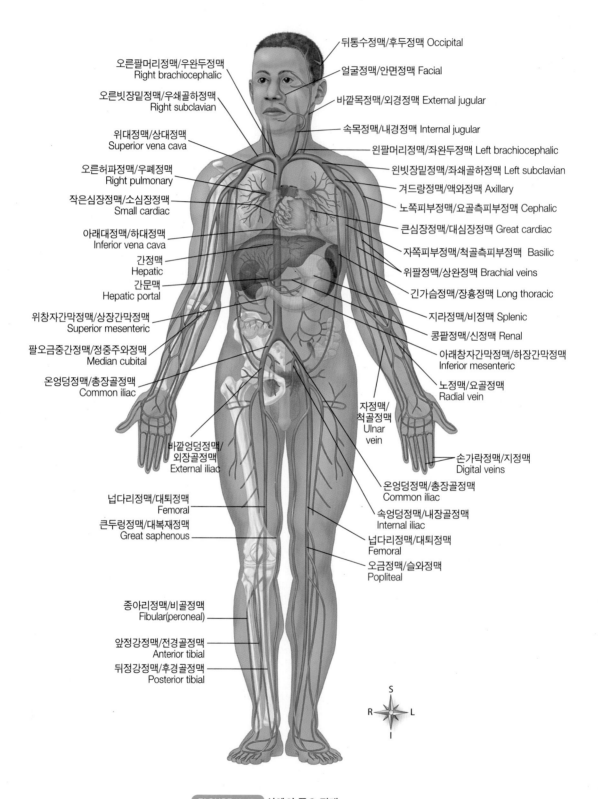

오른팔머리정맥/우완두정맥
Right brachiocephalic

오른빗장밑정맥/우쇄골하정맥
Right subclavian

위대정맥/상대정맥
Superior vena cava

오른허파정맥/우폐정맥
Right pulmonary

작은심장정맥/소심장정맥
Small cardiac

아래대정맥/하대정맥
Inferior vena cava

간정맥
Hepatic

간문맥
Hepatic portal

위창자간막정맥/상장간막정맥
Superior mesenteric

팔오금중간정맥/정중주와정맥
Median cubital

온엉덩정맥/총장골정맥
Common iliac

바깥엉덩정맥/
외장골정맥
External iliac

넙다리정맥/대퇴정맥
Femoral

큰두렁정맥/대복재정맥
Great saphenous

종아리정맥/비골정맥
Fibular(peroneal)

앞정강정맥/전경골정맥
Anterior tibial

뒤정강정맥/후경골정맥
Posterior tibial

뒤통수정맥/후두정맥 Occipital

얼굴정맥/안면정맥 Facial

바깥목정맥/외경정맥 External jugular

속목정맥/내경정맥 Internal jugular

왼팔머리정맥/좌완두정맥 Left brachiocephalic

왼빗장밑정맥/좌쇄골하정맥 Left subclavian

겨드랑정맥/액와정맥 Axillary

노쪽피부정맥/요골측피부정맥 Cephalic

큰심장정맥/대심장정맥 Great cardiac

자쪽피부정맥/척골측피부정맥 Basilic

위팔정맥/상완정맥 Brachial veins

긴가슴정맥/장흉정맥 Long thoracic

지라정맥/비정맥 Splenic

콩팥정맥/신정맥 Renal

아래창자간막정맥/하장간막정맥
Inferior mesenteric

노정맥/요골정맥
Radial vein

자정맥/
척골정맥
Ulnar
vein

손가락정맥/지정맥
Digital veins

온엉덩정맥/총장골정맥
Common iliac

속엉덩정맥/내장골정맥
Internal iliac

넙다리정맥/대퇴정맥
Femoral

오금정맥/슬와정맥
Popliteal

FIGURE 12-12 신체의 주요 정맥

TABLE 12-2

인체의 주요 정맥

정맥	배출조직	정맥	배출조직
머리와 목		**팔**	
얼굴 · 앞얼굴정맥/안면 · 전안면 정맥	앞위얼굴	노쪽피부정맥/요골측피부정맥	가쪽팔
바깥목정맥/외경정맥	머리와 목의 표면조직	겨드랑정맥/액와정맥	겨드랑이, 팔
속목정맥/내경정맥	뇌의 동굴	자쪽피부정맥/척골측피부정맥	안쪽팔
		팔오금중간정맥/정중주와정맥	노쪽피부정맥에서 팔오금중 간정맥으로
가슴		노정맥/요골정맥	가쪽아래팔
팔머리정맥/완두정맥	머리, 목, 팔	자정맥/척골정맥	안쪽아래팔
빗장밑정맥/쇄골하정맥	팔		
위대정맥/상대정맥	머리, 목, 팔	**다리**	
허파정맥/폐정맥	허파	바깥엉덩정맥/외장골정맥	다리
심장정맥	심장	속엉덩정맥/내장골정맥	골반의 내장
아래대정맥/하대정맥	하반신	넙다리정맥/대퇴정맥	넙다리
		큰두렁정맥/대복재정맥	다리
배		작은두렁정맥/소복재정맥	발
간정맥	간	오금정맥/슬와정맥	다리
긴가슴정맥/장흉정맥	배와 가슴의 근육	종아리정맥/비골정맥	발
간문맥	창자와 근처 내부기관	앞정강정맥/전경골정맥	깊은 앞쪽다리와 발등쪽
지라정맥/비정맥	지라	뒤정강정맥/후경골정맥	깊은 뒤쪽다리와 발바닥쪽
위창자간막정맥/상장간막정맥	작은창자와 주름창자 대부분		
아래창자간막정맥/하장간막정맥	내림주름창자, 곧은창자		

대동맥에서 동맥으로 흐르고, 동맥은 혈액을 몸 속에 있는 조직과 기관으로 운반한다. 그림 12-13에서 볼 수 있는 바와 같이 각 구조체 안에서 혈액이 동맥에서 세동맥으로, 그다음에는 모세혈관으로 이동하고, 모세혈관에서는 혈액과 세포 사이에 양방향으로 물질교환이 이루어진다. 그다음에는 혈액이 각 기관에 있는 모세혈관바탕에서 세정맥으로, 그리고 세정맥에서 정맥으로 흐르고, 최종적으로는 위 · 아래대정맥으로 흐른다. 위 · 아래대정맥은 정맥혈을 오른심방으로 되돌려 보낸다.

이 지점에서 시작점인 왼심실까지 완전히 되돌아가지 않고 혈액순환이 끊긴다. 왼심실로 가서 순환을 다시 시작하기 위해서는 앞에서 언급했던 **허파순환**(pulmonary circulation)이라는 경로를 돌아야 한다. 그림 12-13에서 정맥혈이 오른심방에서 오른심실로, 오른심실에서 허파동맥으로, 허파동맥에서 허파세동맥으로, 허파세동맥에서 허파모세혈관으로 이동하는 것을 눈여겨보라. 허파모세혈관에서 혈액과 공기 사이에 가스교환이 일어나서 전형적인 정맥혈의 짙은 파란색이 동맥혈의 붉은 색으로 바뀐다. 그다음에는 산소가 풍부한 혈액이 허파세정맥을 통해서 4개의 허파정맥 안으로 흘러서 심장의 왼심방으로 돌아온다. 혈액

은 왼심방에서 왼심실로 들어간 다음, 왼심실에서 다시 펌프되어 온몸순환을 통해 모든 신체부위로 다시 순환한다.

 허파순환과 온몸순환을 더 공부하려면 AnimationDirect로 들어갈 것

3.2. 간문맥순환

간문맥순환(hepatic portal circulation)은 간을 통과하는 혈류의 경로를 말한다. 지라, 위, 이자, 쓸개, 창자에서 오는 정맥은 다른 뱃속에 있는 기관에서 오는 정맥과는 달리 혈액을 아래대정맥에 쏟아붓지 않는다. 이 기관들로부터 오는 혈액은 간문맥정맥에 의해 간에서 걸러진다(그림 12-14). 그다음에 혈액은 간을 통과하여 정상적인 정맥 경로로 다시 들어가 심장으로 간다. 혈액이 간에서 나오는 정맥을 간정맥이라고 하고, 간정맥은 아래대정맥으로 흘러들어간다.

그림 12-13에서 볼 수 있는 바와 같이 대부분의 혈액은 동맥→세동맥→모세혈관→세정맥→정맥→심장으로 흐른다. 그러나 간문맥순환으로 우회하는 혈액은 그 경로를

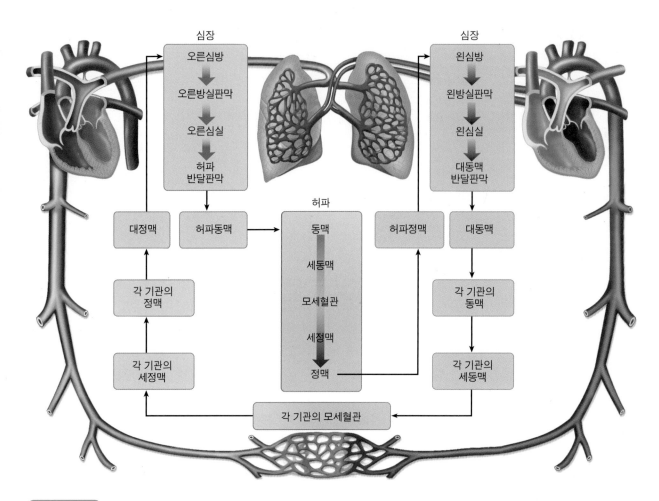

FIGURE 12-13 **심장혈관계통에서 혈액의 흐름도**. 혈액이 동맥을 통해서 심장을 떠난 다음 세동맥, 모세혈관, 세정맥, 정맥을 거쳐서 심장의 반대쪽으로 되돌아온다. 그림 12-14와 비교해서 보라.

따르지 않고, 대신 간에 있는 모세혈관바탕을 한 번 더 지난 다음 온몸순환으로 돌아가서 오른심방으로 되돌아간다. 그림 12-14에 있는 간문맥정맥은 두 개의 모세혈관바탕 사이에 위치하는데, 하나는 소화기관에 있고, 다른 하나는 간에 있다. 혈액이 간에 있는 모세혈관바탕에서 일단 나가면 온몸순환경로로 돌아가 심장의 오른심방으로 되돌아간다.

심장으로 되돌아가기 전에 간에 있는 모세혈관바탕을 한번 더 통과하는 정맥혈은 몇 가지 중요한 목적이 있다. 예를 들어 음식물로부터 영양분을 흡수하면 문맥(portal vein) 안에 있는 혈액은 정상보다 더 높은 농도의 글루코스를 함유하고 있다. 제10장의 그림 10-4에서 글루코스 수준이 정상보다 높으면 이자섬에서 인슐린 분비가 촉발된다는 내용을 설명한 것을 상기해보자. 인슐린의 영향을

받은 간세포는 글루코스의 초과분을 뽑아내서 글리코겐으로 저장한다. 그러므로 간에서 나가는 정맥혈은 글루코스 농도가 정상적이다. 간세포는 혈액 안에 있는 여러 가지 독성 물질을 제거하거나 독성을 없애는 역할도 한다. 간문맥계통은 항상성을 유지하는 데 "구조는 기능을 따른다."는 원리를 설명하는 훌륭한 예가 된다.

3.3. 태아순환

태아가 태어나기 전에는 혈액순환이 태어난 후와 다르게 이루어진다. 왜냐하면 태아는 산소와 영양분을 자신의 허파나 소화기관으로부터 공급받는 것이 아니라 엄마의 혈액으로부터 확보해야 하기 때문이다.

태아의 혈액과 엄마의 혈액 사이에 영양분과 산소를 교환하기 위해서는 태아의 특수한 혈관이 태아의 혈액을 태

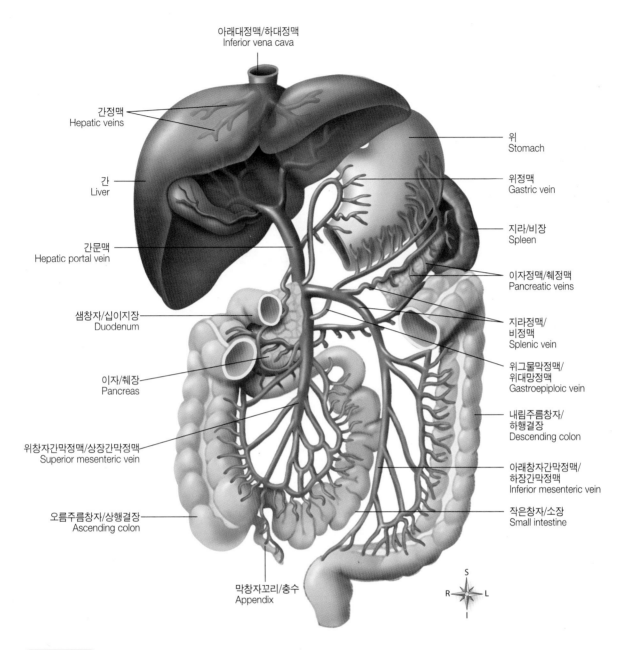

아래대정맥/하대정맥
Inferior vena cava

간정맥
Hepatic veins

간
Liver

간문맥
Hepatic portal vein

샘창자/십이지장
Duodenum

이자/췌장
Pancreas

위창자간막정맥/상장간막정맥
Superior mesenteric vein

오름주름창자/상행결장
Ascending colon

막창자꼬리/충수
Appendix

위
Stomach

위정맥
Gastric vein

지라/비장
Spleen

이자정맥/췌정맥
Pancreatic veins

지라정맥/
비정맥
Splenic vein

위그물막정맥/
위대망정맥
Gastroepiploic vein

내림주름창자/
하행결장
Descending colon

아래창자간막정맥/
하장간막정맥
Inferior mesenteric vein

작은창자/소장
Small intestine

S
R · L
I

FIGURE 12-14 간문맥순환. 매우 독특한 간문맥순환계통에서는 정맥이 2개의 모세혈관바탕 사이에 있다. 간문맥은 배에 위치한 내장기관 안에 있는 모세혈관으로부터 혈액을 수집하여 간 속으로 흘러들어간다. 간정맥은 혈액을 아래대정맥 안으로 되돌려 보낸다(이 그림에서 기관들은 비율에 맞추어서 그리지 않았다).

반(placenta)까지 운반하고, 태반에서 물질교환이 이루어진 다음에는 다시 태아의 몸으로 돌아가야 한다. 이러한 목적은 3개의 혈관(그림 12-15에서 **탯줄**의 일부로 나타남)에 의해 달성된다. 3개의 혈관 중에서 2개의 작은 혈관은 **탯줄동맥**(umbilical artery)이고, 하나의 큰 혈관은 **탯줄정맥**(umbilical vein)이다. 탯줄혈관에서 혈액의 이동이 언뜻 이상해 보일 수 있다. 탯줄정맥이 산소가 풍부한 혈액

을 운반하고, 탯줄동맥이 산소가 부족한 혈액을 운반하기 때문이다. 동맥은 혈액을 심장에서 멀리 운반하고, 정맥은 심장으로 운반하며, 그 혈관에 들어 있는 혈액의 산소수준과는 관계가 없다는 것을 다시 한 번 상기하기 바란다.

태아의 혈액순환에만 있는 또 다른 구조체는 **정맥관**(ductus venosus)이다. 그림 12-15에서 볼 수 있는 바와 같이 정맥관은 실제로는 탯줄정맥의 연장선이다. 정맥관

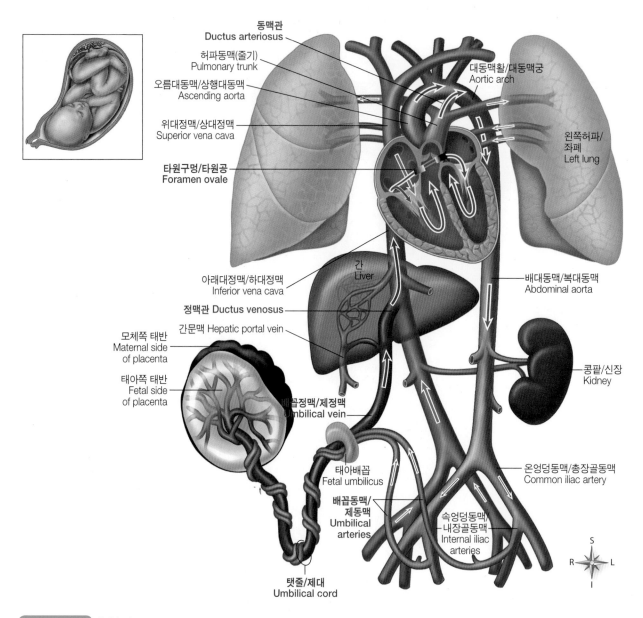

동맥관
Ductus arteriosus

허파동맥(줄기)
Pulmonary trunk

오름대동맥/상행대동맥
Ascending aorta

위대정맥/상대정맥
Superior vena cava

타원구멍/타원공
Foramen ovale

대동맥활/대동맥궁
Aortic arch

왼쪽허파/
좌폐
Left lung

아래대정맥/하대정맥
Inferior vena cava

간
Liver

정맥관 Ductus venosus

간문맥 Hepatic portal vein

모체쪽 태반
Maternal side
of placenta

태아쪽 태반
Fetal side
of placenta

배꼽정맥/제정맥
Umbilical vein

태아배꼽
Fetal umbilicus

배꼽동맥/
제동맥
Umbilical
arteries

배대동맥/복대동맥
Abdominal aorta

콩팥/신장
Kidney

온엉덩동맥/총장골동맥
Common iliac artery

속엉덩동맥/
내장골동맥
Internal iliac
arteries

탯줄/제대
Umbilical cord

S
R · L
I

FIGURE 12-15 태아순환

은 선로변환기(shunt) 역할을 해서 태반에서 되돌아오는 혈액의 대부분이 아직 덜 발달한 태아의 간을 통과하지 않고 우회해서 아래대정맥 안으로 직접 흘러가게 해준다.

태아에 있는 2개의 다른 구조체(타원구멍과 동맥관)는 태아의 혈관이 아직 덜 자란 태아의 허파를 우회해서 지나가게 해준다. **타원구멍**(foramen ovale ; 태아의 오른심방과 왼심방 사이에 나 있는 타원 모양 구멍)이 선로변환기 역할을 해서 혈액이 오른심방에서 왼심방으로 직접 흘러가게 하고, 동맥관이 대동맥과 허파동맥을 연결해준다.

아기가 태어나면 태아 때 갖고 있던 특수한 혈관(탯줄

동맥과 탯줄정맥)과 선로변환기 역할을 했던 구조체들의 기능을 비활성화시켜야 한다. 새로 태어난 아기가 처음으로 깊은 숨을 쉬면 심장혈관계통이 받는 압력이 증가하게 된다. 그러면 타원구멍이 닫히고, 배꼽혈관 · 정맥관 · 동맥관의 기능이 빠르게 쇠퇴된다.

☑ **수행평가**

1. 온몸순환과 허파순환의 차이점은 무엇인가?
2. 간문맥순환이란 무엇인가?
3. 태아의 순환과 성인의 순환의 차이점은 무엇인가?

4. 혈압

4.1. 혈압의 정의

혈압을 설명하는 좋은 방법 중 하나는 먼저 혈압에 대한 몇 가지 질문에 대하여 대답하는 것일 것이다. 혈압이란 무엇인가? 이름에서 알 수 있듯이 혈압은 혈액이 심장혈관계통을 따라 흐르도록 압력을 가하는 힘 또는 미는 힘이다.

혈압은 어디에 있는가? 모든 혈관에 있다. 그렇지만 동맥에서 가장 높고 정맥에서 가장 낮다. 혈관 내의 혈압에 따라 그래프를 그리면 그림 12-16과 같다. 그래프는 언덕처럼 생겼는데, 대동맥이 꼭대기에 있고 대정맥이 가장 밑에 있다. 이렇게 언덕처럼 생긴 혈압 그래프를 **혈압기울기**(blood pressure gradient)라고 한다.

좀 더 정확하게 말하면 혈압기울기는 두 혈압 사이의 차이이다. 그러므로 온몸순환계통의 전체 혈압기울기는 대동맥의 평균혈압과 대정맥이 끝나는점(오른심방과 대정맥이 만나는 점) 사이의 혈압차가 된다. 그림 12-16에서 대동맥의 평균혈압은 100mmHg이고, 대정맥이 끝나는 점의 혈압은 0mmHg이다. 그러므로 온몸순환의 혈압기울기는 100-0=100mmHg가 된다.

혈압이 어떤 역할을 하는지 이해하는 것이 왜 중요한가? 혈압기울기가 혈액의 흐름을 유지하는 데 중대한 역할을 하기 때문이다. 혈압기울기가 있어야 혈액이 흐를 수 있다. 거꾸로 말한다면 혈압기울기가 없으면 혈액이 순환하지 않는다. 예를 들어 동맥혈압이 세동맥의 혈압과 같아질 때까지 감소하게 되었다고 하자. 그러면 동맥과 세동맥 사이에 혈압기울기가 없을 것이고, 동맥에서 세동맥으로

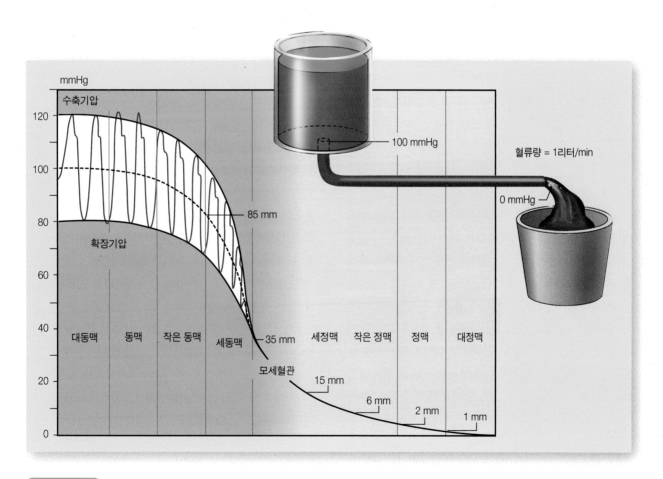

FIGURE 12-16 **혈압기울기.** 혈액은 혈압이 혈압언덕, 즉 혈압이 가장 높은 동맥에서 그보다 혈압이 낮은 세동맥으로, 그리고 혈압이 더 낮은 세동맥으로 가는 식으로 흐른다. 그래프 안에 있는 숫자는 혈압을 mmHg 단위로 측정한 것이다. 100mmHg에서 시작되는 점선은 심장혈관계통 각 부분에서의 평균혈압을 나타낸다.

혈액을 밀어낼 수 있는 힘이 없어진다. 즉 혈액의 순환이 정지되고 곧 죽음에 이르게 될 것이다. 그러므로 수술 중이나 기타 다른 상황에서 동맥 혈압이 급격하게 감소되는 것이 목격되면 즉시 응급조치를 취해서 상황을 반전시켜야 한다.

이러한 내용이 고혈압(고동맥혈압)이나 저혈압이 혈액순환에 나쁜 이유를 이해할 수 있는 시발점이 된다. **고혈압**(hypertension)이 나쁜 이유는 몇 가지가 있는데, 그 중 하나는 혈관이 터지는 원인이 될 수 있다는 것이다. 이것이 뇌에서 일어나면 뇌졸중이 된다. **저혈압**(hypotension)도 위험하기는 마찬가지이다. 동맥혈압이 너무 많이 떨어지면 혈액이 생명유지에 필요한 기관에 흐르지 않고 관류(perfusion ; 혈액이 혈관벽에서 스며나오는 것)가 발생할 것이다. 그러면 혈액순환이 멈추고 결국 죽게 된다. 심각한 출혈은 혈압을 급격하게 떨어뜨리기 때문에 이런 식으로 죽게 되는 것이다.

4.2. 혈압에 영향을 미치는 요인

혈압이 발생하는 원인은 무엇인가? 혈압을 변화시키는 요인은 무엇인가? 혈압을 변화시키는 요인인 혈액량, 심장의 수축력, 심박수, 혈액의 점도 등에 대하여 차례차례 설명할 것이다.

4.2.1. 혈액량

혈압이 생기는 직접적인 원인은 혈관 내에 있는 혈액량(blood volume)이다. 동맥혈관 안에 혈액의 양이 많을수록 동맥혈관벽에 더 많은 압력을 가하고, 동맥혈압이 더 높아진다.

반대로 동맥혈관 안에 혈액이 적을수록 혈압은 낮아질 것이다. 혈액량과 혈압의 이같은 관계를 잘 나타내주는 것이 출혈이다. 출혈은 혈액을 상당량 잃어버리는 것이다. 그래서 출혈이 발생하면 혈액의 양이 감소하고, 혈액의 양이 감소하면 혈압이 낮아진다. 실제로 출혈이 있을 때 가장 크게 나타나는 증상은 혈압이 급격하게 떨어지는 것이다. 또 다른 예는 고혈압을 치료할 때 소변 배출량을 늘려 체내 수분을 손실시키는 이뇨제를 자주 사용하는 것이다. 체내에서 수분을 잃게 되면 혈액량이 감소하고, 그러면 혈압이 낮아진다.

동맥 안에 있는 혈액량은 심장이 얼마나 많은 혈액을 동맥으로 펌프하는지와 동맥이 얼마나 많은 혈액을 세동맥으로 흘려보내는지에 따라 결정된다. 세동맥의 지름은 동맥이 세동맥으로 흘려보내는 혈액의 양을 결정짓는 데 중요한 역할을 한다.

4.2.2. 심장의 수축력

심장의 수축력과 심박수는 심박출량에 영향을 주고, 결과적으로 혈압에도 영향을 미친다. 왼심실이 1회 수축할 때마다 일정한 양의 혈액(1회박출량)을 대동맥과 다른 동맥으로 밀어넣는다. 수축하는 힘이 강할수록 더 많은 양의 혈액을 대동맥과 동맥으로 펌프한다. 반대로 수축하는 힘이 약할수록 적은 양의 혈액을 펌프한다.

왼심실이 한 번 수축할 때마다 70㎖의 혈액을 대동맥으로 펌프하고, 심장이 1분에 70회씩 뛴다고 하면, 1분에 약 4,900㎖의 혈액이 대동맥과 동맥으로 들어간다. 그러나 심박수는 그대로이지만 심장의 수축력이 약해져서 한 번에 50㎖의 혈액만 펌프한다면 1분에 약 3,500㎖의 혈액만이 대동맥과 동맥으로 들어가게 된다. 즉 분당 심박출량이 감소하면 동맥혈압이 낮아진다.

한 마디로 심장의 수축력이 혈압에 영향을 미친다. 수축력이 강하면 혈압이 높아지고, 수축력이 약하면 혈압이 낮아진다.

4.2.3. 심박수

심박수도 동맥혈압에 영향을 미친다. 심박수가 빨라지면 더 많은 양의 혈액이 대동맥으로 들어가고, 그러면 혈액량이 많아져서 결국 혈압이 증가하리라는 것을 짐작할 수 있을 것이다.

이러한 논리는 심박수가 증가하더라도 1회박출량이 감소하지 않을 때만 성립된다. 그러나 실제로는 심박수가 증가하면 왼심실이 빠르게 수축하기 때문에 왼심실 안에 혈액을 채울 수 있는 시간이 짧아지고, 1회박출량도 평소보다 감소하는 경우가 많다.

예를 들어 평소에 1회박출량이 70㎖, 심박수가 1분에 70회였던 것이 심박수가 100회로 증가하는 대신 1회박출량이 40㎖로 감소하였다고 하면, 평소의 분당심박출량은 4,900㎖였지만 심박수가 증가한 상태에서는 4,000㎖로 오히려 감소한다는 결론에 도달하게 된다. 즉 동맥혈관 내의 혈액량이 감소하였기 때문에 심박수가 증가했음에도 불구하고 혈압이 낮아지게 된다.

그렇다면 어떻게 일반화할 수 있겠는가? 심박수가 증가하면 혈압이 증가하고, 심박수가 감소하면 혈압이 감소한다고만 말할 수 있다. 그러나 심박수의 변화가 실제로 혈압에 비슷한 변화를 주는지의 여부는 1회박출량도 변화했는지, 그리고 어느 방향으로 변했는지에 따라 달라진다.

4.2.4. 혈액의 점도

혈압과 관련해서 생각해야 할 또 다른 요인으로 혈액의 점도가 있다. 혈액의 점도가 정상보다 낮아지면 혈압도 낮아진다. 예를 들어 출혈이 발생하면 사이질액이 혈액으로 들어가 혈액을 희석시켜서 혈액의 점도가 낮아지고, 혈액의 점도가 낮아지면 혈압도 낮아진다. 출혈 후에는 생리식염수보다는 전혈이나 혈장을 주사하는 것이 더 좋다. 왜냐하면 생리식염수는 점성이 있는 액체가 아니기 때문에 혈압을 정상적으로 유지할 수 없기 때문이다.

적혈구증가증(polycythemia)에 걸린 경우에는 적혈구의 수가 정상보다 많기 때문에 혈액의 점도가 증가하고, 그러면 혈압이 증가한다. 적혈구증가증은 고도가 높은 곳에서 작업할 때처럼 공기 중 산소 수준이 감소하여 인체

가 혈액이 산소를 끌어당기는 능력을 높이려고 할 때 발생할 수 있다.

4.2.5. 혈류 저항

혈류 저항을 변화시키는 모든 요인들은 국부적인 혈압기울기에 지대한 영향을 미치기 때문에 결국에는 혈류에도 지대한 영향을 미친다. **말초혈관저항**(peripheral resistance)이라는 용어는 혈관에서 혈액이 흐르는 것을 방해하는 힘을 말한다. 예를 들어 혈액의 점도는 혈관을 통해서 혈액이 흐르기 쉽게 또는 어렵게 만들기 때문에 말초혈관저항에 영향을 미친다.

말초혈관저항에 영향을 미치는 또 다른 요인은 혈관벽에 있는 근육의 긴장이다(그림 12-17). 혈관벽의 민무늬근육이 이완되면 말초혈관저항이 낮아지고, 혈압이 낮아지면 혈액이 혈압기울기가 낮은 쪽으로 쉽게 흘러갈 수 있다. 그러나 혈관벽의 근육이 수축하면 말초혈관저항이 증가하여 혈압이 높아진다. 그러면 혈압기울기가 감소하여 혈액이 혈관으로 쉽게 흐르지 못하게 될 것이다. 이처럼 혈압을 조절하여 결국에는 혈류를 조절할 목적으로 혈관벽에 있는 근육의 긴장을 조절하는 것을 **혈관운동메커니즘**(vasomotor mechanism)이라고 한다.

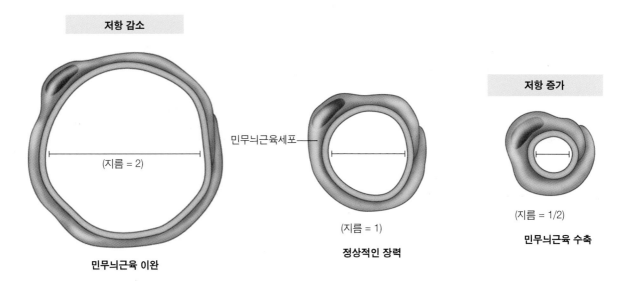

저항 감소

저항 증가

민무늬근육세포

(지름 = 2)

(지름 = 1)

(지름 = 1/2)

민무늬근육 이완

정상적인 장력

민무늬근육 수축

FIGURE 12-17 **혈관운동 메커니즘.** 동맥혈관의 벽에 있는 민무늬근육의 장력이 '혈관이 혈액의 흐름에 주는 저항'에 영향을 미친다. 근육이 이완되면 저항이 감소하고, 근육이 수축하면 저항이 증가한다.

4.3. 혈압의 변화

모든 사람의 혈압은 항상 일정하지 않다. 완전히 건강한 사람이라도 혈압이 계속해서 변한다. 예를 들어 격렬한 운동을 할 때는 혈압이 올라간다. 이렇게 혈압이 올라가는 것은 정상일 뿐만 아니라 잇점도 많다. 혈압이 올라가면 혈액순환을 증가시켜서 근육에 더 많은 혈액을 운반하고, 그러면 더 많은 산소와 영양분을 공급할 수 있기 때문에 더 많은 에너지를 생산할 수 있게 된다.

정상적인 동맥혈압은 120/80mmHg이다(수축기혈압 120mmHg, 확장기혈압 80mmHg). 그러나 정상 혈압은 개인차가 있고, 나이에 따라서도 변한다는 것을 기억해야 한다.

정맥혈압은 그림 12-16에서 보는 것처럼 큰 정맥에서는 매우 낮고 혈액이 대정맥을 나와 오른심방으로 들어갈 때는 거의 0으로까지 떨어진다. 오른심방 내에서의 정맥혈압을 **중심정맥압**(central venous pressure)이라고 한다. 중심정맥압은 큰 말초정맥의 혈압에 영향을 주기 때문에 중요하다. 심장이 강하게 박동하면 심방으로 들어온 혈액이 효율적으로 심실을 떠나기때문에 중심정맥압이 낮아진다. 그러나 심장이 약하면 중심정맥압이 올라가고, 그러면 오른심방으로 흘러들어가는 혈류의 속도가 느려진다. 그래서 심장기능상실 환자가 의자에 앉아서 쉬고 있을 때에도 정맥계통 안에 혈액을 저장하고 있기 때문에 바깥목정맥이 팽창되어 있는 경우가 많다.

정맥혈이 심장혈관회로를 통해서 오른심방으로 돌아가는 데에는 다음 5가지 메커니즘이 관여하고 있다.

1. 심장의 지속적인 박동(혈액을 심장혈관계통 전체로 펌프한다.)
2. 적절한 동맥혈압(혈액을 정맥으로 또는 정맥을 통해서 밀어낸다.)
3. 정맥의 반달판막(혈류가 한 방향(심장쪽)으로만 흐르게 한다.)
4. 뼈대근육의 수축(정맥을 쥐어짜서 일종의 펌프작용을 한다.)
5. 호흡 시 가슴속공간의 압력 변화(가슴에 있는 정맥에 일종의 펌프작용을 일으킨다.)

 Clinical Application

혈압의 측정

혈압계(sphygmomanometer)는 병원이나 가정에서 혈압을 측정할 때 많이 사용하는 장치이다. 전통적인 혈압계는 수은 (Hg)을 넣고 뒤집어놓은 튜브에 풍선처럼 공기가 들어가는 가압대(cuff)가 호스를 통해서 붙어 있다. 그림과 같이 피검자의 위팔에 가압대를 감는다. 동맥의 맥박소리를 듣기 위해서 청진기를 큰 동맥(그림에서는 위팔동맥)에 놓는다. 수동 펌프로 가압대에 공기를 채워서 압력을 높이면 수은주가 가장 높게 올라간다. 청진기로 소리를 들으면서 가압대의 출구를 열어서 공기의 압력을 서서히 낮춘다. 수은주로 측정되는 가압대의 압력이 **수축기압력**(systolic pressure)과 같아지면 코로트코프음(Korotkoff sound)이 갑자기 크게 들린다(보통 120mmHg 이하). 팔을 감고 있는 가압대의 공기압력이 계속해서 낮아지면 코로트코프음이 들리지 않게 되는데, 소리가 멈추는 순간 측정한 압력이 **확장기압력**(diastolic pressure)이다(보통 70~80mmHg). 혈압은 확장기압력 위에 수축기압력을 써서 120/80과 같이 표시한다. 마지막으로 측정값을 환자의 나이와 다양한 기타 요인을 고려한 기대값과 비교한다. 수은 혈압계를 수은주가 없는 장치로 교체한 것도 많지만 수축기혈압과 확장기혈압을 측정하는 것은 같다. 가정용 의료기구로 사용할 때는 환자가 자신의 혈압을 측정하는 방법을 배워야 한다.

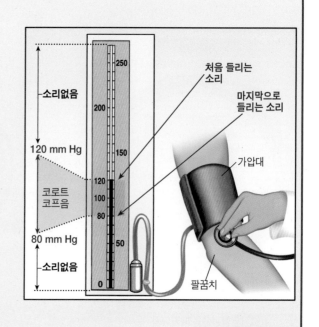

5. 맥박

맥박(pulse)을 느낄 수 있는 것은 동맥이 확장되었다가 원상태로 되돌아가는 것이 교대로 일어나기 때문이다. 맥박을 느끼려면 (즉 진맥하려면) 인체 표면 가까이 있고 뼈와 같은 단단한 받침 위에 있는 동맥에 손가락끝을 올려 놓아야 한다. 맥박은 상당한 가치가 있는 의학적 신호이다. 예를 들어 맥박은 심박수, 심장의 수축력, 심장박동의 리듬성 등에 대한 정보를 제공한다. 또한 맥박은 위험성이나 불편함이 거의 없이 쉽게 측정할 수 있다.

9개의 중요한 진맥점이 있는데, 진맥점의 이름은 맥박이 느껴지는 동맥의 이름에 따라 붙인다. 그림 12-18과 자신의 몸에서 진맥점을 찾아보기 바란다.

머리와 목의 양쪽에 있는 3개의 진맥점은 귀 앞에 있는 얕은관자동맥(superficial temporal artery), 목빗근 가장자리 앞쪽을 따라 목에 있는 온목동맥(common carotid artery), 입꼬리 아래 아래턱뼈 모서리 밑에 있는 얼굴동맥(facial artery)이다.

팔에 있는 3개의 진맥점은 겨드랑동맥(axillary artery), 위팔두갈래근 안쪽 가에 있는 위팔동맥(brachial artery), 손목에 있는 노동맥(radial artery)이다. 노동맥은 인체에서 가장 접근하기 쉽고 자주 언급되는 진맥점이다.

다리에 있는 3개의 진맥점은 샅굴부위에 있는 넙다리동맥(femoral artery), 무릎 뒤 바로 근처에 있는 오금동맥(popliteal artery), 발목관절의 굽혀진 부분 바로 밑 발의 앞쪽면에 있는 발등동맥(dorsalis pedis artery)이다.

✔ **수행평가**

1. 혈압기울기로 혈류를 어떻게 설명하는가?
2. 혈압에 영향을 미치는 4가지 요인은 무엇인가?
3. 사람의 혈압은 항상 일정하게 유지되는가?
4. 인체에서 맥박을 느낄 수 있는 부위는 어디에 있는가?

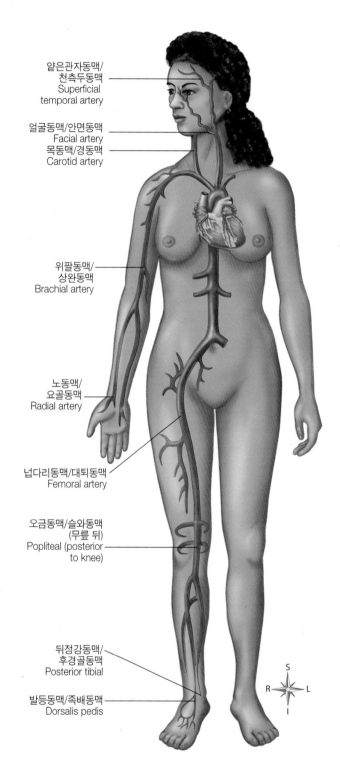

얕은관자동맥/
천측두동맥
Superficial
temporal artery

얼굴동맥/안면동맥
Facial artery
목동맥/경동맥
Carotid artery

위팔동맥/
상완동맥
Brachial artery

노동맥/
요골동맥
Radial artery

넙다리동맥/대퇴동맥
Femoral artery

오금동맥/슬와동맥
(무릎 뒤)
Popliteal (posterior
to knee)

뒤정강동맥/
후경골동맥
Posterior tibial

발등동맥/족배동맥
Dorsalis pedis

FIGURE 12-18 **진맥점**. 진맥점의 이름은 관련이 있는 동맥의 이름에 따라서 붙여진다.

Science Application

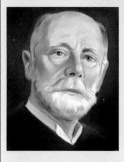

심장학
Willem Einthoven (1860-1927)

　　심장에 대하여 연구하고 치료하는 학문인 심장학(cardiology)은 네덜란드의 생리학자인 Willen Einthoven과 그가 1903에 발명한 현대적인 근전도계에 크게 힘입어서 발전하였다. Einthoven의 가장 중요한 업적은 19세기의 조잡한 기계들보다 훨씬 민감하게 ECG를 기록할 수 있는 장치를 발명한 것이다. 그 후에 그는 영국인 의사 Lewis Thomas의 도움을 받아서 P, Q, R, S, T파를 증명하여 이름을 붙였으며, 이 파동들이 심장의 전기활동을 정확하게 기록한 것이라는 사실을 증명하였다(그림 12-7). 1905년에는 환자가 전화를 통해 ECG데이터를 실험실로 보낼 수 있는 원격측정 방법도 발명하였다.

　　그의 ECG에 대한 상세한 연구 덕택으로 심장의학이 전에 없이 발전하게 되었다. 실제로 그가 발명한 것들을 신경임펄스 연구에 응용함으로써 신경과학 연구의 돌파구를 찾게 되었다.

　　오늘날 심장학자들은 아직도 심장 장애를 진단할 때에는 Einthoven의 발명품을 현대식으로 만들어 사용하고 있다. 물론 생체공학자들은 ECG장비를 더 정확하게 발전시키고 심장의 기능을 모니터할 수 있는 장비를 발명하기 위해 계속 노력하고 있다. 실제로 공학자들과 디자이너들은 심장학자와 공동으로 연구하여 인공심장판막, 인공심장페이스메이커, 인공심장 등을 개발하였다. 심장학에서 사용되는 이러한 의료장비와 일반적으로 사용되는 의료장비들은 많은 기술자들이 더 좋게 만들려고 노력을 계속한 결과이다.

단원요약

1. 심장
A. 심장의 위치, 크기, 자리
　1. 가슴세로칸에 위치한 삼각형의 기관으로, 전체 질량의 2/3는 신체 중심선의 왼쪽에 있고, 나머지 1/3은 오른쪽에 있다. 아래쪽 끝은 가로막 위에 있고, 크기와 모양은 꽉 쥔 주먹과 비슷하다(그림 12-1).
　2. 심폐소생술(CPR) : 심장은 앞쪽의 복장뼈와 뒤쪽의 등뼈 사이에 위치한다. 그래서 심장을 리드미컬하게 압박하면 심장마비가 된 동안에도 혈액이 흐르게 할 수 있다. 인공호흡과 병행해서 실시하면 목숨을 구할 수도 있다.

B. 구조
　1. 심장 속의 공간들(그림 12-2)
　　a. 위에 있는 2개의 공간은 받아들이는 공간으로 심방이라 하고, 왼심방과 오른심방이 있다.
　　b. 아래쪽에 있는 2개의 공간은 배출하는 공간으로 심실이라 하고, 왼심실과 오른심실이 있다.
　　c. 심장에 있는 공간의 벽은 심장근육조직(myocardium)으로 되어 있다.
　　d. 심장속막 : 심장 속 공간의 미끌미끌한 속벽으로, 이 부위에 염증이 생긴 것을 심장속막염(endocarditis)이라고 한다.
　2. 심장막(심장을 싸고 있는 주머니)
　　a. 심장막은 2개의 층으로 되어 있는 섬유주머니로, 두 층 사이에는 윤활공간이 있다.

　　b. 안쪽에 있는 층을 심장바깥막 또는 내장심장막이라고 한다.
　　c. 바깥쪽에 있는 층을 벽쪽심장막이라고 한다.
　3. 심장의 활동
　　a. 심장이 수축하는 것을 수축(systole)이라고 한다.
　　b. 심장이 이완되는 것을 확장(diastole)이라고 한다.
　4. 심장판막(그림 12-3)
　　a. 심장의 판막은 혈액이 심장을 통해서 계속 흐르게 하고 역류하는 것을 방지한다.
　　b. 심장의 판막은 2개의 방실판막과 2개의 반달판막이 있다.
　　　(1) 삼첨판막 : 오른심방에서 오른심실로 들어가는 입구에 있다.
　　　(2) 이첨판막(왼심방심실판막) : 왼심방에서 왼심실로 들어가는 입구에 있다.
　　　(3) 허파반달판막 : 허파동맥이 시작되는 지점에 있다.
　　　(4) 대동맥반달판막 : 대동맥이 시작되는 지점에 있다.

C. 심장의 소리
　1. 심장의 주기마다 럽과 덥이라는 2종류의 서로 다른 소리가 들린다.
　2. 첫 번째 소리인 럽은 심실이 수축하는 동안 방실판막이 막혀서 진동하는 소리이다.

3. 두 번째 소리인 덥은 심실이 확장하는 동안 반달판막이 막혀서 나는 소리이다.

D. 심장 속에서의 혈류(그림 12-4)

1. 심장은 2개의 서로 다른 펌프작용을 하는데, 오른심방과 오른심실이 하는 기능과 왼심방과 왼심실이 하는 기능은 서로 다르다.

2. 혈류의 순서 : 정맥혈이 위·아래대정맥을 통해서 오른심방으로 들어온다→삼첨판막을 통해서 오른심방으로 간다→허파반달판막을 통해서 허파동맥으로 간다→허파→허파에서 허파정맥을 통해 왼심방으로 간다→이첨판막을 통해서 왼심실로 간다→대동맥반달판막을 통해서 대동맥으로 간다→온몸으로 퍼진다.

E. 심장근육에 대한 혈액 공급

1. 심장근육에 영양분과 산소를 공급하는 혈액은 왼·오른심장동맥을 통해서 흐른다(그림 12-5). 이러한 혈액의 순환을 심장순환이라고 한다.

2. 심장동맥을 통해서 혈액이 흐르지 못하는 것을 심근경색증(myocardial infarction) 또는 심장마비라고 한다.

3. 가슴조임증(angina pectoris)는 심장에 충분한 산소공급이 이루어지지 않아 발생하는 가슴의 통증이다.

4. 심장동맥두름길수술(coronary bypass surgery)은 심장동맥이 막힌 곳을 우회하기 위해서 신체의 다른 부위에서 정맥을 채취하여 이용한다(그림 12-6).

F. 심장의 주기

1. 심장박동은 규칙적이고 리드미컬하다. 심장박동이 한 번 완성되는 것을 심장주기라고 하며, 평균 12회/분이다.

2. 심장주기는 보통 0.8초 정도이며, 수축기와 확장기로 나누어진다.

3. 1회박출량은 심장이 한 번 박동할 때마다 심실 하나에서 뿜겨져 나오는 혈액의 양이다.

4. 심박출량은 1분 동안 하나의 심실에서 박출하는 혈액량으로, 휴식 시 평균 5ℓ /분이다.

G. 심장의 전도계통(그림 12-7)

1. 사이판이 심장의 근육섬유들을 전기적으로 하나의 단위로 묶어주기 때문에 심장근육의 섬유들은 임펄스를 받아서 거의 동시에 수축할 수 있게 된다.

2. 특수한 전도계통 구조체들이 임펄스를 만들어 보냄으로써 심장이 수축한다.

a. 동굴심방결절(페이스메이커) : 위대정맥의 출구 근처 오른심방의 벽에 있다.

b. 방실결절 : 심방사이막(interatrial septum ; 왼심방과 오른심방 사이에 있는 막)의 아랫부분 오른심방 안에 있다.

c. 방실다발(히스다발) : 심실사이막 안에 있다.

d. 푸르킨예섬유 : 심실의 벽 안에 있다.

H. 심전도(그림 12-8)

1. 심장의 전도계통을 통해서 흐르고 있는 미세한 전기임펄스를 체표면에서 잡아낸 다음 심전도계라는 기계를 이용해서 눈으로 볼 수 있도록 변환시키는 것

2. 전기 신호를 눈으로 볼 수 있는 궤적으로 나타낸 것을 심전도(ECG)라고 한다.

3. 정상적인 ECG에는 3개의 파동이 있다.

a. P파 : 심방의 분극과 관련이 있다.

b. QRS파 : 심실의 분극과 관련이 있다.

c. T파 : 심실의 재분극과 관련이 있다.

2. 혈관

A. 종류

1. 동맥 : 혈액을 심장에서 모세혈관쪽으로 운반한다.

2. 정맥 : 혈액을 모세혈관에서 심장쪽으로 운반한다.

3. 모세혈관 : 혈액을 세동맥에서 세정맥쪽으로 운반한다.

B. 구조(그림 12-9)

1. 동맥

a. 혈관속막 : 내피세포로 구성된 가장 안쪽 층

b. 혈관중간막 : 민무늬근육과 약간의 탄성섬유로 거성되어 있는 중간층으로, 정맥보다 동맥의 혈관중간막이 더 두껍다. 혈압을 조절하는 데 중요한 역할을 한다.

c. 혈관바깥막 : 섬유탄성결합조직으로 이루어진 얇은 층

2. 모세혈관 : 속막이라는 단 한 개의 층으로 이루어진 미세한 혈관

3. 정맥

a. 혈관속막 : 가장 안쪽에 있는 층으로, 판막에 의해 피가 역류하는 것이 방지된다.

b. 혈관중간막 : 민무늬근육으로 구성된 층으로, 동맥보다 정맥에서 얇다.

c. 혈관바깥막 : 많은 정맥에 있는 두꺼운 섬유탄성결합조직층

C. 기능
   1. 동맥 : 영양분과 가스 등을 높은 압력 하에서 이동하는 혈액을 통해서 배분하고, 동맥혈압을 유지하는 것을 돕는다.
   2. 모세혈관 : 영양분, 노폐물, 액체를 교환하는 교환혈관으로서의 역할을 한다.
   3. 정맥 : 심장으로 돌려보낼 혈액을 모으며, 혈압이 낮은 혈관이다.
D. 주요 동맥의 이름 : 그림 12-11과 표 12-1 참조
E. 주요 정맥의 이름 : 그림 12-12와 표 12-2 참조

3. 혈액의 순환
A. 온몸순환과 허파순환
   1. 혈액의 순환 : 완전한 회로를 이루도록 배열되어 있는 혈관을 통해서 혈액이 흐르는 것을 말한다(그림 12-13).
   2. 온몸순환
      a. 혈액을 전신으로 운반한다.
      b. 경로 : 왼심실→대동맥→동맥→세동맥→모세혈관→모세정맥→정맥→대정맥→오른심실
   3. 허파순환
      a. 혈액을 심장에서 허파로, 허파에서 심장으로 운반한다.
      b. 동맥이 산소가 부족한 혈액을 허파로 이동시키면 허파에서 가스교환이 이루어진다.
      c. 경로 : 오른심실→허파동맥→허파→허파정맥→왼심방
B. 특수한 혈액순환
   1. 간문맥순환(그림 12-14)
      a. 간을 통과하는 유일한 혈액 경로이다.
      b. 간문맥정맥이 2개의 모세혈관바탕 사이에 있다.
      c. 혈액글루코스 수준의 항상성을 유지하는 것을 돕는다.
   2. 태아순환(그림 12-15)
      a. 태아가 태어나기 전에 엄마 뱃속에 있을 때 이루어지는 혈액순환을 말한다.
      b. 엄마의 혈액으로부터 산소와 영양분을 효율적으로 확보하기 위해서는 혈액순환을 수정할 필요가 있다.

   c. 태반, 탯줄동맥, 탯줄정맥, 정맥관, 동맥관, 타원구멍과 같은 독특한 구조체가 있다.

4. 혈압
A. 혈압의 정의 : 혈관 내에 있는 혈액이 힘을 주거나 미는 것
   1. 동맥에서 가장 높고 정맥에서 가장 낮다(그림 12-16).
   2. 액체는 압력이 높은 곳에서 낮은 곳으로만 흐를 수 있는데, 혈압기울기에 의해 혈액이 순환한다.
B. 혈압에 영향을 미치는 요인
   1. 혈액량 : 혈액의 양이 많을수록 더 높은 혈압이 혈관벽에 작용한다.
   2. 심장의 수축력 : 심박출량에 영향을 미친다. 심장이 강하게 수축하면 혈압이 올라가고, 약하게 수축하면 혈압이 내려간다.
   3. 심박수 : 심박수가 증가하면 혈압이 증가하고, 심박수가 감소하면 혈압이 내려간다(단 1회박출량에 변화가 없을 때)
   4. 혈액의 점도 : 혈액의 점도가 정상보다 낮으면 혈압이 내려가고, 정상보다 높으면 혈압이 올라간다.
   5. 혈류에 대한 저항(말초저항) : 혈관운동 메커니즘을 포함해서 여러 가지 요인의 영향을 받는다.
C. 혈압의 변동
   1. 혈압은 정상 범위 내에서 변한다.
   2. 정상적인 평균 동맥혈압은 120/80mmHg이다.
   3. 오른심실 내에서의 정맥혈압을 중심정맥압이라고 한다.
   4. 정맥에서 심장으로 되돌아가는 정맥은 다음과 같은 5가지 메커니즘에 따라서 달라진다. ① 힘차게 박동하는 심장, ② 적절한 동맥혈압, ③ 정맥에 있는 판막, ④ 뼈대근육이 수축할 때 발생하는 펌프작용, ⑤ 숨을 쉴 때 생기는 가슴속공간의 압력 변화

5. 맥박
A. 정의 : 혈관벽이 확장되었다가 원상태로 돌아가는 것을 반복하는 것
B. 동맥의 이름을 따라 붙인 9개의 주요 진맥점에서 맥박을 느낄 수 있다(그림 12-18 참조).

용어정리

angina pectoris
aorta
apex
arteriole
artery
atrioventricular (AV) bundle (of His)
atrioventricular (AV) node
atrioventricular (AV) valve
atrium (pl. atria)
bicuspid valve (mitral valve)
blood pressure gradient
capillary
cardiac cycle
cardiac output
cardiac vein
cardiopulmonary resuscitation (CPR)
cardiovascular system

central venous pressure
chordae tendineae
coronary artery
coronary bypass surgery
coronary circulation
coronary sinus
depolarization
diastole
diastolic pressure
ductus arteriosus
ductus venosus
electrocardiogram (ECG or EKG)
electrocardiograph
embolism
endocarditis
endocardium
endothelium
epicardium (visceral pericardium)
foramen ovale
hepatic portal

circulation hypertension (HTN)
mitral valve
myocardial infarction(MI)
myocardium
P wave
pericarditis
pericardium (parietal and visceral)
peripheral resistance
placenta
precapillary sphincter
pulmonary artery
pulmonary circulation
pulmonary vein
pulse
Purkinje fiber
QRS complex
repolarization
semilunar (SL) valve
sinoatrial node (pacemaker)

sphygmomanometer
stroke volume
systemic circulation
systole
systolic pressure
T wave
thrombus
tricuspid valve
tunica externa
tunica intima
tunica media
umbilical artery
umbilical cord
umbilical vein
vasomotor mechanism
vein
vena cava (superior and inferior)
ventricle
venule

복습문제

1. 심장의 크기, 위치, 모양 등을 설명하시오.
2. 심장에 있는 4개의 공간의 이름은 무엇인가?
3. 심장근육과 심장속막을 설명하시오.
4. 심장막에 있는 2개의 층을 설명하시오. 심장막액의 역할은 무엇인가?
5. 수축기와 확장기를 정의하시오.
6. 심장판막 4개의 이름을 쓰고 위치를 설명하시오.
7. 위대정맥에서 대동맥까지 혈액의 경로를 말하시오.
8. 가슴조임증이란 무엇인가?
9. 1회박출량과 심박출량의 차이를 설명하시오.
10. 심장의 전도계통에 있는 구조체의 이름과 경로를 설명하시오.
11. 체내에 있는 혈관의 종류를 설명하시오.
12. 동맥과 정맥을 이루는 3개의 조직층을 설명하시오.
13. 온몸순환과 허파순환을 설명하시오.
14. 혈압에 영향을 미치는 4가지 요인을 설명하시오.

15. 정맥혈이 오른심방으로 이동하는 것을 유지하는 데 작용하는 5가지 메커니즘을 설명하시오.
16. 진맥점 4개의 위치를 설명하시오.

탐구문제

17. ECG와 심장에서 일어나는 일이 어떤 관련이 있는지 설명하시오.
18. 간문맥순환을 설명하시오. 간문맥순환이 온몸순환과 다른 점이 무엇이고, 간문맥순환으로 얻을 수 있는 잇점이 무엇인지 설명하시오.
19. 정상적인 출생 후의 순환과 태아순환의 차이점을 설명하시오. 태아의 환경을 기초로 해서 이러한 차이점이 태아순환에 더 효율적인 이유를 설명하시오.
20. 대동맥과 오른심방 사이에 혈압차가 반드시 있어야 하는 이유를 설명하시오.

시험문제

1. 심장에 있는 공간 중에서 더 두꺼운 것을 _____ 이라 하고, 배출실이라고도 한다.

2. 심장에 있는 공간 중에서 더 얇은 것을 _____이라 하고, 수납실이라고도 한다.

3. 심장에 있는 근육조직을 _____이라고 한다.

4. 심실을 오른심실과 왼심실로 나누는 막을 _____이라고 한다.

5. 심장에 있는 공간의 속벽을 이루고 있는 얇은 조직층을 _____이라고 한다.

6. 내장심장막을 _____라고도 한다.

7. 심장이 수축하는 것을 _____이라고 한다(영어).

8. 심장이 이완되는 것을 _____이라고 한다(영어).

9. 오른심방과 오른심실 사이에 있는 판막을 _____이라고 한다.

10. 심장이 한 번 박동하는 동안에 각 심실에서 박출되는 혈액의 양을 _____이라고 한다.

11. _____은 심장의 페이스메이커이다.

12. _____는 방실섬유가 연장된 것으로, 심실 수축의 원인이 된다.

13. 심실이 탈분극되면 ECG에는 _____가 나타난다.

14. 심방이 탈분극되면 ECG에는 _____가 나타난다.

15. 혈액을 심장으로 운반하는 혈관을 _____이라고 한다.

16. 혈액을 심장에서 먼쪽으로 운반하는 혈관을 _____이라고 한다.

17. _____은 미세한 혈관으로, 그 안에서 혈액과 조직 사이에 _____이 이루어진다.

18. 동맥에 있는 조직층 중에서 가장 안쪽에 있는 것을 _____이라고 한다.

19. 동맥에 있는 조직층 중에서 가장 바깥쪽에 있는 것을 _____이라고 한다.

20. 혈액이 전신으로 이동하는 것을 _____이라고 하고, 허파로 이동하는 것을 _____이라고 한다.

21. 태아순환에서 대부분의 혈액을 허파에서 우회시키는 구조체는 _____과 _____이다.

22. 혈압에 영향을 미치는 요인에는 혈액량, 심장의 수축력, _____, _____이 있다.

23. 다음에 있는 구조체들을 혈액이 심장에서 출발하여 이동하는 순서대로 1에서 10까지 번호를 적어라.

    a. _____ 왼심방
    b. _____ 삼첨판막
    c. _____ 오른심실
    d. _____ 허파정맥
    e. _____ 대동맥반달판막
    f. _____ 왼심실판막(사이막)
    g. _____ 왼심실
    h. _____ 허파동맥
    i. _____ 오른심방
    j. _____ 허파반달판막

학습목표

이 단원을 공부하고 나면 다음과 같은 것을 할 수 있어야 한다.

1. 림프계통의 일반적인 기능을 설명하고, 림프계통의 주요 구조체를 나열할 수 있다.
2. 비특이면역과 특이면역, 자연면역과 인공면역, 능동면역과 수동면역을 비교하여 설명할 수 있다.
3. 면역계통분자의 주요 형태를 설명하고, 항체와 도움체단백질이 어떻게 작용하는지 알 수 있다.
4. B세포와 T세포의 발달과 기능을 설명하고 대조할 수 있다.
5. 체액면역과 세포면역을 비교하고 대조할 수 있다.

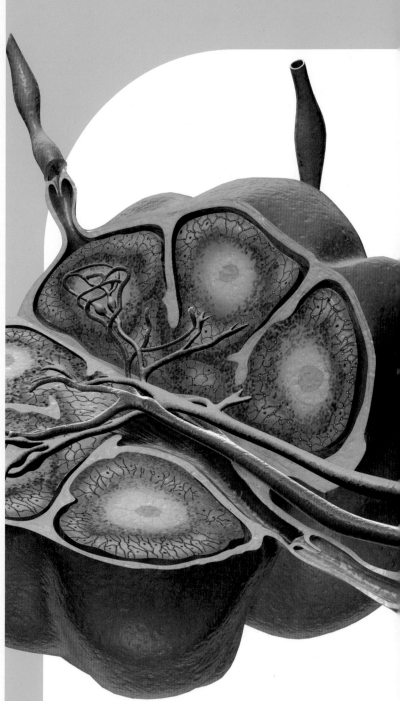

림프계통과 면역 13

모든 사람들은 적대적이고 위험한 환경에서 살아가고 있다. 우리는 날마다 해로운 독성 물질, 병을 일으키는 박테리아나 바이러스, 암을 유발시키는 침입자로 돌변한 우리 자신의 세포 등과 마주친다. 다행히도 우리는 방어메커니즘이라는 놀라운 장치 덕분에 엄청나게 많은 생물학적 적들로부터 보호받고 있다. 우리를 적으로부터 보호해주는 안전 네트워크를 **면역계통**(immune system)이라고 한다.

면역계통에는 특별한 구조체, 즉 림프기관이 있고, 우리를 감염과 질병으로부터 보호해주는 특별한 기능을 가지고 있는 세포와 분자가 있다. 이 단원은 림프계통의 개관에서부터 시작한 다음 체액평형을 유지하도록 돕는 관, 내부환경을 방어할 수 있도록 돕는 림프조직에 대하여 공부할 것이다.

그다음에는 면역계통의 기본 원리, 고도로 특수화된 세포와 분자들이 질병에 대하여 효율적이고 특별한 저항력을 갖게 하는 방법에 대하여 공부할 것이다.

1. 림프계통

1.1. 림프와 림프관

체세포 주위에 있는 체액을 일정하게 유지하려면 수많은 항상성 메커니즘이 총체적으로 작용해서 변화하는 환경에 효율적으로 반응해야 한다. 제12장에서 심장혈관계통이 세포가 필요로 하는 물질을 운반하고, 세포의 대사과정에서 생긴 노폐물을 제거하는 데 결정적인 역할을 한다는 것을 공부하였다. 이러한 혈액과 체액 사이의 물질교환은 모세혈관바탕에서 이루어진다. 과잉 체액과 단백질분자와 같이 모세혈관벽을 통과해서 혈액으로 돌아갈

학습요령

림프계통과 면역을 좀 더 효율적으로 공부할 수 있도록 하기 위해서 다음과 같은 조언을 한다.

1. 제13장을 시작하기 전에 제4장에 있는 림프계통의 개요를 복습하라.
2. 림프계통은 신체의 배수시설(drainage system)이다. 모세혈관에서 혈장이 밀려나와서 조직세포를 적신다. 이 액체는 박테리아와 세포 찌꺼기를 싣고 림프계통에 있는 모세혈관의 열려 있는 구멍으로 들어간다. 그러면 이 액체를 림프액이라고 부른다. 림프액은 림프절로 운반되어서 여과되어 깨끗해진 다음 관 안으로 운반되어서 혈액으로 돌아간다. 림프계통을 공부하는 동안 이 과정을 꼭 기억해두기 바란다.
3. 림프계통은 5~6개의 특별한 기관으로 구성되어 있다. 각 기관의 이름, 위치, 기능을 플래시 카드에 기록해두면 공부하는 데에 도움이 될 것이다.
4. 면역계통은 기능에 따라서 비특이면역과 특이면역으로 나눈다. 면역의 기능 방식에 따른 분류를 기억해두면 면역을 쉽게 이해할 수 있을 것이다.
5. 대부분의 비특이면역은 비교적 간단하지만, 가장 복잡한 것은 염증반응이므로 잘 공부해야 한다.
6. 특이면역은 신체가 항원에 노출된 방식에 따라 자연면역과 인공면역으로 나누어지고, 반응을 만드는 데 신체가 얼마나 작동하는가에 따라 능동면역과 수동면역으로 나누어진다. 자연능동면역반응은 체액면역과 세포면역으로 다시 나누어진다. 체액면역은 B림프구 또는 B세포에 의해 중재된다. B세포는 림프절 안에 있고, 항체를 체액의 일종인 혈액으로 분비한다. B세포는 평생면역을 하기 위한 기억세포도 만든다. 세포면역은 T림프구 또는 T세포가 중재한다. T세포는 림프절에서 나와 능동적으로 항원을 공격한다.
7. 림프계통의 구조체와 용어를 플래시 카드에 적어서 친구들과 서로 퀴즈게임을 하라.
8. 림프가 어떻게 만들어지고, 여과되고, 혈액으로 돌아가는지 그 과정에 대하여 토론하라.
9. 비특이면역, 특히 염증반응에 대하여 토론하라.

(다음 페이지에 계속)

수 없는 물질은 **림프**(lymph)로서 혈액으로 돌아간다.

림프는 조직의 공간에서 만들어진 액체로, **림프관**(lymphatic vessel)을 통해서 운반되어 최종적으로는 심장혈관계통인 혈류로 다시 합류한다. 즉 림프계통은 심장혈관계통과 함께 순환계통에서 필수적인 요소이다.

림프계통에는 림프와 림프관 외에 림프절, 가슴샘, 지라와 같은 특수한 림프기관이 있다(그림 13-1). 림프기관은 체액을 여과하는 것을 돕고, 해로운 입자들이 신체의 다른 부위에 심각한 상해를 입히기 전에 제거하는 역할을 한다.

림프가 생성되는 과정은 다음과 같다. 혈장이 심장의 펌프작용 때문에 생기는 압력에 의해서 모세혈관으로부터 조직세포 사이에 있는 미세한 공간으로 새어 나온다. 이 액체를 **사이질액**(interstitial fluid) 또는 조직액이라고 한다. 대부분의 사이질액은 모세혈관에서 나올 때와 같은 경로, 즉 모세혈관을 통해서 혈액으로 되돌아간다. 사이질액 중에서 혈액으로 되돌아가지 못하고 남은 액은 림프계통으로 들어가 림프가 된다. 림프는 조직에 흩어져 있는 관의 막장으로 들어가는데, 이 관을 **모세림프관**(lymphatic capillary)이라 한다. 이것은 남은 체액과 녹아 있는 단백질 등의 기타 물질이 조직 사이에 있는 공간을 떠나 림프관 안으로 들어갈 수 있게 해준다. 그림 13-2에 체액의 항상성 유지에 대한 림프계통의 역할을 그림으로 나타냈다.

림프관과 모세혈관은 여러 모로 비슷하다. 두 관 모두 미세하고, 내피(endothelium)라는 단 하나의 편평상피로 된 세포층으로 만들어져 있다. 그러나 모세혈관의 내피세포는 빡빡한 그물 구조로 되어 있어 크기가 큰 분자들이 혈관벽으로 들어가거나 나갈 수 없지만, 모세림프관의 내피세포는 빡빡하지 않고 좀 더 엉성한 그물로 되어 있어서 액체는 물론 단백질과 같은 큰 분자도 들어가서 최종적으로 혈액으로 되돌아갈 수 있다.

림프관에 있는 림프는 한 방향으로만 이동한다. 림프는 혈액과는 달리 여러 번 같은 림프관을 통해서 순환하지 않는다. 림프관에는 림프의 일방통행을 유지하기 위해서 판막이 있는데, 이 판막 때문에 구슬로 장식한 것처럼 보일 때가 많다. 정맥에 있는 판막처럼 림프관에 있는 판막 때문에 자기보다 뒤에 있는 림프관에서 흘러온 림프액들이 쌓여 부풀어올라서 구슬처럼 보이는 경우도 있다.

모세림프관을 통과한 림프액은 점점 큰 림프관으로 이동하는데, 이들을 림프세정맥(lymphatic venule)과 림프정맥(lymphatic vein)이라고 한다. 림프관은 최종적으로 **오른림프관**(right lymphatic duct)과 **가슴림프관**(thoracic duct)이라는 큰 림프관으로 흘러들어가는데, 두 림프관은 목 부위에 있는 큰 정맥을 통해서 림프를 혈액으로 흘러보낸다.

전체 림프의 약 3/4은 인체에서 가장 큰 림프관인 가슴림프관으로 들어간다. 팔, 목, 위쪽 상반신 등의 오른쪽에서 온 림프는 오른림프관으로 흘러 들어간다 (그림 13-3). 그림 13-1에서 배속공간에 있는 가슴림프관에 **가슴림프관팽대**(cisterna chyli)라는 주머니처럼 생긴 비대한 부위가 있다는 것을 확인하라. 가슴림프관팽대는 림프가 정맥의 입구쪽으로 이동하는 중간 저류지 역할을 한다.

작은창자의 벽에 있는 모세림프관을 특별히 **암죽관**(lacteal)이라고 부른다. 암죽관은 음식물에서 얻은 지방을 혈류로 운반하는데, 자세한 내용은 제15장에서 공부할 것이다.

 림프와 림프관을 더 공부하려면 AnimationDirect로 들어갈 것

1.2. 림프절

림프는 자신이 만들어진 조직공간에서 가슴림프관 또는 오른림프관으로 이동한 다음 정맥으로 흘러가고, 림프절을 지나면서 여과된다. **림프절**(lymph node)은 림프정맥의 경로 중간중간에 무리를 짓고 있다. 림프절은 핀의 머리만큼 작은 것도 있고, 리마콩만큼 큰 것도 있다. 비교적 수가 적은 단일림프절을 제외하고 대부분의 림프절은 특정 지역에 무리를 짓고 있다(그림 13-1과 13-5). 그림 13-1에 임상적으로 가장 중요한 림프절군의 위치를 보여주고 있다. 림프절의 구조 때문에 림프절이 방어와 백혈구

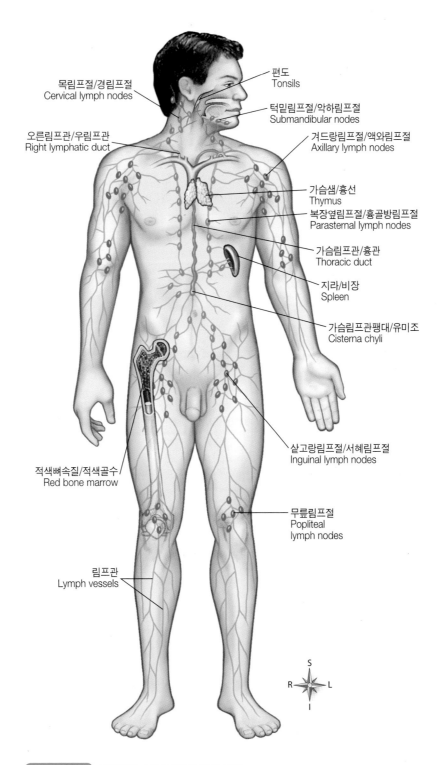

목림프절/경림프절
Cervical lymph nodes

편도
Tonsils

턱밑림프절/악하림프절
Submandibular nodes

오른림프관/우림프관
Right lymphatic duct

겨드랑림프절/액와림프절
Axillary lymph nodes

가슴샘/흉선
Thymus

복장옆림프절/흉골방림프절
Parasternal lymph nodes

가슴림프관/흉관
Thoracic duct

지라/비장
Spleen

가슴림프관팽대/유미조
Cisterna chyli

적색뼈속질/적색골수
Red bone marrow

샅고랑림프절/서혜림프절
Inguinal lymph nodes

무릎림프절
Popliteal
lymph nodes

림프관
Lymph vessels

FIGURE 13-1   **림프계통.** 림프계통의 주요 기관

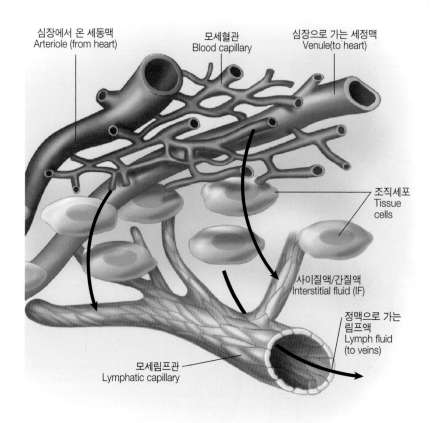

심장에서 온 세동맥
Arteriole (from heart)

모세혈관
Blood capillary

심장으로 가는 세정맥
Venule(to heart)

조직세포
Tissue cells

사이질액/간질액
Interstitial fluid (IF)

정맥으로 가는
림프액
Lymph fluid (to veins)

모세림프관
Lymphatic capillary

FIGURE 13-2 **체액의 항상성 유지에서 림프계통의 역할.** 혈장으로부터 나온 체액 중에서 혈관을 통하여 다시 흡수되지 못한 것이 림프관 안으로 흘러들어간다. 림프의 배출에 의해서 조직액이 너무 많이 쌓이는 것을 방지한다.

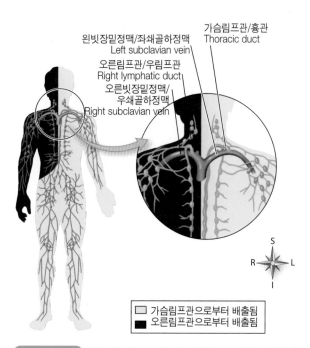

왼빗장밑정맥/좌쇄골하정맥
Left subclavian vein

가슴림프관/흉관
Thoracic duct

오른림프관/우림프관
Right lymphatic duct

오른빗장밑정맥/
우쇄골하정맥
Right subclavian vein

□ 가슴림프관으로부터 배출됨
■ 오른림프관으로부터 배출됨

FIGURE 13-3 **림프의 배출.** 오른림프관에는 신체의 오른쪽위 1/4부분에서 생긴 림프가 흘러들어오고, 그것을 오른빗장밑정맥으로 보낸다. 가슴림프관에는 신체의 나머지 부분에서 생긴 림프가 들어오고, 그것을 왼쇄골밑정맥으로 보낸다.

생산이라는 2가지 기능을 수행할 수 있다.

림프절은 림프조직이 있기 때문에 림프기관이다. 여기서 림프조직은 발달중인 림프구와 관련 세포들의 덩어리이다. 림프절, 가슴샘, 지라와 같은 림프기관은 면역세포를 만들고 면역 방어를 하기 때문에 면역계통에서 중요한 구조체이다.

1.2.1. 방어기능 : 생물학적 여과

그림 13-4는 전형적인 림프절의 구조를 보여준다. 그림에서 털주머니 옆에 위치한 작은 림프절에서 박테리아를 여과하는 것을 볼 수 있다. 림프절은 생물학적 여과작용을 하고, 여과작용은 세포(여기에서는 포식세포)가 여과되는 액체의 성분을 바꾸는 과정이다. 박테리아나 기타 비정상적인 세포를 포식작용에 의해서 여과함으로써 국부적인 감염이 여기 저기로 퍼져나가는 것을 방지한다.

그림 13-4는 림프가 4개의 **들림프관**(afferent lymphatic

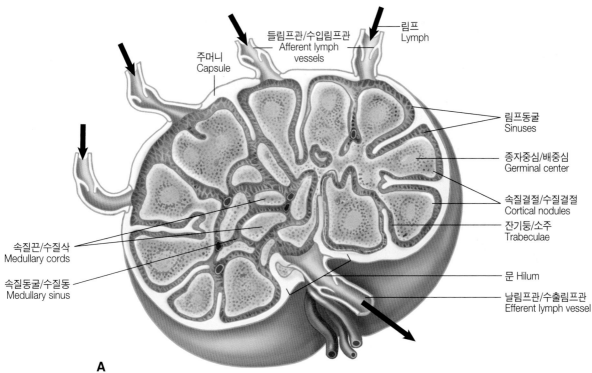

A

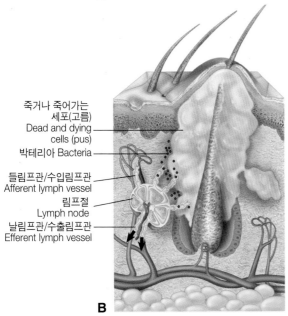

B

FIGURE 13-4 **림프절의 구조와 기능.** A. 림프절의 구조. B. 털주머니를 둘러싸고 감염된 피부의 단면을 그림으로 나타낸 것이다. 노란색으로 칠한 부분은 죽거나 죽어가는 세포(고름)를 나타낸 것이다. 노란색 주위에 있는 검은 점은 박테리아를 나타낸다. 들림프관을 통해서 림프절 안으로 들어온 박테리아는 걸러진다.

리아, 암세포, 손상된 조직세포가 혈액을 통해 온몸으로 퍼지지 않도록 제거된다. 림프가 림프절에서 흘러나가는 통로는 한 개의 **날림프관**(efferent lymphatic vessel)이다.

림프절이 무리를 짓고 있기 때문에 특정 신체부위에서 흘러온 림프를 효율적으로 여과시킬 수 있다. 그림 13-5는 림프관조영사진(lymphangiogram)이다. 림프가 흘러가는 것을 잘 보이게 하기 위해서 사진에 보이는 림프관그물 부분에 특수한 염료를 주사하였다. 샅굴과 골반부위에 있는 림프관과 림프절 안에 염색된 림프가 있는 것을 볼 수 있다.

임상의학에서 림프절의 위치와 기능을 아는 것은 매우 중요하다. 의사들이 유방암을 수술하면서 겨드랑이와 그 부근에 있는 림프절을 제거하는 것은 림프절의 기능에 대한 지식을 이용하는 것이다. 그 림프절에는 유방에서 흘러온 림프에서 걸러낸 암세포가 들어있을 가능성이 크다. 유방암은 여성에게 발생하는 암 중에서 가장 흔한 암이다.

vessel)을 통해서 림프절 안으로 들어가는 것을 보여주고 있다. 들림프관은 림프를 림프절로 운반한다. 일단 림프절로 들어온 림프는 림프동굴(lymphatic sinus)을 통해서 서서히 스며들어간다. 림프동굴은 림프절을 둘러싸고 있는 바깥부분(겉질)과 림프절의 안쪽부분(속질)에 모두 있다 (그림 13-4). 림프는 림프절을 지나면서 여과되어서 박테

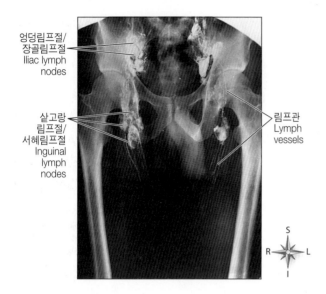

엉덩림프절/
장골림프절
Iliac lymph
nodes

살고랑
림프절/
서혜림프절
Inguinal
lymph
nodes

림프관
Lymph
vessels

FIGURE 13-5 **림프관 조영도**. 엑스레이 사진에서 보이는 부분의 아래쪽 연조직에 염색물질을 주입하였다.

불행히도 유방 속에서 단일 암세포로 자란 것이 림프계통을 통해서 신체의 다른 부위로 퍼지는 경우가 많다. 그림 13-6에서는 유방에서 흘러온 림프가 온몸에 퍼져 있는 다른 림프절로 퍼지는 것을 보여주고 있다.

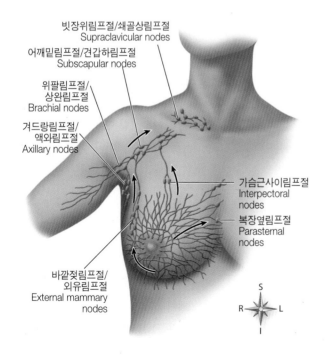

빗장위림프절/쇄골상림프절
Supraclavicular nodes

어깨밑림프절/견갑하림프절
Subscapular nodes

위팔림프절/
상완림프절
Brachial nodes

겨드랑림프절/
액와림프절
Axillary nodes

가슴근사이림프절
Interpectoral
nodes

복장옆림프절
Parasternal
nodes

바깥젖림프절/
외유림프절
External mammary
nodes

FIGURE 13-6 **유방의 림프 배출**. 유방에서 오는 림프를 받아들이는 림프절들이 조밀한 그물구조를 이루고 있다.

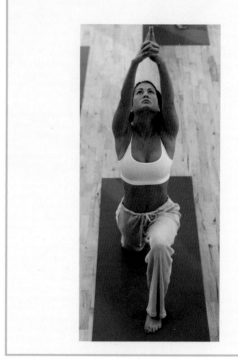
 림프절을 공부하려면 AnimationDirect로 들어갈 것

1.3. 가슴샘

그림 13-1에서 볼 수 있는 바와 같이 **가슴샘**(thymus)은 작은 림프조직기관으로 세로막 안에 있으며, 위로는 목의 중심선까지 뻗어 있다. 가슴샘은 림프구가 그물모양으로 짜여져 있다. 가슴샘은 사춘기에 가장 큰데, 이때에도 겨우 35~40g밖에 되지 않는다.

가슴샘은 비록 크기는 작지만 면역메커니즘에서 중심적이고 결정적인 역할을 한다. 태어나기 전에는 가슴샘이 림프구의 근원이고, 태어난 다음에는 한 종류의 림프구가 성장·발달하는 데에 아주 중요한 역할을 한다. 가슴샘에서 성숙된 림프구는 가슴샘을 떠나서 지라, 편도, 림프절 등의 림프조직을 순환한다. 이러한 림프구가 T림프구(T lymphocyte) 또는 T세포(T cell)인데, 이것은 면역계통의 기능에 매우 중요한 역할을 한다. 자세한 것은 뒤에 설명한다. 가슴샘에서 분비되는 **타이모신**(thymosin)이라는 호르몬은 T세포의 발달에 영향을 미친다.

가슴샘은 자신의 기능을 어렸을 때 거의 다 수행하는 것으로 보이고, 사춘기 때 가장 크다. 사춘기 이후에는 가슴샘이 지방과 결합조직으로 점차 대체되는데, 그것을 **퇴화**(involution)라고 한다. 60세가 되면 가슴샘의 크기가 가장 컸을 때의 반 정도로 줄어들고, 80세 정도가 되면 사실상 소멸된다.

1.4. 편도

편도(tonsil)라고 불리는 림프조직덩어리는 목구멍 뒤 입안의 점막 아래 보호링 안에 있다(그림 13-7). 편도는 코속공간과 입속공간의 입구 주위에 있는 조직을 침범하는 박테리아에 대항하여 그 부위를 보호한다. **목구멍편도**(palatine tonsil)는 목구멍의 양쪽에 있다. 그리고 **인두편도**(pharyngeal tonsil)는 부었을 때 **아데노이드**(adenoid)라고 하며, 코속공간의 뒤쪽구멍 근처에 있다. **혀편도**(lingual tonsil)는 혀뿌리 근처에 있다. 편도는 외부로부터 신체를 방어하는 제1방어선 역할을 하기 때문에 만성적으로 감염되어 있는 경우가 많다. 드물기는 하지만 만성감염을 치료할 때 항생제요법이 듣지 않거나 편도가 부어서 숨쉬기에 방해가 되면 수술로 제거해야 한다.

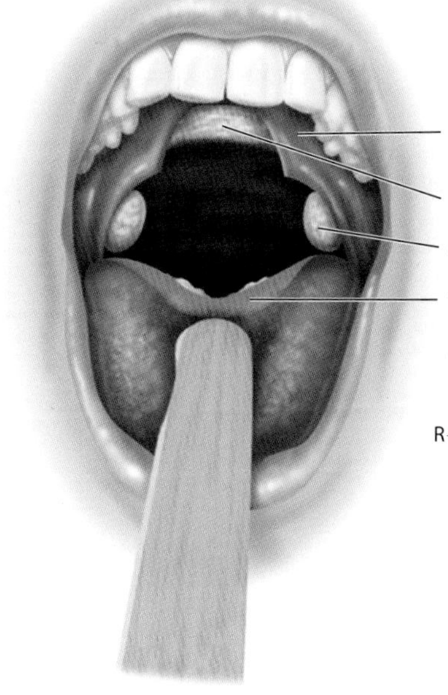

1.5. 지라

지라(spleen)는 인체에서 가장 큰 림프조직이다. 배속공간을 4등분하였을 때 왼쪽윗부분, 위(stomach)의 가쪽에 있다(그림 13-1과 1-6). 지라는 아래쪽에 있는 갈비뼈에 의해 보호받고 있지만, 배의 부상에 의해 상해를 입을 수도 있다. 지라에는 혈액이 풍부하여 500㎖ 이상의 혈액이 들어 있을 수도 있다. 지라가 손상되어서 출혈이 발생하면 **지라절제술**(splenectomy)이라는 수술로 지라를 제거해서 출혈을 막아야 한다.

지라로 들어간 혈액은 림프구가 축적되어 진하고 걸쭉한 곳을 통해서 흐른다. 이렇게 걸쭉한 지라 속을 통과하면서 혈액은 여과작용 또는 포식작용으로 박테리아나 이물질을 제거하고, 오래된 적혈구를 파괴여 헤모글로빈 속에 있는 철분을 다음에 사용할 수 있도록 다시 흡수하고, (필요할 때 심장혈관계통으로 되돌아갈 수 있도록) 혈액 저장소의 역할도 한다.

입천장/구개
Palate (cut away)
인두편도
Pharyngeal tonsil
목구멍편도/구개편도
Palatine tonsil
혀편도/설편도(혀뿌리 뒤)
Lingual tonsil
(behind root of tongue)

S
R — L
I

FIGURE 13-7 **편도의 위치.** 입바닥과 입천정의 을 작게 잘라내어 코와 목구멍의 안쪽 구멍 근처에 있는 편도 보호링(림프조직)을 볼 수 있게 하였다.

Clinical Application

알러지

알러지(allergy)는 상대적으로 덜 해로운 환경적 항원에 대하여 면역계통이 지나치게 민감하게 반응하는 것을 나타내는 용어이다. 미국인 6명 중 1명은 알러지에 대한 유전 소인을 가지고 있다. 즉각적인 알러지 반응은 히스타민, 키닌, 기타 염증물질의 분비를 촉발시키는 항원-항체반응이다. 이러한 항원-항체반응이 발생하면 콧물이 흐르고, 결막염이나 두드러기가 생긴다. 어떤 경우에는 히스타민과 키닌같은 물질이 숨길을 막거나, 혈관을 이완시키거나, 심장의 리듬을 불규칙하게 만들어서 **아나필락시스 쇼크**(anaphylactic shock, 초과민반응에 의한 쇼크)라는 생명을 위협하는 상태에 이를 수도 있다. 지연된 알러지반응(delayed allergic response)은 세포면역이다. 예를 들어 피부염이 있는 환자와 접촉하면 몇 시간 또는 며칠 후에 국부적인 피부염을 일으키는 방향으로 T세포가 활동해버리는 것이다.

지라를 공부하려면 AnimationDirect로 들어갈 것

✔ **수행평가**

1. 림프계통은 체액을 혈액으로 어떻게 돌려보내는가?
2. 체내에서 림프절이 하는 역할은 무엇인가?
3. 가슴샘이 면역에서 중요한 이유는 무엇인가?

---

2. 면역계통

2.1. 면역계통의 기능

인체의 방어메커니즘은 체내에 침범해 들어온 병원미생물, 신체로 옮겨진 것으로 보이는 이물질, 체내에 있던 세포가 악성 또는 암으로 변한 것 등으로부터 신체를 보호한다. 인체의 전체적인 방어계통을 면역계통(immune system)이라 한다. 면역계통은 우리의 건강과 생존을 위협하는 것에 대하여 대항할 수 있게 만든다.

림프계통에는 림프절, 편도, 가슴샘, 지라와 같이 우리를 방어해주는 많은 기관이 들어 있다. 면역계통은 단순히 몇 개의 기관이 모여서 함께 작용하는 것이 아니라, 많은 기관과 수십억 개의 자유롭게 움직이는 세포와 수조 개의 자유롭게 떠다니는 분자들이 인체의 각 부위에서 이루어지는 상호작용이다.

2.2. 비특이면역

비특이면역(nonspecific immunity)은 내부 환경을 위협하는 자극적이고 비정상적인 물질을 공격하는 메커니즘이다. 다시 말해서 비특이면역은 특정 종류의 위협적인 세포나 화학물질을 방어하는 것이 아니라 일반적인 방어를 하는 것이다. 인간은 (해로운 물질이나 위협적인 세포에 대해 미리 노출되어야 할 필요가 없는) 비특이 방어체계를 가지고 태어나기 때문에, 비특이면역을 **선천면역**(innate immunity)이라고도 한다.

인체에는 여러 종류의 비특이면역이 있다. 예를 들어 피부와 점막은 박테리아, 독과 같은 해로운 화학물질 등이 체내로 들어오는 것을 막아주는 물리적인 장애물 역할을 한다. 눈물과 점액도 비특이면역의 역할을 하는데, 눈물은 눈에 들어오는 해로운 물질을 씻어내고, 점액은 숨길을 통해서 들어오는 물질을 들어가지 못하게 붙잡는다. 백혈구가 박테리아를 먹는 포식작용도 비특이면역의 일종이다.

염증반응(inflammatory response)은 자주 일어나는 비특이면역반응의 한 종류이다. 그림 13-8의 예에서 박테리아가 조직을 손상시키면 여러 가지 면역세포 중 하나에서 매개체(mediator, 염증유발인자)를 방출한다. 어떤 매개체는 그 부위로 백혈구를 끌어들이고, 어떤 매개체는 열이 나거나, 붉어지거나, 통증이 있거나, 부어오르는 등 특징적인 염증 증후를 발생시킨다. 이러한 증후들이 나타나면 해당 부위에 혈류가 증가(붉어짐)하고, 혈관투과성이 증가(통증과 부어오름)한다. 그러면 포식작용을 하는 백혈구가 해당 부위로 와서 조직 안으로 들어간다.

표 13-1을 보면 비특이반응이 특이반응보다 신속하게 이루어진다는 것을 알 수 있다.

TABLE 13-1

비특이면역과 특이면역

	비특이면역	특이면역
동의어	선천면역, 고유면역, 유전면역	적응면역, 획득면역
특이성	비특이적(다양한 비자기적인 것과 비정상적인 세포와 입자 인식)	특이적(특정한 세포나 입자에서 특정한 항원 인식)
반응 속도	빠름(몇 시간 내에 바로 반응)	느림(몇 시간에서 며칠 후 반응)
기억	기억 안함(같은 항원에 반복적으로 노출되어도 같은 반응을 일으킴)	기억함(같은 항원에 반복적으로 노출되면 반응이 강화됨)
화학물질	도움체단백질, 인터페론 등	항체, 다양한 신호전달 화학물질
세포	포식세포(호중구, 큰포식세포, 가지돌기세포)	림프구(B세포와 T세포)

2.3. 특이면역

특이면역(specific immunity)은 특정한 종류의 미생물이나 독성 물질의 위협에 대하여 특수한 방어를 하는 방어메커니즘을 말한다. 특이면역에는 특정한 해로운 물질이나 박테리아를 인식하고 반응하는 능력과 기억이 포함된다. 특이면역은 새롭게 부딪친 '적'에 적응하는 것이기 때문에 **적응면역**(adaptive immunity)이라고도 한다.

특이면역에서는 인체가 특정 박테리아나 바이러스의 공격을 처음으로 받았을 때 신체가 위협물질을 파괴하기 위해 싸우는 과정에서 질병 증상이 나타나는 것이다. 그러나 인체가 같은 위협물질에 두 번째로 노출되었을 때는 그 물질을 빨리 파괴해버리기 때문에 심한 증상이 나타나지 않는다. 이것을 그 사람이 해당되는 유기체나 물질에 대해 "면역력이 있다"고 한다. 한 종류의 병원 박테리아나 바이러스에 면역력이 있다고 해서 다른 종류의 공격도 방어할 수 있는 것이 아니다. 특이면역은 매우 선택적이다.

표 13-1에서 볼 수 있듯이 특이면역반응은 비특이면역반응보다 느리다. 그러나 특이면역반응은 기억된다. 즉 같은 항원에 반복적으로 노출되면 더 강하고 빠르게 반응할 수 있게 된다. 표 13-1에서 비특이면역과 특이면역의 중요한 특징을 정리하였고, 그중 일부는 다음에 공부할 것이다.

특이면역은 인체가 해로운 물질에 어떻게 노출되어 있는가에 따라 자연면역과 인공면역으로 나눌 수 있다(표 13-2). 자연면역(natural immunity)은 그 물질에 의도적으로 노출시킨 것이 아니라 일상생활 중에 저절로 노출된 것이다. 우리는 일상생활 중 자연스럽게 질병을 일으키는 물질에 노출된다. 인공적인 노출은 **예방접종**(immunization)이라고 하고, 해로운 물질에 신체를 인위적으로 노출시키는 것이다.

자연면역과 인공면역은 능동적일 수도 있고 수동적일 수도 있다. 능동면역(active immunity)은 항원에 자연적으로 노출되었는지 아니면 인공적으로 노출되었는지 상관없이 자신의 면역계통이 항원에 대하여 반응함으로써 만들어진 면역이다. 수동면역(passive immunity)은 어떤 병에 대한 면역력이 없는 사람이 다른 사람 또는 동물이 가지고 있던 면역력을 옮겨 받아서 면역력을 갖게 되는 것이다. 예를 들어 엄마의 젖 속에 있던 항체가 아기에게 옮

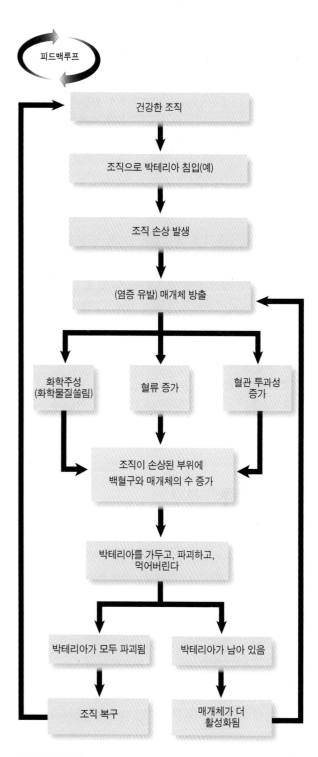

FIGURE 13-8 **염증반응.** 이 예에서 박테리아에 감염되면 그 박테리아를 파괴하거나 억제하려는 일련의 반응을 촉발시킨다.

TABLE 13-2

특이반응의 종류

종류	예
자연면역(natural immunity)	원인 물질에 의도적으로 노출시킨 것이 아니라 일상생활에서 자연적으로 노출된 것
능동면역(active immunity)	어릴 적 홍역을 앓고 난 후 획득된 면역
수동면역(passive immunity)	태아가 태반을 통해 어머니의 보호를 받는 것 또는 유아가 어머니의 젖을 통해 보호받는 것
인공면역(artificial immunity)	원인 물질에 의도적으로 노출시킨 것
능동면역(active immunity)	소아마비백신과 같이 원인 물질을 주사하여 면역체계를 활성화함으로써 면역을 획득하는 것
수동면역(passive immunity)	다른 사람의 면역체계에서 만들어진 보호물질(항체)를 주사하는 것

겨지는 것이 수동면역이다. 일반적으로 능동면역은 수동면역보다 더 오래 지속되고, 수동면역은 일시적이기는 하지만 즉각적으로 신체를 보호할 수 있다. 표 13-2는 여러 가지 형태의 특이면역과 그 예를 보여주고 있다.

✔ **수행평가**

1. 비특이면역과 특이면역의 차이점은 무엇인가?
2. 신체의 염증반응에 변화가 생기는 것을 개괄적으로 설명할 수 있는가?

---

3. 면역계통의 분자

면역계통은 적당한 양의 방어단백질분자와 방어세포가 있기 때문에 제 역할을 할 수 있다. 면역계통의 기능에 결정적인 역할을 하는 방어단백질분자를 **항체**(antibody) 또는 **도움체단백질**(complement protein)이라고 한다.

3.1. 항체

3.1.1. 정의

항체(antibody)는 체내에 정상적으로 있는 단백질복합물이다. 항체분자를 식별할 수 있는 특징은 **결합부위**(combining site)라고 부르는 오목하게 들어간 부위가 표면에 있는 것이다. 항체가 가지고 있는 또 다른 특징은 **항원**(antigen)이라고 하는 특정한 복합물과 결합할 수 있는 능력이다.

모든 항원은 복합물이며, 그 분자 표면에는 (마치 열쇠가 특정한 자물쇠에 딱 들어맞는 것처럼) 특정한 항체의 표면에 있는 결합부위에 딱 들어맞는 독특한 모양이 반드

시 있다. 항원은 미생물이나 암세포 등과 같이 생명을 위협하거나 질병을 일으키는 세포의 표면막에 박혀 있는 단백질분자인 경우가 많다.

3.1.2. 기능

보통 항체는 항원이 인체에 해를 입히지 못하게 만드는 방법의 하나로 **체액면역**(humoral immunity) 또는 **항체매개면역**(antibody-mediated immunity)을 발생시킨다. 그렇게 하기 위해서는 먼저 항체가 특정항원과 결합해서 항원-항체복합체를 만들어야 한다. 그다음에는 항원(또는 항원이 표면에 붙어 있는 세포)이 인체에 해롭지 않게 만들기 위해서 항원-항체복합체가 여러 가지 방법으로 활동한다.

예를 들어 항원이 독성물질이라면 그 독성을 중화시키거나 항원-항체복합체의 일부가 되어서 독성이 없게 만든다. 만약 항원이 위협하고 있는 세포의 표막에 붙어 있는 분자라면 항원-항체복합체가 적이 되는 세포를 응집시킨다(agglutinate). 그러면 큰포식세포나 다른 포식세포들이 삼키거나 소화시켜서 단숨에 여러 개를 파괴해버린다.

항체의 또 다른 중요한 기능은 포식작용을 촉진시키거나 강화시키는 것이다. 어떤 항체는 포식작용을 할 대상물에 포식세포가 달라붙는 것을 도와준다. 그러면 포식세포와 그 희생물이 강하게 달라붙어서 빠르게 포식할 수 있다. 이러한 과정에 의해 면역계통에서 포식세포 작용의 효율이 높아지는 것이다.

항체가 작용하는 방식 중 가장 중요한 것은 **도움체연쇄반응**(complement cascade)이다. 항원세포 또는 이물세포의 표면에 붙어 있는 분자인 항원이 항체분자와 결합하면 2개의 감춰져 있던 부위를 노출시킬 정도로만 항체분자를 약간 변형시킨다. 이것을 **도움체결합부위**(complement-

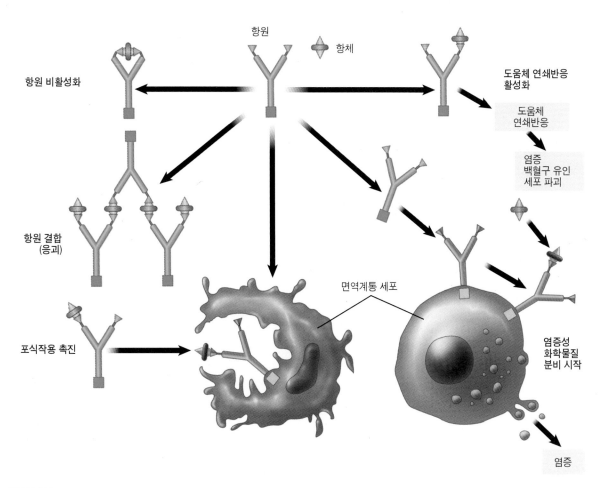

FIGURE 13-9 **항체의 기능.** 항체는 특정항원과 결합해서 항원–항체복합체를 만들어 체액반응을 일으킨다. 항원–항체복합체는 위협하는 세포를 없애거나 비활성화시키기 위해 여러 가지 변화를 일으킨다.

binding site)라고 한다. 위협하는 세포의 표면에 있는 항원에 달라붙은 항체의 도움체결합부위가 노출되면 그 세포를 없애는 일련의 과정이 시작된다. 바로 다음 절에서 나머지를 설명한다.

3.2. 도움체단백질

도움체(complement)는 혈액 안에 활성화되지 않은 상태로 정상적으로 존재하고 있는 일단의 단백질효소(protein enzyme)를 설명하는 용어이다. 도움체단백질은 항체가 항원에 달라붙어서 도움체결합부위를 노출시키면 활성화된다. 도움체단백질이 활성화되면 이물세포를 파괴할 수 있도록 고도로 특수화된 단백질이 만들어진다. 이 과정은 불이 갑자기 번지는 것 또는 일련의 사건이 연속적으로 일어나는 것과 비슷하기 때문에 **도움체연쇄반응**(complement cascade)이라고 한다. 이 과정의 최종 결과는 가운데 구멍

이 있는 도넛처럼 생긴 단백질고리가 생기는 것으로, 문자 그대로 이물세포에 구멍을 뚫는 것이다.

그 작은 구멍을 통해 나트륨이 세포로 빠르게 확산되어 들어간다. 그다음에는 삼투과정에 의해 수분이 들어간다. 세포는 내부의 삼투압이 증가하면서 말그대로 터져버린다(그림 13-10).

도움체단백질이 면역계통에서 하는 다른 역할로는 감염된 장소로 면역세포를 끌어들이고, 면역세포를 활성화시키고, 파괴할 세포에 표시를 하고, 혈관의 투과성을 증가시키는 것 등이 있다. 도움체단백질은 염증반응을 일으킬 때에도 결정적인 역할을 한다.

> **✓ 수행평가**
> 1. 항체란 무엇인가? 그 기능은 무엇인가?
> 2. 도움체단백질이란 무엇인가? 그 기능은 무엇인가?

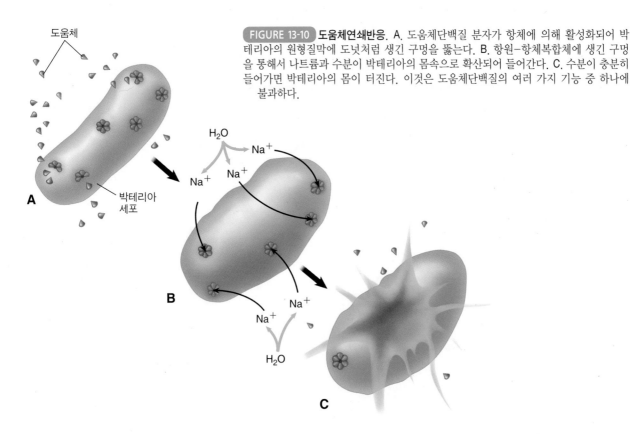

FIGURE 13-10 **도움체연쇄반응.** **A.** 도움체단백질 분자가 항체에 의해 활성화되어 박테리아의 원형질막에 도넛처럼 생긴 구멍을 뚫는다. **B.** 항원−항체복합체에 생긴 구멍을 통해서 나트륨과 수분이 박테리아의 몸속으로 확산되어 들어간다. **C.** 수분이 충분히 들어가면 박테리아의 몸이 터진다. 이것은 도움체단백질의 여러 가지 기능 중 하나에 불과하다.

4. 면역계통의 세포

면역계통에는 다음과 같은 세포가 있다.

1. 포식세포
   a. 호중구
   b. 단핵구
   c. 큰포식세포
2. 림프구
   a. T림프구
   b. B림프구

4.1. 포식세포

포식작용을 하는 백혈구는 면역계통에서 중요한 부분이다. 제11장에서 포식세포가 뼈속질에서 만들어지고, 포식활동 또는 이물세포와 입자를 포식하여 소화시킨다고 설명하였다.

항체분자가 특정한 이물질과 결합하거나 덮어싸서 포식세포가 효과적으로 작용할 수 있게 해준다. 항체분자는 큰포식세포에게 이물질, 감염성 박테리아, 세포조각 등이 존재하고 있음을 알려주는 깃발과 같은 역할도 한다. 항체는 포식세포가 이물질과 결합하는 것을 도와서 좀 더 효과적으로 삼키게 하는 역할도 한다(그림 13-11).

두 가지 중요한 포식세포는 호중구와 단핵구이다(제11장 참조). 혈액에 있는 이 두 포식세포는 감염에 대한 반응으로 혈액 밖으로 나와서 조직 속으로 들어간다. 호중구는 포식작용을 하지만 조직 속에서 오래 살지 못한다. 감염된 부위에서 발견되는 고름(pus)은 대부분 호중구가 죽은 것이다.

일단 조직 안으로 들어가서 단핵구가 포식세포로 발달한 것을 **큰포식세포**(macrophage)라고 한다. 대부분의 큰포식세포는 박테리아를 찾아내서 삼켜버리기 위해 조직 속을 돌아다닌다.

다른 종류의 포식세포로 **가지세포**(dendritic cell : DC)가 있다. 가지가 많이 뻗어 있는 가지세포는 뼈속질에서 만들어져서 혈류 안으로 방출된다. 가지세포의 일부는 혈액 안에 남아 있지만 대부분은 피부, 호흡기관의 속막, 소화기관의 속막 등 외부 환경과 접촉하고 있는 조직으로 들어간다. 이러한 경계 부위에 있는 가지세포가 위협적인 분

Research, Issues, & Trends

단클론항체

많은 양의 순수한 특정 항체를 생산할 수 있는 기술이 발달되어 의학이 크게 발전하였다. 새로운 의학기술로 단클론항체의 개발은 DNA 재조합이나 유전공학과 견줄 수 있을 정도로 의학 발전에 중요하다.

단클론항체(monoclonal antibody)는 한 개의 단일클론 세포로부터 만들어낸 특정한 항체이다. 과거에는 특정 항원에 대항하여 면역계통이 만든 수백 종류의 다른 항체가 함께있는 혈청에서 뽑아내야 했다. 그래서 다시 뽑아낼 수 있는 특정 항체의 양이 제한적이고, 비용도 많이 들었다. 단클론항체를 생산하는 기술은 면역계통의 세포가 특정항원과 결합하여 반응할 수 있는 능력을 가지고 있다는 사실을 기초로 한다. 예를 들어 신체가 수두를 일으키는 바이러스에 노출되면 백혈구가 그 바이러스에만 반응하는 항체를 만들어낼 것이다.

단클론항체를 생산하는 기술에서는 특정 항원을 신체에 주사해서 만들어지는 림프구를 추출해서 다른 세포와 융합시킨 다음 조직을 배양하는 배지에 옮겨 심으면 자라서 한 없이 분열한다. 이때 림프구와 다른 세포를 융합시킨 것을 **하이브리도마**(hybridoma, 융합세포)라고 하며, 하이브리도마에서 원래의 림프구가 생산하는 항체와 똑같은 항체를 계속해서 만들어낼 수 있다. 이러한 방법으로 특정 항체를 대량으로 생산할 수 있게 된다. 현재 단클론항체는 병원 미생물이나 다양한 암 세포 등을 포함하여 여러 가지 항원에 대항하여 만들어지고 있다.

특정 병원 물질에 대하여 매우 순도 높은 항체를 이용하는 것은 혈액이나 기타 체액에서 바이러스, 박테리아 또는 특정 암 세포가 있는지 확인할 때 사용되는 진단 검사를 준비하는 첫 단계이다. 단클론항체는 인간의 여러 질병을 치료하는 기초 재료로도 사용할 수 있다.

단클론항체는 처방전 없이 초기 임신을 검사하는 도구로도 이용할 수 있다. 임신 초기에 여성의 소변 속에 섞여 있는 사람융모성생식샘자극호르몬(human chorionic gonadotropin : hCG)과 같은 호르몬과 결합하는 항체를 이용하여 쉽게 검사할 수 있다. 임신 검사 도구에 있는 항체가 hCG분자와 결합하면 화학 반응을 일으켜 색깔이 변한다.

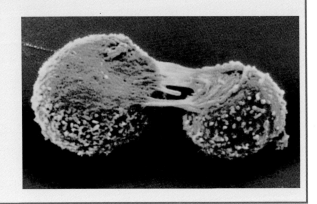

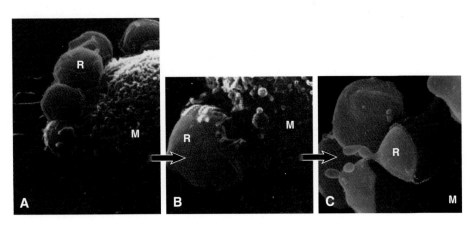

FIGURE 13-11 **포식세포의 포식작용.** 전자현미경으로 스캔한 이 사진들은 큰포식세포가 죽은 적혈구를 포식하는 과정을 단계적으로 보여주고 있다. A. 적혈구가 큰포식세포에 붙어 있다. B. 큰포식세포의 형질막이 적혈구를 가두기 시작한다. C. 큰포식세포가 적혈구를 거의 다 포식한 상태이다.

자와 세포로부터 우리를 지켜준다.

큰포식세포와 가지세포는 위협적인 세포나 입자를 파괴하는 것 외에 **항원제시세포**(antigen-presenting cell : APC)로서의 역할도 한다. 큰포식세포와 가지세포는 세포와 입자를 포식하고, 항원을 제거하고, 자신의 세포 표면에 항원의 일부를 표시한다. 표시된 항원은 다른 면역세포에 제시되어 추가적인 특수한 면역 반응을 일으킨다.

4.2. 림프구

림프구(lymphocyte)는 면역계통에 가장 많은 세포로, 항체의 생성에 최종적인 책임이 있다. 수백만 개의 강력한 림프구는 인체를 돌아다니면서 들어온 적 세포를 찾아낸다. 림프구는 체액 안에서 순환한다. 수많은 림프구가 대부분의 조직을 부지런히 돌아다닌다. 림프구는 널리 퍼져 있는 림프절과 다른 림프조직(특히 가슴샘, 지라, 간)에 밀집되어 있다.

림프구의 두 가지 주요 형태는 B림프구와 T림프구인데, 보통 **B세포**(B cell)와 **T세포**(T cell)라고 부른다. 각각의 세포는 면역에서 각각 다른 역할을 한다.

4.2.1. B세포의 발달

조직 내에서 순환하는 모든 림프구는 줄기세포(stem cell)라는 뼈속질에 있는 원시세포에서 발생하여 발달의 2단계로 간다. 줄기세포가 미성숙한 B세포로 변환되는 B세포 발달의 첫 번째 단계는 태아일 때는 간과 뼈속질 두 곳에서 일어나지만 성인이 되면 뼈속질에서만 일어난다. 이

과정이 새의 윤활주머니(bursa)에서 처음 발견되었기 때문에 B세포라고 부른다.

미성숙한 B세포는 합성된 작은 림프구로, 미성숙한 B세포의 형질막 안에는 특정 항체 분자가 수없이 많이 들어 있다(그림 13-12).

B세포가 성숙되면 자신이 만들어진 곳을 떠난다. 성숙하지만 활성화되지는 않은 B세포들은 각각 서로 다른 종류의 항체를 가지고 있다. 다양한 B세포는 이제 혈액으로 들어가서 각자가 있어야할 곳으로 이동하는데, 주로 림프절이다.

B세포 발달의 제2단계는 성숙했지만 활성화되지 않은 B세포를 활성화된 B세포로 변화시키는 것이다. 모든 B세포가 이 과정을 거치는 것은 아니고, 다만 비활성화된 B세포가 자신의 표면에 있는 항체 분자의 모양에 딱 들어맞는 모양을 가진 비자기 또는 비정상적인 세포(항원)를 만났을 때에만 제2단계에 들어간다. 이렇게 되면 항원은 그항체를 추적하고, 그럼으로써 비활성B세포가 활성B세포로 변하는 것이다. B세포의 활성화에는 또다른 면역세포인 T세포로부터의 화학적 신호도 필요하다. 그다음에는 활성화된 B세포가 빠르고 반복적으로 분열해서 수많은 똑같은 세포의 클론을 만들어내는데, 이들은 모두 같은 형태의 항체를 가지고 있다. 클론(clone, 복제)은 한 개의 세포로부터 만들어진 수많은 똑같은 세포들의 집단이다.

모든 B세포의 클론은 **형질세포**(plasma cell, **작동세포**/effector cell라고도 한다)와 (면역)**기억세포**(memory cell)로 구성되어 있다(그림 13-12). 형질세포는 거대한 양

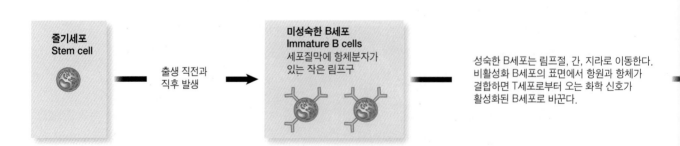

FIGURE 13-12 **B세포의 발달.** B세포의 발달은 2단계로 이루어진다. 1단계 : 출생 직전과 직후에 줄기세포가 미성숙한 B세포로 발생한다. 그것이 비활성화 B세포로 성숙된 다음 림프기관으로 옮겨진다. 2단계(비활성화B세포가 특정 항원과 접촉했을 때만) : 비활성화B세포가 활성화B세포로 바뀌어 빠르고 반복적으로 분열하여 형질세포 클론과 기억세포 클론을 만든다. 형질세포가 항체를 분비하면 항체가 특정 항원과 결합한다. 항원-항체복합체가 다른 비활성화B세포를 활성화시킨다. 줄기세포가 새로 분화하는 비활성화B세포의 수를 일정하게 유지한다.

Clinical Application

인터페론

인터페론(interferon : IF)은 작은 단백질복합체로, 바이러스감염에 대한 면역을 일으키는 데에 중요한 역할을 한다. 인터페론은 바이러스에 감염된 후 몇 시간 내에 T세포에서 만들어진다. T세포에서 분비된 인터페론은 바이러스가 세포 사이로 움직이면서 증식하는 능력을 방해함으로써 다른 세포들을 보호하는 역할을 한다. 과거에는 연구를 위해서 소량의 T세포 인터페론을 추출하려고 해도 수천 파인트(pint ; 약 0.473리터)의 혈액을 처리해야 했다. 지금은 유전자스플라이싱(gene-splicing, 유전자잘라이음) 기술을 이용해서 박테리아 안에서 합성인터페론이 만들어지고 있어서 임상에서도 충분한 양을 사용할 수 있다. 합성인터페론은 수두, 홍역, C형간염 등과 같은 여러 가지 바이러스성 질병의 중증도를 감소시켜준다. 한편 인터페론은 항암물질로서의 가능성도 보여주고 있다. 그래서 유방암, 피부암, 기타 다른 형태의 암을 치료하는 데 효과가 있다.

의 항체를 혈액에 분비하는데, 보고에 의하면 형질세포 1개가 1초에 2,000개의 항체분자를 살아있는 며칠 동안 계속해서 분비한다. 혈액에서 순환하는 항체는 막대한 양의 기동성이 있으면서 임무에 충실한 군대가 된다.

기억세포(memory cell)도 항체를 분비할 수 있지만 즉각적으로 분비하지는 않는다. 기억세포는 림프절에 남아서 자신들이 만들어지게 한 동일한 항원과 접촉할 때까지 기다린다. 만약 동일 항원과 접촉하면 기억세포는 매우 빨리 형질세포로 변환되어 수많은 항체를 분비한다. 기억세포는 자신의 조상을 B세포로 활성화시킨 항원을 기억하고 있는 것으로 보인다. 기억세포는 기다리고 있다가 즉시 항체를 만들어내어 항원과 결합시킨다.

4.2.2. B세포의 기능

B세포는 체액면역을 간접적으로 일으키는 역할을 한다. 체액면역은 항체가 체액을 순환하면서 특정 항원과 결합함으로써 병원 미생물에 대해 저항하는 것이라는 점을 기억하라. 활성화된 B세포가 **형질세포**(plasma cell)로 발달된다. 형질세포는 혈액으로 항체를 분비한다. 즉 B세포는 인체에서 항체 공장 역할을 한다. 항체는 세포 밖에서 사용하기 위해 만들어지는 다른 단백질과 같이 세포질그물에서 형성된다.

4.2.3. T세포의 발달

T세포는 가슴샘에서 발달 제1단계를 거친 림프구이다. 뼈속질에서 발생한 줄기세포가 가슴샘에 씨를 뿌리고 출생 직전이나 직후에 바로 T세포로 발달한다. 새로 만들어진 T세포는 가슴샘에서 흘러나와서 혈액으로 들어간다. 그 다음에는 자신이 있어야할 곳(주로 림프절)으로 이동한다.

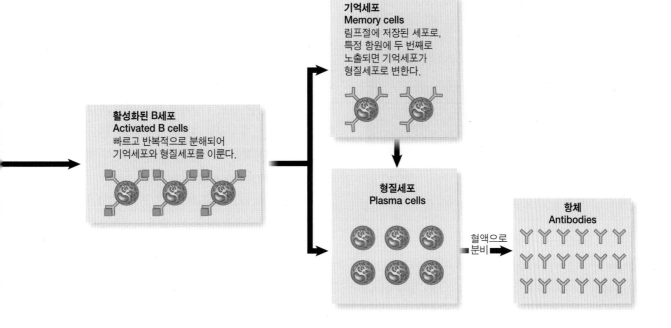

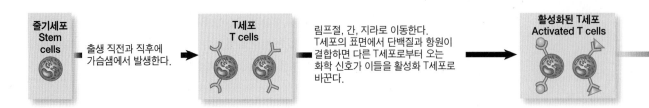

줄기세포
Stem
cells

출생 직전과 직후에
가슴샘에서 발생한다.

T세포
T cells

림프절, 간, 지라로 이동한다.
T세포의 표면에서 단백질과 항원이
결합하면 다른 T세포로부터 오는
화학 신호가 이들을 활성화 T세포로
바꾼다.

활성화된 T세포
Activated T cells

FIGURE 13-13 **T세포의 발달.** 출생 직전과 직후에 가슴샘에서 발달 제1단계를 마친다. 줄기세포가 새로 분화하는 T세포의 수를 필요한 만큼으로 일정하게 유지한다. 발달 제2단계는 T세포가 항원과 만났을 때에만 일어난다. 항원과 만나면 T세포의 표면에 있는 단백질과 항원이 결합한다.

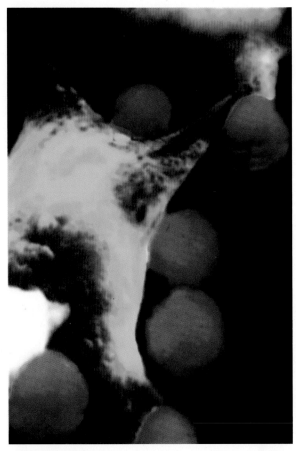

FIGURE 13-14 **T세포.** 전자현미경으로 스캔한 사진으로, 사진에서 자주색으로 보이는 T세포가 훨씬 큰 암세포를 공격하고 있다. T세포는 암과 이물세포를 방어하는 데에 중요한 역할을 한다.

각 T세포의 세포질막에 박혀있는 단백질분자는 오직 한 가지 종류의 특정한 항원분자에만 맞는 모양을 하고 있다.

T세포 발달의 제2단계는 T세포가 특정 항원과 만났을 때만 일어난다. T세포가 특정 항원을 만나면 그 항원은 T세포의 표면에 있는 단백질과 결합한다. 그러면 T세포가 활성화T세포로 변환된다(그림 13-13). B세포와 마찬가지로 T세포도 활성화되려면 다른 T세포로부터 화학신호를 받아야 한다. 비슷하게 T세포도 똑같은 세포의 클론을 만들어내고, 클론에 있는 모든 세포는 동일 항원에 반응할 수 있다. B세포와 마찬가지로 T세포도 작동세포와 기억세포로 구성되어 있다. 작동T세포는 면역반응에 능동적으로 참여하지만 기억T세포는 그렇지 않다. 나중에 작동T세포가 더 필요하면 기억T세포에서 작동T세포를 더 많이 포함하고 있는 클론을 추가로 생산할 수 있다.

4.2.4. T세포의 기능

활성화T세포는 **세포매개면역**(cell-mediated immunity)을 일으킨다. 세포매개면역은 이름에서 짐작할 수 있듯이 세포 활동에 의해 생긴 병원 미생물에 대해 저항하는 것(면역)으로, 주로 감작T세포에서 이루어진다. 활성화T세포 중 일부는 감염된 세포나 암세포 등을 직접 파괴한다(그림 13-14). T세포가 항원과 결합한 세포독성T세포(cytotoxic T cell)는 비정상적인 세포(항원)에 대해서만 치명적인 독으로 작용하는 물질을 분비한다.

도움T세포(helper T cell)라고 불리는 활성화T세포는 적 세포 주위에 복합물을 방출함으로써 간접적으로 항원을 파괴한다. 도움T세포가 분비하는 물질 중에는 적 세포 가까이로 큰포식세포를 유인하는 물질도 있다. 그러면 몰려든 큰포식세포들이 적 세포를 포식작용에 의해서 파괴한다(그림 13-15). 도움T세포는 B세포를 활성화시키는 데에

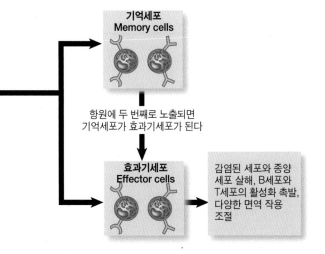

기억세포
Memory cells

항원에 두 번째로 노출되면
기억세포가 효과기세포가 된다

효과기세포
Effector cells

감염된 세포와 종양
세포 살해, B세포와
T세포의 활성화 촉발,
다양한 면역 작용
조절

필요한 화학물질도 분비한다. 활성화된 조절T세포(regula-
tory T cell)는 항원들이 파괴되고 난 후 면역반응을 중지
시키고, 부적절한 면역 반응을 예방하기도 한다.

✔ **수행평가**

1. 포식작용이란 무엇인가? 어떻게 작용하는가?
2. 면역에서 B세포의 역할은 무엇인가?
3. 면역에서 T세포의 역할은 무엇인가?
4. 기억세포란 무엇인가?

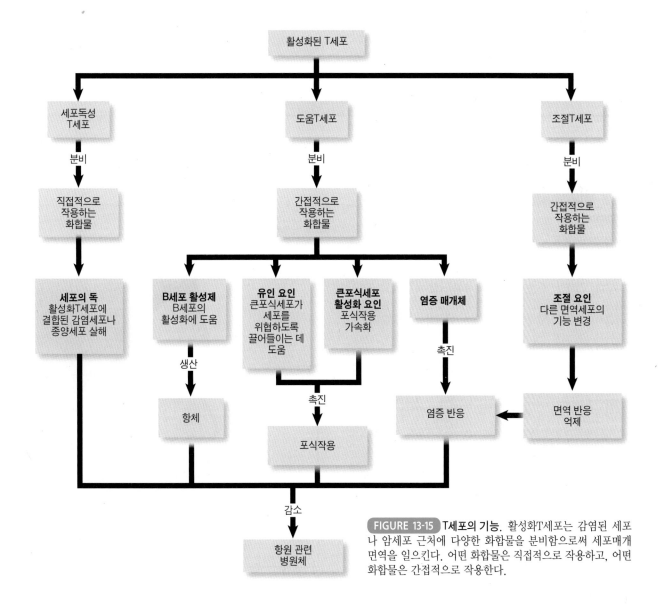

FIGURE 13-15 T세포의 기능. 활성화T세포는 감염된 세포
나 암세포 근처에 다양한 화합물을 분비함으로써 세포매개
면역을 일으킨다. 어떤 화합물은 직접적으로 작용하고, 어떤
화합물은 간접적으로 작용한다.

Clinical Application

사람면역결핍바이러스 감염

사람면역결핍바이러스(human immunodeficiency virus : HIV) 감염은 전 세계적인 건강 관련 관심사이다. HIV 감염이 많은 나라에서 급속하게 확산되어 세계적인 유행병이 되었다.

레트로바이러스(retrovirus)의 일종인 HIV에 있는 RNA는 감염된 세포 내에서 역전사를 일으켜 그 자신의 DNA를 만들어버린다. 바이러스성 DNA는 세포 DNA의 일부로 바뀌는 경우가 많다. 바이러스성 DNA가 활성화되면 자기 자신의 RNA와 외피단백질을 합성이 이루어지게 하고, 그래서 세포로부터 원료를 훔쳐버린다. 어떤 T세포에서 그런 일이 벌어지면 세포가 파괴되고, 면역에 장애가 생긴다. T세포가 죽으면 새로운 레트로바이러스가 분비되어 HIV 감염을 확산시킨다.

HIV는 여러 형태의 세포에 침범할 수 있지만 CD4+ T세포라는 T세포 형태에서 효과가 가장 뚜렷하게 나타난다. T세포의 기능이 완전하지 못하면 감염미생물과 암세포가 정상일 때보다 훨씬 더 쉽게 성장하여 퍼지게 된다. 뉴모시스티스증(pneumocystosis, 폐렴과 비슷한 질병)이나 카포시육종(Kaposi sarcoma, 피부병의 일종)과 같은 비정상적인 상태가 나타날 수도 있다. 면역계통이 결핍되기 때문에 AIDS 환자는 이러한 감염이나 암에 의해 사망할 수 있다.

HIV에 감염되면 **후천성 면역결핍증**(acquired immuno-deficiency syndrome : AIDS)의 증상으로 진행되기도 한다.

HIV에 감염되더라도 수 개월 또는 수 년 동안 증상이 나타나지 않을 수도 있다. 왜냐하면 면역계통은 오랜 시간 동안 감염되는 것을 막을 수 있기 때문이다.

AIDS의 발병을 예방하는 데에는 몇 가지 전략이 있다. 많은 기관에서는 AIDS의 발생을 줄이기 위해 사람들에게 HIV 레트로바이러스와의 접촉을 피하는 방법을 교육하고 있다. HIV는 체액의 직접적인 접촉에 의해서만 전염되기 때문에 체액의 직접접촉을 막으면 HIV의 확산을 막을 수 있다. 성관계, 오염된 혈액 수혈, 오염된 주사기를 정맥에 사용하는 것 등이 HIV가 확산되는 일반적인 경로이다. HIV는 분만할 때 전염될 수도 있다(perinatal infection). 즉 아기를 낳을 때 엄마로부터 아기에게 전염되는 것이다. 많은 연구자들이 HIV백신을 만들기 위해 노력하고 있다. 감기를 일으키는 바이러스와 같이 HIV가 빠르게 변화한다는 점이 백신 개발을 가장 어렵게 만드는 요인이다.

HIV 감염이 진행되는 것을 억제하는 다른 방법으로 아지도티미딘(azidothymidine : AZT)이나 리토나비어(ritona-vir, 또는 노비르/Norvir)과 같은 화학물질을 사용하는 것이 있다. 여러 가지 항바이러스약을 혼합해서 사용하면 환자의 혈액 속에 있는 HIV의 수를 현저하게 줄일 수 있다. HIV 감염의 진행을 중지시키는 데에 효과가 있는 것으로 판정받은 혼합물은 100가지 이상이나 된다.

 Research, Issues, & Trends

점막면역

점막면역계통(mucosal immune system)은 체내면역계통(systemic immune system)과는 전혀 다른 봉합적인 방어체계이다. 체내면역계통에 대해서는 이 단원에서 자세하게 공부하였다. 소화관, 요관, 생식관, 호흡관, 외분비관, 결막, 중간귀 등과 같은 인체의 점막 장벽에 의한 방어계통은 선천면역(비특이면역)과 적응면역(특이면역)이다. 점막면역계통을 구성하고 있는 면역세포는 점막관련림프조직(mucosa-asso-ciated lymphoid tissue : MALT)에 주로 있다.

점막면역계통의 주요 기능은 병원체가 신체의 표면을 차지하는 것을 방지하고, 신체 외부로부터 항원을 흡수하는 것을 예방하며, 외부항원에 체내면역시스템이 부적절하거나 지나치게 반응하는 것을 예방하는 것 등이 있다.

점막면역계통에 대해, 그리고 체내면역계통과 어떻게 협력하는지 이해한다면 면역력을 얻게 만드는 새로운 전략을 알 수 있을 것이다. 예를 들어 연구자들은 혈류를 통해 면역이 이루어지면 체내의 B세포와 T세포만 활성화시킨다는 것을 밝혀냈다. 그래서 이러한 형태의 특이면역이 우리를 보호하기 전에 병원체가 체내환경으로 들어가야 한다. 그러나 점막림프구로 면역이 이루어지면 점막림프구와 체내림프구를 모두 활성화시키기 때문에 좀 더 완벽한 면역을 할 수 있다. 점막면역의 또 다른 잇점은 혈액이나 피부 밑에 주사하는 것보

다 환자에게 시술하기 쉽다는 것이다. 예를 들어 주사바늘로 찌르는 대신에 코에 뿌리거나 떨어뜨리면 된다.

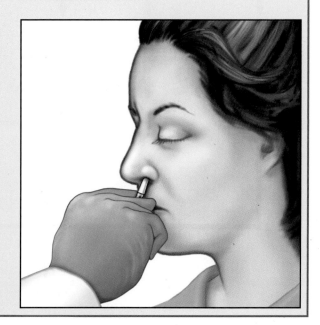

Science Application

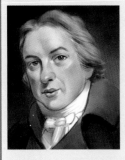

백신
Edward Jenner (1749-1823)

영국의 의사인 Edward Jenner는 1789년 자신의 아들과 다른 두 사람에게 끔찍한 바이러스질병인 천연두의 예방접종을 하면서 세상을 영원히 바꾸어 놓았다. 천연두보다는 가벼운 돈두(swinepox) 환자의 수포에서 채취한 물질을 이용하여 천연두에 대한 면역을 촉발시킬 수 있었는데, 이것이 세계 최초의 백신이었다. 그 후 1796년에는 우두(cowpox, 사람에게 옮을 수 있는 소의 바이러스질병) 수포에서 채취한 물질이 천연두를 예방하는 데 더 큰 효과가 있다는 것을 발견하였다. Jenner의 개척자적인 노력 덕분에 이전에는 전세계적으로 수백만 명의 사람들을 죽음으로 몰아넣은 천연두가 20세기에는 드디어 모든 인류에게서 사라졌다.

금세기 들어 천연두 백신에 대한 관심이 다시 떠오르게 되었다. 천연두를 무기화하려는 위협 때문이다. 면역학자들은 천연두무기에 대항해서 사람들을 보호하기 위한 백신을 개량하기 위해 노력 중이다. 면역학자들은 AIDS와 같은 전염병뿐만 아니라 심장병, 암 등에 대한 백신을 개발하기 위해서도 꾸준히 노력하고 있다. 많은 건강 전문가들은 환자의 면역력을 강화시키기 위해서 실제로 백신을 사용하고 있다. 많은 의사들도 환자의 면역계통 자체에 생기는 장애를 치료하기 위해서 백신을 사용하고 있다. 예를 들어 AIDS와 같은 면역결핍, 건초열(hay fever)과 같은 알러지, 낭창(lupus)이나 류마티스관절염과 같은 자가면역장애 등을 매일 치료하고 있다.

단원요약

1. 림프계통(그림 13-1)
A. 림프 : 단백질과 다른 물질을 혈액으로 되가져오는 조직세포의 공간에 있는 사이질액
B. 림프관 : 림프를 한 방향으로만 이동하게 한다.
  1. 모세림프관 : 조직세포의 공간에 흩어져 있는 끝이 막혀 있는 작은 관(그림 13-2)
    a. 미세한 크기이다.
    b. 편평세포로 구성된 한 개의 층으로 된 막이다.
    c. 인접한 세포들이 엉성하게 짜여 있는 다공성 벽이다.
    d. 창자벽에 있는 것을 암죽관이라고 한다. 음식에서 혈액으로 지방을 운반한다.
  2. 오른림프관(그림 13-3)
    a. 오른쪽 팔, 머리 · 목 · 위몸통 오른쪽부분에서 오는 림프가 흐른다.
  3. 가슴림프관
    a. 가장 큰 림프관
    b. 그 흐름을 따라 가슴림프관팽대라는 확장된 주머니가 있다.
    c. 전신에 있는 림프의 3/4이 흐른다.
C. 림프절
  1. 림프를 여과한다(그림 13-4).
  2. 림프혈관의 경로를 따라 무리를 지어 위치한다(그림 13-1, 13-5, 13-6).
  3. 림프조직 : 림프기관 안에 있는 림프구와 관련 세포의 덩어리로, 면역기능과 면역세포 발생의 기능을 한다.
  4. 림프절과 기타 림프기관은 방어와 백혈구 생산 기능을 한다.
  5. 림프의 흐름 : 들림프관을 거쳐서 림프절로 간다. 한 개의 날림프관을 통해서 림프절에서 흘러나간다.
D. 가슴샘
  1. 세로막 안에 있는 림프기관이다.
  2. 질량은 35~40그램이다.
  3. 면역에서 중심적 · 결정적 역할을 한다.
  4. T세포를 생산한다.
  5. T세포의 발달에 영향을 주는 티모신이라는 호르몬을 분비한다.
  6. 림프조직이 지방으로 바뀌는 것을 퇴화라고 한다.
E. 편도(그림 13-7)
  1. 입과 목구멍의 입구 근처에서 3개의 림프조직 덩어리로 이루어진다.
    a. 입천장편도
    b. 인두편도(아데노이드)
    c. 혀편도
  2. 만성적인 감염이 발생하기 쉽다.
  3. 인두편도가 커지면 호흡에 지장을 준다.
F. 지라
  1. 인체에서 가장 큰 림프기관이다.
  2. 배의 왼위사분면에 위치한다.

3. 배부위의 상해에 의해서 손상되기 쉽다.
4. 수술을 통해 제거하는 것을 지라절제술이라고 한다.
5. 박테리아와 죽은 적혈구를 포식하고, 혈액을 저장하는 역할을 한다.

2. 면역계통
A. 병원박테리아, 이물세포, 암세포로부터 신체를 보호한다.
B. 방어세포와 방어분자로 구성되어 있다.
C. 비특이면역(표 13-1)
  1. 항원에 미리 노출시킬 필요가 없으므로 선천면역이라고도 한다.
  2. 피부 : 박테리아나 해로운 물질에 대한 물리적인 장벽
  3. 눈물과 점액 : 눈을 씻고, 박테리아를 잡아서 없앤다.
  4. 염증 : 상처 부위로 면역세포를 유인한다. 국부의 혈류량을 증가시킨다. 심장혈관의 투과성을 증가시킨다. 상처 또는 감염 부위로 백혈구가 이동하는 것을 촉진시킨다(그림 13-8).
D. 특이면역(표 13-1, 표 13-2)
  1. 해로운 물질이나 박테리아를 인식하고, 반응하고, 기억할 수 있는 능력이 있기 때문에 적응면역이라고도 한다.
  2. 특이면역의 종류
    a. 자연면역 : 원인 물질에 의도적으로 노출시키지 않는 면역
      (1) 능동면역 : 실제로 병에 걸려서 면역력이 생기는 것
      (2) 수동면역 : 태반을 통해 또는 젖을 통해 아이에게 면역력이 전달되는 것
    b. 인공면역 : 원인 물질에 의도적으로 노출시키는 면역
      (1) 능동면역 : 백신 주사로 면역체계를 활성화시키는 것
      (2) 수동면역 : 다른 사람의 면역계통에서 만들어진 방어물질을 원래는 면역성이 없는 사람에게 주사하는 것

3. 면역계통의 분자
A. 항체
  1. 특수한 결합부위가 있는 단백질복합물이다.
  2. 항체의 결합부위가 특정 항원에 달라붙어 항원-항체복합체가 된다. 이것을 체액면역 또는 항체매개면역이라고 부른다(그림 13-9).

3. 항원-항체복합체의 역할은 다음과 같다.
  a. 독성을 중화시킨다.
  b. 적 세포를 결집시켜 덩어리로 만든다.
  c. 포식작용을 촉진시킨다.
B. 도움체단백질
  1. 보통 혈액에서 비활성화 상태로 나타나는 단백질그룹
  2. 도움체연쇄반응
    a. 중요한 항체의 활동 메커니즘이다.
    b. 병원균의 형질막에 만들어진 구멍을 통해 물이 들어가서 병원균을 터뜨린다(그림 13-10).
  3. 감염 부위로 면역세포를 끌어들이고, 면역세포를 활성화시키며, 파괴할 적 세포에 표시하고, 혈관의 투과성을 증가시키는 등의 항염반응을 한다.

4. 면역계통의 세포
A. 포식세포
  1. 포식작용을 통해서 이물세포나 해로운 물질을 없애거나 파괴한다(그림 13-11).
  2. 종류
    a. 호중구 : 수명이 짧은 포식세포
    b. 단핵구 : 큰포식세포로 발달된 다음 조직으로 이동한다(그림 13-15).
    c. 가지세포 : 외부 표면과 가까운 곳에 주로 있다.
  3. 큰포식세포와 가지세포는 포식한 항원을 표면에 전시하여 특수한 면역세포의 활동을 촉발시키는 항원제시세포로서의 역할도 한다.
B. 림프구
  1. 면역계통의 세포 중에서 가장 잘 알려진 세포이다.
  2. B세포의 발달 : 원시 줄기세포가 뼈속질에서 나와 2단계의 발달단계를 거친다(그림 13-12).
    a. 제1단계 : 줄기세포가 미성숙한 B세포로 발달하는 것
      (1) 태아일 때는 간과 뼈속질에서 일어나지만, 어른은 뼈속질에서만 일어난다.
      (2) B세포는 항체분자를 가지고 있는 작은 림프구로, 항체분자는 B세포의 형질막에서 합성한 것이다.
      (3) 성숙한 다음에는 비활성화B세포가 주로 림프절로 이동한다.
    b. 제2단계 : 비활성화B세포가 활성화B세포로 변하는 것
      (1) 비활성화B세포가 항원을 만났을 때 시작된다. 항원이 항체의 표면에 있는 결합부위

에 결합한다. T세포로부터 화학적인 신호가 있어야 한다.

  (2) 활성화B세포가 반복적으로 분열해서 형질세포(작동세포)와 기억세포라는 두 종류의 클론을 만든다.

  (3) 형질세포는 항체를 혈액에 분비하고, 깅거세포는 림프절 안에 저장된다.

  (4) B세포를 활성화시킨 항원을 다시 만나면 기억세포가 형질세포로 변해서 항체를 분비한다.

3. B세포의 기능 : B세포는 간접적으로 체액면역을 일으킨다.

  a. 활성화B세포가 형질세포로 발달된다.

  b. 형질세포가 혈액으로 항체를 분비한다.

  c. 순환하는 항체들이 체액면역을 일으킨다(그림 13-12).

4. T세포의 발달 : 줄기세포가 뼈속질에서 나와 가슴샘으로 이동하는 것(그림 13-13)

  a. 제1단계 : 줄기세포가 T세포로 발달한다.

  (1) 출생 직전·직후 수 개월 동안 가슴샘에서 일어난다.

  (2) T세포는 주로 림프절로 이동한다.

  b. 제2단계 : T세포가 활성화T세포로 발달하는 것

  (1) T세포의 표면에 있는 단백질에 항원이 결합하고, 다른 T세포로부터 화학신호를 받았을 때에만 일어난다.

  (2) B세포와 마찬가지로 기억세포와 작동세포로 구성된 클론이 만들어진다.

5. T세포의 기능 : 세포매개면역을 일으킨다(그림 13-14, 13-15).

  a. 세포독성T세포 : 감염된 세포나 암세포에 치명적인 독성 물질을 방출해서 없애거나 파괴한다.

  b. 도움T세포 : 큰포식세포를 끌어당기고 활성화시켜서 포식작용에 의해 세포를 없앤다. B세포를 활성화시키는 화학물질을 만들어낸다.

  c. 조절T세포 : 면역반응을 억제하는 화학물질을 방출한다.

용어정리

acquired immunodeficiency syndrome (AIDS)
adenoid
afferent lymphatic vessel
agglutinate
anaphylactic shock
antibodies
antigen
antigen-presenting cell (APC)
B cell (B lymphocyte)
cell-mediated immunity
cisterna chyli
clone
combining site

complement
complement-binding site
complement cascade
dendritic cell (DC)
effector cells
efferent lymphatic vessel
human immunodeficiency virus (HIV)
humoral immunity (antibody-mediated immunity)
hybridoma
immune system
immunization
inflammatory response

interferon (IF)
interstitial fluid
lacteal
lingual tonsils
lymph
lymph node
lymphatic capillary
lymphatic vessel
macrophage
memory cell
monoclonal antibody
nonspecific immunity (innate immunity)
palatine tonsils
pharyngeal tonsils

plasma cell (effector B cell)
right lymphatic duct
specific immunity (adaptive immunity)
spleen
splenectomy
T cell (T lymphocyte)
thoracic duct
thymosin
thymus

복습문제

1. 림프를 정의하고, 그 기능을 설명하시오.
2. 2가지 림프관의 이름과 각 림프관에서 신체의 어느 부위로 흐르는지 쓰시오.
3. 림프절의 구조를 설명하시오.
4. 림프절의 방어 기능을 설명하시오.
5. 가슴샘의 위치와 기능을 설명하시오.
6. 3쌍의 편도의 이름과 각 편도의 위치를 말하시오.
7. 지라의 기능과 위치를 설명하시오.
8. 비특이면역의 종류를 설명하시오.
9. 특이면역 4가지의 이름을 쓰고, 그들 사이의 차이점을 설명하시오.
10. 항체와 항원이란 무엇인가?
11. 면역계통에서 도움체단백질의 역할을 설명하시오.
12. 면역계통에서 큰포식세포의 역할을 설명하시오.
13. B세포의 발달과 기능을 설명하시오.
14. T세포의 발달과 기능을 설명하시오.

탐구문제

15. 모세림프관과 모세혈관의 차이점을 설명하시오.
16. 암세포의 확산에서 림프절의 역할을 설명하시오.

시험문제

1. _____ 는 모세혈관에서 나와 혈액으로 다시 돌아가지 않는 체액이다.
2. 신체의 3/4에서 온 림프는 _____ 으로 흘러 들어간다.
3. 오른쪽 팔과 머리의 오른쪽에서 온 림프는 _____ 으로 흘러들어간다.
4. 배속공간에서 림프 저장고로 사용되는 확장된 주머니 모양의 구조체를 _____ 라고 한다.
5. _____ 의 기능은 림프를 여과하여 깨끗하게 하는 것이다.
6. 림프절로 들어가는 많은 림프관을 _____ 이라 하고, 림프절을 나가는 하나의 림프관을 _____ 이라고 한다.
7. 가슴샘은 _____ 라는 백혈구를 만드는 부위이며, _____ 이라는 호르몬도 분비한다.
8. 3쌍의 편도는 _____ , _____ , _____ 이다.
9. 신체에서 가장 큰 림프기관은 _____ 이다.

시험문제(계속)

10. _____ 의 증상은 열, 붉어짐, 통증, 부어오름이다.

11. _____ 은 신체를 위협하는 세포의 형질막에 구멍을 뚫어서 Na^+와 H_2O가 들어가게 함으로써 세포를 파괴한다.

12. 큰포식세포는 원래는 _____ 였던 것이 조직으로 이동한 것이다.

13. 소아마비 예방주사를 맞아서 소아마비에 대한 면역력이 생기는 것은 무슨 면역에 속하는가?
    a. 능동자연면역
    b. 수동자연면역
    c. 능동인공면역
    d. 수동인공면역

14. 엄마의 면역계통에 의해 태아에게 주어지는 면역은 무슨 면역에 속하는가?
    a. 능동자연면역
    b. 수동자연면역
    c. 능동인공면역
    d. 수동인공면역

15. 다른 사람의 면역계통에 의해서 만들어진 항체를 주사해서 생기는 면역은 무슨 면역에 속하는가?
    a. 능동자연면역
    b. 수동자연면역
    c. 능동인공면역
    d. 수동인공면역

16. 병에 걸려서 생기는 면역은 무슨 면역에 속하는가?
    a. 능동자연면역
    b. 수동자연면역
    c. 능동인공면역
    d. 수동인공면역

다음 설명이 T세포에 관한 것이면 T, B세포에 관한 것이면 B를 써라.

17. ____ 항체를 생산한다.

18. ____ 일부는 형질세포로 발달한다.

19. ____ 세포매개면역에 해당된다.

20. ____ 체액면역에 해당된다.

21. ____ 가슴샘에서 발달된다.

22. ____ 항원이 있는 장소로 이동해서 세포독을 방출한다.

23. ____ 일단 활성화되면 급속하게 분열해서 클론을 만든다.

24. ____ 큰포식세포를 끌어모으는 물질을 분비한다.

25. ____ 이 세포 중 일부는 기억세포로 발달한다.

학습목표

이 단원을 공부하고 나면 다음과 같은 것을 할 수 있어야
한다.

1. 호흡계통의 일반적인 기능에 대하여 토론할 수 있다.
2. 호흡계통의 주요 기관의 이름과 각 기관의 기능을 설
   명할 수 있다.
3. 속호흡과 바깥호흡을 하는 동안 일어나는 가스교환의
   메커니즘을 설명하고 비교할 수 있다.
4. 허파환기 중 교환되는 공기의 양에 대하여 설명할 수
   있다.
5. 호흡을 조절하는 메커니즘에 대하여 논의할 수 있다.

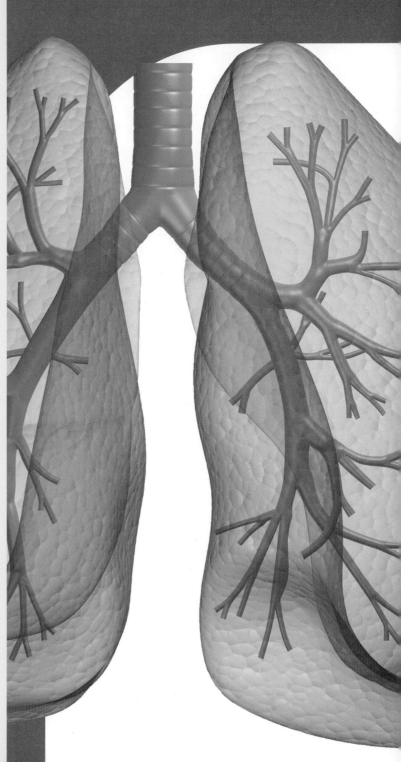

호흡계통 14

호흡계통(respiratory system)의 중요성에 대해서는 더 이상 언급할 필요가 없을 것이다. 호흡계통은 심해 다이빙 선수에게 산소 탱크가 하는 것과 같은 생명선 역할을 한다. 만약 생명선이 막혀버려 몇 초 동안 숨을 쉬지 못하게 되면 얼마나 공황 상태에 빠지게 될지 상상해보라. 살아남기 위해서 필요한 모든 물질 중에서 가장 중요한 것이 산소이다. 음식 없이는 몇 주, 물 없이는 며칠 동안은 살 수 있지만, 산소 없이는 단지 몇 분 동안만 살 수 있다. 체내에서 이산화탄소를 끊임없이 제거하는 것이 산소를 끊임없이 제공하는 것만큼 중요하다.

호흡계통에 있는 기관은 기본적으로 2가지 기능을 할 수 있도록 디자인되어 있다. 즉 호흡계통은 신체에 공기를 공급하는 역할과 가스를 교환하는 역할을 한다. 호흡계통이 있기 때문에 신체의 세포로 산소를 공급하고 이산화탄소를 제거할 수 있다. 그러므로 호흡 과정은 중요한 **항상성 유지 메커니즘**(homeostatic mechanism)이다. 호흡계통이 적당한 양의 산소를 꾸준히 공급하고, 이산화탄소를 제거함으로써 일정한 내부 환경을 유지하고, 신체에 있는 세포들이 효과적으로 기능할 수 있도록 해준다.

공기를 공급하고 가스를 교환하는 것 외에도 호흡계통은 우리가 마시는 공기를 여과하고, 데우고, 촉촉하게 만든다. 호흡기관과 호흡계통과 관련이 깊은 기관(예 : 코곁굴＝paranasal sinuses)이 소리를 내거나 말을 하는 것과 냄새를 맡는 것(후각＝olfaction)에 영향을 미친다.

이 단원에서는 제일 먼저 호흡계통의 구조에 대해서 공부하고, 그다음에는 각각의 호흡기관에 대하여 개별적으

학습요령

1. 호흡계통에 대한 공부를 시작하기 전이나 심화학습을 할 때에는 제2장의 화학반응과 pH, 제3장의 확산, 제4장의 호흡계통의 개요, 제5장의 장막, 제11장의 적혈구와 헤모글로빈의 기능, 제12장의 온몸순환과 허파순환을 복습하기 바란다.

2. 호흡계통을 온몸에 공기를 분배하는 관들이 연결되어 있는 것으로 생각하라. 분배하는 관은 나무를 뒤집어놓은 것과 비슷한 모양이다. 즉 기관은 나무의 줄기, 기관지는 나무의 가지처럼 보인다. 마지막으로 가장 가는 관들은 수백만 개의 작고 얇은 벽으로 이루어진 주머니(허파꽈리)로 끝나는데, 허파꽈리에서는 산소와 이산화탄소의 이동을 위한 가스교환이 이루어진다. 호흡점막과 호흡막의 차이점에 대해서 토론하라.

3. 가슴속공간의 압력 변화와 공기가 허파 속으로 들어가고 나가는 운동(숨쉬기 또는 허파환기) 사이에 어떤 관련이 있는지를 배운다. 공기를 허파 속으로 들여보내거나 나오게 하려면 가슴속공간의 압력이 올라가거나 내려가야 한다. 가슴속공간의 압력 변화는 가슴우리의 크기(부피)가 변하기 때문이고, 가슴우리의 크기가 변하는 것은 들숨근육(가로막과 바깥갈비사이근)과 날숨근육(속갈비사이근과 배근육)이 수축/이완하기 때문이다. 날숨은 허파조직의 탄성에 의해서 공기가 허파꽈리 밖으로 나간다고 설명할 수도 있다. 플래시카드를 사용하면 여러 가지 환기량과 호흡의 형태를 공부하는 데 도움이 될 것이다.

4. 스터디그룹에서 기체의 분압에 대하여 토론하고, 산소와 이산화탄소의 분압이 허파와 조직 안에서 일어나는 가스교환에 어떻게 영향을 미치는지에 대하여 토론하라. 기체는 분압 그라디언트를 줄이는 방향으로 확산된다는 것을 명심하라. 플래시카드를 사용하면 산소와 이산화탄소가 혈액 안에서 운송되는 여러 가지 통로를 공부하는 데 도움이 될 것이고, 호흡에 영향을 미치는 컨트롤센터가 있는 위치와 특성화된 수용기가 있는 위치를 공부하는 데에도 도움이 될 것이다.

(다음 페이지에 계속)

학습요령(계속)

5. 이 단원을 읽고 공부하면서 소단원마다 있는 수행평가 문제를 풀어보면서 자신이 어느 정도나 이해하고 있는지 세밀하게 체크하라. 단원의 말미에 있는 복습문제와 시험문제를 모두 풀어보고, 시험에 나올만한 문제에 대해서 토론하라.

로 설명한 후, 마지막으로 가스교환과 신경계통의 호흡조절에 대하여 논의할 것이다.

1. 호흡계통의 구조

호흡기관에는 **코**(nose), **인두**(pharynx), **후두**(larynx), **기관**(trachea), **기관지**(bronchus), **허파**(lung)가 있다. 이 기관계통의 기본적인 구조는 가지가 많이 뻗어 있는 튜브로, 그 끝에는 수백만 개의 극도로 작고 매우 얇은 벽으로 된 주머니가 있는데, 이 주머니들을 허파꽈리(alveolus)라고 한다.

그림 14-1은 양쪽 허파에는 호흡관나무(respiratory tree)의 가지가 수도 없이 많다는 것을 보여주고 있다. 공기를 공급하는 호흡계통을 뒤집힌 나무라고 생각해보라. 그러면 기관이 나무줄기가 되고, 기관지의 튜브는 가지가 된다. 이 개념에 대해서는 이 단원의 말미에서 기관지와 허파꽈리의 종류를 공부할 때 좀 더 자세하게 공부할 것이다.

모세혈관이 미세한 허파꽈리 하나하나를 마치 머리카락처럼 둘러싸고 있다. 이미 여러 번 언급한 바 있는 "구조와 기능은 아주 밀접한 관계가 있다."는 원리를 다시 떠오르게 하는 것이 허파꽈리이다. 허파꽈리의 기능은 사실상 호흡계통 전체의 기능인데, 이는 공기와 혈액 사이에 가스교환이 잘 일어날 수 있도록 충분히 가깝게 있게 만드는

Clinical Application

산소요법(oxygen therapy)

산소요법은 조직에 산소가 충분히 전달되지 못하는 **저산소증**(hypoxia) 환자에게 산소를 공급하는 것이다. 허파공기증(emphysema, 폐기종 ; 허파가 부풀어 올라서 제대로 기능하지 못하는 증상)과 같은 호흡기질환 환자가 정상적인 생활을 하기 위해서는 산소를 공급받아야 한다.

압축된 산소를 저장해두었다가 작은 녹색 탱크 안에 넣어서 나누어준다. 탱크에서 나오는 산소는 차고 건조하기 때문에 숨길이 손상되는 것을 막기 위해 따뜻한 물을 통과시키는 방법으로 산소를 따뜻하고 촉촉하게 만든다. 보충용 산소는 마스크나 콧구멍으로 연결된 관을 통해서 공급된다.

보충용 산소는 일반적으로 매우 비싸고, 최근 들어 레크리에이션 목적으로 산소바(oxygen bar)에서 공급되기도 한다. 농도가 낮고 건강한 사람에게는 안전하다고 생각되지만, 레크리에이션 목적으로 산소를 공급하는 것은 생리학적인 효과보다 심리학적인 효과가 크다.

힘든 운동을 한 후에 잠깐 동안 보충산소를 호흡하는 것도 또 다른 비의학적인 산소요법의 응용이다. 일부 선수들에게는 피로회복 시간을 단축시키기도 하지만, 그 효과는 일시적이다.

사이클 선수와 장거리 달리기 선수와 같은 지구력 선수들이 고도가 높은 곳에서 경기를 하게 되면 고도가 높은 곳과 비슷한 산소 수준이 되도록 수면 또는 휴식 동안 사용할 수 있는 산소의 양을 줄이기 위해 낮은 산소 수준(low oxygen level) 또는 저산소 텐트(hypoxic tent)를 사용하기도 한다. 이렇게 하는 이유는 시합 전에 실제로 고도가 높은 지역에서 트레이닝하는 불편을 겪지 않고 고도가 높은 지역에서 장기간 트레이닝한

효과(적혈구 생산의 증가)를 얻기 위한 것이다. 많은 스포츠 제재 그룹(스포츠에서 어떤 행위를 하지 못하게 하는 집단)이 이와 같은 형태로 장기간 동안 산소 수준을 조작하여 트레이닝하는 것에 윤리적인 의문점을 제기하거나 도핑의 한 형태로 간주해서 전면적으로 금지하고 있다(제11장 Health & Well-being : 혈액도핑편 참고).

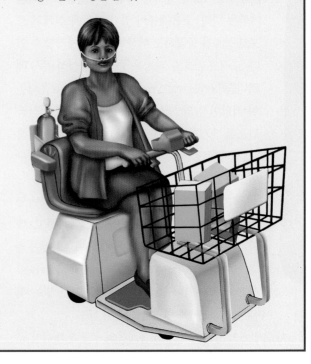

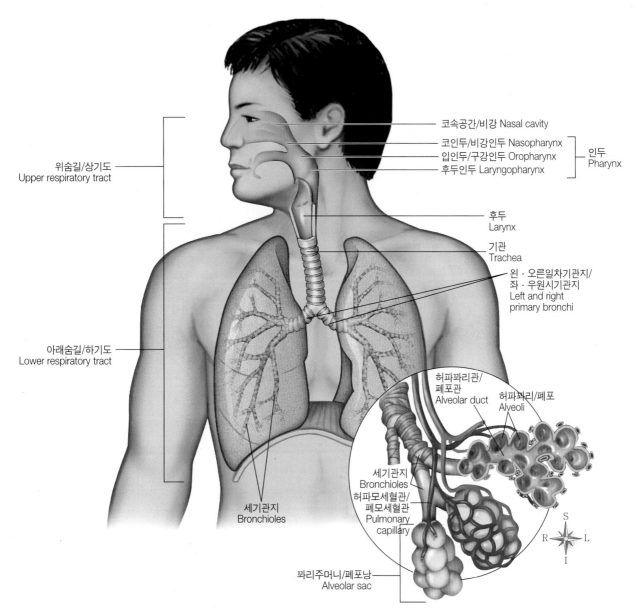

코속공간/비강 Nasal cavity

코인두/비강인두 Nasopharynx
입인두/구강인두 Oropharynx } 인두 Pharynx
후두인두 Laryngopharynx

후두 Larynx

기관 Trachea

왼·오른일차기관지/좌·우원시기관지 Left and right primary bronchi

위숨길/상기도 Upper respiratory tract

아래숨길/하기도 Lower respiratory tract

세기관지 Bronchioles

허파꽈리관/폐포관 Alveolar duct

허파꽈리/폐포 Alveoli

세기관지 Bronchioles

허파모세혈관/폐모세혈관 Pulmonary capillary

꽈리주머니/폐포낭 Alveolar sac

FIGURE 14-1   **호흡기관의 구조.** 인두, 기관, 기관지, 허파가 보인다. 원 안은 허파꽈리이고, 포도송이처럼 생긴 허파꽈리의 벽을 통해서 산소와 이산화탄소의 교환이 이루어진다. 모세혈관이 허파꽈리를 둘러싸고 있다.

것이다. 제3장에서 공부한 확산(diffusion)이라는 수동적인 운송 과정에 의해서 호흡계통에서 일어나는 가스교환이 이루어진다. 허파와 신체 조직에서 일어나는 가스교환의 메커니즘을 공부하기 전에 제3장에 있는 '세포막을 통한 물질의 이동'을 복습하라.

 허파꽈리를 공부하려면 AnimationDirect로 들어갈 것

2. 숨길

숨길(respiratory tract, 기도)은 위숨길과 아래숨길로 나누는 경우가 많은데, 이는 감기와 같은 일반적인 호흡계통 질환과 관련하여 증상을 쉽게 설명하기 위한 것이다. 위숨길에 속하는 기관들은 가슴속공간 바깥쪽에 있고, 아래숨길에 속하는 기관들은 거의 전체가 가슴속공간에 있다.

위숨길(upper respiratory tract, 상기도)은 코, 인두, 후

두로 구성되어 있고, **아래숨길**(lower respiratory tract, 하기도)은 기관지, 호흡관나무의 모든 가지들과 허파로 구성되어 있다. 위숨길감염(upper respiratory infection : URI)이라는 명칭은 보통 환자들이 코감기(head cold)라고 하는 증상을 설명하기 위해 사용된다. 보통 위숨길감염은 코곁굴(paranasal sinus), 코속공간(nasal cavity), 인두, 후두에 증상이 있는 것이고, 기침감기(chest cold)는 폐렴과 비슷하며, 아래숨길에 있는 기관에 증상이 있는 것이다.

 기관지나무를 공부하려면 AnimationDirect로 들어갈 것

3. 호흡점막

호흡계통의 각 기관에 대하여 공부하기 전에 호흡계통에서 공기를 공급하는 대부분 관의 속벽을 이루는 막인 **호흡점막**(respiratory mucosa)의 조직 또는 미세한 구조를 자세히 복습하는 것이 중요하다. 호흡점막은 점액을 만들어내는 술잔세포(goblet cell)가 많이 들어 있는 거짓중층원주상피(pseudostratified columnar epithelium)가 덮어싸고 있다. 머리카락같은 섬모가 상피세포의 바깥면을 덮고 있다.

숨길과 허파를 이루는 해부학적 구성요소들이 가스가 지나가는 통로와 가스교환이 이루어지는 표면의 역할 이외에도 허파로 들어가는 공기를 여과하고, 데우고, 적시는 역할도 한다는 것을 상기하라. 코로 들어가는 공기는 보통 한 가지 이상의 자극물로 오염되어 있는데, 그 예로는 곤충, 먼지, 꽃가루, 박테리아와 같은 미생물 등이 있다. 아주 효과적인 공기 정화 메커니즘이 거의 모든 오염물질을 들이마신 공기가 허파꽈리에 도달하기 전에 제거한다.

호흡관나무의 속벽을 거의 대부분 덮고 있는 방어점액층이 공기 정화 메커니즘에서 가장 중요한 역할을 한다. 하루에 125㎖ 이상의 점액이 생산되는데, 그 점액들이 한 장의 담요같은 점액층(mucous blanket)을 만들어 호흡관나무에 공기를 공급하는 튜브의 속벽을 덮고 있다. 이 세척점액이 호흡점막 안에 있는 상피세포를 덮고 있는 수많은 섬모에 의해 호흡관 나무 아래에서 위로(인두쪽으로) 이동한다(그림 14-2). 호흡점막의 상피세포를 덮고 있는

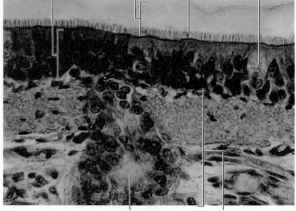

거짓중층섬모상피/위중층섬모상피 Pseudostratified ciliated epithelium · 점액 Mucus · 섬모 Cilia · 술잔세포/배상세포 Goblet cell · 점액샘/점액선 Mucous gland · 점막밑층/점막하층 Submucosa

FIGURE 14-2   **기관의 속벽을 이루는 호흡점막.** 점액층이 머리카락같은 섬모를 덮고 있다.

미세 섬모는 한 방향으로만 움직인다. 그 결과 점액이 인두쪽으로 이동하는 것을 점막섬모 에스컬레이터(mucociliary escalator)라고 한다. 흡연으로 인하여 이 섬모들이 마비되어 **점액**(mucus)이 쌓이면 그것을 제거하기 위해 전형적인 흡연자의 기침(smoker's cough)이 나타나게 된다. 코속공간의 속벽을 이루고 있는 호흡점막도 공기 중에 있는 오염물질이 인두쪽으로 가지 못하게 붙잡아둔다.

 호흡점막에 대하여 더 공부하려면 AnimationDirect로 들어갈 것

✓ **수행평가**
1. 호흡계통의 기본적인 기능은 무엇인가?
2. 위숨길과 아래숨길을 구분할 수 있는가?
3. 호흡점막의 역할은 무엇인가?

4. 코

공기는 콧구멍(external nares)을 통해 숨길로 들어간다. 그다음에는 **코속공간**(nasal cavity)으로 들어가는데, 코속공간의 속벽은 호흡점막으로 이루어져 있다. 콧구멍을 양쪽으로 나누는 칸막이를 **코사이막**(nasal septum)이라고 한다. 코속공간의 표면은 점막 때문에 습기가 있고, 점막의 바

로 밑을 통과하는 혈액 때문에 따뜻하다. 또한 점막에는 냄새를 감지하는 신경종말(후각수용기)이 있다. 'para'라는 접두사는 '옆' 또는 '근처'라는 뜻이고, 'nasal'은 '코', 'sinus'는 '뼈와 같은 고형물 안에 있는 공간'을 의미한다. 그러므로 paranasal sinus는 **코곁굴**(부비강)이라고 번역한다. 코곁굴은 코 가까이에 있는 이마뼈, 위턱뼈, 벌집뼈, 나비뼈 안에 위치한 빈 공간이다. 코곁굴은 모두 코속공간으로 액체를 흘려 보낸다(그림 14-3). 코곁굴의 속벽을 이루고 있는 점막이 코의 속벽을 이루고 있는 점막으로 이어지기 때문에 코속공간의 점막이 감염되어서 생기는 감기에 걸리면 **코곁굴염**(sinusitis, 부비동염)으로 발전되기 쉽다. 코곁굴은 점막이 속벽을 이루고 있고, 그 점막이 숨길에 필요한 점액을 생산하는 것을 도와준다. 그 밖에 코곁굴의 빈 공간은 머리뼈를 가볍게 만들어주고, 소리의 울림통(reso-nant chamber) 역할도 한다.

눈물주머니(lacrimal sac, 누낭)에서 나오는 2개의 관도 코속공간과 연결되어 있다(그림 14-3). 눈물주머니는 눈 구석에서 눈물을 모아 코속공간으로 배출한다.

그림 14-4를 보면 3개의 선반처럼 생긴 구조체가 코속공간으로 뻗어나와 있는데, 이것을 **코선반**(nasal concha, 비갑개)이라고 한다. 코선반을 덮고 있는 점막 때문에 공기가 코속공간을 지날 때 거쳐야 할 표면적이 크게 증가한다. 그래서 코선반 위를 지나서 코속공간을 통과한 공기는 따뜻하고 촉촉하게 된다. 이것으로 입으로 숨을 쉬는

것보다 코로 숨을 쉬는 것이 들숨의 공기를 더 효과적으로 데우고 촉촉하게 만든다는 것을 이해할 수 있을 것이다. 만약 어떤 사람이 아파서 보충용 산소가 필요하다면 먼저 산소를 물에 통과시켜 거품으로 나오게 한다. 그렇게 하여야 호흡관 나무의 속벽에서 빼앗아가는 수분의 양을 줄일 수 있기 때문이다. 건조한 산소를 그냥 흡입하면 코의 점막에서 수분을 많이 빼앗아가기 때문에 숨쉬기가 불편하고 짜증나게 만든다.

5. 인두

인두(pharynx)는 흔히 목구멍이라고 부르는 구조체이다. 길이는 약 12.5cm이고, 세 부분으로 나눌 수 있다(그림 14-4). 코속공간 바로 뒤에 있는 목구멍의 가장 위쪽 부위는 **코인두**(nasopharynx)라 하고, 입 뒤에 있는 중간 부분은 **입인두**(oropharynx), 가장 밑에 있는 부분을 **후두인두**(laryngopharynx)라고 한다. 인두는 집에 있는 복도처럼 소화관과 호흡관 역할을 동시에 한다. 공기와 음식물은 인두를 거쳐 각각 허파와 위로 간다. 공기는 코속공간을 거쳐서 인두로 들어간 다음 후두로 나가고, 음식물은 입을 거쳐서 인두로 들어간 다음 식도로 나간다. **왼쪽 · 오른쪽 귀인두관**(left and right auditory tube, 또는 **유스타키오관**/eustachian tube)은 코인두로 뚫려 있어서 가운데귀와 코인두를 연결한다(그림 14-4). 유스타키오관이 있기 때

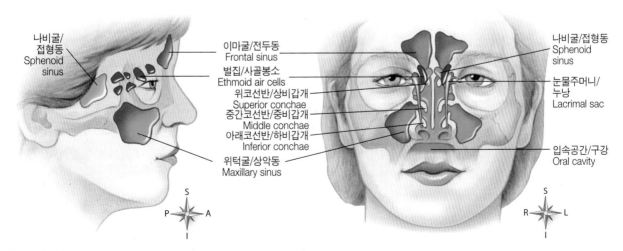

FIGURE 14-3 **코곁굴**. 앞면에서 본 그림은 코곁굴이 서로 어떤 관계에 있는지와 코속공간과 코곁굴이 어떤 관계에 있는지를 보여준다. 옆에서 본 그림은 코곁굴이 있는 위치를 보여준다.

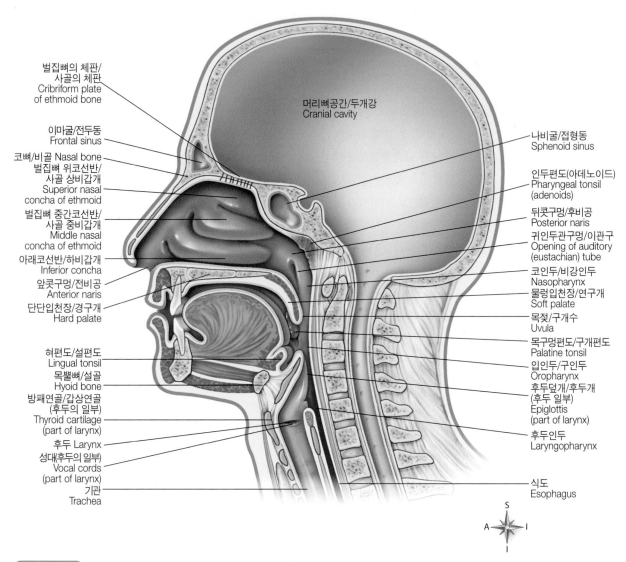

벌집뼈의 체판/
사골의 체판
Cribriform plate
of ethmoid bone

이마굴/전두동
Frontal sinus

코뼈/비골 Nasal bone
벌집뼈 위코선반/
사골 상비갑개
Superior nasal
concha of ethmoid

벌집뼈 중간코선반/
사골 중비갑개
Middle nasal
concha of ethmoid

아래코선반/하비갑개
Inferior concha

앞콧구멍/전비공
Anterior naris

단단입천장/경구개
Hard palate

혀편도/설편도
Lingual tonsil

목뿔뼈/설골
Hyoid bone

방패연골/갑상연골
(후두의 일부)
Thyroid cartilage
(part of larynx)

후두 Larynx

성대(후두의 일부)
Vocal cords
(part of larynx)

기관
Trachea

머리뼈공간/두개강
Cranial cavity

나비굴/접형동
Sphenoid sinus

인두편도(아데노이드)
Pharyngeal tonsil
(adenoids)

뒤콧구멍/후비공
Posterior naris

귀인두관구멍/이관구
Opening of auditory
(eustachian) tube

코인두/비강인두
Nasopharynx

물렁입천장/연구개
Soft palate

목젖/구개수
Uvula

목구멍편도/구개편도
Palatine tonsil

입인두/구인두
Oropharynx

후두덮개/후두개
(후두 일부)
Epiglottis
(part of larynx)

후두인두
Laryngopharynx

식도
Esophagus

S
A — I
I

FIGURE 14-4 **머리와 목의 앞뒤단면도.** 코사이막을 제거하고 코속공간의 오른쪽옆벽을 노출시켜서 코선반이 보이도록 하였다. 인두를 구분하는 것과 편도의 위치를 눈여겨 볼 것.

문에 가운데귀와 바깥귀의 공기압이 똑같이 유지될 수 있다. 유스타키오관과 코인두, 그리고 가운데귀의 속벽은 모두 연결되어 있다. 코의 점막에 염증이 생겨서 감기에 걸리면 코곁굴에 염증이 생기듯이 코인두에 염증이 생기면 가운데귀염(중이염)이 생긴다.

편도(tonsil)라는 림프조직 덩어리가 인두의 점막에 심어져 있다. **인두편도**(pharyngeal tonsil 또는 **아데노이드**/adenoid)는 코인두 안에 있고, **목구멍편도**(palatine tonsil)는 입인두에 있다(그림 14-4). **편도절제술**(tonsillectomy)에서는 보통 두 편도 모두 제거된다. 편도를 제거하면 극심한 부작용이 우려되기 때문에 최근에는 잘 하지 않는다.

의사들이 림프조직이 신체 방어에 아주 중요하다는 것을 알게 된 이후부터는 편도에 염증이 있더라도 가급적이면 편도를 제거하지 않으려고 노력한다. 인두편도에 염증이 생겨서 인두편도가 부으면 공기가 코에서 인두로 들어가는 것을 방해하거나 불가능하게 만든다. 그런 경우에도 가급적이면 편도를 절제하지 않기 위해 입을 통해서 강제로 숨을 쉬게 만든다.

6. 후두

후두(larynx 또는 voice box)는 인두 바로 밑에 있으며,

몇 조각의 연골로 구성되어 있다. 그중 가장 큰 것은 보통 '아담의 사과(Adam's apple)'라고 부르는데, 정식 명칭은 방패연골(thyroid cartilage)이다(그림 14-5).

2개의 짧은 섬유띠가 후두 안쪽을 가로질러 뻗어 있는데, 이것을 **성대**(vocal cord)라고 한다. 후두연골에 닿는 근육들은 성대를 팽팽해지거나 느슨해지도록 잡아당길 수 있다. 성대가 팽팽하면 고음이 나오고, 느슨하면 저음이 나온다. 성대를 이루는 두 섬유띠 사이에 갈라진 틈을 **성대문**(glottis)이라고 한다. 또 다른 연골인 **후두덮개**(epiglottis)는 후두 출입구의 일부를 막고 있다(그림 14-5). 후두덮개는 천장에 나 있는 들창과 같은 작용을 해서 음식을 삼킬 때 후두를 닫아서 음식물이 기관으로 들어가는 것을 방지한다.

7. 기관

기관(trachea 또는 windpipe)은 길이가 약 11cm이고, 목에 있는 후두에서 가슴속공간에 있는 기관지까지 뻗어 있다(그림 14-1, 14-6). 기관은 여러 가지 생체 기능을 수행한다. 그중에서 가장 중요한 역할은 공기가 밖에서 허파까지 갈 수 있는 통로의 일부를 제공하는 것이다. 그다음으로 중요한 것은 기관의 속벽이 전형적인 호흡점막으로 이루어졌다는 사실과 관련이 있는데, 거기에는 수많은 점액을 만드는 샘이 있고 섬모로 뒤덮여 있다. 이 샘들은 점액막층의 일부를 만들고, 점액을 섬모가 한 쪽 방향(위쪽 인두쪽으로)으로만 이동시키는 점막섬모 에스컬레이터의 일부분의 역할을 한다. 그러므로 기관이 공기 공급자의 역할을 하는 것 이외에 방어기능도 한다. 즉 점액을 생산하고 이동시킴으로써 공기 중에 있는 오염물질을 제거하는 역할도 한다.

손가락으로 복장뼈에서 위로 약 2.5cm되는 곳을 누르면 기관을 느낄 수 있는데, 만약 힘을 주어서 눌러버리면 기관이 닫히게 할 수도 있다. 이 생명선이 항상 열려 있을 수 있

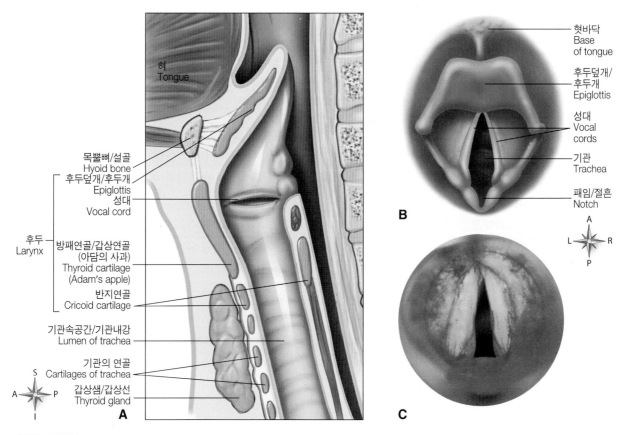

FIGURE 14-5 **후두**. A. 후두의 앞뒤 단면도, B. 후두를 위에서 본 그림, C. 내시경을 입으로 넣어서 인두를 지나 후두덮개까지 갔을 때 후두를 촬영한 사진

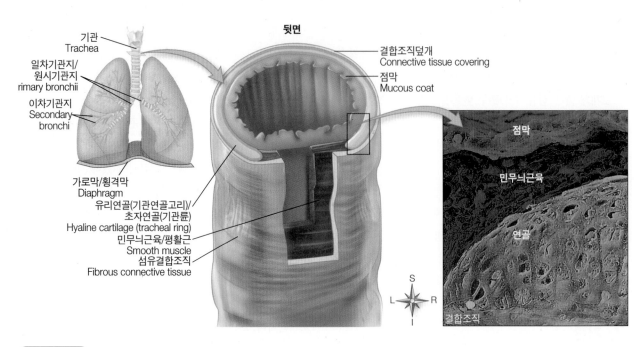

뒷면

기관
Trachea

일차기관지/
원시기관지
rimary bronchii

이차기관지
Secondary
bronchi

가로막/횡격막
Diaphragm

유리연골(기관연골고리)/
초자연골(기관륜)
Hyaline cartilage (tracheal ring)

민무늬근육/평활근
Smooth muscle

섬유결합조직
Fibrous connective tissue

결합조직덮개
Connective tissue covering

점막
Mucous coat

점막

민무늬근육

연골

결합조직

FIGURE 14-6 **기관의 단면도**. 맨 위에 삽입된 그림은 자른 위치를 보여준다. 전자현미경으로 스캔한 그림은 C자 모양 연골고리의 끝을 보여주고 있다.

도록 자연적인 장치가 마련되어 있다. 즉 15~20개의 C자 모양 연골고리가 아주 좁은 간격으로 차곡차곡 겹쳐 쌓인 뼈대로 되어 있어 거의 찌그러지지 않는다(그림 14-6).

연골고리가 구조적으로 안전을 보장해주고 있음에도 불구하고 기관이 막히는 경우가 가끔 생긴다. 암이나 어떤 감염 때문에 목에 있는 림프절이 크게 확장되어서 기관을 막거나 음식물이나 무언가를 잘못 들이켜서 그것이 기관을 막아버리는 경우가 그 예이다. 기관이 막히면 공기가 허파로 갈 수 있는 방법이 없어지기 때문에 기관이 완전히 막히면 몇 분 이내에 사망한다. 음식물 등의 물질이 숨길을 막는 경우를 포함하여 모든 원인에 의한 질식사(suffocation)에 의한 사망자 수가 매년 4,000명 이상이고, 질식사는 미국에서 사고사의 주요 원인 중 15위이다.

8. 기관지, 세기관지, 허파꽈리

허파를 이루고 있는 수천 개의 공기가 지나는 관을 그릴 때 뒤집어진 나무를 상상할 수도 있다는 것을 상기하라. 기관은 이 나무의 가장 큰 줄기이고, 오른기관지(오른허파로 가는 관)와 왼기관지(왼허파로 가는 관)는 기관의 첫 번째 가지, 즉 **일차기관지**(primary bronchus)이다. 각 허파에서 일차기관지는 더 작은 **이차기관지**(secondary bronchus)로 갈라진다. 이차기관지의 벽도 기관과 일차기관지와 마찬가지로 공기가 통과할 수 있도록 연골고리에 의해 항상 열려 있다. 이 가지들은 점점 더 작은 기관지로 나누어져서 최종적으로 벽에 연골고리가 없고 연조직으로만 되어 있는 아주 작은 가지로 나누어지는데, 이것을 **세기관지**(bronchiole)라고 한다. 세기관지가 다시 나누어져서 만들어지는 미세한 관을 **허파꽈리관**(alveolar duct)이라고 한다. 허파꽈리관은 큰 포도송이의 가장 큰 줄기처럼 생겼다(그림 14-7). 각각의 허파꽈리관은 여러 개의 **허파꽈리주머니**(alveolar sac)로 들어간다. 꽈리주머니는 포도송이에 있는 작은 가지와 비슷하다. 꽈리주머니의 벽은 여러 개의 허파꽈리(alveolus)로 구성되어 있는데, 각각의 허파꽈리는 한 알의 포도와 비슷하다.

허파꽈리는 허파꽈리의 공기와 허파모세혈관을 통해 흐르는 혈액 사이에서 이루어지는 산소와 이산화탄소의 교환이 신속하고 효율적으로 이루어질 수 있게 만들어져 있다. 다음과 같은 두 가지 허파꽈리의 구조적 특징이 기체의 확산을 도와서 가스 교환 기능을 훌륭하게 수행할 수 있게 해준다.

첫 번째 특징은 허파꽈리의 벽이 단층입방상피세포 (simple squamous epithelial cell) 한 겹으로 되어 있고, 허파꽈리를 둘러싸고 접촉하고 있는 모세혈관의 벽도 그렇다는 것이다. 그래서 모세혈관 속을 흐르는 혈액과 허파꽈리 안에 있는 공기 사이에 있는 장벽의 두께가 1마이크론 이하가 된다. 이 극도로 얇은 장벽을 **호흡막**(respiratory membrane)이라고 한다(그림 14-8).

두 번째 특징은 허파꽈리가 수백만 개 있다는 것이다. 그래서 허파꽈리를 모두 합하면 표면적이 어마어마하게 커

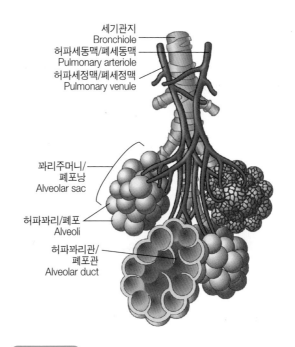

FIGURE 14-7 **허파꽈리.** 세기관지는 허파꽈리관이라는 아주 작은 관으로 갈라진다. 허파꽈리관은 허파꽈리주머니라는 허파꽈리 덩어리로 끝난다.

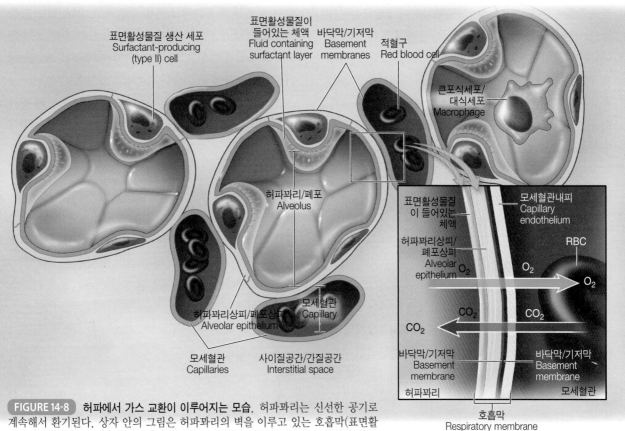

FIGURE 14-8 **허파에서 가스 교환이 이루어지는 모습.** 허파꽈리는 신선한 공기로 계속해서 환기된다. 상자 안의 그림은 허파꽈리의 벽을 이루고 있는 호흡막(표면활성물질, 상피세포, 바닥막), 사이질액, 세포모세관의 벽(바닥막, 상피세포)을 확대한 것이다. 산소와 이산화탄소는 호흡막을 건너서 확산된다.

Clinical Application

유아 호흡곤란증후군

 유아 호흡곤란증후군(infant respiratory distress syn-drome : IRDS)은 생명을 위협하는 심각한 질환으로, 미숙아 또는 체중이 2.2kg 이하인 아기에게 걸리기 쉽다. IRDS는 미숙아 사망의 주요 원인으로, 매년 5,000명 이상이 사망한다. 허파꽈리의 공기주머니에 표면활성물질이 결핍되는 것이 특징인 IRDS에 걸리는 아이가 일 년에 약 50,000명이다.

 표면활성물질은 허파꽈리의 벽에 있는 특수한 세포에 의해 만들어진다. 표면활성물질은 허파꽈리의 벽에 묻어 있는 액체의 표면장력을 줄여주기 때문에 공기가 허파 속을 쉽게 드나들게 한다. 표면활성물질을 만들 수 있는 능력은 태어나기 얼마 전까지(정상적으로는 임신 38주까지) 완전하게 발달하지 못한다. 표면활성물질을 만들 수 없는 신생아는 공기주머니의 표면장력이 증가하기 때문에 숨을 쉴 때 많은 공기주머니가 허탈상태가 된다. 허탈(붕괴)상태가 된 공기주머니를 다시 팽창시킬 때에는 정상적인 허파꽈리를 다시 팽창시키는 것보다 몇 배나 더 많은 노력이 필요하다. 허탈상태가 되면 아기는 곧 호흡이 곤란해지고, 태어나자마자 바로 호흡곤란증후군의 증상이 나타나게 된다.

 과거에는 IRDS를 치료할 때 허파꽈리를 계속 열려 있게 해서 산소와 이산화탄소의 교환이 이루어지도록 하는 것에 국한되어 있었다. 이를 위해서는 숨길로 튜브를 삽입하고 산소가 풍부한 공기를 충분히 압축하여 공급해서 숨을 내쉬더라도 허파꽈리가 허탈상태가 되지 않도록 해야 한다. 새로운 치료법에서는 튜브를 통해 아기의 숨길로 직접 압축된 공기를 전달하고 표면활성물질을 적용한다.

져서 (대략 100㎡로, 전신의 표면적보다 수십 배 큰 면적) 대량의 가스 교환이 빠르게 이루어질 수 있다. 허파꽈리 안에 있는 호흡막의 표면은 표면활성물질(surfactant, 계면활성제)로 덮여 있다. 표면활성물질이 허파꽈리의 표면장력을 줄여주기 때문에 호흡을 하는 동안에 공기가 허파꽈리 안으로 들어갔다 나왔다 하더라도 허파꽈리가 찌그러지지 않는 것이다. 표면활성물질을 생산하는 세포와 편평한 허파꽈리의 상피세포의 모양이 다르다는 것을 그림 14-8에서 확인하라. 허파꽈리 안에 있는 공기와 허파꽈리를 둘러싸고 있는 모세혈관을 흐르는 혈액 사이를 갈라놓는 호흡막과 호흡관나무에 속하는 관의 속벽을 이루는 호흡점막(respiratory mucosa)(그림 14-2)을 혼동하지 말아야 한다.

 호흡막을 공부하려면 AnimationDirect로 들어갈 것

9. 허파와 가슴막

 허파(lung)는 상당히 큰 기관이다. 그림 14-9에서 오른 허파에는 3개의 엽(lobe)이 있고, 왼허파에서는 2개의 엽이 있는 것을 확인할 수 있다. 그림 14-9는 정상적인 날숨 시 마지막에 가슴우리와 허파의 관계를 보여준다. 좁고 빗장뼈(collar bone, clavicle) 아래에 위치한 허파의 윗부분은 허파꼭대기(apex of lung)이고, 넓고 가로막(diaphragm) 위에 놓여 있는 허파의 아랫부분은 허파바닥(base of lung)

이다.

 가슴막(pleura)은 허파의 바깥면을 덮고 가슴우리의 속면을 이룬다. 가슴막은 다른 장막(serous membrane)과 구조와 기능이 비슷하다. 배막이나 심장막과 같이 가슴막도 조밀하고, 얇고, 촉촉하고, 미끄러운 막이다. 가슴막은 신체에서 크고 닫힌 공간의 속벽을 이루고, 그 안에 있는 기관의 표면을 덮어 싼다. 벽쪽가슴막(parietal pleura)은 가슴속공간의 속벽을 이루고, 내장쪽가슴막(visceral pleura)은 허파를 덮고 있으며, 두 가슴막 사이에는 가슴막속공간(pleural cavity)이 있다. 가슴막염(pleurisy)은 가슴막에 염증이 생긴 것으로, 두 가슴막이 서로 문질러지면 통증이 발생한다.

 정상적인 가슴막속공간에는 양쪽 부분 모두 충분한 체액이 들어 있어서 촉촉하고 미끄럽기 때문에 숨을 쉬면서 허파가 팽창하고 수축할 때마다 서로 쉽게 미끄러질 수 있게 된다. 공기가슴증(pneumothorax, 기흉)은 가슴의 한 쪽에서 가슴막속공간에 공기가 찬 것이다. 가슴속공간에 체액 대신 공기가 들어 있으면 허파의 압력이 증가해서 허파가 허탈상태가 된다. 허탈상태가 된 허파는 호흡 기능을 하지 못하게 된다.

✔ **수행평가**

1. 세기관지란 무엇이고, 어떤 역할을 하는가?
2. 허파꽈리의 기능은 무엇인가?
3. 가슴막의 구조와 기능을 설명할 수 있는가?

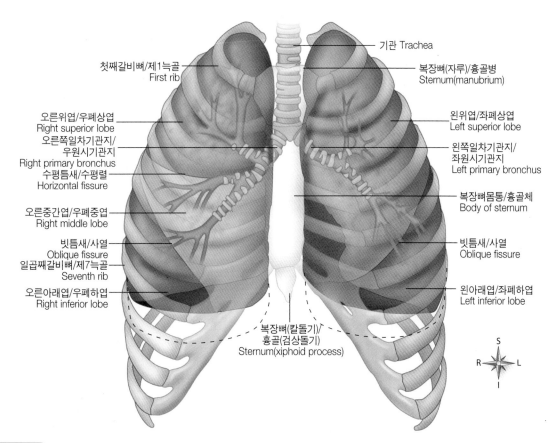

첫째갈비뼈/제1늑골
First rib

오른위엽/우폐상엽
Right superior lobe

오른쪽일차기관지/
우원시기관지
Right primary bronchus

수평틈새/수평렬
Horizontal fissure

오른중간엽/우폐중엽
Right middle lobe

빗틈새/사열
Oblique fissure

일곱째갈비뼈/제7늑골
Seventh rib

오른아래엽/우폐하엽
Right inferior lobe

기관 Trachea

복장뼈(자루)/흉골병
Sternum(manubrium)

왼위엽/좌폐상엽
Left superior lobe

왼쪽일차기관지/
좌원시기관지
Left primary bronchus

복장뼈몸통/흉골체
Body of sternum

빗틈새/사열
Oblique fissure

왼아래엽/좌폐하엽
Left inferior lobe

복장뼈(칼돌기)/
흉골(검상돌기)
Sternum(xiphoid process)

FIGURE 14-9 **허파.** 기관은 공기의 통로로, 갈라져서 기관지와 세기관지의 뒤집힌 나무를 만든다. 오른허파는 3엽이고, 왼허파는 2엽이다.

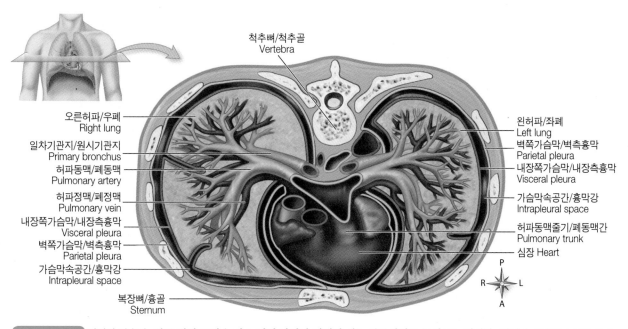

척추뼈/척추골
Vertebra

오른허파/우폐
Right lung

일차기관지/원시기관지
Primary bronchus

허파동맥/폐동맥
Pulmonary artery

허파정맥/폐정맥
Pulmonary vein

내장쪽가슴막/내장측흉막
Visceral pleura

벽쪽가슴막/벽측흉막
Parietal pleura

가슴막속공간/흉막강
Intrapleural space

복장뼈/흉골
Sternum

왼허파/좌폐
Left lung

벽쪽가슴막/벽측흉막
Parietal pleura

내장쪽가슴막/내장측흉막
Visceral pleura

가슴막속공간/흉막강
Intrapleural space

허파동맥줄기/폐동맥간
Pulmonary trunk

심장 Heart

FIGURE 14-10 **허파와 가슴막.** 왼쪽 위의 그림은 이 그림의 단면이 인체의 어느 부분인지를 보여주는 것이다. 장막은 가슴막속공간의 속벽을 이루고(벽쪽가슴막), 허파를 덮어 싸기 위해서 세기관지 가까운 곳에 겹쳐져 있다(내장쪽가슴막). 가슴막속공간에는 소량의 가슴막장액이 들어 있다.

10. 호흡

호흡(respiration)은 살아 있는 유기체와 그 주위의 환경 사이에 가스(산소와 이산화탄소)를 교환하는 것이다. 유기체가 단 한 개의 세포로 되어 있으면 가스가 직접 이동할 수 있다. 그러나 유기체가 인체와 같이 수십억 개의 세포로 구성되어 있으면 가스를 직접 교환하기에는 대부분의 세포가 공기에서 너무 멀리 떨어져 있다. 이와 같은 어려움을 극복하기 위해서 한 쌍의 기관인 허파가 가스 교환을

할 수 있는 장소를 제공하고 있다. 즉 공기와 순환하는 액체(혈액)가 직접 가스교환을 할 수 있을 정도로 서로 가까워질 수 있도록 함으로써 산소는 공기에서 혈액으로 이동하고, 이산화탄소는 혈액에서 공기로 이동하게 만든다.

숨쉬기, 즉 **허파환기**(pulmonary ventilation)는 공기가 허파 속으로 들어가고 나오는 과정이다. 허파환기가 있기 때문에 허파 속의 공기와 혈액 사이에 가스교환이 가능한 것이다. 허파 안에서 공기와 혈액 사이에 일어나는 가스교환을 바깥호흡(external respiration)이라 하고, 조직 안에

Research, Issues, & Trends

허파용적감축술

허파용적감축술(lung volume reduction surgery : LVRS)은 허파공기증(폐기종)이 심한 환자에게 마지막 치료 수단으로 실시하는 수술로, 각 허파의 20~30%를 제거한다. 감염된 조직은 보통 위엽의 꼭대기부터 제거된다. 수많은 임상실험 결과 LVRS 후 치료 효과가 있거나 적어도 환자를 안정시켜준다는 사실을 검증받았다. 허파를 재생시키려고 갖은 노력을 다하고 허파를 보존하기 위해 온갖 치료 방법을 다 사용해보아도 허파의 기능이 점점 악화되는 환자에게는 도움이 된다는 의미이다.

50세 이상으로 흡연 중이거나 흡연 경험이 있는 미국인 200만 명 이상에게 허파공기증이 있다고 한다. 허파공기증은 미국에서 주요한 장애 및 사망 원인이다. 허파공기증(emphysema)은 **만성폐쇄성허파질환**(chronic obstructive pulmonary disease : COPD)에 속하는 질병 중 하나이다. 허파공기증 때문에 생긴 허파의 상해를 되돌릴 수는 없지만, 어떤

경우에는 LVRS로 더 이상 진행이 되지 않게 하거나 진행 속도를 늦출 수도 있다. COPD 말기에는 많은 수의 허파꽈리가 팽창하거나 터져서 생긴 크고 불규칙한 공간으로 가득 차게 되어 숨쉬기가 힘들어진다(그림 참조). LVRS는 병든 조직을 제거함으로써 가슴막속공간에서 사용할 수 있는 공간을 증가시킨다. 그러면 가로막과 다른 호흡근육들이 좀 더 효과적으로 공기를 남아 있는 허파조직으로 보내거나 내쉴 수 있게 해준다. 즉 허파의 기능을 개선하여 숨쉬기 쉽게 만든다.

LVRS를 실시하면 허파공기증 말기 환자들에게 허파이식을 하지 않아도 되고, 운동이나 영양 공급과 같은 치료의 효과를 극대화할 수 있다. 최근에는 LVRS를 할 때 특수 비디오 장비를 가슴막속공간으로 집어넣어서 최대한 적은 부위를 잘라내는 새로운 기술이 사용되고 있다. 그 결과 과거의 가슴절개수술을 할 때보다 병원과 집에서 회복하는 시간이 많이 단축되었다.

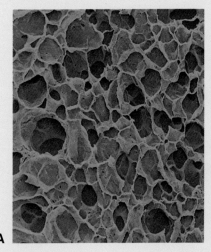
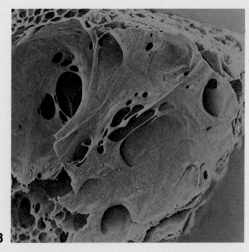

허파공기증(폐기종). 허파조직을 전자현미경으로 스캔한 사진을 보면 허파공기증이 어떤 병이라는 것을 알 수 있을 것이다. A. 작은 허파꽈리가 많이 있는 정상적인 허파. B. 허파공기증이 발생한 허파조직. 허파꽈리가 큰 공간으로 합병되어 있어서 가스 교환을 할 수 있는 표면적이 감소된 것을 확인한다.

서 혈액과 세포 사이에 일어나는 가스교환을 속호흡(internal respiration)이라고 한다. **세포호흡**(cellular respiration)은 세포가 대사 과정에서 산소를 실제로 사용하는 것으로 제16장에 다룰 것이다.

10.1. 숨쉬기의 역학

허파환기 또는 숨쉬기(breathing)에는 두 가지 국면이 있다. **들숨**(inspiration 또는 inhalation, 흡기)은 공기가 허파로 들어가는 것이고, **날숨**(expiration 또는 exhalation, 호기)은 공기가 허파에서 나가는 것이다. 허파는 가슴우리 안에 둘러싸여 있다. 그래서 가슴속공간의 크기와 모양이 변하면 허파와 가슴속공간에 들어 있는 공기의 압력도 변한다. 이러한 기압의 차이에 의해서 공기가 허파 속으로 들어가거나 나오게 된다. 공기는 압력이 높은 곳에서 낮은 곳으로 이동한다. 호흡근육이 가슴속공간의 모양을 변화시키고, 가슴속공간의 모양 변화 때문에 숨쉬기와 관련이 있는 공기가 이동한다.

10.1.1. 들숨

들숨은 가슴속공간이 커질 때 발생한다. 가슴이 확대되면 그에 따라서 허파가 커지고, 허파가 커지면 공기가 빨려 들어가서 허파꽈리 안으로 들어간다. 호흡근육 중에서 **들숨근육**(inspiratory muscle)에 속하는 근육에는 **가로막**(diaphragm)과 바깥갈비사이근(external intercostal m.)이

있다. 가로막은 가슴속공간과 배속공간 사이에 있는 돔(dome) 모양의 근육이다. 들숨이 일어나는 동안 가로막이 수축하면 돔모양이 변하여 바깥쪽으로 평평해진다. 가슴속공간으로 더 들어가는 것이 아니라 배속공간으로 내려가는 것이다. 그러므로 가로막이 수축해서 평평해지면 가슴속공간의 꼭대기에서 바닥까지의 길이가 길어진다. 가로막은 들숨근육 중에서 가장 중요하다. **가로막신경**(phrenic nerve)을 통해 전달된 신경임펄스가 가로막을 자극하여 수축시킨다. 바깥갈비사이근은 갈비뼈 사이에 있다. 바깥갈비사이근이 수축하면 가슴속공간의 앞에서 뒤까지, 그리고 옆에서 옆까지의 크기가 커지기 때문에 가슴우리가 확장된다. 들숨근육들이 수축하면 가슴속공간의 부피가 커지고 그 안에 있는 기압이 감소하기 때문에 공기가 허파로 들어가게 된다(그림 14-11).

10.1.2. 날숨

조용한 날숨은 일반적으로 들숨근육이 이완될 때 발생하는 수동적인 과정이다. 들숨근육이 이완되면 가슴속공간이 원래 크기로 되돌아간다. 허파조직의 탄성도 날숨에 도움을 준다. 공기가 허파꽈리에서 빠져나가면 허파에 있는 기관들이 움츠러들어서 크기가 작아진다. 그러면 공기가 숨길을 통해 밖으로 나가게 된다.

우리가 말하거나, 노래하거나, 힘든 일을 할 때에는 허파환기의 속도와 깊이를 증가시키기 위해서 좀 더 강력한

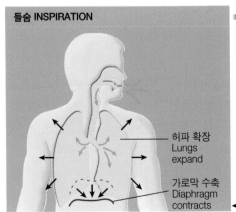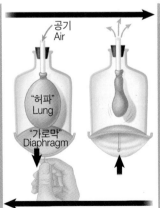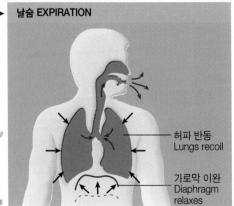

FIGURE 14-11 **숨쉬기의 역학.** 들숨 시 가로막이 수축해서 가슴속공간의 부피가 커진다. 부피가 커지면 압력이 낮아지기 때문에 공기가 허파로 몰려 들어간다. 날숨 시에는 가로막이 다시 위로 올라가서 가슴속공간의 부피가 작아진다. 그러면 압력이 증가하기 때문에 공기가 허파 바깥으로 나가게 된다. 네모 안에 있는 그림에서 병은 가슴우리, 고무막은 가로막, 풍선은 허파를 나타낸다.

날숨이 필요하다. 강하게 날숨이 이루어질 때는 **날숨근육**(expiratory muscle)이 수축하는데, 날숨근육에는 속갈비사이근(internal intercostal m.)과 배근육(abdominal m.)이 있다. 속갈비사이근이 수축하면 가슴우리를 압박해서 가슴속공간의 앞뒤크기가 줄어들게 된다. 배근육이 수축하면 배속공간에 있는 기관들이 가로막의 밑면을 밀게 되어 가로막이 올라가고 더욱 뾰족한 돔 모양이 된다. 그러면 가슴속공간의 꼭대기부터 바닥까지의 크기가 더욱 짧아져 크기가 작아지고, 그러면 그 안의 기압이 높아져서 공기가 허파 밖으로 빠져나가게 된다(그림 14-11).

10.2. 허파에서의 가스교환(바깥호흡)

오른심실에서 펌프된 혈액은 허파동맥을 거쳐서 허파 안으로 들어간다. 그다음에는 수천 개의 허파모세혈관을 흐르게 되는데, 허파모세혈관은 공기로 채워진 허파꽈리와 아주 가까이에 있다(그림 14-1). **바깥호흡**(external respiration)은 혈액과 허파꽈리의 공기 사이에서 가스가 교환되는 것으로, 확산에 의해 이루어진다.

혈액 속에 들어 있는 물질의 양 또는 농도는 무게로 측정한다. 한 예로 혈액 100㎖ 안에 특정 물질이 몇 mg 들어 있다고 보고하는 것이다. 그러나 혈액이나 공기 속에 들어 있는 기체의 농도는 그 기체가 만들어낸 압력으로 측정하고 mmHg로 보고한다. 제12장에서 혈압수준도 mmHg로 나타낸다는 것을 이미 배웠다. 혈액이나 공기 속에는 여러 가지 기체가 들어 있다. 혈액이나 공기 속에 들어 있는 여러 가지 기체들의 총체적인 압력은 기체 각각의 압력을 합친 것이다. 공기나 혈액에 있는 소위 호흡가스(respiratory gas)라고 불리는 산소(O_2)와 이산화탄소(CO_2)의 압력은 전체 압력의 일부밖에 되지 않기 때문에 **분압**(partial pressure : P)이라고 한다. 분압을 표기하는 기호는 대문자 P에 기체를 나타내는 화학기호를 그 뒤에 적는 것이다. 호흡가스에 대해서는 PO_2와 PCO_2를 사용한다. 여러 종류의 혈액 속에 있는 기체의 분압을 측정하는 것이 여러 가지 병의 진단과 치료에서 아주 중요하다.

확산(diffusion)은 농도그라디언트 또는 분압이 낮아지는 수동적인 과정이다. 즉 물질은 농도가 진한 곳 또는 분압이 높은 곳에서 농도가 옅은 곳 또는 분압이 낮은 곳으로 이동한다. 체내의 세포들은 혈액으로부터 끊임없이 산소를 빼앗아서 사용한다. 혈액이 허파모세혈관으로 들어올 때에는 PO_2가 약 40mmHg이고, 허파꽈리의 공기는 PO_2가 약 100mmHg이다. 그러므로 산소분압이 높은 허파꽈리의 공기에서 산소분압이 낮은 혈액 속으로 산소가 확산된다. 다른 식으로 말한다면 산소가 분압그라디언트가 낮은 쪽으로 확산된다.

이산화탄소의 확산도 허파모세혈관 안에 있는 혈액과 허파꽈리 속 공기 사이에서 일어난다. 허파모세혈관 속을 흐르는 혈액은 PCO_2가 약 46mmHg이고, 허파꽈리 속의 공기는 PCO_2가 약 40mmHg이다. 그러므로 이산화탄소는 분압이 높은 허파모세혈관에서 분압이 낮은 허파꽈리의 공기쪽으로 확산된다. 그러면 날숨에 의해 허파꽈리에서 이산화탄소가 배출된다(그림 14-12).

10.3. 조직에서의 가스교환(속호흡)

인체의 세포와 온몸의 모세혈관에 있는 혈액 사이에서 이루어지는 가스교환을 속호흡(internal respiration)이라고 한다. 속호흡 도중에 일어나는 산소와 이산화탄소의 이동 방향은 바깥호흡과 정반대이다. 속호흡 과정에서 산소 분자는 온몸의 모세혈관막을 통해 혈액에서 나와서 조직을 만드는 세포와 사이질액으로 빠르게 이동한다. 이와 동시에 이산화탄소 분자는 세포를 빠져나와 사이질액으로 확산되어 모세혈관으로 들어가고, 최종적으로 허파로 옮겨져 몸 밖으로 제거된다. 산소는 세포의 대사 활동에 사용된다. 확산에 의해 분압이 높은(PO_2 100mmHg) 전신의 모세혈관에서 분압이 낮고(PO_2 40mmHg) 산소를 필요로 하는 세포로 산소가 이동한다. 또한 이산화탄소는 분압이 높은(PCO_2 46mmHg) 세포에서 분압이 낮은(PCO_2 43mmHg) 온몸의 모세혈관으로 이동한다. 간단히 말해 속호흡은 산화된 혈액(oxygenated blood)이 온몸의 모세혈관으로 들어가 흐르면서 탈산화된 혈액(deoxygenated blood)으로 바뀌는 것이다. 산소를 잃는 과정에서 폐기물인 이산화탄소를 획득하여 허파로 옮겨서 몸 밖으로 배출한다.

10.4. 혈액의 가스 운반

혈액은 산소와 이산화탄소를 용해된 상태와 다른 물질과 결합한 상태로 운반한다. 산소와 이산화탄소는 혈액으로 들어가자마자 혈장 속으로 용해된다. 그러나 체액에 용

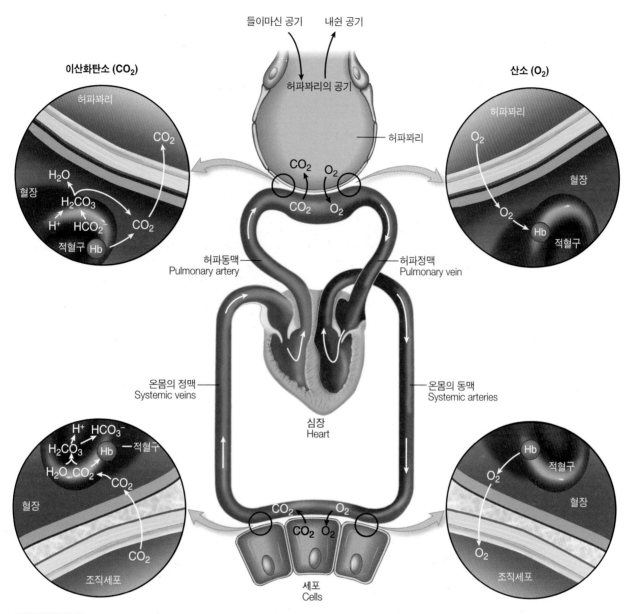

FIGURE 14-12 **허파모세혈관과 온몸의 모세혈관에서 이루어지는 가스교환.** 오른쪽 원 안에 있는 그림은 허파꽈리의 공기에서 혈액으로 산소가 확산되는 것과 허파모세혈관에서 헤모글로빈과 결합하여 산화헤모글로빈을 만드는 것을 보여주고 있다. 온몸의 모세혈관에서는 산화헤모글로빈이 분해되면서 산소를 방출하고, 그 산소가 적혈구에 확산된 다음에 모세혈관벽을 넘어서 조직세포에 도달한다. 왼쪽 원 안에 있는 그림은 이산화탄소가 산소와 반대로 적혈구로 확산되고, 그중 일부가 헤모글로빈과 결합하여 카바미노헤모글로빈을 만드는 것을 보여주고 있다. 그러나 대부분의 CO_2는 물과 결합해서 탄산이 되고, 탄산이 분해되어서 H^+와 HCO_3^- 이온이 된다. CO_2는 허파모세혈관으로 돌아가서 중탄산과 카바미노헤모글로빈으로부터 분해된 다음 혈액에서 허파꽈리의 공기로 확산된다.

해될 수 있는 양이 매우 적기 때문에 대부분의 산소와 이산화탄소는 혈액에 있는 또 다른 혈장단백질인 헤모글로빈이나 수분과 결합한다. 기체분자가 다른 분자와 결합하면 혈장 속의 기체 농도(분압)가 감소하기 때문에 추가로 더 많은 기체가 혈장으로 확산될 수 있다. 이러한 방식으로 비교적 많은 양의 기체가 운반된다.

10.4.1. 산소의 운반

혈액에 용해될 수 있는 산소의 양은 극히 제한적이다. 혈액이 운반할 수 있는 산소의 양은 혈액 100㎖당 20.4㎖인데, 그중 약 1.5%인 0.3㎖만이 실제로 용해될 수 있다. 그보다 수십 배 많은 양인 21.1㎖의 산소는 헤모글로빈과 결합해서 **산화헤모글로빈**(oxyhemoglobin : HbO_2) 형태로 세포가 사용할 수 있도록 조직으로 운반된다.

산소가 헤모글로빈과 결합하려면 먼저 헤모글로빈 속으로 확산되어야 한다. 헤모글로빈분자는 큰 단백질로, 철을 함유하고 있는 4개의 헴(heme, 환원헤마틴)이 들어 있는데, 각각의 헴은 산소분자와 결합할 수 있다. 여러 모로 볼 때 헤모글로빈분자는 산소를 흡수하는 스펀지와 비슷하다. 산소는 헤모글로빈과 매우 빠르게 결합한다. 그 속도는 혈액이 심장으로 되돌아가기 위해 허파모세혈관을 떠날 때 97%의 헤모글로빈이 이미 산소와 결합되어 산화된 혈액이 될 정도로 빠르다. 산화된 혈액은 온몸의 동맥과 허파정맥에서 볼 수 있으며, 보통 97% 포화되어 있다. 탈산화된 혈액은 온몸의 정맥과 허파동맥에서 볼 수 있으며, 약 75% 포화되어 있다. 산소 포화도가 차이나는 이유는 체세포가 사용할 수 있도록 산화헤모글로빈에서 산소를 방출해버리기 때문이다. 그러므로 산소와 헤모글로빈의 화학결합을 가역반응(reversible reaction)이라고 부른다. 즉 산소분압에 따라서 산소와 헤모글로빈이 결합할 수도 있고, 산화헤모글로빈에서 산소를 방출할 수도 있다.

종합하면 산소는 ① 혈장에 용해된 산소의 형태, ② 헤모글로빈과 산소가 결합한 형태(산화헤모글로빈)로 이동한다. 이 두 가지 형태 중에서 산소는 대부분 산화헤모글로빈에 의해서 운반된다.

10.4.2. 이산화탄소의 운반

이산화탄소는 세포 대사작용의 부산물로, 체액의 pH를 조절하는 데 중요한 역할을 한다. 그러나 이산화탄소가 정상한계(정맥혈액에서 40~50mmHg)를 초과하여 체내에 축적되면 급속하게 독성으로 변한다. 신체에서 이산화탄소 초과량의 제거는 이산화탄소가 허파꽈리로 들어가 숨을 내쉬면서 빠져나가는 방식으로 이루어진다. 이를 위해서는 이산화탄소가 다음 3가지 중 한 가지 형태로 허파로 운반되어야 한다.

1. **용해된 이산화탄소 형태** : 이산화탄소 총량의 10%가 용해된 형태로 운반된다. 혈장의 PCO_2를 만들어내는 것이 용해된 이산화탄소이다.

2. **카바미노헤모글로빈**(carbaminohemoglobin) **형태** : 혈액에 의해서 운반되는 이산화탄소 총량의 약 20%가 카바미노헤모글로빈 형태로 운반된다. 카바미노

헤모글로빈은 이산화탄소, 헤모글로빈, 그리고 다른 특정 혈장단백질이 결합되어 만들어진다. 카바미노헤모글로빈의 형성은 PCO_2가 높으면 촉진되고 PCO_2가 낮으면 억제된다.

3. **중탄산이온**(bicarbonate ion : HCO_3^-) **형태** : 혈액이 운반하는 CO_2 총량의 약 70%가 중탄산이온 형태로 운반된다. CO_2가 물에 녹으면 혈장에서와 같이 CO_2분자 일부가 물(H_2O)과 결합하여 탄산(H_2CO_3)이 된다. 탄산이 된 다음에는 그중 일부가 분해되어서 수소이온(H^+)과 중탄산이온(HCO_3^-)이 된다. 물과 이산화탄소가 결합해서 탄산이 되는 과정이 혈장 속에서는 아주 느린 속도로 일어나지만, 적혈구 안에서는 반응속도가 극적으로 빨라진다. 적혈구 안에 탄산탈수효소(carbonic anhydrase)가 있기 때문이다. 그 반응을 화학식으로 나타내면 다음과 같다.

$$\underset{\text{이산화탄소}}{CO_2} + \underset{\text{물}}{H_2O} \overset{\text{탄산탈수효소}}{\rightleftharpoons} \underset{\text{탄산}}{H_2CO_3}$$

$$\Updownarrow$$

$$\underset{\text{수소이온}}{H^+} + \underset{\text{중탄산이온}}{HCO_3^-}$$

화살표 방향이 양방향인 것은 가역반응이라는 뜻이다. 즉 화학반응이 어느 방향으로든지 일어날 수 있다. 중탄산이온이 만들어지면 혈액 안에 녹아 있는 이산화탄소분자가 제거되기 때문에 계속해서 이산화탄수분자가 혈액에 녹아들어갈 수 있고, 허파로 운반되어 이산화탄소를 내보낼 수 있게 된다.

 가스의 교환을 공부하려면 AnimationDirect로 들어갈 것

10.5. 허파환기에서 교환되는 공기의 양

숨을 쉴 때 교환되는 공기의 양을 측정하는 도구를 **허파활량계**(spirometer)라고 한다. 그림 14-13은 피검자가 허파활량계 안으로 숨을 내쉴 때 측정할 수 있는 여러 가지 허파환기량을 그림으로 나타낸 것이다. 정상적으로 숨을 들이마시고 내쉬면 500㎖의 공기가 허파로 들어갔다가

나가게 된다. 이 양은 바닷물의 밀물과 썰물처럼 규칙적으로 왔다가 가기 때문에 **일회호흡량**(tidal volume : TV)이라고 한다. 1회 날숨 시 최대로 내쉴 수 있는 공기의 양을 **허파활량**(vital capacity : VC)이라고 한다. 젊은 남자의 허파활량은 약 4,800㎖이다. 허파공기증(emphysema, 폐기종)과 같은 허파질환이나 심장질환이 있는 환자는 허파 속으로 들어가고 나가는 공기의 양이 비정상적인 경우가 많기 때문에 일회호흡량과 허파활량을 자주 측정해야 한다.

그림 14-13에서 **날숨예비량**(expiratory reserve volume : ERV, 호기예비량)을 살펴보라. 날숨예비량은 일회호흡량을 내쉰 다음에 강제적으로 내보낼 수 있는 공기의 양이다. 날숨예비량을 **들숨예비량**(inspiratory reserve volume : IRV, 흡기예비량)과 비교하여 보라. 들숨예비량은 정상적인 들숨을 훨씬 초과해서 강제로 들이쉴 수 있는 공기의 양이다. 일회호흡량이 증가하면 들숨예비량과 날숨예비량은 감소한다. 그림 14-13에서 허파활량이 일회호흡량+날

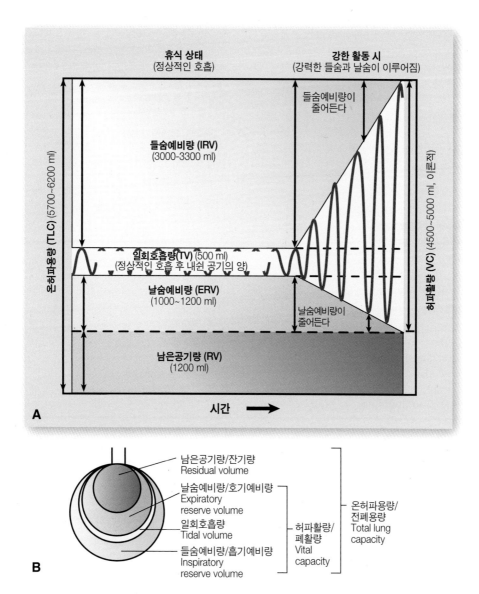

FIGURE 14-13 **허파환기량.** A에 있는 차트는 허파활량계에 의해서 만들어진 것과 같은 궤적을 보여준다. 그림 B는 부풀어오른 풍선으로 허파환기량의 상대적인 비율을 보여준다(그림 14-11 참조). 보통 때 조용히 숨을 쉬는 동안에는 500㎖의 공기가 숨길을 들어왔다 나가는데, 이것을 일회환기량이라고 한다. 운동을 심하게 할 때나 후와 같이 강하게 숨쉬기를 할 때는 추가로 3,300㎖를 들이마실 수 있고(들숨예비량), 1,000㎖를 추가로 내쉴 수 있다(날숨예비량). 환기하는 동안 최대로 들이마시거나 내쉴 수 있는 최대량을 허파활량이라고 한다. 강제로 숨을 내쉰 후에도 숨길에 남아 있는 공기의 양을 남은공기량(잔기량)이라고 한다.

Health and Well-Being

최대산소소비량

운동생리학자들은 유산소운동능력을 가늠하기 위한 지표로 **최대산소소비량**(maximum oxygen consumption : VO₂max)을 사용한다. VO₂max는 사람이 허파에서 산소를 얻어서 조직으로 운반한 다음 일을 하는 데 사용한 산소의 양을 나타낸다. VO₂max는 대부분 유전적인 요인에 의해서 결정되지만 유산소 트레이닝을 하면 약 35%까지 증가시킬 수 있다. 현재 많은 지구력운동선수들이 자신의 최고 컨디션을 측정하여 유지하기 위해 VO₂max를 측정한다.

사람이 더 많은 운동을 할 때 좀 더 많은 산소를 세포에 공급하기 위해서 호흡뿐만 아니라 순환도 자동적으로 조절된다. 가장 두드러지게 나타나는 것은 심장이 더 빠르고 힘차게 뛰어서 매분 더 많은 혈액을 전신으로 펌프하는 것이다. 이는 수백만 개의 적혈구가 허파와 조직 사이를 더 많이 왕복함으로써 더 많은 산소를 조직세포에 운반한다는 뜻이다.

일하는 세포들은 더 많은 산소를 필요로 하는 것뿐만 아니라 이산화탄소나 대사작용에서 생기는 산과 같은 폐기물도 더 많이 생산한다. 운동을 할 때 호흡량이 증가하는 것만 보아도 우리의 신체가 생체 기능을 어떻게 자동적으로 조절하는지 알 수 있을 것이다. 호흡의 깊이와 속도를 증가시킴으로써 증가

된 산소필요량에 적응하고, 대사폐기물을 더많이 제거하여 항상성을 유지한다.

정상적인 호흡은 호흡근육이 적절한 역할을 하는 것에 달려 있다. 호흡근육들은 두뇌의 숨뇌와 다리뇌에 있는 **호흡조절중추**(respiratory control center)에서 만들어내는 신경임펄스에 의해서 자극된다. 호흡조절중추는 신체의 각 부위에 있는 수용기로부터 전해오는 신호에 의해서 조절된다. 그러한 수용기들이 항상성을 유지하기 위해서는 호흡의 깊이나 속도를 변화시켜야 한다는 것을 감지할 수 있다. 어떤 수용기는 산소나 이산화탄소의 수준을 감지하고, 어떤 수용기는 혈중 산소의 수준이나 허파조직의 뻗침 정도를 감지한다. 숨뇌에 있는 가장 중요한 2개의 호흡조절중추는 **들숨중추**(inspiratory center, 흡기중추)와 **날숨중추**(expiratory center, 호기중추)이다. 다리뇌 안에 있는 호흡조절중추는 조정자 역할을 한다. 휴식 상태에서는 들숨중추와 날숨중추에 있는 뉴런들이 정상적인 호흡(분당 12~18회)을 할 수 있도록 자극 신호를 보낸다.

호흡의 깊이와 속도는 뇌 이외의 부위나 중추신경계통 밖에 위치한 특수수용기에서 호흡조절중추로 보내오는 입력 자극에 의해서 조절된다(그림 14-14 참조).

 Clinical Application

영아돌연사증후군

영아돌연사증후군(sudden infant death syndrome : SIDS)은 유아 사망에서 3번째로 큰 원인으로, 미국에서 1년 동안 사망하는 30,000명의 유아 중 1/9이 SIDS로 사망한다. SIDS는 요람사(crib-death)라고도 하며, 3개월 미만의 의학적으로 뚜렷한 질환이 나타나지 않은 영아에게 자주 발병된다. 정확한 사망원인을 밝히기 위해 검사와 부검을 실시해도 원인이 밝혀지는 경우는 거의 없다.

SIDS는 백인이나 히스패닉계, 동양계보다는 아프리카계나 원주민계의 아기에게 더 많이 발병하며, 그 원인은 아직까지

밝혀지지 않았다. 그러나 최근 이러한 아기의 민족성과는 상관없이 아기를 똑바로 눕혀서 재우고, 아기의 코나 입을 막을 수 있는 천으로 된 장난감이나 베개를 없애는 등 주의를 기울이면 SIDS의 발생을 줄일 수 있다는 연구 결과가 있다. 이와 함께 중요한 것은 임신 중에 흡연을 금하고 출생 후 2차흡연에 아기가 노출되지 않도록 하는 것이다. SIDS의 정확한 원인은 알 수 없지만 유전적 결함도 중요한 역할을 하는 것으로 보이는데, 유전적 결함으로는 호흡계통의 구조적 결함과 기능적 결함, 감기나 인플루엔자 바이러스에 대한 비정상적인 생리학적 반응 등이 포함된다.

숨예비량+들숨예비량이라는 것을 확인하라. **남은공기량**(residual volume : RV, 잔기량)은 가장 힘차게 숨을 내쉬었을 때 허파 속에 남아 있는 공기의 양이다.

✓ **수행평가**

1. 들숨과 날숨 시 가로막은 어떻게 움직이는가?
2. 산소는 혈액 속에서 어떤 형태로 이동하는가? 또 이산화탄소는 어떤 형태로 이동하는가?
3. 허파활량이란 무엇이고, 어떻게 측정하는가?

11. 호흡 조절

우리는 신체가 일을 하기 위한 에너지를 얻기 위해서 산소를 사용한다는 사실을 알고 있다. 신체가 일을 많이 할수록 더 많은 산소를 세포에 전달해주어야 한다. 그것을 수행할 수 있는 방법 중 하나가 호흡의 깊이와 속도를 증가시키는 것이다. 사람이 움직이지 않을 때에는 1분에 12~18회만 숨을 쉬는데, 운동을 할 때는 그보다 훨씬 더 많이 숨을 쉬어야 한다. 숨을 더 많이 쉬어야할 뿐만 아니

라 일회호흡량도 증가시켜야 한다.

11.1. 대뇌겉질

대뇌겉질은 숨뇌에 있는 들숨중추와 날숨중추의 뉴런이 발사하는 임펄스의 빈도를 조절함으로써 호흡에 영향을 미칠 수 있다. 달리 말하면 사람은 고의적으로 숨쉬는 빈도를 바꾸거나 숨쉬는 패턴을 변경할 수 있다. 그러한 능력이 있기 때문에 호흡 패턴을 바꿀 수 있고, 심지어 말하고 먹거나 잠수하는 등 활동에 맞추어 숨을 멈출 수도 있는 것이다. 그러나 이러한 수의적 호흡 조절에는 한계가 있다. 후에 설명하겠지만 혈중 이산화탄소 수준과 같은 요인이 수의적 호흡 조절보다 훨씬 더 강력하게 호흡을 조절할 수 있다. 대뇌의 의도와는 상관없이 신체가 산소가 필요하다는 것을 느끼거나 혈중 이산화탄소 수준이 어느 정도 이상이 되면 숨을 다시 쉬게 된다.

11.2. 호흡에 영향을 미치는 반사

11.2.1. 화학반사

목동맥토리(carotid body)와 **대동맥토리**(aortic body)에 위치한 **화학수용기**(chemoreceptor)는 혈중 이산화탄소 수준이 증가하는 것과 산소 수준이 감소하는 것을 감지할 수 있는 특수 수용기이다. 목동맥토리와 대동맥토리에 있는 화학수용기는 혈중 산성 수준의 증가도 감지할 수 있다.

목동맥수용기는 목동맥이 갈라지는 곳에 위치하고, 대동맥수용기는 화학물질에 민감한 세포들이 작은 무리를 짓고 있는 것으로 심장 가까이에 있는 대동맥활의 바로 옆에 있다(그림 14-14).

혈중 이산화탄소 수준이 증가하거나, 혈중 산소 수준이 감소하거나, 혈중 산성 수준이 증가하여 이 수용기들을 자극하면 호흡조절중추로 신경임펄스가 전달되고, 그러면 호흡 속도를 변경시키게 된다. 가장 강력한 호흡 조절 자극은 혈중 PCO_2이다.

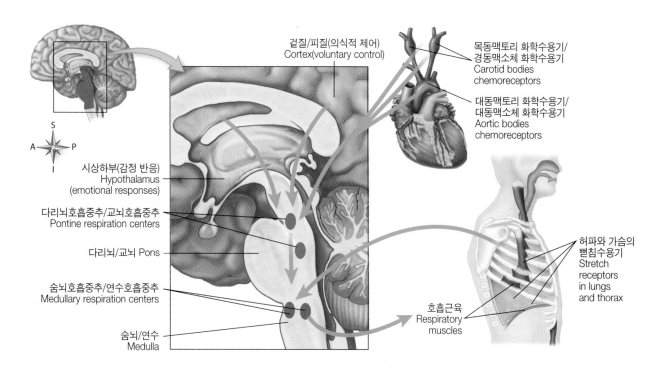

FIGURE 14-14 호흡 조절. 뇌줄기에 있는 호흡조절중추가 기본적인 호흡의 횟수와 깊이를 제어한다. 뇌줄기는 또한 신체 다른 부위로부터의 입력도 받는데, 화학수용기와 뻗침수용기로부터 받는 정보는 감정·감각 입력이 할 수 있는 것처럼 기본적인 호흡 패턴을 변경할 수 있다. 이러한 조절에도 불구하고 대뇌겉질은 노래 부르기나 풍선 불기와 같은 활동을 수행하기 위해 '자동적인'조절을 어느 정도 대체할 수 있다. 녹색 화살표는 조절 정보가 호흡조절중추로 어떻게 흘러들어가는지 보여준다. 보라색 화살표는 조절 정보가 호흡중추에서 호흡을 일으키는 호흡근육으로 어떻게 흘러가는지 보여준다.

11.2.2. 허파뻗침반사

허파에 있는 특수한 뻗침수용기(stretch receptor)가 모든 허파로 가는 공기 통로와 허파꽈리 속에 위치해 있다(그림 14-14 참조). 뻗침수용기가 만드는 신경임펄스가 정상적인 호흡 패턴에 영향을 미쳐서 허파가 지나치게 부풀어오르는 것을 방지함으로써 호흡계통을 보호한다. 일회호흡량에 해당되는 양의 공기를 흡입하게 되면 뻗침수용기를 자극하여 들숨중추로 억제임펄스를 보낸다. 그러면 들숨근육이 이완되어서 날숨이 시작된다. 날숨 후에는 허파가 오므라들어서 뻗침수용기가 억제되고, 그러면 다시 들숨이 시작된다.

12. 호흡패턴

호흡패턴을 설명하는 데 사용되는 몇 가지 용어가 있다. 예를 들어 정상호흡(eupnea)은 정상적인 호흡 속도를 말한다. 정상 호흡 중에는 산소와 이산화탄소의 교환량이 딱 맞기 때문에 사람들이 호흡 패턴을 알아차리지 못한다. **과다환기**(hyperventilation)와 **저환기**(hypoventilation)는 각각 빠르고 깊게 호흡하는 것과 느리고 얕게 호흡하는 것을 나타낸다. 과다환기는 큰 힘을 쓰기 직전에 의식적으로 하는 경우도 있고, 신경증적 과다호흡(hysterical hyperventilation)과 같이 심리적인 요인에 의해 일어나는 경우도 있다. **호흡곤란**(dyspnea)은 숨쉬기가 곤란한 것으로 보통 저환기와 관련이 있다. **무호흡**(apnea)은 어떤 원인에 의해서든 일시적으로 숨을 완전히 멈추는 것이다. **수면무호흡**(sleep apnea)은 수면 중 짧지만 자주 숨이 멎는 증상을 말한다. 수면무호흡증은 편도가 확대된 것이 원인인 경우가 많고, 심하면 편도절제수술을 받아야 한다. **호흡정지**(respiratory arrest)는 무호흡이 오래 지속된 다음에 호흡을 다시 시작하지 못하는 상태를 말한다.

✔ **수행평가**

1. 호흡조절중추는 어디에 있는가?
2. 화학수용기는 무엇인가? 그것들이 호흡에 어떻게 영향을 미치는가?
3. 과다환기와 저환기는 각각 무엇인가?

Science Application

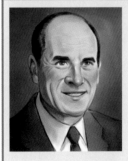

호흡의학
Henry Heimlich (b. 1920)

미국의 생리학자 Henry Heimlich는 숨막힘(choking)으로 죽어가는 사람들을 구하기 위해 1974년에 그가 개발한 하임리히요법(Heimlich maneuver)으로 전세계적으로 유명하다. 그러나 그가 일생을 통해 획기적인 돌파구를 많이 만들어냈다는 사실을 아는 사람은 많지 않다. 예를 들어 1945년에 한 병사가 가슴에 총을 맞고 죽어가고 있는 것을 목격한 다음 그는 곧바로 가슴에서 피와 공기를 밖으로 빼내는 하임리히밸브라는 장치를 개발하기 시작하였다. 1980년에는 Heimlich MicroTrach™ 이라는 작은 튜브를 개발하였는데, 이 장치는 부분마취 상태에서 기관으로 밀어 넣는 튜브로 산소요법에서 사용되고 있다. 이후 그는 목구멍을 통해 튜브를 삽입해서 스트로크에 의한 희생자를 구조하는 방법도 개발하였다.

현대의 의학 지식을 반영하고 실제 치료하기 좋도록 변형되기는 했지만 하임리히가 사용한 기술과 의료기구는 지금도 사용되고 있다. 오늘날 수많은 의사, 간호사, 호흡기치료사, 구급의료사, 위생병, 경찰, 소방관은 물론 응급조치 훈련을 받는 일반 시민들까지 모두 하임리히의 선구자적인 업적의 혜택을 받고 있다.

단원요약

1. 구조
A. 호흡계통의 기본적인 구조는 뒤집힌 나무와 비슷하다. 나뭇잎은 허파꽈리에 해당되는데, 허파꽈리는 모세혈관 그물로 덮인 미세한 주머니로 되어 있다(그림 14-1).
B. 호흡 중에 일어나는 가스교환은 수동적으로 물질이 이동하는 확산과정에 의해서 이루어진다.

2. 숨
A. 위숨길 : 코, 인두, 후두
B. 아래숨길 : 기관, 기관지나무, 허파

3. 호흡점막
A. 호흡나무에서 공기를 분배하는 관의 속벽을 이루는 특수한 막(그림 14-2)
B. 매일 25㎖ 이상씩 생산되는 점액이 대부분의 호흡점막 위에 점액막층을 형성한다.
C. 점액은 먼지나 오염물질같은 귀찮은 물질을 들이마시지 않도록 붙잡아둠으로써 공기정화장치 역할을 한다.
D. 점막세포 표면에 있는 섬모들이 한 쪽 방향으로만 움직이기 때문에 점액이 위에 있는 인두쪽으로 이동해서 제거된다.

4. 코
A. 구조
1. 코사이막이 코의 내부를 두 개의 공간으로 나눈다.
2. 점막이 코의 속벽을 이룬다.
3. 이마굴, 위턱굴, 나비굴, 벌집굴이 코 속으로 흐른다(그림 14-3).
B. 기능
1. 들이마시는 공기를 따뜻하고 촉촉하게 만든다.
2. 냄새를 감지하는 기관이 들어 있다.

5. 인두
A. 구조(그림 14-4)
1. 인두는 길이가 약 12.5cm이다.
2. 코인두, 입인두, 후두인두로 나눈다.
3. 2개의 코속공간, 입, 식도, 인두, 귀인두관이 모두 인두 안쪽으로 구멍이 뚫려있다.
4. 인두편도와 귀인두관의 입구가 코인두로 구멍이 나 있는데, 편도는 입인두에 있다.
5. 점막이 인두의 속벽을 이루고 있다.

B. 기능
1. 음식과 액체의 통로
2. 공기 공급(공기의 통로)

6. 후두
A. 구조(그림 14-5)
1. 몇 조각의 연골이 뼈대를 이룬다.
   a. 방패연골(아담의 사과)이 가장 크다.
   b. 후두덮개가 인두의 구멍을 일부분 막고 있다.
2. 점막이 속벽을 이루고 있다.
3. 성대가 후두의 아래쪽을 가로질러 뻗어 있다.
B. 기능
1. 공기 공급(공기가 허파로 드나드는 통로)
2. 소리를 만든다.

7. 기관
A. 구조(그림 14-6)
1. 길이가 약 11cm인 관으로 인두에서 가슴속공간으로 뻗어 있다.
2. 점막이 속벽을 이루고 있다.
3. C자 모양의 연골고리가 기관이 계속 열려있게 한다.
B. 기능
1. 기관이 막히면 공기의 통행을 방해하며, 완전히 막히면 수분 내에 사망한다.
2. 미국에서만 1년에 4,000명 이상의 사람들이 숨막힘으로 사망한다.

8. 기관지, 세기관지, 허파꽈리
A. 구조
1. 기관은 오른기관지와 왼기관지로 나누어진다.
2. 기관지는 점점 더 작은 기관지로 나누어져서 세기관지가 된다.
3. 세기관지는 미세한 꽈리주머니의 다발인 허파꽈리가 된다(그림 14-7).
B. 기능
1. 기관지와 세기관지 : 공기 공급(허파꽈리를 드나드는 공기의 통로)
2. 허파꽈리 : 공기와 혈액 사이의 가스교환(그림 14-8)

9. 허파와 가슴막
A. 구조(그림 14-9)

1. 크기 : 중간에 심장과 큰 혈관이 차지하는 부분을 제외하고 가슴속공간을 가득 채울 만큼 크다.
2. 허파꼭대기 : 허파 위쪽의 좁은 부위로 빗장뼈 아래에 위치한다.
3. 허파바닥 : 허파 아래쪽의 넓은 부위로 가로막 위에 얹혀 있다.
4. 가슴막 : 가슴속공간의 속벽을 이루는 축축하고, 부드럽고, 매끄러운 막으로, 허파의 겉표면을 덮어 싼다. 숨쉬는 동안 허파와 가슴벽 사이의 마찰을 줄여준다(그림 14-14).
B. 기능 : 숨쉬기(허파환기)

10. 호흡
A. 숨쉬기의 역학(그림 14-11)
　1. 호흡환기는 들숨과 날숨으로 이루어진다.
　2. 가슴의 크기와 모양이 변하면 가슴속공간과 허파 속에 있는 공기의 압력이 변한다.
　3. 공기가 허파 속을 드나드는 것은 공기의 압력 차이 때문이다.
B. 들숨
　1. 능동적인 과정 : 공기가 허파 속으로 들어간다.
　2. 가로막과 바깥갈비사이근이 들숨근육이다.
　　a. 들숨 중에는 가로막이 평평해져서 가슴의 맨위부터 바닥까지의 길이가 증가한다.
　　b. 바깥갈비사이근이 수축하면 갈비뼈를 밀어올려서 가슴의 앞에서 뒤, 그리고 옆에서 옆으로의 크기가 증가한다.
　3. 가슴속공간의 크기가 증가하면 그 안의 압력이 높아져서 공기가 허파 안으로 들어간다.
C. 날숨
　1. 조용히 숨을 내쉬는 것은 일반적으로 수동적인 과정이다.
　2. 날숨 시 가슴의 크기와 모양이 안정 시 상태로 되돌아간다.
　3. 허파조직의 탄성이 날숨을 돕는다.
　4. 힘차게 숨을 내쉴 때 사용되는 날숨근육은 속갈비사이근과 배근육이다.
　　a. 속갈비사이근 : 수축하면 가슴우리를 압박하여 가슴의 앞에서 뒤로의 크기가 감소한다.
　　b. 배근육이 수축하면 가로막이 위로 올라가고, 그러면 가슴의 위에서 아래쪽으로의 크기가 감소한다.
　5. 가슴속공간의 크기가 줄어들면 공기의 압력이 증가

하고, 그러면 공기가 허파 밖으로 나가게 된다.
D. 허파에서의 가스교환(그림 14-12)
　1. 카바미노헤모글로빈이 이산화탄소와 헤모글로빈으로 분해된다.
　2. 이산화탄소는 허파모세혈관의 혈액에서 나와 허파꽈리의 공기 안으로 들어가서 숨을 내쉴 때 몸 밖으로 나가게 된다.
　3. 산소는 허파꽈리의 공가에서 나와 허파모세혈관으로 들어간다.
　4. 헤모글로빈은 산소와 결합하여 산화헤모글로빈이 된다.
E. 조직세포에서의 가스교환
　1. 산화헤모글로빈이 산소와 헤모글로빈으로 분해된다.
　2. 조직의 모세혈관에 있던 산소가 조직세포로 이동한다.
　3. 이산화탄소는 조직세포에서 나와 조직 모세혈관으로 들어간다.
　4. 헤모글로빈과 이산화탄소가 결합하여 카바미노헤모글로빈이 된다.
F. 혈액의 가스 운반
　1. 산소의 운반
　2. 이산화탄소의 운반
　3. 허파환기에서 교환되는 공기의 양(그림 14-13)
　　a. 숨을 쉴 때 교환되는 공기의 양은 폐활량계로 측정할 수 있다.
　　b. 1회호흡량(TV) : 정상적으로 한 번 숨을 쉴 때마다 들이쉬거나 내쉬는 공기의 양
　　c. 허파활량(VC) : 한 번 숨을 내쉴 때 최대로 내쉴 수 있는 공기의 양
　　d. 날숨잔기량(ERV) : 1회호흡량을 내쉰 다음에 강제로 더 내쉴 수 있는 공기의 양
　　e. 들숨잔기량(IRV) : 정상적으로 숨을 들이쉰 다음에 강제적으로 더 들이쉴 수 있는 공기의 양
　　f. 잔기량(RV) : 최대로 숨을 내쉰 후에도 허파에 남아 있는 공기의 양
　　g. 호흡속도(호흡수) : 일반적으로 분당 12~18회인데, 운동 중에는 훨씬 빨라진다.

11. 호흡의 조절(그림 14-14)
A. 호흡을 조절할 수 있기 때문에 인체가 필요로 하는 산소 공급량과 이산화탄소 제거량에 맞출 수 있다.
　1. 숨뇌 안에 있는 가장 중요한 조절중추를 호흡조절

중추(들숨조절중추와 날숨조절중추)라고 한다.

2. 휴식 시에는 호흡조절중추에 있는 신경활동에 의해서 정상적인 호흡속도와 호흡깊이가 만들어진다.

B. 숨뇌 안에 있는 호흡조절중추는 신체의 다른 부위에 있는 수용기로부터 전해오는 입력의 영향을 받는다.

C. 대뇌겉질 : 호흡활동의 수의적 조절(그러나 제한적임)

D. 호흡에 영향을 주는 수용기

1. 화학수용기 : 목동맥토리와 대동맥토리 안에 있는 수용기로, 이산화탄소, 산소, 혈액의 산성도 수준에 반응한다.

2. 허파뻗침수용기 : 허파의 뻗침에 반응하여 호흡기

관을 과도환기로부터 보호한다.

12. 호흡의 종류

A. 정상호흡(eupnea)

B. 과다환기(hyperventilation) : **빠르고 깊은 호흡**

C. 저환기(hypoventilation) : 느리고 삼키는 호흡

D. 호흡곤란(dyspnea) : 어려운 호흡

E. 무호흡(apnea) : 호흡 멈춤

F. 호흡정지(respiratory arrest) : 무호흡 후 다시 호흡하는 데 실패하는 것

용어정리

alveolar duct	expiratory reserve	lower respiratory tract	respiratory membrane
alveolar sac	volume (ERV)	maximum oxygen	respiratory mucosa
alveoli	glottis	consumption	sinusitis
aortic body	heme	paranasal sinuses	spirometer
apnea	hyperventilation	partial pressure (P)	surfactant
bronchi (sg, bronchus)	hypoventilation	pharynx	tidal volume (TV)
bronchioles	hypoxia	phrenic nerve	tonsillectomy
carbaminohemoglobin	infant respiratory	pleurisy	trachea
carotid body	distress syndrome	pneumothorax	upper respiratory tract
conchae	(IRDS)	pulmonary ventilation	vital capacity (VC)
dyspnea	inspiratory reserve	residual volume (RV)	
epiglottis	volume (IRV)	respiration	
eupnea	larynx	respiratory arrest	

복습문제

1. 호흡막과 호흡점막을 구분해서 설명하시오.
2. 코곁굴의 기능을 열거하시오.
3. 귀인두관의 기능은 무엇인가?
4. 후두덮개의 기능은 무엇인가?
5. 허파의 공기 튜브를 이루고 있는 구조체들을 크기가 큰 순서대로 설명하시오.
6. 가슴막을 설명하시오. 가슴막액의 기능은 무엇인가?
7. 속호흡, 바깥호흡, 세포호흡의 차이를 설명하시오.
8. 들숨의 역학적 과정을 설명하시오.
9. 날숨의 역학적 과정을 설명하시오.
10. 기체의 분압에 대하여 정의를 내리고, PO_2와 PCO_2가 확산에 미치는 영향을 설명하시오.
11. 혈액과 허파 사이, 그리고 혈액과 조직 사이에서 가스가 어떻게 교환되는지 설명하시오.
12. 혈액 안에서 산소는 어떻게 운반되는가? 그리고 이산화탄소는 어떻게 운반되는가?
13. 허파활량을 이루는 각 용어의 이름을 대고 설명하시오.
14. 호흡을 조절할 때 화학수용기의 기능을 설명하시오.
15. 허파 안에 있는 뻗침수용기의 기능을 설명하시오.

탐구문제

16. 호흡점막에 포착된 물질을 제거하는 신체의 능력에 흡연이 미치는 영향을 설명하시오.
17. 발달 중인 태아는 임신 말기까지 허파의 표면활성물질을 생산하지 않는다. 표면활성물질을 생산하기 전에 태어난 미숙아에게 어떠한 문제점이 발생할 수 있는지 설명하시오.
18. 호흡조절에서 다른 계통의 역할을 설명하시오.

시험문제

1. 호흡계통에 있는 기관들이 수행하는 두 가지 기본적인 기능은 _____과 _____이다.

2. 위숨길은 _____, _____, _____로 구성된다.

3. 아래숨길은 _____, _____, _____로 구성된다.

4. 허파꽈리에 있는 공기와 주변 모세혈관에 있는 혈관을 분리하는 막을 _____이라고 한다.

5. 호흡계통에 있는 거의 대부분의 관의 속벽을 이루는 막을 _____이라고 한다.

6. 이마굴, 위턱굴, 나비굴, 벌집굴은 _____을 이룬다.

7. _____은 눈물을 코속공간으로 흘려보낸다.

8. _____은 코속공간으로 뻗어나와서 공기를 따뜻하고 축축하게 만드는 작용을 한다.

9. _____는 목구멍(throat)이라고도 불린다.

10. _____는 소리상자(voice box)라고도 불린다.

11. _____은 목에 있는 커다란 호흡관이다.

12. 기관과 꽈리주머니를 연결하는 호흡관을 큰 순서대로 나열하면 _____, _____, _____, _____이다.

13. _____는 허파꽈리에서 물의 표면장력을 줄이기 위해 허파에서 만들어지는 물질이다.

14. 오른허파는 _____엽이고, 왼허파는 _____엽이다.

15. 혈액과 조직 사이에서 일어나는 가스교환을 _____이라고 한다.

16. 허파 안에서 혈액과 공기 사이에 일어나는 가스교환을 _____이라 한다.

17. 호흡에서 가장 중요한 근육은 _____이다.

18. 혈액 안에서 산소는 _____형태로 운반된다.

19. 혈액 안에서 이산화탄소는 _____이온 또는 _____ 형태로 운반된다.

20. 들숨조절중추와 날숨조절센터는 두뇌의 _____ 안에 있다.

21. 허파가 지나치게 확장되는 것을 방지할 수 있도록 들숨조절센터를 억제하는 수용기는 _____이다.

22. 혈액 속에 있는 이산화탄소, 산소, 산성도에 반응하여 호흡속도를 조절하는 수용기를 _____라 한다.

23. 정상 호흡 시 허파 속을 드나드는 공기의 양을 _____이라고 한다.

24. 허파활량을 구성하는 세 가지 공기의 양은 _____, _____, _____이다.

25. 온허파용량에는 포함되지만 허파활량에는 포함되지 않는 양을 _____이라 한다.

학습목표

이 단원을 공부하고 나면 다음과 같은 것을 할 수 있어야
한다.

1. 소화관의 구성요소를 입부터 항문까지 순서대로 나열
   하고, 소화 부속기관을 확인할 수 있다.
2. 소화관벽 네 층의 이름을 나열하고 설명할 수 있다. 식
   도, 위, 작은창자, 큰창자의 속벽을 이루는 층을 비교할
   수 있다.
3. 단백질, 지방, 탄수화물 소화의 원리에 대해 토론하고,
   각 과정에서의 최종 산물을 제시할 수 있다.
4. 기계적 소화와 화학적 소화를 비교·설명할 수 있다.
5. 꿈틀운동(peristalsis), 음식덩어리(bolus), 유미즙(chyme),
   황달(jaundice), 궤양(ulcer), 설사(diarrhea)를 정의할 수
   있다.

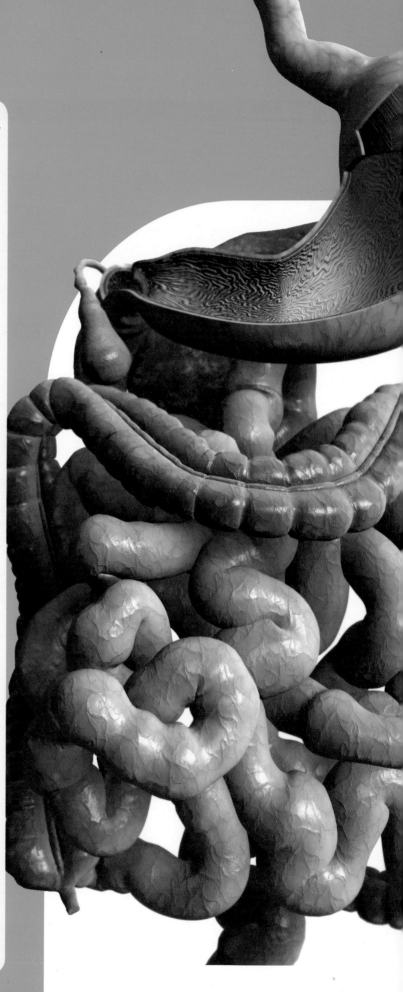

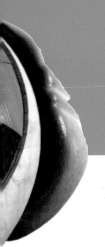

소화계통 15

모든 사람들은 맛있는 음식을 좋아한다. 음식의 기호도는 문화와 개인에 따라서 큰 차이가 있다. 그러나 음식의 모양, 냄새, 맛, 질감, 영양분 등이 여러 모로 우리의 삶의 질에 영향을 미친다는 사실에는 의심의 여지가 없다. 우리가 먹기 위해서 사는 것은 아니지만 살기 위해서는 반드시 먹어야 한다.

음식물의 섭취는 중요하고도 복잡한 생물학적 과정의 첫 번째 단계이고, 그것은 식사를 하면서 시작된다. 우리가 먹은 음식물에서 영양분을 추출하여 흡수하는 과정은 생명을 위해 반드시 필요하며, 그 과정을 **소화**(digestion)라고 한다. 이 중요한 과정은 소화계통 기관의 정상적인 구조와 기능에 좌우된다(표 15-1과 그림 15-1).

이 단원에서 여러 가지 소화과정의 메커니즘을 살펴본 후 소화기관의 구조·위치·기능에 대해 배우고 나면 흡수된 영양분이 어떻게 되는지를 다루는 제16장을 준비하게 되는 것이다.

1. 소화과정의 개요

소화계통의 기본적인 구조는 불규칙한 모양의 관으로 양쪽 끝이 모두 뚫려 있는데, 이를 **소화관**(alimentary canal) 또는 **위창자길**(gastrointestinal : GI tract, 위장관)이라고 한다. 성인은 이 속이 빈 관의 길이가 약 9m이다. 소화관은 빌딩에 있는 복도와 같이 몸안을 통과하는 통로라고 생각하면 된다. 그렇게 생각하면 우리가 먹은 음식물은 물론 소화 과정에서 추출된 영양분도 위창자길의 벽을 지나 내부 환경으로 들어갈 때까지는 신체의 일부라고 볼 수 없다.

체세포들이 영양분을 사용할 수 있도록 처리하는 기능을 완수하기 위해서 소화계통에서는 여러 가지 메커니즘

TABLE 15-1

소화계통의 기관

주요기관	부속기관
입	치아와 혀
	침샘/타액선
	귀밑샘/이하선
	턱밑샘/악하선
	혀밑샘/설하선
인두(목구멍)	
식도	
위	
작은창자/소장	간
샘창자/십이지장	쓸개/담낭
빈창자/공장	이자/췌장
돌창자/회장	
큰창자/대장	막창자꼬리/충수
막창자/맹장	
잘록창자/결장	
오름잘록창자/상행결장	
가로잘록창자/횡행결장	
내림잘록창자/하행결장	
구불잘록창자/S상결장	
곧창자/직장	
항문관	

을 이용한다(표 15-2). 먼저 **섭취**(ingestion)라는 과정을 통해 음식물이 위창자길로 들어와야 한다. 그다음으로, 섭취된 음식물은 **소화**(digestion)라는 과정을 통해서 더 단순한 영양분 형태로 분해된다. 음식물의 분해 또는 소화과정은 기계적인 과정과 화학적인 과정이 모두 있다. 치아는 큰 음식 덩어리를 삼키기 전에 물리적으로 부수는 데 사용된다. 그다음 위에서 음식물을 젓는 것으로 물리적인 소화과정이 이어진다. 큰 음식물 덩어리를 물리적으로 더 작게 부수고 소화관으로 이동시키려면 위창자길의 **운동성**(motility)이 필요하다.

화학적 소화를 할 때에는 큰 음식물 분자가 작은 분자로 환원되어야 한다. 화학적 소화 과정에서는 소화효소와 다른 물질들이 위창자길의 속공간에 **분비**(secretion)되어야 한다. 기계적 소화와 화학적 소화 과정에 의해서 섭취된 음식물의 성분이 물리적·화학적으로 변화된 다음에 남아 있는 영양분은 **흡수**(absorption)될 준비가 되어 있는 것이다. 즉 위창자길의 점막을 통해서 내부 환경으로 이동할 준

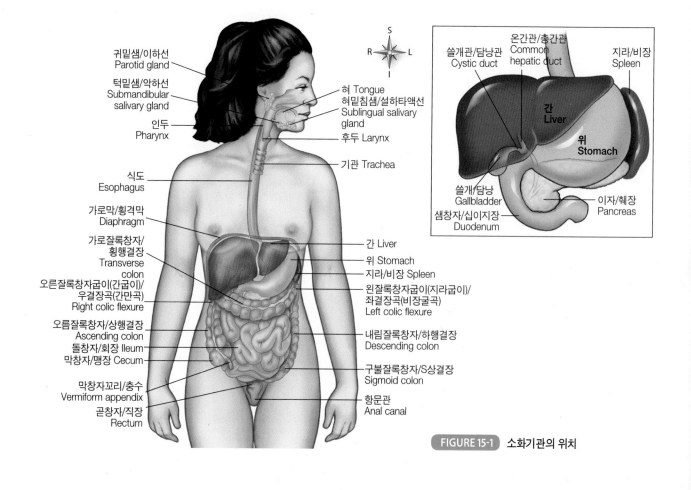

FIGURE 15-1 소화기관의 위치

TABLE 15-2

소화계통의 주요 메커니즘	
메커니즘	설명
섭취(ingestion)	입으로 음식물을 취하는 과정으로, 소화관을 통한 음식물의 이동이 시작된다.
소화(digestion)	복합 영양분을 작게 부수어 흡수를 용이하게 하는 일련의 과정으로, 기계적 소화에서는 큰 음식물 덩어리를 물리적으로 작게 부수고, 화학적 소화에서는 분자를 분해한다.
운동성(motility)	소화관의 근육성분에 의한 움직임으로, 기계적 소화 과정이 포함된다. 예로는 꿈틀운동(peristalsis)과 분절운동(segmentation)이 있다.
분비(secretion)	소화액(효소, 산, 염기, 점액, 쓸개즙 등과 같은 소화를 촉진시키는 물질)을 방출하는 것으로, 일부 소화기관에서는 소화나 영양분의 대사를 조절하는 내분비호르몬도 분비한다.
흡수(absorption)	소화된 영양분이 위창자길점막을 통해 인체의 내부 환경으로 이동하는 것이다.
제거(elimination)	소화 과정에서 발생한 노폐물(대변)을 항문을 통해 곧창자로부터 배출하는 것으로, 배변(defecation)이라고도 한다.
조절(regulation)	운동성, 분비 등과 같은 소화활동을 조정하는 것이다.

비가 된 것이다. 곧창자와 같은 일부 소화계통은 **제거**(elimination) 기관으로서의 역할을 하여 소화과정에서 남은 폐기물이나 **대변**(feces)을 몸 밖으로 밀어낸다. 운동성과 분비를 **조절**(regulation)하는 데에는 소화의 여러 가지 메커니즘이 협동하여야 한다.

2. 소화관의 벽

소화관은 입에서 항문까지 뻗어 있는 관으로 설명할 수 있다. 소화관의 벽은 4개의 층으로 되어 있다(그림 15-2). 소화관 안의 빈 공간은 **루멘**(lumen, 속공간)이라고 한다. 소화관을 이루는 4개 층의 이름은 다음과 같다(안쪽부터 바깥쪽으로).

1. 점막층(mucosa 또는 mucous membrane)
2. 점막밑층(submucosa)
3. 점막근육판(lamina muscularis mucosae)
4. 장막(serosa)

소화관에 있는 모든 기관들은 똑같은 4개의 조직층으로 구성되어 있지만, 그 구조는 기관에 따라 다르다. 예를 들어 식도의 **점막층**(mucosa)은 거친 중층의 마모 저항성 상피세포로 되어 있지만, 소화관에 있는 나머지 기관의 점막층은 흡수와 분비를 위해 만들어진 단층원주상피로 된 약한 층으로 되어 있다. 두 종류의 점막에서 모두 생산되는 점액이 소화관의 속벽을 덮고 있다.

점막밑층(submucosa)은 이름에서 짐작할 수 있듯이 점막 바로 밑에 있는 결합조직층이다. 점막밑조직 안에는 많은 혈관과 신경이 있다.

두 겹의 근육조직으로 되어 있는 **점막근육판**(lamina muscularis mucosae)은 소화관의 운동성을 만드는 데 아주 중요한 역할을 한다(그림 15-2). **꿈틀운동**(peristalsis, 연동운동)은 둥글고 세로로 된 근육층으로 이루어진 점막근육판이 수축과 이완을 반복함으로써 창자벽이 리드미컬하게 파도처럼 수축하는 운동이다. 수축과 이완을 반복하기 때문에 소화관의 내부 통로를 통해 섭취된 음식물을 쥐어짜서 밀어낸다(그림 15-3). 점막근육판에 있는 둥글게 생긴 근육층이 소화관의 한 부분 또는 분절 내에서 교대로 수축하면 꿈틀운동이 아닌 창자가 왔다갔다하는 **분절운동**(segmentation)이라는 움직임이 일어난다(그림 15-4). 꿈틀운동이 음식을 소화관을 따라서 더 밑으로 밀어내는 반면에 분절운동은 음식물을 소화액과 혼합시키고 커다란 음식물 조각을 기계적으로 부수는 데 도움을 준다.

꿈틀운동과 분절운동이 교대로 일어날 수도 있다. 그러면 음식물이 저어지고 혼합되면서 영양분의 흡수를 촉진시키는 창자의 점막과 밀착되어 위창자길을 천천히 지나가게 된다.

장막(serosa)은 소화관의 가장 바깥층이다. 배속공간 안에 있는 장막을 내장쪽배막(visceral peritoneum)이라고 한다. 소화관의 고리는 배속공간의 뒷벽에 두 줄로 겹쳐진 배막조직(peritoneal tissue)에 묶여 있는데, 이것을 **창자사이막**(mesentery, 장간막)이라고 한다.

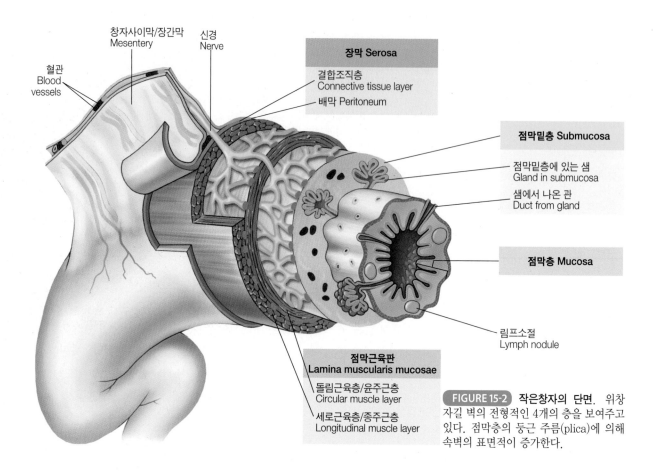

FIGURE 15-2 작은창자의 단면. 위창자길 벽의 전형적인 4개의 층을 보여주고 있다. 점막층의 둥근 주름(plica)에 의해 속벽의 표면적이 증가한다.

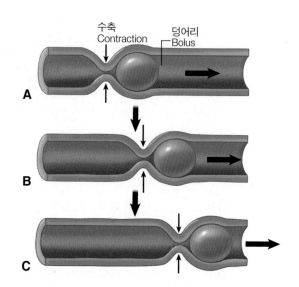

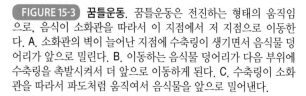

FIGURE 15-3 꿈틀운동. 꿈틀운동은 전진하는 형태의 움직임으로, 음식이 소화관을 따라서 이 지점에서 저 지점으로 이동한다. A. 소화관의 벽이 늘어난 지점에 수축링이 생기면서 음식물 덩어리가 앞으로 밀린다. B. 이동하는 음식물 덩어리가 다음 부위에 수축링을 촉발시켜서 더 앞으로 이동하게 된다. C. 수축링이 소화관을 따라서 파도처럼 움직여서 음식물을 앞으로 밀어낸다.

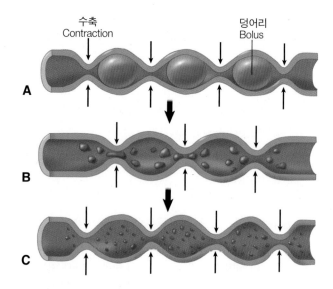

FIGURE 15-4 분절운동. 분절운동은 앞뒤로 왔다갔다하는 운동으로, 음식물을 잘게 부수어 소화액과 잘 섞이게 한다. A. 소화관을 따라 고리모양의 수축부위가 간격을 두고 발생한다. B. 이전에 수축된 부위가 이완되고 인접한 부위가 수축하면 각 분절 안에 있는 내용물이 더 작은 덩어리가 된다. C. 수축된 부위가 앞뒤로 계속해서 바뀌면서 소화관의 루멘(lumen)에 있는 내용물이 더 잘게 부서지고 섞이게 된다.

3. 입

입(mouth) 또는 **입속공간**(oral cavity)은 지붕, 바닥, 벽으로 된 빈 방과 같다. 음식이 입을 통해서 소화관 안으로 섭취되면 즉시 소화과정이 시작된다. 다른 소화관들과 마찬가지로 입의 속벽도 점막으로 되어 있다. 제5장에 있는 점막의 구조와 기능을 복습하는 것이 도움이 될 것이다. 점막은 소화관과 같이 신체의 외부로 노출되어 있는 기관의 속벽을 이룬다. 소화관의 속벽에서 생산되는 점액은 소화관의 상피를 소화액으로부터 보호하고 음식물이 루멘(lumen, 속공간)을 통해 지나갈 때 윤활액 역할을 한다.

입천장은 **물렁입천장**(soft palate, 연구개)과 **단단입천장**(hard palate, 경구개)으로 만들어져 있다(그림 15-5). 단단입천장은 입천장뼈와 위턱뼈의 일부로 형성되는 입의 앞부분에 있는 뼈구조물이다. 물렁입천장은 입 뒷부분 위에 위치하며, 주로 근육으로 이루어져 있어서 부드럽다. 물렁입천장의 중앙에서 아래쪽으로 매달려 있는 원뿔모양의 구조체를 **목젖**(uvula, 구개수)이라고 한다. 거울을 보면서 입을 크게 벌리고 '아'하고 소리를 내면 목젖을 볼 수 있다. 목젖과 물렁입천장은 입속공간 바로 위에 있는 코속공간으로 음식이나 액체가 들어가는 것을 방지하는 역할을 한다.

입의 바닥은 혀와 혀의 근육으로 구성되어 있다. 혀는 점막으로 덮인 뼈대근육으로 만들어졌다. 혀는 머리뼈와 목에 있는 목뿔뼈에 고정되어 있다. **주름띠**(frenulum, theo)라는 얇은 막에 의해 혀가 입의 바닥에 붙어 있다. 가끔 주름띠가 너무 짧아서 혀가 자유롭게 움직이지 못하게 태어나는 사람도 있는데(그림 15-5C), 이런 사람들은 발음을 정상적으로 할 수 없게 된다. 그림 15-5A를 보면 혀를 뒷부분에 있는 뭉툭하게 생긴 혀뿌리(root of tongue), 뾰족한 혀끝(tip of tongue), 혀몸통으로 나눌 수 있음을 확인할 수 있다.

✔️ **수행평가**

1. 소화관이란 무엇인가?
2. 음식은 체내에서 어떤 과정으로 처리되는가?
3. 소화관 벽의 층을 설명하라.
4. 목젖이란 무엇인가? 무슨 일을 하는가?

3.1. 치아의 구조

치아는 보통 치아머리, 치아목, 치아뿌리의 3부분으로 나눌 수 있다.

치아머리(dental crown)는 입속공간에 노출되어 볼 수 있는 부분으로, 인체에서 가장 단단한 조직인 에나멜로 덮여 있다. 에나멜은 딱딱한 음식을 씹을 때 이가 갈아지는 것을 방지하는 데에 가장 적합하다. 치아의 껍데기는 에나멜뿐만 아니라 상아질(dentin)과 시멘트질(cementum)로도 덮여 있다(그림 15-6). 상아질은 치아껍데기의 대부분을 이루는 물질이다. 치아머리는 상아질, 치아목과 뿌리는 시멘트질로 덮여 있다. 치아의 한가운데는 치아속질공간(pulp cavity, 치수강)이 있는데, 여기에는 결합조직, 혈관, 림프관, 감각세포가 들어 있다.

그림 15-6에서 볼 수 있듯이 **치아목**(dental neck)은 치아머리와 치아뿌리를 연결하는 좁은 부위이다. 치아목은 분홍색의 잇몸조직(gingival tissue 또는 gum tissue)으로 둘러싸여 있다. 치아에 국부적이고 일시적으로 가볍게 염증이 생긴 것을 **잇몸염**(gingivitis, 치은염)이라고 한다.

치아뿌리(dental root)는 위턱뼈 또는 아래턱뼈 안에서 치아뿌리를 감싸고 있는 이틀(dental alveoulus, 치조)에 꽉 끼어 있다. 섬유성인 **치아뿌리막**(periodontal membrane)이 이틀의 속면을 이루고 치아를 뼈에 고정시킨다. **치아주위조직염**(periodontitis, 치주염)은 일반적이면서 심각한 형태의 염증 및 감염으로, 잇몸염을 치료하지 않았을 때 부작용으로 생기기 쉽다. 치아주위조직염이 심해지면 치아뿌리막과 뼈가 없어져서 치아가 헐거워지고 결국 빠지게 되는 원인이 된다. 성인 치아 결손의 가장 큰 원인이 치아주위조직염이다. **충치**(dental decay 또는 dental caries, 치아우식증)는 에나멜조직, 상아질조직, 시멘트질조직에 생기는 병으로, 영구적인 결손인 구멍(cavity)을 만든다. 잇몸염, 치아주위조직염, 충치의 발생은 규칙적이고 철저한 양치질과 치실 사용 등과 같은 올바른 치아 관리 습관으로 줄일 수 있다.

3.2. 치아의 종류

치아의 모양과 위치는 그 기능과 관계가 있다(그림 15-5B). 치아의 주요한 4가지 형태는 다음과 같다.

1. 앞니(incisor, 절치)

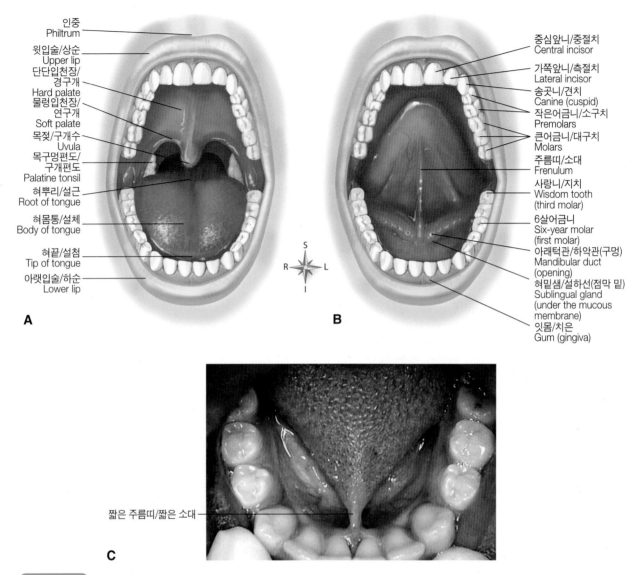

인중
Philtrum

윗입술/상순
Upper lip

단단입천장/
경구개
Hard palate

물렁입천장/
연구개
Soft palate

목젖/구개수
Uvula

목구멍편도/
구개편도
Palatine tonsil

혀뿌리/설근
Root of tongue

혀몸통/설체
Body of tongue

혀끝/설첨
Tip of tongue

아랫입술/하순
Lower lip

A

중심앞니/중절치
Central incisor

가쪽앞니/측절치
Lateral incisor

송곳니/견치
Canine (cuspid)

작은어금니/소구치
Premolars

큰어금니/대구치
Molars

주름띠/소대
Frenulum

사랑니/지치
Wisdom tooth
(third molar)

6살어금니
Six-year molar
(first molar)

아래턱관/하악관(구멍)
Mandibular duct
(opening)

혀밑샘/설하선(점막 밑)
Sublingual gland
(under the mucous
membrane)

잇몸/치은
Gum (gingiva)

B

짧은 주름띠/짧은 소대

C

FIGURE 15-5 **입속공간과 혀.** A. 물렁입천장, 단단입천장, 혀의 표면, 목젖을 보여주고 있다. B. 어른의 이. 이의 종류와 혀의 아랫면, 주름띠, 혀밑샘, 혀밑샘관을 보여주고 있다. C. 비정상적으로 짧은 주름띠를 보여주고 있다. 이렇게 되면 말을 하기 어렵다.

2. 송곳니(canine, 견치)

3. 작은어금니(premolar, 소구치)

4. 큰어금니(molar, 대구치)

사람은 생후 6~30개월에 20개의 치아가 나는데, 이것을 **젖니**(deciduous teeth 또는 baby teeth)라고 한다. 사람마다 어느 정도 시간에 차이는 있겠지만 젖니는 6~13세가 되면 모두 빠진다. **간니**(permanent teeth, 영구치) 중 첫 번째로 나는 것은 첫째큰어금니(first molar, 6살어금니)인

데, 이것은 젖니가 모두 빠지기 전에 난다. 17~24세에는 젖니가 모두 빠지고 32개의 간니로 모두 대체된다. 보통 사랑니(wisdom teeth, 지치)라고 불리는 셋째큰어금니(third molar)는 가장 늦게 난다.

32개의 간니를 모두 보여주고 있는 그림 15-5B에서 4종류의 치아를 확인하라. 젖니가 20개인 것은 작은어금니가 없고 2쌍의 큰어금니만 있기 때문이다. 앞니는 자르는 면이 날카롭고, 송곳니는 뾰족해서 뚫고 찢는 데 적합하다. 그리고 편평한 작은어금니와 큰어금니에는 2~3개의

Clinical Application

부정교합

　치아가 결손되어 치아 사이가 벌어졌을 때, 이가 겹쳐졌을 때, 한 개 이상의 치아가 위치를 잘못 잡아서 이틀활(dental arch, 치조궁)이 잘 정렬되지 못하도록 방해할 때 등의 경우에 치아의 **부정교합**(malocclusion)이 발생한다(그림 A, B). 위쪽 앞니가 아래쪽 앞니보다 튀어나온 것을 윗니겹침(overbite, 수직겹침)(그림 A), 아래쪽 앞니가 위쪽 앞니보다 튀어나온 것을 아랫니겹침(underbite, 교합불완전)(그림 B)이라고 한다.

　부정교합이면 턱관절에 심각한 문제를 일으키거나 만성 통증을 유발시킬 수 있고, 두통이 멎지 않게 되며, 일상적으로 음식을 씹는 것이 어려워질 수도 있다. 다행스러운 일은 심한 부정교합이라도 브레이스 등의 치과용 도구로 교정할 수 있다는 것이다. 치과교정술(orthodontics)은 치아가 불규칙하게 나거나 부정교합을 예방하고 바로잡는 기술이다.

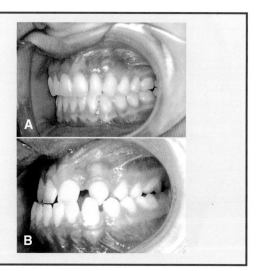

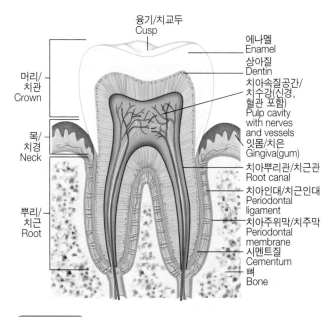

FIGURE 15-6 **치아의 세로면.** 치아의 이틀과 치아머리, 치아목, 치아뿌리를 자세히 보기 위해 큰어금니의 단면을 보여주고 있다. 치아머리를 덮고 있는 에나멜, 치아목과 치아뿌리를 덮고 있는 시멘트질이 상아질층을 둘러싸고 있다. 상아질 안에 있는 치아속질공간에는 신경과 혈관이 들어 있다.

분쇄하는 융기가 있어서 섭취한 음식물을 효과적으로 부술 수 있도록 표면적이 크다. 이와 같이 여러 종류의 치아가 협력해서 다양한 크기와 종류의 음식물을 효과적으로 씹을 수 있다(mastication).

4. 침샘

　성인이 하루에 생산하는 침의 대부분(약 1ℓ)은 귀밑샘, 턱밑샘, 혀밑샘에서 분비된다. **침샘**(salivary gland)은 소화계통과 관련이 있는 부속샘의 전형적인 형태이다(그림 15-7). 침샘이 소화관 밖에 있기 때문에 침샘에서 분비되는 외분비액은 관을 통해 소화관 안으로 들어가야 한다.

　침샘의 분비물은 장액형과 점액형으로 나눌 수 있다. **장액형 침**(serous-type saliva)은 침샘의 분비물이 묽고, 수분이 많으며, 점액이 없는 것이다. 장액형 침은 장액형 분비세포(그림 15-7B)에서 분비되며, 소화효소인 아밀라제(amylase)가 포함되어 있다. 이 소화효소는 탄수화물의 화학적 소화를 시작한다.

　점액형 침(mucous-type saliva)은 걸쭉하고, 점액이 많으며, 효소가 포함되어 있지 않다. 점액형 침은 점액형 분비세포에서 만들어지고, 음식을 씹는 동안에 음식물을 매끄럽게 만들어서 식도를 통해서 위로 들어갈 때의 마찰을 줄여준다(그림 15-7B). 이 두 가지 형태의 분비물이 섞여 있는 침도 있다.

　귀밑샘(parotid gland, 이하선)은 가장 큰 샘으로, 귀 바로 밑 앞쪽에 있다. 귀밑샘의 이러한 위치 때문에 볼거리(mumps, 유행성귀밑샘염) 환자들이 입을 열거나 씹을 때에는 약하고 염증이 발생한 귀밑샘을 쥐어짜서 통증을 유발한다. 귀밑샘관(parotid duct)의 구멍은 거울로 양쪽 위

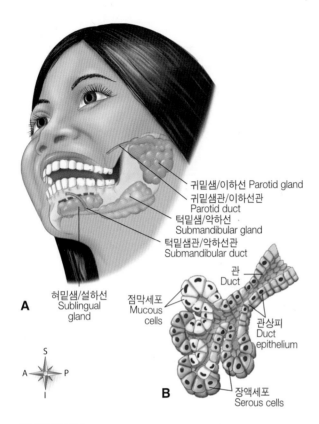

귀밑샘/이하선 Parotid gland
귀밑샘관/이하선관
Parotid duct
턱밑샘/악하선
Submandibular gland
턱밑샘관/악하선관
Submandibular duct

관
Duct

점막세포
Mucous
cells

관상피
Duct
epithelium

혀밑샘/설하선
Sublingual
gland

A

B

장액세포
Serous cells

S
A ✦ P
I

FIGURE 15-7 **침샘.** A. 침샘의 위치, B. 턱밑샘에 있는 분비조직의 그림. 이 혼합샘에서는 점액(점액형 분비세포가 생산)과 효소(장액형 분비세포가 생산)가 생산된다.

턱의 두번째어금니 반대쪽 뺨의 안쪽을 들여다보면 볼 수 있다. 귀밑샘은 장액형 침만 분비한다.

턱밑샘(submandibular gland)(그림 15-7A)에는 장액형 분비세포와 점액형 분비세포가 모두 있기 때문에 혼합침샘 또는 복합침샘이라고 불린다(그림 15-7B). 턱밑샘은 아래턱뼈각 바로 밑에 있고, 불규칙한 모양이며, 크기는 호두만하다. 턱밑샘관(submandibular duct)의 구멍은 입 안의 혀의 주름띠 위에 있다.

혀밑샘(sublingual gland)은 침샘 중에서 가장 작으며, 턱밑샘 앞 입바닥을 덮고 있는 점막층 밑에 놓여 있다. 혀밑샘은 입바닥으로 10~15개의 관을 통해 열려 있다. 다른 침샘과는 달리 혀밑샘에서는 점막형 침만 생산한다.

 기계적 소화에서 입과 관련 구조체들을 더 공부하려면 AnimationDirect로 들어갈 것

5. 인두

인두(pharynx)는 근육으로 만들어진 관모양의 구조체로, 속벽이 점막으로 이루어져 있다. 그 위치는 그림 15-1에서 확인할 수 있다. 인두는 입속공간과 코속공간 뒤에 있기 때문에 호흡계통과 소화계통으로서 모두 작용한다. 허파로 들어가는 공기와 위로 들어가는 음식이 모두 인두를 지나가야 한다.

인두는 해부학적으로 코인두, 입인두, 후두인두의 세 부분으로 나눈다는 사실을 기억하라. 제4장에 있는 인두의 구조를 다시 복습하고 그림 14-4를 자세히 살펴보라. 인두의 3부위 중에서 소화에 능동적이고 직접적으로 참여하는 것은 입인두이다. 왜냐하면 음식을 삼키는 것과 같은 소화관의 운동성이 있어야 하는데, 입인두가 바로 그 능력을 가지고 있기 때문이다.

음식물 삼키기(deglutition, 연하)는 다음과 같이 이루어진다. 먼저 수의운동에 의해서 음식을 잘 씹은 덩어리(bolus)로 만들면, 잘 씹은 덩어리는 불수의적으로 입인두→식도를 거쳐서 위 속으로 들어간다. 삼키기는 인두의 근육과 머리와 목에 있는 다른 근육의 협동이 필요한 복잡한 과정이다. 삼키는 동작을 수의적으로 조절하는 것은 대뇌의 운동겉질에서 발원한 신경임펄스이고, 삼키는 동작을 불수의적으로 조절하는 것은 숨뇌와 다리뇌 안에 있는 씹기중추(deglutition center)에서 발원한 신경임펄스이다(그림 8-9B).

 인두를 더 공부하려면 AnimationDirect로 들어갈 것

6. 식도

식도(esophagus)는 속벽이 점막으로 되어 있는 근육성 관으로, 인두와 위를 연결한다. 길이는 약 25cm이다. 식도는 음식물의 역동적인 통로로, 음식물을 위 쪽으로 밀어낸다. 점막으로 된 속벽에 있는 샘에서 분비되는 점액이 윤활작용을 해서 음식이 위를 향해 쉽게 이동할 수 있다.

Clinical Application

위식도역류병

속쓰림(heartburn)과 산성 소화불량(acid indigestion)이 매달 6,000만 명 이상의 미국인이 겪는 불쾌한 증상을 설명하는 데 자주 쓰인다. 위산이 식도로 역류해서 생기는 이 증상은 대개 가슴뼈 뒤쪽이 화끈거리고 통증이 느껴진다. 최근에는 **위식도역류병**(gastroesophageal reflux disease : GERD)이라는 용어가 더 많이 사용된다.

위식도역류병의 가장 간단한 형태에서는 속쓰림과 산성 소화불량증세가 1주일에 2회 이하만 나타난다. 이 경우 문제를 일으키는 음식이나 채소를 피하고, 흡연을 금지하고, 필요하면 체중을 줄이면 문제가 해결된다. 그와 함께 처방전 없이도 살 수 있는 제산제를 복용할 수도 있다. 위식도역류병이 심해

지고 자주 일어나면 천식발작(asthma attack)을 일으킬 수도 있고, 심장마비의 통증과 비슷한 심각한 가슴통증의 원인이 될 수도 있으며, 출혈이 발생하고, 식도를 좁아지게 만들거나 만성식도염이 생길 수도 있다. 이 경우 앞에서 설명한 치료법에 보다 강력한 위산분비억제제를 추가로 복용해야 한다. 최후의 수단으로 위바닥주름술(fundoplication, 위저부주름술)이라는 수술을 실시하여 조임근을 강화시킬 수 있다. 이 수술에서는 식도의 끝과 조임근 주위에 있는 위쪽 위벽의 층을 접어서 위산이 역류할 가능성을 줄이는 것이다. 위식도역류병을 치료하지 않고 방치하면 식도의 속벽에 심각한 병적인 변화가 발생할 수 있는데, 이것을 바레트식도(Barrett's esophagus, 술통식도)라고 한다.

식도를 더 공부하려면 AnimationDirect로 들어갈 것

✓ 수행평가

1. 치아의 4가지 종류는 무엇인가?
2. 침 속에 들어 있는 소화효소는 무엇인가?
3. 소화관에서 인두와 식도가 하는 역할은 무엇인가?

7. 위

위(stomach)는 배속공간의 윗부분 가로막 바로 밑에 있다(그림 15-8, 그림 15-13A). 위는 씹어서 삼킨 음식물이 식도를 통해 들어가는 주머니 역할을 한다. 위가 비어 있을 때에는 큰 소시지보다 별로 크지 않은 정도로 작게 보이지만, 식사를 많이 한 다음에는 크게 확장된다. 식사후 숨을 쉬기 어려울 정도로 불편을 느껴본 경험이 있는가? 만약 그렇다면, 위가 음식으로 꽉 차서 평소에 위가 차지하던 공간보다 더 많은 공간을 차지했기 때문에 가로막이 위로 밀린 것이다. 그렇게 되면 숨을 들이쉬기에 충분할 정도로 가로막이 수축해서 아래로 내려가는 것이 어려워지게 된다.

음식이 식도 아래 끝에 있는 **아래식도조임근**(lower eso-phageal sphincter : LES, 하식도괄약근) 또는 **들문조임근**(cardiac sphincter, 유문조임근)을 지나서 위로 들어가면 소화과정이 계속된다. 조임근은 근육이 고리모양으로 된

것이다. 들문조임근은 위가 수축할 때 음식이 다시 식도로 들어가는 것을 방지한다. 식도가 배속공간으로 들어갈 수 있도록 나 있는 가로막에 있는 식도구멍이 확장되는 경우가 가끔 있다. 그러면 식도 끝의 돌출된 부위와 위의 일부 또는 전체가 가로막을 통해 위쪽으로 올라가 가슴속공간에 있게 될 수 있는데, 이러한 상태를 **식도구멍헤르니아**(hiatal hernia, 열공헤르니아)라 한다. 또 위 안에 있던 음식들이 식도로 역류할 수도 있는데, 이러한 증상을 **위식도역류병**(gastroesophageal reflux disease : GERD)이라고 한다.

근육으로 된 위벽이 수축하면서 음식을 위액(gastric juice)과 완전히 섞고, 더 잘게 부수어 **유미즙**(chyme)이라는 반고형 혼합물로 만든다. 유미즙을 만드는 것은 입에서 시작된 물리적인 소화를 계속하는 것이다.

그림 15-8에서 위벽이 3개의 민무늬근육층으로 되어 있다는 것을 확인하라. 세로로 달리는 근육, 둥그렇게 늘어선 근육, 그리고 대각선으로 달리는 근육이 있기 때문에 위가 아주 강력한 기관이 된다. 그래서 음식을 작은 입자로 부수고 위액과 잘 섞어서 유미즙으로 만들 수 있다. 위근육이 수축해서 꿈틀운동을 일으켜 음식을 소화관 밑으로 내려보낸다. 위의 속벽은 점막으로 되어 있고, 점막에는 수천 개의 위샘이 있어서 위액을 분비한다. 위가 비어 있을 때 속벽이 접혀있는 것을 **주름**(rugae)이라고 한다.

그림 15-8에서 위의 세 부분을 확인하라. **위바닥**(fundus of stomach)은 식도가 위로 들어가는 구멍 위 왼쪽에 있는 확장된 부분이다. **위몸통**(body of stomach)은 위의 가

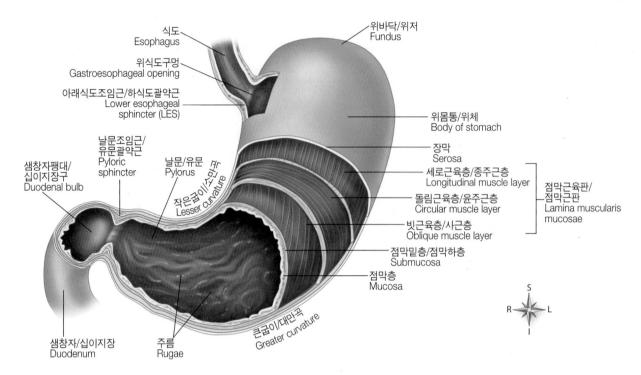

식도
Esophagus

위식도구멍
Gastroesophageal opening

아래식도조임근/하식도괄약근
Lower esophageal
sphincter (LES)

날문조임근/
유문괄약근
Pyloric
sphincter

샘창자팽대/
십이지장구
Duodenal bulb

날문/유문
Pylorus

작은굽이/소만곡
Lesser curvature

위바닥/위저
Fundus

위몸통/위체
Body of stomach

장막
Serosa

세로근육층/종주근층
Longitudinal muscle layer

돌림근육층/윤주근층
Circular muscle layer

빗근육층/사근층
Oblique muscle layer

점막근육판/
점막근판
Lamina muscularis
mucosae

점막밑층/점막하층
Submucosa

점막층
Mucosa

샘창자/십이지장
Duodenum

주름
Rugae

큰굽이/대만곡
Greater curvature

FIGURE 15-8 **위.** 앞쪽벽부분을 잘라서 위벽의 세 근육층을 보여주고 있다. 위의 속벽을 이루는 점막이 주름을 이루고 있다는 것을 확인하라.

운데 부분이고, **날문**(pylorus)은 위 아래쪽의 좁은 부분으로 작은창자의 첫 부분과 붙어 있다. **날문조임근**(pyloric sphincter, 유문괄약근)에 의해 음식이 위 안에 들어있는 동안 부분적으로 소화된다. 날문조임근을 이루고 있는 민무늬근육은 거의 대부분의 시간 동안 수축되어 있어 위에서 작은창자로 들어가는 구멍을 막고 있다. 그림 15-8에서 위의 오른쪽 위 경계선인 작은굽이(lesser curvature, 소만곡)와 왼쪽 아래 경계선인 큰굽이(greater curvature, 대만곡)를 확인하라. 음식이 위에서 위액과 섞인 다음에는 유미즙이 날문조임근을 통해서 작은창자의 첫 부분으로 들어간다.

 위를 공부하려면 AnimationDirect로 들어갈 것

✔ 수행평가

1. 유미즙이란 무엇인가?
2. 조임근은 위가 제 기능을 수행하는 데 어떠한 도움을 주는가?
3. 위는 어떤 구역으로 나눌 수 있는가?

---

8. 작은창자

작은창자(small intestine, 소장)라는 이름은 그 길이가 7미터 정도 된다는 것을 생각할 때 잘못 지어진 것처럼 보인다. 그러나 작은창자는 큰창자보다 지름이 훨씬 작기 때문에 이름을 잘못 붙인 것은 아니다. 작은창자는 음식이 통과하는 순서대로 **샘창자**(duodenum), **빈창자**(jejunum), **돌창자**(ileum)의 3구간으로 나눈다.

위와 마찬가지로 점막으로 된 작은창자의 속벽에는 수천 개의 샘이 들어 있다. 이러한 **창자샘**(intestinal gland)에서는 창자소화액을 분비한다. 작은창자 속벽의 또 다른 구조적 특징은 음식과 물을 흡수하기에 적합하게 되어 있다는 것이다. 작은창자의 속벽은 맨눈으로 볼 때 완전히 매끄럽게 보이지 않는다. 대신에 작은창자의 속벽은 여러 겹의 **돌림주름**(plicae 또는 circular fold)으로 되어 있다(그림 15-2와 15-9). 돌림주름은 아주 작은 손가락 모양의 **융모**(villus) 수천 개로 덮여 있다. 현미경으로 보면 융모가 작은창자의 구멍 안쪽으로 뻗어 있다. 각 융모의 안쪽에는 잘 발달된 모세혈관이 네트워크를 이루고 있는데, 여기에서 탄수화물과 단백질이 소화된 것(단당과 아미노산)을

흡수한다. 수없이 많은 융모들이 창자의 점막에서 소화관 안쪽으로 머리를 내밀고 있다. 창자벽에 융모가 하나도 없이 완전히 매끄럽게 되어 있다면 모세혈관과 창자의 속벽이 접촉하는 표면적이 현저히 줄어들 것이다. 접촉하는 표면적이 큰 것이 창자 안에 있는 영양분을 혈액과 림프로 흡수하는 데 얼마나 큰 잇점이 있는지 생각해본다면, 구조와 기능이 직접적으로 연관되어 있다는 사실을 다시 한 번 확인하게 될 것이다.

그림 15-9에서 작은창자의 융모에 있는 림프관의 일종 인 **암죽관**(lacteal)을 확인하라. 암죽관은 작은창자를 지나는 유미즙에서 지질을 흡수한다. 작은창자에서 표면적을 증가시키기 위해서 수천 개의 융모가 있는 것 이외에 융모 자체가 상피세포로 덮여 있는데, 이들 상피세포는 **미세융모**(microvillus)가 빗처럼 가장자리를 덮고 있다. 미세융모가 영양분을 흡수할 수 있는 융모의 표면적을 더욱 증가시켜준다.

대부분의 화학적 소화는 작은창자의 첫 구간인 샘창자(duodenum, 십이지장)에서 이루어진다. 샘창자는 C자 모

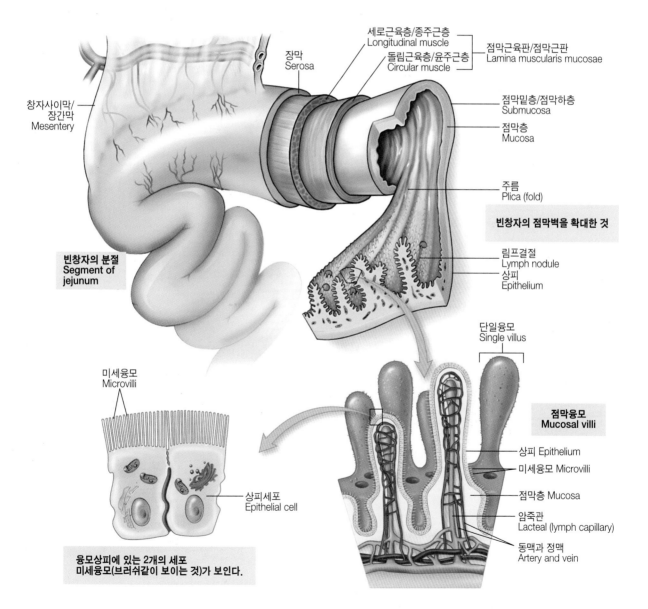

FIGURE 15-9 **작은창자.** 점막의 주름이 융모로 덮여 있고, 각각의 융모는 미세융모로 덮여 있는 상피세포로 되어 있어서 음식을 흡수할 수 있는 표면적을 크게 확장시키는 것을 주의해서 보라.

Clinical Application

궤양의 치료

통계에 의하면 미국인 10명 중 1명은 일생 동안 위궤양 또는 샘창자궤양을 겪게 된다고 한다. 궤양은 분화구처럼 생긴 상처로, 위나 창자의 속벽을 파괴하며, 조는 통증(gnawing pain)이나 작열통(burning pain)을 발생시키고, 결국에는 출혈, 구멍뚫림, 흉터, 기타 심각한 후유증을 초래한다. 아스피린이나 이부프로펜과 같은 비스테로이드소염제(nonsteroidal antiinflammatory agent : NSAID)를 장기간 복용하면 궤양이 발생할 수 있다. 그러나 현재는 위궤양이나 샘창자궤양이 헬리코박터필로리(Helicobacter pylori, 위나선균)라는 박테리아에 감염됨으로써 발생한다는 것을 알고 있다. 그리고 헬리코박터필로리에 감염된 사람이 궤양 발생에 유전적 소인이 있는 경우 더욱 발생하기 쉽다. 헬리코박터필로리 감염 여부는 생검(biopsy), 호흡검사, 혈액 항체검사 등을 통해 진단된다.

대부분의 궤양이 박테리아라는 유기체가 원인이라는 것을 알고 있기 때문에 박테리아를 궤멸시키고 동시에 위산의 분비를 줄이거나 차단시키기 위한 여러 가지 치료방법이 개발되었다. 최근에는 궤양을 치료하고 재발을 방지하기 위해서 표준화된 항생제 치료방법을 많이 사용하는데, 이 방법을 3중요법(triple therapy)이라고 한다. 3중요법으로 치료를 하면 80~95%가 완치되며, 2주 동안 3가지 약을 동시에 복용해야 한다. 차살리실산 비스무트(bismuth subsalicylate ; Pepto-Bismol™)와 2가지 항생제를 동시에 복용한다. GERD에서 위산을 감소시키기 위해 사용되는 항분비제와 같은 형태의 약제도 궤양 치료에 사용된다.

양이고, 이자의 머리 근처에서 굽어져 있다(그림 15-10). 산성유미즙이 위에서 샘창자팽대(duodenal bulb)로 들어가는데, 이 부위는 (샘창자)궤양이 자주 발생한다. 샘창자 중간 1/3 지점에는 관으로 된 구멍이 있다. 간에서 만들어진 쓸개즙과 이자액이 이 구멍을 통해서 작은창자로 흘러 들어간다. 그림 15-10에서 볼 수 있듯이 2개의 구멍을 작

은 · 큰샘창자유두(lesser · greater duodenal papilla)라고 한다. 가끔 쓸개돌(gallstone, 담석)이 큰샘창자유두를 막는 경우가 있다. 그러면 심한 통증과 황달(jaundice), 소화장애가 일어난다. 작은창자의 벽에 있는 민무늬근육이 수축해서 꿈틀운동을 일으키면 음식이 소화관을 통해 움직인다.

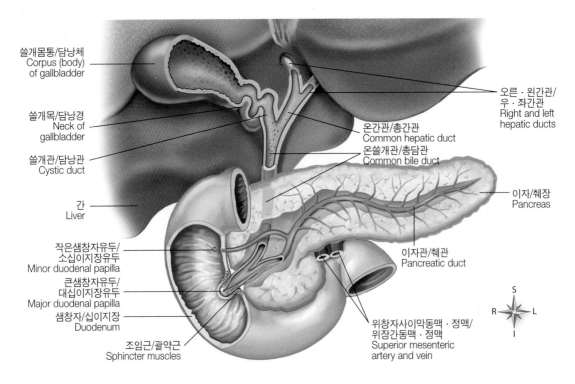

FIGURE 15-10 쓸개와 쓸개관. 온쓸개관이 쓸개돌이나 경련에 의해 막히면 쓸개즙이 만들어지는 간에서 나가는 출구를 막아버리기 때문에 쓸개즙이 샘창자로 들어가지 못하게 된다.

작은창자를 더 공부하려면 AnimationDirect로 들어갈 것

이라는 물질을 소화관으로 분비하기 때문에 외분비샘으로 분류되는데, 사실상 인체에서 가장 큰 샘이다.

그림 15-10으로 다시 돌아가서, 첫 번째로 간관(hepatic duct)을 확인하라. 간관은 간에서 밖으로 쓸개즙을 내보내는데, 'hepatic'은 간을 뜻하는 그리스어 'hepar'에서 유래된 용어이다. 그다음에는 쓸개즙을 작은창자로 내보내는 온쓸개관(common bile duct, 총담관)을 확인해본다. 온쓸개관은 온간관(common hepatic duct, 총간관)과 쓸개관

9. 간과 쓸개

간은 배속공간의 오른쪽윗부분을 거의 다 채우고, 일부는 왼쪽까지 뻗어 있을 정도로 크다. 간에서는 쓸개즙(bile)

 Clinical Application

쓸개돌과 체중 감소

쓸개돌(gallstone, 담석)은 대부분이 콜레스테롤로 되어 있는 딱딱한 고체 덩어리로, 미국인 10명 중에 1명의 쓸개에서 만들어진다(그림 A). 쓸개돌 중에서 문제를 일으키지 않는 것을 무증상 쓸개돌(silent gallstones)이라고 하고, 통증이 있는 증상을 유발하거나 부작용을 일으키는 쓸개돌(symptomatic gallstones)이라고 한다. 쓸개즙에 콜레스테롤이 과도하게 쌓여서 결정화되거나 침전되면 쓸개돌이 만들어진다. 쓸개가 규칙적으로 비워지지 않거나 화학적으로 불균형하거나 콜레스테롤이 가득 찬 쓸개즙이 오랜 시간 동안 쓸개에 남아 있을 경우 쓸개돌이 만들어지기 쉽다.

현재 쓸개돌의 생성과 식이조절과 체중 감소의 관계에 대해 정밀조사 중에 있다. 의사들은 BMI 40 이상의 비만인은 간에서 콜레스테롤이 많이 생산되기 때문에 쓸개돌이 생길 위험성이 높아진다는 것을 수 년 전부터 알고 있었다. 그러나 급격하게 체중이 감소되면 쓸개절제술(cholecystectomy, 담낭절제술)과 같은 수술을 해야 할 정도로 증상을 일으키는 쓸개돌이 만들어질 위험이 높아진다는 것은 최근에야 확신하게 되었다.

체중을 감소하기 위해 실시하는 수술, 즉 수직밴드위성형술(vertical banded gastroplasty)과 같은 제한적 위밴드수술, 랩밴드 조절형 위밴드 삽입술(LAP–BAND Adjustable Gas-tric Banding : LAGB), 또는 루와이우회술(Roux–en–Y gastric bypass : RGB)와 같은 광범위한 우회수술 등의 수술을 하면 대부분의 사람들이 급격히 체중이 감소하게 된다. 그러나 이들 중 1/3은 쓸개돌이 만들어진다. 그러나 체중을 감량하는 방법으로 저칼로리 식사, 저지방 식사, 저탄수화물 식사 등과 같은 비수술적인 방법을 선택한 과체중환자들도 쓸개돌이 만들어질 확률이 높다. 그러한 경우에는 쓸개돌 생성이 쓸개즙의 화학적 불균형, 쓸개의 배출 지연, 쓸개의 불완전한 수축 등과 관련이 있는 것으로 보인다.

최근에는 증상을 보이는 쓸개돌을 제거하기 위해서 수술을 할 때 개복을 하기보다는 배안보개수술(laparoscopic sur-gery, 복강경수술)을 이용한다. 배안보개수술은 개복을 하지 않고 구멍 속으로 도구를 넣어서 내장기관에 접근하는 수술이다. 구멍을 뚫으려면 트로카(trocar, 뚫개)라는 튜브 안에 끝이 날카로운 막대기가 들어 있는 것을 피부를 통해서 넣는다. 트로카가 몸속공간에 도달하면 막대기는 제거하고 튜브만 남겨 놓는다. 그 다음에는 수술에 필요한 도구, 전등, 가스를 튜브를 통해 삽입한다. 배안보개로 쓸개돌을 제거할 때에는 4~5개의 구멍을 뚫는다(그림 B). 쓸개돌은 녹여서 치료할 수도 있고, 체중이 급속하게 감소하는 환자에게 우르소데옥시콜산(ursodeoxycholic acid)이라는 자연적으로 발생하는 쓸개즙 성분을 경구복용시켜서 치료할 수도 있다.

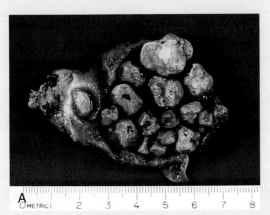

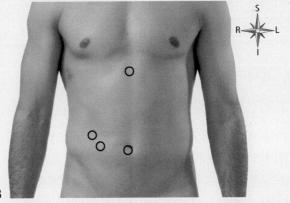

(cystic duct, 담낭관)이 합쳐져서 만들어진 것이다.

화학적으로 쓸개즙에는 상당량의 콜레스테롤과 쓸개즙염(bile salt)이 함유되어 있어서 지방을 **유화시키는**(emulsify) 세정제 작용을 한다. 지방은 큰 덩어리이기 때문에 작은 입자로 유화시켜서 소화시킬 수 있는 표면적을 늘려야 한다. 지방을 유화시키는 작용 외에도 대변을 통해 신체에서 제거된 쓸개즙은 신체에서 콜레스테롤을 제거하기 위한 메커니즘으로 작용한다. 지방을 유화시키고 콜레스테롤을 제거하는 것 모두 쓸개즙의 기본적인 기능이다.

지방을 함유하고 있는 유미즙이 샘창자로 들어오면 샘창자가 쓸개의 수축을 유발해서 쓸개즙이 작은창자 안으로 강제적으로 나오게 된다. 유미즙 안에 있는 지방이 샘창자의 창자점막으로부터 **콜레시스토키닌**(cholecystokinin : CCK)이라는 호르몬을 분비하도록 자극하는 것이다. 콜레시스토키닌이 쓸개가 수축하도록 자극하고, 결과적으로 쓸개즙이 샘창자 안으로 흘러나온다. 콜레시스토키닌의 분비는 호르몬이 소화관의 운동성을 조절하는 아주 좋은 예이다. 식사와 식사 사이에는 많은 양의 쓸개즙이 쓸개관을 거슬러 올라가서 쓸개로 들어간다. 쓸개는 간에서 생산한 쓸개즙을 농축시키고 저장하는 역할을 한다.

그림 15-10에 있는 온쓸개관을 쓸개돌(gallstone, 담석)이 막고 있다고 상상해보라. 그러면 쓸개즙이 샘창자 안으로 흘러들어가지 못한다. 쓸개즙은 대변이 특유의 색깔을 띠게 하기 때문에 대변의 색깔이 회백색이 된다. 뿐만 아니라 혈액에 과도한 양의 쓸개즙이 흡수되어 피부가 노랗게 변하는 황달(jaundice)이 발생할 수도 있다.

온간관이 막혀도 황달이 발생할 수 있다. 그러면 쓸개즙이 간으로부터 배출될 수 없기 때문에 남아도는 쓸개즙이 흡수된다. 쓸개즙은 쓸개에서 재흡수되지 않기 때문에 쓸개즙관이 막힌 경우에는 황달이 발생하지 않는다.

10. 이자

이자(pancreas, 췌장)는 위의 뒤, 샘창자가 C자 모양으로 굽어져서 만들어진 오목한 공간 안에 있다(그림 15-10). 이자의 위치에 대해 수백 년 전 한 해부학자가 조금 비과학적이지만 시적으로 아름답게 설명하였다. 그는 '배속의 로맨스'에 대해 글을 썼는데, 거기에서 이자는 "샘창자의 품에 안겨있다."고 하였다. 표현이 하도 절묘해서 아직까지도 교과서에서 이자의 위치를 설명할 때 사용되고 있다.

이자는 이자액(pancreatic juice)을 분비하는 외분비샘이기도 하고 혈액으로 호르몬을 분비하는 내분비샘이기도 하다. 이자액은 가장 중요한 소화액으로, 3가지 주요 음식을 모두 소화시키는 효소를 포함하고 있을 뿐만 아니라, 창자로 들어가는 소화액에 있는 염산을 중화시키는 알칼리성 물질인 중탄산나트륨(sodium bicarbonate : Na_2CO_3)도 들어 있다. 이자액은 쓸개즙과 같이 샘창자의 1/3 지점으로 들어온다. 그림 15-10에서 볼 수 있듯이 온쓸개관과 이자관은 샘창자의 큰샘창자유두에 출구가 있다.

이자액을 분비하는 세포들 사이에 어떠한 관과도 접촉하지 않는 세포무리가 있는데, 이들을 **이자섬**(pancreatic islets) 또는 **랑게르한스섬**(Langerhans islets)이라고 한다. 이자섬에는 제10장(그림 10-11)에서 설명한 이자의 호르몬을 분비하는 세포들이 들어 있다. 인간 사체의 배속공간을 가로로 절단한 그림 15-11에서 이자와 인접 구조체의 위치를 확인하라.

> ✓ **수행평가**
> 1. 작은창자의 주요 3부위는 무엇인가?
> 2. 쓸개즙이란 무엇이고, 어디에서 생산하는가?
> 3. 쓸개의 역할은 무엇인가?
> 4. 이자는 외분비샘인가, 내분비샘인가?

11. 큰창자

큰창자(large intestine, 대장)는 길이가 1.5m밖에 되지 않지만 굵기는 작은창자보다 훨씬 굵다. 큰창자는 소화관의 끝부분이고, 소화되지 않은 음식과 흡수되지 못한 영양이 **돌막창자판막**(ileocecal valve, 회맹판)이라는 조임근같은 구조체를 지나서 큰창자로 들어간다(그림 15-12). 큰창자 안에 있는 물질은 유미즙이라고 부르는 것이 부적절하다. 왜냐하면 유미즙은 작은창자 안에서 걸쭉한 상태이지만, 작은창자를 지나면서 물과 염분이 흡수되기 때문에 대변으로 변하게 된다. 대변이 큰창자를 지나가는 동안에 작은창자에서 소화되지 않은 물질들이 박테리아의 작용

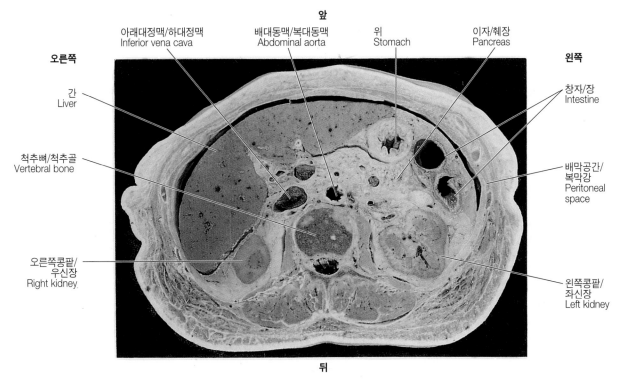

앞

오른쪽 왼쪽

아래대정맥/하대정맥
Inferior vena cava

배대동맥/복대동맥
Abdominal aorta

위
Stomach

이자/췌장
Pancreas

간
Liver

창자/장
Intestine

척추뼈/척추골
Vertebral bone

배막공간/
복막강
Peritoneal
space

오른쪽콩팥/
우신장
Right kidney

왼쪽콩팥/
좌신장
Left kidney

뒤

FIGURE 15-11 배의 수평단면. 배에 있는 몇 가지 주요 소화기관의 상대적인 위치를 볼 수 있다.

을 받는다. 음식물에 남아 있던 영양분들이 박테리아의 작용에 의해서 섬유소로부터 방출되면 흡수한다. 큰창자에 있는 박테리아는 소화작용 이외에도 비타민 K 합성이라는 중요한 역할도 한다. 비타민 K는 혈액의 응고와 비타민 B복합체 생산에 필요하다. 박테리아가 합성한 비타민 K는 큰창자에서 흡수되어서 혈액으로 들어간다.

큰창자에서도 수분과 염(산, 알칼리, 염일 때의 염), 비타민이 어느 정도 흡수되기는 하지만, 큰창자는 작은창자처럼 흡수하기에 알맞은 구조로 되어 있지는 않다. 염, 특히 나트륨은 능동적인 수송에 의해서 흡수되지만, 물은 삼투현상에 의해서 혈액으로 들어간다. 큰창자의 점막에는 융모가 없다. 그래서 흡수할 수 있는 표면적이 적다. 그러므로 큰창자의 벽을 통해서 이동하는 물질의 속도도 느리고 효율도 낮다. 물질이 큰창자를 통과하는 데는 보통 3~5일이 걸린다. 물질이 큰창자를 지나는 속도가 빨라질수록 대변의 점성이 점점 묽어져서 **설사**(diarrhea)를 하게 된다. 대변이 큰창자를 통과하는 데 걸리는 시간이 5일 이상이 되면 물을 너무 많이 흡수해버리기 때문에 대변의 양이 줄

고 딱딱해진다. 그러면 **배변반사**(bowel emptying reflex)를 일으키는 자극이 감소하기 때문에 대변이 정체되는데, 이러한 상태를 **변비**(constipation)라고 한다.

큰창자를 음식물 또는 대변이 지나가는 순서대로 다시 나누면 다음과 같다.

1. 막창자(cecum, 맹장)
2. 오름잘록창자(ascending colon, 상행결장)
3. 가로잘록창자(transverse colon, 횡행결장)
4. 내림잘록창자(descending colon, 하행결장)
5. 구불잘록창자(sigmoid colon, S상결장)
6. 곧창자(rectum, 직장)
7. 항문관(anal canal, 항문관)

그림 15-12에서 돌막창자판막을 통해서 들어온 대변이 **항문**(anus)을 통해서 나갈 때까지 지나가는 길을 따라가면서 위에 열거한 6부위의 위치를 확인하고 검토할 수 있다.

그림 15-12에서 돌막창자판막이 **막창자**(cecum)라고

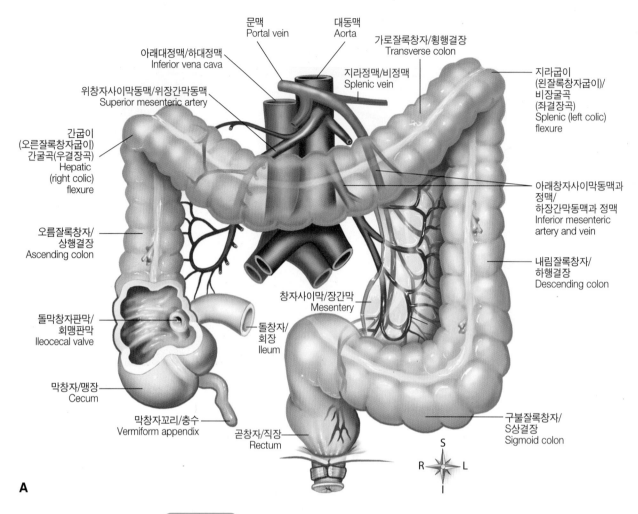

문맥
Portal vein

대동맥
Aorta

가로잘록창자/횡행결장
Transverse colon

아래대정맥/하대정맥
Inferior vena cava

지라정맥/비정맥
Splenic vein

위창자사이막동맥/위장간막동맥
Superior mesenteric artery

지라굽이
(왼잘록창자굽이)/
비장굴곡
(좌결장곡)
Splenic (left colic)
flexure

간굽이
(오른잘록창자굽이)/
간굴곡(우결장곡)
Hepatic
(right colic)
flexure

아래창자사이막동맥과
정맥/
하장간막동맥과 정맥
Inferior mesenteric
artery and vein

오름잘록창자/
상행결장
Ascending colon

내림잘록창자/
하행결장
Descending colon

돌막창자판막/
회맹판막
Ileocecal valve

창자사이막/장간막
Mesentery

돌창자/
회장
Ileum

막창자/맹장
Cecum

막창자꼬리/충수
Vermiform appendix

곧창자/직장
Rectum

구불잘록창자/
S상결장
Sigmoid colon

S
R · L
I

A

FIGURE 15-12 큰창자의 각 부위. A. 스케치한 그림.

부르는 주머니같이 생긴 부위로 열려 있는 것을 확인하라. 구멍 자체는 큰창자 시작부분에서 5~6cm 위에 있다. 막창자에 있는 음식물이 신체의 오른쪽 옆에 있는 **오름잘록창자** 안으로 위로 흘러가야 한다. **간굽이**(hepatic flexure) 또는 **오른잘록창자굽이**(right colic flexure)는 오름잘록창자(ascending colon)와 **가로잘록창자**(transverse colon) 사이의 굽어진 곳이다. 가로잘록창자는 배속공간의 앞쪽을 오른쪽에서 왼쪽으로 가로질러서 뻗어 있는 부위이다. **지라굽이**(splenic flexure) 또는 **왼잘록창자굽이**(left colic flexure)는 배속공간의 왼쪽에서 **내림잘록창자**(descending colon)가 아래쪽으로 회전하는 부위이다. **구불잘록창자**(sigmoid colon)는 S자 모양으로 생긴 부위로, **곧창자**(rectum)에서 끝이 난다. 곧창자의 끝부분은 **항문관**(anus canal)이라고 하고, 그 끝에 있는 구멍을 **항문**(anus)이라고 한다.

2개의 조임근이 배변할 때를 제외하고 항상 수축되어 있어 항문을 막고 있다. 안쪽에 있는 항문조임근은 민무늬근육 또는 불수의근으로 되어 있고, 바깥쪽에 있는 항문조임근은 뼈대근육으로 되어 있다. 항문조임근이 이처럼 이중구조로 되어 있다는 해부학적 사실은 실용적 관점에서 볼 때 매우 중요하다. 예를 들어 뇌졸중에 걸리면 먼저 수의적 항문조임근이 마비된다. 이것은 그렇게 되면 환자가 창자의 움직임을 통제할 수 없다는 것을 의미한다.

12. 막창자꼬리

막창자꼬리(vermiform appendix, 충수)의 영문명 중 라틴어 'vermiform'는 벌레를 뜻하는 'vermis'와 모양을 뜻하는 'forma'가 합쳐진 말이다. 즉 막창자꼬리는 벌레같은 모

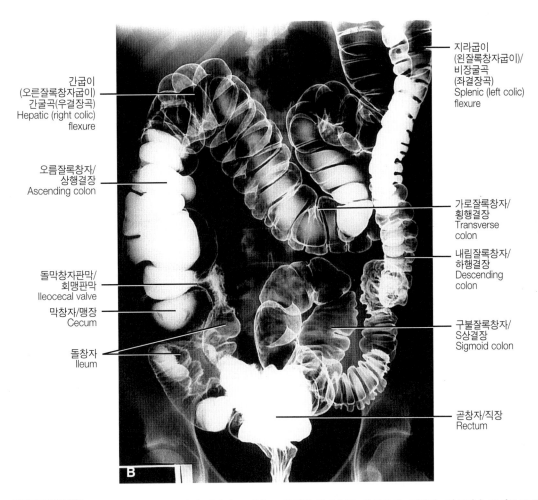

간굽이
(오른잘록창자굽이)
간굴곡(우결장곡)
Hepatic (right colic)
flexure

오름잘록창자/
상행결장
Ascending colon

돌막창자판막/
회맹판막
Ileocecal valve

막창자/맹장
Cecum

돌창자
Ileum

지라굽이
(왼잘록창자굽이)/
비장굴곡
(좌결장곡)
Splenic (left colic)
flexure

가로잘록창자/
횡행결장
Transverse
colon

내림잘록창자/
하행결장
Descending
colon

구불잘록창자/
S상결장
Sigmoid colon

곧창자/직장
Rectum

FIGURE 15-12 **큰창자의 각 부위.** B. 하부 위장관 조영술로 촬영한 사진으로, 잘록창자, 곧창자, 항문관을 보여주고 있다.

양의 관구조체이다. 막창자꼬리가 인간에게서는 소화에 중요한 역할을 하지는 않지만, 림프조직을 가지고 있기 때문에 면역방어메커니즘에서 작은 역할을 할 수 있다.

그림 15-12를 보면 막창자꼬리가 막창자에 직접 붙어 있는 것을 볼 수 있다. 막창자꼬리에는 끝이 막힌 관과 같은 내부 공간이 있고, 그 공간은 돌막창자판막의 구멍에서 밑으로 3cm에 있는 막창자의 내부 공간과 연결되어 있다. 막창자꼬리의 점막 속벽에 염증이 생긴 것이 보통 맹장염이라고 부르는 **막창자꼬리염**(appendicitis, 충수염)이다. 막창자꼬리가 곧창자의 벽에 아주 가까이 있기 때문에 막창자꼬리염이 의심되는 환자가 오면 의사들은 곧창자 손가락 검사를 통해 판단한다.

13. 배막

배막(peritoneum, 복막)은 크고, 촉촉하며, 미끄러운 장막으로, 배속공간의 속벽을 이루면서 그 안에 있는 기관(대부분의 소화기관)을 덮고 있다. 배막의 벽쪽층(parietal layere)은 배속공간의 속벽을 이루고, 내장쪽층(visceral layer)은 각 기관의 바깥면을 이룬다. 배막의 벽쪽층과 내장쪽층 사이에 있는 작은 공간을 **배막공간**(peritoneal space)이라고 하는데, 그 안에는 숨을 쉬거나 소화가 이루어질 때 두 층이 서로 마찰하지 않고 미끄러질 수 있게 하고, 배막공간을 항상 촉촉하게 유지하는 배막액이 들어 있다(그림 15-13). 배막 밖에 있는 기관은 배막뒤기관(retroperitoneal organ)이라고 한다.

13.1. 배막연장체

배막이 연장(확장)되어서 만들어진 구조체를 **배막연장체**(peritoneal extension)라고 한다. 가장 눈에 잘 띄는 배막연장체는 **창자사이막**(mesentery)과 **큰그물막**(greater omentum)이다.

창자사이막은 배막의 벽쪽 층과 창자쪽 층 사이가 늘어난 것으로, 크고 주름진 부채같이 생겼다. 창자사이막의 작은 모서리는 뒤쪽 배벽의 허리 부위에 붙어 있고, 약간 헐거운 바깥쪽 모서리는 작은창자 대부분을 감싸서 뒤쪽 배벽에 고정되어 있다.

큰그물막은 위의 아래쪽 모서리, 샘창자의 일부, 가로잘록창자에서 창자쪽 배막이 우편가방 모양으로 늘어난 것이다. 큰그물막은 모양이 큰 앞치마같이 생겼고, 창자 위에 매달려 있으며, 지방 성분이 점점이 저장되어 있어서 레이스처럼 보인다. 그래서 큰그물막의 별명이 '레이스앞치마(lace apron)'이다. 막창자꼬리염에 걸리면 큰그물막이 막창자꼬리를 감싸서 다른 기관들과 격리시키는 벽의 역할도 한다.

13.2. 소화관의 X선 검사

황산바륨용액은 조영제(contrast medium)라고 부르는데, 그것은 방사선 **비투과성**(radiopaque)을 뜻한다. X선 사진에서 바륨은 검게 나타나고 바륨이 들어 있는 구조체는 흰 윤곽선으로 보이기 때문에 소화관의 여러 가지 구멍을 눈으로 볼 수 있어 소화관도 X선으로 검사할 수 있다. 그림 15-14에서는 바륨으로 가득찬 소화관 3부위를 보여주고 있다. 바륨용액은 입으로 삼킬 수도 있고 관장을 통해 소화관의 아래쪽 분절로 주입할 수도 있다. 식도, 위, 작은창자 등을 검사할 때(상부위장관조영술)는 바륨삼킴(barium swallow)을 이용하고, 잘록창자, 곧창자, 항문관 등을 검사할 때(하부위장관조영술)는 바륨관장(barium enema)을 이용한다.

> ✔ **수행평가**
> 1. 큰창자의 역할은 무엇인가?
> 2. 큰창자를 이루는 각 부위의 이름을 나열하라.
> 3. 막창자꼬리는 무엇인가?
> 4. 창자사이막이란 무엇이고, 그 역할은 무엇인가?

14. 소화

소화관에서 일어나는 복잡한 **소화**(digestion) 과정에는 물리적인 변화와 화학적인 변화가 있고, 모두 음식을 흡수할 준비를 하는 것이다. 기계적 소화는 음식을 작은 입자로 부수어 소화액과 혼합하고, 소화관을 따라 이동시켜서 소화하고 남은 찌꺼기를 몸 밖으로 버리는 것이다. 씹기, 삼키기, 꿈틀운동(그림 15-3), 분절운동(그림 15-4), 배변 등과 같은 위창자관의 운동성이 기계적 소화와 밀접하게 관련이 있다는 데 주목하라. 화학적 소화는 크고 흡수되지 못하는 분자를 작고 흡수할 수 있는 분자로 잘라서, 창자의 점막을 통과하여 혈액과 림프 속으로 들어갈 수 있게 만드는 것이다(그림 15-5). 화학적 소화는 여러 가지 화학반응으로 구성되어 있고, 그 화학반응들은 침, 위액, 이자액, 창자액에 들어 있는 효소들이 촉매역할을 함으로써 이루어진다.

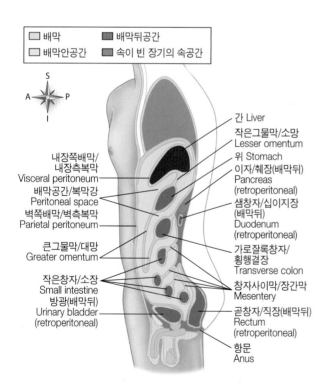

□ 배막   ■ 배막뒤공간
□ 배막안공간   ■ 속이 빈 장기의 속공간

간 Liver
작은그물막/소망
Lesser omentum
위 Stomach
이자/췌장(배막뒤)
Pancreas
(retroperitoneal)
샘창자/십이지장
(배막뒤)
Duodenum
(retroperitoneal)
가로잘록창자/
횡행결장
Transverse colon
창자사이막/장간막
Mesentery
곧창자/직장(배막뒤)
Rectum
(retroperitoneal)
항문
Anus

내장쪽배막/
내장측복막
Visceral peritoneum
배막공간/복막강
Peritoneal space
벽쪽배막/벽측복막
Parietal peritoneum
큰그물막/대망
Greater omentum
작은창자/소장
Small intestine
방광(배막뒤)
Urinary bladder
(retroperitoneal)

FIGURE 15-13 **배막**. 배막의 벽쪽 층은 배속공간과 골반속공간의 속면을 이루고, 그대로 한 장으로 이어져서 창자사이막으로 확장되어 내장기관을 덮는 내장쪽 층을 형성한다.

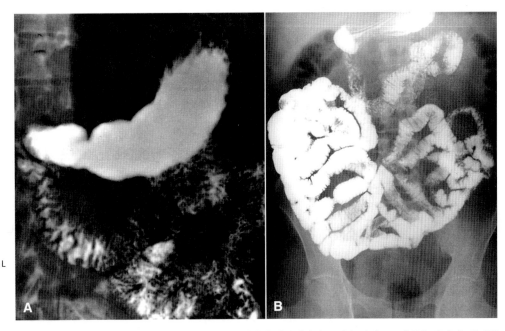

FIGURE 15-14 바륨 처리된 소화관의 X선 검사. A. 식도 아래쪽, 위, 샘창자의 상부위장관 조영술 사진, B. 바륨을 삼킨 후 촬영한 작은창자의 X선사진

14.1. 소화효소와 화학적 소화

효소(enzyme)는 촉매(catalyst) 역할을 하는 특수한 단백질 분자들이다. 즉 효소는 화학 반응 과정 중에 스스로가 변화되거나 소비되지 않고 특정 화학 반응의 속도를 높이는 작용을 한다. 화학적 소화를 하는 동안 특정 효소는 특정 영양분의 분자를 분해하는 속도만 높이고, 다른 분자에는 전혀 영향을 미치지 않는다. 예를 들어 지방 분해 속도를 높이는 효소는 탄수화물이나 단백질에는 아무런 효과가 없다. 효소의 이름은 대부분 화학 반응에 참여하는 물질을 나타내는 단어의 끝에 '-ase'를 붙여서 만든다. 예를 들어 리파제(lypase)는 지방(lipid)에 작용하는 지방 소화효소이고, 프로테아제(protease)는 단백질(protein)을 더 작은 분자로 만드는 단백질 분해 효소이다. 분자를 분해하는 과정을 가수분해(hydrolysis)라고 하는데, 가수분해는 제2장에서 이미 언급한 것처럼 중요한 화학반응의 한 종류이다. 제2장에서 가수분해란 큰 분자를 작은 분자로 분해하기 위해서 또는 화학적으로 분해하기 위해서 물(hydro)을 첨가하여 화학 반응을 속도를 높이는 것이라고 한 것을 기억하라(그림 2-4 참조).

14.2. 탄수화물의 소화

탄수화물의 소화는 작은창자에 도달하기 전까지는 매우 적은 양만 일어난다. 사람들이 음식을 섭취한 후 음식을 너무 빨리 삼키기 때문에 침에 있는 아밀라제(녹말을 분해하는 효소)가 작용할 수 있는 시간이 너무 짧고, 위에는 탄수화물을 소화시킬 수 있는 효소가 없기 때문이다. 그러나 음식이 작은창자에 도달하면 이자액과 창자액에 있는 효소가 전분과 설탕같은 탄수화물을 소화시킨다. 이자액에 있는 아밀라제가 전분과 같은 다당(polysaccharide)을 이당(disaccharide)으로 분해하기 시작한다. 창자액에 있는 3가지 효소인 말타제(maltase), 수크라제(sucrase), 락타제(lactase)가 이당을 단당(monosaccharide)으로 소화시킨다. 말타제는 말토스(maltose, 엿당)를, 수크라제는 수크로스(sucrose, 자당 또는 설탕)를, 락타제는 락토스(lactos, 젖당)를 분해한다. 탄수화물 소화의 최종 산물은 단당(monosaccharide)이며, 단당을 가장 많이 함유하고 있는 것은 글루코스이다.

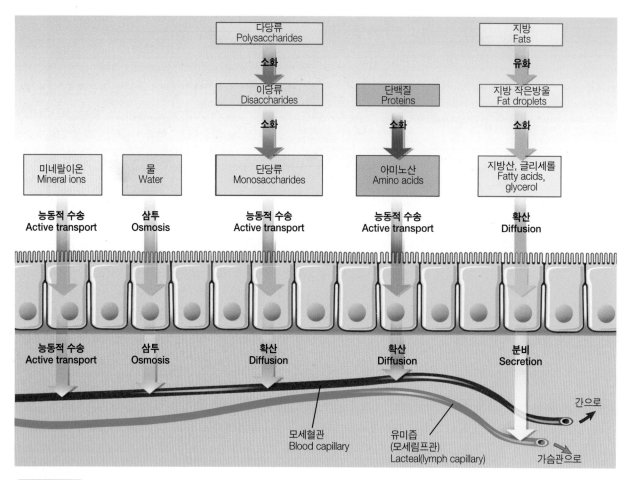

FIGURE 15-15 소화와 영양분, 무기질, 물의 흡수

14.3. 단백질의 소화

단백질의 소화는 위에서 시작된다. 위액에 있는 펩신(pepsin)이라는 소화효소가 거대한 단백질 분자를 분해해서 좀 더 간단한 화합물로 만든다. 위액에 있는 펩시노겐(pepsinogen)이 염산에 의해 활성화된 펩신으로 변환된다. 작은창자에서는 이자액에 있는 트립신(trypsin)과 창자액에 있는 펩티다제(peptidase)가 단백질 소화를 마무리짓는다. 모든 단백질 분자는 여러 개의 아미노산이 서로 연결되어서 만들어져 있다. 큰 단백질 분자를 효소가 독립된 아미노산으로 갈라놓으면 단백질 소화가 완료된다. 그러므로 단백질 소화의 최종 산물은 아미노산인데, 이 때문에 아미노산을 '단백질 빌딩의 벽돌'이라고도 한다.

14.4. 지방의 소화

음식이 작은창자에 도달하기 전까지는 아주 적은 양의 지방이 소화된다. 지방이 샘창자에서 쓸개즙에 의해 유화(지방방울이 매우 작은 지방방울로 분해되는 것)되기 전에는 대부분의 지방이 소화되지 않는다. 지방이 유화된 다음에는 이자에서 나온 리파제가 지방분자를 지방산과 글리세롤로 더 분해한다. 그러므로 지방 소화의 최종 산물은 지방산(fatty acid)과 글리세롤(glycerol)이다.

표 15-3은 화학적 소화를 요약한 것이다. 탄수화물 소화가 끝나면 다당과 이당이 글루코스로 변한다. 단백질 소화의 최종 산물은 아미노산이고, 지방 소화의 최종 산물은 지방산과 글리세롤이다.

TABLE 15-3

화학적 소화

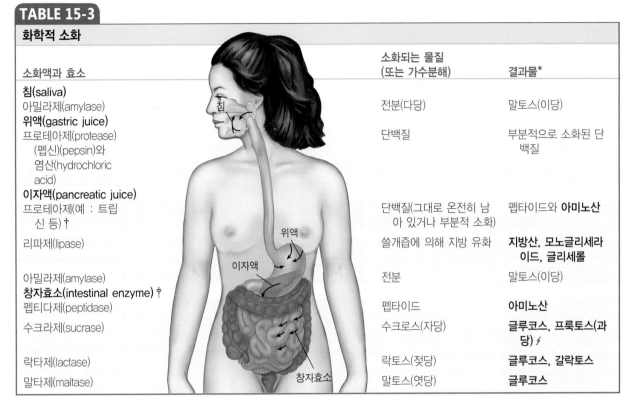

소화액과 효소	소화되는 물질 (또는 가수분해)	결과물*
침(saliva)		
아밀라제(amylase)	전분(다당)	말토스(이당)
위액(gastric juice)		
프로테아제(protease)	단백질	부분적으로 소화된 단
(펩신)(pepsin)와		백질
염산(hydrochloric		
acid)		
이자액(pancreatic juice)		
프로테아제(예 : 트립	단백질(그대로 온전히 남	펩타이드와 **아미노산**
신 등)†	아 있거나 부분적 소화)	
리파제(lipase)	쓸개즙에 의해 지방 유화	**지방산, 모노글리세라**
		이드, 글리세롤
아밀라제(amylase)	전분	말토스(이당)
창자효소(intestinal enzyme)‡		
펩티다제(peptidase)	펩타이드	**아미노산**
수크라제(sucrase)	수크로스(자당)	**글루코스, 프룩토스(과**
		당)♪
락타제(lactase)	락토스(젖당)	**글루코스, 갈락토스**
말타제(maltase)	말토스(엿당)	**글루코스**

*굵은 글씨로 된 물질은 소화의 최종 산물이다(즉, 흡수될 수 있도록 완전히 소화된 영양분).
†비활성화된 형태로 분비된다(트립시노겐). 창자의 솔가장자리에 있는 엔테로키나제라는 효소에 의해 활성화된다.
‡솔가장자리효소
♪글루코스는 덱스트로스(포도당), 프룩토스는 레불로스(levulose)라고도 불린다.

15. 흡수

음식이 소화된 다음에 만들어진 영양분은 흡수되어 작은창자의 점막속벽을 통과해서 혈액과 림프액으로 이동한다(그림 15-15). 달리 말하면 영양물질의 **흡수**(absorption)는 '아미노산, 글루코스, 지방산, 글리세롤 분자들이 창자에서 인체의 순환하는 체액으로 이동하는 과정'이다. 영양분을 흡수하는 것은 음식을 소화시키는 것만큼 반드시 필요한 과정이다. 그 이유는 음식이 창자 안에 머물고 있는 한은 신체를 이루고 있는 수많은 세포에 영양분을 공급할 수 없기 때문이다. 체세포들의 생사는 소화된 음식으로부터 영양분을 흡수해서 순환하는 체액을 통해 체세포로 운반하는 데 달려 있다.

나트륨과 같은 여러 가지 무기질은 창자의 점막을 통해서 능동적으로 수송된다. 수분은 삼투에 의해서 흡수된다. 단당이나 아미노산과 같은 영양분은 창자의 점막을 통해서 능동적으로 운반된 다음 창자의 융모에 있는 모세혈관의 혈액으로 확산된다. 지방산과 글리세롤은 소화관에 있는 흡수세포로 확산되어서 들어간 다음에 창자의 융모에 있는 림프관(암죽관) 안에 분비된다.

수용성 비타민(비타민 C, B)은 물에 용해되어서 주로 작은창자에서 흡수된다. 지용성 비타민(비타민 A, D, E, K)은 지방 소화의 최종 산물(지방산과 글리세롤)에 용해되어서 함께 흡수된 다음 림프관으로 보내진다. 잘록창자에서 박테리아에 의해 합성된 비타민 K는 큰창자의 벽을 통해서 흡수된다.

15.1. 표면적과 흡수

소화관의 점막 속벽에 있는 주름, 융모, 미세융모 등과 같은 구조적인 적응에 의해서 흡수하는 표면적이 증가되고, 흡수하는 속도와 효율이 증가되며, 창자 내부에서 체액으로 운반할 수 있는 물질이 증가된다.

생물학자들은 **프랙털 기하학**(fractal geometry)이라는 새로운 학문 분야를 인간의 해부학에 적용하고 있다. 이 분야를 연구하는 과학자들은 작은창자의 속벽과 같이 면적이 무한한 것처럼 보이는 표면에 프랙털 표면을 적용한다. 프랙털은 일부 작은 조각이 전체와 비슷한 기하학적 형태를 말하며, 프랙털 표면이 울퉁불퉁한 면이 다시 울퉁불퉁한 면을 이루는 것이 반복되어 만들어진 것이다. 그림 15-9에 창자 속벽의 프랙털 속성을 나타냈다. 즉 창자의 주름에는 융모가 있고, 융모에는 미세융모가 있으며, 그림에는 나타나지 않았지만 미세융모에도 울퉁불퉁한 면이 있다. 그래서 작은창자의 흡수 표면적이 거의 무한하게 된다.

✔ **수행평가**

1. 화학적 소화와 기계적 소화의 차이점은 무엇인가?
2. 탄수화물은 어떤 형태로 혈액에 흡수되는가?
3. 지방을 화학적으로 소화하기 위해 먼저 일어나야 하는 일은 무엇인가?

Science Application

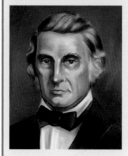

위장병학
William Beaumont (1785-1853)

위장병학(gastroenterology)이라는 단어를 분석해보면 위(gastro-)와 창자(-entero-)에 대한 연구(-ology)와 치료라는 것을 알 수 있다. 위장병학을 개척한 사람 중 한 명은 미국인 의사 William Beaumont이다. 1822년 퀘백 출신의 젊은 사냥꾼인 Alexis St. Martin이 Beaumont가 근무하던 미시간 육군병원 근처에서 장총에 맞았다. Beaumont가 St. Martin을 치료했지만 죽을 것으로 예상했다. 그러나 그는 상처가 제대로 치료되지 않았음에도 불구하고 회복하여 오랫동안 살았다. 그는 평생 동안 배에 위로 바로 통하는 구멍이 뚫린 채 살았다. St. Martin은 Beaumont가 그 구멍을 통해서 위액 분비를 연구할 수 있도록 허락하였다. Beaumont는 수년 동안 위가 어떻게 작용하는지 세심히 관찰하였다. 그가 내린 결론 중 상당수는 아직도 유효하고, 현대 위장병학의 기초로 활용되고 있다.

물론 오늘날 많은 의사와 간호사들이 위장병학을 전공하고 있지만, 간병사와 간호조무사와 같은 의료인들은 아직도 소화기의 구조와 기능에 대한 지식을 필요로 하고 있다. 그밖에 영양사와 요리사들도 소화의 원리에 대한 지식의 혜택을 받고 있다.

단원요약

1. 소화계통의 개관(그림 15-1, 표 15-1)
A. 소화관 또는 위창자관이라는 불규칙한 관과 소화 부속기관
B. 음식은 먼저 소화된 다음 흡수되어야 한다.

2. 소화계통의 기본 메커니즘(표 15-2)
A. 섭취(ingestion) : 소화관으로 복잡한 음식물이 들어가는 것
B. 소화(digestion) : 복잡체 상태의 영양분을 단순한 상태로 만드는 일련의 과정
　1. 기계적 소화 : 음식물의 큰 덩어리를 작은 입자로 부수는 것
　2. 화학적 소화 : 음식물의 큰 분자를 작은 분자로 분해하는 것
C. 운동성 : 근육의 수축에 의해서 만들어지는 소화관의 여러 가지 움직임
D. 분비 : 소화를 촉진시키는 소화액과 호르몬의 방출
E. 흡수 : 소화된 영양분이 체내 환경으로 이동
F. 조절 : 소화작용을 조절하는 신경, 호르몬 등의 메커니즘

3. 소화관의 벽(그림 15-2)
A. 소화통로를 소화관이라고 하고, 입에서 항문까지 뻗어 있다.
B. 소화관의 벽을 이루고 있는 4개의 조직층은 다음과 같다.
　1. 점막층 : 점막의 형태는 소화관의 위치에 따라서 다르다(거친 중층상피 또는 약한 단층상피). 점막을 생산한다.
　2. 점막밑층 : 결합조직층
　3. 점막근육층 : 원형이고, 세로 방향이며, 비스듬한(위의 경우) 근육층으로, 소화관의 운동성에서 중요한

역할을 한다.

　　　a. 꿈틀운동(peristalsis) : 파도같은 움직임으로, 음식물을 아래쪽 소화관으로 밀어낸다.

　　　b. 분절운동(segmentation) : 앞뒤로 왔다갔다하는 움직임(그림 15-4)

　4. 장막 : 배속공간에 있는 기관의 바깥을 덮고 있는 장액성 막으로, 창자사이막이라는 주름을 형성하여 소화관을 배속공간의 벽에 고정시킨다.

4. 입

A. 천장 : 단단입천장(위턱뼈와 입천장뼈 부분)과 인두와 입을 구분하는 활모양의 근육으로 된 물렁입천장으로 이루어지며, 물렁입천장이 아래쪽에서 튀어나온 것이 목젖이다(그림 15-5).

B. 바닥 : 혀와 혀의 근육으로 이루어진다. 유두는 혀의 점막에 작게 돋아 있는 것이고, 맛봉오리는 많은 유두에 있으며, 주름띠는 점막주름으로 혀를 입의 바닥에 고정시킨다(그림 15-5).

C. 이의 구조(그림 15-6)

　1. 이의 주요한 3부위 : 치아머리, 치아목, 치아뿌리

　2. 치아머리를 덮는 에나멜은 인체에서 가장 단단한 조직이다.

D. 치아의 종류 : 앞니, 송곳니, 작은어금니, 큰어금니

E. 젖니는 20개이며, 평균적으로 생후 6개월에 첫 이가 나고, 생후 30개월에 젖니가 모두 나게 된다.

F. 간니는 32개이며, 평균적으로 6살에 첫 번째 간니가 나고, 보통 17~24살에 간니가 모두 나게 된다(그림 15-5).

5. 침샘(그림 15-7)

A. 침 : 외분비샘의 분비물이 관으로 흐른다.

　1. 장액형 : 맑고, 점액이 없고 효소(침 아밀라제)가 들어 있다.

　　　a. 장액형 분비세포에서 만들어진다(그림 15-7B).

　2. 점액형 : 진하고, 미끌거리며, 효소가 없고 점액이 들어 있다.

　　　a. 음식을 씹을 때 윤활유 역할을 한다.

　　　b. 점액형 분비세포에서 만들어진다.

B. 귀밑샘(그림 15-7)

　1. 가장 큰 침샘이다.

　2. 장액형 침을 생산한다.

　3. 귀밑샘염 : 귀밑샘이 감염된 것

C. 턱밑샘(그림 15-7)

　1. 혼합형 샘 : 장액형 침과 점액형 침을 모두 생산한다(그림 15-7B).

　2. 턱뼈각 아래에 위치한다.

　3. 덕트는 주름띠 양쪽으로 열려 있다.

D. 혀밑샘(그림 15-7)

　1. 점액형 침만 생산된다.

　2. 여러 개의 덕트가 입바닥으로 열려 있다.

6. 인두

A. 해부학적 구성 요소 : 코인두, 입인두, 후두인두(그림 14-4와 제4장 참조)

B. 입인두 : 삼키기에 가장 많이 관여하는 부위

　1. 대뇌의 운동겉질(수의운동)과 뇌줄기의 삼킴중추(불수의운동)가 삼키는 동작을 조절한다.

7. 식도

A. 인두와 위를 연결한다.

B. 음식의 역동적인 통로이다.

C. 음식은 아래식도조임근 또는 들문조임근을 통과하여 위로 들어간다.

8. 위(그림 15-8)

A. 크기 : 위가 비어있을 때는 큰 소시지만 하고, 음식을 먹으면 크게 확장된다.

B. 음식은 식도조임근(들문조임근)을 통과해서 위로 들어간다.

C. 날문(위의 아랫부분)과 샘창자 사이에 있는 구멍을 날문조임근이 막고 있다.

D. 위벽 : 민무늬근육섬유가 많이 있다. 수축하면 젓는 동작(꿈틀운동)이 일어난다.

E. 속벽 : 점막으로 되어 있고, 수많은 미세한 샘에서 위액과 염산을 분비한다. 위가 비어 있을 때는 점막이 위주름을 만든다.

9. 작은창자(그림 15-9)

A. 크기 : 길이는 약 7m이지만, 지름은 경우 2cm 정도이다.

B. 구역

　1. 샘창자

　2. 빈창자

　3. 돌창자

C. 벽 : 민무늬근육섬유를 많아서 수축하면 꿈틀운동과 분절운동이 일어난다.

D. 속벽 : 점막으로 되어 있으며, 수많은 미세한 샘(창자샘)

에서 창자액을 분비한다. 점막표면에서 창자 안으로 돌출되어 나와 있는 미세한 손가락 모양의 돌기인 융모에는 혈액과 림프모세혈관이 있다.

10. 간과 쓸개

A. 크기와 위치 : 간은 가장 큰 샘이고, 배속공간의 오른쪽 윗부분을 채우고 왼쪽까지 뻗어 있다.

B. 간에서는 쓸개즙이 분비된다.

C. 관(그림 15-10)

  1. 간관 : 간에서 만들어진 쓸개즙이 흐른다.

  2. 쓸개관 : 쓸개즙이 쓸개를 드나드는 통로

  3. 온쓸개관 : 간관과 쓸개관이 합쳐져서 만들어진 것으로, 간 또는 쓸개관에서 샘창자로 쓸개즙이 흐른다.

D. 쓸개

  1. 위치 : 간의 아래표면

  2. 역할 : 간에서 만들어진 쓸개즙을 농축시켜 저장한다.

  3. 쓸개즙은 지방을 유화시킨다.

11. 이자

A. 위 뒤에 있는 외분비샘

B. 기능

  1. 이자세포는 이자관으로 이자액(가장 중요한 소화액)을 분비하는데, 가장 큰 관은 샘창자로 흐른다.

  2. 이자섬(랑게르한스섬) : 이자관과 연결되어 있지 않은 세포들로, 혈액으로 글루카곤과 인슐린을 분비한다.

12. 큰창자(그림 15-12)

A. 구역

  1. 막창자

  2. 잘록창자 : 오름잘록창자, 가로잘록창자, 내림잘록창자, 구불잘록창자

  3. 곧창자

B. 음식은 돌막창자판막을 통해서 큰창자로 들어간다. 큰창자 밖으로 나가는 출구를 항문이라고 한다.

C. 벽 : 민무늬근육섬유를 가지고 있고, 수축해서 젓기, 꿈틀운동, 분절운동을 일으킨다.

D. 속벽 : 점막

13. 막창자꼬리

A. 막창자에서 나온 막힌 튜브

B. 인간에서는 중요한 소화 작용을 하지 않는다.

14. 배막(그림 15-14)

A. 정의 : 배속공간의 속벽을 이루고 그 안에 있는 장기를 덮는 연속된 장막이다. 배막의 벽쪽 층은 배속공간의 속벽을 이루고, 내장쪽 층은 배안의 장기를 덮고 있다. 벽쪽층과 내장쪽 층 사이에는 배막속공간이 있다.

B. 배막연장체 : 창자사이막과 큰그물막이 가장 크다.

  1. 창자사이막은 벽쪽배막이 늘어난 것으로, 대부분의 작은창자를 뒤배막벽에 고정시킨다.

  2. 큰그물막은 레이스앞치마라고도 하고, 위의 아래끝과 가로잘록창자로부터 늘어져 있다.

C. 소화관의 X선 검사 : 창자의 X선 사진 검사에서 창자의 구조를 눈으로 볼 수 있도록 하기 위해서 X선 차단 물질을 사용한다.

15. 소화

A. 정의 : 음식을 세포가 흡수해서 사용할 수 있는 물질로 변화시키는 것

  1. 기계적 소화 : 씹기, 삼키기, 꿈틀운동에 의해서 음식을 작은 입자로 부수고, 소화액과 잘 섞어서 소화관을 따라 이동시키는 것

  2. 화학적 소화 : 큰 음식 분자를 더 작은 분자의 복합체로 만드는 것으로, 소화효소에 의해서 수행된다(그림 15-15).

B. 효소와 소화

  1. 효소는 촉매역할을 하는 특수한 단백질 분자이다.

  2. 분자를 분해하는 것을 가수분해라고 한다.

C. 탄수화물의 소화 : 주로 작은창자에서 일어난다.

  1. 이자 아밀라제 : 다당을 이당으로 분해한다.

  2. 창자액 효소

    a. 말타제 : 말토스를 글루코스로 분해한다.

    b. 수크라제 : 수크로스를 글루코스로 분해한다.

    c. 락타제 : 락토스를 글루코스로 분해한다.

D. 단백질의 소화 : 위에서 시작하여 작은창자에서 끝난다.

  1. 위액에 들어 있는 펩신이라는 효소가 단백질을 부분적으로 소화시킨다.

  2. 이자에 있는 트립신이 단백질을 계속 소화시킨다.

  3. 창자에 있는 펩티다제가 부분적으로 소화된 단백질을 아미노산으로 변화시킨다.

E. 지방의 소화

  1. 쓸개즙에는 효소가 없지만 지방을 유화시켜 지방방울을 훨씬 더 작은 방울로 만든다.

  2. 이자의 리파제가 유화된 지방을 작은창자에서 지방산과 글리세롤로 변화시킨다.

16. 흡수

A. 정의 : 소화된 영양분이 창자 안에서 혈액이나 림프액으로 이동하는 것

B. 음식, 대부분의 수분, 무기질, 비타민은 작은창자에서 흡수된다. 약간의 물과 비타민 K는 큰창자에서 흡수된다.

C. 흡수 표면적

1. 구조적으로 적응하여 흡수 표면적을 증가시킨다.
2. 프랙털 구조 : 창자의 속벽과 같이 불규칙한 구조를 연구하는 것

용어정리

alimentary canal	feces	lower esophageal sphincter (LES)	peritoneum
anus	fractal geometry		plica (pl. plicae)
appendicitis	frenulum	lumen	pyloric sphincter
bile	gallstones	malocclusion	radiopaque
cardiac sphincter	gastroesophageal reflux disease (GERD)	mastication	rugae
cholecystectomy		mesentery	salivary amylase
cholecystokinin (CCK)	gingivitis	microvilli	segmentation
chyme	greater omentum	mucosa	serosa
deciduous (baby) teeth	hepatic (right colic) flexure	muscularis	serous saliva
defecation		oral (mouth) cavity	splenic (left colic) flexure
deglutition	hiatal hernia	pancreatic islets (of Langerhans)	
dental caries (cavity)	hydrolysis		submucosa
digestion	ileocecal valve	periodontal membrane	ulcer
duodenal papilla	jaundice	periodontitis	uvula
emulsify	lacteal	peristalsis	veriform appendix
enzymes		peritoneal space	villus (pl. villi)

복습문제

1. 소화관의 벽을 이루는 4개 벽의 이름을 말하고 설명하시오.
2. 목젖과 물렁입천장의 기능은 무엇인가?
3. 치아의 종류와 기능을 설명하시오.
4. 치아의 3가지 주요 부위를 설명하시오.
5. 3쌍의 침샘의 이름을 쓰고, 그 관이 입의 어디로 뚫려있는지 설명하시오.
6. 들문조임근과 날문조임근의 기능은 무엇인가?
7. 꿈틀운동을 정의하시오.
8. 쓸개즙이 간과 쓸개에서 작은창자로 어떻게 갈 수 있는지 설명하시오. 콜레시스토키닌의 기능은 무엇인가?
9. 이자액에 들어 있는 물질은 무엇인가?
10. 큰창자 안에 있는 박테리아가 신체에 기여하는 역할은 무엇인가?
11. 큰창자를 7개 부위를 열거하시오.
12. 창자사이막과 큰그물막을 설명하시오.
13. 기계적 소화와 화학적 소화의 차이점은 무엇인가?
14. 탄수화물의 소화를 설명하시오.
15. 지방의 소화를 설명하시오.
16. 단백질의 소화를 설명하시오.
17. 흡수의 과정을 설명하시오. 흡수에서 암죽관은 어떤 작용을 하는가?

탐구문제

18. 작은창자 안에 있는 어떤 구조체가 내부 표면적을 증가시키는가? 표면적이 증가하면 어떤 잇점이 있는가?
19. 쓸개즙은 화학적 변화를 일으키지 않는데, 쓸개즙이 지방에 미치는 효과는 무엇이고, 그렇게 하면 지방이 소화가 더 효율적인 이유가 무엇인가?
20. 젖당불내성인 사람들이 있다. 젖당불내성이란 젖당을 소화시키지 못하는 것이다. 이러한 사람들은 어떤 효소가 적절히 작용하지 못하고 있고, 또 어떤 음식을 피해야 하는가?

시험문제

1. 음식은 체내에서 3가지 과정을 거친다. 모든 세포들이 대사를 하지만, _____ 와 _____는 소화계통에서 이루어진다.
2. 소화관 벽의 _____ 층은 꿈틀운동을 일으킨다.
3. 소화관 벽의 _____ 층에는 혈관과 신경이 있다.
4. _____ 은 소화관 벽에서 가장 안쪽에 있는 층이다.
5. _____ 은 소화관 벽에서 가장 바깥에 있는 층이다.
6. 음식을 삼킬 때 입 위에 있는 코속공간으로 음식이 들어가는 것을 막아주는 것은 _____와 _____ 이다.
7. 치아의 주요 3부위는 _____ , _____ , _____ 이다.
8. 3쌍인 침샘의 이름은 _____ , _____ , _____ 이다.

시험문제

9. 인두와 위를 연결하는 관은 _____이다.

10. 위를 3구역으로 나누면 _____, _____, _____이다.

11. 작은창자를 3구역으로 나누면 _____, _____, _____이다.

12. 작은창자의 주름을 덮고 있는 작고 손가락처럼 생긴 돌기를 _____라고 한다.

13. 융모 안에 있는 림프관을 _____이라고 한다.

14. 온쓸개관은 간의 _____과 쓸개의 _____이 합쳐진 것이다.

15. 큰창자에서 오름잘록창자와 내림잘록창자 사이에 있는 것을 _____라고 한다.

16. 큰창자에서 내림잘록창자와 곧창자 사이에 있는 것을 _____이라고 한다.

17. 배막이 확장된 것 중에서 가장 큰 것은 _____과 _____이다.

18. 소화된 음식물이 소화계통에서 순환액으로 이동하는 것을 _____라고 한다.

A열에 있는 용어와 B열에 있는 설명을 적절하게 연결하라.

A

19. _____ emulsification
20. _____ amylase
21. _____ pepsin
22. _____ cholecystokinin
23. _____ peptidase
24. _____ cystic
25. _____ trypsin
26. _____ simple sugars
27. _____ amino acids
28. _____ liver
29. _____ lipase
30. _____ glycerol

B

a. 이자에서 만들어지고 지방을 소화시키는 효소
b. 작은창자에서 만들어지고 단백질을 소화시키는 효소
c. 쓸개즙을 생산하는 샘
d. 단백질 소화의 최종 산물
e. 쓸개즙이 지방 방울에 미치는 효과
f. 이자에서 활성화되지 않은 형태로 만들어지고, 단백질을 소화시키는 효소
g. 탄수화물 소화의 최종 산물
h. 지방질 소화의 최종 산물
i. 침샘과 이자에서 만들어지고 전분을 소화시키는 효소
j. 위에서 활성화되지 않은 형태로 만들어지고 단백질을 소화시키는 효소
k. 쓸개가 수축하도록 자극하는 호르몬
l. 쓸개와 온쓸개관을 연결하는 관

학습목표

이 단원을 공부하고 나면 다음과 같은 것을 할 수 있어야 한다.

1. 이화작용과 동화작용을 정의할 수 있다.
2. 탄수화물, 지방, 단백질, 비타민, 무기질의 역할을 설명할 수 있다.
3. 기초대사율을 정의하고, 그것에 영향을 미치는 요인들을 열거할 수 있다.
4. 체온을 조절하는 생리학적 메커니즘에 대하여 토론할 수 있다.

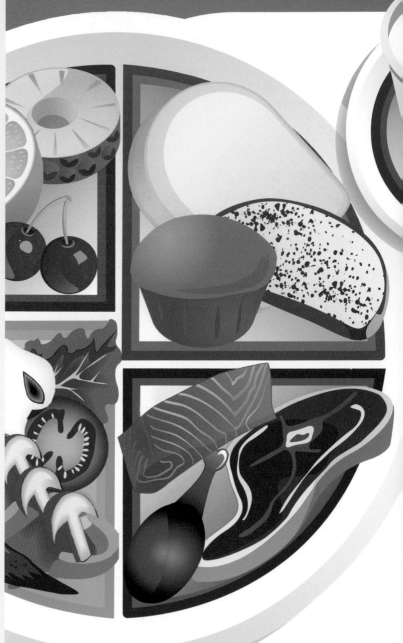

영양과 대사 16

영양과 대사라는 용어는 함께 사용되는 경우가 많은데, 그 뜻은 무엇일까? 영양(nutrition)은 우리가 먹는 음식과 그 음식 속에 들어 있는 영양분에 관한 용어이다. 적절한 영양을 위해서는 3가지 기본 음식 형태인 탄수화물, 지방, 단백질과 주요 비타민, 미네랄의 균형이 필요하다. 영양실조(malnutrition)는 음식과 비타민, 미네랄의 섭취가 결핍되었거나 불균형한 것을 말한다. 건강을 촉진하기 위해서 미국과 캐나다에서는 개별화된 온라인 음식 가이드를 제공하여 사람들이 자신에게 맞는 영양분의 양과 균형을 결정할 수 있게 하였다(그림 16-1).

대사(metabolism)라는 단어와 '음식의 사용'이라는 문구를 연관시켜서 기억하는 것이 좋다. 그 이유는 음식물을 소화시켜서 흡수한 다음 세포로 전달된 후에 일어나는 것이 대사이기 때문이다. 대사에서 음식을 사용하는 방법에는 2가지가 있다. 즉 에너지원으로 사용하거나, 복잡한 화합물을 만들기 위한 재료로 사용하는 것이다. 음식물은 이러한 두 가지 방법으로 사용되기 전에 반드시 동화되어야 한다. 음식 분자가 세포로 들어간 다음 여러 가지 화학적 변화를 거치는 것을 **동화**(assimilation)라 하고, 음식물 분자로부터 에너지를 방출하는 모든 화학반응을 **이화작용**(catabolism, 분해대사)이라고 한다. 이화과정은 신체가 어떤 일을 하기 위해서 필요한 에너지를 자체적으로 공급할 수 있는 유일한 방법이기 때문에 생명 유지에 반드시 필요한 과정(생명 활동)이다. 이화과정에서는 음식 분자를 더 작은 분자로 분해하면서 에너지를 방출한다. 음식 분자를 더 복잡한 화합물로 만드는 화학 반응은 대부분 **동화작용**(anabolism, 합성대사)에 의해서 이루어진다. 이화작용과 동화작용을 합쳐서 대사과정이라고 한다.

학습요령

영양과 대사를 더 효율적으로 공부할 수 있도록 다음과 같이 제안한다.

1. 이 단원은 간의 기능과 문맥계통의 중요성에 대한 설명으로 시작한다. 두 가지 모두 제12장과 제15장에서 이미 다룬 내용들이므로 이 단원을 시작하기 전에 먼저 복습하라.
2. 대사과정은 신체가 음식물을 사용하는 것을 말한다. 지방과 탄수화물이 주에너지로 사용된다.
3. 탄수화물 대사는 당분해과정(glycolysis)에서 시작된다. 'glycolysis'에서 'glyco-'는 탄수화물, '-lysis'는 분해를 나타내므로, 당분해과정은 바로 탄수화물을 분해하는 것이다.
4. 당분해과정의 최종산물은 시트르산회로(citric acid cycle : 구연산회로 또는 Krebs cycle, 크렙스회로)로 들어가고, 시트르산회로에서 많은 고에너지분자를 생산한다. 고에너지분자들은 전자수송시스템(electron transfer system : ETS)에서 아데노신삼인산(adenosine triphosphate : ATP)으로 변환된다.
5. 신체가 직접 사용할 수 있는 에너지원은 ATP뿐이다. ATP 분자 안에서 인과 인의 결합 사이에 에너지가 저장된다. 에너지를 방출하기 위해서 인 결합을 깰 수도 있고, 에너지를 저장하기 위해서 다시 결합시킬 수도 있다.
6. 지방 분자와 단백질 분자도 시트르산회로에 들어갈 수 있도록 변형시킬 수 있다.
7. 비필수아미노산(nonessential amino acid)은 신체가 필요로 하지 않는 아미노산이라는 뜻이 아니다. 살기 위해서는 비필수아미노산이 반드시 필요하지만, 신체가 다른 아미노산을 이용해서 생산할 수 있다.
8. 비타민과 무기질은 효소의 작용을 돕는다.
9. 비타민과 무기질의 기능과 이름을 플래시 카드에 적어서 외운 다음 스터디 그룹에서 카드를 검토하라.
10. 대사율은 음식물을 얼마나 빠르게 사용하는지를 설명하는 용어이다. 기초대사율은 단순히 생명을 유지하고 깨어있기 위해 필요한 음식물의 양이고, 총대사율은 각자의 활동량에 따라 달라진다.
11. 신체에서 열을 소비할 수 있는 방법에 대해 토론하라.
12. 자세한 내용을 이해하기 전에 학습요령과 단원의 처음에 요약되어 있는 대사의 큰 틀에 대해 이해하도록 노력하라.
13. 단원의 말미에 있는 문제를 모두 풀고, 시험에 나올만한 문제에 대하여 토론하라.

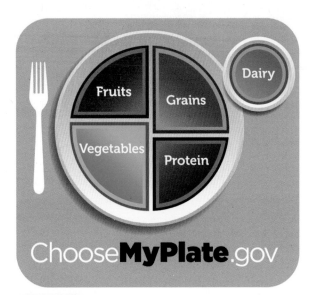

FIGURE 16-1 **음식 안내.** 캐나다와 미국에서는 온라인으로 개별화된 음식 안내를 하고 있다. 이것을 참조하면 영양분의 적당한 양과 건강한 균형을 결정하는 데 도움을 받을 수 있다. www.choosemyplate.gov는 미국의 농업청(USDA)에서 관리하는 웹사이트이다.

이 단원에서는 생명을 유지하기 위해서 어떤 영양분이 왜 필요한지와 신체가 그 영양분을 어떻게 사용하는지에 대한 기본적인 개념을 모두 섭렵할 것이다.

1. 간의 역할

제15장에서 공부한 바와 같이 간은 쓸개즙을 분비하여 지방의 물리적 소화에 중요한 역할을 한다. 쓸개즙은 큰 지방덩어리를 좀 더 쉽게 분해될 수 있는 작은 지방 방울로 분해한다는 것을 상기하라.

그밖에도 간은 건강하게 살아남기 위해서 필수적인 기능을 수행한다. 간은 3가지 모든 음식의 대사에서 결정적으로 중요한 역할을 한다. 예를 들어 글루코스가 너무 많으면 저장하여 혈중 글루코스 농도를 정상으로 유지하고, 필요할 때 다시 혈액으로 분비한다. 다양한 호르몬에 의해 조절되는 여러 가지 복잡한 화학 반응이 이러한 저장과 분비 과정을 보조한다.

간세포는 단백질과 지방 대사의 첫 번째 단계를 수행한다. 간세포는 몇 가지 단백질 화합물을 합성하기도 한다. 이러한 단백질이 혈액으로 방출된 것을 **혈액단백질**(blood protein) 또는 **혈장단백질**(plasma protein)이라고 한다. 간세포에서 만들어지는 2가지 혈장단백질인 프로트롬빈(prothrombin)과 피브리노겐(fibrinogen, 섬유소원)은 혈액을 응고하는 데 필수적인 재료이다(제11장 참고). 간세포에서 합성되는 또 다른 단백질인 알부민(albumin)은 혈액량을 정상적으로 유지하는 데 도움이 된다.

간은 세균성 생산물이나 특정 약물과 같은 독성 물질을 해독할 수 있다. 또한 간에는 몇 가지 유용한 물질을 저장할 수도 있는데, 그중 가장 두드러진 것은 철, 비타민A와 D이다.

간은 간에 공급되는 혈관의 특이한 구조에 의해서 도움을 받는다. 제12장에서 공부하였듯이 간문맥은 혈액을 소화관에서 간으로 직접 전달한다(그림 12-14). 영양분과 다른 물질들을 금방 흡수한 혈액이 전신으로 퍼지기 전에 간에서 처리될 수 있는 것도 이러한 구조 때문이다. 지나치게 많은 영양분과 비타민은 간에 저장하고, 독성 물질은 효과적으로 제거한 다음에 혈액을 신체의 다른 부위로 보낸다.

✔ **수행평가**
1. 3가지 기본 음식의 형태는 무엇인가?
2. 대사란 무엇인가?
3. 간의 기능을 설명하라.

2. 영양분의 대사

2.1. 탄수화물의 대사

탄수화물은 신체가 선호하는 에너지 음식이다. 큰 탄수화물 분자는 기본적으로 글루코스라고 하는 작은 구성요소로 이루어져 있다(제2장 참조). 인간의 세포들은 세포가 필요로 하는 에너지를 공급하기에 충분한 양의 글루코스가 세포로 들어오는 한은 다른 물질보다 글루코스만 이화(분해)한다.

글루코스의 이화과정(분해대사)은 3가지 연쇄적인 화학반응이 정확한 순서에 따라서 일어난다. 첫 번째는 **당분해과정**(glycolysis)이고, 두 번째는 **시트르산회로**(citric acid cycle) 또는 크렙스회로(Krebs cycle), 세 번째는 **전자수송시스템**(electron transfer system : ETS)이다.

글루코스 이화작용의 첫 번째 단계인 당분해과정은 각

세포의 세포질에서 일어난다. 그림 16-2에서 볼 수 있는 바와 같이 당분해과정에 의해서 1개의 글루코스 분자(탄소 분자 6개)가 2개의 피루브산 분자(pyruvic acid ; 탄소 분자 3개)로 분해된다. 당분해과정은 2개의 ATP를 생산할 정도로 적은 에너지만 생산하지만, 산소를 필요로 하지 않는다. 그래서 이 과정을 **무산소 과정**(anaerobic process)이라고 한다.

당분해과정에서 생산된 각각의 피루브산 분자는 미토콘드리아로 들어간다. 미토콘드리아는 세포에 있는 작은 배터리 충전기로, 미토콘드리아 안에서 영양분이 가지고 있던 더 많은 에너지를 ATP로 전환시킨다. 미토콘드리아로 들어온 피루브산 분자에서 이산화탄소 분자(탄소원자 1개)가 떨어져 나가고 탄소 원자 2개의 아세틸 분자(acethyl)로 분해되면, 보조효소 A(coenzyme A)가 아세틸 분자와 동행해서 시트르산회로로 들어간다. 시트르산회로에서 미토콘드리아 안에 위치한 보조효소를 사용하여 아세틸CoA(탄소원자 2개)를 이산화탄소(탄소원자 1개)로 분해하면 고에너지의 전자가 나온다. 이때 미토콘드리아 안에 있던 효소의 작용에 의해 아세틸CoA가 쉽게 분해될 수 있게 되기 때문에 아세틸과 동행해서 들어간 CoA를 보조효소라고 한다. 결과적으로 6개의 탄소원자를 가지고 있던 글루코스 분자 1개가 모두 탄소원자 1개를 가지고 있는 이산화탄소 분자로 분해된다.

무산소 당분해과정에서 이미 2개의 ATP를 생산하였지만 시트르산회로에 들어온 피루브산을 이산화탄소로 분해하는 과정에서는 ATP를 생산하는 것이 아니라 고에너지 전자를 생산하는데, 이때는 산소가 필요하기 때문에 **유산소 과정**(aerobic process)이라고 한다. 시트르산회로에 산소가 필요한 이유는 글루코스의 분자식이 $C_6H_{12}O_6$과 비슷한 형태이기 때문에 글루코스 분자 안에 있는 산소 원자만으로는 CO_2를 만들기에는 산소가 모자라기 때문이다. 즉 산소가 없으면 시트르산회로와 전자 수송 시스템이 돌아가지 않는다.

시트르산회로에서 생산된 고에너지 전자들은 미토콘드리아의 안쪽 주름에 박혀있는 전자 수송 시스템으로 들어간다. 그러면 전자가 가지고 있던 에너지들이 모두 ATP 분자로 이송되는데, 그 결과 한 글루코스 분자당 최대 36개의 ATP가 생성될 수 있다. 글루코스 분자에 원래 저장

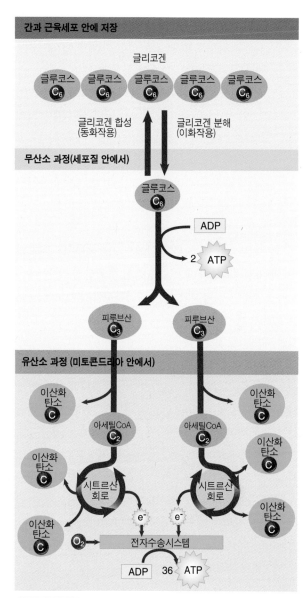

FIGURE 16-2 **글루코스의 대사.** 글루코스는 글리코겐의 하위 단위로 간세포와 근육세포 안에 저장될 수 있다. ATP를 만들어야 할 때는 글리코겐을 분해해서 글루코스로 만든 다음에 세포질 안에서 당분해과정을 거친다. 당분해과정에서 6개의 탄소원자를 가지고 있던 글루코스 분자를 3개의 탄소원자를 가지고 있는 피루브산 2개로 분해한다. 이때 나오는 에너지를 이용해서 2개의 ATP를 합성한다. 피루브산 분자를 2개의 탄소 원자를 가지고 있는 아세틸 분자와 이산화탄소로 분해한다. 아세틸 분자와 보조효소가 미토콘드리아 안에 있는 시트르산회로 안으로 동행해서 들어간다. 시트르산회로에서 아세틸 분자+CoA를 모두 이산화탄소로 분해하면서 고에너지 전자를 얻는다. 고에너지 전자가 미토콘드리아 안에 있는 에너지 수송 시스템으로 들어가서 에너지를 이용해서 36개의 ATP를 합성하는데, 이때 산소가 있어야 한다.

되어 있던 나머지 에너지는 열로 방출되어 체온을 유지하는 데 사용된다.

ATP는 단세포 식물에서부터 인간에 이르기까지 모든

유기체들이 세포 활동을 하기 위해서 필요한 에너지를 직접 조달할 수 있는 유일한 물질이다. 따라서 ATP는 생물학적 화합물 중에서 가장 중요한 화합물이다.

ATP분자로 전달된 에너지는 음식물 분자가 가지고 있는 에너지와 두 가지 점에서 차이가 난다. ① ATP분자에 있는 에너지는 저장되는 것이 아니라 거의 즉각적으로 방출된다. ② ATP분자에 있는 에너지는 세포 활동에 직접 이용된다. 음식물 분자에 있는 에너지는 이화과정에 속하는 모든 화학 반응을 차례대로 모두 수행해야 하기 때문에 시간이 많이 걸린다. 그리고 음식물 분자가 가지고 있는 에너지는 세포가 활동을 하기 위해서 직접 사용할 수가 없다. 이미 설명하였듯이 세포가 직접 사용할 수 있는 에너지는 ATP분자가 가지고 있는 에너지뿐이기 때문에 음식물 분자가 가지고 있는 에너지를 어떻게 해서든지 ATP분자의 에너지로 변환시켜야 한다.

그림 16-3에서 볼 수 있는 바와 같이 ATP는 하나의 아데노신 그룹(기)과 3개의 인 그룹(기)이 결합한 것이다. 그림에서 곡선으로 나타낸 인 그룹과 인 그룹을 서로 연결하는 고에너지 결합 속에 많은 양의 에너지가 저장된다. ATP에서 하나의 인 결합이 깨지면 아데노신 그룹과 2개의 인 그룹이 결합하고 있는 아데노신이인산(adenosine diphosphate : ADP) 분자와 1개의 유리(free) 인 그룹이 된다. 이때 고에너지 결합에 저장되었던 에너지가 방출되면, 그 에너지를 근육섬유의 수축과 같은 세포 활동에 이용한

다. 그림에서 ADP분자와 유리 인 그룹이 다시 결합할 수도 있다. 그러려면 ATP가 ADP로 분해되면서 방출된 에너지와 똑 같은 양의 에너지가 필요하고, 그 에너지는 영양분을 이화시켜서 나오는 에너지로 충당한다.

세포가 즉각적으로 필요로 하는 양만큼의 ATP만 생산하고 나머지 글루코스는 나중에 사용하기 위해서 저장해 두어야 한다. 글루코스를 저장하면 너무 많은 저장용 공간이 필요하기 때문에 글루코스를 동화과정(anabolic process, 합성대사 과정 ; 작은 분자를 결합시켜서 큰 분자로 결합시키는 과정)을 거쳐서 글리코겐으로 합성하여 저장한다. 글리코겐의 동화작용을 **글리코겐합성**(glycogenesis)이라고 하고, 주로 간세포와 근육세포가 무산소 과정으로 글리코겐을 합성한다. 글리코겐 합성과정은 1개의 줄에 여러 개의 염주알을 매달아서 염주를 만드는 것과 비슷한 화학작용으로, 여러 개의 글루코스 분자를 한 줄로 연결하는 것이다. 글리코겐은 식물에는 없고 동물에만 있기 때문에 동물성 전분(animal starch)이라고도 한다.

나중에 글리코겐으로 저장된 글루코스가 ATP를 만들기 위해 필요하게 되면 글리코겐을 글루코스로 다시 분해해야 한다. 이 과정을 **글리코겐 분해과정**(glycogenolysis)이라고 하며, 간세포와 근육세포에 의해 주로 수행된다. 그러므로 글리코겐 합성은 동화과정의 하나이고, 글리코겐 분해과정은 이화과정의 하나이다.

주의해야 할 것은 혈액 속에 들어 있는 영양분의 양이 크게 변하지 않는다는 것이다. 즉 우리가 오랜 시간 식사를 하지 않거나, 운동을 심하게 해서 영양분을 많이 사용하거나, 잠을 자면서 영양분을 적게 소비하거나 혈액 속에 들어 있는 글루코스의 양은 항상 80~110mg/㎖로 거의 일정하다(역자 주 : 이 내용은 조직세포가 글루코스를 많이

아데노신   인 그룹
Adenosine   Phosphate groups

ATP — A — P ∼ P ∼ P

A

고에너지 결합

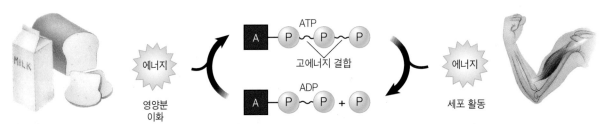

FIGURE 16-3   **아데노신삼인산(ATP).** A. ATP의 구조. 1개의 아데노신 그룹(A)에 3개의 인 그룹(P)이 붙어 있다. 인 그룹과 인 그룹 사이에 있는 고에너지 결합이 화학에너지를 방출하면 세포 활동에 이용할 수 있다. B. ATP의 에너지 순환. ATP는 맨 마지막의 고에너지 인결합 안에 에너지를 저장한다. 나중에 그 결합이 깨지면 에너지가 방출되어서 세포 활동에 사용된다. ATP가 깨지면서 생긴 ADP와 유리 인 그룹은 영양분의 이화 과정에서 생기는 에너지를 흡수하면 다시 ATP로 합성될 수 있다.

Health and Well-Being

전분축적 식이요법

상당히 긴 시간 동안 지구력 운동을 견뎌야 하는 선수나 일반인들은 전분축적(carbohydrate loading) 식이요법 또는 글리코겐축적(glycogen loading) 식이요법을 실시한다. 간세포처럼 일부 뼈대근육세포들은 글루코스를 섭취해서 글리코겐 형태로 저장할 수 있다. 지구력 운동을 하기 2~3일 전에 힘든 운동을 중단하고 고탄수화물 음식을 섭취함으로써 평소에 뼈대근육이 저장하고 있는 글리코겐의 약 2배를 저장하도록 만들 수 있다. 그러면 근육이 평소보다 약 50% 더 긴 시간 동안 지구력 운동에 견딜 수 있게 된다. 전분축적 식이요법의 개념은 에너지바의 사용을 촉진하기 위해 사용되었다.

필요로 하면 혈액이 더 많은 글루코스를 미리 운반해 모두 주는 것이 아니라 조직세포가 글루코스를 많이 사용해서 혈액 속에 있는 글루코스의 양이 적어지면 간에서 그 모자란 양을 채워준다는 의미이다.).

몇 가지 호르몬이 혈중 글루코스 수준을 정상으로 유지할 수 있도록 탄수화물 대사를 조절한다. 그중 가장 중요한 호르몬은 인슐린이다. 인슐린은 아직 밝혀지지 않은 어떤 방법으로 작용해서 글루코스가 혈액에서 나와서 세포로 들어가는 속도를 빠르게 만든다. 인슐린이 많이 분비되면 더 많은 글루코스가 혈액에서 세포로 이동하고, 결과적으로 혈중 글루코스 수준이 감소된다(제10장 참조). 당뇨병 환자처럼 인슐린 분비가 적으면 혈액에서 세포로 이동하는 글루코스의 양이 감소한다. 그러면 혈액 속에 남아있는 글루코스의 수준이 조금만 감소하여 세포에서 대사시키는 글루코스의 양도 적어진다. 즉 인슐린이 부족하면 혈중 글루코스의 양이 증가하고, 글루코스 대사율이 감소하는 것이 특징이다.

인슐린은 혈중 글루코스 수준을 낮추는 유일한 호르몬이다. 반면 다른 호르몬은 혈중 글루코스 수준을 높인다. 예를 들어 뇌하수체앞엽에서 분비되는 성장호르몬, 부신겉질에서 분비되는 하이드로코티손, 부신속질에서 분비되는 에피네프린, 이자섬에서 분비되는 글루카곤 등은 모두 혈중 글루코스 수준을 높이는 호르몬이다(제10장 참조).

당분해작용을 더 공부하려면 AnimationDirect로 들어갈 것

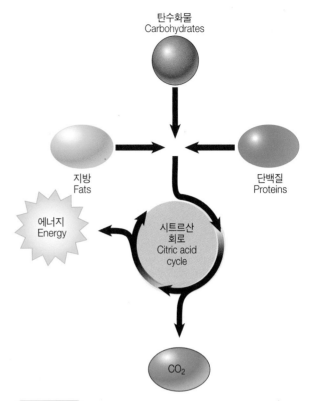

FIGURE 16-4 **영양분의 이화과정.** 지방, 탄수화물, 단백질은 모두 시트르산회로로 들어갈 수 있는 물질로 변환되어 에너지를 생산할 수 있다.

시트르산회로를 더 공부하려면 AnimationDirect로 들어갈 것

2.2 지방의 대사

탄수화물과 마찬가지로 지방도 기본적인 에너지 음식이다. 세포에서 이화할 글루코스가 없으면 즉시 지방을 이화시켜서 에너지를 얻는다.

지방은 지방산과 글리세롤로 분해된 후 시트르산회로에 들어갈 수 있는 화합물 형태로 변환된다(참고로 지방과 탄수화물은 분자식이 유사하다). 어떤 사람이 오랜 시간 동안 탄수화물을 섭취하지 않았을 때는 정상적으로 지방 대사가 일어나고, 당뇨병 환자가 인슐린이 부족해서 글루코스가 혈액 속에 남아있는데도 글루코스가 세포로 들어가지 않을 때에는 비정상적으로 지방대사가 일어난다(그림 16-4).

이화작용이 필요 없는 지방은 동화작용에 의해 트라이글리세라이드로 변형되어 지방조직에 저장된다.

TABLE 16-1

아미노산

필수아미노산	비필수아미노산
히스티딘(histidine)*	알라닌(alanine)
아이소류신(isoleucine)	아르지닌(arginine)
류신(leucine)	아스파라긴(asparagine)
라이신(lysine, 용해소)	아스파르트산(aspartic acid)
메티오닌(methionine)	시스테인(cysteine)
페닐알라닌(phenylalanine)	글루타민산(glutamic acid)
트레오닌(threonine)	글루타민(glutamine)
트립토판(tryptophan)	글라이신(glycine)
발린(valine)	프롤린(proline)
	세린(serine)
	타이로신(tyrosine) †

*유아에 필수적이고, 성인 남성에게도 필수적일 수 있다.
† 페닐알라닌(phenylalanine)으로부터 합성될 수 있기 때문에 섭취
하는 음식물에 페닐알라닌이 포함되어 있는 한은 비필수 아미노산
이다.

2.3. 단백질의 대사

건강한 사람들의 경우에는 단백질을 이화시켜서 에너
지로 이용하는 일이 거의 없다. 신경성 식욕부진(anorexia
nervosa)과 같은 식사장애 때문에 굶주려서 지방의 저장
량이 적어지면 단백질 분자를 에너지원으로 사용할 수 있
다. 특히 단백질을 구성하고 있는 아미노산 분자들을 하나
씩 모두 분해해서 아민기(amine group)를 생산하고, 아민
기를 시트르산회로에 들어갈 수 있는 글루코스의 한 형태
로 변환시킨다. 주 에너지원이 단백질 분자의 이화작용에
의존하는 것으로 전환되면 곧 죽게 될 것이다. 왜냐하면
근육과 신경에 있는 필수적인 단백질이 이화되기 때문이
다(그림 16-4).

건강한 신체에서는 일반적으로 단백질 동화과정이 일
어난다. 이 과정에 의해서 인체는 **아미노산**(amino acid)을
복잡한 단백질 복합물로 만든다(예 : 세포의 구조를 이루
는 단백질과 효소). 체내에는 약 20종의 아미노산이 있는
데, 그중에서 몇 종류가 모여 필요한 단백질을 만든다. 어
떤 종류의 아미노산이 없으면 그 아미노산이 들어가는 단
백질을 만들 수 없기 때문에 생명에 심각한 위협이 된다.

신체가 지속적으로 아미노산을 공급하는 방법 중 하나
는 체내에 있는 아미노산 화합물을 이용해서 필요한 아미
노산을 만드는 것이다. 그러나 신체에 필요한 아미노산 약
20종류 중에서 반 정도만 신체가 만들 수 있고, 나머지 약
10종류는 반드시 식사를 통해서 섭취해야 한다. 식사를 통

해서 반드시 섭취해야 하는 아미노산을 필수 아미노산
(essential amino acid)이라고 하고, 신체가 만들 수 있는 아
미노산을 비필수아미노산(nonessential amino aicd)이라
고 한다(표 16-1).

✓ 수행평가

1. 유산소과정과 무산소과정의 차이점은 무엇인가? 유사점
   은 무엇인가?
2. 에너지가 글루코스에서 ATP로 어떻게 전달되는가?
3. 단백질이 체내로 흡수되면 어떻게 사용되는가?
4. 필수아미노산은 무엇인가?

3. 비타민과 무기질

포장된 식품의 라벨만 잠깐 보아도 비타민과 무기질이
중요하다는 것을 알 수 있다. 탄수화물, 지방, 단백질은 인체
에 에너지를 공급하거나 중요한 분자를 만드는 데 사용된
다. 그렇다면 비타민과 무기질은 왜 필요한가?

맨 먼저 비타민의 중요성에 대하여 알아보자. **비타민**
(vitamin)은 인체에서 정상적으로 대사를 할 때 적은 양을
필요로 하는 유기물질이다. 대부분의 비타민은 효소나 보
조효소에 붙어서 적절하게 작용할 수 있도록 돕는다. 대부
분의 효소들은 비타민이 활성화시켜주지 않으면 전혀 쓸
모없는 물질이다.

체내에서 또 다른 중요한 역할을 하는 비타민도 있다.
예를 들어 비타민A는 눈의 망막에 있는 감각세포에서 빛
을 감지하는 데 중요한 역할을 한다. 비타민D는 칼슘의
항상성을 조절하는 호르몬으로 변환될 수 있다. 그리고 비
타민E는 산화방지제(antioxidant)로 작용해서 유리기(free
radical)라고 부르는 고반응성 분자가 세포막에 있는 분자
와 DNA를 해치는 것을 방지한다.

대부분의 비타민은 우리 몸에서 합성할 수 없기 때문
에 음식을 통해서 섭취해야 한다. 지용성 비타민(A, D, E,
K)은 간에 저장했다가 필요할 때 사용할 수 있지만, 수용
성 비타민(B, C)은 몸안에 저장할 수 없기 때문에 꾸준히
음식을 통해서 섭취해야 한다. 비타민이 결핍되면 심각한
대사 문제를 일으킬 수 있다.

표 16-2는 비타민의 이름과 섭취할 음식, 기능, 결핍 시
발생하는 증상을 정리한 것이다.

TABLE 16-2

주요 비타민

비타민	섭취할 음식	기능	결핍증상
비타민 A	녹황색 채소, 간, 유제품	상피조직을 유지하고, 시각색소를 생산한다.	야맹증, 눈마름증에 의한 실명, 피부 각화
비타민B복합체			
B$_1$(티아민)	곡물, 고기, 콩	시트르산회로에서 효소를 돕는다.	신경 문제(각기병), 심장근육 약화, 부종(알콜 중독에서 흔한 B$_1$ 결핍)
B$_2$(리보플라빈)	녹색 채소, 내장고기, 달걀, 유제품	시트르산회로에서 효소를 돕는다.	피부와 점막의 염증(입과 눈 주변의 자극 포함)
B$_3$(나이아신)	고기, 곡물	시트르산회로에서 효소를 돕는다.	펠라그라(비늘성 피부염과 정신장애), 신경장애, 설사
B$_5$(판토텐산)	내장고기, 달걀, 간	지방과 탄수화물의 대사를 연결하는 효소를 돕는다.	조정능력 상실(드묾)
B$_6$(피리독신)	채소, 고기, 곡물	아미노산을 이화시키는 효소를 돕는다.	경련, 과민성, 빈혈증
B$_{12}$(시아노코발라민)	고기, 유제품	혈액 생산 등의 과정에 포함된다.	악성빈혈
바이오틴	채소, 고기, 달걀	아미노산의 이화작용과 지방 및 글리코겐 합성에 관여하는 효소를 돕는다.	정신 및 근육 질환(드묾)
엽산	채소	아미노산의 이화작용과 혈액 생산에 관여하는 효소를 돕는다.	소화장애, 빈혈, 태아신경관결손(NTD)
비타민C(아스코르빈산)	과일, 녹색 채소	콜라겐 섬유를 만드는 것을 돕는다.	괴혈병, 피부 · 뼈 · 혈관의 퇴행
비타민D(칼시페롤)	유제품, 생선, 간, 기름	칼슘 흡수를 돕는다.	구루병, 뼈대근육의 기형
비타민E(토코페롤)	녹색 채소, 씨앗	세포막이 이화되는 것을 막는다.	근육 및 생식 장애(드묾)
비타민K$_1$, K$_2$	창자 속 세균(합성된 형태는 K$_3$)	혈액 응고와 뼈의 대사를 돕는다.	혈액 응고 장애, 뼈 손실

무기질도 비타민 못지 않게 중요하다. 무기질은 지구상에서 자연스럽게 발견할 수 있는 무기성 원소나 염이다. 비타민과 같이 무기질 이온도 효소에 붙어서 그 작용을 돕는다. 무기질은 여러 가지 생명 화학 반응(vital chemical reaction)도 한다. 예를 들어 나트륨, 칼슘, 기타 무기질은 신경 전도나 근육섬유의 수축에 필요하다. 무기질이 없으면 뇌, 심장, 호흡관 등이 기능을 할 수 없게 된다. 몇 가지 중요한 무기질에 관한 정보를 표 16-3에서 요약하였다.

4. 대사율

기초대사율(basal metabolic rate : BMR)은 기초적인 상태에서 영양분을 이화시키는 양(속도)이다. 기초적인 상태란 '휴식 중이지만 수면 중이 아닌 깨어 있는 상태로, 음식을 섭취하지 않고 있고, 차가운 외부 환경에 적응하고 있지 않은 상태'를 말한다. 다르게 표현하면 기초대사율은 살아 있고, 깨어 있고, 편안하게 따뜻한 상태를 유지하기

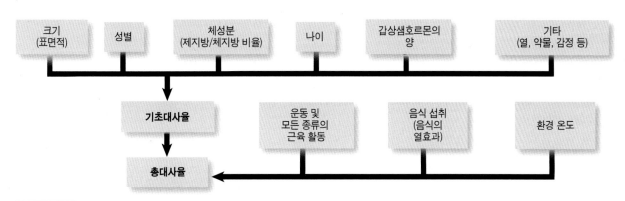

FIGURE 16-5 기초대사율과 총대사율을 결정하는 요인

TABLE 16-3

주요 무기질

무기질	섭취할 음식	기능	결핍증상
칼슘(Ca)	유제품, 콩, 야채	혈액의 응고, 뼈 형성, 신경과 근육의 기능을 돕는다.	뼈의 퇴행, 신경과 근육의 기능부전
염소(Cl)	짠 음식	위산의 생산과 산–염기 평형을 돕는다.	산–염기 평형
코발트(Co)	고기	혈액세포를 생산할 때 비타민B$_{12}$를 돕는다.	악성빈혈
구리(Cu)	해산물, 내장고기, 콩	시트르산회로에서 에너지를 추출하고 혈액을 생산하는 데 참여한다.	피로, 빈혈
요오드(I)	해산물, 요드가 첨가된 식염	갑상샘호르몬을 합성하는 데 필요하다.	갑상샘종(갑상샘비대), 대사율 감소
철(Fe)	고기, 달걀, 채소, 콩	시트르산회로에서 에너지를 추출하는 데 참여하고, 적혈구세포를 생산하는 데 필요하다.	피로, 빈혈
마그네슘(Mg)	채소, 곡물	많은 효소의 작용을 돕는다.	신경 장애, 혈관 확장, 심장 리듬 장애
망간(Mn)	채소, 콩, 곡물	많은 효소의 작용을 돕는다.	근육과 신경 장애
인(P)	유제품, 고기	뼈의 형성을 돕고, ATP, DNA, RNA, 인 지질을 만드는 데 사용된다.	뼈의 퇴행, 대사 장애
칼륨(K)	해산물, 우유, 과일, 고기	근육과 신경의 작용을 돕는다.	근육 약화, 심장 질환, 신경 장애
나트륨(Na)	짠 음식	근육과 신경의 작용과 체액의 균형을 돕는다.	약화, 소화불량
아연(Zn)	많은 음식	많은 효소의 작용을 돕는다.	대사 장애, 설사

위해 신체가 매시간 이화작용에 의해 생산해야 하는 열량이다. 근육활동과 소화, 영양분 흡수를 위해서는 추가적으로 영양분이 이화되어야 한다. 추가적으로 이화되어야 하는 영양분의 양은 주로 그 사람이 하는 일의 양에 따라 다르다. 더 많이 활동할수록 더 많은 영양분을 이화시켜야 하고 결과적으로 대사율이 증가할 것이다. **총대사율**(total metabolic rate : TMR)은 하루 동안에 그 사람이 사용한 에너지의 총량이다(그림 16-5).

매일 먹은 음식물의 열량과 총대사율이 같으면 체중이 변하지 않을 것이다. 다만 수분의 유지나 손실 등에 의해 변할 가능성은 있다. 총대사율보다 더 많은 음식을 섭취하면 체중이 증가하고, 총대사율보다 적은 양의 음식을 먹으면 체중이 감소한다. 이와 같은 체중 관리의 원리는 거의

틀림이 없다. 인체는 칼로리를 정확히 계산한다. 음식량을 줄이는 다이어트 요법은 그러한 지식을 이용한 것이다. 즉 자신이 먹은 음식에 들어 있는 열량이 자신의 총대사율보다 적게 하는 것이다. 신체비만지수(body mass index : BMI)와 체중과의 관계를 알아보기 위해서는 부록 A를 본다.

5. 체온

음식물 분자들이 이화되면서 방출한 에너지의 60% 이상이 ATP로 이동하지 않고 열로 변환된다는 사실을 생각해보면 일정한 체온을 유지하는 것이 얼마나 어려운지 쉽게 짐작할 수 있을 것이다. 체온의 항상성을 유지하는 것, 즉 **체온조절**(thermoregulation)은 시상하부의 기능이다. 시

Health and Well-Being

선수들과 비타민제

비타민이 부족하여 **비타민결핍증**(avitaminosis)에 걸리면 운동 수행력이 떨어지기 때문에 많은 선수들이 정기적으로 비타민제를 복용한다. 그러나 연구 결과에 의하면 비타민제의 복용은 운동 수행에 효과가 없거나 아주 미미하다. 합리적으로 균형 잡힌 식생활을 하는 것이 선수들에게 더 많은 비타민

을 공급한다. 그러므로 운동 전문가들은 비타민제를 복용하는 것은 오히려 부작용을 일으킬 수도 있다고 한다. 비타민제 복용을 반대하는 사람들은 가격과 **비타민과다증**(hypervitaminosis)으로 인한 간 손상의 가능성을 자주 인용한다. 반면 비타민제 복용을 옹호하는 사람들은 비타민결핍증을 예방하는 효과가 있다고 주장한다.

Research, Issues, & Trends

에너지의 측정

　대사를 연구하는 생리학자들은 에너지의 양을 수량적으로 표현할 수 있어야 한다. 가장 많이 사용되고 있는 단위는 **칼로리**(calorie : cal)이다. 1cal는 물 1g의 온도를 1℃ 올리는 데 필요한 열량이다. 생리학자들은 대량의 에너지에 대해 다루기 때문에 더 큰 단위인 **킬로칼로리**(kilocalorie : kcal) 또는 큰 칼로리(Calorie 또는 large calorie)를 사용한다. 1kcal는 1,000cal이다. 영양학자들은 음식물에 포함된 열량을 나타낼 때 **큰칼로리**(Calorie)를 더욱 선호한다.

상하부는 여러 가지 네거티브 피드백 메커니즘을 작동시켜서 체온을 정상범위(36.2~37.6℃)로 유지한다.

　피부는 체온을 유지하는 네거티브 피드백 루프(negative-feedback loop)에 자주 포함된다. 신체가 과열되면 피부로 흐르는 혈액량이 증가한다(그림 16-6). 그러면 신체 중심부에서 따뜻해진 혈액이 라디에이터 역할을 하는 피부에 의해서 식는다. 혈액에 있는 열은 다음과 같은 메커니즘에 의해서 식혀진다.

1. 복사(radiation) : 혈액에서 열파(heat wave)가 방출된다.
2. 전도(conduction) : 열에너지가 혈액에서 피부로 간 후 외부 환경으로 이동한다.
3. 대류(convection) : 열에너지가 피부에서 계속 흘러나가는 공기로 이동한다.
4. 증발(evaporation) : 물(땀)이 증발하면서 열을 흡수한다.

　필요한 경우 피부의 혈류를 감소시켜서 열을 보존할 수 있다(그림 16-6).

　이 외에 몇 가지 메커니즘이 체온의 항상성을 유지하는 데 도움이 된다. 열을 발생시키는 근육의 움직임(떨림)과 대사 조절 호르몬의 분비가 체온을 조정할 수 있는 두 가지 과정이다. 항상성 유지 메커니즘에서 피드백 조절 루프를 사용하는 개념은 제1장에서 이미 공부하였다.

✓ 수행평가

1. 체내에서 비타민이 하는 역할은 무엇인가?
2. 휴식 시 영양분이 이화되는 것을 다른 말로 무엇이라고 하는가?
3. 소비되는 칼로리는 체중과 어떠한 관계가 있는가?
4. 열이 체외로 배출되는 4가지 방법을 설명하라.

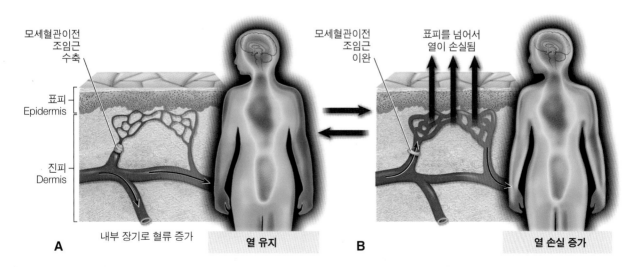

FIGURE 16-6 **체온 조절 기관으로서의 피부.** A. 항상성에 의해서 신체가 열을 보존해야 하면, 신체의 중심부에 있는 기관으로 흐르는 혈액량이 증가한다. B. 내부 환경을 일정하게 유지하기 위해서 열을 내보내야 하면, 피부로 흐르는 혈액량이 증가한다. 복사, 전도, 대류, 증발에 의해 혈액과 피부에 있는 열을 손실시킬 수 있다.

Science Application

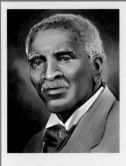

식품학
George Washington Carver
(1864-1943)

George Washington Carver는 20세기 초 식품학(food science)에서 큰 등불이 된 사람이다. 남북전쟁 당시 미주리 농장의 노예로 태어난 Carver는 미국 역사상 가장 칭송을 받는 과학자가 되기 위해서 아주 큰 장벽을 극복하였다. 음악과 미술에 소질이 있었지만, 그가 알라바마의 터스키기연구소 농업과의 교수이자 연구원, 발명가로서 오랫동안 성공적인 경력을 쌓을 수 있었던 것은 농업에 대한 요령 덕분이었

다. 그의 업적은 땅콩으로부터는 325종의 제품을, 얌(yam, 고구마의 일종)으로부터는 거의 200종의 제품을, 그리고 미국 남부의 토종 식물로부터 수백 종의 제품을 개발하였다. 이처럼 새로운 제품 개발에 의해 가난한 농부들이 돈을 벌 수 있게 되었다.

오늘날에도 농업과 식품학의 획기적인 발전이 계속되고 있다. 농부와 목장주들은 가축과 곡식을 개량하고 생산량을 늘리기 위해서 농학자와 기술자들과 아주 긴밀하게 협동하고 있다. Carver가 그랬듯이 그들도 땅과 사람들에게 유익하게 하기 위해서 애쓰고 있다. 물론 영양사, 다이어트 전문가, 주방장, 요식업자들도 곡식이 우리의 식탁에 건강하고 맛있게 올라오게 하는 데에 일조하고 있다. 식품학자와 산업 과학자들은 음식을 준비하고, 보존하고, 저장하고, 포장하는 방법과 기술을 개발하기 위해 노력하고 있다.

단원요약

1. 정의

A. 영양(nutrition) : 체내로 섭취하여 동화시킨 음식, 비타민, 미네랄(그림 16-1).

B. 동화(assimilation) : 음식 분자를 세포로 가져가서 신체의 화학 반응에서 사용할 수 있도록 준비하는 과정

C. 대사(metabolism) : 음식물 분자를 에너지원과 인체 분자의 구성 요소로 사용하는 과정

D. 이화작용(catabolism) : 음식물 분자를 분해하여 가지고 있던 에너지를 방출시키는 것. 이화작용에는 산소가 필요하다.

E. 동화작용(anabolism) : 음식물 분자로 복합물질을 만드는 것

2. 간의 역할

A. 큰 지방덩어리를 분해하는 쓸개즙을 분비한다.

B. 혈중 글루코스 수준을 정상적으로 유지하는 데 도움을 준다.

C. 탄수화물, 단백질, 지방의 대사를 돕는다.

D. 혈액의 독성 물질을 제거한다.

3. 영양분의 대사

A. 탄수화물 : 인체에서 선호하는 에너지 음식

1. 글루코스 대사의 3가지 화학 반응 연쇄

   a. 당분해작용(glycolysis)

     (1) 글루코스를 피루브산으로 변환

     (2) 무산소 과정

     (3) 적은 양의 에너지 생산 : 일반적으로 2개의 ATP분자

     (4) 세포질 내에서 발생

   b. 시트르산회로(citric acid cycle)

     (1) 피루브산을 이산화탄소로 변환

     (2) 유산소 과정

     (3) 많은 양의 에너지를 생산 : 대부분 고에너지 전자

     (4) 미토콘드리아 안에서 발생

   c. 전자 수송 시스템

     (1) 고에너지 전자가 가지고 있는 에너지를 ATP분자로 이송

     (2) 미토콘드리아 안에 위치

2. 미토콘드리아 안에서 일어나는 시트르산회로와 전자 수송 시스템은 유산소 과정이기 때문에 산소가 필요하고, 글루코스 분자 1개당 36개의 ATP분자를 생산한다.

3. 에너지를 생산하는 데는 주로 탄수화물이 이화된다(그림 16-2).

4. 아데노신삼인산(ATP) : 음식물 분자를 분해하여 얻은 에너지를 저장하고 있는 분자로, 세포 활동에 직접 사용할 수 있는 에너지원

5. 글루코스의 저장

   a. ATP를 만드는 데 당장 필요가 없는 글루코스는 간과 근육세포에 글리코겐(글루코스의 아단위의 긴 연쇄) 형태로 저장된다.

b. 글리코겐 합성(glycogenesis) : 글루코스 분자를 길게 연결해서 글리코겐 분자를 만드는 무산소 과정

c. 글리코겐 분해(glycogenolysis) : 글리코겐 연쇄를 분해하여 ATP를 만드는 데 사용되는 개별적인 글루코스 분자를 방출하는 이화 과정

6. 혈중 글루코스 : 공복 상태일 때 정상적으로 $80 \sim 110mg/m\ell$에 머물러 있다. 인슐린은 혈액에 있는 글루코스를 세포로 이동하는 것을 촉진시킨다. 그러므로 인슐린은 혈중 글루코스 수준을 낮추고 글루코스의 이화를 촉진하는 역할을 한다.

B. 지방 : 에너지를 산출하기 위해서 이화되고, 지방조직을 만들기 위해서 동화된다(그림 16-4).

C. 단백질 : 1차적으로 동화되고, 2차적으로 이화된다.

4. 비타민과 무기질

A. 비타민 : 정상적인 대사를 위해 소량 필요한 유기물 분자이다(표 16-2).

B. 무기질 : 지구상에 자연적으로 존재하는 무기물질 분자로, 신체가 정상적인 기능을 발휘하기 위해서 필요한 물질이다(표 16-3).

5. 대사율

A. 기초대사율 : 어떤 사람이 누워서 쉬고 있지만 깨어 있고, 음식물을 소화시키지 않으며, 환경은 편안하게 따뜻한 정도일 때 1시간 당 대사율

B. 총대사율 : 인체가 하루에 사용하는 에너지의 총량으로, 칼로리로 나타낸다(그림 16-5).

6. 체온

A. 시상하부 : 여러 가지 과정으로 체온의 항상성을 조절한다.

B. 피부 : 복사, 전도, 대류, 증발을 통하여 혈액으로부터 열이 빠져나가도록 하여 신체를 식힐 수 있다(그림 16-6).

용어정리

aerobic	calorie	glycogenesis	plasma protein
amino acid	carbohydrate loading	glycogenolysis	thermoregulation
anabolism	(또는 glycogen	glycolysis	total metabolic rate
anaerobic	loading)	hypervitaminosis	(TMR)
assimilation	catabolism	insulin	vitamin
avitaminosis	citric acid cycle	kilocalorie	
basal metabolic rate	electron transport	metabolism	
(BMR)	system (ETS)	nutrition	

복습문제

1. 이화작용과 동화작용을 정의하시오.
2. 간의 기능을 설명하시오.
3. 당분해과정을 간략하게 설명하시오.
4. 시트르산회로를 간략하게 설명하시오.
5. 전자수송시스템을 간략하게 설명하시오.
6. 음식물에 저장된 에너지와 ATP에 저장된 에너지의 차이점을 설명하시오.
7. 혈중 글루코스 수준을 증가시키는 경향이 있는 호르몬의 이름을 모두 쓰시오.
8. 일반적으로 지방의 이화는 언제 일어나는가?
9. 단백질의 이화는 언제 일어나는가?
10. 비필수아미노산은 무엇인가?
11. 수용성 비타민과 지용성 비타민을 각각 3개씩 쓰시오.
12. 신체가 필요로 하는 무기질 3개를 쓰시오.
13. 신체에서 비타민과 무기질이 하는 역할은 무엇인가?
14. 기초대사율과 총대사율의 차이점을 쓰시오.
15. 피부에서 열을 제거할 수 있는 방법을 3가지 쓰시오.

탐구문제

16. 흡수와 동화(assimilation)를 구분해서 설명하시오.
17. 간문맥시스템을 통해서 혈액이 간으로 흐르게 함으로써 발생하는 이점을 쓰시오.
18. ATP-ADP 사이클을 그림으로 그리되, 에너지의 입출을 명확히 하여 그리시오.
19. 한 사람이 10일 동안 휴가를 갔다. 그의 총대사율은 하루에 2,600cal이었고, 그가 하루에 먹은 음식의 열량은 3,300cal였다. 그가 휴가를 떠날 때의 체중은 178파운드였다. 휴가가 끝난 후 그의 체중은 몇 파운드인가?(단, 3,500cal=1파운드)

시험문제

1. 음식물 분자가 세포로 들어가서 화학 변화가 일어나는 과정을 _____ 라고 한다.
2. 음식으로부터 에너지를 방출하는 모든 화학과정을 _____ 이라고 한다.
3. 음식물 분자를 더 큰 화합물로 만드는 모든 과정을 _____ 이라고 한다.
4. 혈장단백질인 _____ 과 _____ 은 간에서 합성되고, 혈액 응고에 아주 중요한 역할을 한다.
5. 비타민 중에서 간에 저장될 수 있는 것은 _____ 와 _____ 이다.
6. 비타민B는 _____ 에 녹고, 비타민K와 E는 _____ 에 녹는다.
7. 신체가 하루에 사용하는 총에너지량을 _____ 이라고 한다.
8. 신체가 살아서 깨어 있고 편안할 정도로 따뜻할 때 사용되는 에너지량을 _____ 이라고 한다.
9. 체중을 줄이려면 섭취하는 총 열량이 _____ 보다 _____ 야 한다.
10. 피부로부터 끊임없이 흘러나가는 공기에 열을 주는 것을 _____ 라고 한다.
11. 땀이 증발하면서 열을 빼앗아가는 것을 _____ 이라고 한다.
12. 신체가 두 번째로 선호하는 에너지 대사는 _____ 의 이화이다.
13. _____ 은 이화보다는 동화에 주로 이용된다.
14. _____ 은 신체가 합성할 수 없기 때문에 반드시 섭취해야 하는 아미노산이다.

시험문제(계속)

A열에 있는 용어와 B열에 있는 설명을 적절하게 연결하라.

A

15. _____ glycolysis
16. _____ citric acid cycle
17. _____ electron transfer system
18. _____ mitochondria cycle
19. _____ cytoplasm
20. _____ ATP
21. _____ glycogenesis
22. _____ ADP

B

a. 당분해작용이 일어나는 세포 안에 있는 구조체
b. 탄수화물의 대사 과정 중에서 산소가 필요 없는 과정
c. 시트르산을 ATP로 변환하는 과정
d. 이산화탄소의 대사 과정 중에서 산소가 필요한 과정
e. 신체의 직접적인 에너지원
f. 아데노신삼인산이 인기 하나를 잃었을 때 생기는 물질
g. 시트르산회로의 과정이 일어나는 부위
h. 글루코스의 동화작용

학습목표

이 단원을 공부하고 나면 다음과 같은 것을 할 수 있어야
한다.

1. 비뇨계통의 주요 기관들을 알고, 각 기관의 기능을 설
   명할 수 있다.
2. 네프론 각 부위의 이름을 대고, 소변을 생성할 때 각각
   어떠한 역할을 하는지 설명할 수 있다.
3. 소변의 생성에서 여과, 재흡수, 분비의 중요성을 설명
   할 수 있다.
4. 소변의 양을 조절하는 메커니즘을 안다.
5. 정상적인 소변의 양과 구성 성분을 안다.
6. 콩팥이 항상성을 유지하는 데 얼마나 중요한 역할을
   하는지 설명할 수 있다.

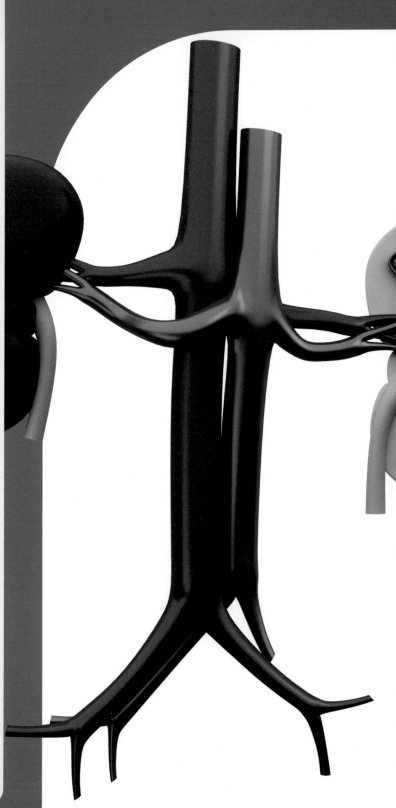

비뇨계통 17

신체의 구조와 기능에 대하여 공부를 계속하면서 항상성이라는 개념이 아주 중요하고 통합하는 주제로 남아 있다. 제1장에서 처음으로 소개하고 강조하였지만, 항상성이라는 개념은 이 책의 각 단원에서 설명하는 특정 세포·조직·기관·계통에 관한 정보를 풀(glue)처럼 이어주는 역할을 해서 신체를 전체적으로 이해할 수 있게 만들어준다. 이제는 항상성이 '신체의 내부 환경을 상대적으로 일정하게 또는 안정적으로 유지하는 것'을 의미한다는 것을 알고 있을 것이다.

그리고 신체의 모든 세포에서 일어나는 대사 활동과 인체의 내적·외적 장애를 발생시키는 여러 가지 원인 때문에 항상성을 유지하고 회복하는 데 대한 위협이 항상 존재한다. 체액의 양을 일정하게 유지하고 세포 내에서 대사 활동이 정상적으로 이루어지게 하기 위해서 필요한 여러 가지 화학물질의 수준을 일정하게 유지하는 것은 모두 비뇨계통이 적절하게 기능해야 가능하다. 그러므로 비뇨계통(urinary system)은 신체 전체의 항상성을 유지하는 데에 중심적인 역할을 한다. 몸에서 소변을 생산하여 배설하는 것은 비뇨계통의 역할 중 가장 두드러진 2가지 기능일 뿐이다. 이 단원에서는 비뇨계통이 항상성을 유지하여 건강하게 살기 위해서 하는 소변의 생산과 배설 기능 이외에도 여러 가지 중요한 기능에 대하여 공부할 것이다.

비뇨계통이 정상적으로 작동하지 않으면 혈액 성분을 정상적으로 유지하기 어렵고, 곧 이어 심각한 결과가 초래된다. 콩팥의 역할 중 하나는 세포 안에서 영양분이 이화되면서 생기는 여러 가지 노폐물을 청소하는 것이다. 에너지를 얻기 위해서 영양분이 세포에서 탈 때 발생하는 노

학습요령

비뇨계통을 좀 더 효율적으로 공부하기 위해서 다음과 같이 제안한다.

1. 제17장을 공부하기 전에 제3장에서 여과, 제4장에서 비뇨계통의 개관 등을 복습하라.
2. 비뇨계통을 소변의 생산과 배설, 체액·전해질·pH·혈압·적혈구 형성의 조절에 관여하는 중요한 항상성 조절 시스템으로 생각하라.
3. 비뇨계통에 있는 기관의 이름·위치·기능을 공부할 때, 콩팥의 내부 구조를 공부할 때, 콩팥의 기능적 단위인 네프론(nephron)의 미세한 구조를 공부할 때에는 플래시 카드를 이용하라.
4. 콩팥세관을 공부할 때 몸쪽과 먼쪽이라는 용어가 보우만주머니에서 얼마나 멀리 떨어져 있는 것을 의미하는지 알아두어야 한다.
5. 소변이 생성되는 데에는 여과, 재흡수, 분비의 3가지 과정이 있다. 맨 먼저 혈장으로부터 물과 용질을 여과시켜서 토리거른액(glomerular filtrate)이 만들어지고, 토리거른액은 네프론의 세관 부분을 통과하여 소변이 된다. 재흡수는 관 속에 있는 액체에서 필요한 물질을 뽑아내서 혈액으로 되돌아가게 한다는 것을 의미하고, 분비는 혈액에서 물질을 뽑아내서 소변에 넣는다는 의미이다.
6. 스터디 그룹에서 소변의 양이 3가지 호르몬에 의해서 조절되고, 각 호르몬은 각기 다른 기관에서 만들어지며, 소변의 양을 조절하는 방법도 다르다는 것에 대해 토론하라. 플래시 카드에 호르몬의 이름, 생성 기관, 작용 메커니즘, 호르몬의 효과 등을 적어서 외워라. 배설하는 과정을 복습하라.
7. 수행평가 문제에 항상 답하라. 단원 말미에 있는 문제를 모두 풀고, 시험에 나올만한 문제에 대하여 토론하라.

폐물은 곧 혈액으로 들어가서 제거되어야 한다. 이 노폐물 중 일부는 콩팥에 의해 혈액에서 제거되어 소변으로 배출되어야 한다. 그렇지 않으면 노폐물이 빠르게 축적되어 독성을 나타내게 되는데, 이러한 증상을 요독증(uremia 또는 uremic poisoning)이라고 한다. 콩팥은 체내에서 혈압을 유지하고, 적혈구를 적절하게 생산하도록 자극하며, 전

해질, 물, 혈액의 pH수준, 산-염기 평형을 조절하는 데에도 중요한 역할을 한다.

이 단원에서는 비뇨계통에 있는 여러 기관들의 구조와 기능에 대하여 공부할 것이다. 비뇨계통에는 2개의 콩팥, 2개의 요관, 1개의 방광, 1개의 요도가 있다(그림 17-1). 또한 비뇨계통에 있는 기관들의 비정상적인 작용과 병적인 상태에 대해서도 간략하게 언급할 것이다.

 비뇨계통을 더 공부하려면 AnimationDirect로 들어갈 것

1. 콩팥

1.1. 위치

자신의 신체에서 콩팥의 위치를 정확히 찾아내려면 똑바로 서서 두 엄지손가락을 등뼈 위에서 마주 댄 상태로 손을 엉덩이에 댄다. 이 자세에서 콩팥은 척주 양쪽에서 엄지손가락 위에 놓여 있는데, 그 위치는 생각했던 것보다 위쪽에 있다. 그림 17-1에서 오른쪽 콩팥은 간 밑에 붙어 있고, 왼쪽 콩팥보다 밑에 있다는 것을 주의해서 본다. 양쪽 콩팥 모두 갈비우리 아랫부분의 보호를 약간 받고 있고, 등의 근육 밑, 벽쪽배막 뒤에 있다. 콩팥이 배막 뒤에 있기 때문에 의사들이 배막을 자르지 않고도 콩팥을 수술할 수 있다. 배막은 콩팥의 앞쪽 표면만 덮고 있다(그림

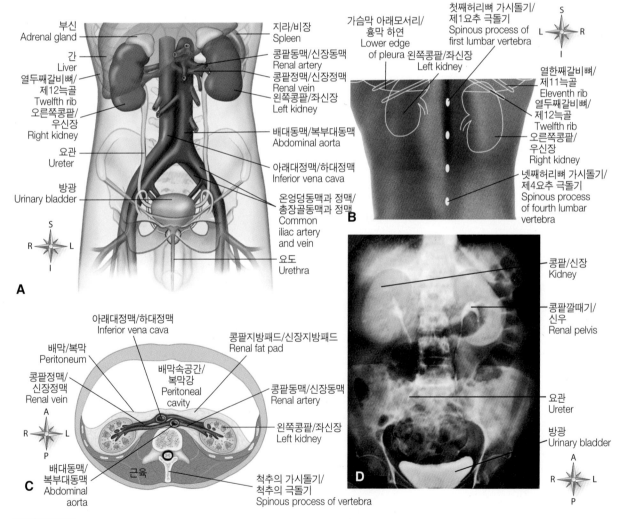

FIGURE 17-1 **비뇨계통.** A. 비뇨기관들의 전면도, B. 콩팥, 열한번째와 열두번째갈비뼈, L1~L4의 가시돌기, 가슴막 아래쪽모서리의 뒤에서 본 모습을 표면에 표시한 것, C. 배의 수평단면으로, 콩팥이 배막 뒤에 있다는 것을 알 수 있다, D. 비뇨기관들의 X선 사진

17-1C). 두꺼운 지방층이 콩팥을 싸고 있어서 제자리에 고정되어 있을 수 있다.

오른쪽과 왼쪽 콩팥동맥은 L1과 L2 높이에서 배대동맥으로부터 직접 나온다. 두 동맥은 모두 짧고 굵다. 정상일 때 매분마다 심장이 펌프하는 혈액의 20% 이상이 콩팥으로 들어간다. 콩팥으로 들어가는 혈류의 속도가 신체에서 가장 빠르다. 콩팥의 주요 기능이 혈액으로부터 노폐물을 제거하는 것이기 때문에 혈류의 속도가 가장 빠른 것이다. 혈류 속도를 빠르게 유지하는 것과 콩팥에서 혈압을 정상으로 유지하는 것이 소변의 생성에 꼭 필요하다.

1.2. 내부 구조

콩팥을 좌우로 잘라서 책처럼 펼쳐 본다면(관상단면) 그림 17-2처럼 생겼다. 그림에서 다음과 같은 콩팥의 부위를 확인하라.

1. **콩팥겉질**(renal cortex) : 콩팥의 바깥부분('cortex'라는 단어는 나무껍질(bark)을 뜻하는 라틴어에서 유래된 것으로, 어떤 기관의 바깥층을 의미한다.)
2. **콩팥속질**(renal medulla) : 콩팥의 속부분

3. **콩팥피라미드**(renal pyramid) : 콩팥속질의 삼각형 부분. 속질의 콩팥피라미드 사이에 살짝 담겨져 있는 콩팥겉질의 튀어나온 부분을 콩팥기둥(renal column)이라고 한다.
4. **콩팥유두**(renal papilla) : 좁고 콩팥피라미드에서 가장 안쪽에 있는 부위
5. **콩팥깔때기**(renal pelvis 또는 kidney pelvis) : 요관(소변을 방광으로 배출하는 관) 위쪽끝이 확장된 것
6. **콩팥술잔**(calyx) : 깔때기의 일부분. 콩팥피라미드의 유두는 각각의 술잔으로 통해 있다.

1.3. 미세 구조

네프론(nephron, 콩팥단위)이라는 수백만 개 이상의 미세한 단위가 각 콩팥의 내부를 이루고 있다. 네프론의 모양은 독특하여 혼동할 우려가 없으며, 소변을 생산하는 네프론의 기능에 놀라울 정도로 잘 들어맞는다. 네프론은 줄기가 아주 길고 구불구불한 작은 깔때기처럼 보인다. 네프론의 2가지 주요 구성 요소는 콩팥소체(renal corpuscle)와 콩팥세관(renal tubule)이다. 콩팥소체는 2개의 부위로

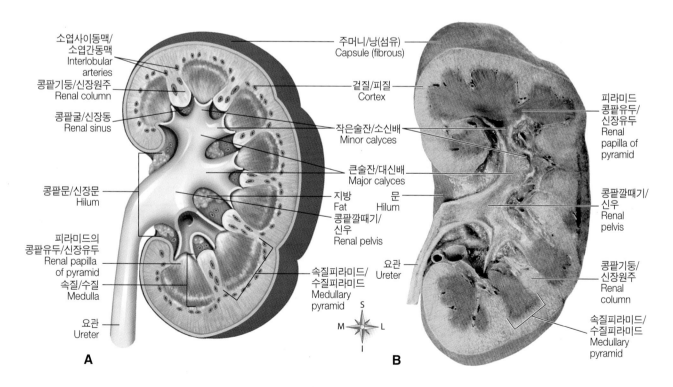

FIGURE 17-2   **콩팥의 내부 구조**. A. 콩팥의 관상단면을 그림으로 그린 것, B. 보존 처리된 사람의 콩팥의 관상단면 사진

더 나눌 수 있고, 콩팥세관은 4개의 부위 또는 분절로 더 나눌 수 있다. 아래에서 설명하는 콩팥소체와 콩팥세관의 각 부위를 그림 17-3과 17-4에서 확인하라.

1.3.1. 콩팥소체

a. **보우만주머니**(Bowman capsule) : 컵 모양으로 된 네프론의 맨 윗부분. 보우만주머니가 토리를 둘러싸고 있다.

b. **토리**(glomerulus) : 보우만주머니 안에 들어 있는 모세혈관 네트워크. 그림 17-3에서 토리 안으로 혈액을 보내는 들세동맥의 지름이 혈액을 토리 밖으로 내보내는 날세동맥보다 더 굵고 짧다는 것을 주의해서 보라. 이러한 사실이 토리 안에 있는 모세혈관의 혈압이 대단히 높다는 것을 설명해준다. 이러한 높은 혈압은 혈액에서 노폐물을 여과하는 데 꼭 필요하다.

1.3.2. 콩팥세관

a. **토리쪽곱슬세관**(proximal convoluted tubule) : 콩팥세관의 첫 번째 분절. 보우만주머니에서 시작되는 세관의 가장 가까운 지점에 있기 때문에 토리쪽(proximal, 몸쪽)이라 하고, 여러 번 구부러져 있기 때문에 곱슬(convoluted)이라고 불린다.

b. **콩팥세관고리**(nephron loop 또는 헨레고리/Henle's loop) : 토리쪽곱슬세관이 계속 뻗어나온 것. 콩팥세관고리가 똑바로 내려가는 가지, 헤어핀처럼 구부러진 고리, 그리고 똑바로 올라가는 가지로 구성되어 있다는 것을 주의해서 보라.

c. **먼쪽곱슬세관**(distal convoluted tubule) : 콩팥세관고리의 올라가는 가지에서 먼쪽에 있는 세관 부분. 올라가는 가지가 확장된 것이다.

d. **집합세관**(collecting tubule) : 콩팥세관에서 곧은 부분. 네프론 몇 개의 먼쪽세관이 합쳐져서 하나의 집합세관을 이룬다.

그림 17-3을 다시 보라. 콩팥소체(토리로 둘러싸여 있는 보우만주머니), 토리쪽곱슬세관, 먼쪽곱슬세관이 콩팥겉질에 위치하고 있다는 데 주목하라. 콩팥속질에는 콩팥

고리와 집합관이 있다. 집합관에서 나오는 소변은 콩팥피라미드에서 출발하여 콩팥유두를 통과해서 콩팥술잔과 콩팥깔때기로 들어가 요관으로 흘러간다.

네프론을 더 공부하려면 AnimationDirect로 들어갈 것

1.4. 기능

콩팥은 생명을 유지하는 데 필수적인 기관이다. 콩팥의 소변 생성 기능은 항상성과 생명을 유지하는 데 꼭 필요하다. 소변 생성 과정 초기에 대사에 의해 발생한 노폐물과 체액, 전해질이 혈액에서 여과되어 네프론으로 들어간다. 남은 노폐물은 네프론의 콩팥세관으로 분비되고, 신체에 유용한 물질들은 혈액으로 재흡수된다.

표 17-1은 정상적인 소변과 비정상적인 소변에 들어 있는 요소를 비교해 놓은 것이다. 콩팥이 혈액으로 들어가고 나가는 물질의 양을 계속해서 조절하기 때문에 정상적인 농도를 유지할 수 있다. 한 마디로 콩팥은 신체가 섭취한 만큼 밖으로 내보내도록 조절한다. 콩팥은 노폐물을 제거하고 체액의 균형을 잡아줌으로써 항상성을 유지하는 데 필수적인 부위이다. 콩팥이 잘못되면 항상성을 유지할 수 없고 생명 자체를 유지할 수 없으며, 그 상태는 바로 고쳐지지 않는다. 단백질을 분해하면서 만들어진 질소폐기물이 축적되어 제거되지 않으면 빠르게 독성 수준에 이르게 된다. 부상이나 병으로 콩팥이 제기능을 하지 못하게 되면 인공콩팥으로 혈액 속에 있는 노폐물을 청소해주어야 생명을 유지할 수 있다.

독성 물질을 배설하고, 요소와 암모니아와 같은 질소폐기물을 배설하는 것은 콩팥이 담당하고 있는 중요한 임무 중 하나일 뿐이다. 콩팥은 혈액 속에 들어 있는 염소, 나트륨, 칼륨, 이산화탄소 등 여러 가지 화학 물질의 수준을 조절하는 역할도 하고 있다. 콩팥은 체액과 염분의 양을 필요에 따라 유지하거나 배설함으로써 두 물질 사이에 적절한 균형이 잡히도록 조절하는 역할도 한다. 그밖에 토리곁기관(juxtaglomerular apparatus)의 세포들은 혈압을 조절하는 역할을 한다(그림 17-4). 혈압이 낮을 때 이 세포들은 레닌(renin)이라는 호르몬을 분비하는데, 이 호르몬은 혈관을 수축하도록 자극하여 혈압을 올린다.

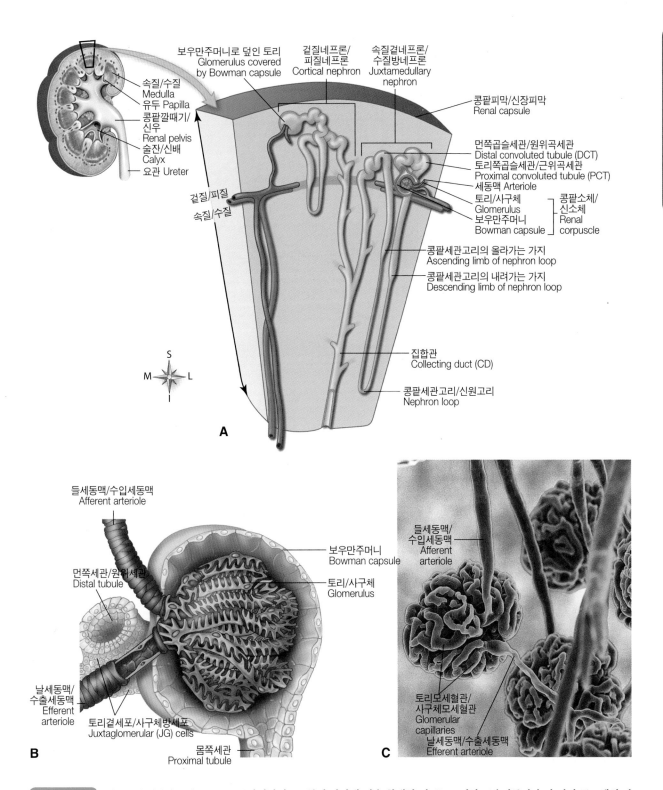

FIGURE 17-3   네프론의 위치와 구성 요소. A. 콩팥피라미드로부터 잘라낸 것을 확대한 것, B. 토리와 보우만주머니 및 인접 구조체의 관계를 그림으로 나타낸 것, C. 전자현미경으로 스캔한 사진. 몇 개의 토리와 관련 혈관이 보인다.

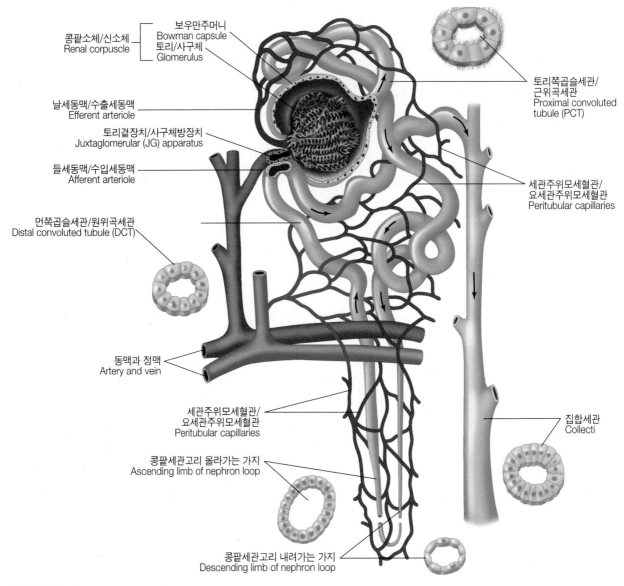

콩팥소체/신소체 ─┐
Renal corpuscle

보우만주머니
Bowman capsule

토리/사구체
Glomerulus

토리쪽곱슬세관/
근위곡세관
Proximal convoluted
tubule (PCT)

날세동맥/수출세동맥
Efferent arteriole

토리곁장치/사구체방장치
Juxtaglomerular (JG) apparatus

들세동맥/수입세동맥
Afferent arteriole

세관주위모세혈관/
요세관주위모세혈관
Peritubular capillaries

먼쪽곱슬세관/원위곡세관
Distal convoluted tubule (DCT)

동맥과 정맥
Artery and vein

세관주위모세혈관/
요세관주위모세혈관
Peritubular capillaries

집합세관
Collecti

콩팥세관고리 올라가는 가지
Ascending limb of nephron loop

콩팥세관고리 내려가는 가지
Descending limb of nephron loop

FIGURE 17-4 **네프론**. 콩팥세관 네 분절의 단면을 보여준다. 콩팥세관을 이루고 있는 세포들의 모양이 다른 것은 각 분절의 역할이 다른 것을 나타낸다.

콩팥은 적혈구의 수를 적절하게 유지하도록 조절하는 역할도 한다. 콩팥에서 뼈속질에 있는 적혈구의 생산과 정상적인 성숙을 자극하는 호르몬을 분비하여 순환하는 혈액 속에 있는 적혈구의 생명을 연장시키는 데 도움을 준다. 이러한 사실은 만성 콩팥질환이 있는 환자들이 대부분 빈혈증을 경험하게 되는 원인을 설명해준다. 사람들이 콩팥을 신체에서 가장 중요한 항상성 유지 기관이라고 하는 이유를 쉽게 짐작할 수 있을 것이다.

 콩팥을 더 공부하려면 AnimationDirect로 들어갈 것

✓ 수행평가

1. 콩팥에서 가장 중요한 두 부위는 어디인가?
2. 네프론의 구조를 설명하라.
3. 콩팥에서 여과가 하는 역할을 설명하라.

TABLE 17-1

소변의 특징

	정상적인 특징	비정상적인 특징

색깔과 투명도	정상적인 소변은 맑아야 하며, 비중에 따라 색깔이 달라진다.
	묽은 소변 : 투명한 밀짚 색
	농축된 소변 : 진한 호박색
	단, 정상 소변이어도 식이 지방 수준이 높으면 탁할 수 있다.
		비정상적인 색깔의 소변이 발생하는 원인
		1. 병적 상태(예)
		  콩팥암(출혈) : 붉은색(적혈구)
		  쓸개관폐쇄(쓸개돌) : 주황색/노란색(빌리루빈)
		  녹농균감염 : 녹색(세균 독소)
		2. 음식(예)
		  사탕무(비트) : 붉은색
		  대황(루바브) : 갈색
		  당근 : 검누런색
		3. 약물(예)
		  피리듐(요관진통제) : 주황색
		  다일랜틴(항경련제) : 분홍색/붉은 갈색
		  디레늄(이뇨제) : 담청색
		  소변색이 탁하게 되는 원인(예)
		  ① 박테리아 : 비뇨계통 기관의 감염
		  ② 혈액세포
		    적혈구 : 콩팥암에 의한 출혈
		    백혈구 : 요로 감염에 의한 고름
		  ③ 거푸집 : 병에 걸린 콩팥의 관에서 만들어지는 혈액 세포, 상피세포, 유리질, 밀랍 등 다양한 형태의 관 모양 덩어리
		  ④ 단백뇨 : 소변에 단백질(주로 알부민)이 포함됨
		  ⑤ 결정 : 일반적으로 농축된 소변에 들어 있는 수산칼슘/인 또는 요산

화합물	무기질 이온(예 : 나트륨, 염소, 칼륨) 질소폐기물 : 암모니아, 크레아틴, 요소, 요산 요색소 : 우로크롬(빌리루빈 대사의 산물)	케톤 : 보통 아세톤 단백질 : 보통 알부민 글루코스 결정 : 보통 요산과 인산 또는 수산칼슘 색소 : 비정상적인 수준의 빌리루빈 대사 산물
냄새	약간 향기로움 어떤 음식은 특유의 향을 낸다(아스파라거스) 저장되어 있는 소변의 부패에 의한 암모니아같은 냄새	강하고 달콤하며 과일 향이 남 : 당뇨병이 제어되지 않았을 때 악취 : 비뇨계통 감염 퀴퀴한 냄새 : 페닐케톤뇨증 메이플 시럽 냄새 : 단백질 대사의 선천적 결함
pH	4.6~8.0(평균 6.0) 정상치의 낮은 쪽을 향할 때 : 일부 음식(고기와 크랜베리), 약물(클로로티아지드 이뇨제) 정상치의 높은 쪽을 향할 때 : 일부 음식(감귤류의 과일, 유제품), 약물(제산제)	알칼리혈증 시 높음(콩팥이 보상을 위해 과도한 염기를 분비한다) 산증 시 낮음(콩팥이 보상을 위해 과도한 H^+를 분비한다)
비중	성인 : 1.005~1.030(보통 1.010~1.025) 노인 : 나이가 들수록 감소함 신생아 : 1.001~1.020	정상치보다 높을 때 : 당뇨, 단백뇨, 탈수, 고용질부하(용질의 침전에 의해 발생할 수 있으며, 콩팥돌이 만들어진다) 정상치보다 낮을 때 : 만성 콩팥질환(소변을 모으는 데 장애 발생), 수분과잉

Clinical Application

인공콩팥

　인공콩팥은 혈액으로부터 노폐물을 제거하거나 분리하기 위해서 투석(dialysis)의 원리를 이용하는 기계장치이다. 콩팥에 장애가 생기면 혈액투석(hemodialysis)이라는 과정을 거치게 하면 환자가 죽음에서 벗어날 수 있다.

　혈액투석을 할 때는 반투막(semi-permeable membrane)을 이용해서 혈액세포와 같이 크고 확산되지 않는 입자와 요소나 다른 노폐물처럼 작고 확산되는 입자를 분리한다. 그림A를 보면 노동맥에서 나온 혈액이 탱크처럼 생긴 용기에 들어있는 다공성 셀로판 튜브(반투막)를 지난다. 반투막은 투석액 속에 잠겨 있고, 투석액에는 여러 가지 전해질과 화학물질이 각기 다른 농도로 들어 있다. 반투막에는 아주 작은 구멍이 뚫려 있어서 요소 분자처럼 작은 분자만이 투석액 속으로 빠져나갈 수 있다. 큰 분자와 혈액세포들은 빠져나가지 못하고 다시 혈액으로 돌아온다. 투석 탱크 안에 있는 투석액을 계속해서 새로운 투석액으로 바꾸어주면 노폐물질의 농도를 낮출 수 있다. 그 결과로 혈액 속에 있던 요소와 같은 노폐물이 투석액으로 계속해서 빠져나갈 수 있게 된다. 콩팥이 완전히 망가진 환자는 1주일에 2~3회 혈액투석 치료를 받아야 한다. 새로운 투석방법이 개발되어 몇 년 안에 획기적인 진전이 있을 것으로 기대된다.

　콩팥장애환자를 치료하는 또 다른 방법으로 지속외래복막투석(continuous ambulatory peritoneal dialysis : CAPD)이 있다. 이 방법은 살균한 투석액 1~3리터를 배속공간으로 직접 주입하는 것이다(그림 B). 그러면 배속공간에 있는 배막이 노폐물을 혈액에서 투석액으로 이동시킨다. 약 2시간 후에 배속공간에 주입했던 투석액을 다시 빼낸다. 이 기술을 사용하면 혈액투석보다 비용이 적게 들고 복잡한 기계를 사용할 필요가 없다.

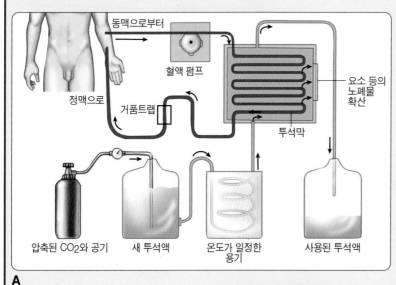

동맥으로부터 / 혈액 펌프 / 정맥으로 / 거품트랩 / 요소 등의 노폐물 확산 / 투석막 / 압축된 CO₂와 공기 / 새 투석액 / 온도가 일정한 용기 / 사용된 투석액

A

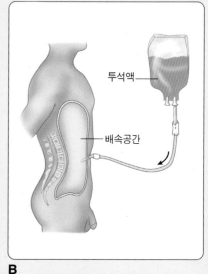

투석액 / 배속공간

B

혈액투석
Hemodialysis

2. 소변의 생성

　콩팥에 있는 약 200만 개의 네프론은 여과, 재흡수, 분비의 과정을 거쳐서 소변을 생성한다(그림 17-5).

2.1. 여과

　소변을 만드는 것은 **여과**(filtration) 과정으로부터 시작된다. 여과 과정은 콩팥소체(보우만주머니와 그 안에 있는 토리)에서 계속 일어난다. 토리를 통과하는 혈류가 압력을 발휘하는데, 이 압력은 수분과 녹아 있는 물질을 토리 밖에 있는 보우만주머니로 밀어내기에 충분하다. 간단히 말해서 토리의 압력에 의해서 토리의 막을 통과하는 여과가 일어난다. 토리의 압력이 어느 정도 이하로 낮아지면 여과와 소변의 생성이 멈춘다. 예를 들어 출혈이 있으면 혈압이 가파르게 떨어지고, 콩팥기능장애가 발생한다.

　토리의 여과는 정상일 경우 1분에 약 125㎖씩 이루어지므로 하루에 약 180 ℓ 의 **토리거른액**(glomerular filtrate)이 만들어진다.

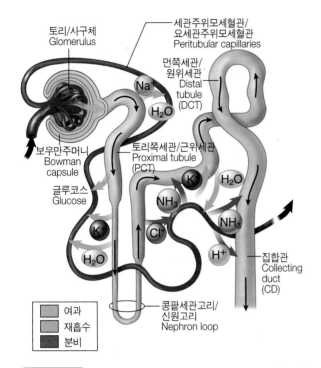

토리/사구체
Glomerulus

세관주위모세혈관/
요세관주위모세혈관
Peritubular capillaries

먼쪽세관/
원위세관
Distal
tubule
(DCT)

Na⁺

H₂O

보우만주머니
Bowman
capsule

토리쪽세관/근위세관
Proximal tubule
(PCT)

글루코스
Glucose

K^+

H₂O

NH_3

NH_3

K^+

Cl^-

H^+

H₂O

집합관
Collecting
duct
(CD)

여과
재흡수
분비

콩팥세관고리/
신원고리
Nephron loop

FIGURE 17-5 **소변의 생성.** 네프론의 연속되는 부위에서 소변이 생성되는 단계(여과, 재흡수, 분비)를 보여주는 그림

정상적인 속도로 중간에 어떠한 형태로도 개입되지 않고 여과가 진행되면 1시간 이내로 혈장 속에 있는 모든 수분이 빠져나가 소변이 될 것이다. 다행히도 콩팥이 정상적으로 작용하면 토리에서 여과되어 빠져나갔던 대부분의 물과 영양분이 재흡수(tubular reabsorption)라는 두 번째 과정에 의해 혈액으로 다시 돌아온다.

2.2. 재흡수

재흡수(reabsorption)는 콩팥세관에 있던 물질들이 콩팥세관을 둘러싸고 있는 모세혈관인 세관주위모세혈관(peritubular capillary)으로 이동하는 것이다. 재흡수되는 물질에는 수분, 글루코스와 같은 영양분, 나트륨과 같은 이온 등이 있다. 일부 이온은 인접한 세관세포를 묶는 이음부를 통과함으로써 토리거른액에서 사이질액으로 이동한다. 그러나 토리거른액 속에 있다가 재흡수되는 대부분의 물질들은 토리거른액에서 혈액으로 이동하는 동안 3개의 장벽을 통과해야 한다.

먼저 2개의 형질막을 통과해야 한다. 그중 하나는 속공간막(luminal membrane)이라고 하며, 세관의 속공간을 향

하는 상피세포의 세포막을 이룬다. 이 막은 세관을 통과하는 토리거른액과 직접 맞닿아 있다. 그다음에는 콩팥세관을 이루고 있는 세포들의 안쪽을 통과해서 같은 세포의 반대쪽 세포막을 뚫고 사이질액쪽으로 나가야 한다. 마지막으로 사이질에서 세관주위모세혈관의 내피속벽을 통과해서 혈액으로 들어간다.

재흡수는 토리쪽곱슬세관에서 시작되어 콩팥세관고리, 먼쪽곱슬세관, 집합세관으로 이어진다(그림 17-5). 토리거른액에서 혈액으로 수송해야 할 물질의 종류에 따라서 수송 메커니즘이 각기 다르고, 제3장에서 공부한 능동적 수송과정과 수동적 수송과정이 모두 동원되어서 중요한 역할을 한다.

능동적 수송과정에 포함되는 예로는 ① 특정 영양 분자를 수송할 때 운반단백질(carrier protein) 막의 기능, ② 나트륨-칼륨이 연결된 막 펌프와 같은 이온펌프, ③ 작은 단백질 분자의 포음작용 등이 있다(단백질 분자는 세관세포 안에서 아미노산으로 소화된다). 수동적 수송과정에는 물과 염소 이온을 재흡수할 때 중요한 역할을 하는 삼투작용이 있다.

콩팥세관의 모든 분절에서 수분을 재흡수하지만, 하루에 180 ℓ 나 생산되는 토리거른액에 들어 있는 수분은 대부분 토리쪽곱슬세관에서 삼투현상에 의해서 재흡수된다. 염소이온(Cl^-)은 −전하를 가지고 있기 때문에 혈액으로 수동적으로 수송된다. 능동적으로 재흡수되어 혈액으로 들어간 나트륨이온(Na^+)이 −전하를 가지고 있는 염소이온을 세관주위모세혈관으로 끌어당긴다.

영양분인 글루코스는 나트륨과 결합된 다음 토리쪽곱슬세관에서 세관주위모세혈관으로 들어간다. 글루코스를 소변과 함께 배출하여 낭비되는 일은 없다. 그러나 예외인 경우도 생긴다. 예를 들어 당뇨병을 치료하지 않으면 혈중 글루코스 농도가 급격하게 올라가고 많은 양의 당이 토리거른액으로 들어간다. 토리거른액에 들어 있는 글루코스의 수준이 일정한 한도, 즉 **콩팥문턱값**(renal threshold, 신장역치)을 넘게 되면 모든 양이 재흡수되지 못하고 일부가 소변에 섞여서 배설된다. 소변에 글루코스가 섞인 것을 **당뇨**(glycosuria)라 하고, 당뇨병을 잘 치료하지 못한 결과로 나타나는 증상이다.

음식물로 섭취하는 소금, 정맥주사로 주입되는 생리식

염수, 소금을 함유하고 있는 액체 등은 신체에 나트륨이온(Na^+)과 염소이온(Cl^-)을 공급한다. 집합세관을 제외한 콩팥에 있는 세관의 모든 분절에서 나트륨은 토리거른액에서 모세혈관으로 능동적으로 수송된다. 재흡수되는 나트륨의 양은 섭취한 양에 의해 크게 좌우된다. 일반적으로 나트륨을 많이 먹을수록 재흡수되는 양은 적어지고 소변에 배설되는 양은 많아진다. 물론 나트륨을 적게 섭취하면 재흡수되는 양은 많아지고 소변으로 버리는 양은 줄어든다.

소변에 들어 있는 칼륨이온(K^+)의 양은 식사에 의해 크게 변한다. 소변의 생성을 자극하는 **이뇨제**(diuretic drug) 중 일부는 칼륨낭비제라고도 한다. 왜냐하면 토리거른액으로 분비하는 칼륨의 양이 증가하고, 결과적으로 소변에 칼륨이 많이 섞이게 되기 때문이다.

2.3. 분비

분비(secretion)는 세관주위모세혈관에 있는 혈액으로부터 먼쪽곱슬세관과 집합세관에서 만들어지는 소변으로 물질이 이동하는 것이다. 이런 관점에서 보면 분비는 재흡수의 반대라고 볼 수 있다. 즉 재흡수는 물질이 소변에서 혈관으로 이동하는 것이고, 분비는 물질이 혈관에서 소변으로 이동하는 것이다.

콩팥세관에서 일어나는 분비는 과도한 칼륨이온과 수소이온, 페니실린과 페노바비탈(수면제, 진정제)과 같은 약물, 요소, 요산, 크레아틴과 같은 여러 가지 노폐물 등을 혈액에서 제거하는 중요한 작용을 한다. 세관주위모세혈관에서 분비되는 대부분의 물질들은 토리거른액으로 들어가는데, 이때에는 주로 토리쪽곱슬세관으로 들어가고, 먼쪽곱슬세관과 집합세관으로는 조금 들어간다. 이 원리

에서 가장 크게 예외적인 것은 칼륨이온이다. 칼륨이온은 나트륨이온과 교환되는 방식으로 주로 집합세관으로 분비된다. 먼쪽곱슬세관과 집합세관에서는 나트륨의 분비가 소변의 양을 조절하는 데도 중요한 역할을 하는 호르몬에 좌우되는데, 이 호르몬에 대해서는 밑에서 설명할 것이다. 암모니아는 확산에 의해서 수동적으로 분비된다. 제18장과 제19장에서 다시 공부하겠지만 콩팥세관에서 분비하는 것은 체액과 전해질의 유지와 산-염기 평형에 결정적인 역할을 한다.

요약하면 네프론의 각 분절에서 일어나는 다음과 같은 과정에 의해서 소변의 생성 기능이 수행된다(표 17-2).

1. **여과** : 토리 안에서 혈액 속에 있던 수분과 그 안에 녹아있던 물질들이 혈액 밖으로 나와서 보우만주머니 속으로 들어간다.
2. **재흡수** : 콩팥에서 나온 수분과 그 안에 녹아있던 물질들이 혈액으로 돌아간다(재흡수는 신체에 필요한 물질들이 소변에 섞여서 나가는 것을 방지한다. 보통 토리에서 혈액으로 나왔던 물질의 97~99%를 회수한다).
3. **분비** : 수소이온, 칼륨이온, 특정 약물을 분비한다.

2.4. 소변량의 조절

인체는 배설되는 소변의 양과 구성 성분을 조절할 수 있다. 그 역할은 주로 곱슬세관에서 재흡수되는 수분과 그 안에 녹아 있는 물질의 양을 조절함으로써 이루어진다. 예를 들어서 뇌하수체뒤엽에서 분비되는 항이뇨호르몬(ADH)과 같은 호르몬은 집합세관을 수분이 투과할 수 있도록 만듦으로써 소변의 양을 감소시킨다. 항이뇨호르몬이 없으

TABLE 17-2

소변 생성 시 네프론 각 부위의 작용

네프론의 부위	소변 생성 과정	이동되는 물질
토리/사구체	여과	수분, 용질(예 : 나트륨 등의 이온, 토리에서 보우만주머니로 여과되는 글루코스 등의 영양분)
토리쪽세관/근위세관	재흡수	수분, 용질(글루코스, 아미노산), Na^+
	분비	질소폐기물, 일부 약물
콩팥세관고리/신원고리	재흡수	나트륨이온, 염소이온
먼쪽세관/원위세관과 집합세관	재흡수	수분, 나트륨이온, 염소이온
	분비	암모니아, 칼륨이온, 수소이온, 일부 약물

면 세관이 수분을 투과시키지 않기 때문에 수분을 거의 흡수하지 못한다. 그러나 항이뇨호르몬이 혈액에 있으면 집합세관이 수분을 투과시킬 수 있게 되어서 재흡수한다. 결과적으로 소변으로 적은 양의 수분만 상실하거나 더 많은 양의 수분을 유지할 수 있게 된다. 이러한 이유로 ADH는 수분을 유지하는 호르몬으로 정확히 설명된다. 이는 소변을 감소시키는 호르몬으로도 생각할 수 있을 것이다.

부신겉질에서 분비되는 **알도스테론**(aldosterone)이라는 호르몬은 콩팥에 있는 세관에서 나트륨을 재흡수하는 것을 조절한다. 알도스테론은 먼저 세관에서의 나트륨 재흡수를 촉진시킨다. 그리고 다음으로 세관에서의 수분 재흡수를 촉진시킨다. 나트륨이 재흡수되면 수분이 그 뒤를 이어서 삼투작용에 의해서 나트륨을 혈액으로 보내는 것이다. 그래서 알도스테론은 나트륨 및 수분 유지 호르몬이라고도 한다. 알도스테론이 없으면 나트륨이 집합세관에서 거의 재흡수되지 않는다. 그러면 급속도로 나트륨을 상실하여 죽게 된다.

또 다른 호르몬인 **심방나트륨이뇨호르몬**(atrial natriuretic hormone : ANH)은 심장의 심방벽에서 분비되며, 알도스테론과 반대 작용을 한다. ANH는 콩팥에 있는 세관을 자극해서 더 많은 나트륨을 배설하게 하고, 더 많은 수분을 잃게 한다. 그래서 ANH를 소금과 물 상실 호르몬이라고 한다. 신체에서는 ADH와 알도스테론, ANH를 매 순간 체액의 항상성 균형에 따라서 각기 다른 양을 분비한다.

Health and Well-Being

운동 후 단백뇨

단백뇨(proteinuria)는 소변에 혈장단백질이 있는 것이다. 단백뇨는 콩팥과 관련된 질병(**콩팥병**/nephropathy)을 나타내는 가장 중요한 지표일 것이다. 왜냐하면 네프론이 손상됐을 때만 혈장단백질 분자가 지속적으로 혈액에서 나갈 수 있기 때문이다. 그러나 심한 운동도 일시적인 단백뇨의 원인이 된다. 일부 운동생리학자들은 심한 운동이 콩팥을 상하게 하는 원인이라고 믿고 있었지만, 후속 연구에 의해서 그러한 설명은 잘못된 것이라는 것이 밝혀졌다. 현재 사용되고 있는 가설 중 하나는 "심한 운동 중에 일어나는 호르몬의 변화 때문에 네프론 여과막의 투과성이 증가되어서 약간의 혈장단백질이 토리거름액으로 들어간다."는 것이다. 운동 후 나타나는 약간의 단백뇨는 보통 정상적인 것으로 간주한다.

탈수, 콩팥의 질병, 심장혈관질환, 또는 스트레스 때문에 콩팥에서 정상적인 양의 소변을 배설하지 못하는 경우가 있다. 다음은 비정상적인 소변의 양과 관련이 있는 용어들이다.

1. **무뇨증**(anuria) : 소변이 없음
2. **소변감소증**(oliguria) : 소변의 양이 적음
3. **다뇨증**(polyuria) : 소변의 양이 비정상적으로 많음

소변의 양에 변화가 생기는 것은 체액의 변화나 질병이 생겼다는 지표가 되기 때문에 일정 기간 동안에 섭취한 액체의 양과 배설한 액체의 양을 측정하는 것이 일반적으로 실시되는 임상의학적인 방법이다. 정상적인 성인의 소변량은 하루에 약 1,500~1,600㎖이다.

 수행평가

1. 네프론에서 일어나는 3가지 기본적인 과정은 무엇인가?
2. 항이뇨호르몬과 알도스테론은 소변의 양에 어떻게 영향을 미치는가?
3. 무뇨증과 다뇨증이란 각각 무엇인가?

3. 요관

양쪽 콩팥의 집합세관에서 나온 소변은 콩팥깔때기로 들어간 다음 요관을 따라 밑으로 내려와서 방광으로 들어간다(그림 17-1, 17-7). **콩팥깔때기**(renal pelvis)는 콩팥 안에 있는 분지 모양으로 된 요관의 위쪽 끝이다. 요관은 지름 6mm 이하, 길이 약 25~30cm인 좁은 관이다. 요관과 콩팥깔때기의 속벽은 점막으로 되어 있다. 그림 17-6에서 요관에 두꺼운 근육벽이 있다는 것을 주의해서 봐야 한다. 근육층이 수축하면 꿈틀운동과 비슷한 운동을 일으켜서 소변이 아래로 흘러서 방광으로 들어가는 것을 돕는다. 요관의 속벽에는 감각신경종말이 많이 분포되어 있다.

콩팥돌이 요관을 지날 때 생기는 **콩팥급통증**(renal colic, 신장산통)의 발작은 고대로부터 의학 서적에서 설명되어 있었다. 콩팥돌이 콩팥에서 출발해서 몸 밖으로 나갈 때까지 심한 통증을 일으킨다. 특히 콩팥돌의 끝이 날카로울 때, 콩팥돌이 너무 커서 요관의 벽을 팽창시킬 때, 요관이나 요도의 속벽에 흠집을 낼 때 통증이 더욱 커진다.

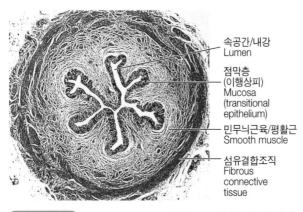

속공간/내강
Lumen

점막층
(이행상피)
Mucosa
(transitional
epithelium)

민무늬근육/평활근
Smooth muscle

섬유결합조직
Fibrous
connective
tissue

FIGURE 17-6 **요관의 단면.** 주름이 많고, 속벽이 특수한 점막 (이행상피)으로 되어 있으며, 관의 내부 공간이 거의 다 채워져 있다는 것을 주의해서 보라. 민무늬근육으로 이루어진 두꺼운 층이 속공간을 둘러싸고 있다. 요관의 가장 바깥층은 거친 섬유결합조직이 덮고 있다.

4. 방광

비어 있는 **방광**(urinary bladder)은 두덩결합 바로 뒤 골반에 놓여 있다. 소변이 방광 안에 꽉 차면 위로 부풀어서 배속공간의 아랫부분으로 들어간다. 여자는 방광이 자궁 앞에 있고, 남자는 전립샘 위에 있다(그림 17-7).

방광의 벽에는 탄성섬유와 민무늬근육이 있어서 방광에 들어 있는 소변의 양에 따라 적절히 늘어날 수 있고, 방광을 비우기 위해서 민무늬근육이 스스로 수축할 수도 있어서 소변을 담아놓는 데 안성맞춤이다. 방광의 속벽은 더 깊은 근육층에 느슨하게 붙어 있기 때문에 방광이 비어 있을 때는 쭈글쭈글한 **주름**(rugae)이 잡히고, 소변이 가득 차 있을 때는 안쪽 표면이 펴져서 매끈해진다.

그림 17-7에서 방광의 뒤 표면 중 삼각형 부분에는 주름이 없다는 것을 확인하라. 이 부위는 **삼각**(trigone)이라고 하며, 깊은 근육층에 단단히 고정되어 있어 표면이 항상 매끈하다. 삼각은 위쪽으로는 두 요관의 구멍, 아래쪽으로는 요도로 나가는 부위까지 뻗어 있다.

5. 요도

소변이 몸 밖으로 나가려면 방광에서 요도를 따라서 밑으로 내려간 다음 바깥쪽 구멍인 **요도구멍**(urinary meatus)을 지나야 한다. 즉 요도(urethra)는 요로(urinary tract)에서 가장 밑부분이다. 콩팥깔때기, 요관, 방광의 모든 속면을 이루는 한 장의 점막이 요도까지 뻗어 있기 때문에 요도가 감염되면 위로 콩팥깔때기까지 전염된다는 것을 알아야 한다. 요도의 길이는 여자의 경우 4cm밖에 안 되지만 남자는 약 20cm나 된다. 요도가 남자에게는 ① 요로의 끝부분이자 ② 정액이 이동하는 통로의 역할을 하지만, 여자에게는 요로의 끝부분 역할만 한다.

요관
Ureter

배막/복막
자른면
Cut edge of
peritoneum

민무늬근육/
평활근
Smooth
muscle

삼각
Trigone

요관구멍/
요관구
Opening
of ureter

요관구멍/요관구
Opening
of ureter

주름
Rugae

속요도조임근/
내요도괄약근
Internal urinary
sphincter

전립샘/
전립선
Prostate
gland

전립샘요도/전립선요도
Prostatic urethra

바깥요도
조임근/
외요도괄약근
External
urinary
sphincter

망울요도샘
Bulbourethral
gland

A

콩팥/신장
Kidney

요관
Ureter

방광
Bladder

두덩결합/
치골결합
Pubic
symphysis

곧창자/
직장
Rectum

요도
Urethra

음경 Penis

곧창자/
직장
Rectum

전립샘/전립선
Prostate gland

자궁
Uterus

질
Vagina

요도구멍/
요도구
Urinary meatus

B

FIGURE 17-7 **방광의 구조와 위치.** A. 완전히 팽대한 남자의 방광을 앞에서 본 그림. 안쪽을 보이기 위해 절개하였다. 방광에서 나가는 요관을 전립샘이 둘러싸고 있다. 그 관계는 제20장에서 공부할 것이다. B. 여자의 비뇨계통(왼쪽)과 남자의 비뇨계통(오른쪽)을 옆에서 본 그림. 비뇨계통과 다른 구조체 사이의 관계를 보여주고 있다.

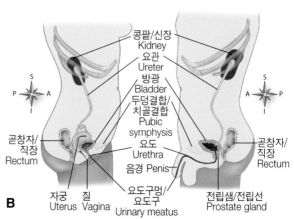

6. 배뇨

배뇨(micturition 또는 urination 또는 voiding)라는 용어는 몸에서 소변이 나가는 것 또는 방광을 비우는 것을 나타낸다.

2개의 **조임근**(sphincter)이 방광으로부터 나오는 통로를 막고 있다. 조임근이 수축되어 있으면 방광을 봉쇄해서 소변이 밖으로 전혀 새지 않고 방광에 쌓이게 된다. 안쪽에 있는 요도조임근(urethral spincter)은 민무늬근육으로 되어 있고, 남녀 모두 방광-요도이음부에 있는 방광출구를 조이고 있다. 바깥요도조임근은 가로무늬근육으로 이루어져 있다. 여자들은 이 조임근이 방광목 아래쪽 요도의 1/3 지점을 조이고, 남자는 전립샘 바로 밑에 있는 요도를 조이고 있다(그림 17-7A).

방광벽은 근육질로 되어 있어서 방광은 소변을 300~400 ㎖까지 압력이 거의 증가하지 않은 채 수용할 수 있다. 여기서 소변이 더 축적되면 방광의 벽이 늘어나고, 신경임펄스가 척주의 둘째~넷째엉치분절로 전달된다. 그러면 **배뇨반사**(emptying reflex)가 시작된다. 배뇨반사는 방광의 벽에 있는 근육을 수축시키고, 안쪽요도조임근을 이완시킨다. 그러면 소변이 요도를 따라서 아래로 흘러간다.

수의적으로 조절되는 바깥쪽요도조임근이 이완되어 있으면 배변이 되지만, 수축되어 있으면 배변이 되지 않는다. 바깥쪽조임근이 수의적으로 수축되면 배뇨반사를 억누르기 때문이다. 그러나 소변이 방광의 최대 용량까지 차면 더 이상은 조절하지 못하고 배뇨가 이루어진다. 그러기 전에 바깥쪽조임근을 의도적으로 이완시키면 배뇨가 이루어지면서 방광에 소변이 쌓이는 것이 일단 막을 내리게 된다.

뇌에 있는 상위 중추도 배뇨에 관여한다. 방광과 두 조임근의 수축을 통합하고 골반과 배에 있는 근육을 협동적으로 수축시킨다.

소변정체(urinary retention)는 소변을 거의 또는 전혀 누지 못하는 증상이다. 콩팥에서는 소변을 생산하는 데 한두 가지 원인 때문에 방광을 완전히 비우지 못하거나 전혀 비우지 못하는 것이다. 그런 사람은 남아 있는 소변이 박테리아가 살기에 아주 좋은 환경이 되기 때문에 반복적으로 **방광염**(cystitis)에 걸리게 된다. 어떤 경우에는 막힌 곳을 제거하는 수술이나 간헐적 또는 만성적 **도관삽입**(catheterization)이 필요할 수도 있다. 이 과정에서 카테터(catheter)라는 빈 관을 요도를 통해 방광으로 삽입하여 소변을 빼낸다. **소변억제**(urinary suppression)는 콩팥에서는 소변을 만들어내지 못하는데 방광에서는 그것을 배출할 능력이 있는 상태이다.

오줌새기(urinary incontinence, 요실금)는 건강적으로나 사회적으로 심할 정도로 많은 양의 소변을 불수의적으로 흘리는 것이다. 오줌새기는 흔히 발생하는 방광 조절 문제로, 특히 고령자에게 많이 발생한다. 그러나 대부분은 증상을 숨기고 병원을 가지 않는 경우가 많다. 많은 사람들은 오줌새기를 사회적 낙인으로 보는 경우가 많고, 창피해하거나, 고립되거나, 일상 생활이 불가능할 정도로 우울해지기도 한다. 많은 고령자들은 오줌새기 때문에 요양원에 들어가게 되는 경우가 많다.

뇌졸중, 파킨슨병, 척수장애 또는 절단과 같은 중추신경장애에 의해 오줌새기가 발생한 경우는 일반적으로 만성적이고, 치료 시술에 거의 반응하지 않는다. 미래에는 이러한 경우에 줄기세포(stem cell)를 이용하여 치료할 수 있을 것이다(제4장의 줄기세포 박스 참조). 현재는 이러한 경우에 특별한 치료방법이 없고, 유용하지만 비싼 어른용 기저귀나 패드를 사용한다. 다행인 것은 대부분의 오줌새기는 해부학적 장애, 방광 또는 조임근의 약화, 심리적 요인 등으로 되돌릴 수 있는 원인에 의해 발생하기 때문에 수술이나 약물, 또는 습관의 변화 등으로 치료할 수 있다.

Clinical Application

노인의 콩팥

신체의 다른 기관과 같이 콩팥도 나이가 들어갈수록 구조가 변하고 기능적 용량이 감소한다. 25세 이상이 되면 기능성 네프론을 점점 잃게 되고, 실제로 콩팥의 무게도 감소한다. 80~85세가 되면 대부분의 사람들은 콩팥의 질량이 약 30% 감소한다. 실제 콩팥 네프론 단위의 수가 줄고, 남아 있는 콩팥세관세포의 대사 활동도 감소하지만 노인들 대부분의 콩팥은 제 기능을 모두 발휘한다. 그것이 가능한 이유는 노인들은 제지방제지방체중이 줄고, 그러면 신체가 생산하는 노폐물의 양도 줄어들기 때문이다. 그러나 안전의 한계는 줄어들고, 전신감염이나 콩팥 혈류의 감소 등과 같이 남아있는 네프론에 자극이 가해지면 거의 즉각적으로 콩팥 기능장애 증상이 나타나게 된다. 노인들의 콩팥 기능의 한계 때문에 젊은 사람들은 쉽게 혈액에서 제거할 수 있는 약물을 노인들은 잘 제거하지 못한다. 그러므로 노인들에게 처방하는 약의 양은 나이에 맞게 조절해야 한다.

과활동성 방광(overactive bladder)이라는 용어는 오줌새기의 유무와는 관계 없이 소변이 자주 마려운 것이다. 일반적으로 소변의 양이 적고, 아주 급하게 마려우며, 통증이 수반된다. 이러한 증상을 사이질방광염(interstitial cystitis)이라고 하고, 방광의 용적을 늘리기 위해 액체를 넣어서 팽창시키고 신경 자극을 감소시키는 약물을 사용하여 치료한다.

 ## Clinical Application

초음파를 이용한 콩팥돌 제거

통계에 의하면 미국인 1000명당 1명은 일생 중에 **콩팥돌**(renal calculi)을 경험한다고 한다. 지독한 통증이 있는 것이 보통이지만, 많은 콩팥돌은 매우 작아서 통증 없이 비뇨계통을 지나서 몸 밖으로 나간다. 이럴 경우에는 통증 치료, 콩팥돌이 감염과 관련된 경우에는 항생제 치료 외에는 필요 없다. 그러나 큰 콩팥돌은 소변의 흐름에 방해가 되고 치료하기도 어렵다.

최근까지는 콩팥술잔과 깔때기에서 만들어지는 비교적 큰 콩팥돌을 효과적으로 제거하는 방법이 전통적인 수술밖에 없었다. 중요한 수술을 한 다음에 의례 따르는 위험뿐만 아니라 수술을 하기 위해서는 큰 병원에 가야 하고, 6주 이상이나 집에서 요양을 해야 한다.

수술 없이 초음파를 이용해서 큰 콩팥돌을 잘게 분쇄해서 요로를 따라서 내보내는 방법이 많이 사용되고 있다. 이러한 수술을 위해 만들어진 초음파발생기를 **요로돌깸기**(lithotriptor)라고 한다. 요로돌깸기를 이용하여 콩팥돌을 분쇄하는 과정을 **돌깸술**(lithotripsy, 쇄석)이라고 하며, 이 방법을 이용하면 환자에게 상처를 내지 않고 콩팥돌을 분쇄할 수 있다. 회복기간도 거의 필요 없고, 위험도 없으며, 가격도 저렴하다. 돌깸술에서는 몸밖충격파(extracorporeal shock wave, 체외충격파)라는 몸 밖에서 만들어지는 충격파를 콩팥돌에 쏴서 분쇄한다. 이때 초점을 맞추기 위해 환자를 물통에 넣거나 물쿠션을 대고 있어야 한다. 다른 형태의 돌깸술 기술도 많이 사용되고 있다. 그 예로는 펄스 색소레이저(pulse dye laser), 고전압 스파크, 전자임펄스발생기, 직접접촉 공기압력프로브 등이 있다.

Science Application

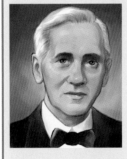

감염과의 싸움
Alexander Fleming (1881-1955)

불행하게도 요로의 구조 자체가 요로를 박테리아와 미생물에 감염되기 쉽게 만든다. 요로의 출구가 외부 환경으로 나 있기 때문에 박테리아가 쉽게 들어갈 수 있다. 여자의 경우에는 요도가 짧고 항문과 가까이 있기 때문에 박테리아가 방광에 침입할 수 있는 위험성이 더 크다.

요로감염을 획기적으로 치료할 수 있는 방법이 1928년에 스코틀랜드의 연구원 Alexander Fleming의 실험실에서 나왔다. Fleming이 박테리아를 기르고 있던 접시에 약간의 곰팡이 포자(mold spare)가 우연히 섞여 들어갔다. 그는 곰팡이 옆에서는 어떤 박테리아도 자라지 못한다는 데에 깜짝 놀랐다. 그는 곰팡이에서 항박테리아 효과를 가지고 있는 물질을 추출해서 페니실린(penicillin)이라고 이름을 지었다. 이어서 인체에 심각한 전염의 원인이 되는 여러 종류의 박테리아에 대항할 수 있는 효과가 페니실린에 있다는 것을 사람들에게 증명하였다. 그렇게 해서 페니실린은 최초의 기적의 약이 되었고, 박테리아에 대항하기 위한 도구로 빠르게 사용되게 되었다.

페니실린과 자연에서 뽑아낸 다른 항생물질들이 아직도 박테리아와의 싸움에서 선호되는 무기이기는 하지만, 감염을 일으키는 박테리아도 일반적인 항생제에 견딜 수 있도록 변형되어 진화하고 있다. 현재는 감염의 유형에 따라서 좀 더 강력한 항생물질과 감염을 중단시킬 수 있는 특별한 기술이 필요하게 되었다. 일부 과학자들은 단순 항생제 치료의 시대가 거의 끝난 게 아닌가 두려워하고 있다.

많은 전문가들이 감염과의 싸움에 직접적으로 연관되어 있고, 인간의 건강을 위협하는 감염을 치료할 수 있는 더 새롭고 더 좋은 치료법을 발견하기 위해 노력하는 다른 전문가들도 있다.

단원요약

1. 콩팥

A. 위치 : 등근육 아래, 벽쪽배막 뒤, 허리선 바로 위, 오른쪽콩팥은 왼쪽보다 약간 밑에 있다(그림 17-1).

B. 내부 구조(그림 17-2)

  1. 겉질 : 콩팥의 바깥층

  2. 속질 : 콩팥의 안쪽 부분

  3. 콩팥피라미드 : 속질의 삼각형 부분

  4. 콩팥유두 : 콩팥피라미드 가장 안쪽 부분으로 좁다.

  5. 콩팥깔때기 : 요관의 위쪽끝이 연장된 부분. 콩팥 안에 있다.

  6. 콩팥술잔 : 콩팥깔때기의 한 부분

C. 미세 구조 : 네프론은 콩팥의 미세 단위로 다음과 같이 구성되어 있다(그림 17-3).

  1. 콩팥소체

    a. 보우만주머니 : 컵모양의 꼭대기 부분

    b. 토리 : 보우만주머니로 둘러싸인 모세혈관 네트워크

  2. 콩팥세관

    a. 토리쪽곱슬세관 : 첫 번째 분절

    b. 콩팥세관고리 : 토리쪽곱슬세관이 계속 이어진 것으로, 내림가지, 고리, 오름가지로 구성된다.

    c. 면쪽곱슬세관 : 콩팥세관고리의 오름가지가 연장된 것

    d. 집합세관 : 면쪽세관이 곧게 연장된 것

D. 기능

  1. 독성 물질과 질소폐기물 배설

  2. 혈액 속에 있는 많은 화학물질의 수준 조절

  3. 수분 평형(체액 평형) 유지

  4. 레닌을 분비하여 혈압을 조절하는 데 도움을 준다.

  5. 토리곁기관에 있는 세포에서 생산되는 호르몬이 적혈구의 생산과 성숙을 자극한다.

2. 소변의 생성(그림 17-5)

A. 네프론의 연속적인 부위에서 일어나는 3가지 과정에 의해 소변이 만들어진다.

  1. 여과 : 콩팥소체 안에서 계속해서 일어난다. 토리의 혈압에 의해 수분과 그 안에 녹아 있는 물질들이 토리에서 보우만주머니로 걸러져 나간다. 정상적인 토리의 여과량은 분당 120㎖이다.

  2. 재흡수 : 콩팥세관에 있던 물질들이 나와서 콩팥세관 주위를 둘러싸고 있는 모세혈관으로 들어가는 것. 물, 영양분, 이온 등이 재흡수된다. 물은 삼투현상에 의해 토리쪽곱슬세관에서 재흡수된다.

  3. 분비 : 콩팥세관 주위를 둘러싸고 있는 모세혈관에서 물질이 나와서 소변으로 들어가는 것. 면쪽곱슬세관과 집합세관에서 이루어진다. 수소이온, 칼륨이온, 약물은 능동적 수송시스템에 의해서 분비되고, 암모니아는 확산에 의해서 분비된다.

B. 소변량의 조절 : 주로 뇌하수체뒤엽에서 분비되는 항이뇨호르몬에 의해서 소변의 양이 감소한다.

3. 요관

A. 구조(그림 17-6) : 콩팥 안에 위치하고, 속벽이 점막으로 이루어진 좁고 긴 관으로 위쪽끝이 팽대(콩팥깔때기)되어 있다.

B. 기능 : 소변을 콩팥깔때기에서 방광으로 내보낸다.

4. 방광

A. 구조(그림 17-7)

  1. 탄성이 있는 근육질 기관으로 크게 확장될 수 있다.

  2. 속벽이 점막으로 되어 있고 위의 점막과 같이 주름져 있다.

B. 기능

  1. 배설하기 전 소변 저장

  2. 배설

5. 요도

A. 구조

  1. 방광에서 바깥으로 뻗어 있는 좁은 관

  2. 점막으로 된 속벽

B. 기능

  1. 소변이 방광에서 몸 밖으로 나가는 통로

  2. 남자의 경우 정액이 지나간느 통로

6. 배뇨

A. 소변이 몸 밖으로 나가는 것

B. 조절하는 조임근

  1. 안쪽요도조임근 : 불수의근

  2. 바깥쪽요도조임근 : 수의근

C. 방광벽 때문에 압력이 별로 증가하지 않고 소변을 저장할 수 있다.

D. 배뇨반사

1. 방광벽이 폄반사에 의해서 시작된다.
2. 방광벽이 수축한다.
3. 안쪽요도조임근이 이완된다.
4. 바깥쪽요도조임근이 이완되면 소변이 배출된다.

E. 소변정체 : 소변이 생산은 되지만 배설되지 않는 증상
F. 소변억제 : 방광이 정상이지만 소변이 만들어지지 않는 증상
G. 오줌새기 : 소변이 불수의적으로 배설되는 증상으로, 노

인들에게 자주 발생하는 방광 문제
1. 척주 손상이나 뇌졸중이 원인일 수 있다.
2. 소변이 남아 있으면 방광염을 일으킬 수 있다.

H. 방광염 : 방광이 감염된 것
I. 과활동성 방광 : 잦은 배뇨가 필요함
1. 사이질방광염이라고 불린다.
2. 소변량은 적다.
3. 소변이 매우 마렵고 통증이 수반되는 것이 보통이다.

용어정리

aldosterone	diuretic	nephropathy	renal tubule
anuria	glomerular filtrate	oliguria	trigone
atrial natriuretic hormone (ANH)	glomerulus	overactive bladder	uremia (uremic poisoning)
Bowman capsule	glycosuria	papilla	urinary incontinence
calyx	hemodialysis	polyuria	urinary retention
catheterization	nephron loop	proteinuria	urinary suppression
continuous ambulatory peritoneal dialysis (CAPD)	incontinence	pyramid	urinary system
	lithotripsy	renal calculi	urination
	lithotriptor	renal colic	voiding
cortex	medulla	renal corpuscle	
cystitis	micturition	renal pelvis	
	nephron	renal threshold	

복습문제

1. 콩팥의 위치를 설명하시오.
2. 콩팥의 내부 구조체의 이름을 쓰고 설명하시오.
3. 콩팥의 기능으로서 여과, 재흡수, 분비를 정의하시오.
4. 소변의 생성에 대해 간략하게 설명하시오.
5. 콩팥에서 제거되거나 조절되는 물질의 이름을 쓰시오.
6. 토리곁기관의 기능을 설명하시오.
7. 요관의 구조를 설명하시오.
8. 방광의 구조를 설명하시오. 삼각이란 무엇인가?
9. 요도의 구조를 설명하시오.
10. 배뇨의 과정을 간략하게 설명하시오.
11. 소변정체와 소변억제를 구분해서 설명하시오.

12. 오줌새기란 무엇이고, 왜 생기는가?

탐구문제

13. 소금과 수분의 평형이 알도스테론과 ADH에 의해 어떻게 조절되는지 설명하시오.
14. 콩팥의 기능이 적절하게 이루어지기 위해 적절한 혈압이 필요한 이유를 설명하시오.
15. 어떤 사람이 더운 날에 힘든 일을 해서 땀을 많이 흘렸다. 그 사람의 혈액 속에 항이뇨호르몬이 아주 많은가 아니면 거의 없는가? 그 이유는 무엇인가?

시험문제

1. 콩팥은 매분 심장이 펌프하는 혈액량의 약 _____ %를 받는다.

2. 콩팥소체는 _____ 와 _____ 로 구성된다.

3. 콩팥의 속질까지 뻗어있는 콩팥세관은 _____ 과 _____ 이다.

4. 콩팥의 겉질에 있는 콩팥세관은 _____ 과 _____ 이다.

5. _____ 는 물질이 콩팥세관에서 나와서 모세혈관으로 이동하는 것이다.

6. _____ 는 토리의 혈압에 의해서 혈액에 있던 물질이 강제로 바우만주머니로 들어가는 것이다.

7. _____ 는 혈액 안에 있던 물질이 먼쪽곱슬세관 또는 집합세관으로 이동하는 것이다.

8. _____ 은 뇌하수체앞엽에서 분비되는 호르몬으로, 소변에 의해 수분이 몸 밖으로 나가는 양을 줄인다.

9. _____ 은 심장에서 만들어지는 호르몬으로, 콩팥세관에서 나트륨이 분비되도록 자극한다.

10. _____ 은 부신겉질에서 분비되는 호르몬으로. 콩팥세관에서 나트륨의 흡수를 촉진한다.

11. 방광 출구에 있는 불수의근을 _____ 이라고 한다.

12. 방광은 배뇨 능력이 있는데 콩팥에서 소변을 만들어낼 수 없는 증상을 _____ 라고 한다.

13. 불수의적으로 소변이 나오는 증상을 _____ 라고 한다.

14. 콩팥에서 소변을 만들어낼 수 있고 방광이 소변으로 꽉 차 있는데도 불구하고 방광이 배뇨할 수 있는 능력이 없는 증상을 _____ 라고 한다.

A열에 있는 용어와 B열에 있는 설명을 적절하게 연결하라.

A

15. _____ cortex
16. _____ medulla
17. _____ pyramids
18. _____ renal pelvis
19. _____ urethra
20. _____ bladder
21. _____ ureter
22. _____ trigone
23. _____ Bowman capsule
24. _____ glomerulus
25. _____ nephron loop

B

a. 콩팥의 안쪽층
b. 콩팥에서 요관이 연장된 것
c. 네프론의 컵처럼 생긴 부위로 토리거른액이 들어 있다.
d. 방광에서 시작되어 몸 밖으로 이어진 관
e. 보우만주머니 안에 있는 모세혈관 네트워크
f. 소변을 배설하기 전까지 모아두는 주머니같이 생긴 구조체
g. 콩팥의 바깥층
h. 방광의 일부로 2개의 요관과 1개의 요도로 뚫린 구멍이 있다.
i. 콩팥세관의 일부로 토리쪽곱슬세관과 먼쪽곱슬세관 사이에 있는 부위
j. 콩팥과 방광을 연결하는 관
k. 콩팥의 겉질에 있는 삼각형 부분

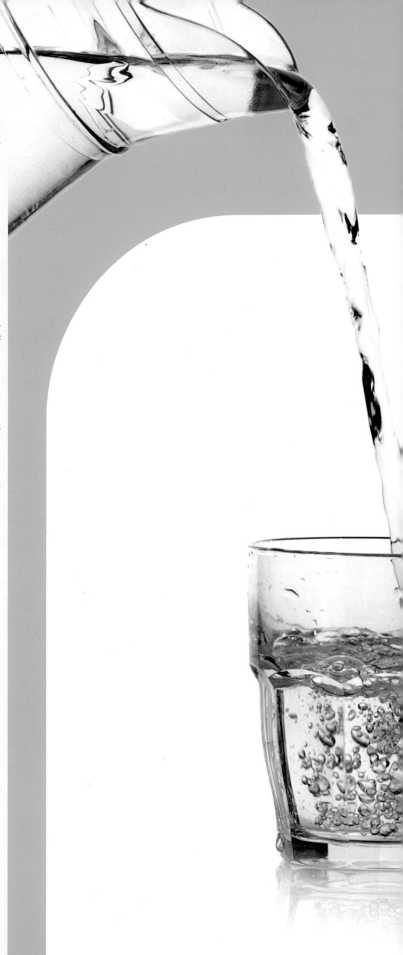

학습목표

이 단원을 공부하고 나면 다음과 같은 것을 할 수 있어야 한다.

1. 체액의 이름을 알고 비교 설명할 수 있다.

2. 수분이 몸을 드나드는 통로와 체액의 균형을 유지하는 메커니즘을 설명할 수 있다.

3. 체액에서 전해질의 성질과 중요성을 논하고, 세포바깥 액의 양을 조절하는 알도스테론 조절 메커니즘을 설명할 수 있다.

4. 모세혈관의 혈압과 혈장 단백질의 상호작용을 설명할 수 있다.

5. 일반적인 체액불균형의 예를 들 수 있다.

체액과 전해질의 균형 18

왜 어떨 때는 소변의 양이 많고, 어떨 때는 거의 소변을 누지 않는지 생각해본 적이 있는가? 그리고 어떤 때는 목이 한없이 마르고, 또 어떤 때는 물을 전혀 마시고 싶지 않은 이유가 무엇일까? 이러한 증상과 그밖에 많은 관련된 것들은 신체에서 체액과 전해질의 균형(fluid and electrolyte balance)을 유지하는 중요한 기능과 관련이 있다.

체액 균형(fluid balance)은 항상성 또는 체액 수준을 상대적으로 일정하게 유지하는 것을 시사하는 것으로, 건강하게 살아남기 위해서 반드시 필요한 조건이다. 체액 균형은 체내의 체액 총량을 일정하게 유지하는 것과 체액이 종류별로 일정하게 분포시키는 것을 모두 의미한다. 신체는 수분의 투입과 배출량이 반드시 균형을 이루어야 한다. 수분이 필요한 양보다 더 많이 체내에 들어가면 제거되어야 하고, 너무 많은 양의 수분을 잃으면 신속하게 보충되어야 한다. 체액 균형은 정상적인 항상성을 의미하기 때문에 체액 불균형(fluid imbalance)은 체내에 있는 수분의 총량 또는 1종류 이상의 체액이 정상적인 한계를 넘도록 증가하거나 감소하는 것을 의미한다.

전해질(electrolyte)은 물에 소금이 녹아 있는 소금물과 같은 물질을 말한다. 건강 또는 생명 그 자체는 체내에서 수분과 전해질이 적절하게 균형이 잡혀 있느냐의 여부에 따라서 결정된다.

이 단원에서는 체액과 전해질에 대한 설명, 적절한 양, 정상적으로 유지하기 위해서 동원되는 메커니즘, 자주 일어나는 체액과 전해질의 불균형 등에 대하여 공부한다.

학습요령

체액과 전해질 균형을 효과적으로 공부하기 위해서 다음과 같은 학습요령을 제안한다.

1. 제2장에 있는 해리(dissociation), 전해질, 이온(양이온, 음이온) 등을 복습하라.
2. 체액과 전해질의 균형을 유지하기 위해서 조절해야 할 3가지 요인은 체액의 총량, 체액의 종류별 분포, 여러 가지 이온과 용질의 농도이다.
3. 세포바깥액은 혈장과 세포사이질액으로 구성되어 있고, 세포속액은 세포 안에 있으면서 체액의 대부분을 차지하고 있다는 것을 잊지 말아야 한다.
4. 용어, 체액의 종류, 특정한 이온의 기능적 중요성과 위치 등을 공부할 때는 플래시 카드를 이용하라. 세포바깥액에서 Na^+가 가장 많은 양이온이고, Cl^-가 가장 많은 음이온이다. 그리고 세포속액에서 K^+가 가장 많은 양이온이고, HPO_4^-와 단백질 분자가 가장 많은 음이온이다.
5. 모세혈관의 혈압과 혈액단백질 메커니즘이 혈액과 세포사이질 사이에서 수분이 이동하는 것을 조절한다.
6. "나트륨이 가는 곳에는 곧 물이 뒤따른다."는 말의 의미를 스터디 그룹에서 토론하라(그림 18-7).
7. 수행평가 문제를 반드시 풀어라. 단원의 말미에 있는 문제를 모두 푼 다음 시험에 나올만한 문제와 해답을 플래시 카드에 써라. 스터디 그룹에서 다른 사람과 플래시 카드를 돌려가면서 보라.

1. 체액

체내에는 수백 가지의 화합물이 있지만, 그중에서 가장 많은 것은 물이다. 의학기준표에 나와 있는 것은 '건강하고, 비만이 아니며, 젊은 어른'을 기준으로 평균을 계산한 체액량이다. 의학기준표를 보면 체중이 70kg인 남성은 체중의 평균 60%가 수분이며, 그 양은 거의 40ℓ에 달한다(그림 18-1). 여성은 약 50%가 수분으로 되어 있다. 기준표를 비만이 아닌 사람을 기준으로 만든 이유는 지방조직은 다른 조직보다 수분이 적기 때문이다. 체내에 지방이 많을수록

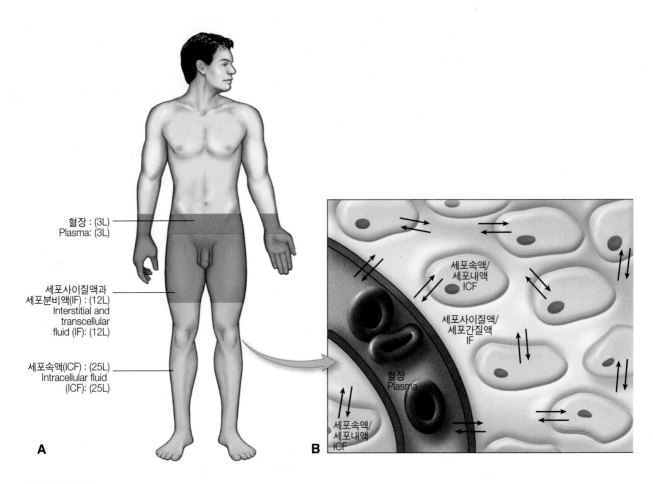

혈장 : (3L)
Plasma: (3L)

세포사이질액과
세포분비액(IF) : (12L)
Interstitial and
transcellular
fluid (IF): (12L)

세포속액(ICF) : (25L)
Intracellular fluid
(ICF): (25L)

A

세포속액/
세포내액
ICF

세포사이질액/
세포간질액
IF

혈장
Plasma

세포속액/
세포내액
ICF

B

FIGURE 18-1 3가지 체액의 상대적인 부피. 숫자는 젊은 성인 남자의 체액 분포를 나타낸다.

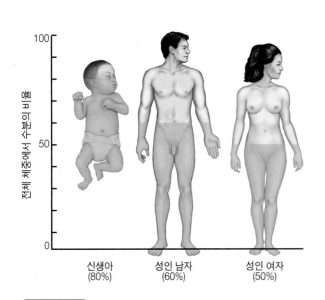

신생아
(80%)

성인 남자
(60%)

성인 여자
(50%)

FIGURE 18-2 체중에서 수분이 차지하는 비율

단위체중당 수분의 총함유량이 적어진다. 그러므로 나이에 관계 없이 비만인 사람은 마른 사람보다 단위체중당 **체액(body fluid)**이 적다. 비만이 아닌 남자는 체중의 약 60%가 수분이지만, 비만인 남자는 체중의 약 50% 이하가 수분이다. 여자는 일반적으로 남자보다 지방이 더 많기 때문에 단위체중당 수분 함유량이 남자보다 약간 적다.

그림 18-2에서 체내에 있는 수분의 양은 나이와 성별에 따라 차이가 있다는 것을 주의해서 보라. 어린 아이는 어른보다 수분의 비율이 높다. 갓난아기는 체중의 약 80%가 수분으로 되어 있기 때문에 설사 등에 의해 수분의 불균형이 발생하면 심각한 문제가 된다. 체내 수분 비율은 생후 10년 동안 급격하게 감소되어서 청소년기가 되면 성인과 비슷해진다. 성별 체액량의 차이는 약 10% 정도이다. 노인은 단위체중당 체액량이 감소한다. 노인이 되면 체액량이 감소하는 원인 중 하나는 체액 비율이 약 65%

인 근육은 감소하고 체액 비율이 약 20%인 지방은 증가하기 때문이다.

2. 체액의 구분

생리학자들은 신체에 있는 모든 체액을 2가지로 구분하고 있다. 즉, 세포바깥액과 세포속액으로 구분하는 것이다. 표 18-1은 갓난아기, 성인 남자, 성인 여자의 체중에 대한 각 체액의 양을 %로 나타낸 것이다.

2.1. 세포바깥액

세포바깥액(extracellular fluid : ECF)은 세포 밖에 있는 체액이다. 세포바깥액은 각기 다른 공간에 있는 3가지 체액으로 다시 나눌 수 있다.

① **혈장**(blood plasma) : 혈관에 있는 전혈 중 액체 부분
② **세포사이질액**(interstitial fluid : IF) : 세포를 둘러싸고 있는 액체
③ **세포관액**(transcellular fluid) : 림프액, 뇌척수액, 눈물, 윤활액 등 특수한 세포바깥액 그룹. 세포로 만들어진 관 안에 들어 있는 액체라는 뜻이다.

2.2. 세포속액

세포속액(intracellular fluid : ICF)은 이름에서 짐작할 수 있듯이 세포 안에 있는 액체이다. 세포속액은 체액량의 대부분을 차지한다. 수분은 체내에서 여러 가지 역할을 한다. 세포 안에서는 주로 용매 역할을 하고, 중요한 화학 반응이 그 안에서 일어난다.

TABLE 18-1

인체에서 체액의 양*

체액	신생아	성인 남자	성인 여자
세포바깥액			
혈장	4	4	4
세포사이질액과 세포관액	26	16	11
세포속액	45	40	35
총량	75	60	50

* 체중에 대한 비율

수행평가
1. 인체의 중요한 2가지 체액은 무엇인가?
2. 체액균형은 무엇을 뜻하는가?

3. 체액균형을 유지하는 메커니즘

정상 상태일 때 체액 총량의 항상성을 유지하거나 회복하는 방법은 주로 수분의 섭취량에 맞게 배출량을 조절함으로써 이루어지고, 다음으로는 수분의 섭취량을 조절하는 메커니즘에 의해 이루어진다. 두 가지 메커니즘 중에서 어느 것이 더 중요한가에 대해서는 이견의 여지가 없다. **신체가 체액균형을 유지하는 주메커니즘은 수분의 섭취량과 배출량을 같도록 조절하는 것이다.**

섭취량과 배출량이 같다면 총체액량은 분명히 변하지 않을 것이다. 그림 18-3은 수분을 섭취하는 3가지 주요 원천, 즉 우리가 섭취하는 음료수, 먹는 음식에 들어 있는 수분, 음식을 이화시키면서 생기는 수분을 보여주고 있다. 표 18-2에는 콩팥, 허파, 피부, 창자를 통해 체액이 빠져나가는 것을 나타내고 있다.

체액 배출량 중 가장 크게 변하는 것은 콩팥에서 배출되는 양이다. 신체에서 체액균형을 유지하는 가장 주된 장치는 소변 배출량을 수분 섭취량에 맞도록 변화시키는 것이다. 사람들은 물을 많이 마시면 소변의 양이 많아진다는 것을 경험으로 알고 있다. 반대로 말하면 물을 덜 마시면 소변의 양도 줄어든다. 소변의 양을 조절하는 방법에 대해서는 제17장에서 공부하였다. 그것을 복습할 수 있는 좋은 기회이다.

비뇨계통을 공부할 때 콩팥세관에서 수분과 염분을 재흡수하는 것이 소변의 양을 결정하는 가장 중요한 요소라고 한 것을 기억하는가? 소변의 양은 주로 뇌하수체뒤엽에서 분비되는 항이뇨호르몬(antidiuretic hormone : ADH)과 부신겉질에서 분비되는 알도스테론에 의해서 조절된다. 그리고 심장의 심방에서 분비되는 심방나트륨이뇨호르몬(atrial natriuretic hormone : ANH)도 소변의 양에 영향을 준다(제17장 참조).

다양한 인자가 혈장, 세포사이질액, 세포속액의 양을 조절하는 메커니즘으로 작용한다. 여기에서는 그중에서 3

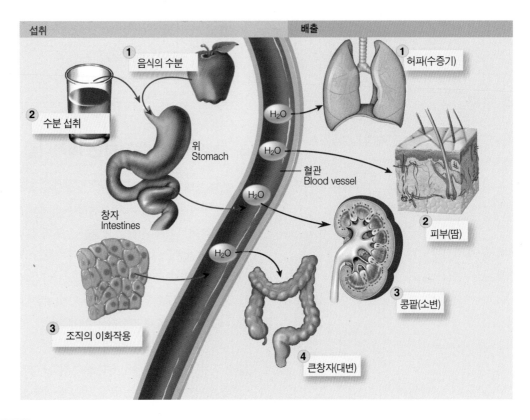

FIGURE 18-3 수분의 섭취와 배출의 원천

TABLE 18-2

수분이 섭취되고 배출되는 각 부위에서 정상적인 수분의 양

섭취	양	배출	양
음식의 수분	700㎖	허파(날숨에 섞여서 배출되는 수분)	350㎖
섭취한 음료수	1,500㎖	피부	
이화작용에 의해 발생한 수분	200㎖	확산에 의한 배출	350㎖
		땀에 의한 배출	100㎖
		콩팥(소변)	1,400㎖
		창자(대변)	200㎖
총량	2400 mL		2400 mL

가지 인자에 대해서만 공부할 것이다. 이 인자들이 체액량에 미치는 효과와 작용하는 예에 대해 공부할 것이다. 3가지 주요 인자는 다음과 같다.

1. 세포바깥액에 포함되어 있는 전해질의 농도
2. 모세혈관의 혈압
3. 혈중 단백질의 농도

3.1. 수분 섭취의 조절

생리학자들은 수분 섭취를 조절하는 메커니즘이 탈수를 일으킬 수 있는 요인들을 보상하기 위해서 정확하고도 세밀하게 작용한다는 데에는 동의하지 않는다. 일반적으로 수분 섭취량을 조절하는 메커니즘은 다음과 같다. ① 탈수가 나타나기 시작하면, 즉 수분 상실량이 섭취량보다 많아지면 침의 분비가 감소하여 입이 마르는 느낌이 들고 갈증을 느끼게 된다. ② 그러면 그 사람은 물을 마셔서 수분 섭취량을 증가시켜서 이전에 상실된 수분을 보충한다. ③ 이렇게 하면 체액의 균형이 회복된다(그림 18-4).

어떤 사람이 며칠 동안 아무것도 먹지 않았다면 체액 배출량이 0으로 감소되는가? 표 18-2를 보면 그 대답은 분명히 "아니오."이다. 항상성 메커니즘에서 배출량을 0으로 만들기 위해 아무리 노력해도 그 사람이 살아 있는 한은 약간의 배출이 일어날 수밖에 없다. 즉 날숨과 피부에서의 확산 등에 의해서 일어나는 체액의 손실은 계속된다. **신체가 수분 섭취량을 조절하려고 노력한다 해도 전해질과 혈중 단백질과 같은 체액 배출을 조절하는 요인들이 항상성을 유지하는 데에 훨씬 더 중요하다.**

✓ 수행평가

1. 수분 섭취와 체액 배출 중에서 신체가 더 중요하게 조절하는 것은 무엇인가?
2. 체액이 신체에서 배출되는 가장 주된 방법은 무엇인가?

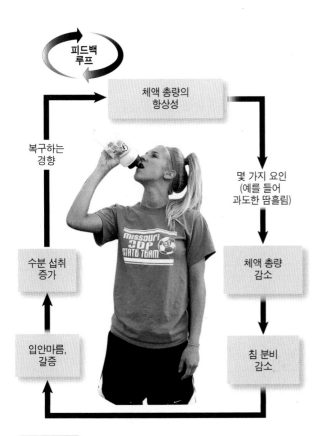

FIGURE 18-4 **체액 총량의 항상성.** 체액이 과도하게 배출된 것을 보상하기 위해서 수분 섭취를 조절하는 네거티브 피드백 루프를 그림으로 나타낸 것이다.

3.2. 체액에서 전해질의 중요성
3.2.1. 전해질과 비전해질

제2장에서 공부한 바와 같이 소금($NaCl$)과 같이 물에서 분리된 입자(소금의 경우는 Na^+와 Cl^-)로 나누어지거나 **해리될 수 있는**(dissociate) 분자 결합을 하고 있는 화합물을 **전해질**(electrolyte)이라고 한다. 전해질이라는 이름은 전해질 용액이 전류를 전도할 수 있기 때문에 붙여졌다. 글루코스와 같은 유기물질 분자는 물속에서 분해되지 않는 분자결합을 하고 있는데, 이러한 화합물을 **비전해질**(nonelectrolyte)이라고 한다. 체액평형은 전해질에 의해서 조절된다.

3.2.2. 이온

전해질이 해리된 입자를 **이온**(ion)이라고 하는데, 그것은 + 또는 − 전하를 가지고 있다. Na^+와 같이 +전하를 가지고 있는 이온을 **양이온**(cation)이라고 하고, Cl^-와 같이 −전하를 가지고 있는 이온을 **음이온**(anion)이라고 한다. 체액 구획에 따라 중요한 이온을 가지고 있는 수준이 다르다(양이온과 음이온을 가리지 않고).

중요한 양이온에는 Na^+, Ca^{++}, K^+, Mg^{++}가 있고, 음이온에는 Cl^-, HCO_3^-(중탄산기), HPO_4^-(중인산기), 여러 종류의 단백질 분자가 있다.

세포바깥액과 세포사이질액에 있는 양이온과 음이온의 양에는 아주 중요한 차이가 있다. 예를 들어 혈장과 세포사이질액은 모두 세포바깥액에 속하기 때문에 Na^+가 가장 많은 양이온, Cl^-가 가장 많은 음이온이다. 그에 반해서 세포속액에서는 K^+가 가장 많은 양이온이고, HPO_4^-와 단백질 분자가 가장 많은 음이온이다. 표 18-3은 혈장 속에 포함되어 있는 전해질의 수준을 나타낸 것이다..

다른 경우와 마찬가지로 이 경우에도 구조에 의해 기능이 결정된다. 이번 예에서는 세포바깥액과 세포사이질액의 화학적 구조의 차이가 물과 전해질이 세포바깥액과 세포사이질액 사이를 이동하도록 만든다. 임상의학에서는 체액에 있는 전해질의 수준을 자주 측정한다. 그 이유는 전해질의 수치가 정상 범위를 벗어나 있다는 것은 항상성 유지 메커니즘에 이상이 생겼거나 질병이 있다는 것을 나타내는 초기 지표가 되기 때문이다.

TABLE 18-3

혈장에 있는 전해질*

양이온	음이온
142 mEq Na^+	102 mEq Cl^-
4 mEq K^+	26 mEq HCO_3^-
5 mEq Ca^{++}	17 mEq 단백질
2 mEq Mg^{++}	6 mEq 기타
	2 mEq HPO_4^{--}
153 mEq/L 혈장	153 mEq/L 혈장

* 혈장의 리터당 밀리그램당량(mEq/L).
  값은 정상범위의 중간값이다.

3.2.3. 전해질의 기능

전해질은 체내에서 중요한 영양분 또는 조절자로서의 역할을 한다. 이온은 인체에서 중요한 역할을 하는 미량원소로 볼 수 있다(제2장 참조). 예를 들어 헤모글로빈을 생산하려면 철분이 필요하고, 갑상샘호르몬을 합성하려면 요오드가 반드시 있어야 한다. 전해질은 여러 가지 세포가 활동할 때에도 필요하다. 그 예로는 신경전도(K^+), 산-염기 평형(HCO_3^-), 뼈의 형성과 혈액의 응고(Ca^{++}), 위에서 염산 생산(Cl^-) 등이 있다.

• 체액량의 변화

전해질은 신체의 3종류 체액 사이를 수분이 이동하는 데에도 영향을 미친다. 세포바깥의 농도가 체액량에 어떻게 영향을 미치는지 알려면 "나트륨이 가면 곧 이어서 수분이 뒤따라간다."는 말을 기억하라. 예를 들어 혈중 나트륨 농도가 올라가면 곧 혈액량도 증가한다. 갑자기 혈액을 잃었을 때 표준식염수(0.9% Nacl)를 정맥주사하는 것은 나트륨과 수분의 이동 사이에 위와 같은 관계가 있다는 것을 알고 있기 때문이다. 표준식염수(saline 또는 링거액)를 주사하면 혈중 나트륨 수준을 증가시키고, 그러면 체액이 세포사이질액에서 나와서 혈액으로 들어간다. 그러면 혈액량이 증가해서 혈압을 안정시킨다. 이러한 방법은 임시방편이기는 하지만, 수혈할 수 있을 때까지 시간이 필요한 경우에 생명을 구할 수 있다.

세포사이질액에 있는 나트륨의 농도가 정상 이상으로 증가하면 세포사이질액의 양이 비정상적으로 많아지는데, 이것이 **부종**(edema)의 한 원인이다. 그 결과 조직이 부어오르게 된다. 조직이 가장 많이 부풀어오르는 부위는 발과 발목의 피하조직이다.

오목부종(pitting edema)은 검사자가 손가락으로 부어오른 피하조직을 눌렀을 때 움푹 들어간 자국이 남는 것을 나타내는 용어이다. 이 자국이 정상적인 조직에서보다 늦게 제자리로 돌아오기 때문에 부종이 있다는 증거가 된다(그림 18-5).

그림 18-6은 체액의 항상성을 유지하려고 하는 메커니즘의 한 경로이다. 부신겉질에서 분비되는 알도스테론이 콩팥세관에서 Na^+가 재흡수되는 것을 촉진한다. 그러면 물의 재흡수가 증가하고 결과적으로 세포바깥액이 증가한다.

그림의 오른쪽 위에서 시작하여 차례대로 따라가면서 각각의 정보단계를 요약해서 설명하면 다음과 같다.

1. 전체적인 체액 균형을 유지하려면 체액 배출량과 흡수량을 맞추는 것이 필요하다.
2. 체액 배출량을 가장 크게 좌우하는 형태는 소변량이다.
3. 콩팥세관에서 나트륨과 수분을 조절하는 것은 소변의 양을 결정하는 가장 중요한 인자이다.
4. 알도스테론은 콩팥에서 나트륨의 재흡수를 조절한다.
5. 수분은 나트륨이 있는 쪽으로 이동한다(나트륨이 가면 수분이 곧 따라간다).

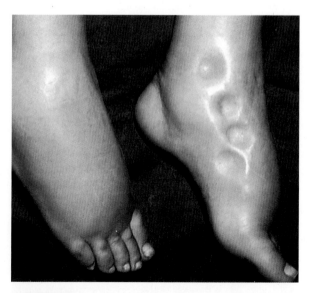

FIGURE 18-5 **오목부종**. 검사자가 손가락으로 누른 자국이 빨리 없어지지 않는 것을 주의해서 본다.

Clinical Application

부종

　부종(edema)은 '인체의 세포사이조직에 체액이 비정상적으로 많이 있는 것'이라고 정의할 수 있다. 이 증상은 체액 불균형의 고전적인 예인데, 세포사이질액과 혈청 사이의 물질교환을 조절하는 인자에 교란이 생긴 것이 그 발생원인이다. 그 예는 다음과 같다.

1. **전해질의 정체**(특히 Na⁺) : 심각한 콩팥질환 후 또는 알도스테론 분비 증가에 의해 세포바깥액에 전해질이 축적되어 발생할 수 있다.
2. **모세혈관의 혈압 증가** : 정상일 때는 체액이 조직 공간에서 조직 모세혈관의 정맥구멍으로 흐른다. 그 이유는 정맥혈압이 낮고 혈장단백질이 물을 끌어당기는 힘이 상대적으로 크기 때문이다. 이 균형은 모세혈관의 정수압을 증가시키는 것이 생기면 깨지게 된다. 심장기능상실에서 일반적인 정맥울혈(vein congestion)이 더 넓은 범위에 걸친 부종의

가장 흔한 원인이다. 정맥울혈이 있는 환자는 혈액이 모세혈관바탕을 자유롭게 흐를 수 없기 때문에 정맥혈의 흐름이 개선될 때까지 계속해서 혈압이 높아진다.

3. **혈장 단백질 농도의 감소** : 영양실조(malnutrition)는 섭취열량과는 관계없이 식사에 단백질이 심하게 부족한 결과로 올 수 있다. 이러한 형태의 영양실조는 단백열량부족증(kwashiorkor)을 일으킬 수도 있는데, 이 증상은 특히 어린이들에게 많이 일어난다. 단백열량부족증 환자는 혈장단백질의 수준이 낮기 때문에 수분이 혈액에서 배막안으로 들어가서(삼투현상) 배가 심하게 부풀어 오르고 부종이 생긴다. 단백질 결핍뿐만 아니라, 정상적으로 혈액에 함유되어 있는 단백질이 충격, 화상, 감염 등에 의해서 모세혈관의 투과성이 증가하면 사이질공간으로 누출될 수도 있다.

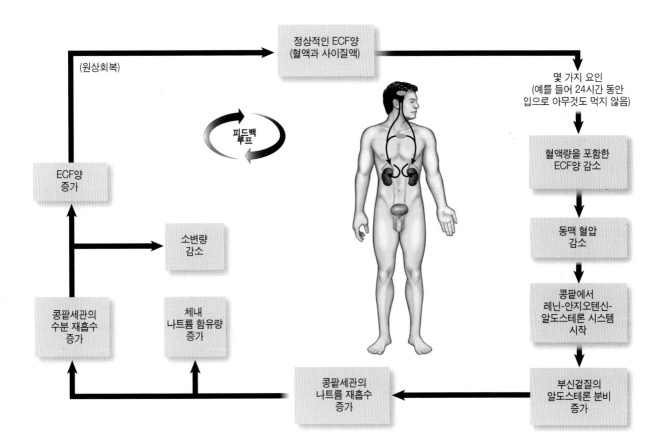

FIGURE 18-6 **알도스테론 조절 메커니즘.** 알도스테론은 세포바깥액의 양이 정상 이하로 낮아졌을 때 정상으로 회복시킨다. 그러나 알도스테론이 너무 많으면 세포바깥액의 양이 지나치게 많아져서 혈액의 양이 많아지는 혈량과다증(hypervolemia)이나 세포사이질액의 양이 많아지는 부종(edema)이 발생하고, 신체의 총나트륨량도 지나치게 많아진다.

세포바깥액의 양이 정상 이하로 감소했을 때 그것을 다시 정상으로 회복시키는 알도스테론 조절 메커니즘을 간략하고 정확하게 설명한 것이 그림 18-6의 흐름도이다. 항이뇨호르몬(ADH)의 분비가 세포바깥액의 양에 영향을 주는 것을 그림으로 나타내기 위해서 그림 18-6과 비슷한 그림을 각자 그려보라.

음식을 통해서 섭취하는 나트륨의 양은 매일 다르다. 그러므로 혈중 나트륨 수준을 정상범위에 있게 해서 항상성을 유지하려면 조절 메커니즘이 있어야 한다. 리터당 밀리그램당량(milliequivalent : mEq)은 반응과 관련된 양을 측정하는 단위이다(표 18-3)(역자 주 : mEq는 혈액 1ℓ 당 몇 mg의 이온이 있어야 정상인지를 나타내는 수치이다).

건강한 사람은 콩팥에서 나트륨을 몸 밖으로 배출하는 양이 흡수하는 양과 거의 같다. 콩팥은 체액에 있는 나트륨의 수준을 조절하는 주기관의 역할을 한다.

나트륨과 같은 전해질은 체내와 체외로 드나들 뿐만 아니라 여러 가지 체액 사이를 24시간을 주기로 왔다갔다한다는 것을 알아야 한다.

그림 18-7에서는 매일 생산되는 나트륨이 함유된 많은 양의 내분비액을 보여준다. 인체는 24시간 동안에 1,000~1,300mEq의 나트륨을 포함하고 있는 내분비액을 8ℓ 이상 소화계통에 쏟아붓는다(침, 위액, 쓸개즙, 이자액, 세포사이질액 등). 분비된 나트륨은 대부분이 소화액에 들어 있고, 큰창자에서 거의 완전히 재흡수된다. 대변으로 나가는 나트륨의 양은 거의 없다. 살기 위해서는 나트륨 수준을 정확하게 조절해야 한다.

 알도스테론 조절 메커니즘을 더 공부하려면 AnimationDirect로 들어갈 것

✓ 수행평가

1. 전해질과 비전해질의 차이점은 무엇인가?
2. 체내에서 이온이 하는 주된 역할에는 무엇이 있는가?
3. 체내에서 이온을 조절하는 호르몬은 무엇인가?

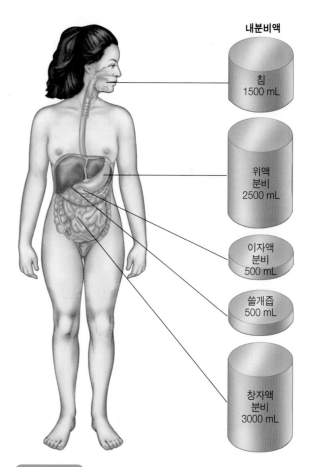

내분비액

침
1500 mL

위액
분비
2500 mL

이자액
분비
500 mL

쓸개즙
500 mL

창자액
분비
3000 mL

FIGURE 18-7 **나트륨을 함유하고 있는 내분비액.** 이러한 내분비액의 총량이 하루에 8,000㎖ 이상이다.

3.3. 모세혈관의 혈압과 혈중 단백질

모세혈관의 혈압은 물을 밀어내는 힘이다. 모세혈관의 혈압이 체액을 모세혈관에서 나와서 세포사이질액으로 들어가도록 미는 것이다. 그러므로 모세혈관의 혈압이 증가하면 더 많은 양의 체액이 혈액에서 나와서 세포사이질액으로 들어간다. 즉 모세혈관 혈압의 증가는 체액을 혈액에서 세포사이질액으로 이동시키는 효과가 있다. 체액의 이동에 의해서 혈액량과 세포사이질액의 양이 변화된다. 즉 세포사이질액이 증가하면 혈액량이 감소한다. 한편 모세혈관의 혈압이 감소하면 혈액으로부터 적은 양의 체액이 걸러져서 세포사이질액으로 들어간다.

수분은 끊임없이 모세혈관의 막 안팎으로 이동한다(그림 18-1). 모세혈관의 혈액이 세포사이질액으로 이동하는 양은 대부분 모세혈관의 혈압에 달려 있다. 반대방향(세포사이질액→혈액)으로 이동하는 수분의 양은 주로 혈중

Clinical Application

이뇨제

이뇨(diuretic)라는 용어는 '소변의 원인이 되는'이라는 의미를 가진 그리스어 'diouretikos'에서 유래한다. 이러한 정의에 의하면 이뇨제(diuretic drug)는 소변의 생산을 촉진시키거나 자극하는 물질이다.

이뇨제는 임상에서 가장 흔하게 사용하는 약이다. 이뇨제를 사용하는 이유는 수분과 전해질(특히 나트륨)의 균형에 영향을 주기 때문이다.

이뇨제는 네프론에 있는 콩팥세관의 기능에 영향을 미치며, 이뇨제의 종류는 ① 작용하는 부위(토리쪽곱슬세관, 콩팥세관고리, 먼쪽곱슬세관)에 따라서 또는 ② 콩팥세관의 체액

에 있는 나트륨이나 다른 이온의 농도에 미치는 영향에 따라서 분류한다.

병원에서든 집에서든 이뇨제를 복용하는 환자를 모니터링하는 지침에는 시간을 두고 체중을 반복적으로 측정해서 기록하는 것과, 물을 마시고 배출하는 것을 계속해서 기록하는 것이 포함되어 있다. 이러한 기록들은 환자의 수분-전해질 균형의 증후를 판단하는 데 이용된다. 예를 들어 이뇨제로 유발된 탈수 때문에 체중이 6%만 감소되어도 팔다리가 따끔거리고, 걸을 때 휘청거리며, 두통과 열이 발생하고, 심박수와 호흡수가 증가한다.

단백질의 농도에 달려 있다. 혈중 단백질은 수분을 끌어당기거나 유지하는 힘으로 작용한다. 혈중 단백질은 수분을 혈액에 붙들어 두기도 하고, 세포사이질액에서 혈액으로 끌어당기기도 한다. 예를 들어서 심하게 굶주렸을 때와 같이 비정상적인 상태에서 혈중 단백질 농도가 현저히 감소하면 세포사이질액에서 혈액으로 수분이 거의 들어오지 않는다. 그러면 혈액량이 감소하고 세포사이질액의 양이 증가하여 몸이 붓게 된다. 3가지 주요 체액 중 세포사이질액의 양이 가장 크게 변한다. 혈장의 양은 보통 짧은 시간 동안 적은 양만 변한다. 왜냐하면 혈장의 양이 확연히 떨어지면 혈액 순환을 제대로 유지할 수 없기 때문이다.

 체액 이동을 더 공부하려면 AnimationDirect로 들어갈 것

4. 체액의 불균형

체액의 불균형은 자주 있는 가벼운 질병이다. 체액 불균형은 여러 가지 원인 때문에 여러 가지 형태로 나타나지만, 공통적인 특징은 한 가지 이상의 체액이 비정상적으로 높거나 낮은 것이다.

탈수증(dehydration)은 가장 흔한 체액의 불균형이다. 은근히 위험한 이 증상은 처음에는 세포사이질액의 양이 감소하였지만(치료하지 않고 방치해서), 결국에는 세포속액과 혈청의 양이 모두 정상 이하로 감소된다. 오랫동안 체액을 너무 적게 흡수하거나 너무 많이 배출하면 탈수증에 걸린다. 계속해서 설사를 하거나 구토를 하면 체액을 잃기 때문에 탈수증에 걸릴 수 있다. 갓난아기에게 특히 심하다. 갓난아기는 총체액량이 어른보다 훨씬 적기 때문이다. 피부에 탄력성이 없어지는 것이 탈수의 임상적인 신호이다.

수분과잉증(overhydration)은 체액의 총량이 정상보다 많은 것으로, 탈수증보다 흔하게 발생하지 않는다. 정맥주사를 너무 빨리 또는 너무 많이 맞으면 수분과잉증이 발생할 수 있으며, 심장에 지나치게 부담을 주게 되어 극도로 위험해질 수 있다.

✓ 수행평가

1. 모세혈관의 혈압이 증가하면 체액이 세포사이질액으로 이동하는 이유는 무엇인가?
2. 혈장 단백질이 체액의 균형에 미치는 영향은 무엇인가?
3. 탈수를 일으키는 조건은 무엇인가?

Science Application

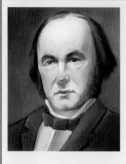

신체의 불변성
Claude Bernard (1813-1877)

Claude Bernard는 1834년에 극작가가 되기로 결심하고 약제상의 견습생이라는 직업을 버렸다. 그의 연극은 파리에서 높이 평가되지 않았지만, 그가 의과대학에 들어갔을 때 많은 의사들이 그의 연구 기술을 높이 평가해 주었다. Bernard는 실험의학과 인간 생리학 연구에서 가장 중요한 인물 중 하나가 되는 연구를 시작하였다. 그가 인체 생리학에 가장 근본적으로 공헌한 것 중의 하나는 인체가 내부 체액 환경에서 살고 있는 세포들로 이루어졌다는 발상이다.

Bernard는 "인간의 내부 체액 환경은 상대적으로 일정한 상태로 유지된다. 그러므로 내부 환경이 일정하게 유지되는 것은 세포가 살아 있다는 증거이고, 신체 전체가 살아 있다는 것을 확신할 수 있는 것이다."라고 하였다. 이러한 개념을 제1장에서부터 지금까지 항상성이라고 불렀다. 신체의 모든 기능이 체액을 일정하게 유지하는 것의 성패와 관련이 있다는 것을 가장 처음으로 주장한 것이 Bernard이다.

오늘날에는 거의 모든 건강 전문가들이 Bernard의 발상에 바탕을 둔 항상성의 개념을 이용하여 환자의 체액과 전해질의 균형을 판단한 다음 그 체액 균형을 원래대로 되돌릴 가능성이 있는 치료를 하고 있다. 건강한 체액과 전해질 균형을 유지하는 것이 현대의 병원과 임상에서 환자를 성공적으로 치료하기 위해서 반드시 필요한 열쇠 중의 하나이다.

단원요약

1. 체액
A. 물은 신체에 가장 많이 있는 화합물이다.
  1. 체액량 평균의 기준은 건강하고, 비만이 아닌 70kg의 남자이다.
  2. 남자는 체중의 60%, 여자는 50%가 수분이다(표 18-1).
  3. 70kg인 남자의 평균 체액량은 40리터이다(그림 18-1).
B. 총체액량의 변화와 관련이 있는 요인은 다음과 같다.
  1. 체중
  2. 신체의 지방 함량 : 지방이 많을수록 체액이 적다(지방조직은 수분 함량이 적다).
  3. 성별 : 여자의 신체에는 남자보다 수분이 약 10% 적게 들어 있다.
  4. 나이 : 갓난아기는 수분이 체중의 약 80%를 차지한다. 나이가 많아지면 체중당 수분량이 감소한다(수분 함량이 높은 근육조직이 수분함량이 낮은 지방으로 대체되기 때문).

2. 체액의 구분
A. 2가지 주요 체액(표 18-1)
  1. 세포바깥액(ECF)
    a. 형태
      (1) 혈장
      (2) 세포사이질액
      (3) 세포관액(림프, 관절액, 뇌척수액, 눈물)
    b. 신체의 내부 환경이라고 한다.
    c. 세포를 둘러싸고, 세포와 물질을 서로 주고 받는다.
  2. 세포속액
    a. 가장 많은 체액
    b. 세포 안에 있다.
    c. 세포 내에서 일어나는 화학 반응을 촉진하는 용매 역할을 한다.

3. 체액 균형을 유지하는 메커니즘
A. 체액의 배출(주로 소변)을 체액의 흡수에 맞춘다. 뇌하수체앞엽에서 분비하는 항이뇨호르몬(ADH)이 콩팥세관에 있는 소변에서 나트륨과 수분을 혈액으로 재흡수하는 것을 촉진한다. 그러면 소변의 양이 감소하고 세포바깥액이 증가한다(그림 18-6).
B. 세포바깥액의 전해질(특히 나트륨) 농도가 세포바깥액의 양에 영향을 미친다. 세포바깥액에 있는 나트륨이 증가하면 세포속액에서 수분이 더 많이 빠져나가고 ADH 분비를 증가시켜서 세포바깥액의 양을 증가시킨다. 그러면 소변의 양이 감소한다.
C. 모세혈관이 혈압은 수분을 혈액에서 세포사이질액으로 밀어내고, 혈장 단백질 농도는 수분을 끌어당긴다. 따라

서 이 두 가지 힘이 일반적인 상태에서 혈장과 세포사이질액의 양을 조절한다.

D. 체액에서 전해질의 중요성

  1. 비전해질 : 수용액에 넣어도 해리되지 않는 유기물질(예 : 글루코스)

  2. 전해질 : 수용액에 넣으면 해리되어 이온으로 분해되는 물질(예 : 소금)

  3. 이온 : 전해질이 해리되어 만들어진 입자로 전하를 가지고 있다.

    a. +로 하전된 입자=양이온(예: K^+, Na^+)

    b. −로 하전된 입자=음이온(예 : Cl^-, HCO_3^-)

  4. 혈장의 전해질 성분(표 18-3)

  5. 나트륨 : 혈장에 가장 많고 중요한 양이온

    a. 정상 혈장 수준 : 142mEq/L

    b. 평균 일일 섭취량(음식) : 100mEq

  c. 주요 조절 방법 : 콩팥

  d. 알도스테론이 콩팥세관에서 나트륨의 재흡수를 촉진시킨다.

  e. 나트륨을 함유하고 있는 내분비액(그림 18-7)

E. 모세혈관의 혈압과 혈중 단백질 농도

4. 체액의 불균형

A. 탈수 : 체액의 총량이 정상 이하인 것. 맨 먼저 세포세포사이질액이 감소하고, 치료를 하지 않으면 세포속액과 혈장량이 감소한다. 오랜 시간 동안 체액의 배출량이 흡수량보다 많으면 탈수가 일어날 수 있다.

B. 수분과잉증 : 체액의 총량이 정상보다 많은 것. 수분의 섭취량이 배출량보다 크면 발생할 수 있다. 정맥주사를 너무 많은 양을 하거나, 정맥주사를 지나치게 빨리 하는 등 여러 가지 요인에 의해 발생한다.

용어정리

anion	edema	interstitial fluid (IF)	pitting edema
blood plasma	electrolyte	intracellular fluid (ICF)	transcellular fluid
cation	extracellular fluid (ECF)	ion	
dissociate	fluid compartment	overhydration	

복습문제

1. 3가지 주요 체액구획의 이름과 위치를 쓰시오. 이 중 어느 것이 세포바깥액을 이루는가?
2. 체내 수분의 비율을 결정하는 요인은 무엇인가? 각 요인의 영향에 대해 설명하시오.
3. 인체 수분의 3가지 원천을 나열하시오.
4. 체액이 배출되는 4가지 기관을 나열하시오.
5. 전해질과 비전해질의 차이는 무엇인가?
6. 3가지 중요한 음이온은 무엇인가?
7. 3가지 중요한 양이온은 무엇인가?
8. 아무리 탈수가 되어도 체액 배출량을 0으로 만들지 못하는 이유는 무엇인가?
9. 알도스테론이 콩팥세관과 혈액 사이의 수분 이동에 어떻게 영향을 주는지 설명하시오.
10. 혈장과 세포사이질액 사이의 수분 이동에 모세혈관 혈압이 하는 역할을 설명하시오.
11. 혈장과 세포사이질액 사이의 수분 이동에 혈장 단백질이 하는 역할을 설명하시오.
12. 탈수증을 정의하고, 그 원인을 설명하시오.
13. 수분과잉증을 정의하고, 그 원인을 설명하시오.

탐구문제

14. 소변의 양을 조절하는 3가지 호르몬은 무엇인가? 각 호르몬이 생산되는 부위와 역할을 설명하시오.
15. 심방나트륨이뇨호르몬(ANH)이 콩팥세관과 혈액 사이에서 수분이 이동하는 데에 어떠한 영향을 미치는지 설명하시오.

시험문제

1. 세포바깥액은 _____, _____, _____으로 구성되어 있다.
2. 세포바깥액 중에서 가장 양이 많은 것은 _____ 이다.

3, 4~5번의 빈 칸에 '적다' 또는 '많다'를 알맞게 넣어라.
3. 일반적으로 비만인 사람은 마른 사람보다 체중당 수분량이 _____.
4. 일반적으로 남자는 여자보다 체중당 수분량이 _____.
5. 일반적으로 갓난아기는 어른보다 수분량이 _____.

6. 신체가 체액의 균형을 유지하는 가장 기본적인 메커니즘은 _____을 조절하는 것이다.
7. 신체가 체액을 흡수하는 3가지 원천은 _____, _____, _____이다.

시험문제 (계속)

8. 체액을 배출하는 4가지 기관은 _____, _____, _____, _____이다.

9. 소변의 양을 조절하는 3가지 호르몬은 뇌하수체에서 분비되는 _____, 부신겉질에서 분비되는 _____, 심장에서 분비되는 _____이다.

10. 전해질이 물에 녹으면 _____이 된다.

11. 혈액에 가장 많이 들어 있는 음이온은 _____이다.

12. 혈액에 가장 많이 들어 있는 양이온은 _____이다.

13. 혈중 알도스테론이 증가하면 어떻게 되는가?
    a. 나트륨이 혈액에서 콩팥세관으로 이동한다.
    b. 나트륨이 콩팥세관에서 혈액으로 이동한다.
    c. 소변이 더 많이 생성된다.
    d. ANH가 분비된다.

14. 알도스테론의 작용은 무엇인가?
    a. 세포사이질액을 증가시킨다.
    b. 세포사이질액을 감소시킨다.
    c. 세포바깥액을 증가시킨다.
    d. 세포바깥액을 감소시킨다.

15. 모세혈관의 혈압이 증가하면 어떻게 되는가?
    a. 체액을 세포사이질액에서 세포바깥액으로 이동시킨다.
    b. 체액을 혈장에서 세포사이질액으로 이동시킨다.
    c. 체액을 세포사이질액에서 혈장으로 이동시킨다.
    d. 체액의 이동과는 아무 관계 없다.

16. 혈중 단백질의 작용은 무엇인가?
    a. 세포사이질액을 혈장으로 이동시킨다.
    b. 혈장을 세포사이질액으로 이동시킨다.
    c. 세포바깥액을 세포사이질액으로 이동시킨다.
    d. 세포사이질액을 세포바깥액으로 이동시킨다.

학습목표

이 단원을 공부하고 나면 다음과 같은 것을 할 수 있어야 한다.

1. pH의 개념을 알고 산–염기 평형을 정의할 수 있다.

2. 버퍼와 버퍼쌍을 정의하고 강산과 약산. 강염기와 약염기를 비교 설명할 수 있다.

3. pH를 조절하는 호흡 메커니즘과 배뇨 메커니즘을 비교 설명할 수 있다.

4. pH 불평형인 경우 pH를 정상적인 수준으로 되돌릴 수 있도록 하는 보상 메커니즘을 설명할 수 있다.

5. 대사성 pH 불평형과 호흡성 pH 불평형을 비교 설명할 수 있다.

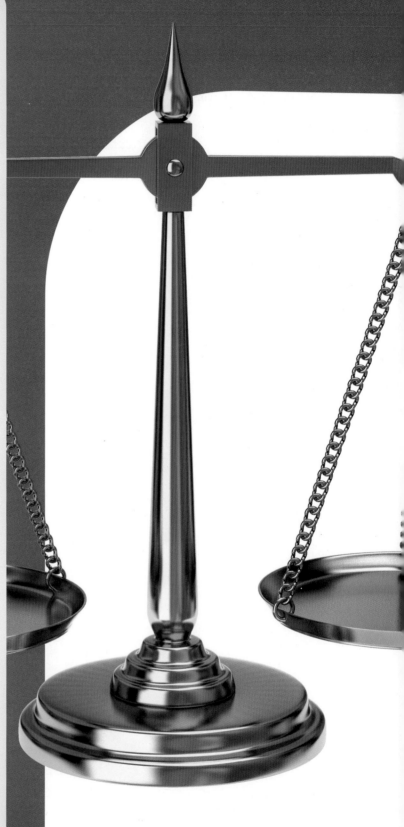

산-염기 평형 19

산-염기 평형은 인체의 항상성 메커니즘 중에서 가장 중요한 것 중 하나이다. 산-염기 평형을 유지한다는 것은 체액에 있는 수소 이온의 농도를 상대적으로 일정하게 유지한다는 뜻이다. 세포 효소나 헤모글로빈과 같은 중요한 인체의 단백질이 효과적으로 기능하려면 수소 이온의 농도가 정확하게 조절되어야 한다. 이것은 대단히 중요한 것이다. 수소 이온의 농도가 정상에서 조금만 벗어나도 심각한 병이 생기거나 심하면 죽을 수도 있다. 건강하게 살아남는 것은 체액의 산-염기 평형을 유지하는 능력 또는 불평형이 일어났을 때 정상으로 회복시키는 능력에 달려 있다. 산-염기를 조절하는 데에는 일련의 항상성 메커니즘이 협력적으로 작용하는 것이 필요한데, 여기에는 혈액과 기타 다른 체액, 허파, 콩팥이 포함된다. 이러한 메커니즘은 궁극적으로는 모두 화학 과정에 기초를 두고 있다.

생명 과정과 관련이 있는 중요한 화학 원리에 대해서는 제2장에서 이미 공부하였다. 이 단원에서 신체가 산-염기 평형을 어떻게 정확하게 조절하는지 공부하면서 제2장에 있는 생화학 원리에 대하여 복습하는 것이 더 좋을 것이다.

1. 체액의 pH

물과 모든 수용액에는 **수소이온**(hydrogen ion : H^+)과 **수산화이온**(hydroxide ion : OH^-)이 들어 있다. pH 다음에 있는 숫자는 용액의 수소 이온 농도를 나타낸다. 그림 19-1에 있는 pH 스케일(세로축)을 네거티브 로그 스케일(negative logarithm scale)이라고 한다. 이와 같은 스케일을 사용하면 한 용액의 pH를 0~14의 숫자로 나타낼 수 있다. 이때

사용된 숫자 0~14는 용액 1ℓ 안에 들어 있는 H^+의 그램 수를 네거티브 로그 스케일로 나타낸 것(10^{-0}~10^{-14})이다. 여러 가지 용액에 들어 있는 H^+의 농도는 어마어마한 차이가 있다. pH가 0인 용액은 1ℓ에 10^{-0}(=1)g의 수소 이온이 들어 있고, pH가 14인 용액에는 1ℓ에 10^{-14}(0.00000000000001)g의 수소 이온이 들어 있다. 복잡해 보이는가? 전혀 그렇지

않다. pH에 있는 문자가 무엇을 뜻하는지는 p는 백분율(percent) 또는 전위(potential), H는 수소이온이라고 생각하면 기억하기 쉽다. pH 스케일을 간편하게 줄여서 쓴 것이라고 생각하라. 그렇지 않았으면 소수점 아래에 0이 여러 개 있는 수자가 되었을 것을 0의 개수로 나타낸 것이기 때문이다. 예를 들어 소변의 pH 검사를 했더니 "수소이온이 1ℓ당 0.00000001g 들어 있다."고 하는 것보다 'pH 8'이라고 하는 것이 훨씬 간편하다. pH 스케일을 사용하면 편리할 뿐만 아니라 소수점 아래에 있는 0의 개수를 셀 때 오차를 줄이는 효과도 있다.

그림 19-1과 같은 pH 스케일을 사용할 때 pH 7.0은 용액이 중성이라는 것을 잊지 말아야 한다(그림 2-5도 참조할 것). 중성이란 산성도 알칼리성도 아니라는 것이다. 이러한 용액이 이온화되면 산성인 H^+이온과 염기성인 OH^-이온이 같은 양으로 만들어진다. 중성인 용액에는 순수한 물(증류수)이 있다. pH가 7.0 이상인 용액은 알칼리성 또는 염기성 용액(alkaline 또는 basic solution)이고, 그 숫자가 커질수록 더 강한 알칼리성이 된다. pH가 7.0 이하인 용액은 **산성 용액**(acid solution)이고, pH의 숫자가 작아질수록 더 진한 산성이 된다. 또한 pH 다음에 오는 숫자가 1만큼 커지면 H^+이온의 농도가 1/10배가 되고, pH 다음에 오는 숫자가 1만큼 작아지면 H^+이온의 농도가 10배가 된다는 것을 기억해야 한다. 예를 들어 한 사람으로부터 소변 샘플을 2번 채취해서 pH 검사를 했을 때 첫 번째 시료는 pH 7.0이고 두 번째 시료는 pH 8.0이었다고 하면 첫 번째 시료는 중성이고 두 번째 시료는 알칼리성이며, 두 번째 시료에 들어 있는 H^+이온의 농도가 첫 번째 시료의 1/10이라는 것을 의미한다.

위산은 pH 1.6으로 인체에서 산성이 가장 강한 물질이다. 정상일 때 동맥혈은 pH 7.45이고, 정맥혈은 pH 7.35이다. 그러므로 동맥혈과 정맥혈은 모두 약한 알칼리성이지만, 정맥혈은 동맥혈보다 약간 덜 알칼리성이다. 혈액의 pH가 정상 범위에서 아주 조금 벗어나는 것을 pH 불평형이라고 하는데, 이 단원의 말미에서 공부할 것이다.

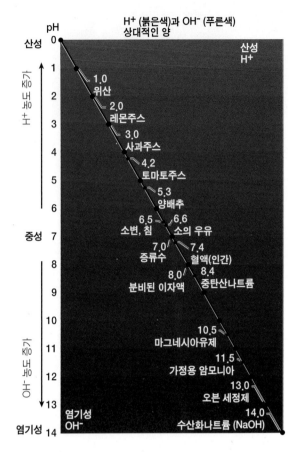

FIGURE 19-1 **pH 범위.** 전체적인 pH의 범위는 네거티브 로그 스케일이라고 부르는 0~14(10^{-0}~10^{-14})의 숫자로 나타낸다. 이것은 pH 단위가 1 변하면 수소 이온의 농도는 10배 변한다는 것을 의미한다. 수소 이온의 농도가 증가하면 용액의 산성도가 증가하고 pH 수치는 감소한다. 수소 이온의 농도가 낮아지면 pH값이 커지고 용액은 염기성이 된다. pH 7은 중성이고, pH 0은 가장 강한 산성이며, pH는 14는 가장 강한 염기성이다.

✓ **수행평가**

1. pH 측정치는 무엇을 나타내는가?
2. 한 용액의 pH가 중성이라는 것은 무엇을 의미하는가?
3. 한 용액의 pH가 증가하였다는 것은 무엇을 의미하는가?

2. 체액의 pH를 조절하는 메커니즘

신체에서 pH를 조절하는 3가지 메커니즘은 ① 버퍼메커니즘, ② 호흡메커니즘, ③ 배뇨메커니즘이다. 이들을 합해서 **복합 pH 항상성 메커니즘**(complex pH homeostatic mechanism)이라고 한다. 일반적으로 혈액을 약간 알칼리성으로 유지하고 pH를 매우 일정하게 유지하는데, 그 변동폭은 7.35~7.45로 매우 좁다.

정맥혈의 pH는 7.36으로, 동맥혈의 pH 7.40보다 약간 낮은 이유는 주로 세포 대사의 노폐물인 이산화탄소가 정맥혈로 들어가기 때문이다. CO_2는 산소가 있는 상태에서 영양분인 글루코스를 세포 내에서 분해할 때 발생한다. 그 과정을 산소호흡(aerobic respiration) 또는 세포호흡(cellular respiration)이라고 한다. CO_2가 혈액으로 들어오면 일부가 물(H_2O)과 결합해서 탄산(H_2CO_3)이 된다. 이때 적혈구에 있는 탄산탈수효소(carbonic anhydrase)가 결합을 촉진한다. 이러한 과정은 다음의 화학식과 같이 나타낼 수 있다. 다음 문단을 공부하기 전에 제2장에 있는 표 2-2와 산-염기-염에 대한 내용을 먼저 복습하기 바란다.

$$CO_2 + H_2O \xrightarrow{\text{탄산탈수효소}} H_2CO_3$$

허파는 정맥혈에서 CO_2를 제거함으로써 하루에 30ℓ 이상에 달하는 탄산을 제거한다. 이렇게 믿어지지 않을 정도로 많은 양의 산이 잘 완충되기 때문에 정맥혈 1ℓ에는 동맥혈보다 수소이온이 1/100000000g 많을 뿐이다. 항상성이란 참 놀랍다. pH의 항상성을 조절하는 메커니즘은 놀라울 정도로 효율적으로 조절된다.

2.1. 버퍼

버퍼(buffer, 완충제)는 어떤 액체에 산 또는 염기를 추가했을 때 pH가 갑자기 변하는 것을 방지하는 화학물질이다. 혈액에 강산이나 강염기를 첨가하면 대부분 완전히 해리되어 H^+ 또는 OH^- 이온을 대량 방출할 것이다. 그러면 혈액의 pH가 극적으로 변할 것이다. 이처럼 극적인 pH 변화가 일어나지 않도록 하는 것에 살아남는다는 것 자체가 달려 있다. 해리의 개념에 대해서는 제2장과 제18장에서 이미 공부하였다.

체액에는 염기보다는 산이 첨가되는 경우가 많다. 왜냐하면 인체의 모든 세포에서 계속해서 이루어지는 이화작용에 의해 만들어진 산이 모세혈관을 통해 흐르면서 혈액으로 들어가기 때문이다. 글루코스나 지방과 같은 영양물질을 세포에서 분해하면서 생산되는 산 이외에도 약간의 H^+ 이온이 소화관에서 직접 흡수될 수 있다. 그러면 거의

즉각적으로 혈액에 있는 일종의 염, 즉 버퍼가 반응하여 비교적 강한 산을 약산으로 바꾼다. 약산이기 때문에 혈액의 pH를 아주 조금만 변화시킨다. 버퍼가 없으면 이화작용에 의해서 생산된 강산이 혈액의 pH를 크게 떨어뜨렸을 것이다(역자 주 : 영어에서는 소금도 salt라 하고, 산-염기-염이라고 할 때의 염도 salt라 하기 때문에 번역할 때 어려움이 조금 있다. 위의 문장에서 나온 염은 산-염기-염이라고 할 때의 염이고, 화학 시간에 중화를 배울 때 '산+염기=염+H_2O'라고 배우기 때문에 염은 모두 중성이라고 생각하는 학생들이 많다. 그러나 염에는 산성염, 중성염, 염기성염이 있는데, 위에서 나온 염은 산성염을 말한다).

버퍼는 2종류의 물질로 구성되어 있기 때문에 보통 **버퍼쌍**(buffer pair)이라고 한다. 혈액에 많이 들어 있는 버퍼쌍 중 하나가 중탄산나트륨($NaHCO_3$)과 탄산(H_2CO_3)이다. 중탄산나트륨은 보통 베이킹소다라 하고, 탄산음료에 많이 들어 있다. 압력이 낮아지면 H_2O와 CO_2로 변하기 때문에 탄산음료가 들어 있는 병의 뚜껑을 열면 공기방울이 계속 올라온다.

버퍼 작용의 예로 $NaHCO_3-H_2CO_3$ 버퍼쌍이 강산이나 강염기를 만났을 때 어떻게 작용하는지 알아보기로 한다.

HCl과 같은 강산을 혈액에 첨가하면 $NaHCO_3-H_2CO_3$ 버퍼시스템이 그림 19-2와 같은 반응을 시작한다. HCl과 $NaHCO_3$ 사이에 일어나는 반응이 어떻게 버퍼의 원리를 적용하는지 주의해서 봐야 한다. $NaHCO_3$의 버퍼 작용에 의해서 강산인 HCl 대신에 약산인 H · HCO_3로 대체되고, HCl이 버퍼되지 않았을 때보다 혈중 H^+ 농도가 훨씬 낮아진다.

한편 NaOH와 같은 강염기가 똑같은 버퍼시스템에 첨가되었다고 하면 그림 19-3과 같은 반응이 일어날 것이다. H_2CO_3(H · HCO_3)의 H^+가 NaOH의 OH^-와 결합해서 H_2O가 된다. 그러면 혈액에 가해진 OH^-의 수를 줄이는 효과가 발생하고, 결과적으로 pH가 급격히 변하는 것을 방지하게 된다.

그림 19-2에서는 버퍼시스템이 강산에 어떻게 작용하는지 보여주고 있다. 이 그림이 버퍼 작용의 원리를 보여주는 데 아주 유용하기는 하지만, 실제로 HCl과 같은 강산이 혈액으로 들어가는 일은 없다. 그러나 $NaCO_3$ 버퍼 시스템은 이화작용을 하는 동안 생산되는 많은 양의 약산을

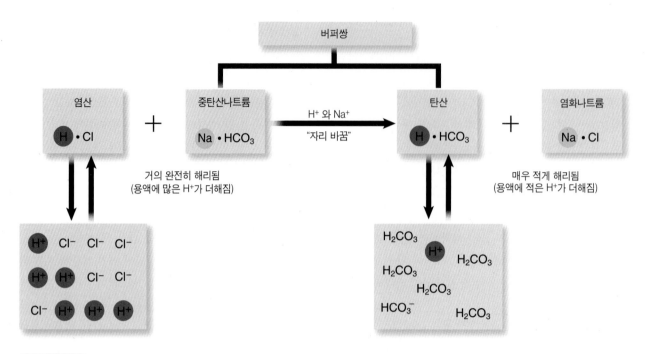

FIGURE 19-2 **중탄산나트륨(NaHCO₃)의 버퍼 작용.** 버퍼 작용의 결과 강산인 HCl이 약산인 H_2CO_3로 대체되었다. 강산인 HCl은 거의 완전히 해리되어서 H_2CO_3보다 더 많은 숫자의 H⁺ 이온을 방출한다는 것을 주의해서 볼 것. 버퍼 작용은 시스템에 있는 H⁺ 이온의 숫자를 줄인다.

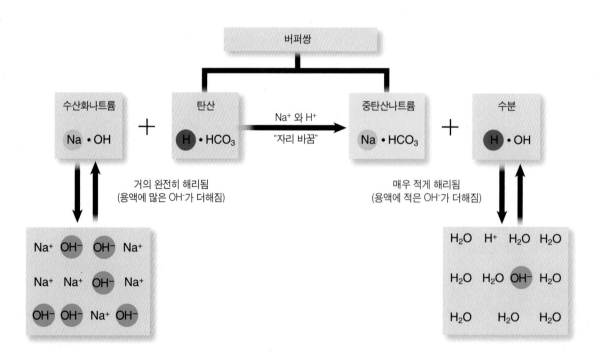

FIGURE 19-3 **탄산(H_2CO_3)의 버퍼 작용.** NaOH를 H_2CO_3로 버퍼하는 예. 버퍼 작용의 결과 강염기인 NaOH가 약염기인 H_2CO_3와 H_2O로 대체되었다. 강염기인 NaOH는 거의 완전히 해리되어서 많은 양의 OH⁻이온을 방출한다. H_2O가 해리되는 양은 극히 적다. 버퍼는 시스템에 있는 OH⁻ 이온의 숫자를 줄인다.

버퍼시키기 위해서 자주 동원되는 시스템이다. 젖산이 아주 좋은 예이다. 젖산은 약산이기 때문에 HCl처럼 완전히 해리되지는 않는다. 젖산이 불완전하게 해리되기 때문에 혈액에 H⁺ 이온이 적게 더해지고, 같은 양의 HCl이 더해졌을 때보다 혈액의 pH가 덜 급격하게 낮아진다. 그러나 버퍼가 없으면 점점 젖산이 쌓여서 H⁺ 이온의 농도가 크게 높아지게 된다. 그러면 혈액의 pH가 낮아져서 심각한 산증(acidosis)을 일으킬 수 있다. 중탄산나트륨(NaHCO₃)은 혈액에서 정상적으로 일어나는 고정산(fixed acid, 분해되어서 기체로 변하지 않는 산)을 버퍼하는 주요 물질이다. 젖산은 가장 양이 많은 고정산 중 하나이다.

그림 19-4에서는 젖산을 버퍼했을 때 생기는 화합물을 보여주고 있다. 젖산은 산소가 없는 상태에서 글루코스를 정상적으로 이화시켰을 때 발생하는 물질이다.

다음은 조직 모세혈관에 있는 고정산을 버퍼한 결과 발생하는 혈액의 변화를 요약한 것이다.

1. 젖산과 같은 산이 H_2CO_3로 변환되기 때문에 혈액의 H_2CO_3 양이 약간 증가한다.
2. 중탄산이온이 새롭게 형성되는 H_2CO_3의 일부가 되

기 때문에 혈액에 있는 중탄산염(주로 NaHCO₃)의 양이 감소한다. pH 7.45인 정상적인 동맥혈에는 H_2CO_3보다 NaHCO₃가 20배 많다. 이 비율이 감소하면 혈액의 pH가 7.45 이하로 떨어지게 된다.
3. 혈중 H⁺ 농도가 약간 증가한다. H_2CO_3가 혈액에 H⁺ 이온을 더해주기는 하지만, 젖산보다 약산이기 때문에 젖산보다는 적게 더한다. 즉 버퍼 메커니즘은 H⁺ 이온의 농도 증가를 완전히 막지는 못하고 증가를 최소한으로 줄이는 것이다.
4. 혈액의 H⁺ 이온이 약간 증가하기 때문에 혈액의 pH도 약간 감소한다.

H_2CO_3는 체액에 가장 많은 산이다. 왜냐하면 고정산의 버퍼에 의해 만들어지고, CO_2가 H_2O와 결합할 때도 발생하기 때문이다. 이화작용의 최종 산물인 CO_2를 세포들이 조직 모세혈관에 계속해서 퍼붓는다. 모세혈관의 혈액에서 만들어진 대부분의 H_2CO_3는 적혈구로 확산되어서 들어가고, 적혈구에서 헤모글로빈에 있는 칼륨염에 의해서 버퍼가 이루어진다. H_2CO_3는 분해되어서 CO_2와 H_2O가

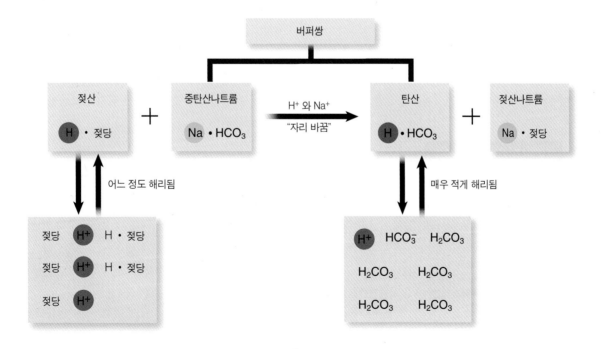

FIGURE 19-4 **젖산이 중탄산나트륨(NaHCO₃)에 의해서 버퍼되는 예.** 젖산(H · 젖당)과 기타 고정산은 혈액에서 NaHCO₃에 의해서 버퍼된다. 탄산(H_2CO_3 또는 H · HCO₃, 젖산보다 약산)이 젖산을 대신한다. 그 결과 젖산일 때보다 적은 수의 H⁺ 이온이 혈액에 더해진다.

된다. 이 과정은 혈액이 허파 모세혈관을 지나는 동안에 일어난다. 이어지는 다음 절의 내용을 읽어보면 그 과정이 혈액의 pH에 미치는 영향을 알 수 있을 것이다.

> **수행평가**
> 1. 신체가 체액의 pH를 조절하기 위해서 가지고 있는 3가지 메커니즘은 무엇인가?
> 2. 버퍼란 무엇인가?

2.2. 호흡 메커니즘의 pH 조절

H^+ 이온의 농도를 조절해서 신체의 pH를 조절할 때 호흡이 아주 중요한 역할을 한다. 숨을 내쉴 때마다 CO_2와 H_2O가 몸 밖으로 나간다. 허파 모세혈관을 지날 때 CO_2가 정맥혈 밖으로 확산되어 나온다. 그러므로 허파 모세혈관을 떠나는 동맥혈에는 CO_2가 적게 남게 되고, 따라서 CO_2가 물과 결합해서 만들어지는 H_2CO_3의 양도 적어진다. 그래서 동맥혈에는 H_2CO_3와 H^+ 이온이 적게 포함되어 있고, 동맥혈의 pH는 7.45로 정맥혈의 pH 7.35보다 높다.

호흡에 의해서 생기는 변화가 혈액의 pH를 어떻게 변화시키는지 알아보자. 코를 막고 1분 여 동안 숨을 쉬지 않는다고 생각해보자. 분명히 날숨을 통해서 CO_2가 몸 밖으로 빠져나가지 못할 것이고, 혈액에 포함되어 있는 CO_2의 양이 증가할 것이다. 그러면 H_2CO_3 양이 증가하여 혈액 안의 H+ 이온 농도가 증가할 것이다. 결과적으로 혈액의 pH 값이 줄어든다. 여기에서 기억해두어야 할 2가지 사실

은 ① 호흡을 상당량 감소시키는 것이 있으면 결국 **산증**(acidosis)이 발생한다는 것과, ② 반대로 호흡을 증가시키는 것이 있으면 결국 **알칼리증**(alkalosis)이 발생한다는 것이다. 그러므로 뇌에 있는 호흡중추는 호흡의 수와 깊이를 조절함으로써 체액에 있는 CO_2와 H^+ 이온의 농도를 조절할 수 있다.

2.3. 배뇨 메커니즘의 pH 조절

대부분의 사람들은 콩팥이 생명기관이고, 콩팥이 그 기능을 멈추어버리면 생명을 잃게 될 것이라는 사실을 알고 있다. 그러한 이유 중 하나는 콩팥이 신체에서 가장 효과적인 혈액 pH 조절 기관이기 때문이다. 콩팥은 허파보다 훨씬 더 많은 양의 산을 제거하고, 필요하면 염기도 제거할 수 있다. 허파는 그럴 수 없다. 한마디로 콩팥은 혈액의 pH가 크게 변동하는 것을 막아주는 최후이자 최선의 기관이다. 콩팥이 잘못 되면 pH 항상성, 즉 산-염기 평형도 깨지게 된다.

일반적으로 혈액에는 염기보다 산이 더 많이 들어오기 때문에 콩팥에서는 염기보다 산이 더 많이 배설된다. 다르게 표현하면 대부분의 시간 동안 콩팥은 소변을 산성화시킨다. 즉 콩팥이 소변에 충분한 양의 산을 배출시켜서 소변의 pH가 4.8인 경우가 많다(장상적인 혈액의 pH가 7.5~8.5인 것과 비교해서 생각해보라).

콩팥의 먼쪽곱슬세관에서 혈액에 있는 과잉되는 산을 제거하면서 동시에 혈액에 있는 염기를 보존한다. 이 2가

🩺 Clinical Application

당뇨병케톤산증

당뇨병 환자를 집에서 치료할 때 중요한 것은 혈중 글루코스 농도와, (특히 인슐린을 복용하는 환자인 경우) 소변에 **케톤체**(ketone body)가 있는지 확인하는 것이다. 혈액에 이 산성 물질이 축적되는 이유는 지방을 너무 많이 대사시키기 때문이다. 제1형 당뇨병 환자들은 탄수화물을 대사시키는 데에 문제가 있기 때문에 탄수화물 대신에 지방을 주에너지원으로 대사시킨다. 케톤체가 축적되는 증상을 **당뇨병케톤산증**(diabetic ketoacidosis)이라고 하는데, 이 병에 걸리면 혈액이 위험할 정도로 산성이 된다. 그러면 신체는 이를 보상하기 위해 숨을 빠르게 쉬어서 CO_2를 날려보냄으로써 혈액의 산성도를 감소시키려고 한다. 혈중 케톤 수준이 증가하면 케톤이 소변으로 넘치므로 적절한 시약띠로 검출할 수 있다.

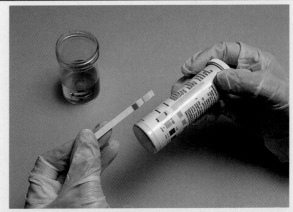

케톤뇨증. 시약띠를 이용하여 당뇨병 환자의 소변에 케톤체가 있는지 확인하고 있다.

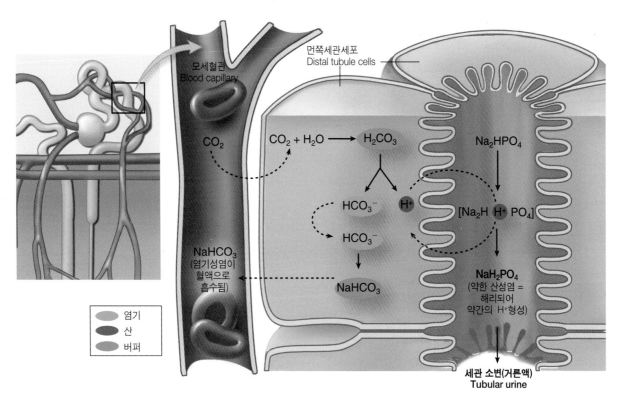

FIGURE 19-5 먼쪽곱슬세관에서의 H⁺ 이온 배설에 의한 소변 산성화와 염기 보존

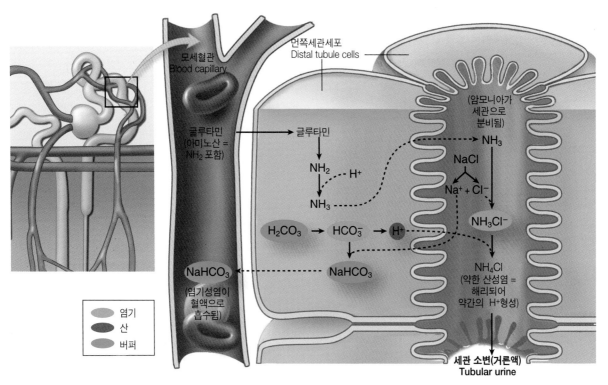

FIGURE 19-6 **곱슬세관에서의 암모니아(NH₃) 배설에 의한 소변의 산성화.** 아미노산의 일종인 글루타민이 곱슬세관 세포 안으로 이동하여 아미노기(NH₂)를 잃으면 암모니아가 되어 소변으로 배설된다. Na⁺와 H⁺를 교환한 다음 NaHCO₃(염기성 염)을 재흡수한다.

지 메커니즘은 그림 19-5와 19-6에 설명하고 있다. 그림의 내용을 모두 이해하려면 약간의 기초 화학을 알고 있어야 한다. 잘 모르겠으면 진도를 더 나가기 전에 제2장을 먼저 복습하라. 그림 19-5를 보면 CO_2가 혈액에서 나와서 (콩팥 모세혈관으로 흐르면서) 먼쪽곱슬세관의 벽을 이루는 세포로 들어간다. 이 세포에서 CO_2가 H_2O와 결합해서 H_2CO_3를 만드는데, 세포에 탄산탈수효소가 들어 있기 때문에 이 반응이 빠른 속도로 일어난다. H_2CO_3는 만들어지자마자 해리되어서 H^+와 HCO_3^-가 된다. 이 두 이온이 어떻게 변하는지 주의해서 보라. H^+는 확산되어서 콩팥세관의 세포 밖으로 나와서 소변에 섞인 다음 관을 따라 흘러내려간다. 여기에서 Na_2HPO_4에 있던 Na^+와 H^+가 서로 자리를 바꾸어서 NaH_2PO_4가 되고 대신에 Na^+가 소변에 남게 된다. 새로 만들어진 NaH_2PO_4는 소변과 함께 몸 밖으로 배설되고 대신 남은 Na^+는 소변에서 나와서 세포로 들어간다. 결과적으로 세포에 있던 H^+가 Na^+로 바뀐 셈이고, Na^+는 세포에 남아 있던 HCO_3^-와 결합해서 $NaHCO_3$가 된 후 혈액으로 다시 흡수된다. 위의 과정이 모두 끝난 결과를 보면 H^+가 소변에 더해졌고(산성화) $NaHCO_3$는 보존되었다.

그림 19-6은 그림 제목에 있는 것처럼 암모니아를 분비해서 소변을 산성화시키는 과정을 그린 그림이다.

 배뇨 메커니즘의 pH 조절을 공부하려면 AnimationDirect로 들어갈 것

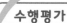 **수행평가**
1. 호흡이 혈액의 pH에 어떻게 영향을 미치는가?
2. 콩팥이 혈액의 pH를 변화시키는 메커니즘은 무엇인가?

3. pH 불평형

산증(acidosis)과 **알칼리증**(alkalosis)이 2가지 pH 불평형(산-염기 불평형)이다. 화학적으로는 pH가 7.0 이하이면 산성이라고 하지만, 의학에서 산증은 동맥혈이 pH 7.35 이하인 것이고, 알칼리증은 동맥혈이 pH 7.45 이상인 것을 말한다. 산증은 H^+ 이온의 농도가 증가하거나 염기를 잃어서 동맥혈의 pH가 떨어진 것이다. 혈액의 pH가 7.0까지 떨어지는 경우는 매우 드물고, 혈액이 정말로 산성(ph 7.0 이하)이 되는 경우는 없다. 왜냐하면 그 전에 죽기 때문이다. 알칼리증은 산증보다 드물게 나타나고, 산을 잃거나 염기가 축적되어서 혈액의 pH가 정상보다 높아지는 것이다.

임상적인 관점에서 산-염기 평형은 혈액에 있는 H_2CO_3와 $NaHCO_3$의 상대적인 양에 달려 있다. 버퍼쌍인 H_2CO_3와 $NaHCO_3$의 산-염기 평형이 정상적이려면 $NaHCO_3$가 H_2CO_3보다 20배 더 많아야 한다. 신체는 $NaHCO_3-H_2CO_3$ 버퍼쌍을 이루는 2가지 물질을 조절할 수 있는데, $NaHCO_3$는 콩팥에서, H_2CO_3는 허파에서 조절한다.

3.1. 대사장애와 호흡장애

대사장애(metabolic disturbance)와 호흡장애(respiratory disturbance)에 의해 $NaHCO_3$와 H_2CO_3의 비율이 변화될 수 있다. 대사장애는 $NaHCO_3$에, 호흡장애는 H_2CO_3에 다음과 같은 영향을 준다.

3.1.1. 대사장애

a. **대사산증**(metabolic acidosis) : $NaHCO_3$가 부족한 대사산증은 콩팥 질환, 방치된 당뇨병, 만성 설사, 부동액(에틸렌글리콜)이나 메탄올과 같은 독성 물질 섭취 등에 의해 걸리기 쉽다.

b. **대사알칼리증**(metabolic alkalosis) : $NaHCO_3$가 과다한 대사알칼리증은 이뇨 치료, 구토나 석션(suction)에 의한 위액 결핍, 쿠싱신드롬(Cushing syndrome)과 같은 질병에 의해 발생한다.

3.1.2. 호흡장애

a. **호흡산증**(respiratory acidosis) : H_2CO_3가 과다한 것으로, 저환기(hypoventilation)에 의해서 동맥혈에 CO_2의 양이 많아지면 발생하기 쉽다. 그 외에도 약물이나 마취 등에 의해서 호흡중추가 억제되거나 허파기종이나 폐렴과 같은 질병에 의해서도 발생한다. 심장마비에서 회복될 때 심각한 호흡산증이 생길 수도 있다.

b. **호흡알칼리증**(respiratory akalosis) : H_2CO_3가 부족

한 것으로, 과다환기(hyperventilation)에 의해서 날숨으로 CO_2를 과도하게 잃으면 H_2CO_3가 부족하게 된다. 불안(과다환기증후군), 인공호흡기에 의한 과다환기, 간성혼수(hepatic coma) 등에 의해서 호흡알칼리증이 발생할 수 있다.

3.2. 구토와 대사알칼리증

구토(vomiting 또는 emesis)는 강제로 위를 비우는 것으로, 가끔 창자에 있던 내용물이 입으로 나오기도 한다. 뇌에 있는 구토중추가 구토에 수반되는 여러 가지 단계를 조절하지만, 기본적으로는 불수의적이다(그림 19-7A). 갓난아기의 날문폐쇄에 수반되는 반복적인 구토와 같은 심각한 구토는 생명을 위협할 수도 있다.

구토의 가장 흔한 합병증은 대사알칼리증이다(그림 19-7B (2)), 대사알칼리혈증($NaHCO_3$ 과다)은 위에서 Cl^- 이온(HCl)을 대량으로 잃었기 때문에 생긴다. 구토를 하면 위액이 입으로 빠져나가기 때문에 위액에 들어 있는 HCl을 대량으로 잃게 된다. Cl^- 이온을 많이 잃으면 세포바깥액(혈액과 세포사이질액)에 $NaHCO_3$가 증가해서 H_2CO_3와 $NaHCO_3$의 비율이 1 : 40에 이르게 된다. 이러한 상태를 **비보상대사알칼리증**(uncompensated metabolic alkalosis)이라고 한다(그림 19-7B(2)).

혈액의 H_2CO_3와 $NaHCO_3$ 비율이 산-염기 평형의 열쇠라는 사실을 기억하라. 만약 그 비율을 정상(1 : 20)으로 유지할 수만 있으면 절대적인 양이 늘어나더라도 산-염기 평형은 유지된다. $NaHCO_3$가 증가하면 신체는 그것을 보상하기 위해서 ① 몸에 더 많은 CO_2가 남아 있을 수 있도록 호흡을 천천히 하거나, ② 소변을 통한 $NaHCO_3$의 배출량을 증가시키려고 한다. 그러면 H_2CO_3와 $NaHCO_3$의 절대량도 줄고 비율도 개선되어서 정상 수준을 회복할 수 있다. 이러한 상태를 **보상된 대사알칼리증**(compensated metabolic alkalosis)이라고 한다(그림 19-7B (3)).

H_2CO_3-$NaHCO_3$ 버퍼쌍의 비율을 정상으로 되돌려서 혈액의 pH를 정상으로 만들기 위해서는 치료가 필요하다. 식염수 주사액과 같이 Cl^- 이온이 들어 있는 용액을 주사

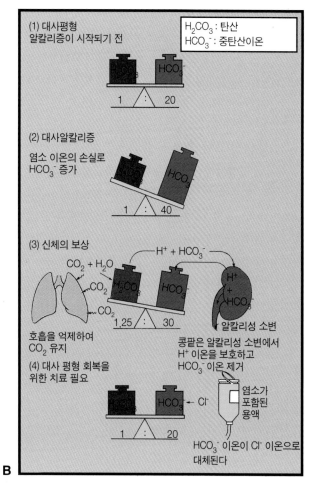

FIGURE 19-7 **구토와 대사알칼리증.** A. 구토에는 여러 가지 협동적인(근본적으로는 불수의적인) 단계가 포함되어 있다는 것을 주의해서 보라. B. (1) 대사알칼리증이 시작되기 전에는 대사적으로 평형이었다. (2) 보상되지 않은 대사알칼리증 : $NaHCO_3$가 증가하고 $NaHCO_3$와 H_2CO_3의 비율이 1 : 40으로 변한 것을 보여주고 있다. (3) 보상알칼리증 : $NaHCO_3$와 H_2CO_3의 비율이 1.25 : 30으로 개선된 것을 보여주고 있다. (4) 지나치게 많은 HCO_3^- 이온을 Cl^- 이온으로 대체하고, HCO_3^- 이온을 소변으로 배설해서 대사평형을 다시 회복한다.

Clinical Application

젖산산증과 메트포민

염산메트포민(metformin hydrochloride)은 경구당뇨병 약 중 가장 많이 쓰이고 효과가 좋다. 염산 메트포민은 2형 당뇨병 환자들의 혈당을 낮추기 위해서 식이요법과 운동요법과 함께 사용된다. 메트포민 치료의 부작용은 드물지만 대단히 심각한 젖산산증(lactic acidosis)을 일으킬 수 있다. 젖산산증의 특징은 혈중 젖산 수준이 높고, 전해질 장애가 있으며, 혈액 pH가 낮은 것이다. 1년 동안 메트포민을 복용한 환자 33,000명당 1명이 젖산산증에 걸리는데, 젖산산증에 일단 걸리면 치사율이 약 50%나 된다. 젖산산증의 증상에는 다양한 소화장애와 호흡장애, 무력감, 그리고 근육통이 있다. 콩팥과 간에 질병이 있는 환자가 메트포민을 복용하면 젖산산증에 걸릴 위험성이 높다.

하면 그 속에 있는 Cl^- 이온이 지나치게 많은 HCO_3^-를 대체하여 결국 $NaHCO_3$를 소변으로 배출하게 만든다(그림 19-7B (4)). 치료가 성공적으로 이루어지고 난 다음에는 산-염기 평형이 회복되어 혈액 pH가 정상이 되고, H_2CO_3와 $NaHCO_3$의 절대량과 비율이 정상으로 되돌아와서 대사알칼리증 이전의 상태가 된다(그림 19-7B (1)).

3.3. 심장정지와 호흡산증

심각한 항상성 부전이 연속적으로 빠르게 발생하면 심장정지를 일으킨다. 그러한 부전 중 하나가 호흡산증(탄산과다)이다. 호흡산증은 허파 모세혈관을 통해서 흐르는 혈류가 멈추고 호흡이 정지됨으로써 CO_2가 몸안에 많이 쌓여서 발생한다. 응급심폐소생술을 실시하여 호흡이 재개되고 심장이 다시 박동하기 시작했다고 하더라도 생명을 유지하려면 호흡산증을 치료해서 혈액의 pH 수준을 정상수준으로 빨리 되돌려놓아야 한다.

다른 형태의 pH 불평형과 마찬가지로 $NaHCO_3-H_2CO_3$

버퍼쌍을 이루는 물질의 절대량과 비율의 변화를 막아야 혈액 pH가 크게 변하는 것을 방지할 수 있다. 그 다음에는 신체가 호흡보상 메커니즘과 콩팥보상 메커니즘을 발동시켜서 H_2CO_3 초과량을 처리하게 된다.

호흡수를 늘리는 호흡보상 메커니즘은 CO_2 초과량을 어느 정도는 날려버릴 수 있지만, 심장마비로 급격하게 증가한 H_2CO_3를 현저하게 감소시키지는 못하기 때문에 혈액 버퍼가 제압된 다음에도 남아 있게 된다. 심장마비로 시작된 호흡산증은 결국 콩팥보상 메커니즘에 의해서 해결해야 한다.

콩팥보상 메커니즘은 ① HCO_3^-의 배설을 줄이는 것과 ② H^+의 배설을 증가시키는 것이다. 콩팥보상 메커니즘은 시간을 두고 천천히 진행되기 때문에 만성호흡산증을 해결하는 데에는 큰 도움이 되지만, 심장마비로 생긴 급성의 심각한 산증에 대처하기에는 적절하지 못하다. 그러므로 결국 의학적인 중재가 필요하다. 과거에는 $NaHCO_3$를 정맥주사로 공급하거나 젖산용액(젖산은 간에서 $NaHCO_3$로 변환시킬 수 있다)을 주사하는 것이 심장마비에 의해 발생한 산증을 응급 치료하는 수단으로 선호되었고, 지금도 사용하고 있다. 그러나 임상 연구 결과에 의하면 통제된 환기(controlled ventilation)를 이용해서 공격적으로 치료하는 것이 CO_2 제거에 탁월한 효과가 있고, pH 평형을 회복시키는 데에도 더 효과적이다.

✓ 수행평가

1. 산증이란 무엇인가? 알칼리증이란 무엇인가?
2. pH의 대사장애가 발생하는 원인은 무엇인가?
3. pH의 호흡장애가 발생하는 원인은 무엇인가?
4. 구토에 의해서 산-염기 불평형이 발생하는 과정을 설명하라.

Science Application

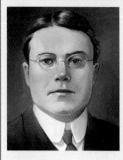

인체의 평형
Walter Bradford Cannon
(1871–1945)

인체의 pH를 일정하게 유지하는 것은 건강을 유지하는 하나의 관점에 지나지 않는다. 미국의 생리학자 Walter Cannon은 체내에서 체액 환경의 평형에 대해서 항상성(homeostasis)이라고 이름을 붙였다. 1932년에 그의 유명한 저서인 "The Wisdom of the Body"에서 70년 전에 Claude Bernard가 설명한 개념에 이름을 붙인 것이다. 그러나 Cannon은 Bernard의 개념에 이름을 붙인 것보다 더 많은 일을 했다. 그는 그의 저서에서 죽음에 이를 수도 있을 정도로 위험한 신체 내외의 변동에 적응할 수 있게 해주는 믿을 수 없을 만큼 복잡한 메커니즘을 설명하였다. Cannon의 생각 중에 상당 부분은 신체가 스트레스에 어떻게 대처하는가에 대한 그의 획기적인 발견으로부터 비롯되었다. 투쟁-도주 반응, 정서적 자극의 효과, 심장혈관 쇼크, 건강과 질병에 대한 사례 연구 등을 검토하던 중에 그는 신체 기관들의 상호작용적인 특징에 대하여 확실히 이해하게 되었다.

항상성에 대한 Cannon의 설명은 우리가 인체를 바라보는 눈과 환자를 돌보는 눈에 일대 혁명을 일으켰다. 체액과 전해질의 평형과 마찬가지로 산-염기 평형에 관한 지식도 환자를 돌볼 때에는 결정적으로 중요하다. 그러므로 많은 의사와 간호사, 정맥치료사, 최초 구조자(예 : 응급구조사나 준 의료활동 종사자) 등에게는 인체가 혈액의 pH를 어떻게 일정하게 유지하는지에 대한 지식이 반드시 필요하다.

단원요약

1. 체액의 PH
A. pH의 정의 : 체액의 수소 이온 농도를 나타내는 숫자. pH 7.0은 중성, pH 7.0 이상은 알칼리성, pH 7.0 이하는 산성이다(그림 19–1).
B. 정상 동맥혈의 pH는 약 7.45
C. 정상 정맥혈의 pH는 약 7.35

2. 체액의 PH를 조절하는 메커니즘
A. 버퍼
1. 정의 : 어떤 액체에 산이나 알칼리를 첨가했을 때 pH가 심하게 변하는 것을 방지하는 물질(그림 19–2, 19–3)
2. 고정산은 $NaHCO_3$에 의해서 버퍼된다.
3. 조직 모세혈관에서 고정산이 버퍼됨으로써 발생하는 변화
   a. 혈액의 H2CO_3 양이 약간 증가한다.
   b. 혈액의 $NaHCO_3$ 양이 감소한다. 정상일 때 $NaHCO_3$와 H_2CO_3의 비율은 변하지 않으며, 정상 비율은 20:1이다.
   c. 혈액의 H^+ 이온의 농도가 약간 증가한다.
   d. 혈액의 pH가 동맥혈의 pH보다 약간 감소한다.

B. 호흡메커니즘의 pH 조절 : 호흡을 하면 허파 모세혈관 속을 흐르는 혈액에서 약간의 CO_2를 제겋나다. 혈액의 H_2CO_3 양이 감소한다. 수소이온의 농도가 감소한다. 혈액의 pH가 정맥혈 수준에서 동맥혈 수준으로 증가한다.
C. 배뇨메커니즘의 pH 조절 : 신체에서 가장 효과적인 pH 조절자이다. 콩팥의 먼쪽곱슬세관에서 수소이온과 암모니아를 소변에 배출함으로써 소변을 산성화시킨다. 물질 교환에 의해서 $NaHCO_3$는 재흡수된다.

3. PH 불평형
A. 산증과 알칼리증 : pH 불평형(산-염기 불평형)
B. 산-염기평형의 장애 발생은 혈액에 있는 $NaHCO_3$와 H_2CO_3의 상대적인 양(비율)에 달려 있다.
C. $NaHCO_3$–H_2CO_3 버퍼쌍을 이루는 두 물질을 신체가 모두 조절할 수 있다.
1. 혈액의 $NaHCO_3$ 수준은 콩팥에서 조절된다.
2. 혈액의 H_2CO_3 수준은 허파에서 조절된다.
D. 대사장애와 호흡장애는 pH 장애로서, $NaHCO_3$와 H_2CO_3의 정상적인 비율(20:1)을 변화시킨다.
1. 대사장애는 혈중 $NaHCO_3$ 수준에 영향을 준다.
2. 호흡장애는 혈중 H_2CO_3 수준에 영향을 준다.

E. 대사장애
  1. 대사산증 : $NaHCO_3$ 결핍
  2. 대사알칼리증 : $NaHCO_3$ 과다. 심한 구토의 합병증
F. 호흡장애
  1. 호흡산증 : H_2CO_3 과다
  2. 호흡알칼리증 : H_2CO_3 결핍

G. 비보상대사산증에서는 $NaHCO_3$와 H_2CO_3의 정상적인 비율이 변한다. 보상대사산증에서는 $NaHCO_3$와 H_2CO_3의 비율이 거의 20:1로 일정하지만 총량은 변화한다.
H. 심장정지와 호흡산증

용어정리

acid solution	aerobic (or cellular)	sated/	emesis
acidosis (metabolic	respiration	uncompensated)	hydrogen ion (H+)
and respiratory) (com-	alkaline solution	buffer	hydroxide ion (OH-)
pensated/	alkalosis (metabolic and	buffer pairs	pH
uncompensated)	respiratory) (compen-	carbonic anhydrase	

복습문제

1. pH와 'H+ 이온과 OH− 이온의 상대적인 농도' 사이의 관계를 설명하시오.
2. CO_2와 H_2O를 H_2CO_3로 변화시키는 화학 반응식을 써라. 이 반응식을 촉진시키는 효소는 무엇인가?
3. 버퍼는 무엇인가?
4. 혈액에 H+ 이온을 첨가했을 때 버퍼쌍이 어떻게 반응하는지 설명하시오.
5. 혈액에 OH− 이온을 첨가했을 때 버퍼쌍이 어떻게 반응하는지 설명하시오.
6. 고정산을 버퍼한 결과로 혈액에서 일어나는 4가지 변화를 설명하시오.
7. 호흡 메커니즘이 pH를 조절하는 것을 설명하시오.
8. 호흡수의 변화가 혈액의 pH에 어떻게 영향을 미치는지 설명하시오.

9. 콩팥의 먼쪽곱슬세관에서 $NaHCO_3$를 이용하여 일어나는 화학반응이 혈액에서 H+ 이온을 어떻게 제거하는지 설명하시오.
10. 산증과 알칼리증을 정의하시오.
11. 버퍼쌍의 대사장애를 설명하시오.
12. 버퍼쌍의 호흡장애를 설명하시오.

탐구문제

13. 구토에 의해서 대사알칼리증이 어떻게 발생하는지 설명하시오. 그리고 그것을 바로잡는 데에 표준 식염수를 사용하는 이유를 설명하시오.
14. 버퍼쌍에서 $NaHCO_3$와 H_2CO_3의 적절한 비율은 무엇인가? 비보상대사알칼리증을 바로잡는 데에 신체가 그 비율을 어떻게 이용하는지 설명하시오.

시 험 문 제

1. 이산화탄소와 물을 탄산으로 변화시키는 효소는 _____이다.

2. 체액에 산이나 알칼리를 첨가하였을 때 pH가 급격하게 변화하는 것을 방지하는 물질은 _____이다.

3. $NaHCO_3$-H_2CO_3 버퍼쌍에 HCl과 같은 강산이 첨가되었을 때 $NaHCO_3$는 _____이 된다.

4. $NaHCO_3$-H_2CO_3 버퍼쌍에 NaOH와 같은 강염기가 첨가되었을 때 H_2CO_3는 _____이 된다.

5. 혈액의 pH를 조절하는 데에 중요한 역할을 하는 것은 네프론의 _____이다.

6. 콩팥에서 H^+ 이온을 제거하기 위해서 Na_2HPO_4가 사용되었을 때 소변을 통해 몸 밖으로 나가는 최종 산물은 _____이다.

7. 콩팥에서 H^+ 이온을 제거하기 위해서 암모니아가 사용되었을 때 소변을 통해 몸 밖으로 나가는 최종 산물은 _____이다.

8. pH 조절에서 콩팥이 허파보다 더 효과적인 이유는 콩팥은 _____를 제거할 수 있지만 허파는 제거할 수 없기 때문이다.

9. 혈액의 pH가 정상보다 높은 것을 _____이라고 한다.

10. 혈액의 pH가 정상보다 낮은 것을 _____이라고 한다.

11. 버퍼쌍이 적절하게 기능하려면 $NaHCO_3$가 H_2CO_3보다 _____배 더 많아야 한다.

12. 대사장애는 버퍼쌍의 _____에 영향을 미친다.

13. 호흡장애는 버퍼쌍의 _____에 영향을 미친다.

14. 심하게 구토를 하면 대사장애를 일으켜서 _____을 유발할 수도 있다.

15. 산성용액은
    a. pH 7.0 이상
    b. pH 7.0 이하
    c. OH^- 이온이 H^+ 이온보다 많음
    d. a와 c

16. 알칼리성 용액은
    a. pH 7.0 이상
    b. pH 7.0 이하
    c. H^+이온이 OH^- 이온보다 많음
    d. b와 c

17. 다음 중 옳은 것은?
    a. pH 5인 용액에는 pH 2인 용액보다 수소 이온이 더 많다.
    b. pH 9인 용액은 염기성이다.
    c. 수소 이온이 증가하면 pH 값도 증가한다.
    d. a와 c

18. 동맥혈은 pH 7.45이고, 정맥혈은 pH 7.35이다. 그러므로
    a. 동맥혈이 조금 더 산성이다.
    b. 동맥혈이 조금 더 알칼리성이다.
    c. 정맥혈이 조금 더 알칼리성이다.
    d. a와 c

19~24번 문제의 빈 칸에 '증가한다' 또는 '감소한다'를 적절하게 삽입하라.

19. 혈액에서 고정산이 버퍼되면 혈액의 $NaHCO_3$ 양은 _____.

20. 혈액에서 고정산이 버퍼되면 혈액의 H^+ 이온의 양은 _____.

21. 혈액에서 고정산이 버퍼되면 혈액의 H_2CO_3의 양은 _____.

22. 혈액에서 고정산이 버퍼되면 혈액의 pH는 _____.

23. 호흡수를 지나치게 증가시키는 것이 있으면 혈액의 pH는 _____.

24. 호흡수를 지나치게 감소시키는 것이 있으면 혈액의 pH는 _____.

학습목표

이 단원을 공부하고 나면 다음과 같은 것을 할 수 있어야 한다.

1. 남성과 여성의 생식계통에서 필수기관과 부속기관의 이름을 알고, 각각의 일반적인 기능을 설명할 수 있다.
2. 남녀 생식샘의 전체적인 구조와 미세한 구조를 그리고, 정자와 난자가 형성되는 발달 단계를 설명할 수 있다.
3. 성호르몬의 기본적인 기능을 논의하고, 분비세포의 종류와 구조를 구분할 수 있다.
4. 남녀의 바깥생식기관을 구성하는 구조체를 그리고 구분할 수 있다.
5. 월경주기를 논의하고, 전형적인 28일 주기에서 각각의 시기와 관련지어서 그 모양을 구분할 수 있다.

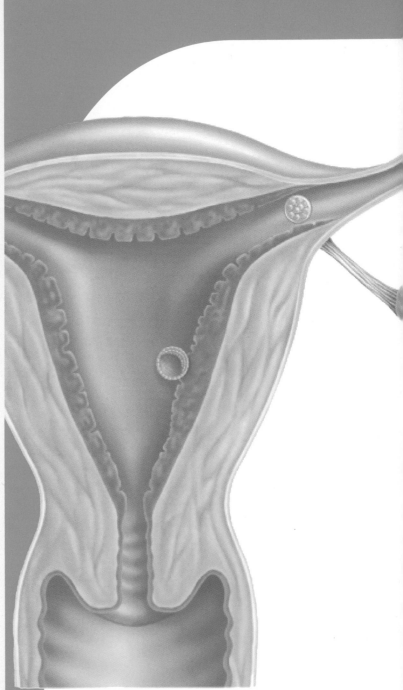

생식계통 20

세포식물이나 박테리아의 새끼는 한 부모로부터 나온다. 이러한 유기체는 **생식자**(gamete)라고 하는 생식세포를 만들지 않기 때문에 무성(asexual)이라고 한다. 반대로 인간은 모든 척추동물과 마찬가지로 생식세포를 만들기 때문에 유성생식(sexually)을 한다고 한다. 남성의 생식계통에서 생산되는 생식자를 **정자**(sperm cell 또는 sperm)라 하고, 여성의 생식계통에서 생산되는 생식자를 **난자**(egg cell 또는 ova)라 한다. 인간은 한 개의 정자와 난자가 수정(fertilization)하는 과정에서 합쳐져서 **접합자**(zygote)라고 부르는 한 개의 세포를 만든다. 양쪽 부모의 생식세포로부터 유전적 정보를 혼합해서 가지고 있는 접합자는 발달해서 궁극적으로는 한 사람의 인간이 된다. 모든 유성생식에 의해서 태어난 새끼들과 마찬가지로 새로 태어난 인간 생명체는 하나가 아닌 2개의 부모 세포, 즉 여성의 난자와 남성의 정자가 균등하게 공헌한 결과로 생겨난 것이다.

이 단원에서는 남성과 여성의 생식계통 구조와 기능에 대하여 공부한다. 우리는 정말로 놀랍고도 신기하게 만들어진 것이다. 우리의 신체에 있는 거의 모든 기관들이 이와 같은 찬사를 받을 수 있겠지만, 그러한 기관 중에서도 생식계통이 그와 같은 찬사를 받을만한 자격을 가장 잘 갖추고 있을 것이다. 생식계통의 궁극적인 기능은 우리들의 유전자를 새로운 세대에 전달해주어서 우리가 죽고 난 뒤에도 우리들의 유전정보가 계속해서 이어진다는 것을 확실하게 하는 것이다. 생식계통의 경외스러운 작업은 자연에서 가장 복잡하고 아름다운 구조체인 인간의 신체를 창

생식계통을 좀 더 효율적으로 공부할 수 있도록 하기 위해서 다음과 같은 학습 요령을 제안한다.

1. 제20장을 공부하기 전에 제4장에 있는 남녀 생식계통의 개관을 복습하고, 제17장에 있는 남성의 요도에 대한 내용을 복습하라.
2. 인간의 유성생식에서는 생식자, 즉 남성의 정자와 여성의 난자를 필요로 한다.
3. 한 개의 정자와 한 개의 난자가 수정 과정에서 합쳐져서 접합자를 만드는데, 접합자는 발달하여 새로운 사람이 된다.
4. 플래시 카드를 만들어서 ① 필수생식기관과 부속기관, 그리고 그 기관들의 기능을 복습하고(표 20-1, 20-2 참조), ② 정자 발생과 난자 발생을 특징짓는 세포의 형태와 단계를 염색체 수의 변화를 포함하여 요약하고, ③ 남성과 여성의 성 호르몬이 만들어지는 곳과 기능을 비교할 때 이용한다.
5. 스터디 그룹에서 ① 그림 20-12와 20-13을 참고하여 월경주기의 시기와 일어나는 일에 대하여, ② 남녀 생식계통의 유사성에 대하여(표 20-3 참조) 토론하라.
6. 교과서의 진도를 더 나가기 전에 수행평가 문제를 정확하게 답할 수 있어야 한다. 그러고나서 말미에 있는 문제들과 시험에 나올만한 문제에 대하여 스터디 그룹에서 토론하라.

조하는 것이다. 인간의 발달, 즉 수정에서 죽음까지의 과정은 제21장에서 다룬다.

1. 남녀 생식계통의 공통적인 구조와 기능적 특성

남성과 여성의 생식계통에 있는 기관과 특수한 기능에 대해서는 개별적으로 공부할 것이다. 그러나 남녀 생식계통에 공통적인 구조와 기능이 있다는 것과, 또 남녀 모두 전체적인 생식 성공을 위해서 독특하고도 유일한 방법으로 공헌하고 있다는 것을 이해할 필요가 있다.

남성과 여성 모두 생식계통에 있는 기관들은 기능의 특정 순서에 적응되어 있다. 그 순서에 따라서 정자와 난자가 발생하고, 성공적인 수정이 이루어지고, 정상적으로 발달하여 아기가 태어나게 된다. 그밖에도 성호르몬의 발생에 의해서 여성은 가슴이 발달되고, 남성은 수염이 나는 것과 같은 2차 성징이 나타나는 것도 생식계통이 정상적으로 활동하기 때문이다.

각 계통의 특성을 공부할 때와 마찬가지로, 남성의 생식기관은 정자를 생산하고 저장해서 마침내는 성숙한 정자를 여성의 생식 통로로 인도하는 기능을 하고, 여성의 생식계통은 난자를 생산하고 정자를 받아서 수정할 수 있도록 만들어져 있다는 것을 잊지 말아야 한다. 덧붙여서 고도로 발달되고 특화된 여성의 생식계통이 있기 때문에 수정된 난자가 발달해서 아기로 태어날 때까지 성숙될 수 있다. 남성과 여성에게서 생식 기능의 복잡하고 주기적인 조절이 전체적인 생식의 성공을 위해서 대단히 중요하다. 성호르몬의 생산은 2차성징의 발달을 위해서 필요할 뿐만 아니라 정상적인 생식 기능을 위해서도 꼭 필요하다. 이 단원은 남성과 여성의 생식계통의 구조와 기능을 비교하는 표로 끝을 맺을 것이다.

✔ **수행평가**

1. 접합자란 무엇인가?
2. 생식계통의 궁극적인 목적은 무엇인가?

---

2. 남성의 생식계통

2.1. 전체적인 구조

제17장에서 남성은 요도의 끝 부분이 2가지 기능을 한다고 공부하였다. 즉 남성의 요도는 소변의 통로임과 동시에 생식액인 정액의 통로이다. 남성에 관해서 말할 때 대단히 제한적이기는 하지만 비뇨기능과 생식기능이 양립한다는 것을 설명하기 위해서 생식계통 대신에 비뇨생식계통(urogenital system)이라는 말을 사용하기도 한다. 그러나 이 책에서는 구조체들의 기본적인 기능을 강조하기 위하여 생식계통이라는 용어를 사용할 것이다.

남성의 생식계통은 너무 많은 기관으로 구성되어 있기

때문에 생식계통의 전체적인 구조를 먼저 살펴보아야 한다. 생식계통의 기관들은 필수기관과 부속기관으로 분류할 수 있다.

2.1.1. 필수기관

남성과 여성의 **필수생식기관**을 **생식샘**(gonad)이라고 한다. 남성의 생식샘은 고환(testes)이라는 한 쌍의 생식샘으로 구성되어 있다. 고환에서는 남성의 생식세포인 **정자**(spermatozoa)와 남성호르몬인 테스토스테론이 생산된다.

2.1.2. 부속기관

남성 생식계통의 **부속기관**에는 다음과 같은 구조체가 있다.

1. 정자를 고환에서 외부로 운반하는 통로
2. 정자를 보호하고 양육할 목적으로 분비되는 분비물을 제공하는 보조 생식샘
3. 바깥생식기관(external genital)

표 20-1은 남성의 생식계통에 있는 필수기관과 부속기관의 목록이고, 그림 20-1은 그 기관들의 위치를 보여주는 것이다. 표와 그림을 단원의 서두에 배치한 것은 기본적이면서도 중요한 개관을 제공하기 위해서이다.

2.2. 고환
2.2.1. 구조와 위치

한 쌍의 고환은 남성의 생식샘이다. 고환은 주머니처럼 생긴 **음낭**(scrotum)에 들어 있고, **음경**(penis) 밑에 달려 있다(그림 20-1). 노출되어 있기 때문에 정상 체온보다 약 1℃ 낮은 환경을 만드는데, 이러한 환경은 정자를 정상적으로 생산하고 살아남게 하는 데 꼭 필요하다. 고환은 크

TABLE 20-1

남성의 생식기관	
필수기관	**부속기관**
생식샘 : 왼쪽·오른쪽 고환	생식관 : 부고환(2), 정관(2), 사정관(2), 요도 보조생식샘 : 정낭(2), 망울요도샘 또는 쿠퍼샘(2), 전립샘 바깥생식기관 : 음낭, 음경

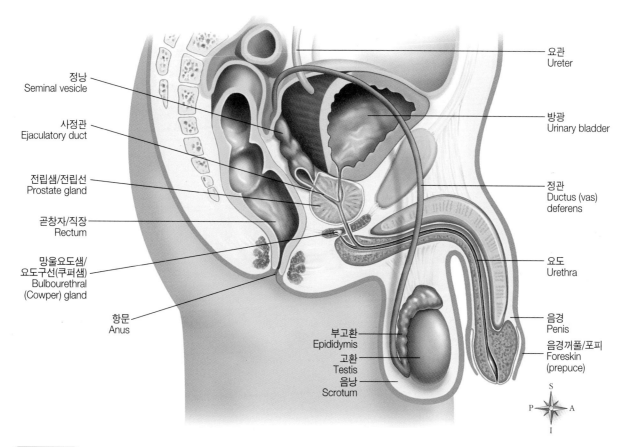

정낭
Seminal vesicle

사정관
Ejaculatory duct

전립샘/전립선
Prostate gland

곧창자/직장
Rectum

망울요도샘/
요도구선(쿠퍼샘)
Bulbourethral
(Cowper) gland

항문
Anus

요관
Ureter

방광
Urinary bladder

정관
Ductus (vas)
deferens

요도
Urethra

음경
Penis

음경꺼풀/포피
Foreskin
(prepuce)

부고환
Epididymis

고환
Testis

음낭
Scrotum

FIGURE 20-1 남성 생식기관의 구조

기가 작고 타원형인 샘으로, 길이는 3.8cm, 폭은 2.5cm 정
도이다. 고환은 계란을 옆으로 살짝 누른 모양이다. 그림
20-2에서 고환이 거칠고 하얀 **백색막**(tunica albuginea)으
로 둘러싸여 있는 것을 확인하라. 이 백색막은 고환을 덮
고, 샘으로 들어가서 여러 개의 사이막을 이루어 샘(고환)
을 여러 개의 소엽으로 나눈다.

　그림 20-2에서 볼 수 있는 바와 같이 각 소엽들은 좁고
길면서 구불구불한 **정세관**(seminiferous tubule)으로 구성
되어 있다. 이 구불구불한 구조체가 고환 조직의 덩어리를
이루고 있다. 소엽을 나누는 사이막 주변에 작고 특수화된
세포들이 놓여 있는 것을 그림 20-3에서 볼 수 있는데, 이
세포들은 남성의 성호르몬인 테스토스테론(testosterone)
을 분비하는 **사이질세포**(interstitial cell)이다.

　정세관(seminiferous tubule)은 가운데가 비어 있는 긴
관이다(그림 20-3). 정자는 정세관의 벽에서 발생하여 속
공간으로 분비된 후 몸 밖으로 나간다(그림 20-5A).

 고환을 더 공부하려면 AnimationDirect로 들어갈 것

2.2.2. 고환의 기능

　• **정자발생**

　정자를 생산하는 것을 **정자발생**(spermatogenesis)이라
고 한다. 정액은 사춘기가 시작된 이후부터 정세관에서 계
속해서 만들어진다. 나이가 들수록 하루에 생산되는 정액
의 수가 점점 감소하지만, 대부분의 남성들은 일생을 통해
서 아주 많은 양의 정액을 생산한다.

　고환은 사춘기가 되기 전에 **정조세포**(spermatogonium)
라는 정자 전구세포의 수를 증가시킴으로써 정액을 생산
할 준비를 한다. 정조세포는 각 정세관의 바깥쪽 가장자리
에 있다(그림 20-4A). 사춘기가 되기 전에 정조세포들은
유사분열 과정을 거쳐서 그 수가 증가한다(제3장 참조).
유사분열을 하면 한 개의 모세포가 2개의 딸세포가 된다

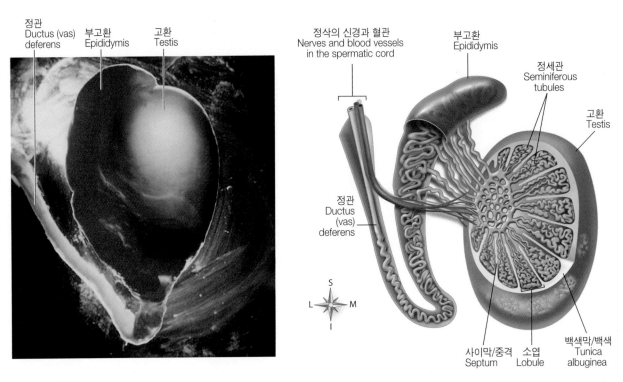

정관
Ductus (vas) deferens

부고환
Epididymis

고환
Testis

정삭의 신경과 혈관
Nerves and blood vessels in the spermatic cord

부고환
Epididymis

정세관
Seminiferous tubules

고환
Testis

정관
Ductus (vas) deferens

사이막/중격
Septum

소엽
Lobule

백색막/백색
Tunica albuginea

FIGURE 20-2 **고환과 부고환의 세관.** 관과 세관을 크게 확대해서 그린 것으로, 사진 중앙에 있는 어둡고 공처럼 생긴 것이 고환이다.

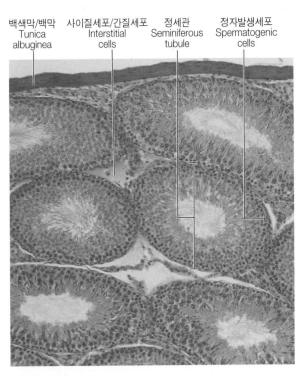

백색막/백막
Tunica albuginea

사이질세포/간질세포
Interstitial cells

정세관
Seminiferous tubule

정자발생세포
Spermatogenic cells

FIGURE 20-3 **고환의 조직.** 여러 개의 정세관이 사이막으로 둘러싸여 있고, 사이막 안에 사이질세포가 보인다.

는 것을 기억하고 있을 것이다. 딸세포는 모세포와 똑 같고, 유전물질의 완전한 복사본을 가지고 있다. 유전물질은 정상적으로 46개의 염색체로 나타내어진다.

시상하부는 뇌의 바닥 바로 옆에 있고, 크기는 작지만 기능적으로 아주 중요한 기관이다. 시상하부의 기능 중 하나는 **생식샘자극호르몬분비호르몬**(gonadotropin releasing hormone : GnRH)을 분비하는 것이다. 이 호르몬은 생식샘을 자극하는 호르몬을 분비하도록 촉진하는 호르몬이다. 그러면 생식샘자극호르몬분비호르몬이 뇌하수체앞엽을 자극해서 **난포자극호르몬**(follicle stimulating hormone : FSH)과 **황체형성호르몬**(luteinizing hormone : LH)을 분비하게 한다(그림 20-13, 제10장 참조).

사춘기에 접어들면 순환하는 난포자극호르몬의 수준이 높아진다. 그러면 정조세포가 독특한 형태의 세포분열을 하게 되고, 그것이 결국 정자가 된다. 1개의 정조세포가 유사분열에 들어가고 난포자극호르몬이 영향을 주는 가운데에서 분열을 하면 2개의 딸세포를 생산한다. 2개의 딸세포 중에서 하나는 정조세포로 남고, 나머지 하나는 **일차정모**

세포(primary spermatocyte)라는 특수한 세포가 된다. 그
다음에는 일차정모세포가 감수분열(meiosis)이라는 특수
한 세포분열을 하는데, 그 결과로 정자가 형성된다.

그림 20-4B에서 감수분열을 하는 동안 세포분열이 2
번 일어나고(유사분열처럼 1번이 아님), 결과적으로 4개
의 딸세포(유사분열처럼 2개의 딸세포가 아님)가 생기는
것을 확인할 수 있다. 이 딸세포를 **정자세포**(spermatid)라
고 한다. 유사분열로 생긴 딸세포와는 달리 4개의 정자세
포에는 유전물질이 반밖에 없어서 염색체가 23개이다(다
른 세포는 46개).

그림 20-4B를 다시 한 번 보면, 1개의 일차정모세포가
4개의 정자세포를 생산하고 있는 것을 볼 수 있다. 그림
20-4B의 정세관 부분에서 정조세포는 정세관 바
깥면에, 일차 및 이차정모세포는 세관벽 깊이
놓여 있으며, 성숙했지만 운동성은 없는 정
자가 정세관의 속공간 근처에 보이고 곧
생식관을 통해 몸 밖으로 나가기 시
작한다.

정자발생을 공부하려면 AnimationDirect로
들어갈 것

• **정자**
정자(spermatozoa)는 인체에서 가장 작고 가장 특수화
된 세포이다(그림 20-5A). 수정이 되면 아기가 아버지로

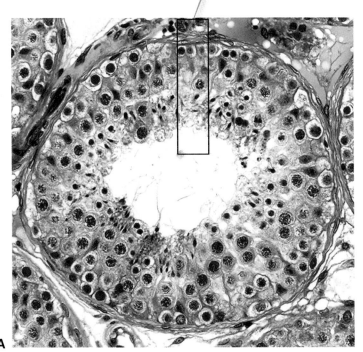

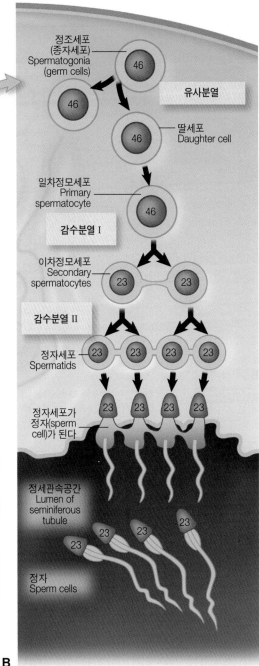

FIGURE 20-4 **정자의 형성.** A. 정세관의 단면도. 정세관의 벽 안에 감
수분열세포의 여러 가지 점진적인 형태가 보인다. B. 정자를 형성하는
감수분열 과정과 세포의 종류를 그림으로 그린 것

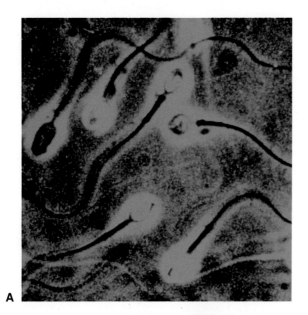

A

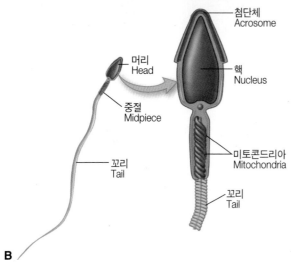

B

FIGURE 20-5 인간의 정자. A. 현미경 사진에 몇 마리의 정자가 보이고 머리와 길고 가는 꼬리가 보인다. B. 성숙한 정자의 머리와 중절을 확대해서 그린 것이다.

부터 이어 받을 모든 특성이 정자의 머리에 있는 진한 핵질(유전물질) 안에 들어 있다. 그러나 아버지로부터 온 유전 정보는 수정이 성공적으로 이루어져야만 어머니의 난자에 있는 유전 물질과 혼합될 수 있다. 성교를 할 때 여성의 질(vagina)에 사정을 하는 것은 정자가 가야 할 긴 여정의 첫 걸음일 뿐이다. 긴 여정을 거친 후에야 난자를 만나서 수정을 할 수 있다. 이러한 임무를 완수하기 위해서 이 유전 정보 꾸러미인 정자는 ① 운동성을 갖추기 위해서 꼬리를 갖추었고, ② 난자의 외막을 뚫을 수 있도록 **첨단체**

(acrosome)로 무장하고 있으며, ③ 머리가 첨단체로 되어 있는 것 이외에 정자에는 중절(midpiece)과 긴 꼬리가 있다. 첨단체는 난자를 만났을 때 난자의 외막을 뚫고 들어갈 수 있는 효소를 가지고 있는 독특한 구조체이다. 중절에 있는 미토콘드리아에서 ATP를 합성해서 꼬리를 움직이는 데 필요한 에너지를 공급한다. 꼬리가 정자에 추진력을 주어서 상대적으로 먼 거리인 여성의 생식관을 헤엄쳐서 이동할 수 있다.

• 테스토스테론 생산

고환은 정자 형성 이외에 남성 호르몬인 테스토스테론을 분비하는 역할도 한다. 이 기능은 고환에 있는 사이질세포에서 수행된다. 사춘기에 시상하부에서 생식샘자극호르몬분비호르몬이 분비되면 뇌하수체앞엽에서 분비되는 황체형성호르몬의 양이 증가한다. 그러면 사이질세포를 자극해서 테스토스테론을 분비하게 만든다. 테스토스테론은 다음과 같은 역할을 한다.

1. 남성화(masculinization) : 우리가 '남성스럽다'라고 생각하는 여러 가지 특징은 테스토스테론의 영향 때문이다. 예를 들어 소년이 목소리가 변하는 것도 테스토스테론 때문이다.
2. 남성 부속기관 발달의 촉진 및 유지(전립샘, 정낭 등)
3. 단백질 동화 자극 : 테스토스테론이 단백질 동화를 자극하기 때문에 남성의 근육이 더 발달되고 강해진다.

테스토스테론을 남성화 호르몬이자 단백질 동화 호르몬이라고 생각하면 그 기능을 기억하기 쉬울 것이다. 한편 정자는 정조세포(spermatogonium)→정모세포(spermato-cyte)→정자세포(spermatid)→정자(spermatozoa)의 순서로 발달한다.

2.3. 생식관

생식관(reproductive duct)은 정자가 고환에서 나와서 몸 밖으로 나갈 때까지 지나는 길로서, 생식기관의 구조체 중에서 중요한 요소이다. 남성의 생식 부속기관 중 나머지 두 개(보조생식샘, 바깥생식기관)는 따로 공부할 것이다.

정자는 고환의 정세관 벽에서 만들어진다. 정자는 고환에 있는 정세관에서 나와서 부고환(epididymis)으로 들어간 다음, 요도(urethra)를 거쳐서 몸 밖으로 나간다.

2.3.1. 부고환

부고환(epididymis)은 길이가 약 6m나 되는 심하게 구불구불한 하나의 관으로 구성되어 있다(그림 20-2). 부고환은 쉼표 모양의 구조물이며, 고환의 위 뒤에 있다. 정자가 부고환에 임시로 저장되어 있는 동안에 성숙하고 움직일 수 있는 능력이 발달된다. 부고환의 속벽을 이루는 특수한 세포에서 정자가 발달할 수 있는 영양분이 분비되고 막대한 양의 고환액을 제거한다. 그렇게 하고 나면 정자가 부고환을 떠난다.

2.3.2. 정관

정관(ductus deferens 또는 vas deferens, 수정관 ; 정액을 수송하는 관)은 부고환을 나온 정자가 음낭주머니(scrotal sac)를 지나 위로 올라가서 배속공간으로 들어갈 수 있는 길이다. 정관은 두껍고 부드러운 근육질로 운동할 수 있는 관이어서 음낭벽의 얇은 피부를 통해 만질 수 있다. 정관은 샅굴(inguinal canal)을 통해서 배속공간으로 들어가고, 정삭(spermatic cord)이라고도 한다. 정관은 집(sheath)으로 덮여 있는 결합조직이고, 집에는 정삭뿐만 아니라 혈관과 신경도 함께 들어 있다.

2.3.3. 사정관과 요도

정관이 배속공간으로 들어간 다음에는 정점까지 올라갔다가 방광 뒤쪽으로 내려온다. 거기에서 정낭(seminal vesicle)과 합해져서 **사정관**(ejaculatory duct)을 이룬다. 그림 20-1에서 사정관이 전립샘 덩어리를 통과해서 정자가 **요도**(urethra)로 흘러나갈 수 있도록 되어 있는 것을 확인할 수 있다. 정자는 요도와 음경을 지나서 바깥요도구멍(external urethral orifice)으로 나간다.

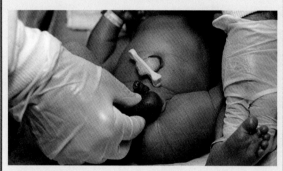
 남성의 생식관을 더 공부하려면 AnimationDirect로 들어갈 것

2.4. 보조 생식샘

정액(semen 또는 seminal fluid)은 정자에 섞여 있는 용액을 일컫는 말로, 고환과 보조 생식샘에서 생산된다. 보조 생식샘은 정액에 들어 있는 끈적끈적한 액체의 95% 이상을 생산한다. 보조 생식샘에는 전립샘과 2개의 망울요도샘(bulbourethral gland)이 있는데, 망울요도샘은 쿠퍼샘(Cowper's gland)이라고도 한다. 고환에 있는 정세관에서는 정자만 생산하는 것이 아니라 약 5% 이하의 정액도 생산한다. 보통 1번 사정할 때 약 3~5㎖의 정액이 사정되고, 1㎖의 정액에는 약 100만 개의 정자가 들어 있다. 정액은

알칼리성이어서 산성 환경인 여성의 생식관에서 정자를 보호하는 역할을 한다.

2.4.1. 정낭

한 쌍의 **정낭**(seminal vesicle)은 주머니같이 생긴 샘으로 정액의 약 60%를 분비한다. 정낭에서 분비되는 분비액은 진하고, 노란색이며, 과당이 풍부하다. 과당은 운동성이 강한 정자의 에너지 공급원이 된다.

2.4.2. 전립샘

전립샘(prostate gland)은 방광 바로 밑에 있고, 도넛 모양으로 생겼다. 요도는 전립샘의 중앙을 통과한 다음 음경을 지나서 바깥요도구멍에서 끝이 난다. 전립샘에서는 진하고 우유 색깔의 정액을 분비하는데, 그 양은 전체 정액의 약 30%에 해당된다. 이 정액은 사정관에서 분비되는 것처럼 보이고, 정자를 활성화시켜서 운동성을 유지한다.

2.4.3. 망울요도샘

한 쌍의 **망울요도샘**(bulbourethral gland)은 그 모양과 크기가 완두콩과 비슷하고, 쿠퍼샘이라고도 한다. 망울요도샘은 전립샘 바로 밑에 있고, 요도의 음경 부분으로 분비물을 흘려보낸다. 망울요도샘에서 분비되는 쿠퍼액은 다른 보조 생식샘에서 사정되는 정액보다 약간 먼저 분비되기 때문에 전 사정액(pre-ejaculate)이라고도 한다. 망울요도샘에서 분비되는 점액같은 분비물은 ① 요도의 끝부분에 남아 있는 산성 소변이 정자에 해를 입히는 것을 방지하고, ② 요도를 매끄럽게 만들어서 정자가 사정되면서 마찰에 의해서 손상되는 것을 방지한다. 망울요도샘에서

분비되는 정액은 전체 정액의 5% 이하이다.

2.5. 바깥생식기관

남성의 **바깥생식기관**(external reproductive organ 또는 genitalia)은 음경(penis)과 음낭(scrotum)으로 구성되어 있다. **음경**은 성적으로 흥분하였을 때 스폰지같은 요소를 혈액으로 가득 채워서 딱딱하게 서게 만들어서 여성의 질 속으로 들어가 정자를 내놓는 기관이다(그림 20-6). 음경에는 3개의 발기조직(erectile tissue)으로 된 기둥이 있다. 하나는 요도를 감싸고 있는 **요도해면체**(corpus spongiosum)이고, 다른 2개는 요도해면체 위에 있는 **음핵해면체**(corpora cavernosa)이다. 그림 20-6을 보면 발기조직이 스폰지와 같은 성질이 있음을 알 수 있다. 음경의 먼쪽끝은 **귀두**(glans)라고 하며, 몹시 예민한 피부로 덮여 있다. 귀두의 예민한 피부 위에는 **음경꺼풀**(foreskin 또는 prepuce)이 있다. 음경꺼풀은 음경기둥의 피부가 두 겹으로 접혀서 늘어난 것으로 헐겁고 까질 수 있는 옷깃처럼 생겼다. 음경꺼풀이 귀두에 너무 꽉 조일 경우 자극을 방지하기 위해 태어난 지 얼마 되지 않아 음경꺼풀을 짧게 제거하는 **포경수술**(circumcision)을 실시하는 경우가 많다. 일부 권위자들은 AIDS와 성병을 줄이기 위해서 포경수술을 할 것을 권장하고 있지만 대부분의 경우는 선택적으로 종교나 문화적인 이유 때문에 부모의 재량에 의해서 이루어지고 있다. 바깥요도구멍은 귀두 끝에 있는 요도의 출구이다.

음낭(scrotum)은 피부로 덮인 주머니로 샅굴부위 밑에 매달려 있다. 안쪽에서는 음낭이 사이막에 의해서 두 개의 주머니로 갈라져 있는데, 각 주머니 안에는 고환, 부고환, 정관의 아랫부분, 정삭의 시작 부분이 들어 있다.

 Clinical Application

전립샘비대

양성 전립샘비대(benign prostatic hypertorphy : BPH)는 암이 아니고 노인들에게 흔한 문제로, 전립샘이 커지는 것이 특징이다. 방광에서 나온 요도가 전립샘 중앙을 통과한다는 것이 의학적으로 심각한 문제가 된다. 전립샘이 커지면서 요도를 쥐어짜면 배뇨를 하기 어렵게 되고, 심하면 배뇨를 전혀 할 수 없게 된다. 어떤 경우에는 증상을 개선하기 위해 약(Avodart, Flomax 등)을 복용하기도 한다.

전립샘절제술(prostatectomy)로 전립샘의 일부 또는 전체를 잘라내는 경우도 있다. **전립샘암**(prostate cancer)도 악성종양이 자라서 소변을 억제하거나 방해할 수 있다. 이러한 경우 수술을 한 다음에 전립샘암이 자라는 것도 치료해야 한다. 치료방법에는 전신화학요법, 전립샘 조직을 얼리는 냉동요법(cryotherapy), 초단파치료와 열치료, 호르몬요법, 방사성 물질의 씨앗을 암 조직에 직접 삽입하는 방법, 기타 여러 종류의 방사선 빔 치료법 등이 있다.

전립샘이 커지기만 하는 것이 아니라 염증도 같이 유발하는 경우가 많은데, 이를 **전립샘염**(prostatitis)이라고 한다.

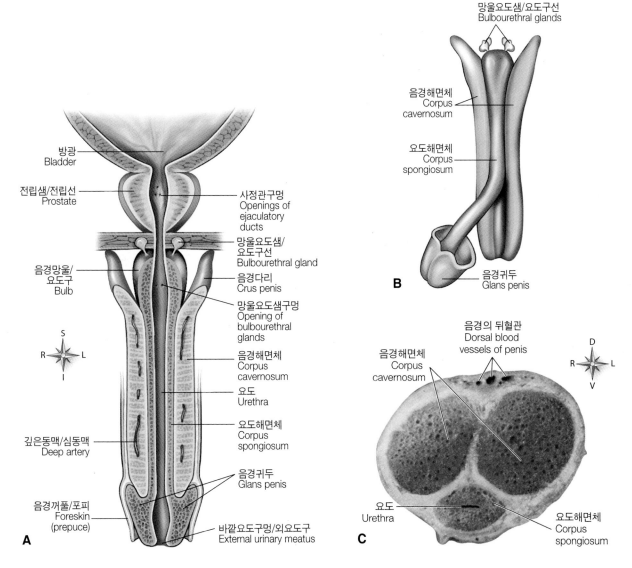

FIGURE 20-6 **음경.** A. 위에서 본 음경의 시상 단면도. 요도를 그 길이에 따라 노출시켰고, 요도가 방광에서 나와서 전립샘을 통과하여 음경으로 들어간 다음 바깥요도구멍에서 끝나는 것을 볼 수 있다. B. 음경의 발기조직 기둥을 부분적으로 분리해서 보여주는 그림, C. 음경 기둥의 단면 사진. 해면체 안에 요도가 있는 것을 주의해서 보라.

✓ **수행평가**

1. 부고환에서부터 시작되는 관은 무엇인가?
2. 정액을 생산하는 기관은 무엇인가?
3. 발기조직의 기능은 무엇인가?

3. 여성의 생식계통

3.1. 전체적인 구조

생식계통의 전체적인 구조는 남성과 여성이 비슷하다. 생식계통에 있는 기관들은 필수기관과 보조기관으로 나눌 수 있다.

3.1.1. 필수기관

여성 생식계통의 필수기관은 생식샘인 한 쌍의 난소
(ovary)이다. 여성의 생식세포인 난자(ova), 에스트로겐,
프로게스테론이 여기에서 생산된다.

3.1.2. 부속기관

여성 생식계통의 부속기관은 다음과 같은 구조체로 구
성되어 있다.
1. 난소에서 시작하여 몸 밖까지 이어진 일련의 관 또
   는 변형된 관
2. 보조샘 : 여성에게만 있으며, 중요한 생식 기능을 하
   는 젖샘(mammary gland)
3. 바깥생식기관

표 20-2는 여성 생식계통의 필수기관과 부속기관의 목
록이고, 그림 20-7은 각 기관의 위치를 보여주고 있다. 앞
으로 각 기관의 구조를 공부할 때마다 이 그림을 참고하

TABLE 20-2	
여성의 생식기관	
필수기관	**부속기관**
생식샘 : 난소(오른쪽과 왼쪽)	관 : 자궁관(2), 자궁, 질
	부속생식샘 : 바르톨린 샘(2), 유방(2)
	바깥생식기관 : 음문

기 바란다.

3.2. 난소

3.2.1. 구조와 위치

한 쌍의 **난소**(ovary)는 여성의 생식샘이다. 난소는 잔
주름이 잡혀 있어서 평평하지 않고, 무게는 약 31g이다. 난
소는 크기와 모양이 큰 아몬드와 같고, 골반속공간에서 자
궁(uterus)의 양쪽 인대에 붙어 있다.

갓 태어난 여자 아기의 난소 바깥층 바로 밑에 있는 결

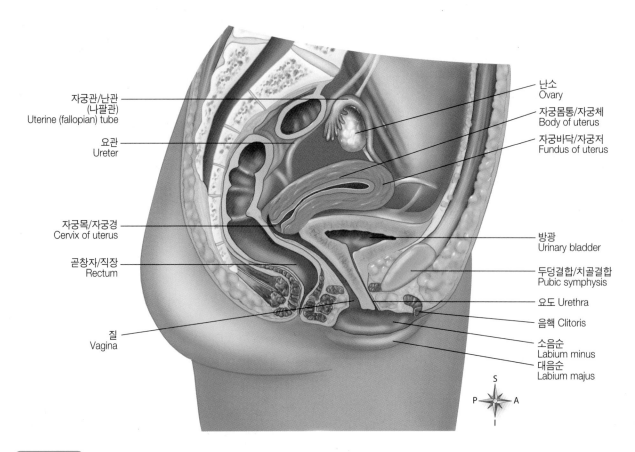

자궁관/난관
(나팔관)
Uterine (fallopian) tube

요관
Ureter

자궁목/자궁경
Cervix of uterus

곧창자/직장
Rectum

질
Vagina

난소
Ovary

자궁몸통/자궁체
Body of uterus

자궁바닥/자궁저
Fundus of uterus

방광
Urinary bladder

두덩결합/치골결합
Pubic symphysis

요도 Urethra

음핵 Clitoris

소음순
Labium minus

대음순
Labium majus

FIGURE 20-7 여성 생식기관의 구조

합조직의 바탕질에는 약 100만 개의 **난포**(ovarian follicle)가 점점이 박혀 있다. 난포에는 미숙 단계에 있는 **난모세포**(oocyte)가 들어 있다. 그러나 사춘기에 접어들 때 쯤에는 난포가 발달되어서 **일차난포**(primary follicle)가 되고, 그 수는 감소되어서 약 40만 개가 된다. 일차난포에는 난모세포 주위에 **과립세포**(granulosa cell)의 층이 1개 있다. 대부분의 여자들은 일생 동안에 일차난포 중에서 350~500개만 완전한 **성숙난포**(mature follicle)로 발달한다. 성숙난포가 배란을 해서 수정할 수 있는 난자(ovum)를 방출한다. 미성숙난포들은 퇴화되어서 난소조직에 흡수된다. 성숙한 난포에 들어 있는 성숙한 난자는 약 300년 전 네덜란드의 해부학자가 발견한 것을 기념하기 위해 **그라프난포**(graafian follicle)라고도 한다.

그림 20-8은 일차난포가 점차적으로 발달하여 배란할 때까지의 과정을 그린 것이다. 난모세포를 둘러싸고 있는 과립세포의 층이 두꺼워지면 **방**(antrum)이라고 부르는 빈 공간이 나타나고, 그다음에 이차난포(secondary follicle)가 형성된다(일차난포에는 방이 거의 없고, 이차난포에는 방이 반드시 있어야 한다). 이차난포가 계속 발달하여 배란이 이루어진 후 파열된 난포는 **황체**(corpus luteum)라는 호르몬을 분비하는 과립형 구조로 변환된다. 황체에 대해

서는 다음에 공부한다. 'corpus luteum'은 라틴어로 '노란색 몸'이라는 뜻이고, 황체가 노랗게 보이기 때문에 붙여진 이름이다.

 난소를 더 공부하려면 AnimationDirect로 들어갈 것

3.2.2. 난소의 기능

• 난자 발생

여성의 생식세포를 생산하는 것을 **난자 발생**(oogenesis)이라고 한다. 정자를 만들 때 감수분열이라는 특수한 세포분열을 하였는데, 난자의 발달에서도 마찬가지이다. 여성의 생식세포가 가장 초기부터 수정 직후까지 발달하는 동안에 2번의 감수분열이 일언난다. 여성의 생식세포가 감수분열을 한 결과로 딸세포의 염색체가 23개가 된다. 그러나 세포질이 불균등하게 나누어지기 때문에 하나는 큰 난자세포가 되고, 다른 하나는 극체(polar body)가 되어서 퇴화한다.

난자세포는 세포질이 많아서 신체에서 가장 큰 세포 중의 하나이다. 그리고 난자세포는 배아(embryo)가 자궁에 착상되기 전까지 급격하게 발달할 수 있도록 영양분을 제

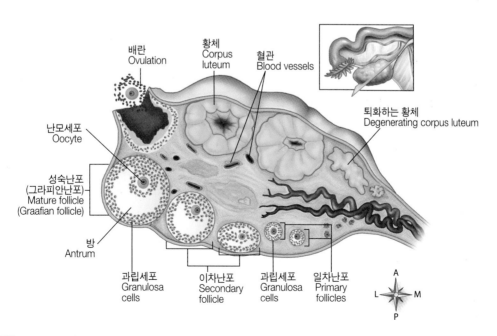

FIGURE 20-8 **난소와 난자발생의 그림.** 포유류의 난소 단면도. 난포의 점진적인 단계와 난자의 발달을 보여준다. 첫 단계(1차난포)에서부터 마지막 단계(황체의 퇴화)까지 시계 방향으로 진행된다.

공할 수 있게 만들어져 있다. 수정할 때 두 부모로부터 받은 생식세포가 혼합되어서 정상적인 염색체 46개가 된다.

 난자발생을 더 공부하려면 AnimationDirect로 들어갈 것

•에스트로겐과 프로게스테론의 생산

난소의 2번째 기능은 성호르몬인 에스트로겐과 프로게스테론을 분비하는 것이다. 난소에서 호르몬을 생산하는 것은 사춘기부터 시작되고, 난자세포의 주기적인 발달−성숙과 함께 일어난다. 자라고 있는 난포와 성숙난포에서 난모세포를 둘러싸고 있는 과립세포가 에스트로겐을 분비한다. 배란 이후에 발달한 황체는 주로 프로게스테론을 분비하지만 에스트로겐도 약간 분비한다.

에스트로겐(estrogen, 여성호르몬)은 여성의 2차성징을 발달시키고 유지하며, 자궁의 속벽을 이루는 상피세포의 성장을 자극하는 호르몬이다. 에스트로겐의 작용은 다음과 같다.

1. 바깥생식기관을 포함한 여성 생식기관의 발달과 성숙
2. 음모를 나게 하고 유방을 발달시킴
3. 피하와 가슴, 엉덩이에 지방을 축적시킴으로써 여성스러운 몸매로 발달시킴
4. 첫 월경 주기의 시작

프로게스테론(progesterone, 황체호르몬)은 황체에서 생산된다. 황체는 샘같은 구조체이고, 난자를 방출한 직후에 난포에서 발달된다. 황체가 뇌하수체앞엽에서 분비되는 호르몬의 자극을 받으면 배란 후 11일 동안 프로게스테론을 생산한다. 프로게스테론은 상피세포로 되어 있는 자궁의 속벽을 급격하게 증식시키고, 혈관을 새로 만들도록 자극하고, 에스트로겐과 마찬가지로 사춘기 소녀들에게 월경주기를 시작하게 한다.

> ✓ **수행평가**
> 1. 여성의 생식샘의 이름은 무엇인가?
> 2. 여성의 생식샘은 어디에 있는가?
> 3. 난자발생이란 무엇인가?
> 4. 여성의 생식샘에서 생산되는 호르몬은 무엇인가?

3.3. 생식관

3.3.1. 자궁관

자궁관(uterine tube, 난관)은 **나팔관**(fallopian tube)이라고도 하며, 난소에 직접 붙어 있지는 않지만 난소의 관 역할을 한다. 자궁관의 바깥쪽 끝은 넓게 확장되어 있고, 동글같은 모양을 하고 있으며, 닭벼슬 모양의 돌출부가 있는데, 이것이 **자궁관술**(fimbria of uterine tube)이다. 자궁관의 이 끝부분이 난소의 위쪽으로 굽어져 있고, 골반속공간 안쪽으로 열려 있다(그림 20-9). 자궁관의 안쪽 끝은 자궁에 붙어 있고, 자궁관 안쪽의 구멍이 자궁의 공간 안으로 열려 있다. 한쪽 자궁관의 길이는 약 10cm 정도이다.

배란이 이루어진 후 나온 난자는 먼저 골반속공간으로 들어간 다음에 자궁관술의 파도같은 움직임과 자궁관술 표면에 있는 섬모의 진동의 도움을 받아 자궁으로 들어간다. 난자가 자궁관으로 들어간 다음부터 자궁으로 가는 여행이 시작된다. 어떤 난자는 자궁관으로 들어가는 입구를 찾지 못해서 골반속공간에 남아 있다가 결국에는 흡수된다. 수정은 보통 자궁관의 바깥쪽 1/3 지점에서 일어나며, 제21장에서 자세히 공부할 것이다.

자궁관의 점막성 내벽은 한쪽 끝으로는 골반속공간으로 연결되어 있고, 다른 쪽 끝은 자궁과 질까지 연결되어 있다. 이러한 사실은 임상적으로 매우 중요하다. 임질(gonorrhea)과 같은 질이나 자궁관의 감염이 발생하면 골반속공간으로 전염될 수 있고, 그러면 생명이 위험해지기 때문이다.

3.3.2. 자궁

자궁(uterus)은 크기가 배 정도로 아주 작지만 대단히 강한 기관이다. 자궁은 거의 모두가 **자궁근육층**(myometrium)이라는 근육으로 되어 있고, 안쪽에 작은 공간만 있을 뿐이다. 임신 중에 자궁은 원래 크기보다 여러 배로 커져서 아기와 많은 양의 액체를 넣어둘 수 있게 된다. 자궁은 위쪽부분인 자궁몸통과 아래쪽의 좁은 부분인 **자궁목**(uterine cervix)으로 구성되어 있다. 자궁몸통에서 자궁관이 붙어 있는 바로 위쪽에 볼록하게 두드러져 나와 있는 부분을 **자궁바닥**(uterine fundus)이라고 한다(그림 20-9). 임신 중일 때를 제외하고 자궁은 방광 바로 뒤쪽 골반속공간에 있다. 임신 말기에는 자궁이 크게 확장되어서 배속

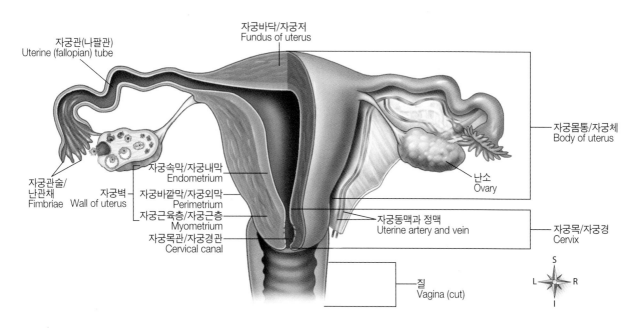

자궁바닥/자궁저
Fundus of uterus

자궁관(나팔관)
Uterine (fallopian) tube

자궁몸통/자궁체
Body of uterus

자궁속막/자궁내막
Endometrium

난소
Ovary

자궁관술/
난관채
Fimbriae

자궁벽
Wall of uterus

자궁바깥막/자궁외막
Perimetrium

자궁근육층/자궁근층
Myometrium

자궁목관/자궁경관
Cervical canal

자궁동맥과 정맥
Uterine artery and vein

자궁목/자궁경
Cervix

질
Vagina (cut)

FIGURE 20-9 **자궁.** 단면도에서 자궁의 근육층, 자궁과 난소 및 질과의 관계를 볼 수 있다.

공간의 꼭대기에 다다른다. 그러면 자궁이 간(liver)을 가로막 아래쪽으로 밀어붙인다. 이와 같은 사실로 임신 말기의 여성들이 "아기가 너무 커서 깊게 숨을 쉴 수 없다."고 하는 말을 이해할 수 있을 것이다.

자궁의 기능은 월경, 임신, 출산의 3가지 과정으로 이루어진다. 배란 후 약 11일이 지나면 황체가 프로게스테론의 분비를 중단하고 에스트로겐의 분비를 줄인다. 약 3일이 더 지나면 혈액 속의 프로게스테론과 에스트로겐의 농도가 최저로 떨어지고 월경이 시작된다. 자궁의 속벽을 이루는 점막, 즉 **자궁속막**(endometrium)의 작은 조각들이 느슨해져서 밑에 있는 혈관이 찢어지도록 내버려두는 것이다. 혈액과 소량의 자궁속막의 조각은 자궁에서 질로 조금씩 흘러나와서 몸 밖으로 나간다. 월경이 끝나자마자 자궁속막은 스스로 다시 회복된다. 즉 자궁속막은 다시 두꺼워지고, 혈액 공급이 풍부해져서 임신을 준비하는 것이다. 수정이 되지 않으면 임신을 위해서 준비했던 자궁속막은 다시 시들어진다. 자궁속벽에서의 이러한 변화가 계속해서 반복되기 때문에 **월경주기**(menstrual cycle)라고 한다.

수정이 되면 임신이 시작되고, 자궁속벽은 멀쩡하게 남아 있게 된다. 임신에 대해서는 제21장에서 공부한다.

월경이 처음으로 시작되는 시기는 보통 11~12세 사춘기이다. 월경은 보통 28일을 주기로 1년에 13회씩 약 30~40년 동안 계속되다가 멈춘다. 월경이 멈추는 시기를 **폐경기**(menopause)라 하는데, 이는 약 50세 전후일 때이다.

3.3.3. 질

질(vagina)은 팽창시킬 수 있는 관으로, 길이가 약 10cm이며, 주로 민무늬근육으로 구성되어 있고, 속벽은 점막으로 되어 있다. 질은 골반속공간의 방광과 곧창자 사이에

 Clinical Application

자궁외 임신

자궁외 임신(ectopic pregnancy)은 수정된 난자가 자궁 이외의 곳에 착상된 것을 말한다. 자궁관의 바깥쪽 끝이 골반속공간으로 구멍이 뚫려 있고, 난소와 연결되어 있지 않기 때문에 난자가 자궁으로 가는 관으로 들어가지 않고 배속공간에서 수정되어서 남아 있게 된다. 드물기는 하지만 수정된 난자가 배속공간에 있는 기관의 위 또는 창자사이막 위에 착상되면 마지막까지 발달이 계속될 수 있다. 이러한 경우에는 제왕절개수술(caesarean section)에 의해서 분만을 해야 한다. 대부분의 자궁외 임신은 난자가 자궁관에 착상되기 때문에 자궁관임신(tubal pregnancy)이라고 한다. 자궁관임신이 되면 태아가 사망하고 치료하지 않으면 자궁관이 파열된다.

있다(그림 20-7). 질은 여성 생식관의 일부이고, 밖으로 구멍이 나 있으며, 정자가 난자를 만나기 위해서 여행하는 도중에 들어가는 기관이고, 아기가 세상과 접하기 위해서 나오는 기관이다.

3.4. 보조생식샘

3.4.1. 바르톨린샘

바르톨린샘(Bartholin's gland)은 **큰질어귀샘**(greater vestibular gland)이라고도 하고, 질 좌우에 있다. 점액같은 윤활액을 분비하는 것이 바르톨린샘의 기능이다. 바르톨린샘의 관은 소음순(labium minus)과 음문(vaginal orifice) 사이의 구멍에 있다. 소음순과 음문 사이를 질어귀(vestibule)라고 한다(그림 20-11).

3.4.2. 유방

유방(breast)은 가슴근육 위에 있고, 결합조직인대로 가슴근육에 붙어 있다. 유방의 크기는 샘조직(glandular tissue)의 양보다는 샘조직을 둘러싸고 있는 지방의 양에 의해서 결정된다. 그러므로 유방의 크기와 아기를 출산한 후에 젖을 분비하는 양과는 관계가 거의 없다.

유방은 5~6개의 소엽(lobule)으로 구성되어 있고, 소엽은 젖을 분비하는 샘세포로 구성되어 있다. 젖분비세포는 포도송이처럼 배열되어 있는데, 그것을 유방꽈리(alveoli)라고 한다. 작은 **젖샘관**(lactiferous duct)이 유방꽈리에서 흘러나와서 방사상으로 유두쪽으로 모여든다. 1개의 소엽에는 1개의 젖샘관만 유두쪽으로 구멍이 있다. 유두 주위에 색깔이 있는 부분을 **젖꽃판**(areola)이라고 한다.

유방의 림프관에 대한 지식이 중요하다. 왜냐하면 유방암에서 생긴 암세포가 림프계통을 통해서 신체의 다른 부위로 퍼져나가는 경우가 많기 때문이다(그림 13-5).

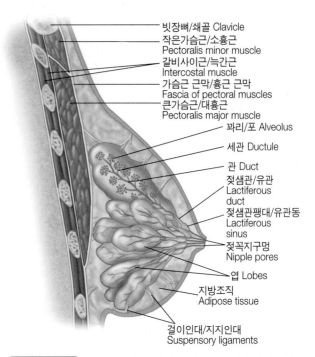

빗장뼈/쇄골 Clavicle
작은가슴근/소흉근 Pectoralis minor muscle
갈비사이근/늑간근 Intercostal muscle
가슴근 근막/흉근 근막 Fascia of pectoral muscles
큰가슴근/대흉근 Pectoralis major muscle
꽈리/포 Alveolus
세관 Ductule
관 Duct
젖샘관/유관 Lactiferous duct
젖샘관팽대/유관동 Lactiferous sinus
젖꼭지구멍 Nipple pores
엽 Lobes
지방조직 Adipose tissue
걸이인대/지지인대 Suspensory ligaments

FIGURE 20-10 **유방의 측면도.** 젖이 분비되는 유방의 시상단면도. 유방이 쿠퍼인대(젖샘걸이인대)에 의해서 가슴근육과 피부에 어떻게 고정되어 있는지 확인하라. 샘조직으로 되어 있는 각 엽은 젖샘관쪽으로 흘러서 최종적으로는 젖꼭지구멍으로 나간다.

3.5. 바깥생식기관

여성의 **바깥생식기관**(external genitalia) 또는 **음문**(vulva)은 다음과 같은 기관으로 구성되어 있다.

1. 불두덩
2. 클리토리스(음핵)
3. 소변구멍
4. 소음순
5. 처녀막
6. 바르톨린샘의 관
7. 음문
8. 대음순

불두덩(mons pubis)은 두덩결합(pubic symphysis) 위에 있는 피부로 덮인 지방 패드이다. 사춘기가 되면 이 부위에 털이 나서 평생 동안 유지된다. 볼록한 불두덩에서 아래쪽으로 길게 뻗어나온 것을 **대음순**(labia majora)이라고 한다. 대음순은 주로 지방으로 되어 있고, 샘이 수없이 많이 있으며, 색소가 있는 피부로 덮여 있고, 바깥쪽에는

✔ **수행평가**
1. 자궁관의 다른 이름은 무엇인가?
2. 자궁의 3가지 주요 기능은 무엇인가?
3. 젖샘관을 통해서 전도되는 물질은 무엇인가?

털이 나 있지만 안쪽에는 털이 없고 부드럽다. **소음순**(labia minora)은 대음순 안에 있고, 변형된 피부로 덮여 있다. 두 소음순이 앞 중앙선에서 만나는데, 그 사이를 **질어귀**(vestibule)라고 한다. 질어귀에는 여러 개의 생식 구조체가 있다. 클리토리스(clitoris, 음핵)는 발기조직으로 구성되어 있고, 두 소음순이 만나는 점 바로 뒤에 있다. 클리토리스와 음문 사이에 소변구멍이 있다. 음문이 섬유조직으로 막혀 있을 때도 있으며, 그 조직을 처녀막(hymen)이라고 한다. 바르톨린샘의 구멍이 소음순의 안쪽, 음문의 양쪽에 있다.

샅(perineum)이라는 용어는 음문과 항문 사이를 말하고, 출산할 때 산모의 피부가 찢어지는 것을 방지하기 위해서 샅부위를 절개하는 것을 **외음절개술**(episiotomy)이라고 한다.

3.6. 월경주기

3.6.1. 월경의 단계와 이벤트

월경주기(menstrual cycle) 동안에는 자궁, 난소, 질, 유방은 물론 뇌하수체앞엽에서 분비되는 호르몬까지 많은 변화가 일어난다(그림 20-12). 대다수의 여성들에게 이러한 변화가 전체 생식기간을 통해서 거의 정확한 주기로 반복된다. 첫 번째 변화의 조짐은 첫 번째 월경기간 동안에 일어난다. 첫 번째 **월경**(menses)을 **초경**(menarche)이라고 한다.

전형적인 월경주기는 약 28일 정도인데, 월경주기는 사람마다 다르다. 월경주기가 24일인 사람도 있다. 같은 사람이라도 월경주기가 다를 수 있다. 예를 들어 월경주기가 21~28일로 불규칙한 사람도 있고, 2~3개월로 긴 사람도 있다.

각 월경주기는 **월경기**(menses), **증식기**(proliferative phase), **분비기**(secretory phase)의 3단계로 구성되어 있다. 각 단계 동안 시상하부, 뇌하수체, 난소, 자궁에서 어떤 일이 일어나는지를 공부할 때 그림 20-13을 자주 참조하라. 28일 주기에서 14일에 일어나는 일이 무엇인지 간과해서는 안 된다.

월경기는 4~5일 동안이고, 하혈이 특징이다. 월경액이 흘러나오는 첫 날을 월경주기의 제1일로 간주한다. 월경액의 흐름이 끝나면 증식기가 시작되고, 배란이 되면 증식기가 끝난다. 이 기간 동안 난포가 성숙하고, 자궁속벽이

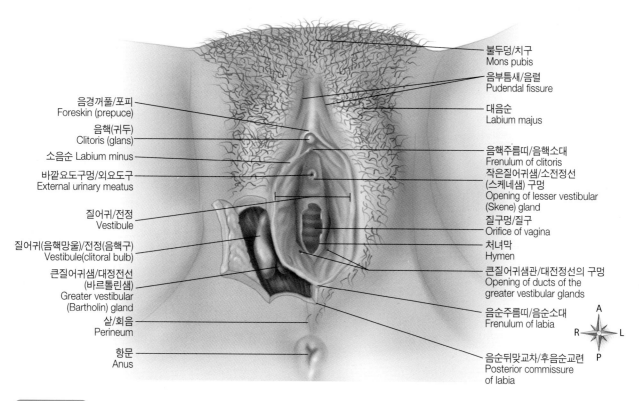

음경꺼풀/포피
Foreskin (prepuce)

음핵(귀두)
Clitoris (glans)

소음순 Labium minus

바깥요도구멍/외요도구
External urinary meatus

질어귀/전정
Vestibule

질어귀(음핵망울)/전정(음핵구)
Vestibule(clitoral bulb)

큰질어귀샘/대정전선
(바르톨린샘)
Greater vestibular
(Bartholin) gland

샅/회음
Perineum

항문
Anus

불두덩/치구
Mons pubis

음부틈새/음렬
Pudendal fissure

대음순
Labium majus

음핵주름띠/음핵소대
Frenulum of clitoris

작은질어귀샘/소전정선
(스케네샘) 구멍
Opening of lesser vestibular
(Skene) gland

질구멍/질구
Orifice of vagina

처녀막
Hymen

큰질어귀샘관/대전정선의 구멍
Opening of ducts of the
greater vestibular glands

음순주름띠/음순소대
Frenulum of labia

음순뒤맞교차/후음순교련
Posterior commissure
of labia

FIGURE 20-11 여성의 바깥생식기관

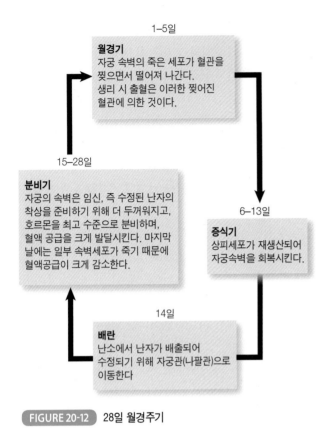

1-5일

월경기
자궁 속벽의 죽은 세포가 혈관을
찢으면서 떨어져 나간다.
생리 시 출혈은 이러한 찢어진
혈관에 의한 것이다.

15-28일

분비기
자궁의 속벽은 임신, 즉 수정된 난자의
착상을 준비하기 위해 더 두꺼워지고,
호르몬을 최고 수준으로 분비하며,
혈액 공급을 크게 발달시킨다. 마지막
날에는 일부 속벽세포가 죽기 때문에
혈액공급이 크게 감소한다.

6-13일

증식기
상피세포가 재생산되어
자궁속벽을 회복시킨다.

14일

배란
난소에서 난자가 배출되어
수정되기 위해 자궁관(나팔관)으로
이동한다

FIGURE 20-12　28일 월경주기

두꺼워지고, 에스트로겐의 분비가 증가한다. 분비기는 배
란할 때 시작되고, 다음 월경기가 되면 끝난다. 분비기 동
안에 자궁관의 속벽이 가장 두꺼워지고, 난소에서 프로게
스테론을 최고 수준으로 분비한다.

　일반적인 규칙으로 여성의 30~40년에 이르는 가임기
간 동안에 1달에 단 1개의 난자만 성숙한다. 그러나 그 규
칙에도 예외가 있다. 즉 어떤 달에는 1개 이상의 난자가 성
숙하고, 어떤 달에는 1개의 난자도 성숙하지 않는다. 배란
은 다음 월경기가 시작되기 14일 전에 일어난다. 이 말은
28일 월경주기에서는 제14일에 배란이 일어난다는 뜻이
된다(그림 20-12). 월경기의 첫 날을 월경주기의 첫 날로
간주하기 때문에 30일 월경주기일 때는 제14일이 아니라
제16일에 배란이 일어나고, 25일 월경주기일 때는 제11일
에 배란이 일어난다.

　배란이 일어나는 날짜는 실제적으로 대단히 중요한 의
미가 있다. 수정이 될 수 있는 가능성이 월경주기 중에서
아주 짧은 기간 동안에만 있기 때문이다. 사정에 의해서
여성의 질 안에 들어간 정자는 대부분이 24~72시간 동안
만 수정할 수 있는 능력이 있다. 특별한 정자는 5일까지도

수정 능력을 가지고 있다. 배란이 된 난자는 단 12~24시
간 동안만 수정할 수 있는 능력이 있다. 그러므로 여성이
수정할 수 있는 기간은 한 달에 배란 전 3~5일에 불과하
고, 배란 후 24시간이 지나지 않아야 한다.

3.6.2. 월경주기 변화의 조절

　뇌하수체앞엽은 여성 생식계통 기능의 특징인 월경주
기의 변화를 조절하는 데 핵심적인 역할을 한다(제10장
참조). 이미 공부한 바와 같이 시상하부에서 생식샘자극
호르몬분비호르몬이 분비되면 뇌화수체에서 난포자극호
르몬과 황체형성호르몬을 분비한다. 월경주기 중에서 제
1일과 제7일 사이에 생식샘자극호르몬분비호르몬이 뇌하
수체를 자극해서 난포자극호르몬을 더 많이 분비하게 한
다. 혈액 중에 난포자극호르몬의 농도가 높아지면 미숙한
난포 몇 개를 자극해서 성장이 시작되고 에스트로겐 분비
가 시작된다(그림 20-13). 그러면 생식샘자극호르몬분비
호르몬과 에스트로겐이 협동해서 뇌하수체앞엽에서 더 많
은 양의 황체형성호르몬을 분비하게 한다. 황체형성호르
몬이 난포와 난자를 성숙하게 하고, 배란을 하고(성숙한
난포를 파괴해서 난자가 튀어나오게 하고), 황체를 만든
다(부서진 난포조각으로 황체를 형성한다).

　난포자극호르몬과 황체형성호르몬 중에서 어느 것이
배란호르몬인가? 월경주기 동안 난포자극호르몬이 계속
낮은 수준을 유지해도 배란이 일어날 수 있다고 생각하는
가? 첫 번째 질문의 답은 황체형성호르몬이고, 두 번째 질
문의 답은 '아니다'이다. 즉 배란호르몬은 황체형성호르몬
이고, 난포자극호르몬이 계속 낮은 수준을 유지하면 미숙
한 난포가 자라지 않기 때문에 배란이 일어날 수 없다. 난
포자극호르몬의 수준이 낮으면 아무런 난포도 성장을 하
지 않는다. 그러므로 배란을 할 수 있을 정도로 성숙되지
않는다. 배란은 난포자극호르몬과 황체형성호르몬의 합작
품이다. 에스트로겐 물질이 들어 있는 경구피임약(birth
control pill)을 복용하면 난포자극호르몬을 억제하여 배란
이 이루어지는 것을 간접적으로 방지할 수 있다.

　다시 한 번 말하자면 배란은 뇌하수체앞엽에서 분비되
는 난포자극호르몬과 황체형성호르몬이 협력적으로 작용
해서 일어난다고 할 수 있다. 그렇다면 월경의 원인은 무
엇인가? 간략하게 대답하면 월경주기의 분비기가 끝날 시

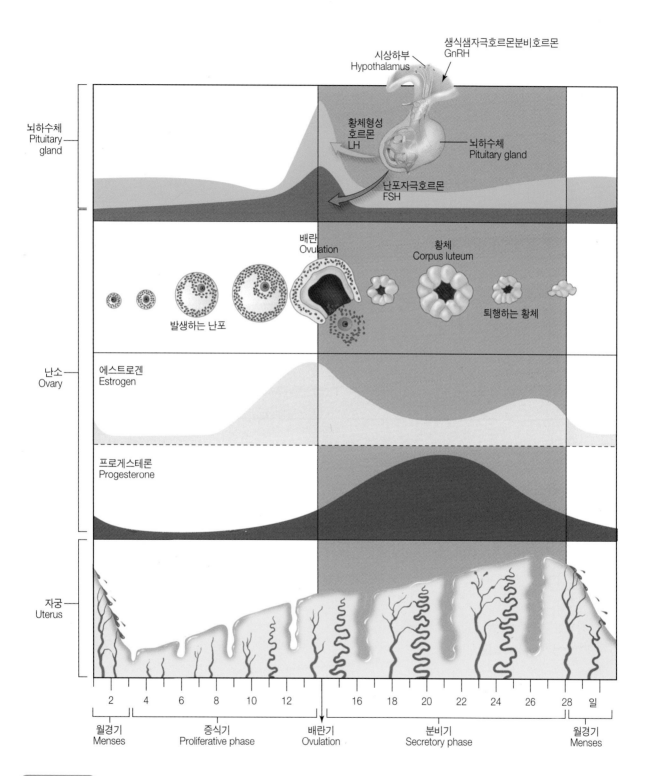

FIGURE 20-13 **인간의 월경주기**. 28일 월경주기에 걸쳐서 뇌하수체, 난소, 자궁의 기능을 그림으로 표현하였다. 황체형성호르몬이 갑자기 증가하면 배란이 되고, 반대로 프로게스테론의 수준이 낮아지면 월경(자궁속막의 붕괴)이 발생한다.

Clinical Application

골반염증질환

골반염증질환(pelvic inflammatory disease : PID)은 미국에서 1년에 80만 명 이상의 여성을 괴롭히는 일반적인 질환이다. 그 특징은 골반의 통증, 열, 질분비물(vaginal discharge)이다. 골반염증질환은 몇 가지 병균에 의해 급성 또는 만성염증으로 일어난다. 성매개감염(sexually transmitted infection : STI)을 일으키는 미생물, 특히 클라미디어(chlamydia)이 일반적인 골반염증질환의 원인으로 지목된다. 감염이 질에서 위로 올라가면 자궁, 자궁관, 난소, 기타 골반에 있는 기관들이 감염되고, 조직에 반점이 생기고 접착된다.

성매개감염 중 골반염증질환과 같은 합병증을 일으키지만 아직 증상이 나타나지 않은 것을 무증상(asymptomatic)이라고 한다. 클라미디어에 감염되어서 생기는 골반염증질환도 심각한 상처가 생기기 전까지는 무증상이다. 그런 경우 자신이 클라미디어에 감염되어서 진행 중인 것을 알지 못하기 때문에 심각한 문제가 생긴다. 불임증은 만성 골반염증질환의 가장 두려운 결과 중 하나이며, 클라미디어, 임질, 그리고 기타 성매개감염의 가장 두려운 합병증이다. 골반염증질환의 중증도와 생식기관 감염 여부를 검사할 때에는 복강경검사를 실시한다.

Clinical Application

자궁절제술

자궁절제술(hysterectomy)이라는 용어는 자궁을 뜻하는 그리스어 'hystera'와 잘라내는 것을 뜻하는 'ektome'가 합쳐진 것이다. 즉 수술을 해서 자궁을 제거하는 것을 뜻한다. 그러나 이러한 정의를 잘못 확장에서 자궁관이나 기타 생식계통에 있는 구조체를 제거하는 것으로 잘못 알고 있는 사람이 많다. 자궁절제술은 자궁만 제거하는 것이다. 자궁목을 포함한 자궁 전체를 제거하는 것은 범자궁절제술(panhysterectomy), 자궁목은 남겨두고 자궁몸통만 제거하는 것은 부분

자궁절제술(subtotal hysterectomy)이라는 용어가 적절하다. 실제로 자궁을 제거할 때는 배벽을 열어서 제거하는 배자궁절제술(abdominal hysterectomy)이나 질을 통해서 자궁을 제거하는 질자궁절제술(vaginal hysterectomy)이 이루어진다. 난소를 제거하는 것은 난소절제술(oophorectomy)라고 한다. 자궁의 제거와 난소의 제거가 같은 수술 과정으로 이루어지지만 난소암인 경우와 자궁암인 경우를 구분하기 위해 사용된다.

Health and Well-Being

여자 선수들의 무월경

월경을 하지 않는 것을 무월경(amenorrhea)이라고 한다. 여자 선수들에게 무월경이 일어나는 이유는 생식 기능을 정상적으로 유지하기 위한 체지방이 너무 낮기 때문인 것으로 보인다. 헤마토크리트(혈중 적혈구 수준)를 월경 시보다 더

높게 유지하는 것도 바람직한 것으로 생각되지 않는다. 무월경은 불임을 제외하더라도 다른 문제의 원인이 될 수 있다. 즉 장기간 동안의 무월경으로 혈중 에스트로겐 수준이 낮아지면 골다공증을 유발할 수도 있다.

간이 가까워질수록 에스트로겐과 프로게스테론의 분비가 급격하게 줄어드는 것이 원인이 되어서 자궁벽이 깨어지고 새로운 월경주기가 시작되는 것이다.

4. 남녀 생식계통의 요약

남녀의 생식계통은 생식세포인 정자와 난자의 생산과 그 두 세포가 서로 합쳐지는 것에 초점을 맞추고 있다. 두 세포가 혼합되면 어버이 세대의 유전자 정보를 다음 세대로 물려줄 수 있다. 표 20-3은 남성과 여성의 생식계통에 있는 구성요소들의 유사성을 비교해놓은 것이다. 남성과

여성은 서로 보상적인 기능을 완수하기 위해서 비슷한 구조체를 가지고 있다는 것을 알 수 있을 것이다. 게다가 여성의 생식계통이 있기 때문에 새끼가 자라서 태어날 수 있는데, 이것은 이 책의 마지막 단원인 제21장에서 다룰 첫 번째 주제이다.

✔ 수행평가

1. 발기조직으로 이루어진 여성의 구조체는 무엇인가?
2. 월경의 다른 용어는 무엇인가?
3. 배란 직전에 최고 수준에 도달하는 호르몬은 무엇인가?

TABLE 20-3

생식계통의 유사성

항목	여성	남성
필수기관	난소	정소
생식세포	난자	정자
호르몬	에스트로겐, 프로게스테론	테스토스테론
호르몬 생산 세포	과립세포, 황체	사이질세포
생식관	자궁관, 자궁, 질	정관, 요도, 부고환
바깥생식기관	음핵, 음문	음경, 음낭

Science Application

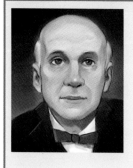 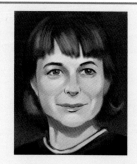

생식과학
William Masters (1915–2001)와
Virginia Johnson (b. 1925)

인간의 생식에 관한 연구(특히 성기능에 관한 연구)는 문화적인 영향을 많이 받는다. 그래서 미국의 연구자 William

Masters와 Virginia Johnson이 수 십 년 동안 인간의 성과 생식에 대하여 연구하는 동안 아주 많은 논란에 휩싸였을 것이다. 실험실에서 인간의 성생리학을 연구한 것은 그들이 처음이다. Master는 산부인과 의사였고, Johnson은 심리학자였다. 1966년에 출간된 그들의 저서 '인간의 성적 반응(Human Sexual Response)'에서 처음으로 성생리학에 대해 분명하게 설명하였다.

인간의 성과 생식에 관한 생리학적 발견 이외에도 그들은 성과 관련된 증상들을 치료하는 방법을 개발하였고, 전세계에서 온 치료사들을 훈련시켰다. 생물학, 의학, 심리학, 행동과학 등의 영역으로 넓힌 것뿐만 아니라 Masters와 Johnson의 선구자적인 연구 작업은 비교신경과학이나 사회 역동성과 같은 다양하고 특수한 지식의 영역으로 더욱 발달시키는 길을 열었다. 오늘날에는 다양한 전문 분야에서 생식과학의 지식이 응용되고 있다.

단원요약

1. 남녀 생식계통의 공통적인 구조와 기능적 특성

A. 남성과 여성의 생식계통에서 공통적인 구조와 기능을 찾을 수 있다.

B. 정자나 난자가 발달한 다음 성공적인 수정이 이루어져서 새끼가 발생하여 태어나게 한다는 것을 남성과 여성의 생식계통이 받아들이고 있다.

C. 남성과 여성 모두 성호르몬이 2차성징의 발달과 생식계통이 정상적으로 활동하는 데에 중요하다.

2. 남성의 생식계통

A. 전체적인 구조 : 필수기관과 부속기관으로 나눌 수 있다.

　1. 생식의 필수기관은 생식샘(고환)이고, 고환에서 생식세포인 정자를 생산한다.

　2. 생식의 부속기관

　　a. 생식관 : 정자를 고환에서 바깥으로 수송하는 길

　　b. 생식샘 : 정자를 위한 보호액과 영양액을 생산한다.

　　c. 바깥생식기관

B. 고환 : 남성의 생식샘

1. 구조와 위치(그림 20-2)
   a. 음낭에 들어 있는 고환은 외부에 있어서 다른 부위보다 온도가 낮다.
      (1) 정자의 원시세포를 정조세포라고 한다.
      (2) 감수분열로 1차 정모세포를 만들고, 그것이 23개의 염색체를 가진 4개의 정자세포가 된다.
      (3) 정자 : 고도로 특화된 세포
         (a) 머리에는 유전 물질이 들어 있다.
         (b) 첨단체에는 정자가 난자의 피막을 뚫는 데 도움을 주는 효소가 들어 있다.
         (c) 중절에 있는 미토콘드리아가 움직일 수 있는 에너지를 공급한다.
   b. 사이질세포에서의 테스토스테론 생산
      1) 테스토스테론은 남성답게 만든다.
      1) 남성 부속기관의 발달을 촉진하고 유지시킨다.
      3) 단백질 동화를 자극하여 근력을 발달시킨다.
C. 생식관 : 정자가 고환에서 나온 다음 외부로 나갈 때까지 통과하는 관
   1. 부고환 : 길이가 약 6m 정도 되는 구불구불한 관. 음낭 안 고환의 꼭대기 뒤에 있다.
      a. 정자가 부고환을 지나가는 동안에 성숙하고 운동할 수 있는 능력이 발달한다.
   2. 정관 : 정자를 부고환에서 넘겨 받아서 음낭에서 배속공간을 지나서까지 수송한다.
      a. 샅굴부위를 통과해서 지나간다.
      b. 정낭관과 함께 사정관을 이룬다.
D. 보조 생식샘 : 정액은 정자와 부속 생식샘의 분비물이 합쳐진 것으로, 1회 사정할 때마다 3~5㎖가 분비되고, 1㎖에는 100만 개의 정자가 들어 있다.
   1. 정낭
      a. 주머니같이 생긴 샘으로, 정액의 60%를 생산한다.
      b. 분비물은 노랗고, 진하며, 과당이 풍부해서 정자가 운동하는 데에 필요한 에너지를 공급한다.
   2. 전립샘
      a. 도넛처럼 생겼고, 방광 밑에 위치한다.
      b. 요도가 전립샘을 지나간다.
      c. 분비액은 묽고 우윳빛이며, 정액의 30%에 해당된다.
      d. 정자를 활성화시키고, 정자의 운동을 지속하기 위해서 필요하다.

3. 망울요도샘(쿠퍼샘)
   a. 모양과 크기가 완두콩과 비슷하다.
   b. 점액같은 액체를 분비하고, 액체의 양은 5% 이하이다.
E. 바깥생식기관
   1. 음경과 음낭
   2. 음경에는 3개의 발기조직 기둥이 있는데, 2개의 먼 쪽기둥을 음경해면체, 중심부에서 요도를 감싸고 있는 것을 요도해면체라고 한다.

3. 여성의 생식계통
A. 전체적인 구조 : 필수기관과 부속기관으로 나눌 수 있다.
   1. 필수기관은 생식샘(난소)이고, 생식세포(난자)를 생산한다.
   2. 부속기관
      a. 생식관 : 자궁관, 자궁, 질
      b. 생식샘 : 유방
      c. 바깥생식기관
B. 난소
   1. 구조와 위치
      a. 한 쌍의 샘으로, 무게는 약 3g이다.
      b. 큰 아몬드와 비슷하다.
      c. 골반속공간에 있고, 자궁의 양쪽 끝에서 인대로 붙어 있다.
      d. 세부 구조(그림 20-8)
         (1) 난포 : 1개의 난모세포가 들어 있고, 난모세포는 미성숙생식세포이다(태어날 때 약 100만 개)
         (2) 일차난포 : 사춘기에 약 40만 개의 일차난포가 과립세포로 둘러싸여 있다.
         (3) 여성의 전체 생식기간 중에 약 350~500개의 난포만이 성숙한 난포가 되어서 배란된다.
         (4) 이차난포에는 방이 있다.
         (5) 배란 후에 황체를 만든다.
   2. 기능
      a. 난모 형성 : 감수분열에 의해서 딸세포를 생산하는데 염색체의 수는 23개로 같고 세포질을 불균등하게 만든다. 난자는 큰 세포이고 극체는 작은 세포이고 극세포는 곧 퇴화된다.
      b. 에스트로겐과 프로게스테론의 생산
         (1) 자라는 난포와 성숙한 난포를 둘러싸고 있는 과립세포에서 에스트로겐을 만든다.

(2) 황체가 프로게스테론을 생산한다.

(3) 에스트로겐이 2차성징을 발달시키고 유지한다.

(4) 프로게스테론이 자궁관 상피조직의 분비활동을 자극하고 에스트로겐을 도와서 월경을 시작하게 만든다.

C. 생식관

1. 자궁관(나팔관)

   a. 자궁에서 배속공간쪽으로 약 10cm 뻗어 있다.

   b. 먼쪽끝이 확장된 부분은 난소술로 덮여 있다.

   c. 자궁관의 점막속벽은 배속공간의 속벽이 직접 연장된 것이다.

2. 자궁 : 자궁몸통, 자궁바닥, 자궁목으로 구성되어 있다(그림 20-9).

   a. 방광 바로 뒤 골반속공간에 있다.

   b. 자궁근육층은 근육으로 된 층이다.

   c. 자궁속막은 월 시에 없어진다.

   d. 폐경 : 월경주기가 끝나는 것(약 45~50세)

3. 질

   a. 길이는 약 10cm 이고, 늘어날 수 있는 관이다.

   b. 골반속공간의 안쪽 방광과 곧창자 사이에 있다.

   c. 성교 시 음경을 받아들이고, 정상적인 출산 시 아기가 지나는 길이 된다.

D. 보조 생식샘

1. 바르톨린샘(큰질어귀샘)

   a. 점액같은 윤활액을 분비한다.

   b. 소음순 사이에 구멍이 있다.

2. 유방

   a. 가슴근육 위에 있다.

   b. 크기는 샘조직의 양보다는 지방의 양에 의해서 결정된다.

   c. 젖샘관이 유두쪽으로 흐른다. 유두는 색소가 있는 젖꽃판으로 둘러싸여 있다.

   d. 림프관의 흐름이 암세포가 다른 신체 부위로 퍼져나가는 데에 중요하다.

E. 바깥생식기관(그림 20-11)

1. 외음부에는 불두덩, 음핵, 소변구멍, 바르톨린샘의 구멍, 질입구, 대음순, 소음순, 처녀막이 있다.

2. 샅 : 질입구와 항문 사이

   a. 아기를 낳을 때 이 부위를 자르는 수술을 외음절개술이라고 한다.

F. 월경주기 : 자궁, 난소, 질, 유방에 많은 변화가 있다(그림 20-12, 20-13).

1. 길이 : 약 28일인데, 사람마다, 그리고 같은 사람이어도 달마다 바뀐다.

2. 단계

   a. 월경기 : 월경주기 중에서 첫 4~5일로 어느 정도 변한다. 자궁속막이 조금 붕괴된다.

   b. 증식기 : 월경기와 분비기 사이로, 그 길이가 변한다. 월경주기가 짧으면 증식기도 짧고, 월경주기가 길면 증식기도 길어진다. 예를 들어, 월경주기가 28일이면 증식기가 제13일에 끝나고, 월경주기가 26일이면 제11일, 32일이면 제17일에 끝난다. 자궁속막을 회복하는 것이 특징이다.

   c. 분비기 : 배란기와 다음 월경기 사이로, 다음 월경기 14일 전에 분비기가 시작된다. 특징은 자궁속막이 더 두꺼워지고, 샘의 분비가 증가하는데, 이것은 수정된 난자의 착상을 준비하는 것이다. 뇌하수체앞엽에서 분비되는 난포자극호르몬과 황체형성호르몬의 합동 작용에 의해서 배란이 일어난다. 임신이 되지 않으면 에스트로겐과 프로게스테론이 급격히 감소하기 때문에 월경기가 시작된다.

4. 남성과 여성의 생식계통 요약

A. 남성과 여성의 생식계통에 있는 기관들은 기능의 특정한 순서에 맞추어져 있다. 그 순서는 정자와 난자를 발달시켜서 성공적으로 수정할 수 있게 하는 것이고, 그다음에는 새끼를 정상적으로 발달시켜서 태어나게 하는 것이다.

B. 남성의 생식기관은 정자를 만들어서 저장하였다가 궁극적으로는 성숙한 정자를 여성의 생식관으로 인도하는 것이다.

C. 여성의 생식계통은 난자를 생산하고 정자를 받아서 수정하게 한 다음에 태아를 바달시켜서 태어나게 하고 젖을 먹이는 것이다.

D. 성호르몬의 생산은 남녀 모두 2차성징의 발달과 정상적인 생식기능을 위해서 필요하다.

용어정리

acrosome	ejaculation	menarche	prostatectomy
amenorrhea	ejaculatory duct	menopause	prostatic hypertrophy
antrum	endometrium	menses	prostatitis
areola	epididymis	menstrual cycle	scrotum
Bartholin's (greater ves-tibular) gland	episiotomy	mons pubis	semen (seminal fluid)
benign prostatic hyper-trophy (BPH)	estrogen	myometrium	seminal vesicle
	external genitalia	oocyte	seminiferous tubule
bulbourethral gland	fimbriae	oogenesis	spermatid
circumcision	gametes	oophorectomy	spermatogenesis
clitoris	gonad	ova	spermatogonia
corpora cavernosa	gonadotropin releasing hormone (GnRH)	ovulation	spermatozoa (sperm)
corpus luteum	graafian follicle	pelvic inflammatory disease (PID)	testes
corpus spongiosum	hymen	perineum	tunica albuginea
cryptorchidism	hysterectomy	prepuce (also called foreskin)	vagina
ductus deferens (also known as vas deferens)	interstitial cell	primary spermatocyte	vestibule
	labia (majora/minora)	progesterone	zygote
ectopic pregnancy	lactiferous duct	prostate gland	
	meiosis		

복습문제

1. 고환의 위치와 기능을 설명하시오.
2. 정자의 구조를 설명하시오.
3. 테스토스테론의 기능을 쓰시오.
4. 남성의 생식관의 이름을 쓰고 간략하게 설명하시오.
5. 남성의 보조생식샘의 이름을 쓰고 간략하게 설명하시오. 각 보조생식샘은 정액에 얼마나 공헌하는가?
6. 난소의 구조와 위치를 설명하시오.
7. 1개의 난포가 일차난포에서 시작하여 황체가 될 때까지의 발달과정을 설명하시오.
8. 에스트로겐의 기능을 쓰시오.
9. 프로게스테론의 기능을 쓰시오.
10. 자궁관의 구조를 설명하시오.
11. 자궁의 구조를 설명하시오.
12. 질의 구조를 설명하시오.
13. 유방의 구조를 설명하시오.
14. 증식기 동안에 일어나는 일을 설명하시오.
15. 분비기 동안에 일어나는 일을 설명하시오.
16. 월경주기를 조절하는 4가지 호르몬을 분비하는 위치와 기능을 설명하시오.

탐구문제

17. 정자발생과 난자발생을 구분해서 설명하시오. 두 과정의 차이는 생식에서 남녀의 역할과 어떤 관계가 있는가?
18. 고환은 왜 몸속공간 밖에 있는가?
19. 생식세포에 들어 있는 염색체가 독특한 점은 무엇인가? 그것이 중요한 이유는 무엇인가?

시 험 문 제

1. 남성의 생식계통에서 필수기관은 _____이다.
2. 남성의 생식샘에 들어 있는 주머니같이 생긴 것을 _____이라고 한다.
3. 고환을 둘러싸고 있으면서 고환 내부를 엽으로 나누는 막을 _____이라고 한다.
4. _____은 긴 관이고, 여기에서 정자가 발달한다.
5. 테스토스테론을 분비하는 고환에 있는 세포는 _____이다.
6. 일차정모세포는 _____라는 세포에서 발달한다.
7. 일차정모세포는 _____과정을 거쳐서 정자를 만든다.
8. 정자가 가지고 있는 _____에는 난자의 막을 소화시킬 수 있는 효소가 들어 있다.
9. _____은 고환 꼭대기 뒤에 있고 심하게 구불구불한 관으로 구성되어 있다.
10. 정자가 음낭에서 나와서 위로 올라가 배속공간으로 들어가게 하는 생식관은 _____이다.
11. 정액의 약 20%를 이루는 진하고 우유색깔인 액체를 분비하는 것은 _____이다.
12. _____은 쌍으로 된 샘으로, 진하고 노란색이며 과당이 풍부한 액체를 분비한다.
13. 음경은 발기조직으로 된 3개의 기둥으로 이루어져 있는데, 하나는 _____이고, 두 개는 _____이다.
14. 여자 생식계통의 필수기관은 _____이다.
15. 성숙한 난포를 _____라고도 한다.
16. 여성의 생식세포를 만드는 과정을 _____이라고 한다.
17. 감수분열에 의해서 생기는 큰 세포는 난자라고 하고, 작은 세포는 _____라고 한다.
18. 난소와 자궁을 연결하는 관을 _____ 또는 _____이라고 한다.
19. 자궁의 근육층을 _____이라고 한다.
20. 자궁을 이루는 3가지 요소는 _____, _____, _____이다.
21. _____은 자궁의 가장 안쪽 층으로, 월경기에 붕괴된다.
22. 여성의 생식계통의 일부로 외부로 구멍이 뚫려 있는 것은 _____이다.
23. 질어귀에 점액같은 윤활액을 분비하는 샘은 _____이다.
24. 젖을 분비하는 세포를 _____이라고 하고, _____으로 흘러서 _____에 모인다.

A열에 있는 용어와 B열에 있는 설명을 적절하게 연결하라.

A	B
25. _____ FSH	a. 난포가 배란 후 되는 것
26. _____ menstruation	b. 난포호르몬으로 증식기에 최고 농도에 도달하는 호르몬
27. _____ corpus luteum	c. 혈중 에스트로겐과 프로게스테론 수준이 급격하게 떨어짐으로써 발생
28. _____ estrogen	d. 배란 후에 시작되는 월경 단계
29. _____ secretory phase	e. 분비기에 최고 수준에 도달하는 난소호르몬
30. _____ progesterone	f. 난소에서 난자가 배출되는 것을 나타내는 용어
31. _____ LH	g. 자궁관 벽의 두께가 가장 두꺼워지는 시기
32. _____ proliferative phase	h. 난포의 형성을 자극하는 뇌하수체호르몬
33. _____ ovulation	i. 배란호르몬이라고 할 수 있는 뇌하수체호르몬

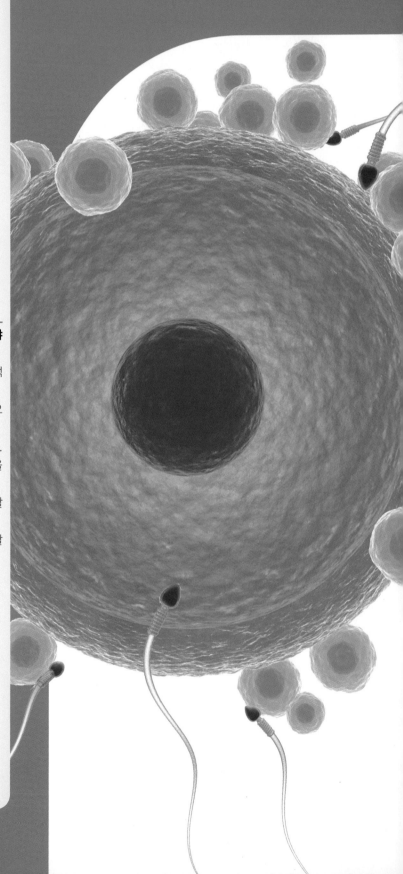

학습목표

이 단원을 공부하고 나면 다음과 같은 것을 할 수 있어야
한다.

1. 발달의 개념을 '끊임없이 수정하고 변화하는 생물학적
   과정'으로 이해할 수 있다.

2. 수정에서 출생까지의 출산 전 단계에서 일어나는 중요
   한 발달적 변화를 논의할 수 있다.

3. 정상적인 질 분만에서 분만의 3단계를 논의할 수 있다.

4. 3개의 1차배엽과 각 배엽에서 발달하는 파생기관을
   구분할 수 있다.

5. 출산 후에 생기는 4단계의 발달적 변화에 대하여 논할
   수 있다.

6. 중요한 신체계통이 나이가 들면 어떻게 변하는지 논할
   수 있다.

발달과 성장 21

사람들이 가장 좋아하는, 그리고 가장 생생한 기억은 아마도 자신의 생일과 관련되어 있을 것이다. 생일은 중요한 생의 이정표이다. 대부분의 사람들은 자신의 생일을 매년 약간 특별한 방법으로 기억한다. 생일은 우리들의 삶에서 변화하는 시기를 나타내는 기쁘고도 편리한 기준점 역할을 한다. 실제적인 출생일은 **출생전기**(prenatal period)가 끝나고 **출생후기**(postnatal period)가 시작되는 날이다. 출생전기는 수정에서 시작하여 출생에서 끝이 난다. 출생후기는 출생에서 시작하여 죽을 때까지 이어진다. 우리들의 삶은 어린 시절, 청소년 시절과 같이 일련의 사건들이 연속된 것으로 기억되고 있지만, 실제로는 계속 이어지는 과정의 일부분이다. 수정에서 죽음까지의 일생 동안에 일어나는 여러 가지 변화를 검토할 때 유아기 또는 성인기와 같이 어떤 기간을 따로 떼어내서 연구하는 것이 편리한 경우가 많다. 그러나 인생은 시작했다가 멈추는 일련의 사건들도 아니고, 따로따로 떨어져 있는 일련의 시기들도 아니라는 것을 기억해야 한다. 인생은 끊임없이 변화하고 수정해가는 생물학적인 과정인 것이다.

이 단원에서는 수정에서 죽음까지 인간이 발달하는 가운데에 일어나는 여러 가지 사건과 변화에 대하여 공부한다. 출생전기 동안에 일어나는 발달을 공부한 다음 출산의 과정에 대해서 논의하고, 그다음에는 유아기와 성인기에 일어나는 변화를 검토한다. 마지막으로 노화에 의해 각 기관계통에 일어나는 중요한 변화에 대하여 살펴볼 것이다.

1. 출생전기

발달의 출생전기는 **수태**(conception) 또는 **수정**(fertiliza-

학습요령

인간의 성장과 발들을 좀 더 효율적으로 공부할 수 있도록 하기 위해서 다음과 같은 학습 요령을 제안한다.

1. 제20장에서 인간의 생식계통을 복습하라.
2. 일차배엽(primary germ layer)에서 '배엽(germ)'이라는 용어는 'germinate(싹트다)'라는 뜻이다. 신체의 모든 구조체들은 일차배엽에서 비롯된다. 각 배엽의 이름은 발달하고 있는 배아에서 어떤 위치에 있는가에 따라서 붙여진다. 내배엽(endoderm)은 안쪽피부, 중배엽(mesoderm)은 중간피부, 외배엽(ectoderm)은 바깥피부를 뜻한다.
3. 발생(genesis)은 '만들다' 또는 '창조한다'는 뜻이다. 그러므로 '조직발생(histogenesis)'은 조직을 만든다는 의미이고, '기관발생(organogenesis)'은 기관을 만든다는 뜻이다.
4. 플래시 카드에 초기 발달단계를 적어라. 플래시 카드에 발달 순서에서 그 단계가 어느 위치에 있는지, 즉 그 발달단계가 무엇에서 발달되는지도 함께 적어라. 양막(amnion), 융모막(chorion), 태반(placenta)의 기능도 같이 적어야 한다. 스터디 그룹에 가서 발달 단계를 적은 플래시 카드를 잘 검토하라. 그래야 순서가 맞는지 안 맞는지를 확신할 수 있다.
5. 일차배엽과 각 배엽으로부터 발생한 구조를 매치시킬 때 플래시 카드를 이용하라.
6. 분만의 단계, 출생후기에 일어나는 중요한 사건, 나이가 여러 가지 기관계통에 미치는 영향 등도 플래시 카드에 적은 다음 스터디 그룹에 가서 검토하라.
7. 단원의 말미에 있는 문제들을 공부하고, 시험에 나올만한 문제에 대하여 토론하라.

tion)하는 순간에 시작된다. 여기에서 수정이란 남자의 정자와 여자의 난자가 합쳐지는 순간이다(그림 21-1). 출생전기는 약 39주 후에 아기가 태어날 때까지 계속된다. 태어나기 전 새끼의 발달을 연구하는 과학을 **발생학**(embryology)이라고 한다. 발생학은 생물학적 경이에 대한 이야기로, 새로운 인간의 삶이 어떻게 시작되는지, 그리고 하나의 미세한 세포가 어떠한 단계를 거쳐서 복잡한 인간으로 변모하는지를 설명한다.

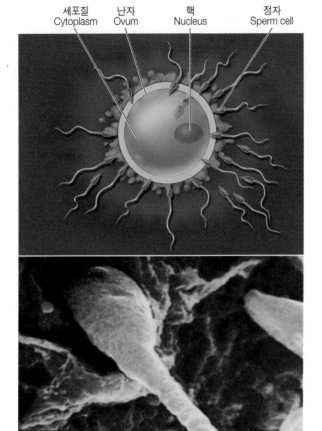

세포질 Cytoplasm 난자 Ovum 핵 Nucleus 정자 Sperm cell

FIGURE 21-1 **수정**. 수정은 특별한 생물학적 사건이다. 남자와 여자의 생식세포가 합쳐지면 수정이 된다. 정자와 난자가 합해지면 생명의 주기가 시작된다. 이 사진은 전자현미경으로 스캔한 것으로, 정자가 스스로 난자의 표면에 붙는 것을 보여준다.

1.1. 착상하기 위한 수정

배란 후에 자유로워진 난자는 먼저 배속공간으로 들어간 다음 자궁관(나팔관)으로 들어갈 길을 찾는다. 정자세포는 자궁관을 헤엄쳐서 난자를 향해 간다. 그림 21-2에서 난소, 자궁관, 자궁의 위치 관계를 확인하라. 그리고 제20장에서 자궁관이 자궁에서 바깥쪽으로 약 10cm 뻗어나갔다고 한 것을 상기하라. 자궁관은 그림 21-2에서 볼 수 있는 것처럼 난소에 가까운 배속공간에서 끝이 나고, 난소술(ovarian fimbria)이라고 부르는 실을 꼬아서 만든 술처럼 생긴 돌기들로 둘러싸여 있는 곳에 출입구가 있다.

한편 질 속에 남은 정자는 난자를 만나기 위해서 자궁과 자궁관을 헤엄쳐서 나아가야 한다. 그림 12-2에서 볼 수 있는 바와 같이 수정(fertilization)은 거의 대부분이 자궁관 바깥쪽1/3 지점에서 이루어진다. 수정된 난자인 **접합자**(zygote)는 유전적으로 완벽하고, 새로운 단세포 새끼를 나타낸다. 수정 시 결정된 성별, 체격, 피부색 등의 특성을 나타내는 데 필요한 것은 시간과 영양분뿐이다. 그림 21-2에서 볼 수 있듯이 접합자는 즉시 유사분열을 시작하고, 약 3일이 지나면 **오디배**(morula)라고 부르는 고체의 세포덩어리가 된다. 오디배의 세포들은 세포분열을 계속해서 자궁에 도착할 때 쯤 되면 **주머니배**(blastocyst)라고 부르는 가운데에 빈 공간이 있는 세포덩어리가 된다.

수정이 이루어진 후 주머니배가 자궁속벽에 완전히 **착상**(implantation)할 때까지 약 10일 동안에는 어머니로부터 영양분을 거의 얻을 수 없다. 그래서 주머니배가 되는 단계까지 세포 분열이 빠르게 일어나지만 총질량은 접합자에 비해서 거의 증가하지 않는다(그림 21-3). 난자의 특수함 중의 하나는 믿을 수 없을 만큼 많은 양의 영양분을 저장해서 착상이 일어날 때까지 이러한 배아의 발생(embryonic development)을 지원할 수 있다는 것이다.

그림 21-4에서 주머니배가 바깥의 세포층과 안쪽의 세포덩어리로 구성되어 있다는 것을 확인하라. 주머니배가 발달하면 **난황주머니**(yolk sac)와 **양막공간**(amniotic cavity)이라는 2개의 공간이 있는 구조체를 형성한다. 새와 같은 동물에게는 난황주머니가 배아가 발달하는 데에 유일한 영양원이기 때문에 매우 중요하다. 즉 이 동물들의 난황주머니는 난황을 소화시켜서 그 영양분을 배아에 공급한다. 그러나 인간의 경우에는 태반이 발달하기 전까지 자궁관액이 배아에 영양분을 공급하기 때문에 난황주머니가 영양분 공급자로서의 역할을 하는 대신에 혈액세포를 만드는 등의 역할을 한다.

양막공간은 액체로 가득 채워져서 충격을 흡수하는 역할을 하며, 물주머니라고도 하고, 배아가 발달하는 동안 여기에 둥둥 떠 있다. 그림 21-4와 21-5에서 볼 수 있는 **융모막**(chorion)이 **태반**(placenta) 안에서 태아막으로 발달된다. 그림 21-5에서 볼 수 있는 **융모막융모**(chorionic villus)는 융모막에 있는 혈관과 태반의 나머지 부분을 연결한다. 태반(그림 21-5)은 발달하고 있는 태아를 자궁에 고정시키고, 엄마와 아기 사이에 영양분과 노폐물이 교환될 수 있는 다리 역할을 한다.

태반은 임신기간 동안 일시적이지만 매우 중요한 일련

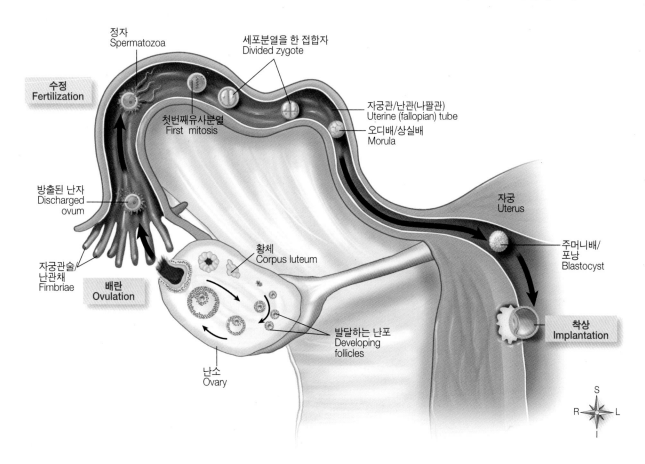

FIGURE 21-2 **수정과 착상.** 배란 시 한 개의 난자가 난소로부터 방출되어서 자궁관을 통한 여행을 시작한다. 자궁관에 있는 동안에 난자는 정자에 의해서 수정되어 단세포인 접합자가 된다. 며칠 동안 빠르게 유사분을을 하여 세포 덩어리인 오디배가 된다. 오디배는 발달해서 구멍이 있는 공모양의 주머니배가 되어 착상한다.

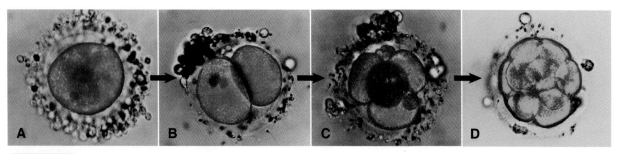

FIGURE 21-3 **인간 발달의 초기 단계.** A. 접합자, B~D. 초기의 세포분열에 의해서 계속 세포가 만들어진다. D에 보이는 고형 세포 덩어리가 오디배이다. 오디배는 배아 발달에서 초기 단계이다.

의 기능을 하는 독특한 구조체이다. 태반은 엄마와 아기로부터 온 조직으로 구성되어 있고, 태아를 고정시키는 구조체와 영양분이 드나드는 다리로서의 역할만 하는 것이 아니라 외분비 · 호흡 · 내분비기관으로서의 역할도 한다(그림 21-5).

태반조직은 태반에 있는 공간에 꽉 차있는 모체혈액(maternal blood)과 태아혈액(fetal blood)이 섞이지 않도록 갈라놓고 있다. 아주 얇은 층으로 되어 있는 태반조직은 모체혈액과 태아혈액을 갈라놓는 역할만 하는 것이 아니라 엄마의 피를 통해서 들어올 수 있는 해로운 물질로부터 태아를 보호하는 장벽으로서의 역할도 한다. 불행하게도 알코올과 같은 독성물질과 몇 가지 감염성 유기체는

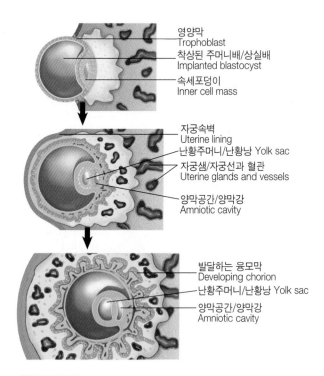

자궁속벽
Uterine lining
난황주머니/난황낭 Yolk sac
자궁샘/자궁선과 혈관
Uterine glands and vessels
양막공간/양막강
Amniotic cavity

발달하는 융모막
Developing chorion
난황주머니/난황낭 Yolk sac
양막공간/양막강
Amniotic cavity

FIGURE 21-4 **착상과 초기 발달**. 주머니배는 배란 후 약 10일이 되면 스스로 자궁관의 벽에 착상한다. 태반이 기능할 때까지는 자궁관액으로부터 확산에 의해서 영양분을 공급받는다. 발달하고 있는 융모막과 주머니배가 결국에는 난황주머니와 양막공간을 만드는 것을 확인하라.

그 장벽을 뚫고 들어가서 태아를 해칠 수 있다. 예를 들어서 풍진(German measle 또는 rubella)을 일으키는 바이러스는 태반을 쉽게 뚫고 들어가서 태아에게 비극적인 발달 장애를 일으킬 수 있다.

수정과 착상을 더 공부하려면 AnimationDirect로 들어갈 것

1.2. 발달 단계

임신 기간(gestation period)은 약 39주로, 3개월씩 3개의 석달(trimester)로 나누어진다. 각 석달은 그 기간 동안의 발달 상태를 설명하기 위해서 제1석달(first trimester, 임신 초기), 제2석달(second trimester, 임신 중기), 제3석달(third trimester, 임신 말기)이라고 한다.

제1석달에는 많은 용어가 사용된다. 접합자는 정자에 의해 수정이 된 직후의 난자를 가리킨다. 접합자가 3일 동안 세포분열을 계속한 후에는 오디배라는 딱딱한 세포덩어리가 되어서 자궁으로 들어간다. 오디배가 더 발달되어서 주머니배가 되면 자궁의 벽에 착상한다.

배아기(embryonic phase)는 수정에서부터 임신 8주 말까지를 말하고, 제1석달에 해당되는 이 기간 중에는 새끼를 **배아**(embryo)라고 한다. **태아기**(fetal phase)는 9주부터 39주까지를 말하고, 태아기 동안에는 새끼를 **태아**(fetus)

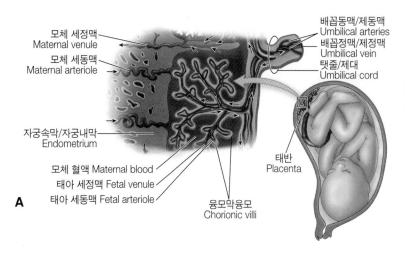

모체 세정맥
Maternal venule
모체 세동맥
Maternal arteriole

자궁속막/자궁내막
Endometrium

모체 혈액 Maternal blood
태아 세정맥 Fetal venule
태아 세동맥 Fetal arteriole

융모막융모
Chorionic villi

배꼽동맥/제동맥
Umbilical arteries
배꼽정맥/제정맥
Umbilical vein
탯줄/제대
Umbilical cord

태반
Placenta

A

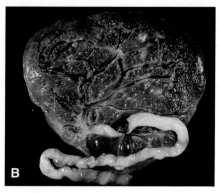
B

FIGURE 21-5 **태반**. 자궁, 발달 중인 태아, 태반의 관계를 보여주고 있다. 태아의 혈액 공급 장치와 태반의 방에 있는 모체혈액이 아주 가까이 있기 때문에 영양분과 다른 물질이 확산될 수 있다. 태반은 대부분의 해로운 물질이 확산되는 것을 막아주는 역할도 한다. 모체혈액과 태아혈액이 섞이는 일은 없다. A. 태반에 있는 구조체의 단면도, B. 임신 말기 정상적인 태반의 사진(태아쪽). 태아혈관의 가지가 보인다.

🔬 **Research, Issues, & Trends**

체외수정

라틴어인 'in vitro'는 '시험관 안'이라는 뜻이다. 체외수정(in vitro fertilization, 시험관수정)은 실험실의 시험관 안에서 난자와 정자의 수정이 일어난다는 의미이다.

과거에는 여성의 배에 작은 구멍을 뚫고 배안보개(laparoscope, 복강경)라는 광섬유 광학장치를 집어넣어서 난자를 채취하였다. 배안보개를 배안에 집어넣으면 의사가 난소를 볼 수 있기 때문에 성숙한 난포에 구멍을 뚫고 한 개의 난자를 빨아들이는 것이다. 수 년 동안에 걸쳐서 이 기술을 다듬은 결과 현재에는 비침습적인 방법이 이용되고 있다. 시험관에서 수정을 한 후 약 2.5일 동안 온도가 조절되는 환경하에서 자라면 접합자로 발달된다. 8~16개의 세포 단계에 도달하면 의사가 다시 엄마의 자궁으로 돌려보낸다. 성공적으로 착상이 이루어지면 계속 자라면서 임신의 다음 단계로 진행된다. 미국에서는 체외수정 시도 중 약 30%가 정상 분만이 이루어진다.

라고 부른다.

임신(gestation) 35일(그림 21-6A)일 때 배아의 길이는 8mm에 불과하지만, 심장이 뛰고, 눈과 팔다리싹(limb bud)이 확실하게 보인다. 그림 21-6C에서는 제1석달이 끝나는 시기의 태아를 보여주고 있다. 이 시기의 태아는 신체의 크기가 7~8cm이고, 태아의 얼굴 모양이 분명히 나타나며, 팔다리가 완성되었고, 성별도 구분할 수 있다. 임신 4개월이 되면(그림 21-6D) 모든 기관계통이 완성되고, 제자리에 들어선다.

1.3. 일차배엽의 형성

배아기 초반에는 모든 세포가 **줄기세포**(stem cell)로 되어 있다. 줄기세포는 특화되지 않은 세포이고, 특정 계열의 특수한 세포를 만들기 위해서 생식을 한다. 배아단계에서는 모든 세포들이 줄기세포이기 때문에 영향력이 대단히 크다. 즉 배아단계에 있는 세포들은 여러 가지 다른 종류의 세포들을 만들 수 있는 능력이 있다. 예를 들어 조혈줄기세포(hematopoietic stem cell)는 뼈속질의 기초가 된다. 성체 줄기세포(adult stem cell)는 피부, 샘, 근육, 신경조직, 뼈, 소화관 등에서 발견된다. 성체 줄기세포는 조직에 있는 특수화된 세포 대신에 들어가서 그 조직이 살아남는 데 필요한 세포들을 안정적으로 확보한다(역자 주 : 예를 들어 피부에 상처가 났을 때 그것을 치료하려면 상

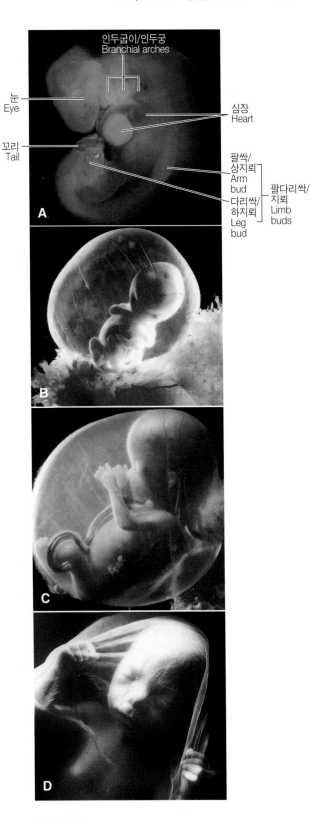

FIGURE 21-6 **인간의 배아와 태아.** A. 35일째, B. 49일째, C. 제1석달의 마지막 날, D. 4개월째

Research, Issues, & Trends

임신 기간은 얼마나 되는가

많은 사람들에게 이 질문은 너무 쉬운 것 같다. 9개월이 아닌가? 실제로 임신기간은 상황에 따라서 다르게 정의된다. 그러므로 임신마다 다르다. 평균 임신기간은 수정한 날로부터 266일이다. 그러나 의사들은 보통 마지막 월경이 시작된 날부터 계산해서 평균 280일로 잡는다. 그러나 이것은 그저 평균일 뿐이고, 어떤 사람에게 정상인 것과 다른 사람에게 정상인 것은 서로 다를 수 있다. 실제로 임신 기간이 37주(259일)보다 짧으면 미숙아라고 하고, 42주(294일)보다 길면 과숙아라고 한다. 그러므로 인간의 기능에 관한 여러 통계에서처럼 '정상'이라고 하는 것은 일반론과 평균에 대해서만 말할 수 있는 것이다.

피세포가 필요하다고 할 때, 상피세포를 새로 만들려고 하면 시간이 걸리므로 줄기세포가 대신 들어가서 상피세포로 변한다는 뜻).

제1석달 초기에 3개의 줄기세포층이 발달하는데, 이것을 발생학자들은 **일차배엽**(primary germ layer)이라고 한다(표 21-1). 일차배엽의 각 층은 피부, 신경조직, 근육, 소화기관 등과 같은 목표 구조체를 만든다. 표 21-1은 **내배엽**(endoderm), **중배엽**(mesoderm), **외배엽**(ectoderm)이라고 부르는 일차배엽의 3개 층에서 파생되는 여러 가지 구조체들의 목록이다.

1.4. 조직발생과 기관발생

일차배엽이 여러 종류의 조직으로 발달하여 가는 과정을 **조직발생**(histogenesis)이라고 하고, 그 조직들이 기관으로 스스로 정렬되어가는 것을 **기관발생**(organogenesis)이라고 한다. 인간의 발달에서 조직발생과 기관발생에 관한 이야기는 길고 복잡한데, 그 내용은 발생학에 속한다. 그러나 해부학과 생리학을 배우기 시작한 학생들에게는 인간의 발달이 2개의 생식세포가 합해져서 단세포인 접합자가 되면서부터 시작되고, 새끼의 신체는 일련의 과정에 의해서 점진적으로 발달하며, 그 과정에는 세포의 분화, 증식, 성장, 전위 등이 있고, 이 모든 과정이 확고한 순서에 따라서 차례차례 일어난다는 것을 제대로 인식하는 것으로 충분할 것이다(그림 21-7).

구조의 발달과 기능의 발달은 서로 밀접한 관계가 있고, 기관계통이 완성되고 제자리에 들어서는 것은 임신 4개월부터 끝(280일)까지이다. 태아의 발달은 주로 성장의 문제이다. 그림 21-8 ①는 임신 말기 출생 직전에 태아가 자궁에 정상적으로 있을 때의 자세이다.

Science Application

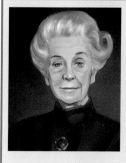

발생학
Rita Levi-Montalcini (b. 1909)

Rita Levi-Montalcini가 의학 학위를 끝마쳤던 1938년 그녀의 조국인 이탈리아에서는 Mussolini가 지휘하는 파시스트 정권이 아리안족이 아닌 사람이 학문 및 전문적인 영역에서 일하는 것을 모두 금지하고 있었다. 유태인이었던 Levi-Montalcini는 강제로 벨기에로 이주하여 일하게 되었다. 그러나 벨기에가 독일의 침공을 받게 되자 이탈리아로 돌아가 비밀리에 일하기로 결심하였다. 그녀의 실험실은 대단히 조잡했지만, 배아기 동안에 신경계통이 어떻게 발달하는지에 대한 몇 가지 중요한 발견을 이루어냈다. 제2차 세계대전이 끝난 후 그녀는 세인트루이스의 워싱턴 대학에 초청을 받아 일하게 되었다. 거기에서 그녀는 신경성장인자(nerve growth factor : NGF)가 있다는 것을 발견하였고, 그 공로로 1986년에 노벨상을 받았다. 그녀가 뇌 발생 초기에 새로운 신경의 성장을 조절하는 화학물질을 발견함으로써 여러 가지 연구 경로가 열리게 되었다. 예를 들어 성장 조절에 관하여 더 연구함으로써 이제는 신경계통의 발달에 대하여 더 알게 된 것은 물론이고, 기타 조직, 기관, 그리고 신체계통의 발달에 대해서도 더 알게 되었다.

오늘날에는 많은 전문가들이 발생학에서 발견된 내용을 이용하고 있다. 이러한 발견은 산부인과 의사와 간호사, 출산 전 건강을 돌보는 사람들에게만 중요한 것이 아니라 성인의학을 완전히 이해하는 데에도 중요하다. 실제로 노인학(노화에 대한 연구)과 노인병학(노인의 치료)은 발생학 연구의 혜택을 받고 있다. 그 방법은 배아에서 조직의 발생을 어떻게 조절하는지 이해함으로써 과학자들이 노인들의 손상된 조직을 정비하거나 스스로 재생할 수 있도록 자극하는 방법을 알아내는 것이다.

TABLE 21-1

일차배엽 유도체

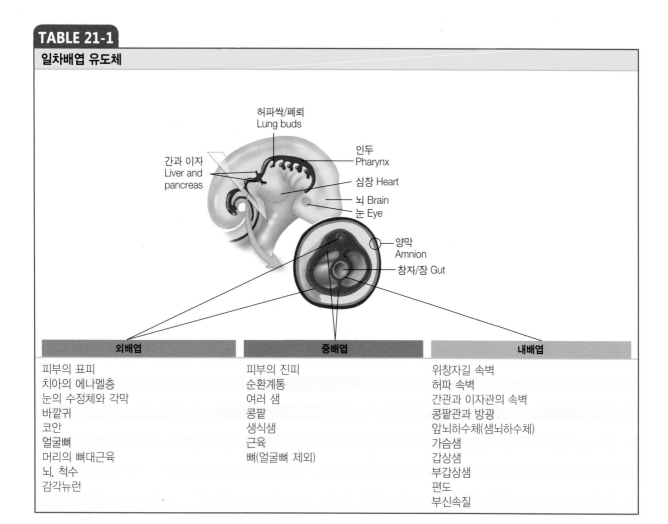

외배엽	중배엽	내배엽
피부의 표피	피부의 진피	위창자길 속벽
치아의 에나멜층	순환계통	허파 속벽
눈의 수정체와 각막	여러 샘	간관과 이자관의 속벽
바깥귀	콩팥	콩팥관과 방광
코안	생식샘	앞뇌하수체(샘뇌하수체)
얼굴뼈	근육	가슴샘
머리의 뼈대근육	뼈(얼굴뼈 제외)	갑상샘
뇌, 척수		부갑상샘
감각뉴런		편도
		부신속질

1.5. 선천적 장애

출생 시 나타나는 발달 문제를 **선천적 장애**(birth defect)라고 한다. 선천적 장애는 구조적인 비정상이나 기능적인 비정상뿐만 아니라 행동적인 비정상과 성격적인 비정상도 포함된다. 선천적 장애는 비정상적인 유전자 또는 비정상적인 염색체수와 같은 유전적 요인에 의해 발생한다. 또한 **기형 유발물질**(teratogen)과 같은 환경적인 요인에 노출되었을 때에도 선천적 장애가 발생할 수 있다. 기형 유발물질에는 방사선(X선), 화학물질(약물, 담배, 알코올 등), 엄마의 감염(헤르페스, 풍진 등) 등이 있다. 일부 기형 유발물질은 발달 중인 배아세포의 유전자 정보를 바꿈으로써 손상을 발생시키기 때문에 돌연변이 유발물질(mutagen)이라고 한다. 임신 중 영양 결핍도 선천적 장애를 일으킬수 있다.

그림 21-7은 조직의 분화와 기관의 발달이 막 시작되는 제1석달이 기형 유발물질에 의해서 손상될 가능성이 가장 큰 기간이라는 것을 보여주고 있다. 실제로 기형 유발물질은 배아전기(preembryonic period)에 심각한 손상을 발생시키면 자연유산(spontaneous abortion)의 원인이 될 수도 있다.

✔ **수행평가**

1. 출생후기란 무엇인가? 출생전기란 무엇인가?
2. 접합자란 무엇인가? 접합자, 오디배, 주머니배를 구분하여 설명하라.
3. 배엽이란 무엇인가?
4. 기관발생의 의미는 무엇인가?

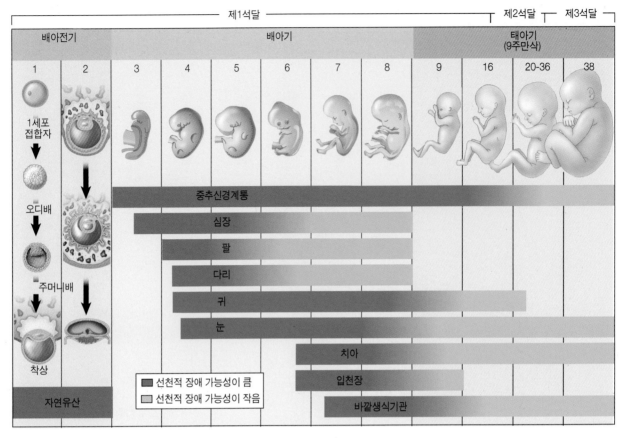

FIGURE 21-7 **신생아 성장의 임계기(critical period).** 붉은색 영역은 기형 유발물질이 선천적 장애를 일으킬 가능성이 큰 시기를 나타내고, 노란색 부분은 선천적 장애를 일으킬 가능성이 적은 시기이다. 숫자는 임신의 주를 나타난다.

2. 출생 또는 출산

출생(birth) 또는 출산(parturition)은 출생전기에서 출생후기로 전이되는 시점이다. 임신 말기에 가까워지면 자궁이 민감해지고, 결국에는 근육의 수축이 시작된다. 그러면 자궁목이 확장되면서 입구가 열려서 태아가 질을 거쳐서 밖으로 나오게 된다. 이 과정은 보통 태아가 머리를 아래쪽, 즉 자궁목쪽으로 내리는 자세를 취하면서 시작된다(그림 21-8 ①). 자궁이 수축되면 양수주머니(amniotic sac)가 터지고 분만이 시작된다.

2.1. 분만의 단계

분만(labor)은 아기가 태어나는 과정으로 다음과 같이 3단계로 나누어진다(그림 21-8 ②~⑤).

　　1단계 : 자궁이 수축하기 시작할 때부터 자궁목의 확장이 끝날 때까지

　　2단계 : 자궁목이 최대로 팽창되었을 때부터 아기가 질을 통해서 밖으로 나갈 때까지

　　3단계 : 태반이 질을 통해서 쏟아져 나올 때까지

정상적인 질분만에 소요되는 시간은 사람마다 크게 다르고, 여러 가지 변수의 영향을 받는데, 그중 가장 큰 변수는 산모의 출산 경험 여부이다. 대부분의 경우 분만 1단계는 6~24시간이 걸리고, 분만 2단계는 몇 분에서 1시간 사이이다. 그리고 태반은 아기가 태어난 다음 약 15분 후에 나온다.

 출산의 3단계를 더 공부하려면 AnimationDirect로 들어갈 것

✔ 수행평가
1. 출산은 무엇을 의미하는가?
2. 분만의 3단계는 무엇인가?

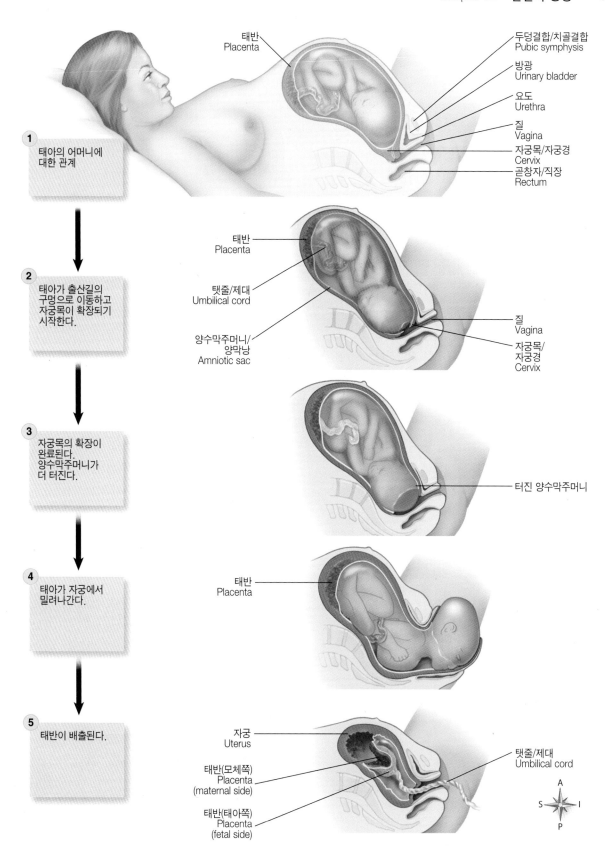

태반
Placenta

두덩결합/치골결합
Pubic symphysis

방광
Urinary bladder

요도
Urethra

질
Vagina

자궁목/자궁경
Cervix

곧창자/직장
Rectum

1 태아의 어머니에
대한 관계

태반
Placenta

탯줄/제대
Umbilical cord

양수막주머니/
양막낭
Amniotic sac

질
Vagina

자궁목/
자궁경
Cervix

2 태아가 출산길의
구멍으로 이동하고
자궁목이 확장되기
시작한다.

터진 양수막주머니

3 자궁목의 확장이
완료된다.
양수막주머니가
더 터진다.

태반
Placenta

4 태아가 자궁에서
밀려나간다.

자궁
Uterus

탯줄/제대
Umbilical cord

태반(모체쪽)
Placenta
(maternal side)

태반(태아쪽)
Placenta
(fetal side)

5 태반이 배출된다.

FIGURE 21-8   출산

3. 출생후기

출생후기(postnatal period)는 출생에서 시작되어서 죽음으로 끝난다. 연구를 위해 출생후기를 몇 개의 기간으로 나누는 경우가 많지만, 성장과 발달은 일생을 통해 일어나는 연속적인 과정이라는 점을 이해해야 한다.

신체는 전체적인 모양이 점차적으로 변하고, 머리·몸통·팔다리의 비율도 아기와 성인일 때 크게 차이가 난다. 그림 21-9에서 시기에 따라 서로 다른 뼈 사이의 비율도 다르고, 뼈의 크기도 다르다는 것을 주목해서 보라. 예를 들어 머리는 유아일 때는 신장의 약 1/4인 반면에 성인이 되면 1/8로 그 비율이 작아진다. 얼굴뼈도 유아와 성인 사이에 크게 차이가 난다. 유아는 얼굴이 머리뼈 표면적의 1/8이지만 성인은 1/2이다. 몸통과 다리의 비율도 변한다. 즉 다리는 상대적으로 길어지고, 몸통은 짧아진다. 그밖에 가슴과 배의 모양도 대강 동그란 모양에서 타원형으로 달라진다.

이러한 변화들은 성장과 발달이 계속해서 변한다는 특성을 잘 나타내주는 예로서 볼 수 있다. 불행히도 일생의 말기에 일어나는 변화는 대부분 기능을 향상시키는 결과를 내지 않는다. 그러나 이러한 퇴행적인 변화도 중요하며, 이 장의 말미에 공부할 것이다.

한편 출생후기는 일반적으로 ① 유아기(infancy), ② 아동기(childhood), ③ 사춘기(adolescence)와 성인기(adulthood), ④ 노년기(older adulthood)로 나눈다.

3.1. 유아기

유아기는 태어날 때부터 약 18개월까지이다. 유아기의 처음 4주 동안을 보통 **신생아기**(neonatal period)라고 하고, 이 시기의 아기를 **신생아**(neonate)라고 한다(그림 21-10). 이 짧지만 중요한 시기에는 빠른 속도로 극적인 변화가 일어난다. 신생아학(neonatology)은 신생아의 장애를 진단하고 치료하는 것과 관련된 것을 연구하는 의학 전문 분야이다. 신생아학의 발전에 의해서 유아 사망률이 크게 감소하였다.

태어날 때 심장혈관계통과 호흡계통에 일어나는 많은 변화는 살아남기 위해서 꼭 필요한 것이다. 태아는 생명 유지의 대부분을 엄마에게 의존하지만, 유아는 출생 직후부터 혈액의 순환과 호흡을 완전히 스스로 유지해야 한다. 아기의 첫 번째 숨은 깊고 강하다. 호흡 자극은 주로 분만 후 탯줄을 자르면 혈액에 쌓이는 CO_2의 양이 증가함으로써 일어난다.

 Research, Issues, & Trends

제대혈냉동

혈액세포가 적색뼈속질에서 발달된다는 개념인 조혈(hematopoiesis)에 대해 제1장에서 공부하였다. 뼈속질에서 혈액세포를 생산하려면 궁극적으로는 줄기세포가 필요하다. 탯줄에 있는 혈액에 줄기세포가 많이 들어있다는 사실은 의학적으로 아주 중요한 의미가 있다.

과거에는 아동의 뼈속질에 있는 줄기세포가 백혈병이나 화학치료 때문에 파괴되었을 때 뼈속질을 이식하지 않으면 죽을 수밖에 없었다. 출생 시 아기로부터 얻은 제대혈(탯줄 속에 들어있던 혈액)을 저장해두었다가 주사하는 것은 매력적인 대안이다. 제대혈에는 줄기세포가 풍부하고 위험성이 전혀 없이 얻을 수 있기 때문에 뼈속질 이식보다 비용이 저렴하게 든다.

출생 당시에 제대혈을 뽑아서 얼려 놓는 것은 살아가면서 아이가 걸릴지도 모르는 백혈병과 같은 병에 대하여 생물학적으로 보험에 드는 것과 같다. 제대혈은 출생 당시에 쉽게 얻을 수 있고, 뼈속질보다 더 좋은 줄기세포의 자원이다. 제대혈을 냉동시키는 방법은 출생 후에 탯줄을 자를 때 탯줄 안에 있는 피를 살균한 봉지에 흘려 넣은 다음 냉동시켜서 액체질소에 저장한다(사진 참조).

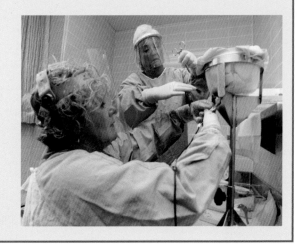

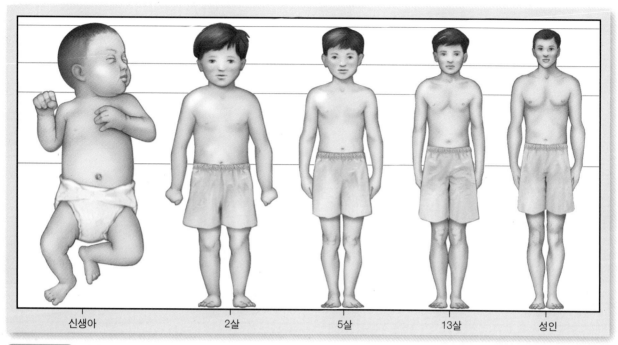

FIGURE 21-9 신생아부터 성인까지 신체 비율의 변화. 머리의 비율이 크게 변하는 것을 주목하라.

신생아기가 끝날 때부터 18개월까지의 시기에 여러 가지 발달적인 변화가 일어난다. 몸무게는 첫 4개월 동안에 2배가 되고, 1년이 되면 3배가 된다. 12개월이 되면 키가 50% 성장하고, 1세까지 축적되던 젖살이 빠지기 시작하여 아기가 점점 날씬해진다.

유아기 초기에는 아기에게 단 1개의 척주굽이만 있다(그림 21-11A). 12~18개월 사이에는 허리굽이가 생기고, 몸을 가누지 못하던 유아가 일어서서 걸음마를 배우게 된다(그림 21-11B). 유아기에 일어나는 변화 중에서 가장 눈에 띄는 것은 신경계통과 근육계통의 발달이다. 그래서 아기가 움직이는 물체를 눈으로 따라갈 수 있게 되고(2개월), 머리를 들고 가슴을 올릴 수 있게 되고(3개월), 도와

주면 앉을 수 있게 되고(4개월), 길 수 있게 되고(10개월), 혼자 설 수 있게 되고(12개월), 조금 뻣뻣하기는 하지만 달릴 수 있게 된다(18개월).

3.2. 아동기

아동기(childhood)는 유아기 끝부터 성적 성숙기 또는 사춘기(여성은 12~14세, 남성은 14~16세)까지이다. 무엇보다 아동기 초기에는 성장이 빠른 속도로 계속해서 이루어지지만, 다달이 그 속도가 느려진다. 6세 정도가 되면 아동이 아기보다는 사춘기이전의 아이로 보이게 된다. 덜 토실토실하고, 볼록한 배가 평평해지며, 아기같은 얼굴이 없어진다. 신경계통과 근육계통의 빠른 성장이 아동기 중간

 Health and Well-Being

첫태동감

임신부들은 대개 임신 16~18주가 되면 태아의 움직임을 느끼게 된다. 이처럼 태아의 움직임을 처음으로 느끼는 것을 나타내는 의학 용어는 첫태동감(quickening)이다. 임신 4~5개월이 되면 가끔 차는데, 시간이 지날수록 그 빈도가 점점 증가한다. 태동의 빈도는 태아의 건강 상태를 가장 잘 나타내는 지표이다.

최근 연구 결과에 의하면 임신 28주 이후부터 하루에 느끼

는 태동의 횟수를 기록하는 것만으로도 태아의 건강에 대하여 유용한 정보를 의사에게 줄 수 있다고 한다. 하루에 10회 이상의 태동을 느낀다면 정상으로 간주할 수 있다.

임신부에게 태동에 대하여 가르쳐주고 태동의 횟수를 모니터하는 것도 출생전기에 집에서 임신부를 돌보아주는 한 가지 방법이다. 영양, 운동, 생활 방식의 조절, 출산 방법의 선택 사항 등을 판단하여 임신부를 돕는 것이 출산 전 가정돌보미서비스의 중요한 부분이다.

Research, Issues, & Trends

출산 전 진단과 치료

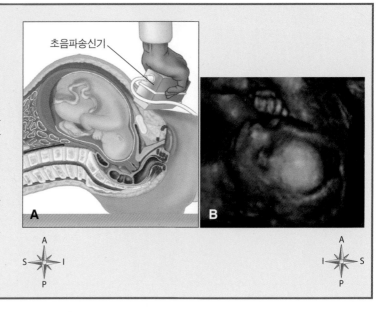

출산전의학(antenatal medicine ; ante=before, natus=birth)의 발달로 지금은 태아의 진단과 치료를 보통 환자들처럼 집중적으로 할 수 있게 되었다. 이러한 의학의 새로운 분야는 Rh⁺인 아기에게 출생 전에 수혈하는 기술에서부터 시작되었다.

초음파 장비로 얻은 영상(그림 A와 B)을 이용하는 현대적인 치료 방법 덕분에 의사들은 방광 수술과 같은 치료를 아기가 태어나기 전에 미리 알고 준비할 수 있게 되었다. 태아에게 시술한 결과가 진행되어 가는 것도 초음파를 이용해서 모니터할 수 있다. 그림 A는 초음파 송신기를 배속 공간의 벽에 위치시키는 것이고, 그 결과로 얻어진 그림 B의 **초음파사진**(ultrasonogram)에서는 21주된 배아의 이미지를 보여주고 있다.

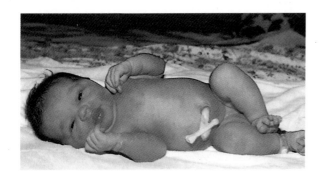

FIGURE 21-10 **신생아.** 탯줄을 잘라냈다.

까지 계속된다. 10세 정도가 되면 아동에게 근육신경 협응기술이 발달된다.

6개월경에 생기기 시작했던 젖니는 6세경부터 시작해서 모두 빠지고, 14세가 되면 사랑니를 제외한 모든 영구치가 난다.

3.3. 청소년기와 성년기

청소년기(adolescence)의 범위는 일정하지 않지만 일반적으로 13~19세를 가리킨다. 이 시기는 신체의 성장이 급격하고 집중적이라는 특징이 있고, 그 결과는 성적으로 성숙하는 것이다. 이 시기에 일어나는 발달적인 변화는 주로 성호르몬의 분비에 의해서 조절되고, **2차성징**(secondary sex characteristics)으로 분류한다.

소녀는 10세경에 시작되는 유방의 발달이 사춘기에 접어들고 있다는 첫 신호이다. 대부분의 소녀들은 12~13세에 월경을 시작하는데, 이것은 100년 전보다 약 3년이 빨라진 것이다. 소년은 10~13세에 시작되는 고환의 비대가 사춘기 시작의 첫 신호이다. 남녀 모두 청소년기 동안에 키가 부쩍 자란다(그림 12-12). 여자는 10~12세에 키가 갑자기 자라기 시작해서 14~15세에 끝나고, 남자는 12~13세에 키가 갑자기 자라기 시작해서 16세에 끝난다.

아동기 초기에 시작된 여러 가지 발달적 변화는 **성년기**(adulthood)의 중간이 될 때까지 끝나지 않는다. 그 예로는 성장판이 완전히 닫히는 뼈의 성숙과 굴(sinus)같은 신체의 구성요소들의 크기와 위치의 변화가 있다. 일반적으로 성년기의 특징은 가지고 있는 신체조직을 그대로 유지하는 것이다. 그러나 나이가 들어감에 따라서 신체를 계속해서 유지하는 것과 수선하는 것이 점점 어려워지기 때문에 퇴화하기 시작한다. 퇴화는 나이를 먹는 과정이고, 죽음으로 끝이 난다.

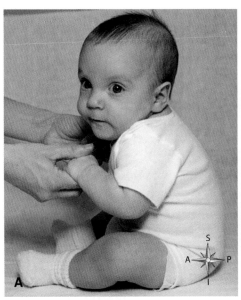
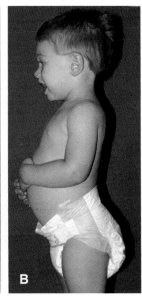

FIGURE 21-11 **척주굽이**. A. 유아의 척주는 둥글게 굽어 있다. B. 걸음마를 배우는 아기의 정상적인 척주굽이. 검은 그림자는 걷는 능력과 함께 발달되는 허리굽이를 강조한다. 성인의 척주(제6장)와 비교해보라.

Research, Issues, & Trends

태아알코올증후군

임신 중에 임신부가 알코올을 섭취하면 태아에게 비극적인 효과를 줄 수도 있다. 임신 중 알코올 섭취의 위험성에 대해 임신부들에게 교육하는 것이 이제는 국가적인 관심사가 되었다. 임신 중에 아주 소량의 알코올만 섭취해도 태아에게 심각한 피해를 줄 수 있다. 그 이유는 알코올은 태반 장벽을 아주 쉽게 뚫고 태아의 혈액으로 들어갈 수 있기 때문이다.

알코올이 혈액에 들어갔을 때 초래될 수 있는 결과를 **태아알코올증후군**(fetal alcohol syndrome)이라고 한다. 태아알코올증후군에 걸리면 **작은머리증**(microcephaly, 소두증), 저체중 출산과 같은 선천적 비정상, 정신지체와 같은 발달장애가 나타나거나 심지어는 죽음에 이를 수 있다.

3.4. 노년기

대부분의 신체계통은 성년기 초기에 최고의 컨디션과 효율에 다다른다. 그러나 나이를 먹을수록 신체 주요 기관 계통의 기능이 점진적이지만 확실하게 감퇴가 이루어진다. 나이가 드는 것에 대한 연구를 **노인학**(gerontology)이라고 한다. 이 단원의 나머지에서는 **노쇠**(senescence) 또는 **나이 든 어른**(older adulthood)을 특징짓는 여러 가지 퇴행성 변화에 대하여 공부한다. 나이가 드는 것과 관련이 있는 여러 가지 생리학적 변화를 그림 21-13에서 나타냈

다. 그림에는 20세의 청년과 비교했을 때 노인들의 기관에 남아 있는 기능의 비율을 강조해서 보여주고 있다.

✓ 수행평가

1. 출생후기 동안에 신체의 비율은 어떻게 변화하는가?
2. 신생아기란 무엇인가? 노쇠란 무엇인가?
3. 젖니는 출생후기의 어느 시기에 나는가?
4. 사춘기에 나타나는 생물학적 변화는 무엇인가?

4. 노화의 영향

노화(aging)에 대해서는 아직까지 확실하게 이해하지 못하고 있다. 늙으면 여러 가지 장애의 위험성이 높아지기도 하지만 생물학적인 잇점도 어느 정도 있다. 여기에서는 노화와 관련이 있는 변화 중에서 몇 가지만 살펴보기로 한다.

4.1. 피부계통

나이가 들면 피부가 건조해지고, 얇아지며, 탄력성이 없어진다. 피부에 주름이 많아지기 때문에 피부가 축 처지게 된다. 색소가 변하고, 얇아지고, 털이 없어지는 것도 노화와 관련된 문제에서 아주 흔한 일이다.

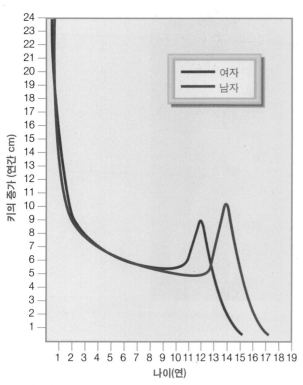

FIGURE 21-12 **키의 성장**. 남자와 여자가 성년기에 도달할 때까지 나타나는 전형적인 신장의 증가량을 그림으로 나타낸 것이다. 출생 후 처음 몇 년 동안에 키가 많이 자라고, 몇 년 동안은 천천히 자라며, 청소년기에 다시 갑자기 자란 다음 성년기가 시작되면 더 이상 자라지 않는다.

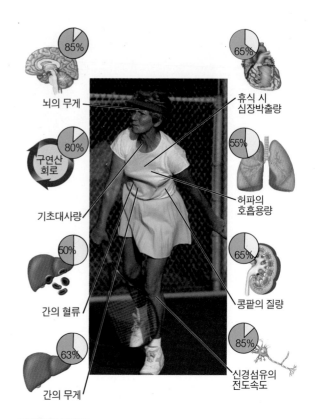

FIGURE 21-13 **나이와 관련이 있는 생리학적 변화**. 삽입된 그림은 20세의 성년기와 노년기를 비교했을 때 기관의 기능 중에서 남아 있는 비율이다. 숫자는 평균을 나타내므로 각 개인의 상황에 따라서 전혀 다를 수 있다.

4.2. 뼈대계통

나이가 들면 뼈의 조직과 석회화 정도, 모양 등에 변화가 생긴다. 뼈의 가장자리가 깨끗하던 것이 나이가 들면 불명확하고 골변연(lipping, 뼈의 가장자리에 생기는 입술모양의 혹)이라는 돌기 때문에 텁수룩하게 보인다. 이러한 퇴행성 변화는 관절 주위에 뼈조직이 쌓이기 때문에 운동을 제한하게 된다. 나이가 들면 뼈의 석회화 정도가 변하기 때문에 뼈의 크기가 작아지고, 뼈 안에 구멍이 많이 생겨서 부러지기 쉬워진다. 목뼈와 등뼈의 아랫부분에 있는 뼈가 자주 부러진다. 노년기 후반에는 척주굽이가 심해지고 키가 작아진다. 노인들에게는 **뼈관절염**(osteoarthritis)과 같은 퇴행성 관절염도 잘 생긴다.

그러나 젊을 때 운동을 시작해서 계속하면 뼈대계통에서 나타나는 여러 가지 노화의 영향을 줄일 수 있다. 뼈의 질량이 줄고 운동성이 감소되는 것도 지속적인 신체 활동과 좋은 영양 섭취로 줄이거나 피할 수 있다.

4.3. 중추신경계통

나이가 들면 치매(dementia)라고 하는 기억과 의식적인 사고 기능을 잃는 증상이 발생할 위험성이 높아지고, 중추신경계통에 영향을 미치는 기타 퇴행성 변화가 수반된다. 그러나 대부분의 사람들은 기억이 거의 손상되지 않고 남아 있고, 합리적으로 생각하고 결정을 내릴 수 있는 능력이 완숙되게 발달한다. 노인들이 아프거나 가족과 떨어지면 우울증을 앓게 되지만, 평균적으로 노인들은 젊었을 때보다 더 행복해 한다.

4.4. 특수감각

나이가 들면 전체적인 감각기관이 능력과 용량 면에서 점차적으로 감소하게 된다. 대부분의 노인들은 수정체가 딱딱해지고 탄력성을 잃게 되기 때문에 45~50세경에는 원시가 된다. 즉 수정체가 가까운 것을 볼 수 있을 정도로 굽어지게 만들 수 없게 된다. 이처럼 수정체가 딱딱해지는 것을 **노안**(presbyopia)이라고 한다. 대부분의 사람들은 정밀한 작업을 하는 데에 어려움을 느끼거나 인쇄물을 팔길이로 들고 읽는 데에 불편을 느끼면서 40~45세경이면 눈에 변화가 생기고 있다는 것을 알아차리게 된다. 이와 같은 현상이 나이가 들면 가까운 시각과 먼 시각을 모두 수용하기 위해서 다촛점렌즈(bifocals)가 필요하게 된다는 것을 설명해준다. 수정체나 각막이 투명성을 잃게 되는 것도 나이와 관련된 눈의 변화이다.

수정체가 탁해지고 시력이 현저하게 나빠지는 것을 **백내장**(cataract)이라 하고, 수술을 해서 제거해야 한다. 나이와 관련해서 가장 심각한 눈의 장애인 **녹내장**(glaucoma)도 나이가 들수록 발병할 가능성이 크다. 녹내장에 걸리면 안구에 압력이 높아지고 치료하지 않으면 실명할 수도 있다. 망막이 퇴화하거나 분리될 위험성도 나이가 들수록 높아진다.

노인의 대부분은 속귀에 있는 코르티기관의 털세포가 감소하여 어떤 주파수의 소리를 듣는 능력이 심각하게 감소된다. 그밖에 고막과 거기에 연결되어 있는 귓속뼈들이 단단하게 고정되어서 음파의 진동을 전달할 수 있는 능력이 떨어지게 된다. 어느 정도의 난청은 노인들에게 전체적으로 편재하고 있는 장애이다.

냄새와 맛을 느끼는 감각도 저하된다. 노인들이 입맛을 잃게 되는 것도 부분적으로는 맛봉오리가 결합조직세포로 대체되기 때문이다. 75세의 노인에게는 30세에 가지고 있던 맛봉오리의 약 40%만이 남아 있다.

4.5. 심장혈관계통

심장과 혈관이 퇴화되기 때문에 생기는 병은 노인들에게 가장 흔하고 심각한 노화의 영향이다. 혈관벽에 지방이 축적되어서 혈액이 이동할 수 있는 통로가 좁아지는 것은 수도 파이프에 스케일이 쌓여서 수류와 수압이 낮아지는 것과 흡사하다. 그러면 **죽경화증**(atherosclerosis)이 발생하여 심장동맥을 차단함으로써 심장마비(심근경색)로 이어질 수 있다. 혈관에 쌓인 지방이나 다른 물질들이 석회화되어 동맥이 딱딱해지면 **동맥경화증**(arteriosclerosis)이

유발된다. 뇌 속에 있는 혈관이 딱딱해져서 터지는 증상인 뇌졸중(stroke)이나 뇌혈관사고(cerebrovascular accident)는 노인들을 죽음 또는 장애로 몰아넣는 병 중에서 가장 흔한 뇌혈관장애이다. **고혈압**(hypertension : HTN)도 흔하게 발생한다.

4.6. 호흡계통

노년기에는 갈비뼈와 가슴뼈를 연결하는 가슴연골이 석회화된다. 그러면 정상적으로 호흡을 할 때 가슴우리가 팽창했다가 수축하기가 어려워진다. 시간이 갈수록 갈비뼈가 가슴뼈에 고착되고, 가슴을 움직이는 것이 점점 어려워진다. 그렇게 되면 가슴우리가 확장된 위치에 머물러 있게 되어서 호흡효율이 저하되는 술통가슴(barrel chest)이 된다. 술통가슴이 더 진행되면 수축근육세포가 결합조직으로 대체되면서 근육조직을 낭비하거나 위축이 일반화되는 일이 벌어진다. 이처럼 근육세포가 상실되면 들숨과 날숨과 관련된 호흡의 강도가 감소한다. 그 밖에 호흡막이 두꺼워져서 산소가 허파꽈리에서 혈액으로 이동하는 것을 방해한다.

4.7. 비뇨계통

콩팥에 있는 네프론의 수는 30~75세 사이에 약 50% 감소한다. 뿐만 아니라 나이가 들면 콩팥을 통과하는 혈액의 양도 줄기 때문에 전체적으로 콩팥의 기능과 배설 용량(소변을 생성하는 능력)이 감소한다. 방광에서도 근육긴장이 감소하기 때문에 노화와 관련된 문제가 발생한다. 방광벽을 이루고 있는 근육이 위축되어서 방광을 완전하게 비울 수 있는 능력과 방광의 용량이 감소하게 된다.

✔ **수행평가**

1. 나이 때문에 뼈대에 생기는 변화는 무엇인가? 그것은 피할 수 있는가?
2. 노년기 시력에는 어떤 변화가 생기는가?
3. 노년기 심장혈관계통에는 어떤 변화가 생기는가?
4. 노년기 콩팥의 기능에는 어떤 변화가 생기는가?

단원요약

1. 출생전기
A. 출생전기는 수정에서 시작하여 출생으로 끝난다.
B. 태아가 성장하고 발달하는 것을 연구하는 학문을 발생학이라고 한다.
C. 수정에서 착상까지는 약 10일이 걸린다.
  1. 수정은 보통 자궁관 바깥쪽 1/3 지점에서 일어난다.
  2. 수정된 난자를 접합자라고 하고, 접합자는 유전적으로 완벽하다. 유전적인 특성을 나타내는 데에 필요한 것은 시간과 영양분뿐이다.
  3. 3일 동안 세포분열을 해서 고형의 세포 덩어리가 된 것을 오디배라고 한다.
  4. 오디배가 세포분열을 계속해서 만들어지는 구멍이 있는 세포덩어리를 주머니배라고 한다.
  5. 수정한지 약 10일 후에 주머니배가 자궁벽에 착상한다.
  6. 주머니배가 양막공간과 태반의 융모막을 이룬다(그림 21-4).
  7. 태반에서는 엄마와 아기 사이에 물질 교환이 이루어진다.
D. 발달기(증식기)
  1. 임신 기간은 약 39주이다.
  2. 수정 후부터 임신 8주말까지가 배아기이다.
  3. 태아기는 임신 9주부터 39주까지이다.
  4. 임신 4개월이 되면 모든 기관이 만들어지고 기능한다(그림 21-6).
E. 줄기세포 : 미분화된 세포로, 특정한 계열의 특수한 세포로 다시 태어날 수 있다.
F. 주머니배가 착상한 다음 배아에 3개의 일차배엽이 생긴다(표 21-1).
  1. 내배엽 : 안쪽층
  2. 외배엽 : 바깥층
  3. 중배엽 : 중간층
G. 조직발생과 기관발생
  1. 일차배엽이 발달함으로써 새로운 기관과 조직이 만들어진다.
  2. 일차배엽이 피부나 근육과 같은 목표 구조체가 생겨날 수 있게 한다.
  3. 성장 과정에는 세포의 분화, 증식, 성장, 재배치 등이 포함된다.
  4. 임신 4개월부터 출생까지 아기의 발달은 주로 성장의 문제이다.
H. 선천적 장애
  1. 태어날 때 가지고 있는 구조적 또는 기능적 결함
  2. 유전적인 인자가 원인일 수 있다

  a. 비정상적인 유전자
  b. 비정상적인 염색체수
  3. 환경인자가 원인일 수 있다.
    a. 환경적인 인자를 기형 유발물질이라고 한다.
    b. 방사선, 화학물질, 전염 등이 있다.
    c. 제1석달 동안이 가장 위험하다(그림 21-7).

2. 출생 또는 출산
A. 아기가 태어나는 과정을 출산 또는 분만이라고 한다.
  1. 임신 39주가 되면 자궁이 민감해진다.
  2. 태아는 머리를 자궁목쪽, 즉 아래쪽으로 하는 자세를 취한다.
  3. 출생 시 많은 심장혈관 변화가 일어난다. 태아는 전적으로 엄마에게 의존하지만, 신생아는 호흡과 순환 측면에서 전적으로 자립해야 한다.
  4. 태어나서 생기는 호흡 변화에는 깊고 힘찬 첫 숨이 포함된다.
  5. 신생아기에서 18개월까지의 변화는 다음과 같다.
    a. 체중이 4개월째에는 2배, 1년이 지나면 3배로 변한다.
    b. 12개월경에는 키가 50% 증가한다(1.5배가 된다).
    c. 15개월경에는 보통의 척주굽이가 된다(그림 21-11).
    d. 3개월경에는 머리를 들 수 있다.
    e. 10개월경에는 길 수 있다.
    f. 12개월경에는 혼자 설 수 있다.
    g. 18개월경에는 달릴 수 있다.
F. 아동기
  1. 유아기의 끝부터 사춘기까지로, 여자는 13세, 남자는 15세이다.
  2. 전체적인 발달 속도는 빠르지만 가속도는 줄어든다.
  3. 운동 기술과 협응 기술의 발달이 계속된다.
  4. 젖니가 빠지고 영구치가 나온다.
G. 청소년기와 성년기
  1. 청소년기의 평균 나이 범위는 다양하지만, 일반적으로 13~19세로 볼 수 있다.
  2. 급속하게 성장하여 성적으로 성숙한다(사춘기).
  3. 2차성징이 나타나는 것은 성호르몬의 분비에 의해서 조절된다.
  4. 청소년기의 급속한 성장은 여자는 약 10세, 남자는 약 12세에 시작된다(그림 21-12).
  5. 어른은 성장판이 완전히 닫혀 있다. 동굴과 같은 다른 구조체는 어른이 된 다음으로 추정된다.

6. 성년기는 가지고 있는 신체 조직을 유지하는 것이 특징이다.
7. 신체 조직의 퇴화는 성년기에 시작된다.

H. 노년기(그림 21-13)
　1. 퇴행적 변화가 노인의 특징이다.
　2. 신체의 모든 기관과 계통이 퇴행적인 변화 과정을 겪는다.
　3. 죽으면 노화도 막을 내린다.

3. 노화의 영향

A. 피부계통
　1. 나이가 들면 피부가 늘어지고, 얇고, 주름지고, 건조해진다.
　2. 색소 침착 문제가 흔하다.
　3. 야위고 탈모가 발생하는 경우가 많다.

B. 뼈대계통
　1. 나이가 들면 뼈의 조직, 석회화, 모양이 변한다.
　2. 뼈돌기가 관절 주위에 생긴다.
　3. 뼈에 구멍이 많아져서 부러지기 쉽다.
　4. 뼈관절염과 같은 퇴행성 관절병이 흔하다.
　5. 신체 활동이 골량과 운동성의 감소를 줄일 수 있다.

C. 중추신경계통
　1. 치매의 위험성이 높아진다.
　2. 합리적인 사고 능력의 성숙

D. 특수감각
　1. 나이가 들면 모든 감각기관들의 기능이 점차적으로 줄어드는 경향이 있다.
　2. 수정체가 딱딱해져서 가까운 것을 보기 어렵다. 많은 사람들이 45세경이면 노안이 된다.
　3. 수정체와 각막의 투명성이 떨어진다(백내장).

4. 녹내장 때문에 노인들이 장님이 되는 경우가 많다.
5. 망막이 퇴화 또는 분리될 위험성이 커진다.
6. 속귀에 있는 털세포가 감소하여 난청이 된다.
7. 고막이 탄력성을 잃고 귓속뼈가 고정화되어서 음파의 전달이 잘 이루어지지 않는다.
8. 노인들이 어느 정도 청각장애가 있는 것은 아주 흔한 일이다.
9. 냄새와 맛을 느끼는 기능이 저하된다. 75세가 되면 맛봉오리의 수가 30세에 비해 40$만 남는다.

E. 심장혈관계통
　1. 퇴행이 원인이 심장병과 혈관병은 노인들에게 가장 흔하다.
　2. 혈관에 지방이 쌓여서 심장으로 되돌아가는 혈류가 감소하면 심장동맥이 완전히 차단될 수도 있다.
　3. 동맥이 딱딱해지면 터질 수도 있다. 특히 뇌에서 혈관에 터지는 것을 뇌졸중이라고 한다.
　4. 고혈압은 노인들에게 흔하게 나타난다.

F. 호흡계통
　1. 가슴연골이 석회화되면 가슴우리가 확장된 채로 굳어서 술통가슴이 된다.
　2. 호흡근육이 약해지면 호흡효율이 떨어진다.
　3. 호흡막이 두꺼워져서 허파꽈리에서 혈액으로 산소가 이동하는 속도가 느려진다.

G. 비뇨계통
　1. 30~75세 사이에 네프론의 수가 약 50% 감소한다.
　2. 콩팥으로 흐르는 혈액이 감소해서 소변을 생산하는 능력이 저하된다.
　3. 방광을 완전하게 비우지 못하는 것과 같은 방광 문제 때문에 방광벽의 근육이 위축될 수 있다.

용어정리

adolescence	embryology	implantation	presbyopia
adulthood	embryonic phase	infancy	primary germ layer
amniotic cavity	endoderm	laparoscope	secondary sex
antenatal medicine	fertilization	mesoderm	characteristic
arteriosclerosis	fetal alcohol syndrome	microcephaly	stem cell
atherosclerosis	(FAS)	morula	quickening
birth defect	fetal phase	neonatal period	senescence
blastocyst	fetus	neonate	teratogen
cataract	gerontology	neonatology	ultrasonogram
childhood	gestation	older adulthood	yolk sac
chorion	glaucoma	organogenesis	zygote
chorionic villi	hematopoiesis	osteoarthritis	
ectoderm	histogenesis	parturition	
embryo	hypertension (HTN)	postnatal period	

복습문제

1. 배란과 수정된 접합자가 자궁에 착상할 때까지의 사이에 일어나는 일은 무엇인가?
2. 태반과 융모막의 기능을 설명하시오.
3. 3개의 일차배엽과 각각의 배엽에서 발달하는 구조체의 이름을 쓰시오.
4. 조직발생과 기관발생의 정의를 쓰시오.
5. 분만의 3단계와 각 단계별로 대략적인 소요시간을 설명하시오.
6. 아기가 첫 숨을 쉬도록 자극하는 것은 무엇인가?
7. 유아기 동안에 일어나는 3가지 발달적 변화를 쓰시오.
8. 아동기에 일어나는 발달적 변화를 설명하시오.
9. 청소년기에 일어나는 발달적 변화를 설명하시오.
10. 성년기에 일어나는 발달적 변화를 설명하시오.
11. 뼈대근육에 미치는 노화의 영향을 설명하시오.
12. 호흡계통에 미치는 노화의 영향을 설명하시오.
13. 심장혈관계통에 미치는 노화의 영향을 설명하시오.
14. 시각에 미치는 노화의 영향을 설명하시오.

탐구문제

15. 수정 후부터 착상할 때까지 접합자가 사용하는 영양분은 어디에서 공급되는가?
16. 난황주머니의 기능적 발달을 설명하시오.
17. 태반이 생산하는 호르몬은 무엇인가? 그 기능은 무엇인가?

시험문제

1. 수정된 난자를 _____이라고 한다.
2. 수정된 난자가 약 3회의 유사분열을 하면 _____가 된다.
3. 수정된 난자가 유사분열을 계속하여 자궁에 도착할 때쯤 되면 _____가 된다.
4. 발달하고 있는 태아를 자궁에 고정시키고 엄마와 아기 사이에 물질을 교환할 수 있는 다리의 역할을 하는 것을 _____이라고 한다.
5. _____은 약 39주이고, 3개의 _____로 나눌 수 있다.
6. 3개의 일차배엽은 _____, _____, _____이다.
7. 일차배엽이 조직으로 발달하는 과정을 _____이라고 한다.
8. 조직이 기관으로 발달하는 과정을 _____이라고 한다.
9. 아기가 태어나는 과정을 _____이라고 한다.
10. 아기가 태어난 후 첫 4주 동안을 _____이라고 한다.
11. 노인들에게 흔한 퇴행성 관절병을 _____이라고 한다.
12. 동맥이 딱딱해지는 것을 _____라고 한다.
13. 노인들이 원시가 되는 것을 _____이라고 한다.
14. 수정체가 탁해져서 시각에 장애가 생기는 것을 _____이라고 한다.
15. 안구 속의 압력이 증가해서 생기는 병을 _____이라고 한다.

A열에 있는 용어와 B열에 있는 설명을 적절하게 연결하라.

A

16. _____ infancy
17. _____ childhood
18. _____ adolescence
19. _____ adulthood
20. _____ older adulthood

B

a. 젖니가 빠지는 시기
b. 성장판이 닫히는 시기
c. 출생부터 시작되는 시기
d. 노쇠
e. 2차성징이 나타나기 시작하는 시기

Clear View of the Human Body

1. 서론

인간의 해부학과 생리학을 완전히 이해하려면 신체 안에 있는 구조체들이 상호 간에 어떻게 연관되어 있는지를 충분히 알아야 한다. 21세기에 들어서 다양한 의학적 영상 기술을 사용할 수 있게 되면서 인체의 해부학적 구조를 충분히 아는 것이 더욱 더 중요하게 되었고, 그러한 영상기술에 의존하여 인체의 단면사진을 얻을 수 있게 되었다.

인체의 해부학적 구조를 전체적으로 이해할 수 있는 최선의 방법은 인간의 사체를 많이 해부해보고, 해부한 표본들을 이용하기 편한 곳에 두고 각 계통에 대하여 읽고 배우는 것이다. 많은 표본들을 이용하기 편한 곳에 두고 계속 접한다는 것이 거의 모든 사람들에게 불가능하다는 것도 분명하다. 그러나 몇 장의 부분적으로 투명한 2차원 해부 그림을 겹쳐놓은 것으로 간단한 해부 샘플을 보는 것과 비슷한 효과를 볼 수 있을 것이다. 학생들은 겹쳐놓은 레이어들을 한 장씩 차례로 넘김으로써 가상의 인체 해부를 할 수 있게 되는 것이다.

여기에 있는 인체 그림이 남녀의 신체를 해부하는 것을 시뮬레이션 할 수 있는 아주 유용한 도구가 될 것이다. 인체 그림으로 인체의 여러 부위들을 다양한 단면으로 볼 수도 있을 것이다. 다양한 앞면 및 뒷면 그림을 통하여 보통의 해부 그림에서는 얻을 수 없는 신체 구조에 대한 다양한 시각을 확보할 수 있을 것이다. 이 인체 그림은 언제든지 사용할 수 있는 도구가 되어서 학생들이 인체의 3차원적 구조를 배우는 데 도움이 될 것이다. 학생들은 온전한 신체 안에서 각 부위들이 어떻게 서로 관련되어 있는지를 눈으로 볼 수 있을 것이다. 이 교과서 안에 인체 그림이 항상 있으므로 책갈피를 끼워 놓고 인체의 각 계통을 공부할 때 수시로 참고하기 바란다.

2. 인체 그림 사용법

1. 인체 그림의 첫 페이지에서 시작한다. 남녀 신체의 앞면 그림을 보면서 페이지를 서서히 넘긴다. 마치 인체를 해부하는 것처럼 깊은 부위의 그림이 나타날 것이다. 그림을 한 장 한 장 넘길 때마다 더 깊은 부위의 그

개발 : Kevin Patton

Paul Krieger

그림 : Dragonfly Media Group

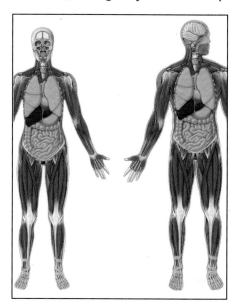

림을 볼 수 있다. 주요 부위의 명칭은 그림 옆에 있는 회색의 사이드바에서 볼 수 있다.

2. 인체 그림의 두 번째 섹션에서 시작한다. 남녀의 뒷면 그림을 보는 것이다. 레이어를 한 장씩 넘기면 그 다음 층에 있는 구조체들이 나타난다(뒤에서 앞으로 본 그림). 아주 독특한 이 그림들을 통해서 인체의 구조적 관계에 대해 더 잘 이해할 수 있을 것이다.

3. 인체 그림의 각 페이지마다 사이드바에 표시되어 있는 수평 단면도를 보라. 그 구역이 큰 그림에 빨간 선으로 표시되어 있는 단면이다. 다르게 말하면, 만약 빨간 선을 따라서 인체를 자르고, 상체를 자기 쪽으로 기울이면 수평 단면도에 있는 것들을 볼 수 있다는 말이다. 각 단면마다 이름을 붙이는 체계가 따로 있고, 큰 그림에서 사용된 이름 체계와 다르다는 데 유의한다.

KEY

1. 머리덮개근
2. 관자근
3. 눈둘레근
4. 깨물근
5. 입둘레근
6. 큰가슴근
7. 앞톱니근
8. 자쪽피부정맥
9. 위팔근막
10. 노쪽피부정맥
11. 배곧은근집
12. 백색선
13. 배곧은근
14. 배꼽
15. 배바깥빗근
16. 배속빗근
17. 배가로근
18. 바깥샅굴구멍
19. 타원오목
20. 넙다리근막
21. 큰두렁정맥
22. 마루뼈
23. 이마뼈
24. 관자뼈
25. 광대뼈
26. 위턱뼈
27. 아래턱뼈
28. 목빗근
29. 복장목뿔근
30. 어깨목뿔근
31. 어깨세모근
32. 작은가슴근
33. 복장뼈
34. 갈비연골
35. 갈비뼈
36. 큰그물막
37. 이마엽
38. 마루엽
39. 관자엽
40. 소뇌
41. 코중격
42. 팔머리동맥
43. 위대정맥
44. 가슴샘
45. 오른쪽허파
46. 왼쪽허파
47. 심장막
48. 간
49. 쓸개
50. 위
51. 가로잘록창자
52. 작은창자
53. 위팔두갈래근
54. 위팔노근
55. 긴모음근
56. 넙다리빗근
57. 넙다리네갈래근
58. 무릎인대
59. 앞정강근
60. 위폄근지지띠
61. 아래폄근지지띠
62. 뇌의 대뇌
63. 소뇌
64. 뇌줄기
65. 위턱굴
66. 코안
67. 혀
68. 갑상샘
69. 심장
70. 간정맥
71. 식도
72. 지라
73. 복강동맥
74. 문맥
75. 샘창자
76. 이자
77. 창자간막동맥
78. 오름잘록창자
79. 가로잘록창자
80. 내림잘록창자
81. 구불잘록창자
82. 창자간막
83. 막창자꼬리
84. 샅고랑인대
85. 두덩결합
86. 노쪽손목폄근
87. 원엎침근
88. 노쪽손목굽힘근
89. 깊은손가락굽힘근
90. 넙다리네갈래근
91. 긴발가락폄근
92. 방패연골
93. 기관
94. 대동맥활
95. 오른쪽허파
96. 왼쪽허파
97. 허파동맥
98. 오른심방
99. 오른심실
100. 왼심방
101. 왼심실
102. 부리위팔근
103. 아래대정맥
104. 내림대동맥
105. 오른쪽콩팥
106. 왼쪽콩팥
107. 오른쪽요관
108. 곧창자
109. 방광
110. 전립샘
111. 엉덩동맥과 정맥
112. 자궁
113. 마루뼈
114. 이마굴
115. 나비굴
116. 뒤통수뼈
117. 입천장돌기
118. 목뼈
119. 뇌들보
120. 시상
121. 등세모근
122. 봉우리돌기
123. 부리돌기
124. 위팔뼈
125. 어깨밑근
126. 어깨세모근
127. 세갈래근
128. 위팔근
129. 위팔노근
130. 노뼈
131. 자뼈
132. 가로막
133. 가슴림프관
134. 허리네모근
135. 허리근
136. 허리뼈
137. 엉덩근
138. 중간볼기근
139. 엉덩넙다리인대
140. 엉치신경
141. 엉치뼈
142. 꼬리뼈
143. 넙다리뼈
144. 가쪽넓은근
145. 넙다리동맥과 정맥
146. 큰모음근
147. 무릎뼈
148. 종아리뼈
149. 정강뼈
150. 긴종아리근
151. 척수
152. 신경뿌리
153. 넓은목근
154. 머리널판근
155. 어깨올림근
156. 마름근
157. 가시아래근
158. 큰원근
159. 등허리근막
160. 척주세움근
161. 아래뒤톱니근
162. 넓은등근
163. 중간볼기근
164. 큰볼기근
165. 엉덩정강근막띠
166. 자쪽손목굽힘근
167. 자쪽손목폄근
168. 손가락폄근
169. 등쪽손목인대
170. 뼈사이근
171. 작은볼기근
172. 궁둥구멍근
173. 위쌍동이근
174. 속폐쇄근
175. 아래쌍동이근
176. 넙다리네모근
177. 넙다리두갈래근
178. 장딴지근
179. 발꿈치(아킬레스)힘줄
180. 발꿈치뼈
181. 피부밑지방
182. 요도해면체
183. 음핵해면체
184. 배꼽인대
185. 배벽동맥과 정맥
186. 오른쪽고환
187. 가슴가로근
188. 벽쪽가슴막
189. 온쓸개관
190. 작은그물막
191. 깊은손가락굽힘근
192. 후두덮개

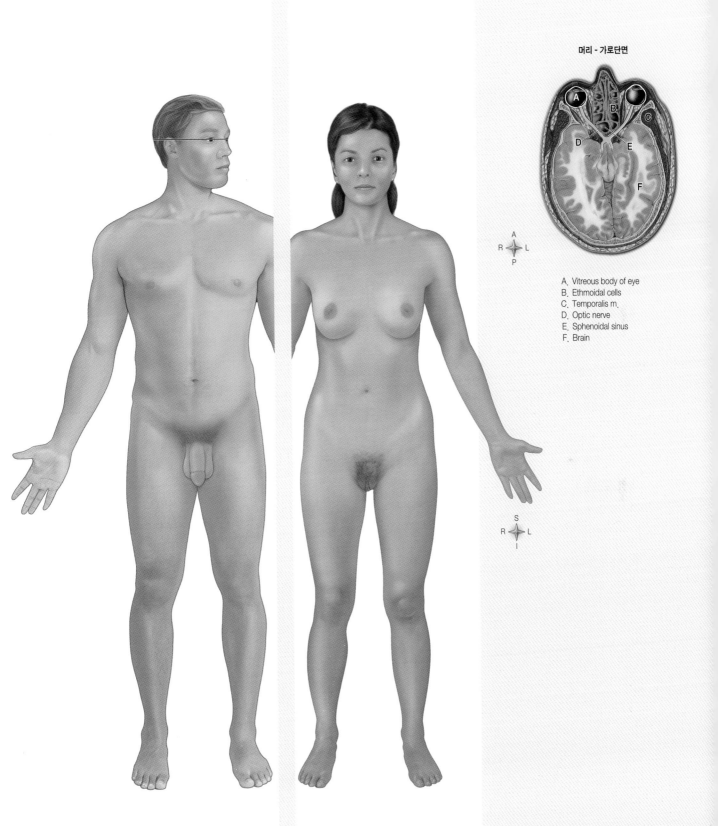

머리 - 가로단면

A. Vitreous body of eye
B. Ethmoidal cells
C. Temporalis m.
D. Optic nerve
E. Sphenoidal sinus
F. Brain

496-1

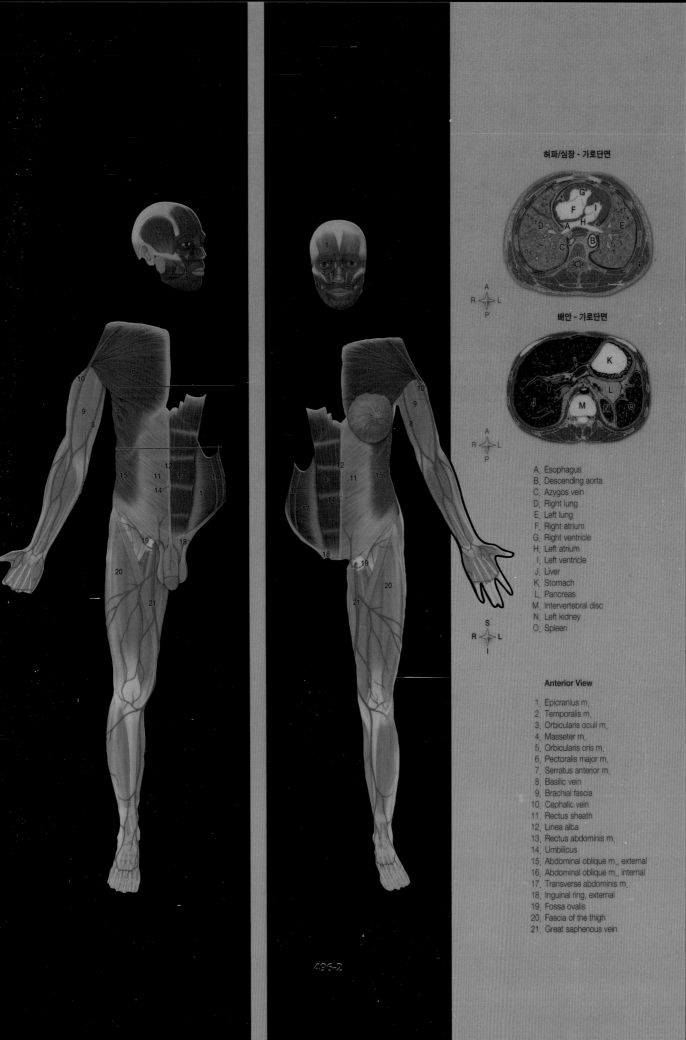

허파/심장 - 가로단면

배안 - 가로단면

A. Esophagus
B. Descending aorta
C. Azygos vein
D. Right lung
E. Left lung
F. Right atrium
G. Right ventricle
H. Left atrium
I. Left ventricle
J. Liver
K. Stomach
L. Pancreas
M. Intervertebral disc
N. Left kidney
O. Spleen

Anterior View

1. Epicranius m.
2. Temporalis m.
3. Orbicularis oculi m.
4. Masseter m.
5. Orbicularis oris m.
6. Pectoralis major m.
7. Serratus anterior m.
8. Basilic vein
9. Brachial fascia
10. Cephalic vein
11. Rectus sheath
12. Linea alba
13. Rectus abdominis m.
14. Umbilicus
15. Abdominal oblique m., external
16. Abdominal oblique m., internal
17. Transverse abdominis m.
18. Inguinal ring, external
19. Fossa ovalis
20. Fascia of the thigh
21. Great saphenous vein

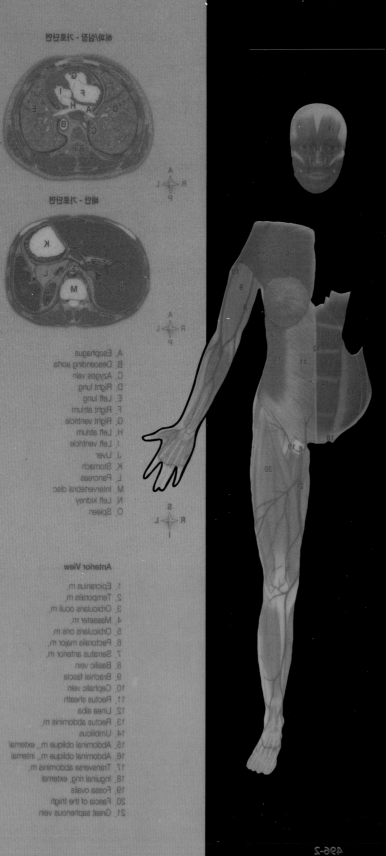
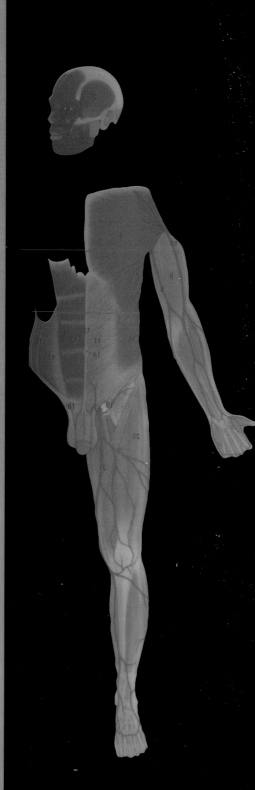

F. Right atrium
G. Right ventricle
H. Left atrium
I. Left ventricle
J. Liver
K. Stomach
L. Pancreas
M. Intervertebral disc
N. Left kidney
O. Spleen

Anterior View

1. Epicranius m.
2. Temporalis m.
3. Orbicularis oculi m.
4. Masseter m.
5. Orbicularis oris m.
6. Pectoralis major m.
7. Serratus anterior m.
8. Basilic vein
9. Brachial fascia
10. Cephalic vein
11. Rectus sheath
12. Linea alba
13. Rectus abdominis m.
14. Umbilicus
15. Abdominal oblique m., external
16. Abdominal oblique m., internal
17. Transverse abdominis m.
18. Inguinal ring, external
19. Fossa ovalis
20. Fascia of the thigh
21. Great saphenous vein